JN298099

SHILLA SYSTEM
の概念とその臨床活用

監著 **阿部 晴彦**

編著 元　永三
　　 大澤 一茂
　　 上川 明久

クインテッセンス出版株式会社　2006

Tokyo, Berlin, Chicago, London, Paris, Barcelona, Istanbul, Milano, São Paulo, Moscow, Prague, Warsaw, New Delhi, and Beijing

はじめに

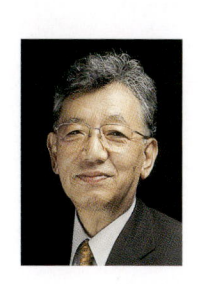

阿部　晴彦

　歯科医学を専攻し咀嚼器を専門とした医療に携わって以来，早いもので約45年を経過し，あと2か月で古稀を迎えようとしている．

　私が歯科医師になった頃は，アメリカの歯科医学とともに切削能率に優れたエアー・タービンが導入され始めた時代であり，麻酔下での支台歯形成が義務づけられ，クラウンは全部鋳造冠へと移行した．今日では常識である，いわゆる近代歯科医学時代への過渡期ともいえる．咬合学的にも，ナソロジーが導入され始め，日本における咬合再構築医療(オーラル・リハビリテーション)の日の出であり，その影響で南カリフォルニア大学へ留学する機会を持った．南カリフォルニア，ロスアンジェルスでは，ナソロジーのメッカとして，それに精通する世界的に著明な多くの先達に知遇を得る機会に恵まれ，多面に亘り師事・研鑽することができ，幸運な"時"だったと考えている．

　爾来，"身体の健全保持は健全な咀嚼器に宿る"といった理念背景から，優れた咬合機能を備えた咀嚼器を意図し，ナソロジー理論に基づいて，全調節性咬合器などを駆使した一口腔単位の咬合再構築医療に携わってきた．

　しかし徐々に時を経るごとに，実践してきた通法的な基本的術式であるターミナル・ヒンジ・アキシスを後方基準に採るフェイス・ボウ・トランスファーに対して問題意識を抱くようになった．その要因は，フェイス・ボウ・トランスファーを行うと，生体の下顎運動は模写，再現されるものの，咬合器上の模型は生体が示す正中・垂直座標ならびに側方・水平座標も合致しない結果を招き，審美指標は存在しない状態となることにあった．その結果として，左右対称的歯列，前歯部歯軸，スマイルライン，咬合平面の左右同高性ならびに矢状的同傾斜，下顎位などに対する機能・審美的な理想的咀嚼器像を意図した咬合診断，構築操作が不可能・困難となっていた．そして，ターミナル・ヒンジ・アキシスを基準に採るフェイス・ボウ・トランスファーを行うことは，多面にわたりデメリットを生むと認識するようになった．

　以上の事由から，正中・垂直座標を基準に上顎模型をトランスファーできる咬合器付着法が必須と考えるようになり，正中・垂直座標と直交する側方・水平座標をSHILLA II，SHILLA IIIによって具現化する技法として，1985年，誕生をみたのがSHILLA SYSTEMである．

この技法を自らのライフ・ワークと定め，多数にわたる臨床実績を踏まえ，本邦，米国，韓国，台湾など国内外における学会，学術誌，講演，セミナーなどで報告する機会を持った．時代とともに，理想的咀嚼器像を意図した咬合診断，構築操作が容易に可能となる SHILLA SYSTEM の思考に賛同し臨床に採り入れる同好の士も増え，1999年，その有効性に関して多くの同志達のケース・プレゼンテーションで網羅された臨床図書『機能・審美的な咀嚼器構築の臨床』を上梓できたことは，今となれば，万感の思い出である．韓国語版も出版され，最近では国際的な技法になってきたと認識している．

　このたび，SHILLA SYSTEM をより容易に理解できるよう，臨床活用の際の"手引き書"的な刷新した書物出現の要求から，新著作製の構想指揮を福岡の元 永三先生に委ね，『SHILLA SYSTEM の概念とその臨床活用』を上梓できたことは，古稀を迎える私としては感極まるものがある．読者諸賢の臨床の一助となれば望外の喜びであり，ここで出版に協力を惜しまなかったクインテッセンス出版株式会社の佐々木一高社長に感謝するとともに，編集に活躍して頂いた小川悦子氏に厚く御礼申し上げる．

　おわりに，お忙しい中編者としてご足労を頂いた元 永三先生，大澤一茂先生，上川明久先生をはじめ，同志頭として原稿収集に御尽力頂いた遠藤憲正先生，佐々木雄一先生，佐藤直志先生ほか御一同の御努力に対し敬意を表する．

　最後に献身的に協力してくれた妻千恵子に感謝し本書を捧げます．

　　　2006年　SHILLA SYSTEM の発展を祈りながら早春の仙台にて

　　　　　　　　　　　　　　　　　　　　　　　　　　　阿部　晴彦

執筆者一覧

■監著

阿部　晴彦　　ABE, Haruhiko
阿部晴彦総義歯研究所・歯科診療所
宮城県仙台市一番町1-6-22　シャンボール一番町605号
abeharuhiko108@ybb.ne.jp

■編著

元　永三　　GEN, Eizo
ゲン歯科クリニック
福岡県福岡市博多区博多駅東1-12-6　花村ビル2F
gendo87@yahoo.co.jp

大澤　一茂　　OSAWA, Kazushige
大澤一茂歯科医院
茨城県水戸市姫子1-815-5
k-osawa@orchid.plala.or.jp

上川　明久　　KAMIKAWA, Akihisa
上川歯科医院
東京都江東区住吉2-8-12
akyaki@mx1.ttcn.ne.jp

■共同執筆　（アルファベット順）

安部　均　　ABE, Hitoshi
会デント（さいたま市）

阿部　薫子　　ABE, Kaoruko
阿部晴彦総義歯研究所・歯科診療所（仙台市）

相波　敏明　　AIBA, Toshiaki
あいば歯科医院（東京都）

荒木　秀文　　ARAKI, Hidefumi
荒木歯科医院（福岡県）

崔　眞　　CHOI, Jin
青歯科医院（韓国・光州廣域市）

遠藤　憲正　　ENDOH, Norimasa
遠藤歯科医院（岩手県）

藤井　万弘　　FUJII, Kazuhiro
藤井歯科医院（東京都）

後藤　修司　　GOTO, Shuji
デンタル・ラボ CUSP（水戸市）

原　俊哉　　HARA, Toshiya
原歯科医院（神奈川県）

長谷川　望　　HASEGAWA, Nozomi
松翁会診療所歯科（東京都）

林　美穂　　HAYASHI, Miho
歯科・林美穂医院（福岡市）

廣田　健　　HIROTA, Takeshi
ひろた歯科医院（福岡市）

堀川　清一　　HORIKAWA, Seiichi
堀川歯科医院（鹿児島市）

上林　健　　KAMIBAYASHI, Takeshi
有限会社 ナチュラル・セラミック（横浜市）

柏尾　達也　　KASHIWAO, Tatsuya
オーク歯科クリニック（北海道）

加藤　潮　　KATO, Ushio
カトウデンタルクリニック（東京都）

金　相鎬　　KIM, Sangho
咸歯科医院(韓国・慶北慶山市)

真島　徹　　MASHIMA, Toru
医療法人社団 ましま歯科医院(横浜市)

武藤征五郎　　MUTO, Seigoro
ムトウ・デンタル・ブレイン(盛岡市)

呉　賢　　OH, Hyun
HANGYUL 歯科医院(韓国・光州廣域市)

大竹　秀一　　OHTAKE, Shuichi
大竹歯科(東京都)

大熊　一徳　　OKUMA, Kazunori
おおくま歯科医院(福岡県)

小山浩一郎　　OYAMA, Kouichirou
おやま歯科(長崎市)

斉藤　肇　　SAITO, Hajime
エス・エム・シー(東京都)

佐々木順市　　SASAKI, Jyunichi
株式会社 モダン・デンタルラボラトリー(北海道)

佐々木圭三　　SASAKI, Keizo
佐々木歯科(東京都)

佐々木雄一　　SASAKI, Yuichi
佐々木歯科医院(さいたま市)

佐藤　直志　　SATO, Naoshi
佐藤直志歯科医院(秋田県)

■ 翻訳

高　修　　KO, Soo
MISO 歯科医院(韓国・慶南昌原市)

石谷　悦雄　　SEKIYA, Etsuo
石谷歯科技工所(宮城県)

清水　治彦　　SHIMIZU, Haruhiko
一之江歯科(東京都)

高橋　徹次　　TAKAHASHI, Tetsuji
高橋徹次歯科診療室(北海道)

津田　幸夫　　TSUDA, Yukio
医療法人社団 津田歯科医院(金沢市)

植野　芳和　　UENO, Yoshikazu
松翁会診療所歯科(東京都)

宇治　文孝　　UJI, Fumitaka
医療法人社団 宇治歯科医院(横浜市)

渡辺　明　　WATANABE, Akira
渡辺歯科医院(東京都)

渡辺　裕士　　WATANABE, Hiroshi
株式会社 愛歯(熊本市)

山本　力　　YAMAMOTO, Tsutomu
ダイヤモンド歯研(宮城県)

横峯　吉昭　　YOKOMINE, Yoshiaki
横峯歯科医院(東京都)

吉村　理恵　　YOSHIMURA, Rie
よしむら歯科医院(福岡県)

목 次

はじめに　**阿部晴彦** ………………………………………………………………………… iii
執筆者一覧 ………………………………………………………………………………… v

PART I　総　論

CHAPTER 1

ABE's SHILLA SYSTEM の フィロソフィー ―正中矢状面の意義―　阿部晴彦　3

正中矢状面と左右対称性　3

I　正中矢状面を基準とした歯科医療 ―ABE's SHILLA SYSTEM の起源―　7

歯科医療の変遷　7

通法的診査・診断技法とその問題点　7
- 有歯顎症例の通法／一般的診査・診断技法　7
- 部分的欠損症例，無歯顎症例の通法／一般的診査・診断技法　8
- 一般的診査・診断技法の問題点　8

THA を基準とする通法的フェイス・ボウ・トランスファーに対する考察　8
- 終末蝶番軸 Terminal Hinge Axis の理論　9
- 後方基準点としての THA の考察　9

ABE's SHILLA SYSTEM における診査・診断技法の基本　19

CHAPTER 2

ABE's SHILLA SYSTEM の基本術式 ―正中矢状面を基準とした歯科臨床―　阿部晴彦　20

基本は正中矢状面　20

I　印象採得と研究模型作製　21

予備印象採得　21
- 予備印象に用いられる器材　21
- 無歯顎の予備印象　22
- 有歯顎の予備印象　27

研究模型の作製　30
- 研究模型作製に用いられる器材　30
- 模型材の選択と注入　30
- 研究模型のトリミング　33

2　正中矢状面の記録　37

1．正中矢状面分析器具 SHILLA I による正中矢状面の記録採取　37

器材解説 正中矢状面分析器具 SHILLA I　37
　正中矢状面分析器具 SHILLA I の構造　37
　SHILLA I による記録採取の術式　39

2．エイブ・エステティック・フェイス・ボウによる正中矢状面の記録採取　43

器材解説 エイブ・エステティック・フェイス・ボウ　43
　エイブ・エステティック・フェイス・ボウの構造　44
　エイブ・エステティック・フェイス・ボウによる記録採取の術式　46

3　正中矢状面を基準にした上顎模型の咬合器付着　53

器材解説 エイブ98咬合器　53
　エイブ98咬合器の設計意図と特徴　53
　エイブ98咬合器の構造と顆路指導機構　58

器材解説 咬合平面・設定器具 SHILLA II　61
　咬合平面診断・設定器具 SHILLA II の構造　61

1．正中矢状面分析器具 SHILLA I により分析記録した正中矢状面を基準にする方法　65

　A：7mm の高さの水平基準点支持バーを使用し，SHILLA II の高さを54mm で模型付着を行う場合　65
　B：12mm の高さの水平基準点支持バーを使用し，SHILLA II の高さを49mm で模型付着を行う場合　68

2．正中長軸線を基準にしたエステティック・フェイス・ボウによるトランスファー　68

4　咬合採得—セントリック・チェック・バイト—　73

　"中心位"に対する概念の変遷　73
　筆者の考える中心位　76

中心位への顎位誘導法と記録　77

1．DIRECT CHECK BITE TECHNIQUE　77

2．INDIRECT CHECK BITE TECHNIQUE　80

　H-A ゴシック・アーチ・トレーサーの設置　83
　INDIRECT CHECK BITE TECHNIQUE による顎間記録の採取　88

ゴシック・アーチ・トレーシングによる顎機能の評価　91

　顎位設定が決まりやすい症例　91
　顎位設定に迷う症例　91

5　下顎模型の咬合器付着　96

　下顎模型の咬合器付着　98

6　診査・診断　99
—咬合器上における垂直・正中矢状座標と水平・側方座標の具現化—

　咬合平面診断・設定器具 SHILLA II の基本的活用法と両座標の具現化　99

　　臨床例1　101／臨床例2　102／臨床例3　106／まとめ　106

	器材解説 咬合彎曲面診断・設定器具 SHILLA III	106
	咬合彎曲面診断・設定器具 SHILLA III の基本的活用法と両座標の具現化	107

臨床例1　111／臨床例2　112／臨床例3　112／まとめ　113

7　ABE's SHILLA SYSTEM の基本術式・一覧　　115

PART 2　各　論

CHAPTER 3

総義歯　　123
―SHILLA SYSTEM によるコンプリート・デンチャー―

阿部晴彦，堀川清一，石谷悦雄，山本　力，渡辺裕士，阿部薫子

最終義歯調製の前に　　123
診査・診断の重要性　124

予備印象採得　　125

研究模型作製　　126

正中矢状面の記録と上顎模型の咬合器付着　　127

下顎模型の仮付着　　127

咬合採得―セントリック・チェック・バイト―　　129
咬合平面の評価と顎機能に対する診査・診断　129
咬合床の外形線の記入　129
咬合床の作製　132
ゴシック・アーチ・トレーサーの付着　132
咬合平面の評価　133
ゴシック・アーチ・トレーシングによる顎機能の評価　134

下顎模型の咬合器付着　　134
適正顆頭位でのチェック・バイトと診断のための人工歯排列　134

人工歯排列とワックスデンチャー　　136
前歯部人工歯の排列　136
左右対称的アンテリア・ガイダンス　137
臼歯部人工歯の排列　137
咬合・咬交の削合調整とワックスデンチャーの仕上げ　139

最終印象採得　　139
オクルーザル・コアの記録　141
最終印象の準備　141
義歯内面と辺縁の印象採得　142
印象面の滑沢化　146
ポスト・ダムの設置　146

作業模型の作製とワックス形成の仕上げ　　147
作業模型の作製　147
ワックス形成の仕上げ　147

重合　　147

完成義歯の装着　148
　　義歯床の床下粘膜面に対する適合性のチェック　148
　　咬合関係の調整　148
　　完成義歯のデリバリー　149

CASE 1　多数歯抜歯における治療用義歯の活用　150
佐々木雄一，宇治文孝，渡辺　明，加藤　潮

治療の流れ　150
　　START／診査・診断，治療計画　150
　　STEP 1／印象採得　152
　　STEP 2／模型分析，咬合器付着　153
　　STEP 3／模型の削合，治療用義歯作製　154
　　STEP 4／抜歯，治療用義歯調整　155
　　STEP 5／最終印象　161
　　STEP 6／最終調整　162
　　GOAL　／メインテナンス　164

まとめ　164

CASE 2　下顎位復位が必要な症例　165
遠藤憲正，佐々木圭三，相波敏明，武藤征五郎

治療の流れ　165
　　START／診査・診断，治療計画　165
　　STEP 1／研究模型の作製，正中矢状面の分析　168
　　STEP 2／咬合平面の設定，上顎模型の咬合器付着　168
　　STEP 3／咬合採得，治療方針の決定　169
　　STEP 4／下顎位の再評価，人工歯排列　170
　　STEP 5／義歯調製・装着　173
　　GOAL　／メインテナンス　174

まとめ　174

CASE 3　SHILLA II と SHILLA III による人工歯排列の違い　176
金　相鎬

治療の流れ　176
　　START／診査・診断，治療計画　178
　　STEP 1／予備印象採得　178
　　STEP 2／模型分析　179
　　STEP 3／咬合器付着，ゴシック・アーチ・トレーシング　179
　　STEP 4／人工歯排列　181
　　STEP 5／最終印象　182
　　STEP 6／最終義歯装着　186
　　GOAL　／メインテナンス　186

まとめ　187

CASE 4　人工歯排列に SHILLA SYSTEM を応用した症例　189
小山浩一郎

治療の流れ　189
　　START／診査・診断，治療計画　189
　　STEP 1／印象採得，模型分析　191
　　STEP 2／咬合採得，咬合器付着　192
　　STEP 3／人工歯排列　195
　　STEP 4／上顎義歯完成・装着　195
　　STEP 5／下顎義歯完成・装着　196
　　STEP 6／調整　196
　　GOAL　／メインテナンス　197

まとめ　199

CHAPTER 4

歯周補綴 　　　　　　　　　　　　　　　　　　　　　200
―歯冠延長手術：咬合平面を基準とした歯周外科と
SHILLA SYSTEM― 　　　　　　　　　　　　　佐藤直志

歯周治療と修復・補綴処置 　　　　　　　　　　　　　　200
- 歯周疾患症例における咬合関係　　200
- 全顎補綴における機能的・審美的指標　　201

修復・補綴処置と臨床歯冠長 　　　　　　　　　　　　　201

歯冠延長手術 　　　　　　　　　　　　　　　　　　　　204
- 歯冠延長手術と歯周組織のバイオタイプ　　205
- 歯冠延長手術と生物学的幅径　　205
- 歯冠延長手術の前処置と術前評価　　207
- 歯冠延長手術時の健全歯質の確保　　215
- 審美的な歯冠形態と歯肉形態　　215
- 歯冠延長手術後の修復処置の開始時期　　216

まとめ 　　　　　　　　　　　　　　　　　　　　　　　231

CASE 1　歯周疾患を伴った欠損症例 　　　佐藤直志　　201

治療の流れ 　　　　　　　　　　　　　　　　　　　　　201
- START ／診査・診断，治療計画　　202
- STEP 1 ／初期治療　　204
- STEP 2 ／歯周外科処置　　209
- STEP 3 ／修復・補綴処置　　219
- GOAL ／メインテナンス　　221

CASE 2　歯冠延長手術による咬合再構成 　　佐藤直志　　222

治療の流れ 　　　　　　　　　　　　　　　　　　　　　222
- START ／診査・診断，治療計画　　222
- STEP 1 ／初期治療　　224
- STEP 2 ／歯周外科処置　　225
- STEP 3 ／咬合療法（最終補綴物作製）　　228
- GOAL ／メインテナンス　　233

CASE 3　パーシャル・デンチャーを用いた歯周補綴 　　235
　　　　　　　　　　　　　　　　真島　徹，大竹秀一，廣田　健

治療の流れ 　　　　　　　　　　　　　　　　　　　　　235
- START ／診査・診断，治療計画　　237
- STEP 1 ／初期治療　　237
- STEP 2 ／歯周外科処置　　240
- STEP 3 ／最終補綴物作製　　246
- GOAL ／メインテナンス　　247

まとめ 　　　　　　　　　　　　　　　　　　　　　　　248

CHAPTER 5

全顎補綴―フルマウス・リコンストラクション―　　250
　　　　　　　　　　　　　　　　　　　　　上川明久，津田幸夫

診査・診断 　　　　　　　　　　　　　　　　　　　　　250
咬合構築の診査・診断のためのワックスアップ 　　　　251

スプリントの作製 251
スプリントの装着による咬合調整 252
FGPの記録採取 252
コンディラー・ガイダンスのインプット 253
インサイザル・ガイダンスのインプット 255
 即時重合レジンを用いて各個調整する方法　255
 メカニカル切歯指導板を設定する方法　255

まとめ 256

CASE 1　下顎偏位・咀嚼器機能の改善を行った症例　257
上川明久, 横峯吉昭, 長谷川望, 上林　健

治療の流れ 257
 START／診査・診断, 治療計画　257
 STEP 1／咬合平面の改善（咀嚼性スプリントの作製）　260
 STEP 2／プロビジョナル・レストレーション装着　261
 STEP 3／経過観察　263
 STEP 4／最終補綴物作製　263
 GOAL　／メインテナンス　265

まとめ 266

CASE 2　メカニカル切歯指導板を用い，正中矢状面を基準に真前方，左右対称の下顎運動を付与した咀嚼器再構築　268
大澤一茂, 大熊一徳, 後藤修司, 安部　均, 斉藤　肇

治療の流れ 268
 START／診査・診断, 治療計画　268
 STEP 1／廃用歯の抜歯, 保存処置　270
 STEP 2／インプラント植立　270
 STEP 3／一次スプリント調製　270
 STEP 4／根面板の調製　275
 STEP 5／上顎最終補綴物作製, 下顎二次スプリント調製　275
 STEP 6／スプリント効果の評価, 咬合処方　276
 STEP 7／下顎最終補綴物作製　281
 GOAL　／メインテナンス　281

まとめ 281

CASE 3　セントリックストップの確保により咬合改善を行った症例　283
藤井万弘, 原　俊哉

治療の流れ 283
 START／診査・診断, 治療計画　283
 STEP 1／プロビジョナル・レストレーション作製　286
 STEP 2／プロビジョナル・レストレーション装着　286
 STEP 3／MTMを伴う下顎左偏位の修正　287
 STEP 4／挺出歯の削合　287
 STEP 5／最終補綴物作製　287
 GOAL　／メインテナンス　289

まとめ 289

CASE 4　SHILLA SYSTEMを応用した前歯部審美補綴　294
荒木秀文

治療の流れ 294
 START／診査・診断, 治療計画　294
 STEP 1／補綴前処置　299
 STEP 2／形成, シェードテイク, ラボ・コミュニケーション　299

STEP 3／最終補綴物装着　301
GOAL　／メインテナンス　301

まとめ　301

CHAPTER 6

インプラント補綴　302
―適切なインプラント植立のための
SHILLA SYSTEM―

元　永三

インプラントの発展と現在　302

インプラント補綴で失敗しないために　304
　術前処置を必要としない症例　305
　術前処置を必要とする症例　309

CASE 1　インプラントを含む全顎修復における　312
SHILLA SYSTEMの活用

崔　眞

治療の流れ　312
　START／診査・診断，治療計画　312
　STEP 1／主訴の改善および初期治療　314
　STEP 2／インプラント植立　315
　STEP 3／プロビジョナル・レストレーション作製　316
　STEP 4／最終補綴物作製　316
　GOAL　／メインテナンス　317

まとめ　318

CASE 2　重度骨吸収を伴った多数歯欠損症例に対し，　319
SHILLA SYSTEMを基準に骨造成を行った
インプラント補綴

林　美穂

治療の流れ　319
　START／診査・診断，治療計画　319
　STEP 1／主訴の改善　321
　STEP 2／SHILLA SYSTEMを用いた術前診査　321
　STEP 3／骨造成およびインプラント植立　323
　STEP 4／最終プロビジョナル・レストレーション作製　327
　STEP 5／最終補綴物作製　327
　GOAL　／メインテナンス　327

まとめ　327

CASE 3　SHILLA SYSTEMとK-7を併用して　328
咬合の改善を行った症例

吉村理恵

治療の流れ　328
　START／診査・診断，治療計画　328
　STEP 1／顎位の模索　330
　STEP 2／インプラント植立　330
　STEP 3／MTM　332
　STEP 4／最終プロビジョナル・レストレーション作製　333
　STEP 5／最終補綴物作製　333
　GOAL　／メインテナンス　334

まとめ　334

| CASE 4 | サイナスリフト後のインプラント治療における最適な咬合再構成 | 335 |

高橋徹次，清水治彦，柏尾達也，植野芳和，佐々木順市

治療の流れ　335
- START／診査・診断，治療計画　337
- STEP 1／インプラント一次手術　338
- STEP 2／インプラント二次手術　339
- STEP 3／プロビジョナル・レストレーション作製　339
- STEP 4／最終補綴物作製　341
- GOAL　／メインテナンス　341

まとめ　342

CHAPTER 7

矯正治療　343
―矯正を伴う補綴症例でのSHILLA SYSTEMの活用―

呉　賢

矯正分野におけるSHILLA SYSTEMの活用　343
- 矯正的な診断　345
- 中心線の位置および左右歯列の対称性の確認　345
- 咬合平面の左右同高性，矢状傾斜度の把握および矯正診断，治療方向の決定　347
- curve of SpeeやWilson curveの評価　347

| CASE 1 | 不適切な咬合平面改善のためのSHILLA SYSTEMの活用 | 349 |

呉　賢

治療の流れ　349
- START／診査・診断，治療計画　351
- STEP 1／主訴の改善　351
- STEP 2／サイナスグラフト，インプラント植立　351
- STEP 3／咬合平面改善のための上顎歯列矯正治療　352
- STEP 4／プロビジョナル・レストレーションによる再評価　357
- STEP 5／最終補綴物作製　360
- GOAL　／メインテナンス　360

まとめ　361

| CASE 2 | 過多な挺出を伴う症例の矯正治療におけるSHILLA STSTEMの活用 | 362 |

呉　賢

治療の流れ　362
- START／診査・診断，治療計画　362
- STEP 1／右側インプラント植立，MTM　366
- STEP 2／左側インプラント植立，MTM　367
- STEP 3／プロビジョナル・レストレーションによる再評価　367
- STEP 4／最終補綴物作製　369
- GOAL　／メインテナンス　369

まとめ　369

おわりに　元　永三　……………………………………………　371
使用器材一覧　……………………………………………　372

Part I
総論

CHAPTER 1　**ABE's SHILLA SYSTEM のフィロソフィー**　　3

CHAPTER 2　**ABE's SHILLA SYSTEM の基本術式**　　20

Chapter I

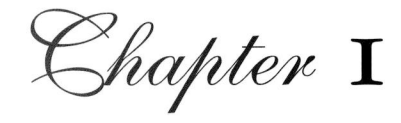

ABE's SHILLA SYSTEM のフィロソフィー
―正中矢状面の意義―

阿部晴彦

　地球上に存在するものは，すべて地球の万有引力により，その重心が地球の中心に向かっていれば優れた安定性を示す．そのよい例はすべての垂直面を中心に対称的構造を持つ"こけし"である．かつての宮城県沖地震の際にも経験したことであるが，少々の地震でも倒れることはない(**図1**).

　したがって，地球上に棲息するわれわれ人間をはじめとするあらゆる哺乳類(**図2**)，鳥類(**図3**)，魚類，昆虫(**図4**)の果てまで，すべての生物は重心的に引力に逆らって生活することはできないことから，すべて重量的にまた外面形態的に正中矢状面を中心に左右対称性を呈している．

　結果として生活に支障のない運動はもちろんのこと，重心を三半規管でコントロールしながら，歩行といった簡単なものから，ランニング，水泳，スキー，サッカー，相撲など俊敏な運動を必要とするスポーツをも楽しむことができる(**図5**).

　また方向的動作を必要とする物体，たとえば自転車，自動車(**図6**)，飛行機(**図7**)，船舶にしても，自転車・自動車の車輪，飛行機の水平翼，垂直翼，方向舵翼，船舶の方向舵といったように，機構的にも，重量的にもまた外面形態的にも左右対称であり，意図する方向的動作を可能としている．この左右対称的機構の損失は，重心のバランス構成がとれなくなる要因となる．その証拠的例として，約30年前に起きた御巣鷹山の日航機墜落事故，荷崩れを起こした船舶の沈没事故などがあげられる．

正中矢状面と左右対称性

　また，健康にもっとも関係する姿勢も，正中矢状面を中心に両側性左右対称であることが望ましい(**図8**)．これは姿勢の非左右対称性が要因となり，筋，靭帯の不均衡を生み，ひいては骨構造の偏側的不調和を引き起こし，内臓諸器官などに対する影響など不健康の要因になりやすいといわれていることからも，当然のことと認識している．

　姿勢を左右する要素はいろいろ考えられるが，顔面頭蓋の左右的傾斜位置に関わることが強く指摘さ

Chapter I
フィロソフィー

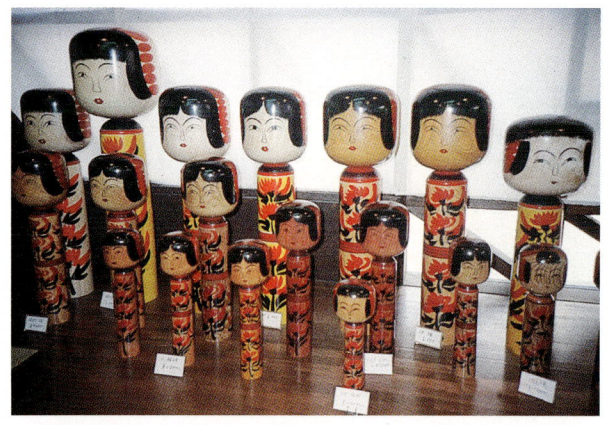

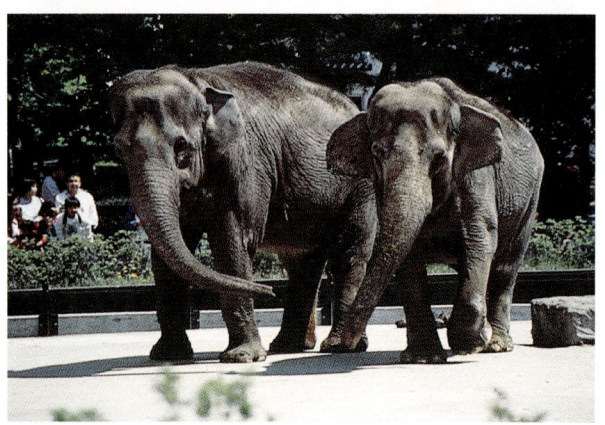

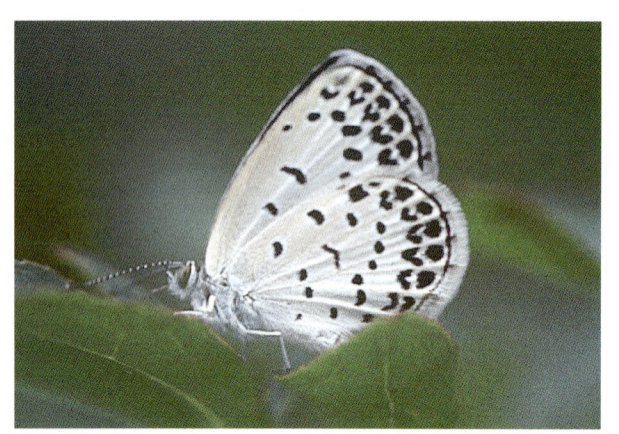

図1 地球上に存在するものは，すべて地球の万有引力下にあるため，その重心が地球の中心に向かっていれば，優れた安定性を示す．そのよい例はすべての垂直面を中心に対称的構造を持つ"こけし"である．また，その重心が低ければ安定性は一層増す．そのよい例が起きあがりこぼしである．

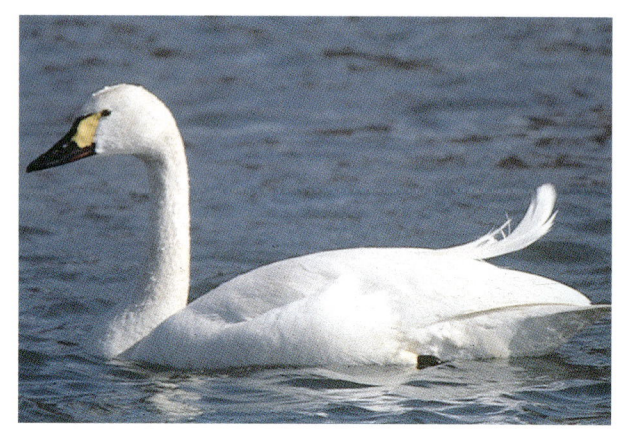

図2	図3
図4	

図2～4 地球上に棲息するわれわれ人間をはじめとするあらゆる哺乳類，鳥類，魚類，昆虫の果てまですべての生物は，重心的に引力に逆らって生活することはできない．したがって，すべて重量的にまた外面形態的に正中矢状面を中心に左右対称性を呈している．

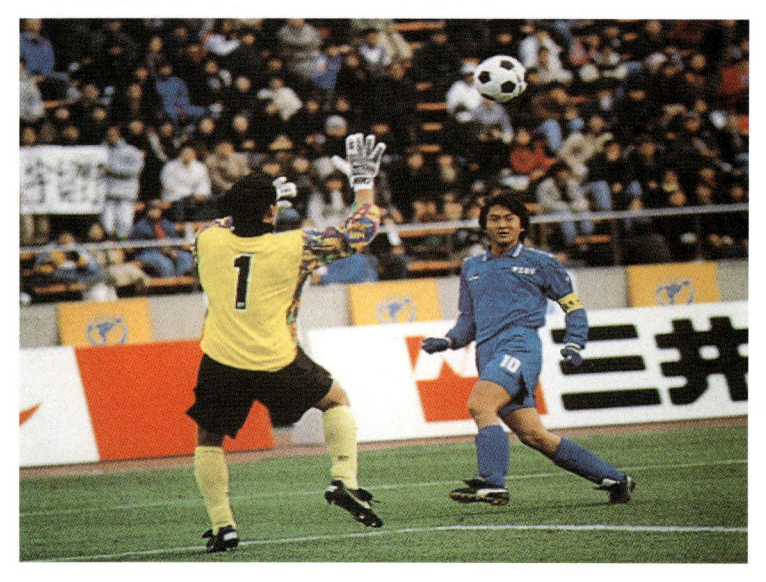

図5 われわれの身体は，機構的に正中矢状面を介して左右対称であるため，生活に支障のない運動はもちろんのこと，俊敏な運動を必要とするスポーツをも楽しむことができる．

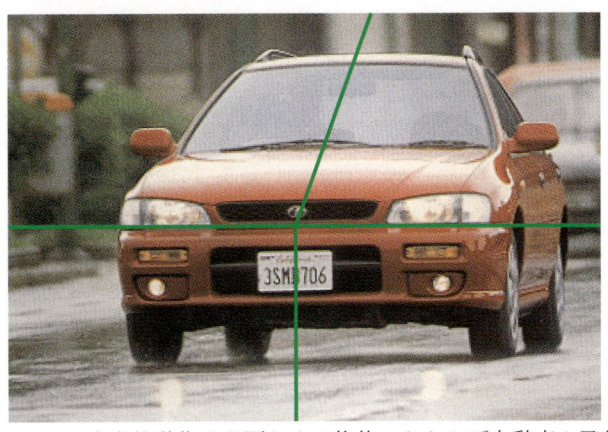

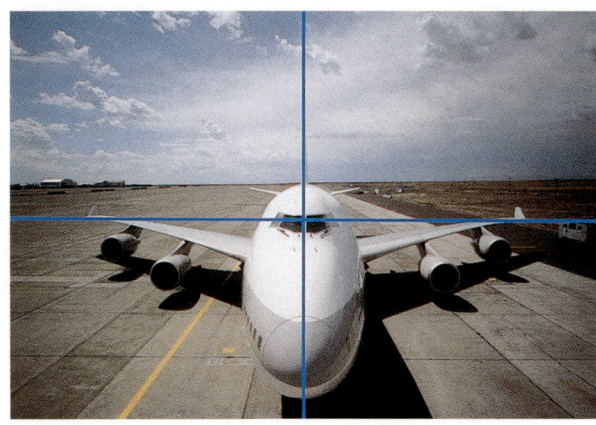

CHAPTER I：ABE's SHILLA SYSTEM のフィロソフィー──正中矢状面の意義──

図6,7 方向的動作を必要とする物体，たとえば自動車や飛行機は，重量的にも，また外面形態的にも正中矢状面を介して左右対称であり，意図する方向的動作を可能としている．

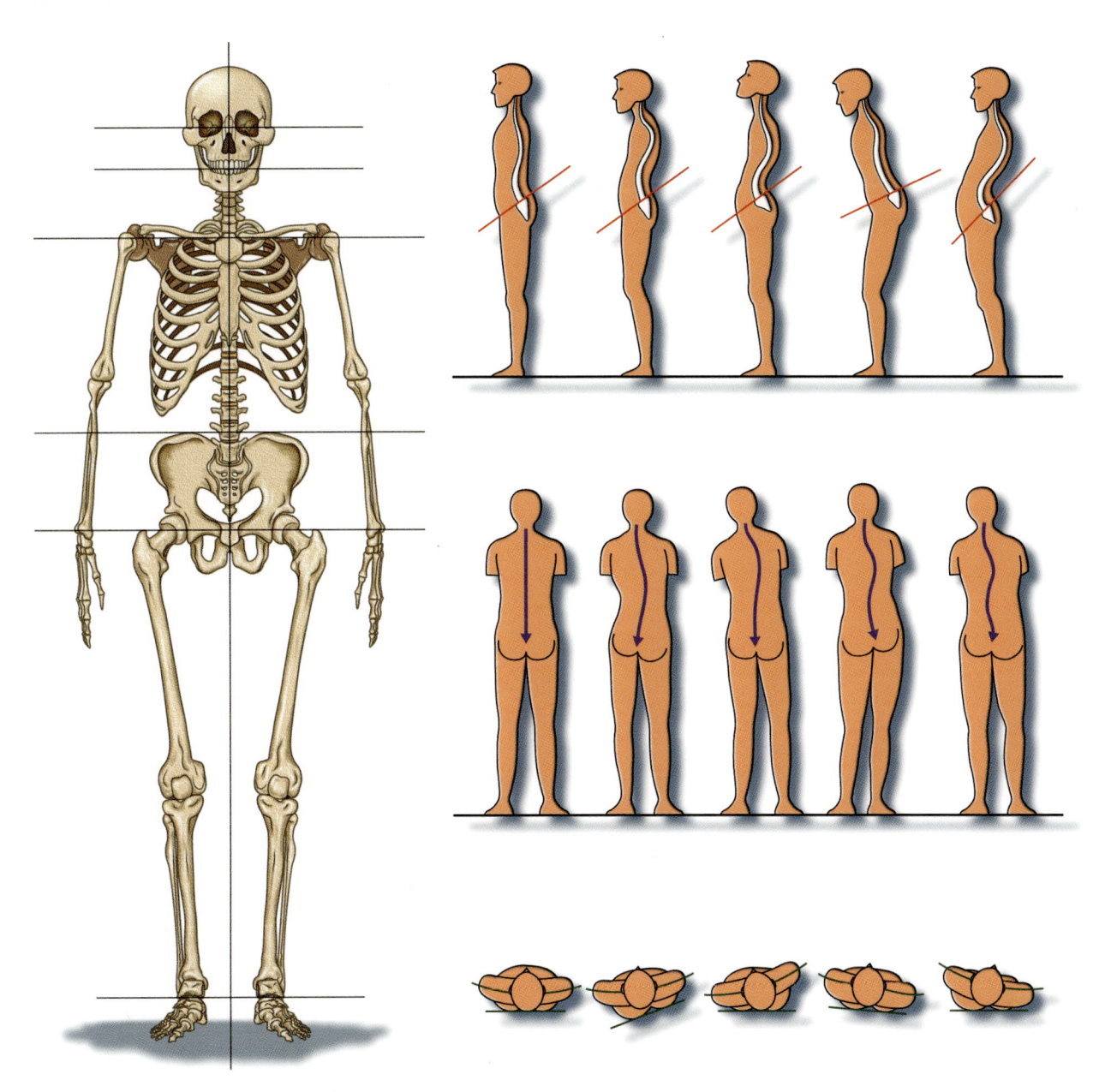

図8 姿勢は，正中央状面を中心に両側性左右対称であることが健康にもっとも望ましい．
　姿勢の非左右対称性が要因となり，筋，靱帯の不均衡を生み，ひいては骨構造の偏側的不調和を引き起こし，内臓諸器官などに対する影響など不健康の要因になりやすいといわれている．

SHILLA SYSTEM の概念とその臨床活用

Chapter I
フィロソフィー

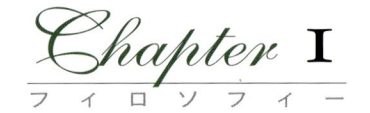

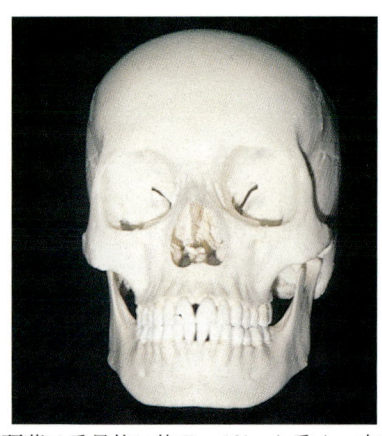

図9 顔面頭蓋は重量的に約7〜10kgと重く、立位動物であるわれわれヒトにおいては、細く屈曲性に富む頚椎の上部に位置、支持されているため、顔面頭蓋の左右的・前後的傾斜位置により、姿勢を左右する要素となる。

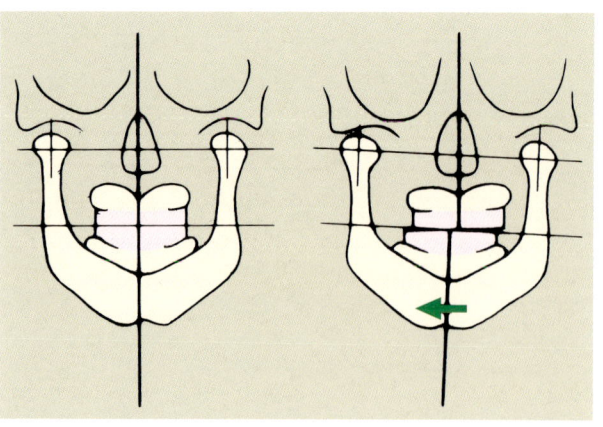

図10 この顔面頭蓋は、非動性な顔面上部機構と、顎関節を介して可動性な下部機構とから構成される。そのため、顔面頭蓋全体の重心を左右する要因は、下顎位によるといっても過言ではなく、下顎位は全身の姿勢ひいては健康に大きく関係する。

れる。とくに、顔面頭蓋の重量はボウリングのもっとも重いボウルと同じぐらいに約7〜10kgと重く(**図9**)、しかも立位動物であるわれわれヒトにおいては、細く屈曲性に富む7椎の頚椎の上部に位置、支持されているため、重量的に前後的のみならず垂直的左右対称性は崩れやすい。

この顔面頭蓋は、頭蓋骨と顔面骨といった骨から構成される。顔面上部機構は骨的につながっていて非動性である。顔面下部機構は下顎骨であり、上部機構とは頭蓋にある唯一の関節である顎関節を介して、軟組織によるつながりをもつ可動性なもので、下顎運動を営むことができる。したがって顔面頭蓋全体の重心を左右する要因は、下顎位によるといっても過言ではなく、下顎位症候群ともいわれるいわゆる顎関節症において多く遭遇するように、下顎位は全身の健康に大きく関係する重要な意義をもつものといえる(**図10**)。

したがって、姿勢として顔面頭蓋が偏側的に左右傾斜がなく垂直に機能することは、咀嚼器をとり囲む咀嚼筋、表情筋が本来左右対称なものであり、人体に対して他の組織との整合性を保つ上で重要であると考えられる。

顔面頭蓋の傾斜は、審美的問題を生じるだけでなく、自然体を保持しようとするため、胸鎖乳突筋など頚肩部の筋活動はアンバランスとなり、頭痛、肩こり、頚腕症候群などの原因となる。またそれだけでなく、下部機構としての脊柱、骨盤などの歪み、ひいては内臓器官の圧迫を生み、その障害から全身的不健康の要因となる。

この問題を回避するためには、下顎位が適正位置を具備する咀嚼器であり、またその状態を保持し下顎変位を引き起こさない咀嚼器を目指すとなれば、構造的に、また運動機能的に正中央状面を介して左右対称性であることが理想となる。

すなわち、

①左右対称的上下歯列による正面・矢状面観で左右同高な咬合平面をそなえる中心嵌合咬合
②下顎犬歯が上顎の犬歯を乗り越えることを防止した左右対称的な犬歯ガイド
③正中矢状面に沿って真前方に下顎滑走運動が可能なアンテリア・ガイド

をそなえることが必要となる。また、このような歯列は前歯部の垂直的歯軸、スマイルラインといった審美構成に対しても必須と考えられる。

以上、正中矢状面の意義について、地球上といった万有引力の下で生活する生物学的考察をふまえ、立位動物としてのわれわれヒトのそなえる咀嚼器像における重要性について解説した。

Chapter I
フィロソフィー

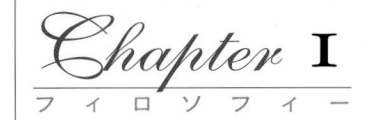

正中矢状面を基準とした歯科医療
―ABE's SHILLA SYSTEM の起源―

CHAPTER I-I

歯科医療の変遷

　現代の歯科医療の課題は，過去における歯科疾病を単に癒す時代から大幅に変化し，全身の健全保持を第一目的とした優れた咬合・咀嚼機能，なおかつ審美的要求にも十分に対応した咀嚼器を構築することにある．

　ここで，過去から現在までの歯科医療の変遷を考察してみたい．過去における歯科医療では，疼痛の軽減・除去を主目的とした抜髄，抜歯，切開による排膿といった対症療法としての切除外科的処置，あるいは咀嚼機能の回復のため，う歯に対しては充填・被覆，欠損に対しては補綴といった単純な置換外科的処置が行われていた．一方，現代と異なる当時の審美感として，前歯部などに金属によるいわゆる"飾り"としての充填・被覆も頻繁に行われていた．

　しかし今日における歯科医療では，身体の健全維持の根元は健全な咀嚼器にあることを重視し，終局目的を一口腔単位の優れた咬合関係の確立，ならびに自然歯と同等，あるいはそれ以上の審美的要求に応えられる医療へと変遷してきている．当然，これが可能になったのも，歯科医学・医術，薬学，歯科理工材料・機械学の進歩による技法の発展，変遷に負うところが大きいことには論を待たないが，一方，患者教育に伴うデンタル IQ の向上，歯科医療の持つ付加価値に対する認識が高度化した時代としての社会的変遷があってのことであると認識している．

　したがって，われわれ歯科医師はこのような医療体系の実践に応えるべく，学識・技術に対するたゆまない研鑽が必要であることを自覚しなければならない．

　また，優れた咀嚼器の構築医療を目指すとなれば，そのためにはまず第一に初診時における的確な診査・診断，ならびにそれに基づく優れた診療計画の立案が肝要となる．

通法的診査・診断技法とその問題点

　ここで，一般的に適法といわれる診査・診断技法について述べてみたい．

■有歯顎症例の通法／一般的診査・診断技法

　まず対象患者が有歯顎症例であれば，口腔内観察所見，エックス線写真所見から，歯周病学・歯内療法学的に個歯的な診査・診断を行い，歯牙保存の可否に対するスクリーニングを行う．

　また，パンタグラフ・サーベイあるいはゴシック・アーチをトレーシングしてみることにより，正常な下顎運動の可否，下顎位変位，顎関節異常の有無を診査する．

　次に，口腔一単位としての総合的な診査・診断のため研究模型を作製し，任意の方法，あるいはフェイス・ボウ・トランスファーにより咬合器付着を行う．一般的なフェイス・ボウでは，後方基準点として Transverse Horizontal Axis（横走水平軸，いわゆる終末蝶番軸：Terminal Hinge Axis[1]，以下 THA）を採用し，上顎模型を咬合器にトランスファーし，下顎模型は適正下顎位におけるセントリック・チェック・バイト記録により，それぞれ咬合器付着を行う．

　ここで，咬合器上における上下顎歯列全歯に対して垂直・側方的位置の評価を行う．まず，解剖学的，統計学的，審美的見地から適切と考えられる，調和した歯列，咬合平面，咬合高径を設定する．次に咬合平面通過位置の関係から圧下，挺出，咬耗の有無，

SHILLA SYSTEM の概念とその臨床活用

Chapter I
フィロソフィー

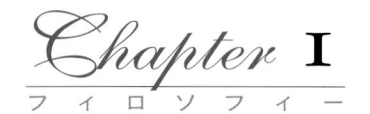

程度，ならびに望ましいと考えられる歯列の関係から転位，叢生などの有無，程度を診断する．そして調和した咬合平面構築のための咬合面に対する築盛，削合，著しい挺出がある場合には抜歯，歯槽整形の要否ならびにMTM，場合によっては抜歯の要否を診査する．一般には診査・診断のためのワックスアップを試行するのが普通である．

以上のような個歯的な診査，ならびに下顎位，歯列全体の垂直・側方位置に対する診査結果を，咬合学的・審美学的見地から総合的診断の下で，口腔一単位としての診療計画の立案にあてる．

■部分的欠損症例，無歯顎症例の通法／一般的診査・診断技法

部分的欠損症例，無歯顎症例の場合であってもこの診査・診断技法は同様であり，残存歯に対する個歯的な歯周病学・歯内療法学的な診査によるスクリーニング，ゴシック・アーチ・トレーシングによる正常な下顎運動，下顎位変位，顎関節異常に関して診査を行う．

また，口腔一単位としての総合的な診査・診断のため研究模型の咬合器付着を行い，咬合器上における調和した歯列，咬合平面，咬合高径の設定の下で，残存歯，欠損部歯槽堤に対する垂直・側方的位置の評価を行う．その結果，残存歯はもちろん，欠損部歯槽堤，無歯顎といえども，圧下，挺出，咬耗，ならびに転位歯，叢生などにより，調和した咬合平面，歯列の構築が不可能なことを術前に把握することが可能となり，診査・診断，診療計画立案の重要性を認識，経験することが多い．また，診断結果に基づく診療計画を患者に詳しく説明してから治療を開始することにより，現在いろいろ問題としてあげられているいわゆるインフォームド・コンセントが満たされ，医療訴訟を回避することができる．

■一般的診査・診断技法の問題点

ここで，先に解説した一般的診査・診断技法に対してその問題点を考察する．

植立歯に対する個歯的な歯周病学・歯内療法学的な診査，ゴシック・アーチ・トレーシングによる顎運動，顎位変位，顎関節に対する診査・診断技法においては問題はない．

しかし問題となることは，上下顎における歯列歯牙ならびに欠損部歯槽堤に対して，咬合学的，審美学的見地から咬合構築の可否に対する総合的な診査・診断を行う場合であり，何を基準として①垂直的位置関係における圧下，挺出，咬耗の有無・程度，②側方的位置関係での転位歯，傾斜歯，叢生などの有無・程度，③前歯部歯軸における垂直性に対しての評価を行うかということである．

この答えは，「的確な基準がない」となる．そのため極論すれば，確実な診査・診断は行えないわけである．

すなわち，咬合器上の研究模型は，任意な方法，あるいは生体のTHAを基準に咬合器のTHAに合致させるいわゆるフェイス・ボウ・トランスファーにより行われている．したがって生体がそなえる水平座標，正中・垂直座標は，咬合器の水平座標，正中・垂直座標と合致しない結果を呈することが多く，咬合器付着された研究模型上で，咬合平面の左右同高性，歯列の左右対称性，歯軸の垂直性をいかに評価するかというところに問題が提起される．

この要因は，任意な咬合器付着法は当然ながら，THAを基準にとったフェイス・ボウ・トランスファーを用いており，そのTHAが実測値，平均値あるいは外耳道を採用したものでも，左右のTHAは水平的に左右同高ではなく，また側方的に左右対称性を示していないことが多いことにある．

この現象のよい例として，総義歯調製時，咬合床咬合堤上において生体顔貌に調和させ記録した正中，左右同高に設定した後，その咬合床をフェイス・ボウ・トランスファーすると，記録した正中は咬合器正中と合致することは少なく，また咬合床咬合平面も咬合器上では左右同高性を示さない結果を持つことが多い．このようなことを経験することからも理解できることと考える．

THAを基準とする通法的フェイス・ボウ・トランスファーに対する考察

咬合に対する診査・診断，補綴物調製を咬合器上において関節法で行う場合，咬合器は生体の上下顎

の空間位置で，下顎運動を咬合器上に再現・模写する生体のシミュレーターであることには論を待たない．三次元的に生体の上下顎位置を咬合器に再現・模写するため，生体と咬合器の共通な基準点が必要である．一般には下顎運動のスターティング・ポイントとしての現在呼称の横走水平軸(THA)を後方基準点として，また眼窩下縁などを前方基準点に採用している．

フェイス・ボウは，この目的のため，生体の実測記録，あるいは平均値的に求めたTHAを後方基準点として，眼窩下縁などを前方基準点にとり，生体における上顎歯列あるいは上顎歯槽堤の解剖学的空間位置を記録する器具である．

日常臨床でフェイス・ボウを活用することは，この点で合目的器具であるが，ここで問題として提起されることは，果たしてTHAを基準にとるフェイス・ボウ・トランスファーが臨床上での咬合診断，技工操作といった物作りの上でメリットがあるのだろうかということである．

■終末蝶番軸　Terminal Hinge Axis の理論

終末蝶番軸の理論は，中心位(旧定義)の存在を運動学的に証明する根拠として，1921年，McCollumにより樹立されて以来，THAがフェイス・ボウ使用時の後方基準点として重視されてきた[3]．

すなわち，THAが計測できる下顎頭の位置を終末蝶番咬合位とし，これは中心位と一致するとされたためである(図1-1)．中心位では，垂直方向のヒンジ・アキシスと水平方向のヒンジ・アキシスとが一致し，この咬合位はあらゆる下顎運動のスターティング・ポイントと考えられてきた．

THAの補綴学的意義は，その咬合位における頭蓋と下顎の位置的関係が常に一定であることにある．とくに咬合再構築症例における診査・診断，技工操作を行う際の上下顎模型は，常時同じ条件で正確に咬合器上に位置することが要求され，中心位のような常時再現可能な咬合位を基準に用いなければならない．

この点でTHAは，中心位における頭蓋と下顎の位置的関係を咬合器に正確に移行するための基準点として意義が存在し，すべてのフェイス・ボウ操作，

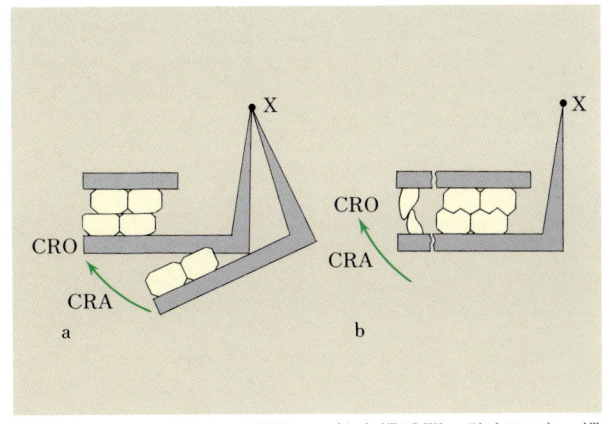

図1-1　THAを重視する要因は，終末蝶番閉口路(CRA)の蝶番軸THA(X)が計測できる下顎位の位置を終末蝶番咬合位(CRO)とし，これは中心位と一致するとされたためである(Shore[2]より改変)．
a：CRA，CROの模式図．
b：Xを軸としたCRAは，CROで咬頭は対応する窩に収まる．

いわゆるヒンジ・ボウによるTHAの実測(図1-2)，トランスファー・ボウによる生体の上顎歯列・歯槽の空間位置の咬合器へのトランスファー(図1-3,4)，パンタグラフによる下顎運動の三次元的記録操作(図1-5,6)などで後方基準点と定められている．

したがって臨床におけるTHAは，実測，目測，あるいは外耳道を代償する方法で活用され，トランスファー・ボウにより生体のTHAの記録採取後，それを咬合器のTHAに合致させ，上顎模型を生体上顎の解剖学的空間位置として咬合器に移行する，いわゆるフェイス・ボウ・トランスファーに始まる．次いで，下顎模型を中心位でのチェック・バイト記録を介して咬合器付着を行い，上下顎の顎間関係，咬合関係，下顎運動を咬合器上に再現・模写し，究極目的として適切な咬合診断，咬合構築をまっとうできることになる．

■後方基準点としてのTHAの考察

[終末蝶番咬合位と下顎運動出発点の誤差]

過去，McCollumの提唱したTHAが計測できる下顎位(終末蝶番咬合位)をあらゆる下顎運動の出発点とした中心位と定めたことは，最大咬頭嵌合位に対して顆頭位を加味して考察した点で意義深いものと評価できる．

しかし，1973年になってCelenza[3]が下顎頭の最後退位は中心位として相応しないことを指摘し，後に

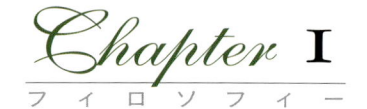

Chapter I
フィロソフィー

終末蝶番軸 Terminal Hinge Axis の理論

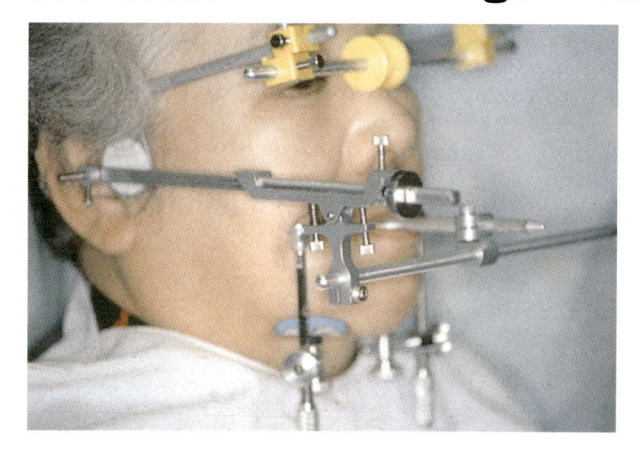

図1-2　アルモア社のヒンジ・ロケーターによるTHAの実測.
図1-3,4　目測によるTHAを基準にとるトランスファー・ボウによる生体の上顎歯列・歯槽の空間位置の咬合器へのトランスファー.

図1-2	
図1-3	図1-4

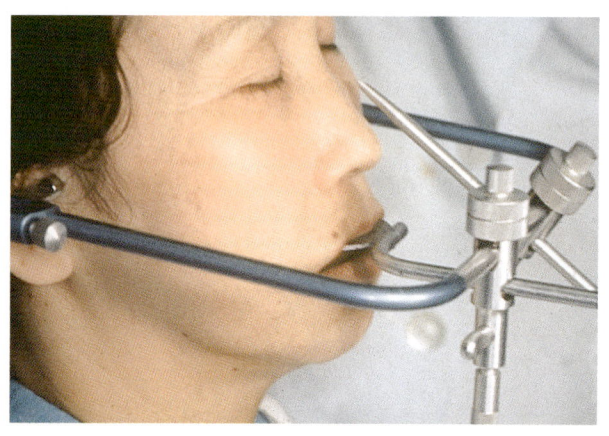

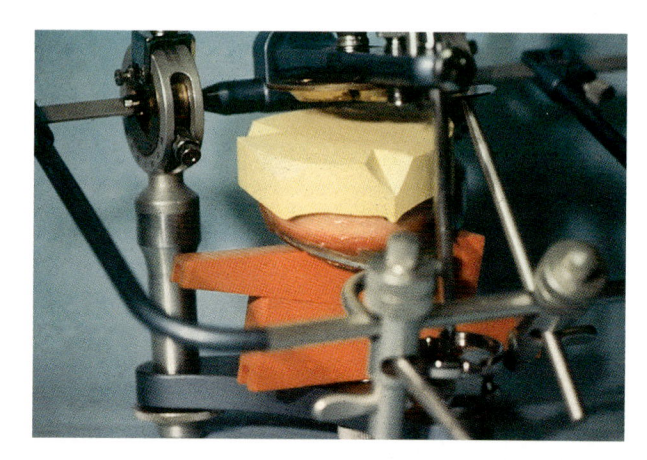

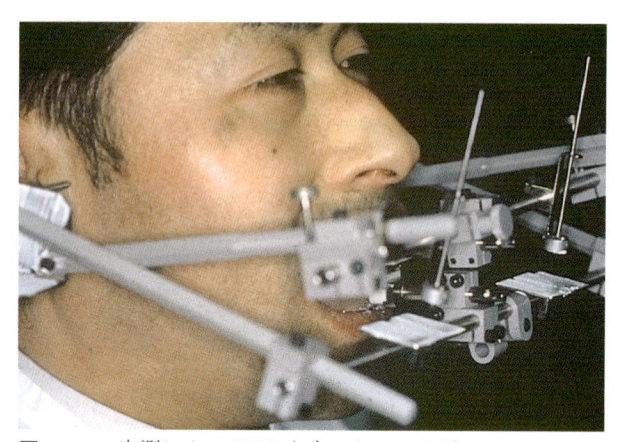

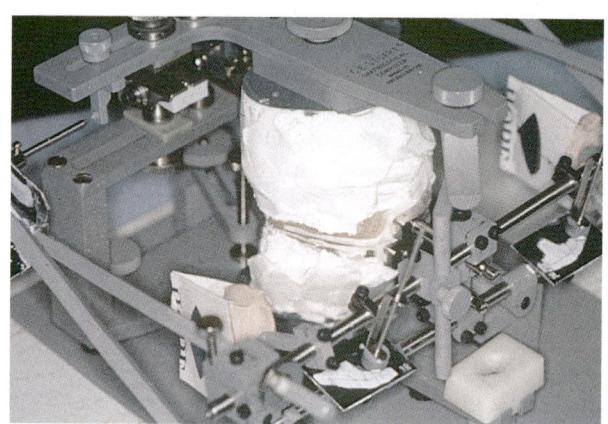

図1-5,6　実測によるTHAを介したパンタグラフ・サーベイによる下顎運動の三次元的記録とスチュワート咬合器へのインプット.

再定義された結果,現在考えられている中心位は,真のTHAを記録できる下顎最後退位よりも約0.3mm前方の前上方位にある.試行錯誤法により終末蝶番軸Terminal Hinge Axisを求めるには最後退位へ押さえつけて接面回転を発生させる必要があるのに対し,前上方位では下顎頭は関節窩内の中間的位置におかれ,接面回転は発生しないため,純粋な回転運動は営まれず,開閉軸も出現しない.

こうした中心位の定義の変遷により開閉軸の定義も曖昧になり,終末蝶番軸 Terminal Hinge Axis も横走水平軸 Transverse Horizontal Axis と呼称が変更され,前述したヒンジ・アキシスを活用する利点はあるとしても,以前よりは弱体化したと考察できる.

後方基準点としての THA の考察

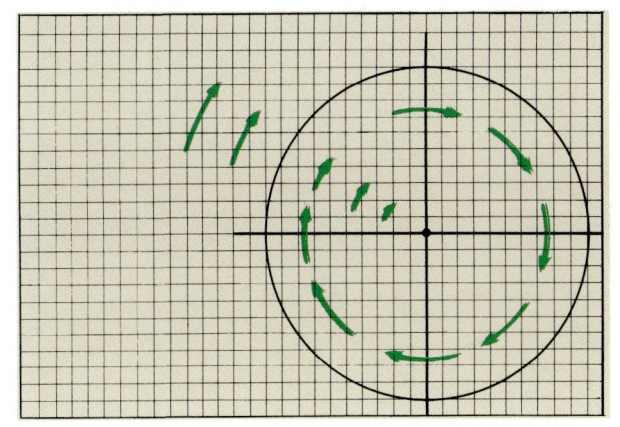

図1-7　ヒンジ・ロケーターによる THA の実測術式は，THA 相当部に記録板を設置し，ヒンジ・ロケーターを下顎体に設置し下顎蝶番運動を行わせ，記録板上におけるヒンジ・ロケーターのスタイラスが描く軌跡が一点上で集中し回転する位置を試行錯誤的に求め，其の THA を記録する．

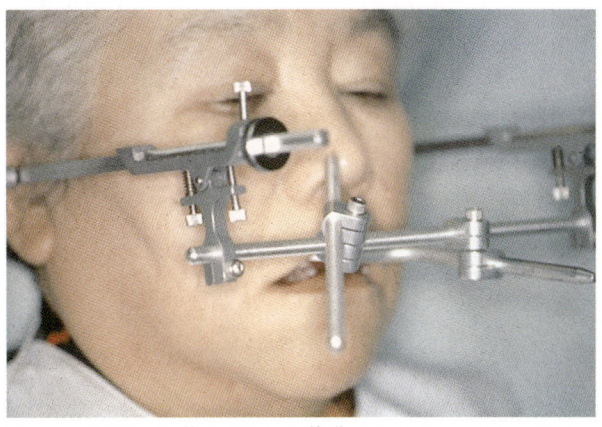

図1-8　実測した其の THA を基準にとるフェイス・ボウ・トランスファーの操作においては，使用するフェイス・ボウの機構として，真の THA が記録できる精密な機構が要求される．

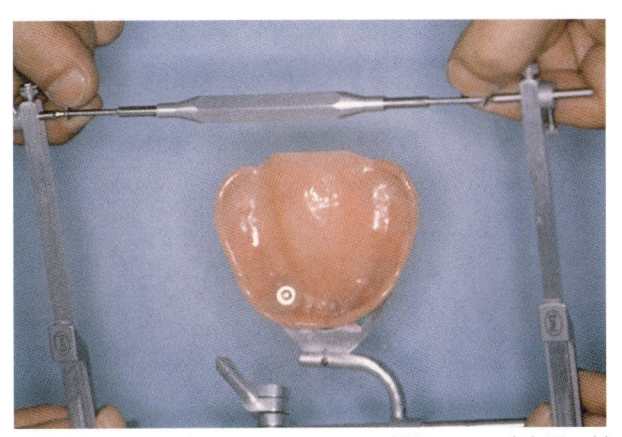

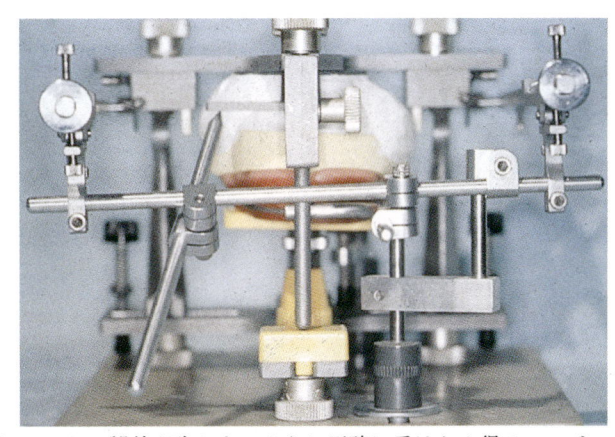

図1-9, 10　トランスファーするために採択される咬合器に対しても，THA の誤差が生じないように正確に受けとめ得るヒンジ・アキシス延長機構，あるいはトランスファー・ジグを具備した全調節性咬合器あるいは半調節性咬合器でなければならない．

[フェイス・ボウの一般的活用法における問題点]
・実測した真の THA の活用

　ここで第一に問題となることは，真の THA の実測記録術式の難しさである．これは試行錯誤的に行う以外ないため，相当熟練した術者が行っても時間がかかり，複雑である．

　記録術式は，THA 相当部に記録板を設置し，下顎体にヒンジ・ロケーターを設置して下顎蝶番運動を行わせ，記録板上のヒンジ・ロケーターのスタイラスが描く軌跡が一点上で集中し回転する位置を試行錯誤的に求め，真の THA を記録する（図1-7）．

　しかし，このようにして記録板上に記録できたとしても，それを皮膚上に記録する際の誤差，信憑性もしかることながら，永久保存のためのタトゥー・マーキング（入れ墨）も皮膚の色素層に達していなければならず，口上するほど簡単に記録することが難しい．筆者も以前入れ墨師に師事した経験を持つが，後日消失してしまうことも多く，果たしてそこまでしても THA を臨床上重視する必要があるのか疑問もある．

　また，フェイス・ボウ・トランスファーの操作においては，使用するフェイス・ボウの機構として実測した真の THA が記録できる精密な機構が要求される（図1-8）．一方，トランスファーするために採択される咬合器も，THA の誤差が生じないように正確に受けとめ得るヒンジ・アキシス延長機構，あるいはトランスファー・ジグを具備した全調節性咬合器，あるいは半調節性咬合器でなければならない

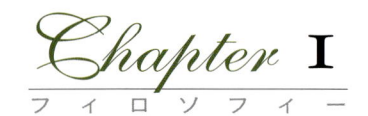

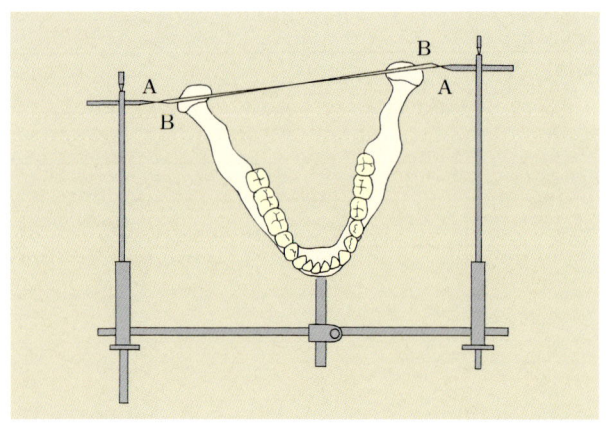

Chapter I
フィロソフィー

図1-11 左右のスタイラスの先端(A)を結んだ線が真の実測した蝶番軸であり，測定後にその位置をずらせると(B)，蝶番軸の誤差を生じる(保母[4]より引用).

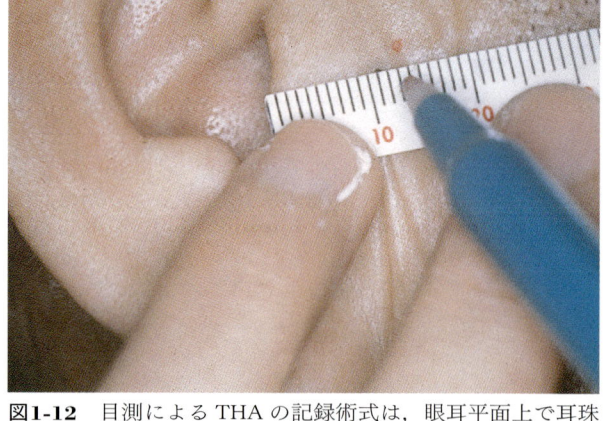

図1-12 目測によるTHAの記録術式は，眼耳平面上で耳珠前方11〜13mmといった位置に細いフェルトペン先端でポイントをマークし，THAポイントと定めることが基本である.

(図1-9, 10)．そうでなければ，図1-11のごとく，蝶番軸の誤差を生じる結果となる．

したがって，器具が高価であるほか操作術式が複雑で時間がかかることから，所持している歯科医師数も少なく，真のTHAの活用は臨床実践上難しく，普及頻度は低いものと認識している．ここで，この種のフェイス・ボウ・トランスファーを考察すると，固有誤差が付随するといった信頼性に対する問題を指摘する報告も多く，筆者も同一術者が同一症例に対して行った試験結果からも同様なことを経験しており，前述した終末蝶番咬合位と下顎運動出発点の誤差の問題からしても，臨床実践的技法としての真のTHAの活用は意義あるものか疑問が残る．

・**目測によるTHAの活用**

前述したように真のTHAの活用に対しては多くの問題が存在するため，実際の臨床においては，外耳道を活用するフェイス・ボウを含め，目測によるTHAの活用が簡単であるため一般に普及している方法といえる．

目測によるTHAの記録術式は，眼耳平面上で耳珠前方11〜13mmといった位置に細いフェルトペン先端でポイントをマークし，THAポイントと定めることが基本となる(図1-12)．ほかに眼窩平面上で外耳道上端から前方13mmとか，眼耳平面上で頬粘膜を前方から耳珠方向に押した際に生じる縦皺と交叉した位置という説もある．また，器具を活用する方法としてリッチーのコンダイル・マーカーや，ディナーの定規などによるものなどがあげられる(図1-13)．術式的に簡単である利点はあるものの，いずれにしても結果として曖昧なものであると認識している．

また，この際に活用されるフェイス・ボウのスタイラスは，ポイントとしてマークしたTHAを指せる構造ではなく，スタイラス(Stylus：尖筆)というよりも先端が直径4〜8mmといったパイプ(Pipe：管)であるものが多く(図1-14)，目測による曖昧なTHAをより相乗するトランスファー結果を招くことになる(図1-15)．そのため，筆者はこの問題の対処法として，フェイス・ボウ・スタイラス先端の改良を試み，優れたトランスファー結果を得ていた時代もある(図1-16, 17)．

しかも，この際に使用する咬合器は，ほとんどがヒンジ・アキシス延長機構を欠く非調節性咬合器あるいは半調節性咬合器であり，一般にはフェイス・ボウ側でスタイラスの長さを調節してトランスファー操作が行われる．

以上に述べた目測によるTHAによるフェイス・ボウ・トランスファーの考え方は，実測による真のTHAとの誤差が，下顎運動と調和した咬合面を構築・調整する上での影響において極めてわずかであるといったことに立脚したものである．

すなわち，フェイス・ボウ・トランスファーが真のTHAとたとえば2mmの誤差で行われたとすれば，咬合器上では患者生体が示す真の開閉軸より

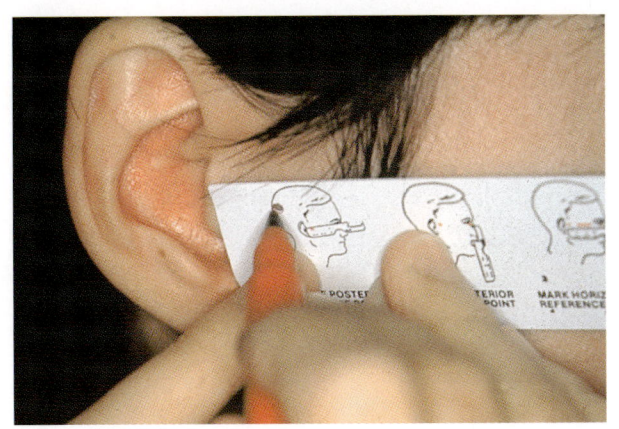

図1-13 ディナーの定規を活用した目測によるTHAの記録術式.

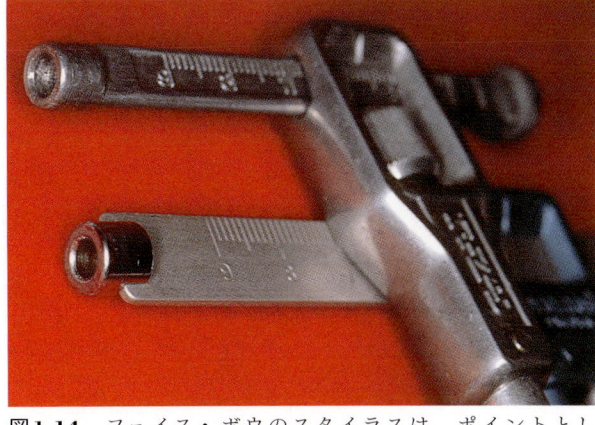

図1-14 フェイス・ボウのスタイラスは，ポイントとしてマークしたTHAを指せる構造ではなく，スタイラス（Stylus：尖筆）というよりも先端が直径4〜8mmといったパイプ（Pipe：管）であるものが多い．
上：Hanau facebow style C
下：Dentatus facebow

図1-15 パイプ状のスタイラスでは，曖昧なTHAをより相乗するトランスファー結果を招くことになる.
図1-16,17 パイプ状のスタイラス先端を尖筆状に改善することにより，優れた結果が得られる．

	図1-15
図1-16	図1-17

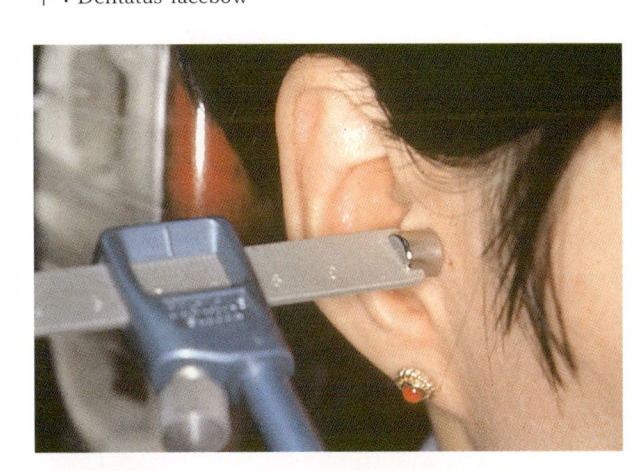

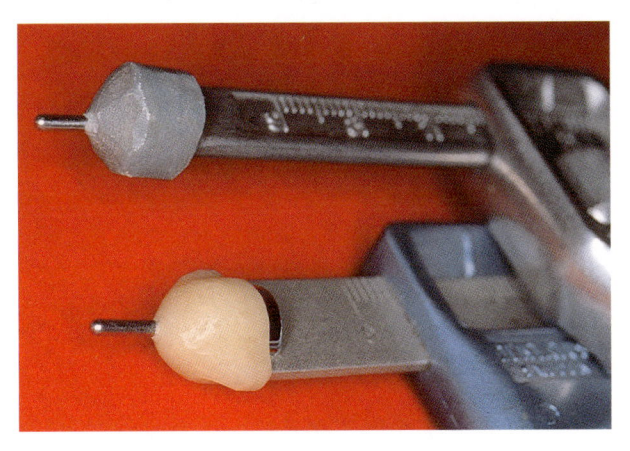

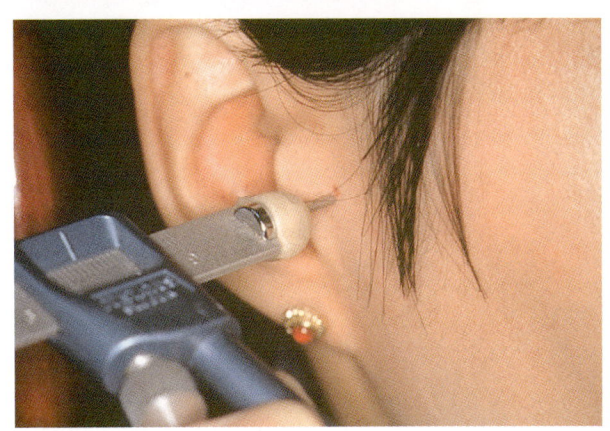

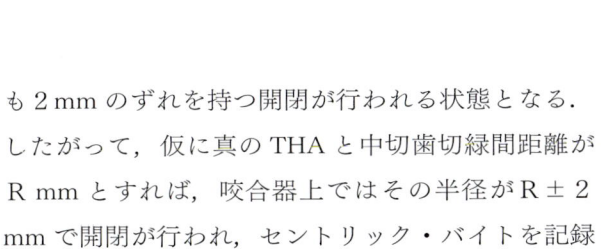

も2mmのずれを持つ開閉が行われる状態となる．したがって，仮に真のTHAと中切歯切縁間距離がR mmとすれば，咬合器上ではその半径がR±2mmで開閉が行われ，セントリック・バイトを記録採取する際の閉口位（咬合挙上量）が少なければ少ないほど，上下歯列が接触する位置に生じる誤差Xは少なくなる．無論正確なTHAに越したことはないが，重要なことは少ない開口位でセントリック・バイトを記録採取することである（図1-18）．

　THAに対する以上のような見解からすれば，外耳道とTHAとの位置関係から，外耳道を利用するイヤーピース・フェイス・ボウが開発され，今日で

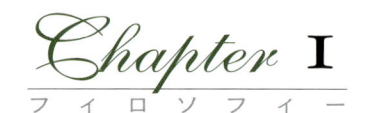

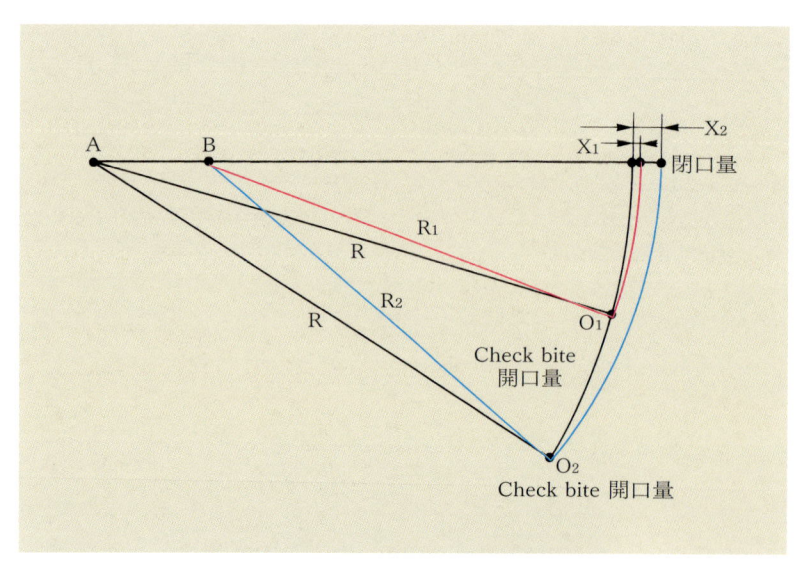

Chapter I
フィロソフィー

図1-18 真のTHA(A)と目測によるTHA(咬合器のTHA)(B)(保母[8]より改変).
R：真のTHAと中切歯切縁間距離.
R_1：セントリック・バイト記録位の開口量 O_1 における開閉半径(目測によるTHAで模型付着した咬合器上での開閉半径).
R_2：セントリック・バイト記録位の開口量 O_2 における開閉半径(目測によるTHAで模型付着した咬合器上での開閉半径).
X_1：開口量 O_1 における閉口位におけるRと R_1 との誤差.
X_2：開口量 O_2 における閉口位におけるRと R_2 との誤差.
　セントリック・バイト記録時の開口量(咬合挙上量)が少なければ少ないほど上下歯列が接触する位置に生じる誤差Xは少なくなる.

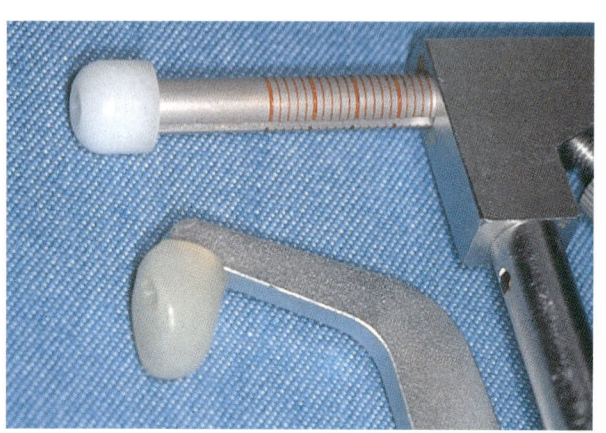

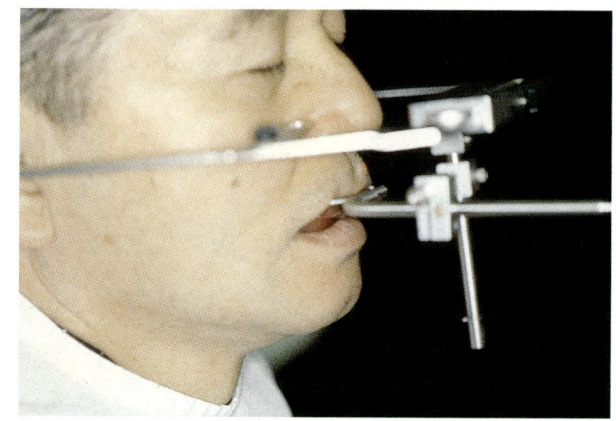

図1-19,20 外耳道とTHAとの位置関係から，外耳道を利用するイヤーピース・フェイス・ボウが開発され，今日では目測によるTHAを用いるフェイス・ボウよりも多く活用されているのが現状である．

は目測によるTHAを用いるフェイス・ボウよりも多く活用されているのが現状である（**図1-19,20**）.

[フェイス・ボウ使用経験からの問題点]

　筆者の過去約45年間の臨床において，20年前までの約35年間は通法的にTHAを後方基準点としたフェイス・ボウ・トランスファーによる臨床を行ってきた[5,6,7].

　しかし，ここ20年前からフェイス・ボウ・トランスファーは行っていない．その理由は，THAを基準にとるフェイス・ボウ・トランスファーでは，咬合診断として下顎位の変位，それに起因する咬頭干渉の有無などの咬合接触状態に対する良否の判断は可能であっても，咬合平面に対する診断としての左右同高性，挺出歯の有無とその度合いなどに関しては判定が曖昧である．また技工操作といった物作り

の上で，臼歯部では咬合平面を矢状的にまた垂直的に左右同高的にどの位置を通過させるべきか，前歯部では垂直的歯軸の付与などといった問題に対してはっきりした対称に欠け，むしろデメリットになることが多い．フェイス・ボウ・トランスファーの信頼性の問題[9]のほか，最近の臨床家のなかにはこのことに気づき，本来のフェイス・ボウ操作をモディファイドした方法での使用を推奨していることも多分に耳にする[10〜12].この問題の主因をあげると，次のようになる.

・左右対称性からのTHAポイントの側方的・前後的位置

　THAを活用するフェイス・ボウ・トランスファーを辞するその発端となったのが，正中線決定器の試作と臨床活用であった．正中線決定器を試作した意図は，日常の総義歯臨床において読者諸賢もよく経

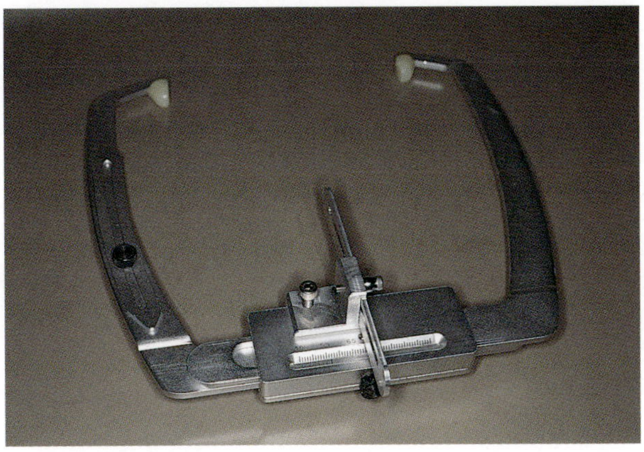

CHAPTER 1-1：正中矢状面を基準とした歯科医療―ABE's SHILLA SYSTEM の起源―

図1-21 DENAR 社のスライドマティック・フェイス・ボウに自家製造した正中線決定器を組み込んだもの．

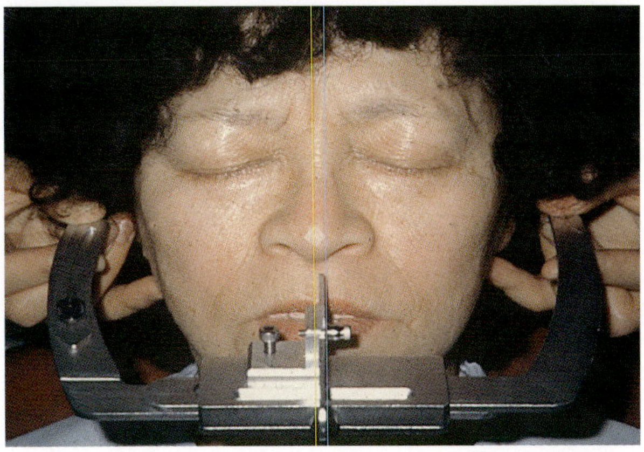

図1-22 フェイス・ボウに組み込んだ正中線決定器を臨床活用してみると，ほとんどの症例で生体の顔面観察による眉間正中，鼻柱，人中，上唇結節などといった正中基準を通過しないことが多く，結果的に試作した正中線決定器の活用は意図とした正中線を記録することは不可能であることを経験した．

験されることと思うが，咬合採得時に咬合堤上に記録した正中線が後日の人工歯排列されたロウ義歯試適時などで，以前の記録が誤っていたことに気づくことが少なくなかったため，何とかして確実な正中線を咬合堤上に記録できないものかといったことに始まる．

当時，筆者が盛んに愛用していたフェイス・ボウは DENAR 社のスライドマティック・フェイス・ボウであり，自家製造した正中線決定器をフェイス・ボウの正中に組み込むことによりフェイス・ボウ・トランスファーの際に同時に真の正中線を咬合堤唇面に記録でき，臨床上きわめて省力化できると考えたわけである（図1-21）．

しかし，フェイス・ボウにとりつけた正中線決定器を臨床活用してみると，ほとんどの症例で生体の顔面観察による眉間正中，鼻柱，人中，上唇結節などといった正中基準を通過しないことが多く，結果的に試作した正中線決定器の活用は意図した正中線を記録することは不可能であることを経験した（図1-22）．

このことは，イヤーピースを挿入した外耳道の位置は生体観察による正中線を中心に左右対称的な位置には存在しない証拠となる．同じことが目測による平均値的ヒンジ・アキシスを眼耳平面上で耳珠前方12mmに基準点をとり，シンプル・ボウで試行しても同様な結果が得られる．多くの生体は構造上歪みを持ち，**左右の THA ポイントは位置的に正中矢状面を中心に前額面観での側方的位置，また矢状面観での前後的位置で左右対称でないことを学習した．**

ここで，THA ポイントを重視したフェイス・ボウ・トランスファーの持つ臨床的利点を否定するわけではない．フェイス・ボウ・トランスファーにより上顎の基準平面を求め，下顎運動と調和した咬合面を構築・調整することは重要であると認識している．

しかし，フェイス・ボウ・トランスファーの結果，生体の正中は咬合器上では正中を示さない結果となる．しかも実際の臨床での重要性は咬合器上では消失するため，歯列の左右対称性からの診査・診断のほか，有歯顎・無歯顎を問わずすべての咬合構築といった補綴物作製をむしろ困難にする結果を持つといえる（図1-23）．

・左右対称性からの THA ポイントの垂直的位置

THA ポイントを活用したフェイス・ボウ・トランスファーを辞するもう一つの要因は，筆者の数多くのフェイス・ボウ・トランスファーの経験から左右の THA ポイントの垂直的同高性に対する疑問である．

この数多くの経験とは，総義歯臨床で咬合採得の際，顔面観察結果から両瞳孔線に平行でかつ正中矢状面と直交し，水平的に左右同高性を満足する咬合平面を上顎咬合堤に設定し，次いでフェイス・ボウ・

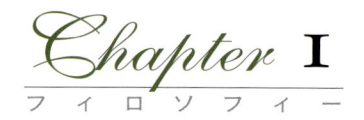

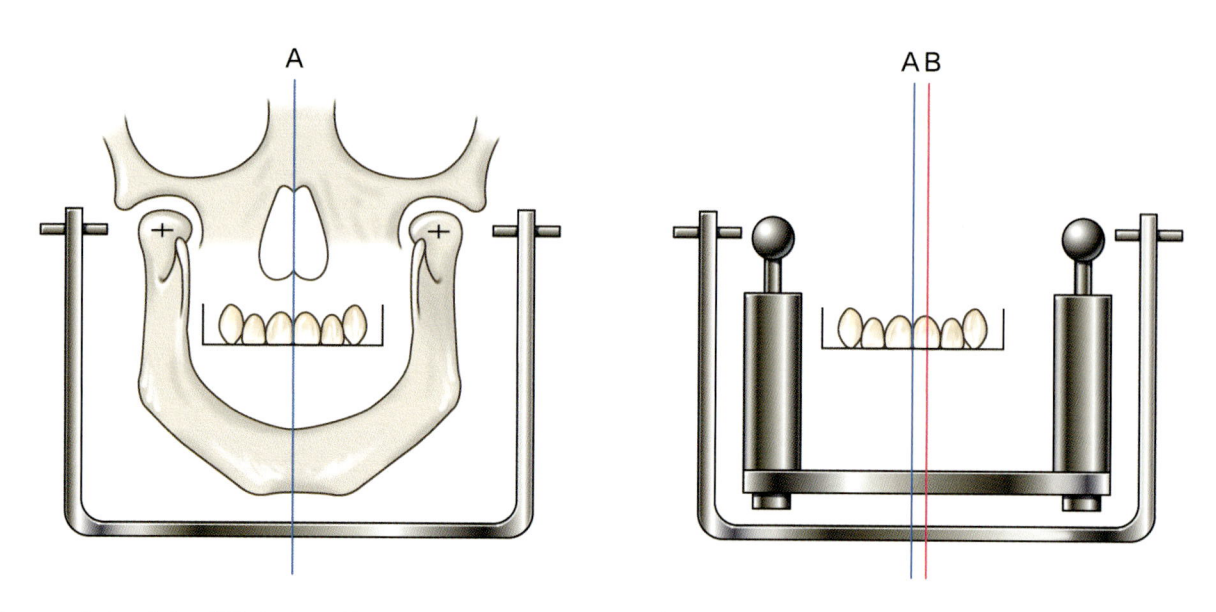

Chapter I
フィロソフィー

図1-23 多くの生体は構造上歪みを持ち，左右のTHAポイントは位置的に正中矢状面を中心に前額面観での側方的位置，また矢状面観での前後的位置で左右対称でないため，フェイス・ボウ・トランスファーの結果，生体の正中は咬合器上では正中を示さない結果を持つことが多く，実際の臨床での重要性は咬合器上では消失する．
A：生体が示す正中矢状軸
B：咬合器が示す正中矢状軸

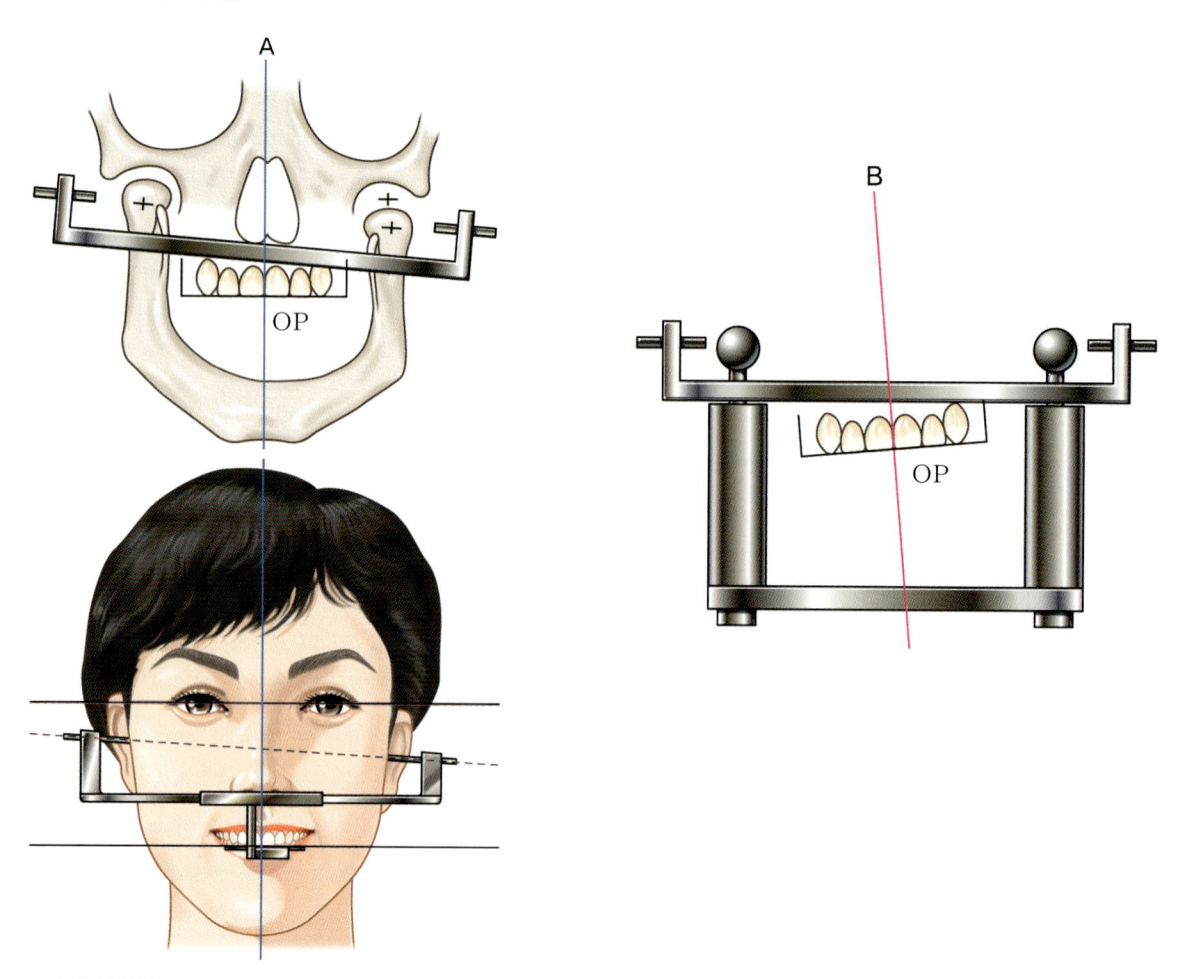

図1-24 左右対称性からのTHAポイントの垂直的位置は左右同高でないことが多く，フェイス・ボウ・トランスファーの結果，生体の左右同高性は咬合器上ではもはや存在しない結果を持つことが多い．
A：生体が示す正中矢状軸
B：フェイス・ボウ・トランスファー後における咬合器上のAの変化
OP：咬合平面前額面観

CHAPTER I-1：正中矢状面を基準とした歯科医療──ABE's SHILLA SYSTEM の起源──

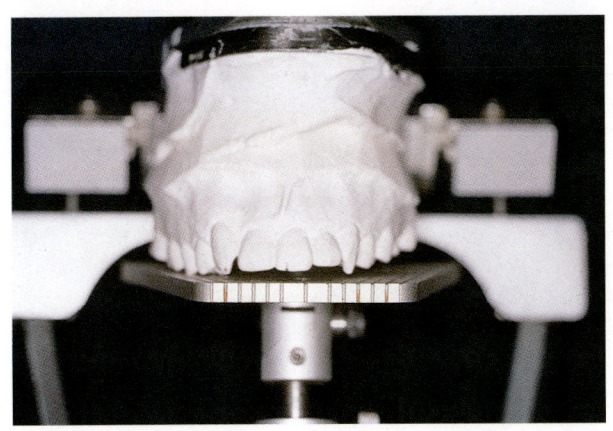

図1-25 フェイス・ボウ・トランスファーの結果を咬合平面診断・設定器具 SHILLA II 上で観察すると，生体の正中，左右同高性を示す咬合平面は咬合器上では消失する結果を示す実際例．左側中切歯切縁にマークした点が真の正中．

図1-26 ブロードリック(Broadrick)の咬合平面分析技法．上顎模型がフェイス・ボウ・トランスファーで咬合器付着がなされている以上，水平的に左右同高に付着されているとは限らないし，下顎模型も同様である．また，分析の基準となる下顎模型は，コンパスの基点となる下顎犬歯尖頭，第二大白歯頬側遠心咬頭も咬耗，挺出などにより左右同高とは限らないことから，結果的に左右同高な咬合平面の分析は不可能であり曖昧な結果を持つといえる(The Denar Mark II System[14]より引用)．

トランスファーを行い咬合器付着を行うと，咬合器上の上顎咬合堤咬合平面は左右同高性を示さないことが多いことである(図1-24)．

　生体観察から左右同高な咬合平面を設定したにもかかわらず，このような経験を多くするということは，**左右の THA ポイントの垂直的位置は左右同高でない**ことが多いことの証左であると考えられる．

[THA を基準とする通法的フェイス・ボウ・トランスファーが提起する臨床操作に対する考察]

　THA を後方基準点にとる従来のフェイス・ボウ・トランスファーは，臨床操作を行うにあたって，結果として以下のような蹉跌をもたらすことが考察される．

・正中矢状面の消失に伴う蹉跌

　フェイス・ボウ・トランスファーを行った結果，生体における左右同高的基準は咬合器上では消失する結果を持つことが多い(図1-25)[13]．

　結果として，有歯顎症例では歯列弓に対する正中矢状面を基準にした左右対称性からの診査・診断が困難になる．このことは，補綴，矯正臨床で換言すれば，正中矢状面を基準とした補綴的あるいは矯正的な歯列の構築・構成に対して不備をもたらすことになる．

　また，無歯顎補綴症例でも，正中矢状面を基準にした左右対称的見地からの歯槽堤弓の吸収様相に対する診査・診断，ならびに人工歯排列操作に対して同様なことがいえる．このことに対して咬合堤ワックス面上に正中線は記録してあるから問題はないというかもしれない．しかし，記録した正中線もいったん溶かしてしまえばわからなくなり，どこが正中線だったのか支障をきたした経験は誰でも持っているのではないだろうか．

・左右同高的基準の消失に伴う蹉跌

　フェイス・ボウ・トランスファーを行った結果，生体における左右同高的基準は咬合器上では消失する結果を持つことが多い．

　すなわち，無歯顎症例において左右同高的基準に対して咬合平面測定板(Fox Occlusal Plane Guide Plate)などを活用し，両瞳孔線や鼻聴道線など各方面での観察，調整を繰り返し，左右同高的に満足した優れた咬合床咬合堤を設定したとしても，それをフェイス・ボウ・トランスファーすれば咬合器上における咬合堤はもはや左右同高性を示さないことが多いということである．

　このことは，前述した正中矢状面の消失による影響と相乗し，審美補綴の臨床上，調和した歯軸，咬合平面の付与といった人工歯の排列操作に対し大き

Chapter I
フィロソフィー

正中矢状面
（垂直座標）

スマイルライン

歯軸

歯列の左右対称性

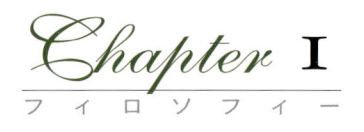

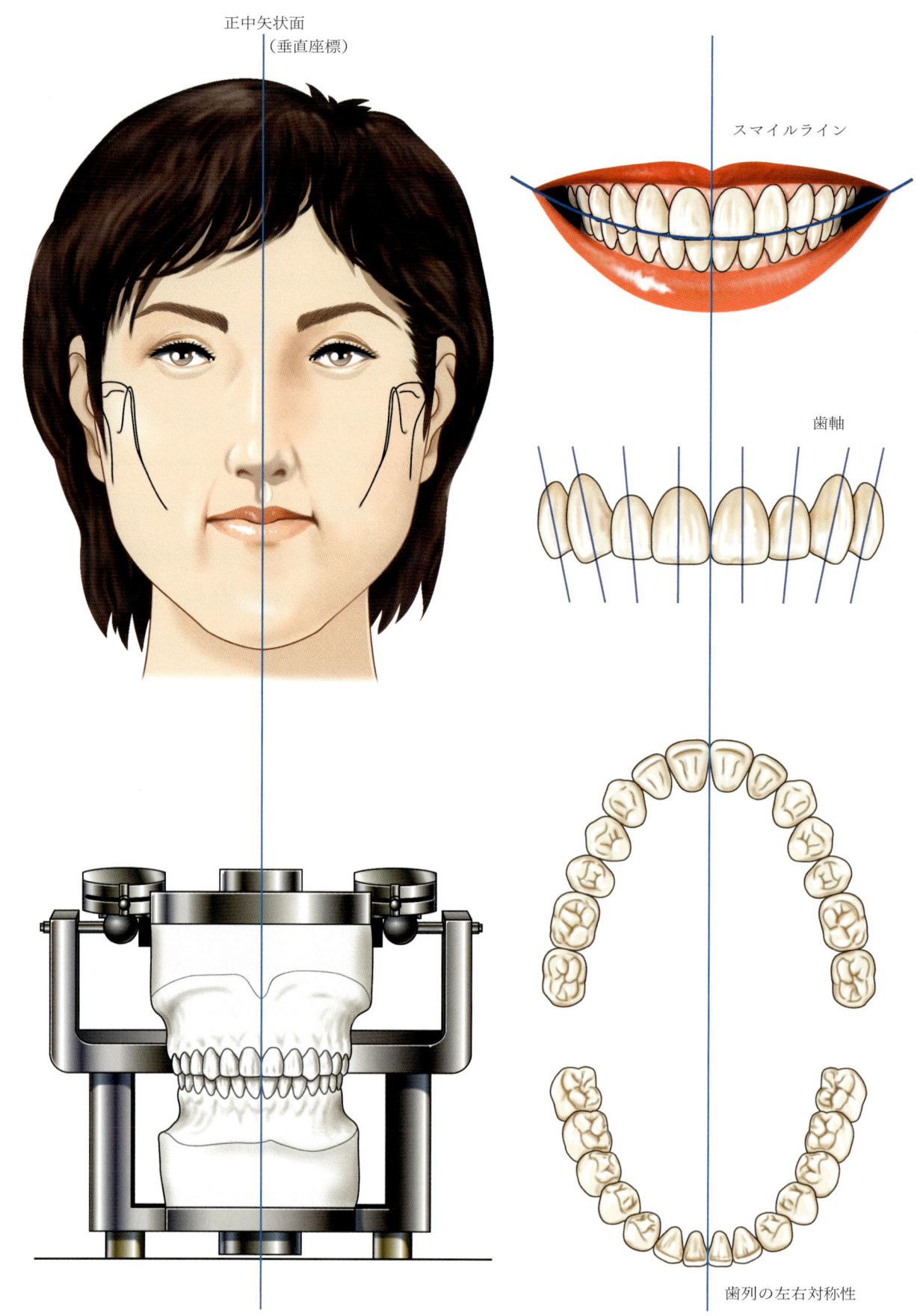

図1-27 SHILLA SYSTEM の理論的基本は正中矢状面を基準とした咬合器付着であり，咬合器上に生体の正中・垂直座標，側方水平座標を生むため，歯軸，スマイルライン，歯列の左右対称性，咬合平面の左右同高性，左右同矢状傾斜の診断・構築上有効となる．

い蹉跌の要因となる．

　有歯顎症例に対しても同様なことがいえる．フェイス・ボウ・トランスファーにより咬合器上の上顎模型は，もはや左右同高的基準を示さない結果を持つことが多く，自然歯列がそなえる歯軸，咬合平面に対して左右同高性を基準とした診査・診断，咬合再建(Full Mouth Reconstruction)における審美的に調和した歯軸，咬合平面をそなえた構築は不可能であるといっても過言ではない．

　ここで，ブロードリック(Broadrick)の咬合平面分析技法(**図1-26**)に対して言及させてもらう．分析の基準となる下顎模型は，上顎模型がフェイス・ボウ・トランスファーで咬合器付着がなされている以上左右同高とは限らないし，コンパスの基点となる下顎犬歯尖頭，第二大臼歯頬側遠心咬頭も咬耗，挺出などにより左右同高とは限らないことから，結果的に左右同高な咬合平面の分析は不可能であり，曖昧な結果を持つといえる[13]．

　以上，従来のフェイス・ボウ・トランスファーが提起する臨床操作に対する影響について解説を試みた．内容的に極論に走った点もあると思われるが，読者諸賢もご一考いただきたい所存である．

ABE's SHILLA SYSTEM における診査・診断技法の基本

　これまで述べてきたように，一般的診査・診断技法の問題点の根本的な要因は咬合器付着法であり，任意な付着法は当然ながら，THAを基準にとったフェイス・ボウ・トランスファーに存在するといえる[15]．

　ここで，これに起因する先述の問題を解決するために，生体の正中矢状面を咬合器の正中矢状面に合致させる咬合器付着法が必要となる．その結果生まれたものがSHILLA SYSTEMであり，正中矢状面を理論的基本に置いている．

　正中矢状面と直交するものは，生体上下顎の左右同高な水平座標となる．ならびに正中矢状面は，生体上下顎歯列を側方的に左右対称的に評価することができる側方座標をも生む．

　これら座標を咬合器上に再現・具現化することにより，結果的に，咬合器研究模型上における上下顎歯ならびに欠損部歯槽堤に対する左右同高的位置関係，左右対称的位置関係，前歯部歯軸に対する垂直的位置関係の診査・診断のみならず，それに基づく診療計画にしたがった咬合構築を容易に実践することができるようになる(**図1-27**)．

参考文献

1. The Glossary of Prosthodontic terms, 6th edition, the Academy of Prosthodontics, 1994.
2. Shore NA: Temporomandibular Joint Dysfunction and Occlusal Equilibration, 2nd edition, Philadelphia Tronto, J. B. Lippincott Co., 1976.
3. Celenza FV: The Theory and clinical management of centric positions: centric relation and centric relation occlusion, Int. J. perio Rest Dent., 6: 63-86, 1984.
4. 保母須弥也編：咬合学事典，東京，書林，1978.
5. 阿部晴彦：図説　総義歯の臨床テクニック，東京，書林，1976.
6. 阿部晴彦：私の咬合採得の術式，歯界展望，59(1): 61, 1982.
7. 阿部晴彦：総義歯に強くなる本，東京，クインテッセンス出版，1983.
8. 保母須弥也：The Adas of Oral Rehbilitaion，東京，書林，1974.
9. Bowley, JF, Michael GC, Lai TW and Lin PP: Reliability of a face-bow transfer procedure, J. Prosthet. Dent., 67(4): 491, 1992.
10. Behrend DA: An esthetic control system for fixed and removable prosthodontics, J. Prosthet. Dent., 54: 488, 1985.
11. Chiche GJ：講義録，東京，1995.
12. Kois JC：講義録，東京，1995.
13. 阿部晴彦：コンプリートデンチャーの臨床，東京，クインテッセンス出版，1991.
14. Denar Mark II System Technique Manual, 1976.
15. 阿部晴彦：咬合平面に対する新しい評価・設定方法 Part I 従来のフェイス・ボウ・トランスファーに対する考察，ザ・クインテッセンス，15(3): 51-61, 1996.

Chapter 2

ABE's SHILLA SYSTEM の基本術式
─正中矢状面を基準とした歯科臨床─

阿部晴彦

基本は正中矢状面

　歯科医療の究極目的は，全身の健康を図るべく，健全な咀嚼器として咬合を管理，構築，調整し，癒すことにあり，咬合の不調和から全身の健康を損なうようであってはならない．とくに昨今，この問題はマスコミなどでも取り上げられ，センセーショナルな話題になりつつある．

　咬合の診査・診断ならびに構築，調整について論ずる場合，上下歯同士の嵌合接触状態という狭義的なポイントもさることながら，より重要なのは，広義的な，それがどの下顎位で成されているかということであり，これが基本となる．

　下顎位は，垂直的なもの(咬合高径)と水平的(前後・左右的)なものとに分けて考えられ，咬合平面的に言及すれば，上下顎の両咬合平面が矢状傾斜的に，また左右・前後的に互いに調和した対向接触関係を示すものを指す．

　このような観点から，総義歯ばかりでなく一口腔単位での有歯顎の咬合構築(Full Mouth Reconstruction)の症例でも，下顎位設定に先立ち，まず上顎に対して左右的に対称な矢状傾斜で，かつ左右的に同高な咬合平面を診断，設定することが重要となる．そうでなければ臨床上，診療計画だけでなく，技工操作として合理的な人工歯排列や咬合構築のためのワックスアップなどを始めることすらできない．この点で，上顎に対して左右的に対称な矢状傾斜で，かつ左右的に同高な咬合平面を診断，設定することを重視する臨床が肝要と考える．

　ここで正中矢状面を分析し，それを基準として咬合器付着を行い，それと直交する面を咬合器上で具現化し，咬合平面を診断，設定することを意図して考案・開発された技法が，正中矢状面を基本とした歯科臨床，いわゆる SHILLA SYSTEM である．まず，いかにして正中矢状面を記録採取するかについて解説していくことにする．

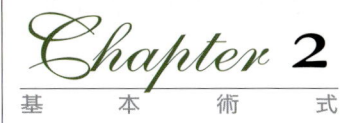

印象採得と研究模型作製 | CHAPTER 2-I

　日常臨床では，電話で，新患から治療や費用などについての相談を受けることがある．また患者が主訴だけの治療の受診を希望し来院した場合にしても，はたしてその相談や希望に対して適切に応えることができるだろうか．

　仮に口腔内を観察できたとしても，単に口腔内を観察しただけでは，咬合関係の診断だけでなく，根尖病巣の有無，歯周支持骨量に対しても適切な判断を下すことができないことが多い．もちろん，診療費用の相談についても，建築でいえば設計図すらないわけで，見積計算さえ不可能である．

　一般には，有歯顎・無歯顎を問わず，研究模型，下顎位記録，エックス線写真，口腔内写真などを資料として的確な診断を行い，それに基づく診療計画を立案して初めて，患者の希望する治療の是非，治療に対する必要時間，診療報酬の点で，患者の期待に応えることが可能となる．

　このように研究模型は，診査・診断，それに基づく治療計画の立案に活用され，さらに診療が進行している途中であっても，診療効果の評価や診療計画の再立案のため，あるいは後に行う立案された計画に基づいた診療操作のための咬合床や，個人トレー，各種スプリント，ときには治療用義歯などの作製にも活用される．

　つまり，研究模型が果たす役割は大きく，日常臨床でよく見かける大雑把な印象によって作製している研究模型について，認識，概念を変える必要がある．研究模型だからこそ，条件的に研究対象となる口腔内領域がすべて正確に包含されていなければならない．また精度的に優れた模型材を用いなければならないことを認識する必要がある．

　ここで，優れた研究模型を論ずるにあたり，優れた予備印象採得が重要であることを強調したい．そこで，まず予備印象採得について解説していくことにする．

予備印象採得

　遠距離を航行する飛行機は，離陸後まず高度を上げることが要求される．同様に，優れた研究模型を準備するためには，まず研究対象となる口腔内領域をすべて的確に包含した予備印象を行うことが必須となる．

■予備印象に用いられる器材

　予備印象採得に用いられる器材を使用順にあげる．
① エイブ・インプレッション・トレー有歯顎用・無歯顎用一式（東京歯材社）
② アルジネート印象材と計量器一式
③ アルジネート印象材練和器
④ 50cc カテーテル用ディスポーザブル・シリンジ（テルモ）
⑤ ガーゼ
⑥ ミラー
⑦ インク・ペンシル（Eberhard Faber BluBlack Noblot Indelible740，東京歯科研究会）
⑧ ハミュラーノッチ・ロケーター（東京歯材社）
⑨ ワセリン

　筆者の臨床で予備印象採得に用いているトレーは，エイブ・インプレッション・トレー（図1-1,2）である．その理由を以下に示す．
① エイブ・インプレッション・トレーは，アルジネート印象，あるいはアルジネート＋ハイドロコロイドの複合印象用として作られたものであり，東洋人（モンゴロイド）の歯列弓，歯槽堤弓を対象として設計されているため，症例に応じた形態，大きさが選択しやすい．
② 賦形性に優れ症例に適合しやすく，出し入れ操作上の変形がない．
③ トレー骨格は金属で表面がプラスチックでコーティングされているため，口腔内粘膜に対してあたりが優しく，耐久性に富んでいる．

Chapter 2
基本術式

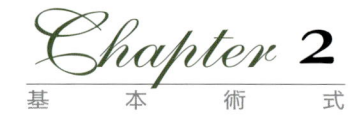

予備印象採得

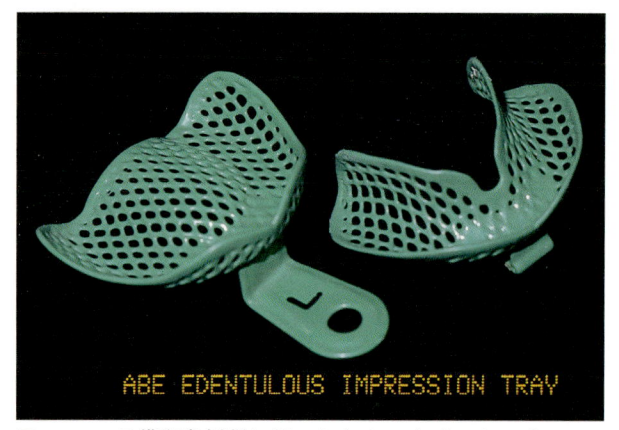

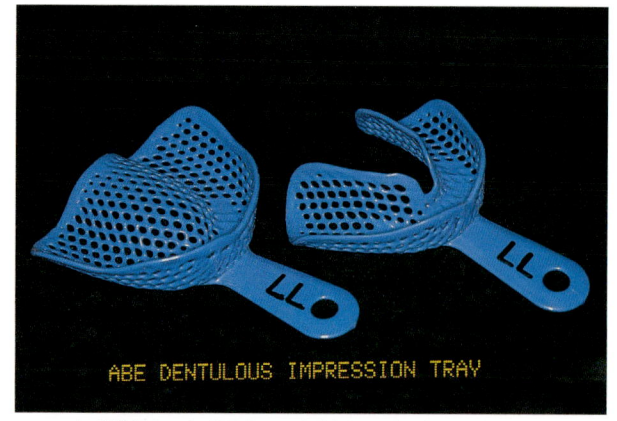

図1-1,2 予備印象採得に用いられるエイブ・インプレッション・トレー無歯顎用と有歯顎用．東洋人の歯列弓，歯槽堤弓を対象として設計されているため，形態，大きさが選択しやすく，賦形性に優れ，症例に応じた優れた適合を示す．また，最近のものはオートクレーブ処理が可能で衛生的である．

④印象材の保持に優れ，トレーの清掃が容易である．
⑤消毒にオートクレーブ処理が可能で衛生的である．

また有歯顎・無歯顎を問わず，印象材はアルジネート印象材単独で活用することが多い．

これは，現在のアルジネート印象材はチクソトロピー（Thixotoropy，揺変性：ゲルを攪拌したり振り動かしたりした際には液化するが，静止すると再びゲルに戻る性質）があるためである．具体的には，
①被印象域への印象材の到達が簡単にできる
②しかも，被印象体である硬組織，軟組織を精度的に優れた状態で捉えることができる
③膠化するまで正位置で保持できる
④印象の前準備，操作時間，印象後のトレーの清掃，印象材の処理などの点が簡単であり，臨床的である
などといった事由による．

■無歯顎の予備印象
［上顎の印象域と印象技法］

無歯顎上顎の印象は，後方は翼突下顎縫線上縁，いわゆるハミュラーノッチを覆い，唇・頬側では口腔前庭溝全域を，口蓋側では口蓋小窩を含む口蓋面全域を包含しなければならない（図1-3）．

上顎義歯後縁部位となるハミュラーノッチと口蓋小窩を，ハミュラーノッチ・ロケーターとインク・ペンシルを用いてマークする．また，ポストダム域もこの際マークしておいた方が，後の工程上有効である（図1-4,5）．

上記の条件にあったトレーを得るため，まずハミュラーノッチ部にエイブ・インプレッション・トレーの後縁をあてがい，そこを基点として上唇小帯に向け矢状的に上方に傾斜させながら試適を行う（図1-6,7）．これにより，前後的なトレーの大きさが決まる．つぎに，側方的大きさを調べ，粘膜面とトレーとの間に約5mmのスペースがあるよう賦形，調整を行う．エイブ・インプレッション・トレーは，指先で容易に賦形することができる（図1-8）．

アルジネート印象材の指定量を計量，練和して，トレーに盛り，残った分をディスポーザブル・シリンジに入れる．

ここで印象操作に移る．始めにデンタルミラーで頬粘膜を開き，ディスポーザブル・シリンジで，ハミュラーノッチ部からスタートして反対側のハミュラーノッチ部まで口腔前庭溝全域，口蓋面正中基準部に気泡防止のための印象材を注入し（図1-9），その後トレーを挿入する．その際，口腔粘膜にディスポーザブル・シリンジ先端が接触すると痛みが走るため，接触しないように注意しながら行う．ディスポーザブル・シリンジを活用するこの技法を行うことにより，印象の失敗が解消され，経済的，時間的に優れた臨床結果が得られる．

トレーの位置づけは，上唇小帯に合わせながら挿

CHAPTER 2-1：印象採得と研究模型作製

上顎の印象域と印象技法

図1-3　無歯顎上顎の印象は，後方はハミュラーノッチを覆い，唇・頰側では口腔前庭溝全域を，口蓋側では口蓋小窩を含む口蓋面全域を包含しなければならない．

図1-4,5　上顎義歯後縁は，左右ハミュラーノッチを結び口蓋小窩を通過する位置に設定するため，研究模型上に包含したい．ハミュラーノッチの探索には，ロケーターで触診すると陥没するので，その位置でロケーターのピストンを押すと自動的にマークすることができ，印象域を確実に把握できる．Tバニッシャーやミラーでこの操作を行うと，印記する際器具をのけなければマーキングできず，的確性を欠く結果となる．

図1-3
図1-4　図1-5

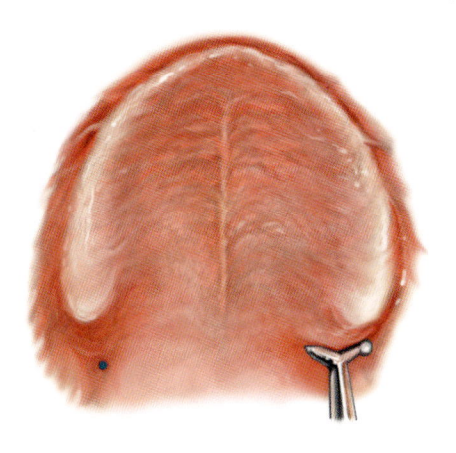

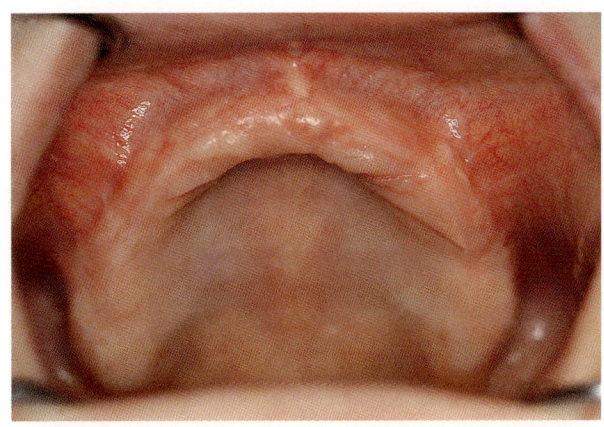

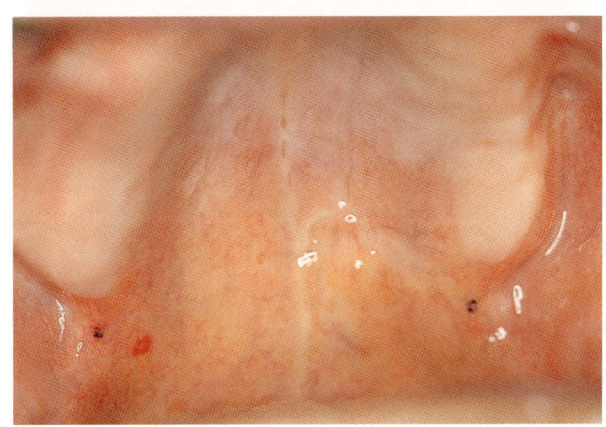

入し，そこを基点として上唇小帯に向け矢状的に上方に傾斜させながら，印象材がハミュラーノッチ，口蓋小窩を覆うまで流れたところで，軽く圧定した状態で保持する．以上で嘔吐反射はまず起きない状態となる．

ここで，患者に上唇を下方に軽く下げるよう命じ，かつ下顎の振子運動を行わせる．また，術者は頰部や上唇を辺縁形成を行う要領でマッサージを行う．

その後，術者が左右の頰部を拇指と示指で外側から押さえ，指をトレー下面と下顎歯槽堤とで嚙ませる要領でトレーを保持し（図1-10），患者に下顎と接触しない程度に軽く閉口させた状態で印象材の膠化を待つ．閉口した状態で印象することにより，ハミュラーノッチ部を含み，その後方の翼突下顎縫線が稜形に印象されることを防ぐことが大切である．

トレーを口腔外に外す前に，上唇から溢れ出ているアルジネート印象材に上唇下縁，正中線をインクペンシルで記録しておく（図1-11,12）．

この操作を行う（"研究模型の作製"の項を参照）ことにより，上顎研究模型を正中矢状面を基準に咬合器に付着することができ，結果として咬合平面設定の可否に対する診査・診断，治療用義歯作製における咬合採得時に役立つため，研究模型の活用上，非常に価値のある技法と認識している．

以上で，上顎無歯顎の予備印象を完了する（図1-13,14）．

[下顎の印象域と印象技法]

無歯顎下顎の印象は，後方は翼突下顎経縫下線いわゆる後臼歯三角後縁を覆い，唇・頰側では頰棚縁いわゆる下顎骨外斜線を含んで口腔前庭溝全域を，舌側では後顎舌骨筋窩を含む舌側歯槽溝全域を包含しなければならない（図1-15）．

開口・閉口を繰り返させ，翼突下顎縫線前縁の不動部を観察し，いわゆる後臼歯三角後縁の位置をインク・ペンシルでマークする．

Chapter 2
基本術式

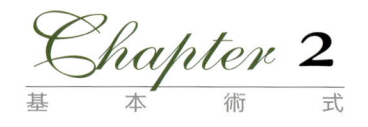

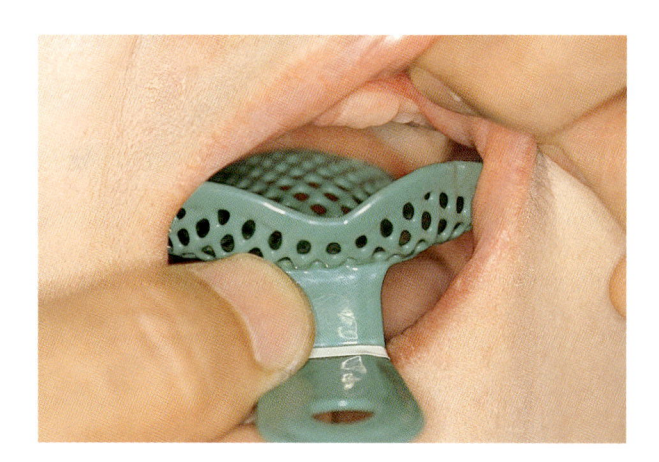

図1-6,7 トレーの前後的サイズを選択する場合，ハミュラーノッチ部にトレー後縁をあてがい，そこを基点として前歯部歯槽堤が包含できるか，試適することが勧められる．

◀図1-6
▼図1-7

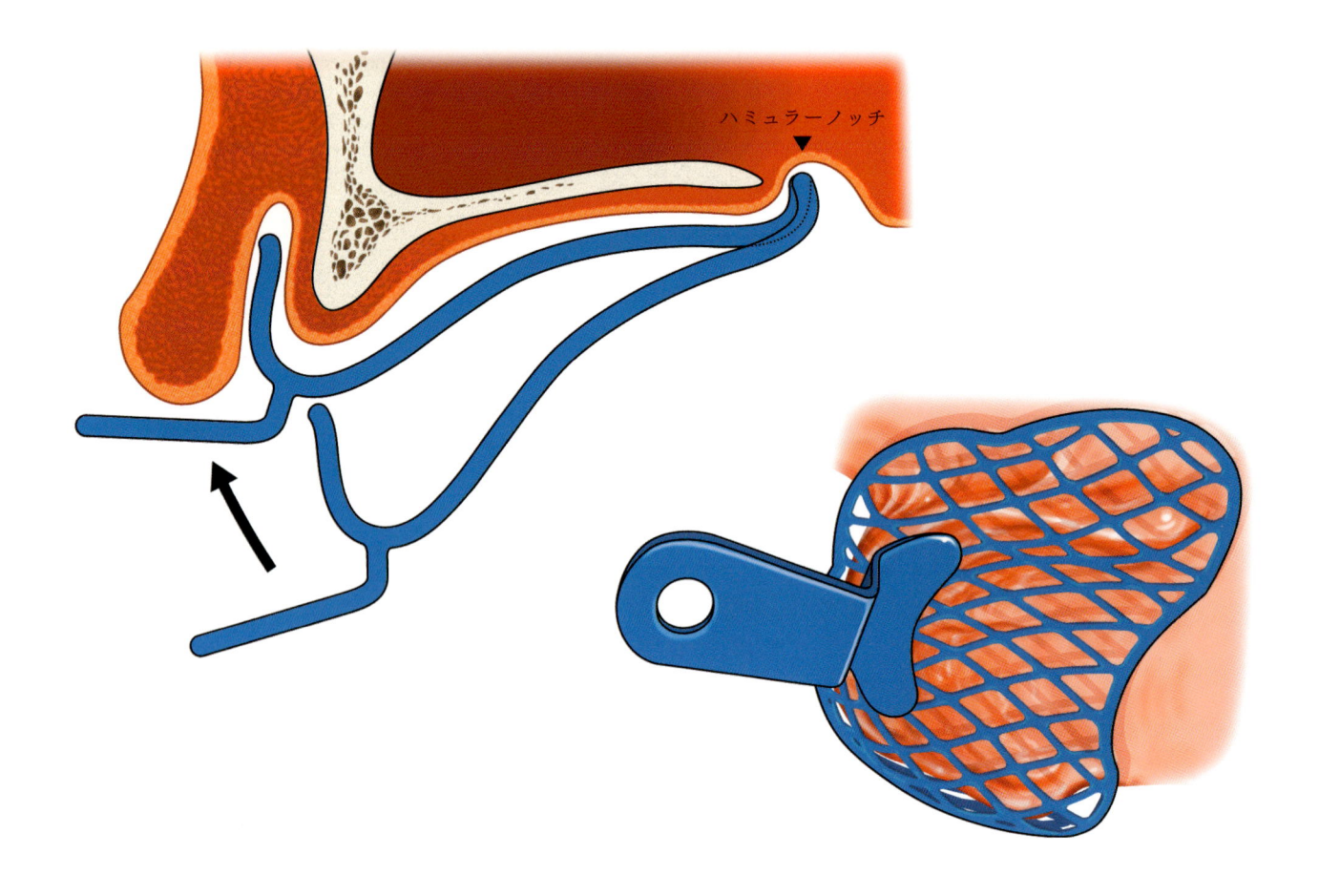

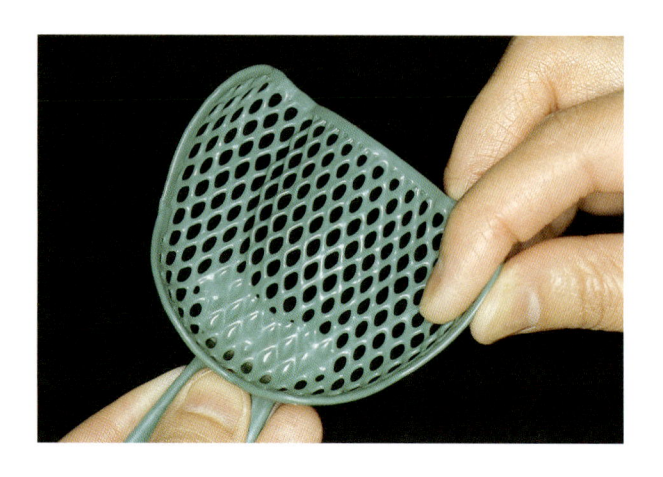

図1-8 側方的大きさを調べ，粘膜面とトレーとの間に約5 mmのスペースがあるよう指先で賦形，調整を行う．エイブ・インプレッション・トレーは，指先で容易に賦形することができる．

SHILLA SYSTEMの概念とその臨床活用

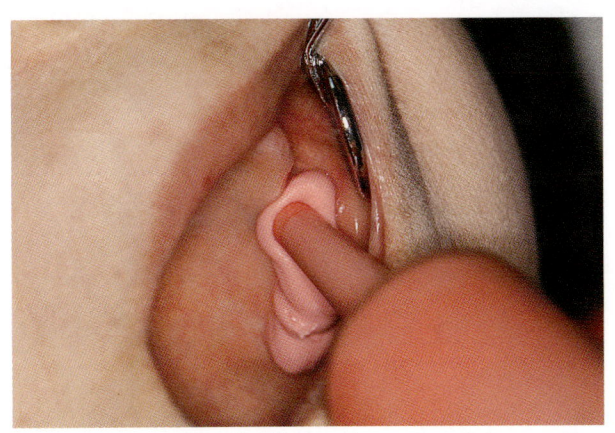

CHAPTER 2-1：印象採得と研究模型作製

図1-9　ミラーで頬粘膜を開き，ディスポーザブル・シリンジで口腔粘膜にシリンジ先端が接触しないように注意しながら，ハミュラーノッチ部からスタートし，反対側のハミュラーノッチ部まで口腔前庭溝全域，口蓋面正中基準部に気泡防止のため印象材を注入する．

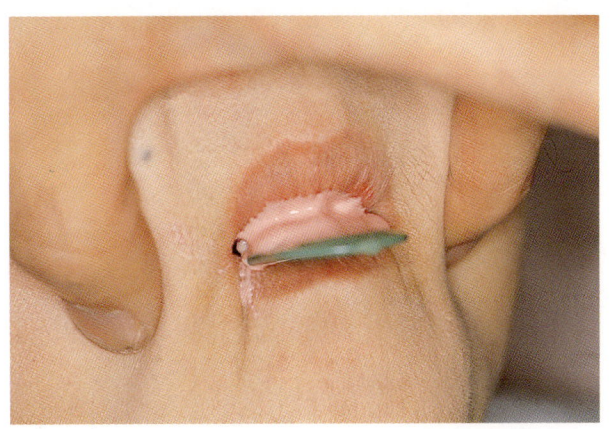

図1-10　トレーの保持は，術者が左右の頬部を拇指と示指で外側から押さえ，指をトレー下面と下顎歯槽堤とで噛ませ軽く閉口させる要領で行う．

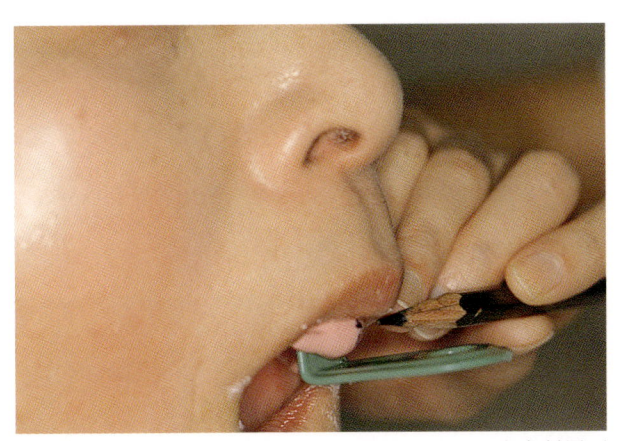

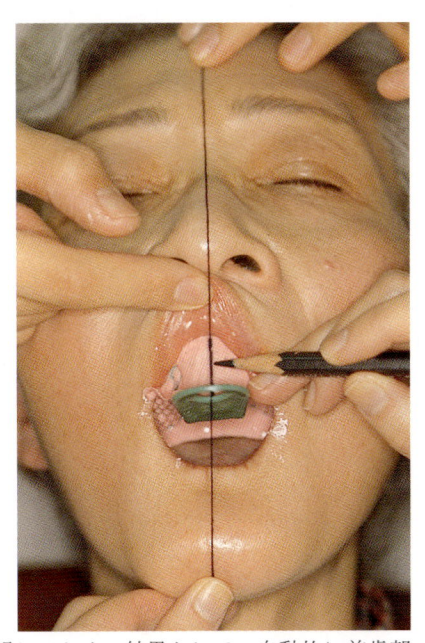

図1-11,12　上唇から溢れでているアルジネート印象材唇面に上唇下縁，正中線を記録しておく．結果として，自動的に前歯部の咬合平面，正中を模型上に記録することができ，研究模型の活用に対して有効である．時間的，経済的に問題のある操作ではない．

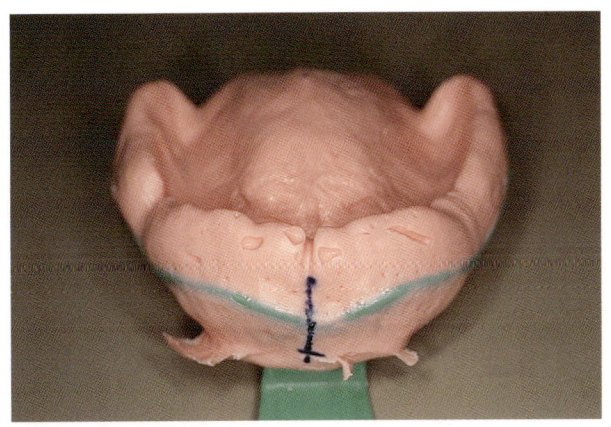

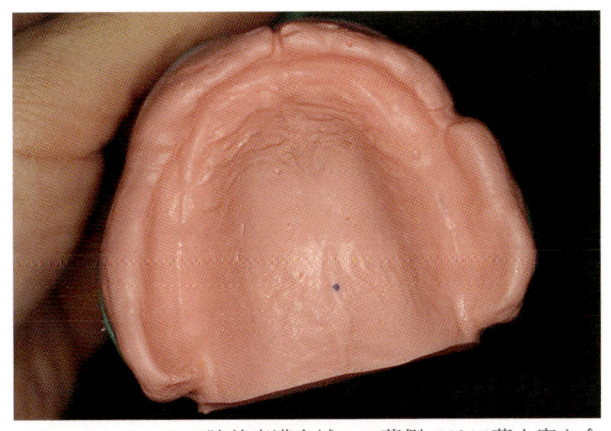

図1-13,14　前歯部の咬合平面，正中を記録し，印象域としてハミュラーノッチから口腔前庭溝全域，口蓋側では口蓋小窩を含む口蓋面全域を包含した無歯顎上顎の予備印象．

SHILLA SYSTEM の概念とその臨床活用

Chapter 2 基本術式

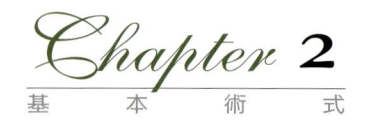

下顎の印象域と印象技法

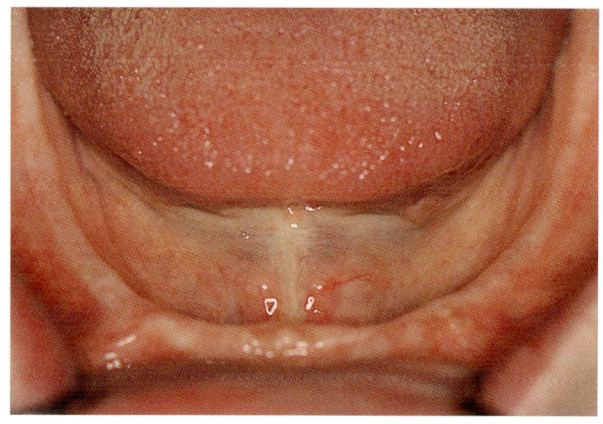

図1-15,16　下顎における印象は，後方は翼突下顎縫線下縁いわゆる後臼歯三角後縁を覆い，唇・頬側では頬棚縁いわゆる下顎骨外斜線を含んだ口腔前庭溝全域を，舌側では後顎舌骨筋窩を含み舌側歯槽溝全域を包含しなければならない．トレーの前後的サイズを選択する場合，後臼歯三角後縁にトレー後縁をあてがい，そこを基点として前歯部歯槽堤が包合できるかを試適する．

◀図1-15
▼図1-16

後臼歯三角

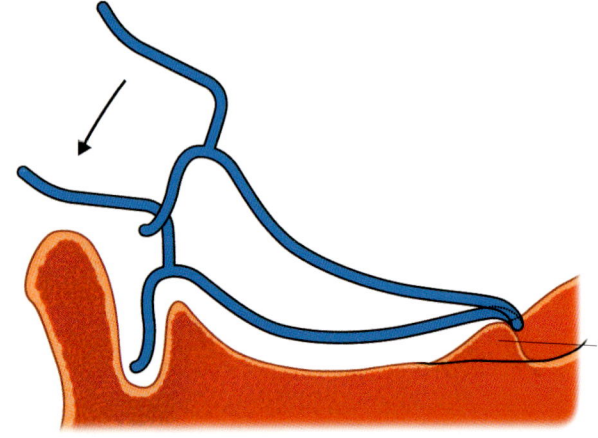

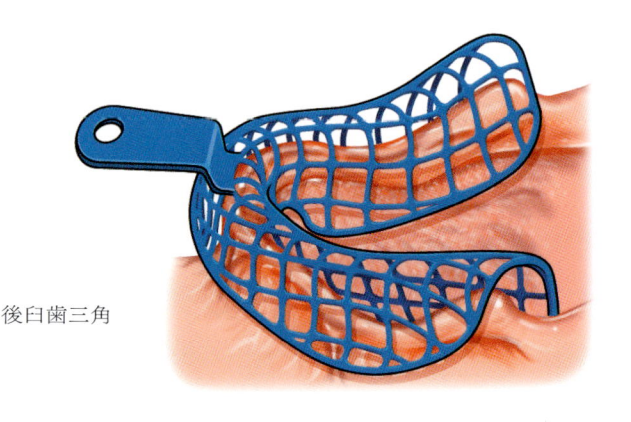

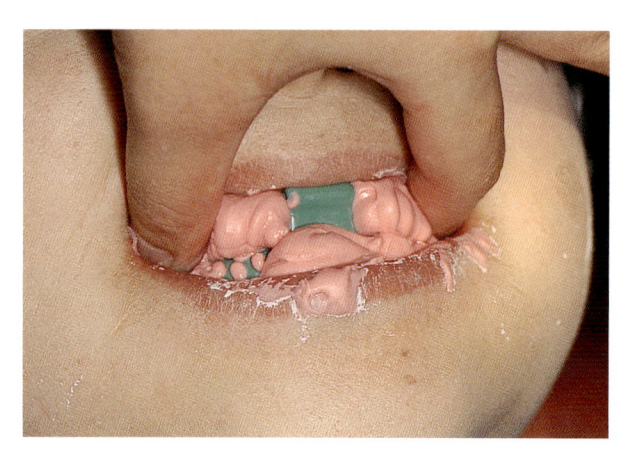

図1-17　トレー上面と上顎歯槽堤との間にディスポーザブル・シリンジで印象材を手早く注入し，術者左手の拇指と示指の腹をトレー上面と上顎歯槽堤とで噛ませ，中心位顎間記録を採得する要領で調和した咬合高径下でトレーを保持する．

　上記の条件に合ったトレーの選択には，まず後臼歯三角後縁の位置にトレー後縁をあてがい，そこを基点として下唇小帯に向け，矢状的に下方に傾斜させながら試適を行う(図1-16)．
　以上で前後的なトレーの大きさが決まる．次に，側方的大きさを調べ，粘膜面とトレーとの間に約5mmのスペースが得られるよう賦形，調整を行う．トレー辺縁などのユーティリティ・ワックスなどによる賦形は一切不要である．
　アルジネート印象材を上顎印象の指定量を計量，練和する．練和したアルジネート印象材をトレーに盛り，残った分をディスポーザブル・シリンジに入れる．
　次に印象操作として，始めにデンタルミラーで頬粘膜を開き，ディスポーザブル・シリンジで，気泡防止のため印象材を注入する．口腔粘膜にシリンジ

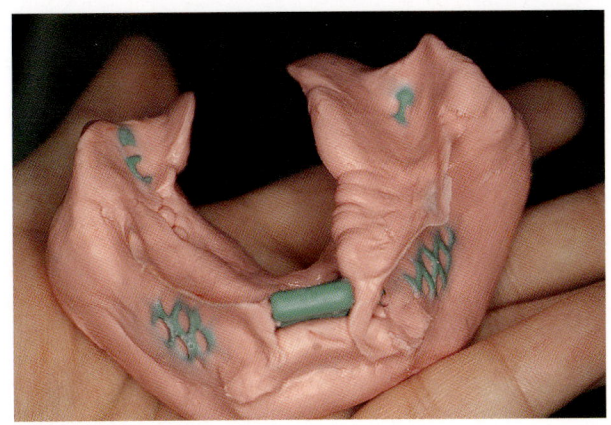

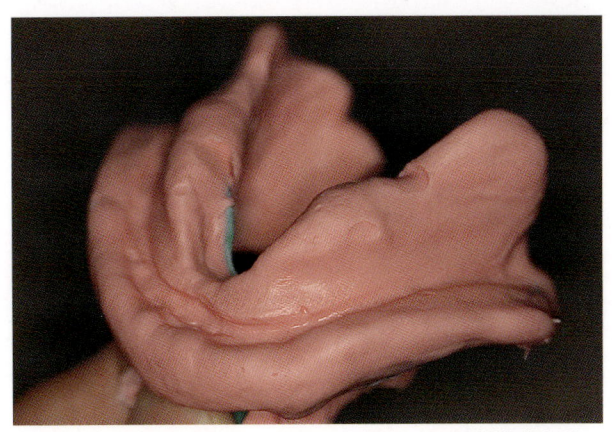

図1-18,19　上下顎間記録ならびに包含域として，後方は後臼歯三角後縁，口腔前庭溝全域，後顎舌骨筋窩，舌側歯槽溝全域をすべて包含した無歯顎下顎の予備印象．

先端が接触しないように注意しながら，後臼歯三角遠心部からスタートし，反対側まで口腔前庭溝全域，ならびに後顎舌骨筋窩，舌側歯槽溝全域まで注入し，その後トレーを挿入する．

トレーを後方から挿入し，前方に被せるように途中まで軽く圧定したところで，患者に舌で上唇人中部，左右口角を軽くなめるよう舌を挙上させる．その後，トレーを下方に圧定すると舌側辺縁に無理なく印象材が回る．頰・唇側部に対しては，辺縁形成を行う要領でマッサージを行う．

その後，トレー上面と上顎歯槽堤との間にディスポーザブル・シリンジで印象材を手早く注入する．術者左手の拇指と示指の腹をトレー上面と上顎歯槽堤とで嚙ませ，中心位顎間記録を採得する要領で調和した咬合高径下でトレーを保持し（図1-17），患者に上顎と接触しない程度に軽く閉口させた状態で印象材の膠化を待つ．

その結果，閉口した状態で印象することにより，後臼歯三角後縁部を含み，後方の翼突下顎縫線が稜形に印象されることを防ぐことができ，またおおまかな上下顎間関係を一気に採得することができる．

この技法により，精度のよい予備印象が採得できるだけでなく，1回のアポイントメントで，おおよそではあるが，上下顎間関係を一気に採得できる．したがって，顎間記録を上顎研究模型に対向させれば咬合器に付着することができ，上下研究模型の対向関係を診断することができる．また，トレーシーの付着操作に役立ち，研究模型の臨床活用上，非常に省力化できる結果となる．

また，この技法は下顎を印象する際に上顎歯槽堤と対合させて行った方が，上顎を印象するときに行うよりも効果的である．

以上で，包含域をすべて網羅した下顎無歯顎の予備印象が完成する（図1-18,19）．

■**有歯顎の予備印象**
[有歯顎の印象域とその背景]

有歯顎研究模型作製のための予備印象といえども，歯列，歯冠咬合面だけ印象すればよいものではない．研究模型上には，歯列，歯冠咬合面は当然のこと，上顎では口蓋面，口腔前庭溝，各小帯，下顎では口腔前庭溝，舌側歯槽溝，各小帯が表現されていなければならない．

このことについて比喩をあげて説明すると，歯槽骨に支持される歯は大地表面の地層に植立する植物あるいは植木鉢に等しく，地震，台風，気候などの影響により簡単に状態変化を呈しやすいように，歯も咬合性外傷により本来の生理的位置から移動しやすい．だからこそ意図的に歯を移動する咬合誘導・矯正が可能であることも理解できることと考える（図1-20）．また，その影響で小帯，切歯乳頭などの軟組織も位置的変化を呈していることも多い．

したがって，歯列，下顎位，咬合高径，歯冠長径などの適否に対する診査・診断を的確に行うことは，安定性に富む大地深地層（岩盤）に相当する上顎骨，口蓋骨や，下顎骨などの基底骨を基本に考えなければ不可能であり，そのためには研究模型作製にそなえ，基底骨を包含した予備印象を行うことが要求さ

Chapter 2
基本術式

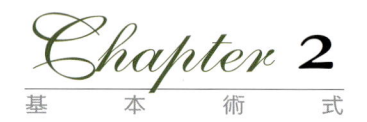

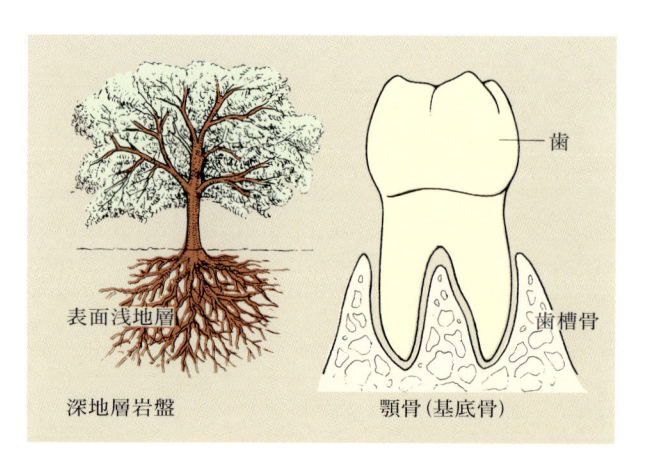

図1-20 有歯顎の研究模型に，基底骨としての上顎骨，口蓋骨，下顎骨を包含すべき理由の比喩．歯槽骨に支持・植立する歯は，大地表面の地層に支持・植立する植物あるいは植木鉢に等しい．植物が，地震，台風，気候などの影響により簡単に状態変化を呈しやすいように，歯も咬合性外傷などにより本来の生理的位置から移動しやすい．またその影響で小帯，切歯乳頭などの軟組織も位置的変化を呈していることが多い．したがって歯列，下顎位，咬合高径，歯冠長径などの適否に対する診査・診断を的確に行うためには，安定性に富む大地に相当する基底骨を基本に考えることが肝要である．

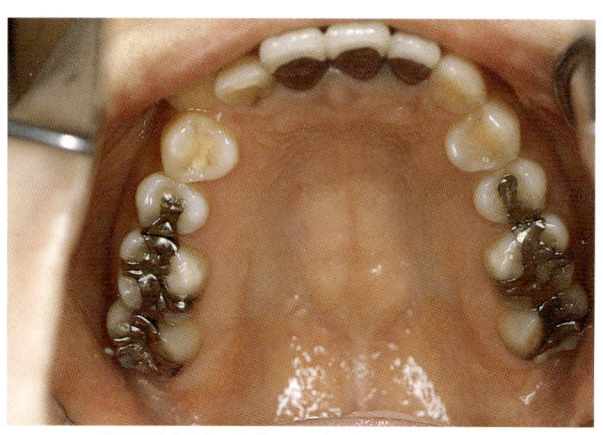

図1-21 有歯顎上顎の印象は，歯列全体の歯冠咬合面，唇・頬側面，舌側面，隣接面，ハミュラーノッチ，各小帯を含み口腔前庭溝全域，口蓋小窩を含む口蓋面全域を包含しなければならない．

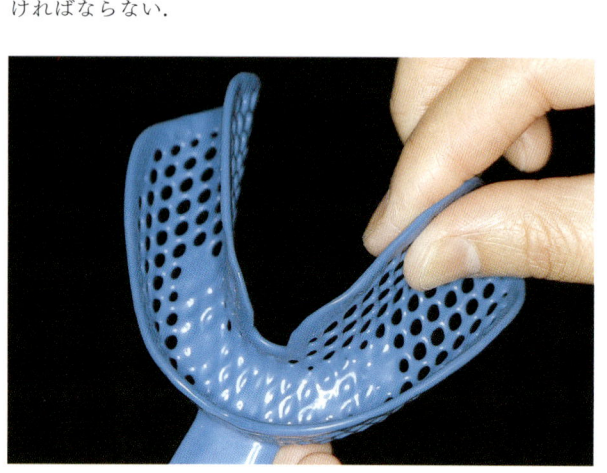

図1-22 有歯顎下顎の印象は，歯列全体の歯冠，後臼歯三角，各小帯を含む口腔前庭溝全域，顎舌骨筋線，舌小帯，後顎舌骨筋窩，舌側歯槽溝全域を包含しなければならない．

図1-23 下顎トレーの選択には，まず後臼歯三角後縁の位置にトレー後縁をあてがい，そこを基点として下唇小帯に向け矢状的に下方に傾斜させながら試適を行う．以上で前後的なトレーの大きさを選択し，次に側方的大きさを調べ，歯，歯槽粘膜面とトレーとの間に約5mmのスペースがあるよう賦形，調整を行う．

れる．要約すれば，先にあげた無歯顎の予備印象の包含範囲と同様に考えればよい．

有歯顎上顎の印象は，歯列全体の歯冠咬合面，唇・頬側面，舌側面，隣接面を精度よく包含することは当然ながら，後方は翼突下顎縫線上縁，いわゆるハミュラーノッチを覆い，唇・頬側では各小帯を含み口腔前庭溝全域を，口蓋側では口蓋小窩を含む口蓋面全域を包含しなければならない（図1-21）．

また下顎の印象は，歯列全体の歯冠部を精度よく捉え，後方は後臼歯三角を覆い，唇・頬側では各小帯を含み口腔前庭溝全域を，舌側では顎舌骨筋線，舌小帯を含む後顎舌骨筋窩，舌側歯槽溝全域を包含しなければならない（図1-22）．

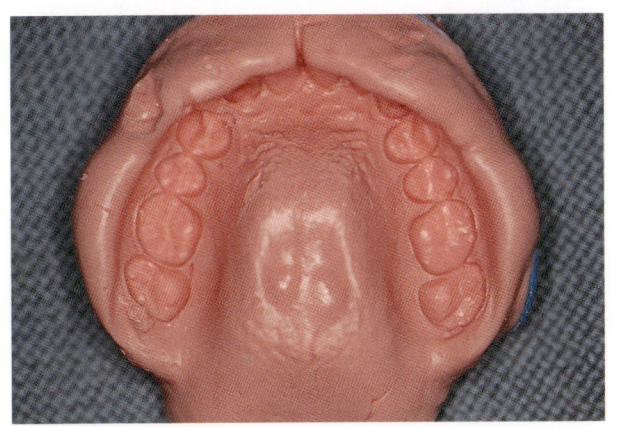

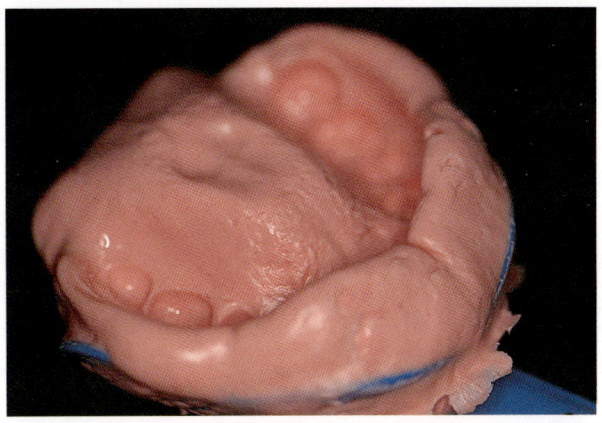

CHAPTER 2-I：印象採得と研究模型作製

図1-24,25　研究模型として必要な歯列全体の歯冠，ハミュラーノッチ，各小帯を含む口腔前庭溝全域，口蓋小窩を含む口蓋面全域を包含した上顎の予備印象．

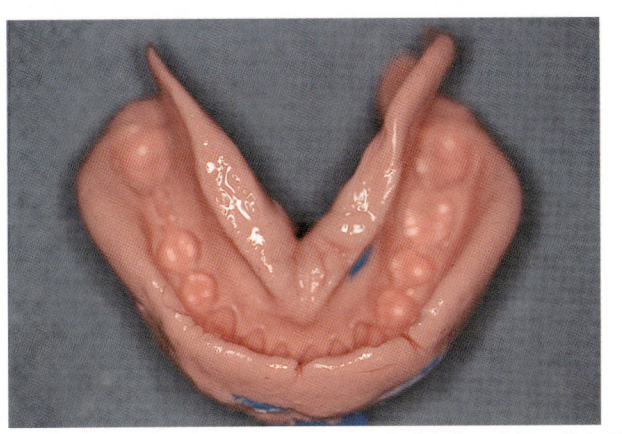

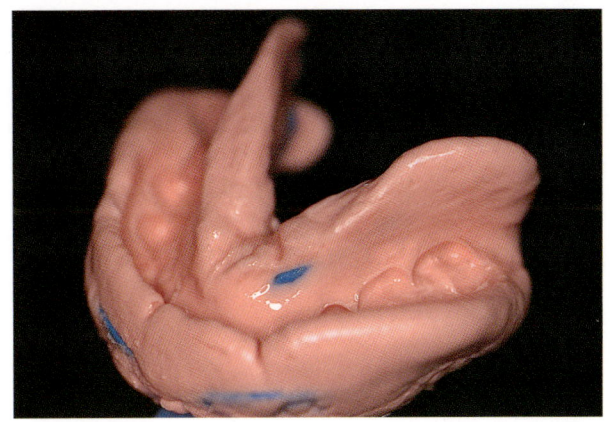

図1-26,27　研究模型上に表現すべき歯列全体の歯冠，後臼歯三角，各小帯を含む口腔前庭溝全域，顎舌骨筋線，舌小帯，後顎舌骨筋窩，舌側歯槽溝全域を包含した下顎の予備印象．

[有歯顎の印象技法]

　印象技法としては，上記領域を包含できる的確な大きさの有歯顎用のエイブ・インプレッション・トレーを選択し，トレーとの間に約5mmのスペースがあるよう賦形，調整を行う（図1-23）．

　次に，アルジネート印象材の指定量分を計量，練和する．練和したアルジネート印象材をトレーに盛り，残った分をディスポーザブル・シリンジに入れ，まずディスポーザブル・シリンジで，口腔前庭溝，舌側歯槽溝全域を満たす．同時に歯冠部，とくに咬合面に気泡が入らないように指先で擦りつけた後，トレーを挿入する．シリンジを活用することにより印象材の周りが良好になるため，ユーティリティ・ワックスなどによるトレー辺縁などの賦形は一切必要ない．

　トレーの位置づけは，トレー正中を上唇あるいは下唇小帯に合わせながら挿入する．

　上顎では，そこを基点として上唇小帯に向け，矢状的に上方に傾斜させながら，印象材がハミュラーノッチ，口蓋小窩を覆うまで流れたことを見届けたところで，軽く圧定した状態で保持する．以上で嘔吐反射はまず起きない状態となる．ここで患者に上唇を下方に軽く下げるよう命じ，術者は頬部や上唇を辺縁形成を行う要領でマッサージを行う．

　下顎は，トレーを挿入したならば，完全に位置づける前に舌を軽く挙上させ，その後下方に圧定すると印象材が舌側歯槽溝によく巡る．患者に軽く閉口させた状態で印象材の膠化を待つが，技法的要領は無歯顎の印象の項で述べてあるので参照されたい．

　以上のように，印象技法としてエイブ・インプレッション・トレーとディスポーザブル・シリンジを採択することにより，歯列歯冠部はもとより口腔前庭溝，舌側歯槽溝といった包含域を満足した状態で印象に捉えることができ，失敗というむだが少な

Chapter 2
基本術式

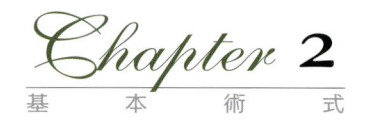

研究模型の作製

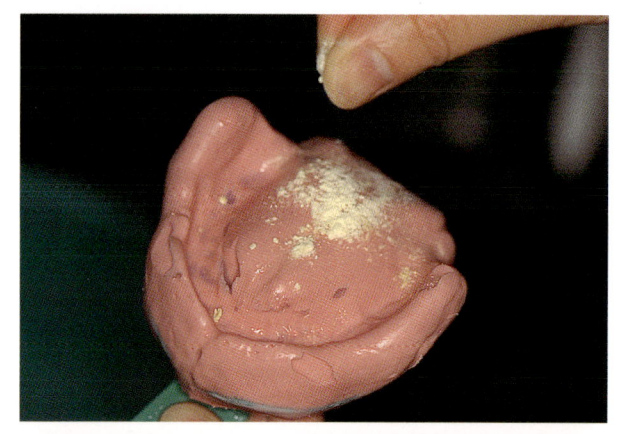

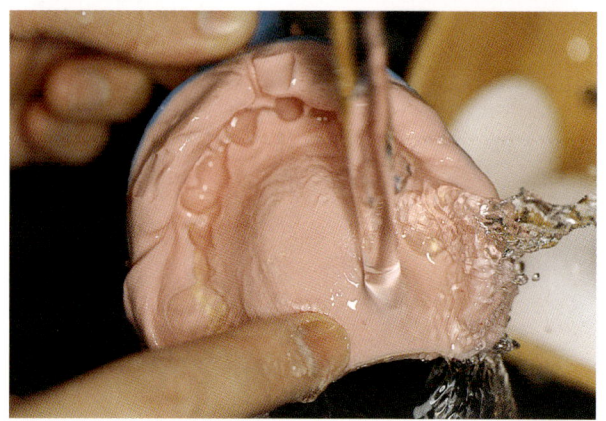

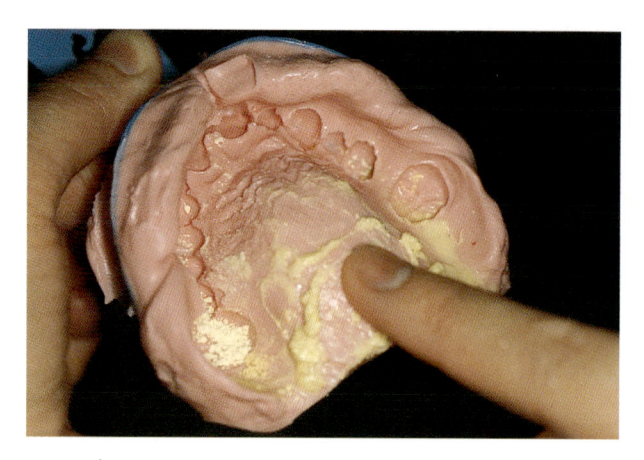

図1-28 図1-29
図1-30

図1-28～30 印象面には唾液やムチンが付着しているので，まず印象面の清掃を行う．ムチン除去には，印象面に石膏を少量振りかけ，指先でこすり丁寧に水洗することが勧められる．

く，時間的，経済的にきわめて有効な臨床を実践することができる．

以上で，上下有歯顎の予備印象を完了する（**図1-24～27**）．なお，同じ有歯顎であっても遊離端欠損など欠損歯がある症例に対しては，基本的には無歯顎と同じように行うことにより，包含すべきところはすべて把握した印象結果でなければならない．

研究模型の作製

予備印象の結果を評価する．意図した印象域が包含され，とくに重要なところに気泡の存在もなく，満足に受容できる状態であれば，時間を置かず，ただちに研究模型の作製を開始する．

■研究模型作製に用いられる器材
①無歯顎模型には硬石膏（ジーシー／プラストーン），有歯顎模型には低膨張の硬石膏（ジーシー／プラストーンL）
②ラバー・ボウルとスパチュラ
③真空攪拌機
④バイブレーター
⑤下敷き
⑥保湿器
⑦ティッシュペーパー
⑧モデル・トリムマー
⑨カーバイド・カッター（Komet-H79SG）
⑩石膏刀

■模型材の選択と注入
ここで無歯顎と有歯顎の研究模型の作製方法に関して，模型材の選択から作製上の留意点について，その工程を述べる．
①模型作製は，印象採得後時間を置かずただちに行う．
②印象面には唾液やムチンが付着しているため，ま

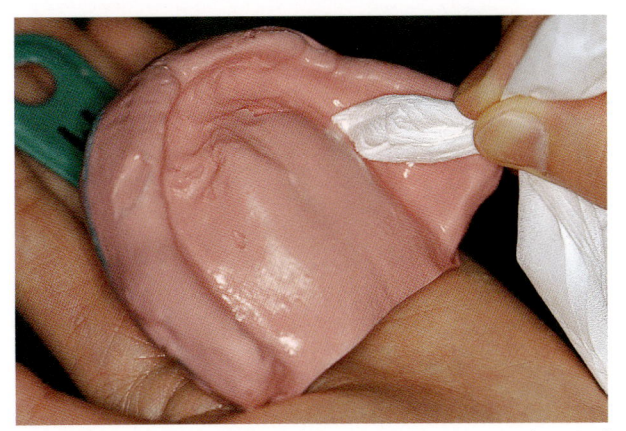

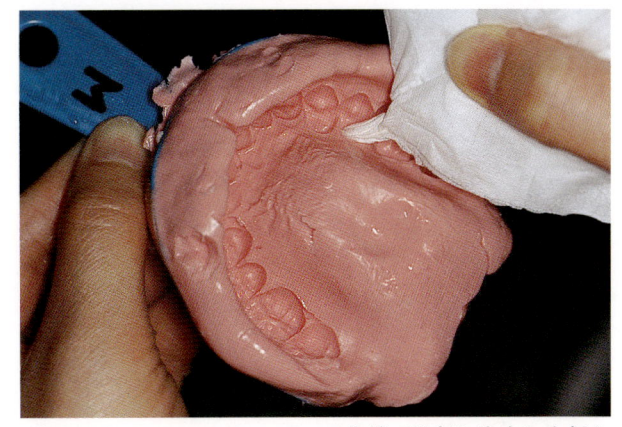

図1-31,32　トレー内面の水気をエアーシリンジで吹き飛ばし，こよりにしたティッシュペーパーの先端で吸収し完全に水気をとる．水気が残っていると，正しい石膏の混水比が狂ってしまい，精度に優れた研究模型にならない．

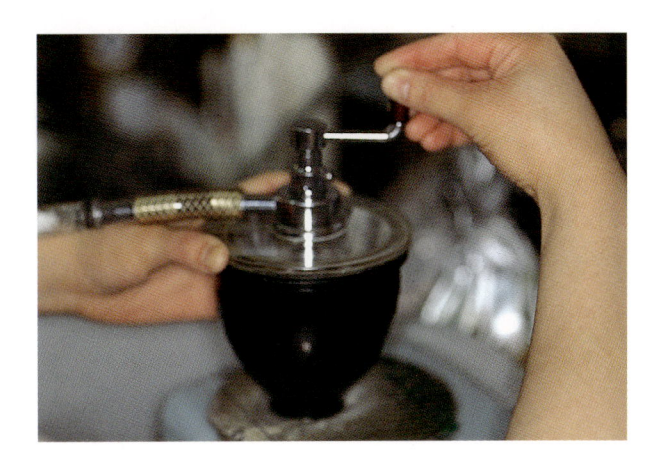

図1-33　模型材の必要量分を計量し，混水比を守って真空攪拌を行う．

ず印象面の清掃を行う．ムチンの除去には，印象面に石膏を少量振りかけ，指先でこすり丁寧に水洗することが勧められる（図1-28〜30）．

③トレー内面の水気をエアーシリンジで除去し，こよりにしたティッシュペーパー先端で吸収し完全に水気をとる（図1-31,32）．

もし，水気が残っていれば，正しい石膏の混水比が狂ってしまい，優れた研究模型にはならない．有歯顎模型の場合では，よく歯の形態として切歯唇面が反った模型に遭遇し，「こんな形ではなかったはず」と思うことで気づくのだが，無歯顎模型といえども注意しなければならない．

④模型材の必要量分を計量し，混水比を守って真空攪拌を行う（図1-33）．

模型材としての硬石膏は，無歯顎模型には，将来の各個トレーの作製や治療用義歯の基礎床といった活用目的を考慮して普通の硬石膏（ジーシー／プラストーン）が，有歯顎模型には，咬合診断などといった活用目的を考慮して低膨張の硬石膏（ジーシー／プラストーンL）が勧められる．

⑤バイブレーターの上で石膏泥の注入を行う．

模型は，薄いところで少なくとも10mmの厚さが必要である（図1-34,35）．石膏注入後，研究模型辺縁には口腔前庭溝，舌側歯槽溝のみが直視，直達できる状態で表現されていることが肝心であることを認識し（図1-36,37），注入した石膏は口腔前庭溝，舌側歯槽溝を越えたところまでとする（図1-38,39）．

したがって，唇部，頬部，舌側部の粘膜まで注入する必要はないので，スパチュラや指先など当該部まで達している石膏を辺縁に沿って除去してしまう方がよい．つまり，図1-40のようなゴム枠を用いることは意味がない．

トレーを下にし，万有引力に逆らわない状態で保湿器のなかに入れて硬化させる方が望ましい．

⑥次に，模型の強度，破損を考慮し，模型の厚みが薄いところで少なくとも10mmの厚さになるよ

Chapter 2
基本術式

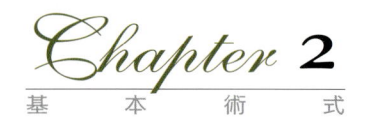

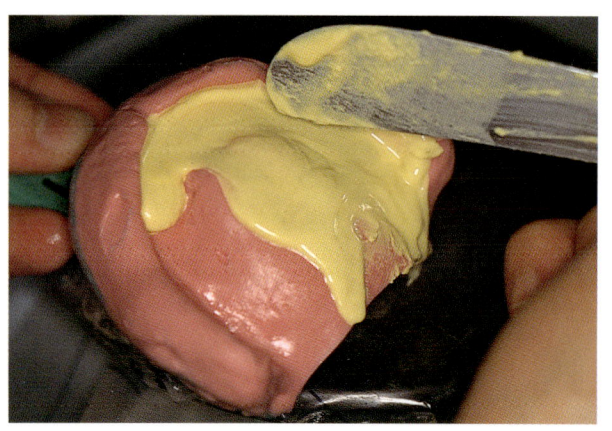

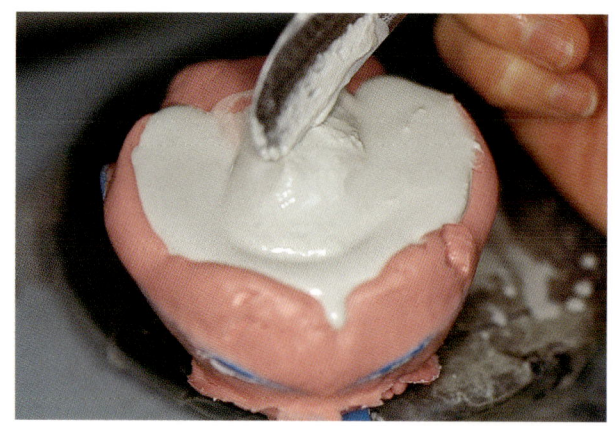

図1-34, 35 バイブレーターの上で石膏泥の注入を行う．模型は，薄いところで少なくとも10mmの厚さが必要である．

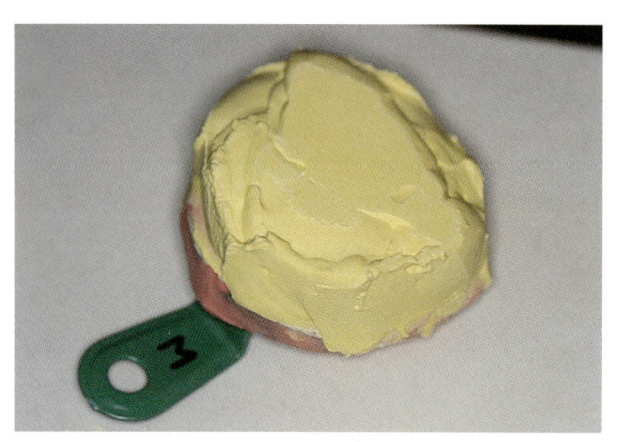

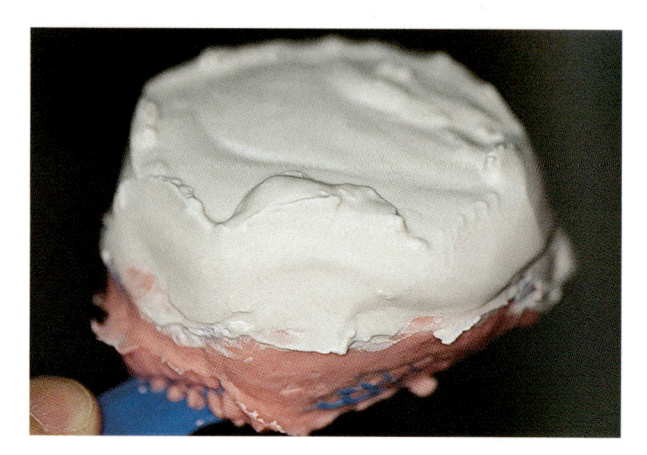

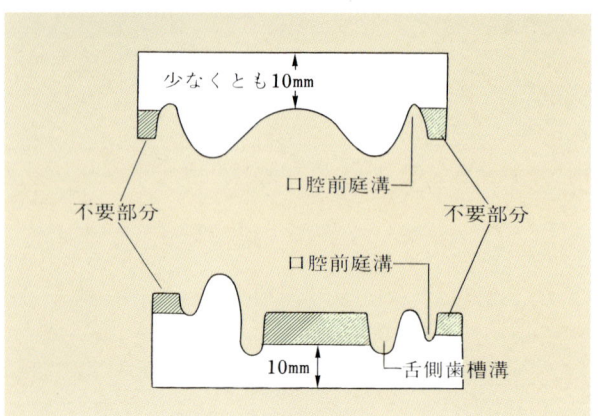

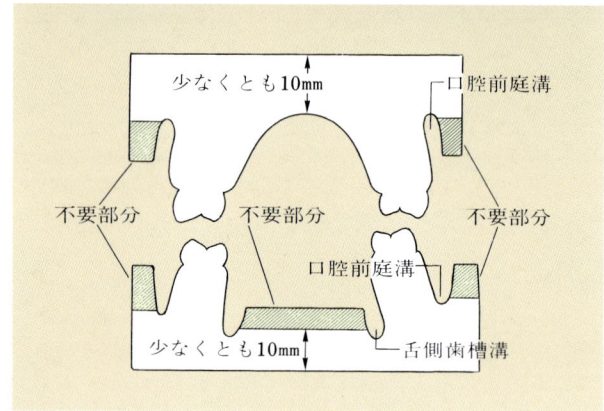

図1-36～39 石膏注入後，研究模型辺縁には口腔前庭溝，舌側歯槽溝のみが直視，直達できる状態で表現されていることが肝心であることを認識し，注入された石膏は口腔前庭溝，舌側歯槽溝を越えたところまでとする．また唇粘膜部，頬粘膜部，舌側部粘膜部は，不要部分まで石膏を流さない．なぜなら，この方がトレーから模型を外しやすく，トレーも損なうことがないからである．

う下敷きの上で台をつける．台は，台下面が咬合平面と平行になるよう，下顎模型では表面がスムースで平坦な状態にすることが肝要である（図1-41～44）．

この操作は，トレーに注入した石膏が完全に硬化してから行うことが勧められるが，石膏注入と同時に石膏硬化前に台をつける場合は，始めから模型と台の分の石膏の必要量を計量・攪拌する方がよい．それは，同じ混水比のものを用いないと，模型にひび割れが生じるためである．

＊注：臨床では，早急に研究模型が必要なときがある．即硬化を期待する場合は，2％のK_2SO_4aqを準備しておくことが勧められる．スラリー・ウォーターでもよいが，その濃度により硬化時間がまちま

CHAPTER 2-I：印象採得と研究模型作製

図1-40 ゴム枠を用いて模型作りを行うと，模型として不要部分の唇部，頬部，舌側部の粘膜まで注入する結果となり，トレーから模型がはずしにくく，トレーを破損しやすい．また，トリミングする量が多いばかりか目的が達成されないため，意味のないことといえる．

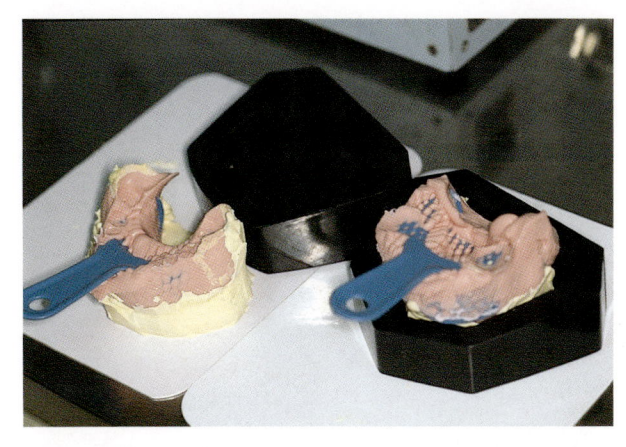

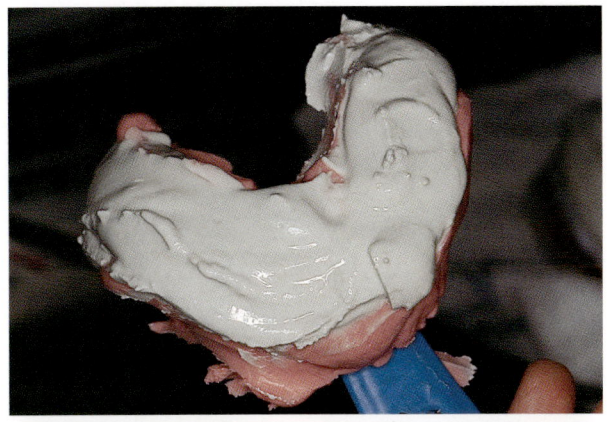

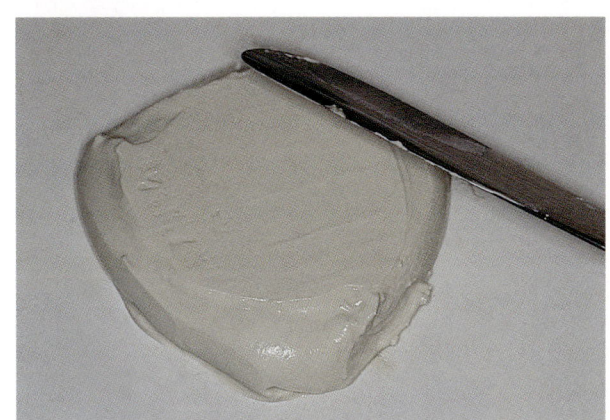

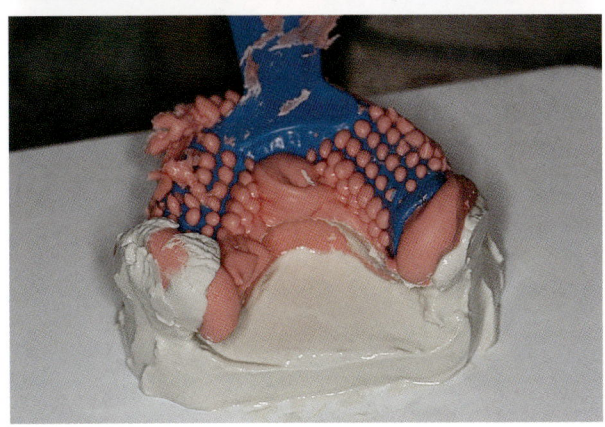

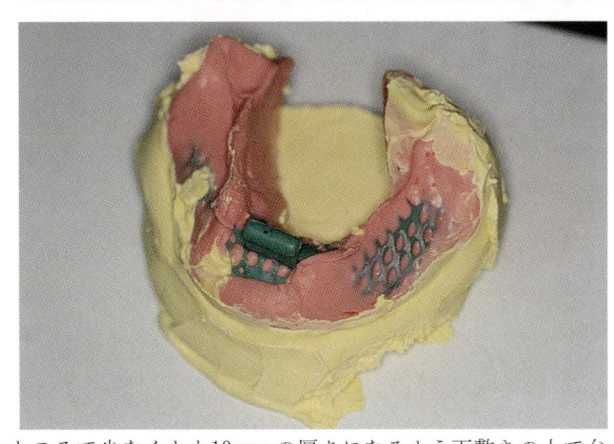

図1-41～44 下顎模型の強度，破損を考慮し，模型の厚みが薄いところで少なくとも10mmの厚さになるよう下敷きの上で台をつける．台は，台下面が咬合平面と平行になるよう，表面がスムースで平坦な状態にすることが肝要である．トレーを下にし万有引力に逆らわない状態で，保湿器のなかに入れて硬化させる方が望ましい．この操作は，トレーに注入した石膏が完全に硬化してから行うことが勧められるが，石膏注入と同時に石膏硬化前に台をつける場合は，始めから模型と台の分の石膏の必要量を計量・撹拌する方がよい．それは同じ混水比のものを用いないと，模型にひび割れが生じるためである．

ちで操作に支障をきたすことがあるため，筆者は常に2％のK_2SO_4aqの方を好んで用いることが多い．

■**研究模型のトリミング**
①時間的に十分硬化を待ち，少なくとも約1時間はおきトレーから外す（図1-45～48）．
②模型辺縁部は口腔前庭溝のみが残る状態に，模型後縁は，上顎ではハミュラーノッチ，口蓋小窩が残る状態，下顎では後臼歯三角後縁部を残る状態にし，不要部分をモデル・トリマーでトリミングを行う．この際，無歯顎では歯槽堤を，有歯顎では歯の唇側面・頬側面を削らないように注意することが肝要である（図1-49～52）．
③よく切れる石膏刀や石膏用の目の粗いカーバイ

Chapter 2
基本術式

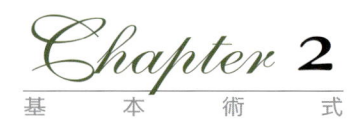

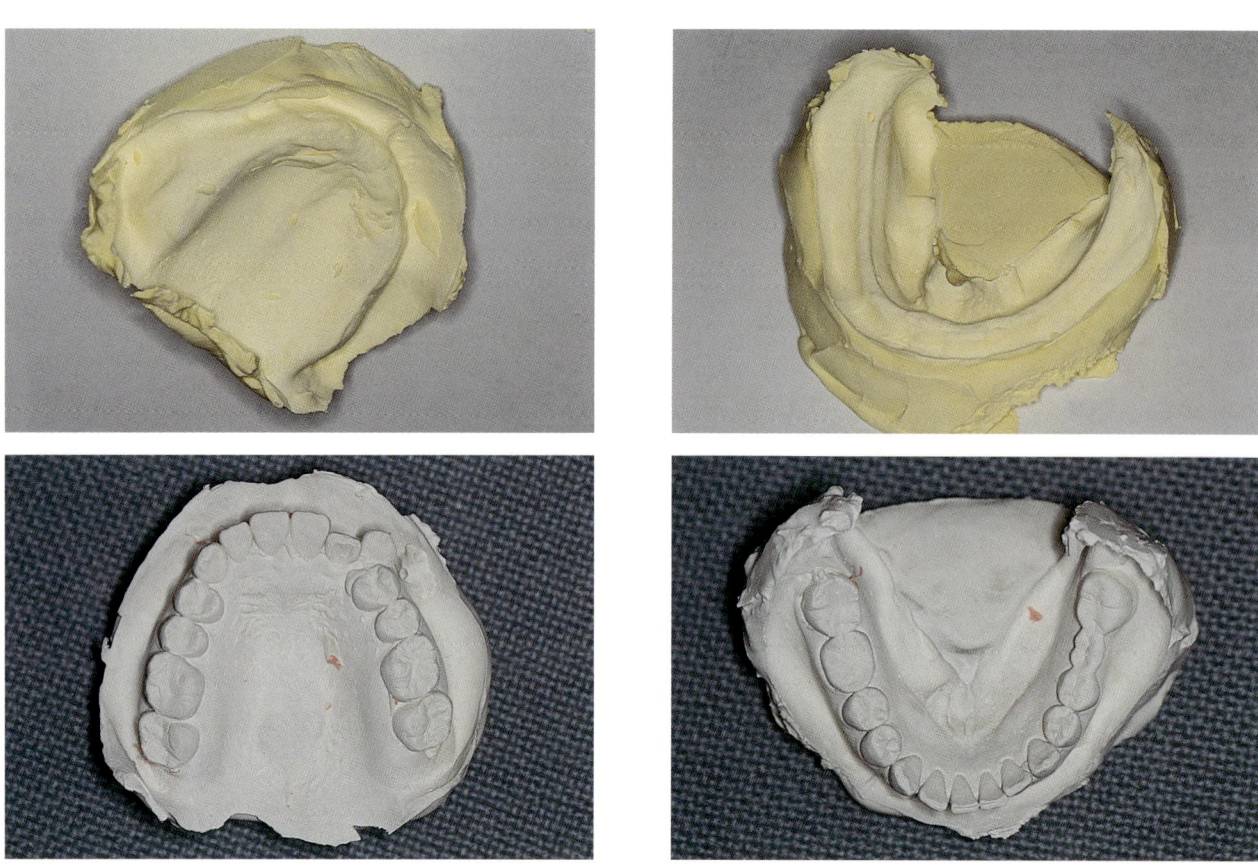

図1-45～48 時間的に十分硬化を待ち，少なくとも約1時間おき，トレーから外す．図は，トレーから外された無歯顎上下顎模型と有歯顎上下顎模型．

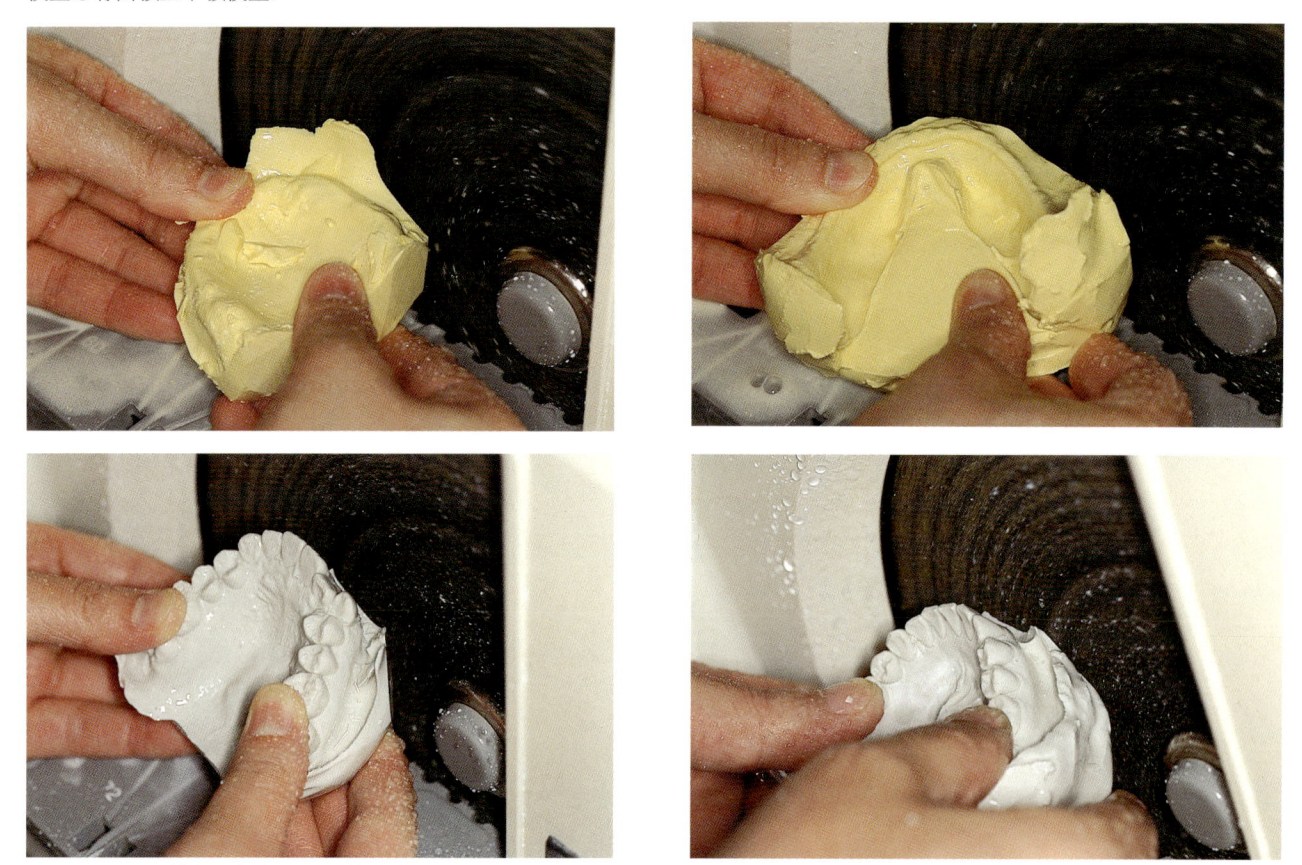

図1-49～52 模型辺縁部は口腔前庭溝のみが残る状態に，模型後縁は，上顎ではハミュラーノッチ，口蓋小窩が残るよう，下顎では後臼歯三角後縁部が残るようにし，不要部分をモデル・トリマーでトリミングを行う．この際，無歯顎では歯槽堤を，有歯顎では歯の唇側面・頬側面を削らないように注意することが肝要である．

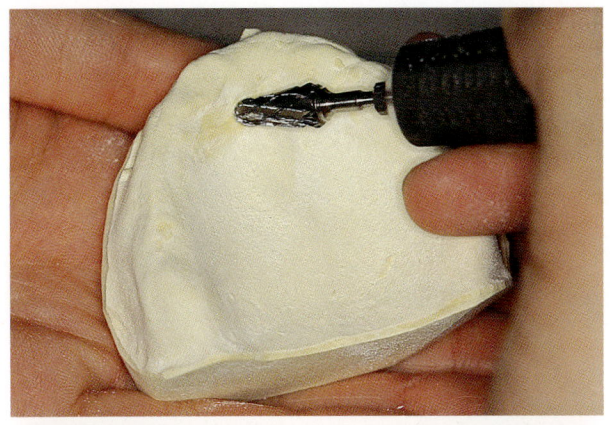

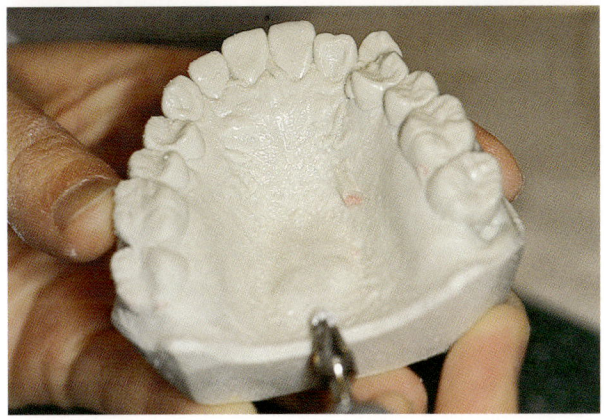

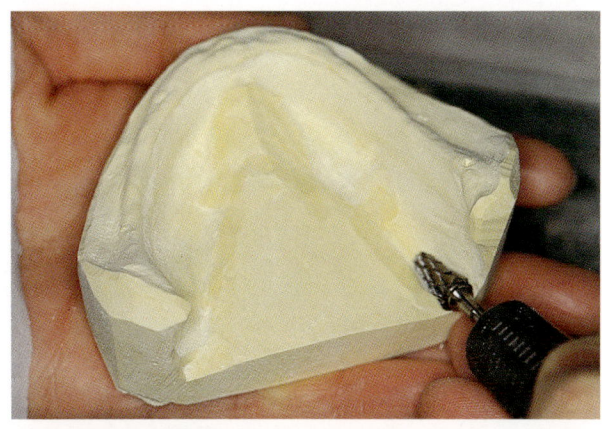

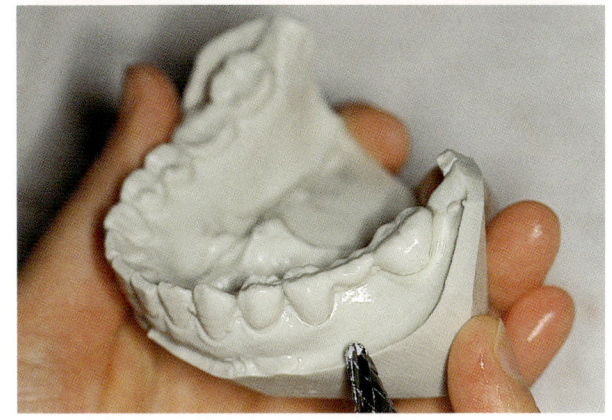

図1-53〜56 よく切れる石膏刀や石膏用の目の粗いカーバイド・バーで，模型辺縁の鋭いエッジや印象の際に生じた気泡などによる不要な部分の除去処理を行う．

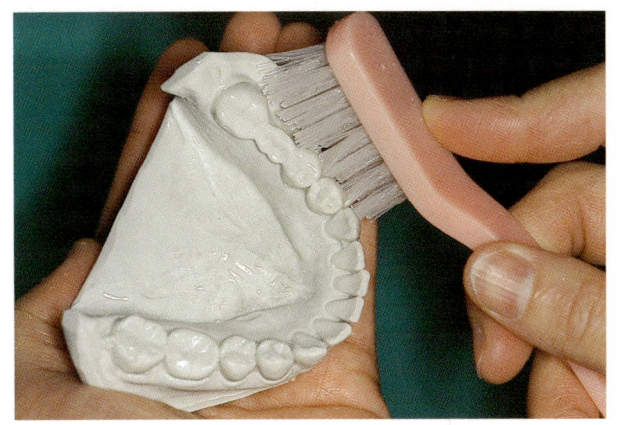

図1-57 模型上の口腔前庭溝や咬合面などに残っている石膏の削除カスを，歯ブラシなどに石鹸をつけ，流水下で洗い流す．

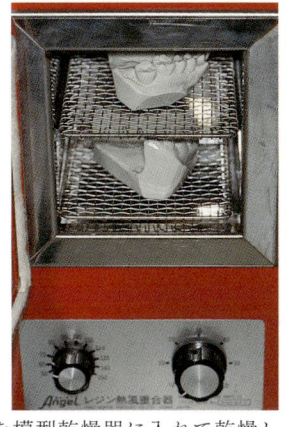

図1-58 模型を模型乾燥器に入れて乾燥し，研究模型の作製を完了する．

ド・バー(Komet-H79SG，Kometなど)で，模型辺縁の鋭いエッジや印象の際に生じた気泡などによる不要な部分の除去処理を行う(**図1-53〜56**)．
④模型上の口腔前庭溝や咬合面などに残っている石膏の削除カスを，歯ブラシなどに石鹸をつけ，流水下で洗い流す(**図1-57**)．
⑤模型を模型乾燥器に入れて乾燥し，研究模型の作製を完了する(**図1-58**)．
⑥上顎模型をトレーに戻し，前項詳述の上顎の予備印象時にトレー唇面に記録した正中長軸線を延長し，上顎模型前面に正中長軸線を記入しておく．無歯顎模型では正中線のほか上唇下縁の高さを，たとえば30mmといったように数値を決め平行移動して記録しておく．

Chapter 2
基 本 術 式

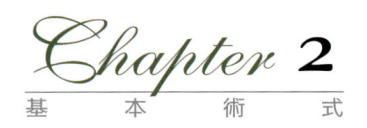

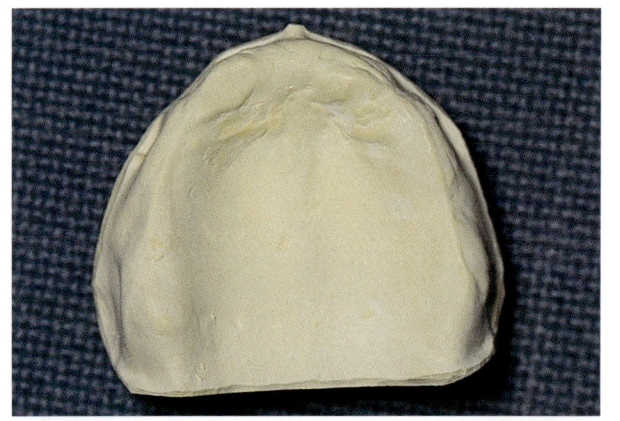

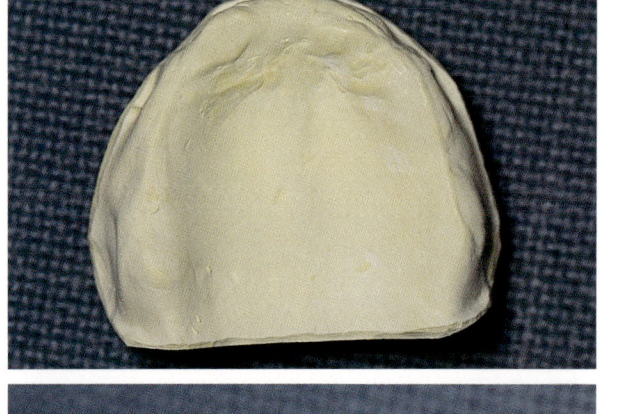

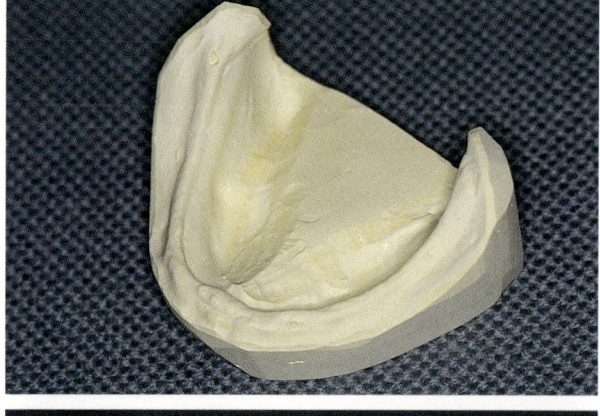

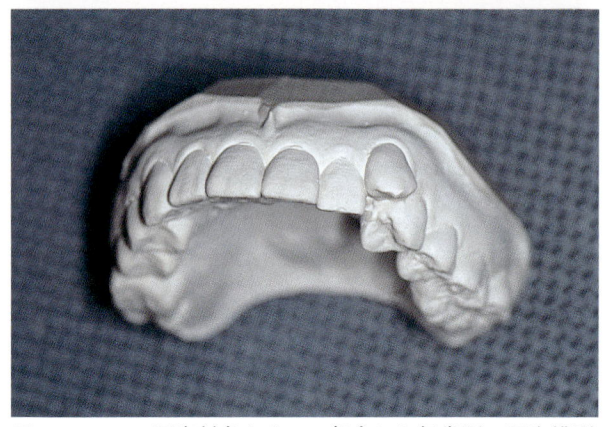

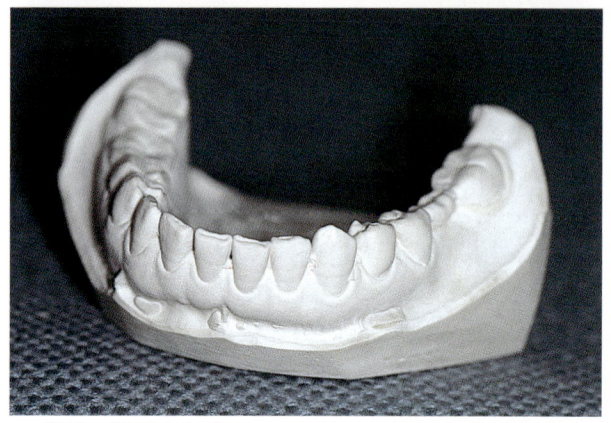

図1-59〜62 研究対象をすべて包含した無歯顎の研究模型,ならびに歯列,歯冠咬合面のみならず,口蓋面,口腔前庭溝,舌側歯槽溝,各小帯が表現された有歯顎の研究模型をそれぞれ完成することができた.結果として,無歯顎,有歯顎を問わず,歯列,下顎位,咬合平面,咬合高径,歯冠長径などの適否に対する診査・診断が可能となり,研究模型のそなえる目的がまっとうされることになる.

　以上で"予備印象における印象域とその背景"について述べた通りの研究対象をすべて包含した無歯顎の研究模型,ならびに歯列,歯冠咬合面のみならず,上顎では口蓋面,口腔前庭溝,各小帯,下顎では口腔前庭溝,舌側歯槽溝,各小帯が表現された有歯顎の研究模型をそれぞれ完成することができた.

　結果として,無歯顎,有歯顎を問わず,歯列,下顎位,咬合平面,咬合高径,歯冠長径などの適否に対する診査・診断が可能となり,研究模型のそなえる目的がまっとうされることになる(**図1-59〜62**).

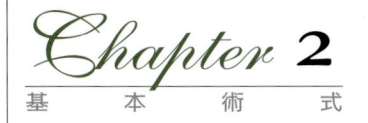

正中矢状面の記録　CHAPTER 2-2

　正中矢状面を記録採取する方法には，①上顎模型を正中矢状面分析器具 SHILLA I で分析し記録採取する方法と，②顔面の正中長軸をエステティック・フェイス・ボウで記録する方法とがある．

1．正中矢状面分析器具 SHILLA I による正中矢状面の記録採取

　正中矢状面を求める場合，顔面頭蓋の正中線はナジオン，ポゴニオン，バニオン，イニオンを通過する平面を求めればよいわけである．しかし乾燥頭蓋ならまだしも，生体では実際にこれらは直視できるわけではなく，不当な記録結果になりやすい．

　しかし便利なことに，われわれが歯科領域で頻繁に扱う口腔内，とくに上顎には，有歯顎，無歯顎を問わず，上唇小帯，切歯乳頭，正中口蓋縫合線，口蓋小窩や翼突下顎縫線の中点など正中矢状基準要素が多く存在する．また水平基準要素である口蓋骨水平盤も存在するため(**図2-1,2**)，上顎模型から正中矢状面を求めることは容易である．それと直交する面を設定すれば，高さは別として簡単に左右同高な咬合平面を得ることができる．一般には生体に対する試適，観察を省くことができるため，臨床操作を簡素化することが可能となる．

器材解説
正中矢状面分析器具 SHILLA I

　正中矢状面分析器具 SHILLA I は，上顎模型上で正中矢状面を分析するために考案・開発した器具である．器具命名の由来は，正中矢状面の分析に羅針を用いた新しい羅針盤からその頭文字をとり，新羅とし，また韓国往古の強国新羅(신라)の発音をとり，SHILLA としたものである．

　SHILLA I は，この目的のほか有歯顎模型での歯列分析，無歯顎模型での咬合堤の設置などに有効に活用することができる器具である．ここでまずはじめに，その構造について述べてみたい．

■正中矢状面分析器具 SHILLA I の構造

　正中矢状面分析器具 SHILLA I は，機構的に基底盤(下盤)と，前後・左右・垂直的に移動・固定が可能な4本の羅針をそなえた上盤とから構成され，それぞれは蝶番で開閉する構造を持ち，内径が10×5×8 cm の箱型のものである(**図2-3,4**)．

　基底盤には，幅3.5mm の正中溝が盤底まで通過している．上盤には基定盤の正中溝相当部に幅3.0mm の正中溝が縦梁として前後に固定され，それと直交した状態で移動できる横梁が組み込まれている．縦梁，横梁には4本の羅針が存在する．中央の羅針は正中線評価羅針と呼ばれ，前後的に正中溝に沿って移動できる．左右に各1本ずつある水平位評価羅針は，左右的に移動できる．これら4本の羅針はすべて垂直的に長さが調節でき，ネジで固定できる機構を持っている．

　以上，正中矢状面分析器具 SHILLA I の機構の概要について述べたが，その詳細をより理解しやすいよう，基底盤の正中溝，上盤の正中溝，正中線評価羅針，水平位評価羅針の使用方法および設計意図について簡単に解説する．

　模型分析による正中矢状面の記録採取の際は，基定盤上に直径1 cm ぐらいのユーティリティ・ワックスの塊を4か所設置する．その上に正中線を印記した上顎模型をのせ，上盤の正中溝から下盤の正中溝を，片目であたかもピストルで目標物の的を定める要領で覗き，ユーティリティ・ワックス上の模型を移動させて正中線をおおよそ正中溝に合致させる．その後，3本の正中評価羅針により，その合致性をより確実化し，かつこの状態における口蓋骨水平盤の高さが左右同高になるよう，水平位評価羅針により模型の位置を確実に設定し，正中矢状面の分析・記録にあてるようにする．

Chapter 2
基 本 術 式

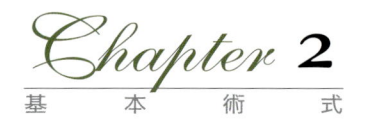

正中矢状面の記録採取

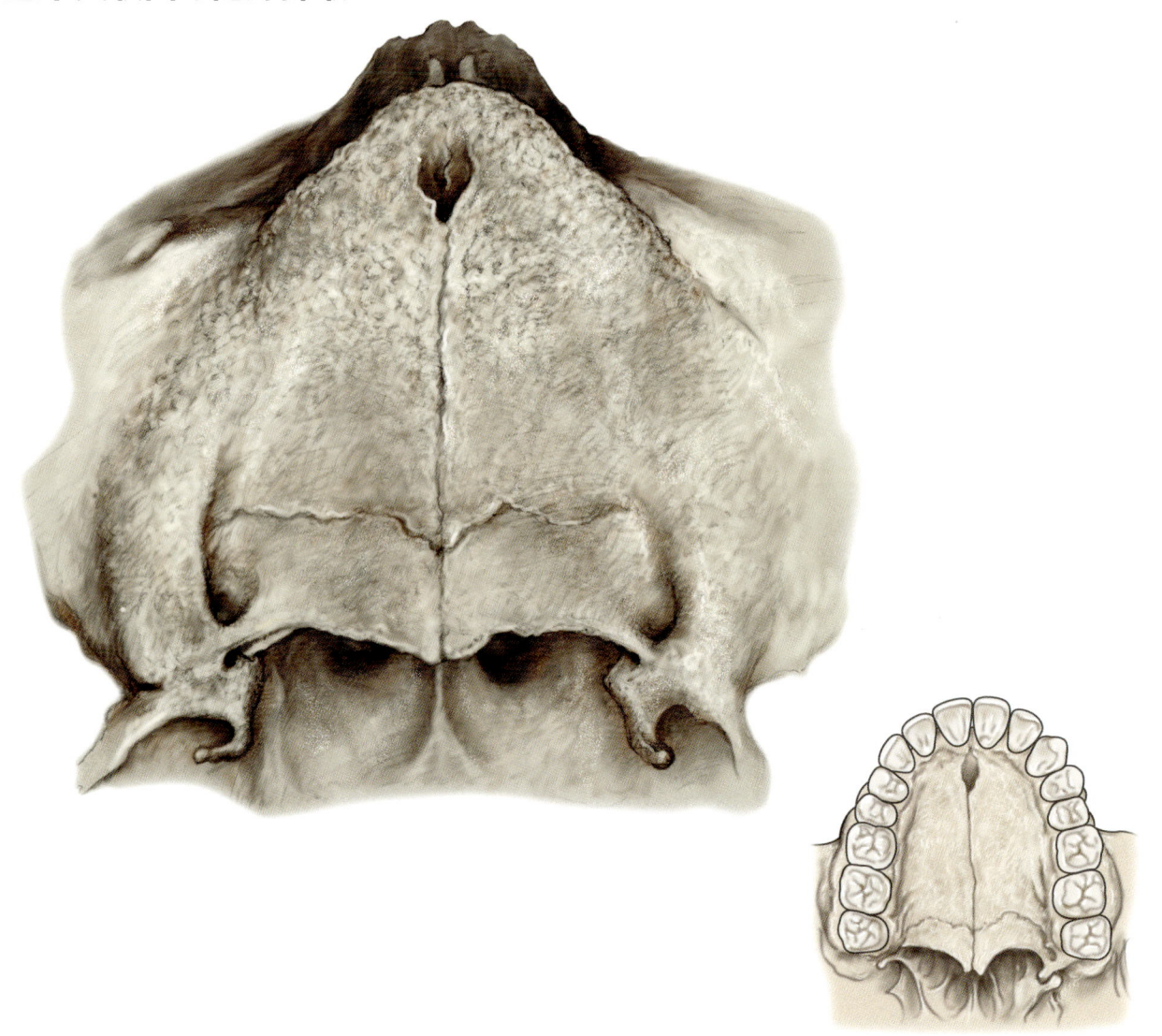

図2-1,2 有歯顎，無歯顎を問わず，上顎では，骨的には前鼻棘，切歯孔，正中口蓋縫合，後鼻棘，鉤切痕など，軟組織としては上唇小帯，切歯乳頭，正中口蓋縫合線，口蓋小窩や翼突下顎縫線の中点などの正中矢状基準要素が多く存在する．また水平基準要素である左右同高な口蓋骨水平盤も存在するため，正中矢状面を容易に分析することができる．

器材解説　正中矢状面分析器具 SHILLA I

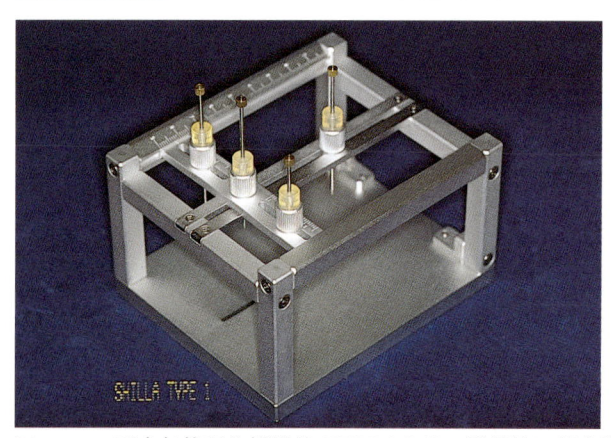

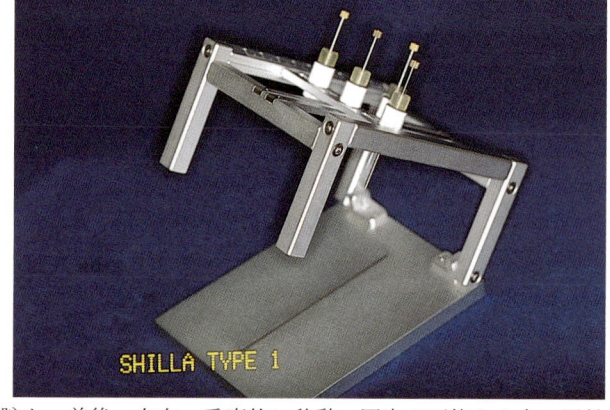

図2-3,4 正中矢状面分析器具 SHILLA I は，機構的に基底盤（下盤）と，前後・左右・垂直的に移動・固定が可能な4本の羅針をそなえた上盤とから構成され，基底盤に対し蝶番で開閉する構造を持つ．

正中矢状面分析器具 SHILLA I による正中矢状面の記録採取

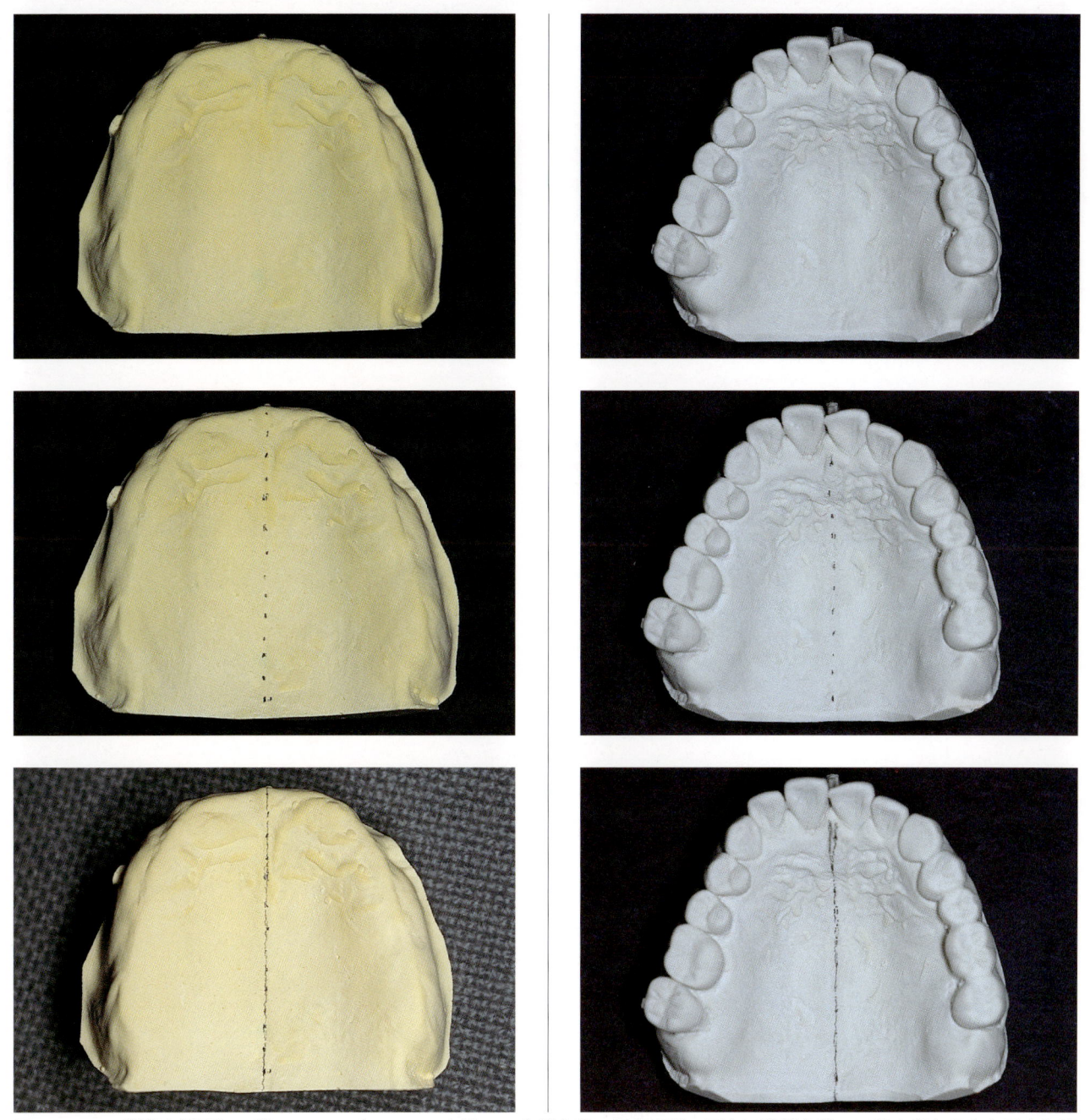

図2-5〜10 模型を観察し，細いシャープペンシルを用い，上唇小帯，切歯乳頭，正中口蓋縫合線，口蓋小窩中点など正中矢状基準要素を丁寧に追いかけ，点状にマークし，最終的にこれらの点を結んで線とする．左は無歯顎，右は有歯顎例．

■ SHILLA I による記録採取の術式

　ここで，正中矢状面分析器具 SHILLA I による正中矢状面の分析・記録採取の術式をとりあげてみたい．術式は有歯顎，無歯顎いずれも変わりはないが，旧義歯の圧痕やフラビー・ガムなどがある無歯顎よりも，有歯顎の方がやりやすい．

［①正中線の印記］

　調整が完了した上顎模型を観察し，細いシャープペンシルを用い，上唇小帯，切歯乳頭，正中口蓋縫合線，口蓋小窩中点など正中矢状基準要素をていねいに追いかけて点状にマークし，最終的にこれらの点を結んで線とする（図2-5〜10）．

Chapter 2
基 本 術 式

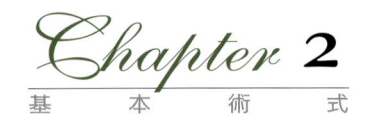

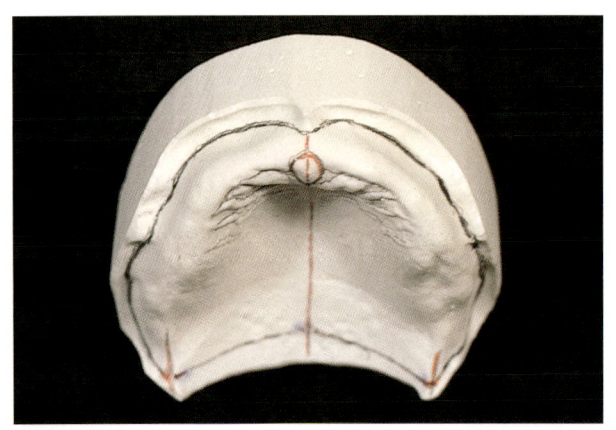

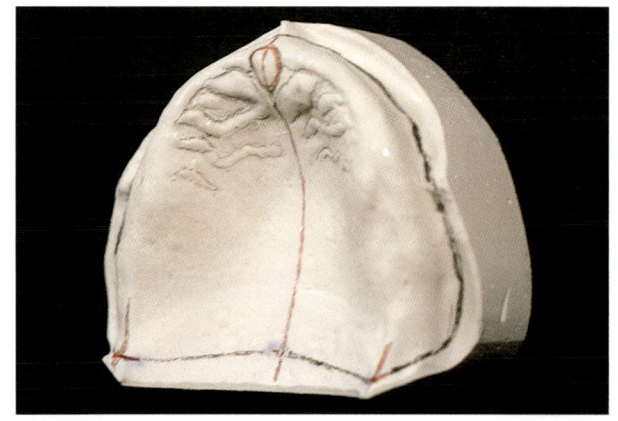

図2-11,12 歯槽堤の吸収が著しい無歯顎模型を除き，一般の無歯顎模型や有歯顎模型の口蓋面は平坦面ではなく，矢状的にまた側方的に彎曲面なため，彎曲面上の直線化した正中線は観察する方向次第では曲線にも見えるし，直線にも見える．直線として見えるならば，その見ている方向は正中矢状面と合致した方向といえるので，これだけでも正中矢状面の設定はある程度は可能である．

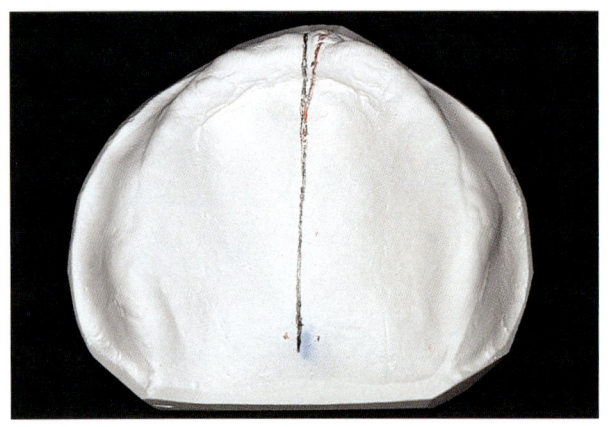

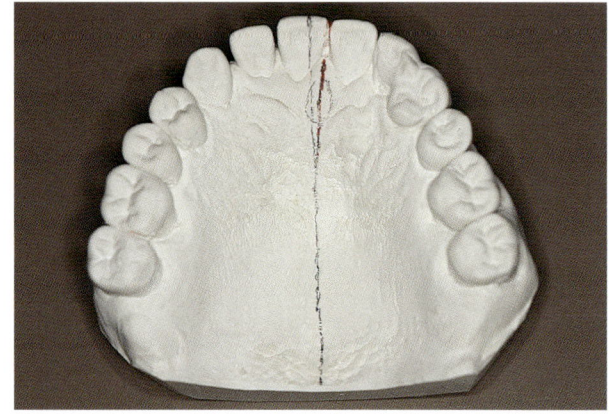

図2-13,14 上顎犬歯の唇側転位や側切歯の舌側転位，あるいはこれらの歯の欠如の結果，中切歯は正中からその方向に傾斜，転位し，軟組織である上唇小帯，切歯乳頭，口蓋正中縫合線前方域もその方向に牽引される．
　このような症例での信用できる正中線は，歯列から離れているためその影響を受けない口蓋皺襞部後方域にあり，当該部における線は直線を呈すると考えてよく，後方の直線を前方に延長し，真の正中線と修正することが必要である．

　歯槽堤の吸収が著しい無歯顎模型を除き，一般の無歯顎模型や有歯顎模型の口蓋面は平坦面ではなく，矢状的にまた側方的に彎曲面である．したがって，彎曲面上の直線化した正中線は，観察する方向次第では曲線にも見えるし，直線にも見える．直線として見えるならば，その見ている方向は正中矢状面と合致した方向といえるので，これだけでも正中矢状面の設定はある程度は可能である（**図2-11,12**）．

　しかし，この正中要素の点を結んでできる線は，すべて直線になるとは限らず曲線になることも多い．これは，口腔粘膜上に観察される正中要素は歯の植立位置の影響を受けて，真の正中に存在しているとは限らないためである．すなわち，歯の植立位置に近い上唇小帯，切歯乳頭，口蓋正中縫合線などの口蓋皺襞前方域に存在する正中要素は歯の植立方向に引かれる現象の結果，狂っていることが多い．傾向的に多く見られるこのたとえとして，上顎犬歯の唇側転位や側切歯の舌側転位，あるいはこれらの歯の欠如の結果，中切歯は正中からその方向に傾斜，転位した状態で植立していることが多いことがあげられる．その結果，上唇小帯，切歯乳頭，口蓋正中縫合線前方域もその方向に牽引され，ずれている現象をあげることができる．

　このような症例での信用できる正中線は，口蓋皺襞部後方域にあり，当該部における線は直線を呈すると考えてよく，後方の直線を前方に延長し，真の正中線と修正することが必要である（**図2-13,14**）．

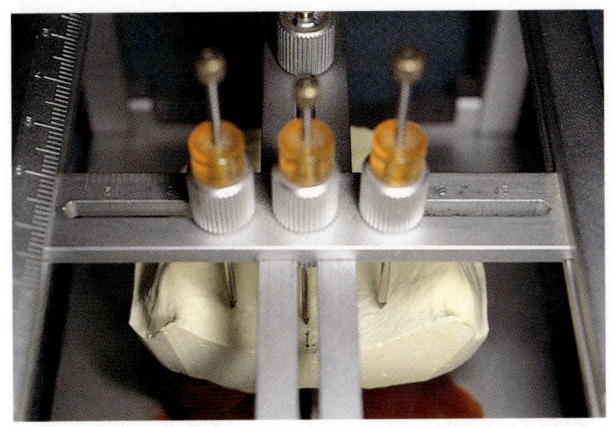

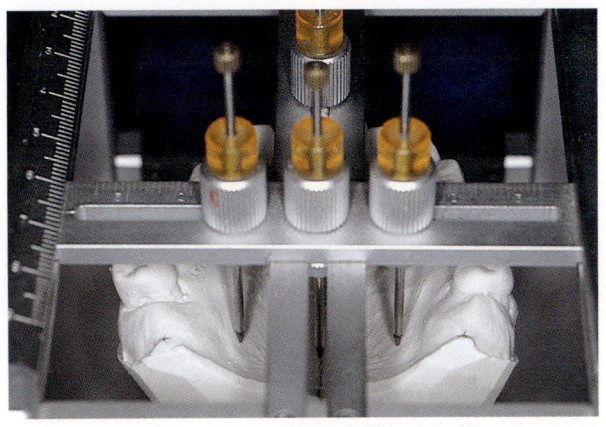

図2-15,16 上盤縦梁の正中線評価羅針を模型正中に合致するよう下ろし，水平基準となる口蓋骨水平盤相当部（第二あるいは第三大臼歯相当部）の正中線から約12mmの位置（SHILLA I の横梁に左右的に各1本ずつある水平位評価羅針を正中にもっとも近づけた状態）に水平位評価羅針を固定し，羅針先端が口蓋骨水平盤に接触するまで下ろし，2本の羅針が同じ長さになるよう模型の正中を保った状態で模型の高さ的位置を調整する．

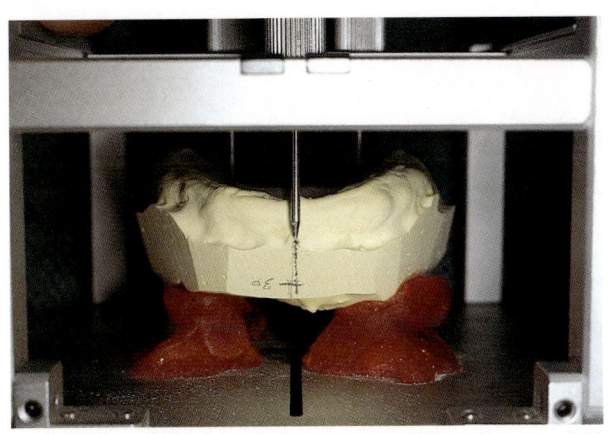

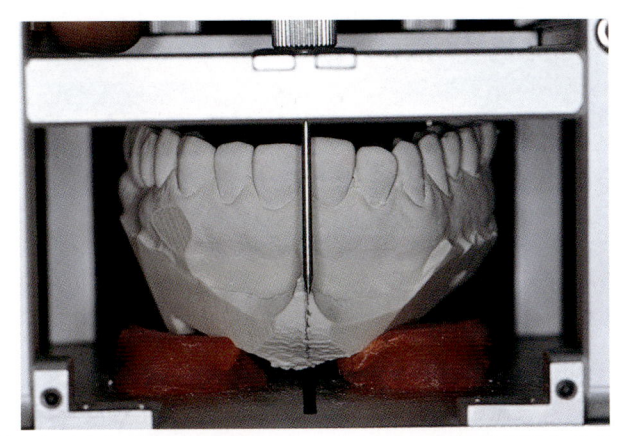

図2-17,18 模型前面と後面に正中評価羅針を用いて正中線を延長した正中矢状軸線を印記する．この正中矢状軸線を結んでできる平面が正中矢状面である．

［②正中矢状面の分析・設定に対する正中線と水平基準点］

垂直・矢状的に通過する2座標により構成される正中矢状面の分析・設定にあたっては，単に正中線のみに頼ることは無理であり，水平基準点もとり入れる必要がある．

とくに，口腔内には口蓋骨水平盤といった水平基準が存在するので，それを活用することが勧められ，このことにより平面的で平坦な口蓋面に対しても，より正確性を期した正中矢状面の分析・設定が可能となる．また，中切歯，犬歯，第一大臼歯の口腔前庭溝における根尖相当部は，抜歯後における骨吸収の影響もなく，骨組織として緻密骨で比較的安定しているので，有歯顎・無歯顎を問わず水平的で左右同高性を示す．したがって口蓋骨水平盤と同様に，場合によっては水平基準要素となることも知識として知っていてよいことである．

［③正中矢状面の分析］

SHILLA I 基定盤上の4か所に約2cmの高さのユーティリティ・ワックスを付着し，その上にまず上顎模型を乗せる．

次に，模型口蓋面上に印記した正中線がSHILLA I 基定盤の正中溝，上盤の縦梁正中溝におおよそ合致するよう，上盤の正中溝から基定盤の正中溝を片目で，あるいはピストルで目標物に的を定める要領で覗き，模型に正中線をそれと一致させ，模型設置を行う．

設置位置をより正確化するため，上盤縦梁の正中線評価羅針を正中線の位置に下ろし，模型正中がそれと確実に合致するように模型の位置調整を行う．

また，口蓋骨水平盤を水平基準としてとり入れ，

Chapter 2
基本術式

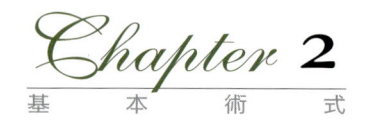

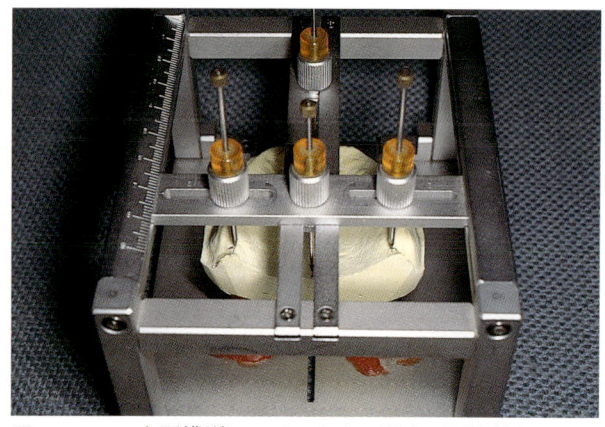

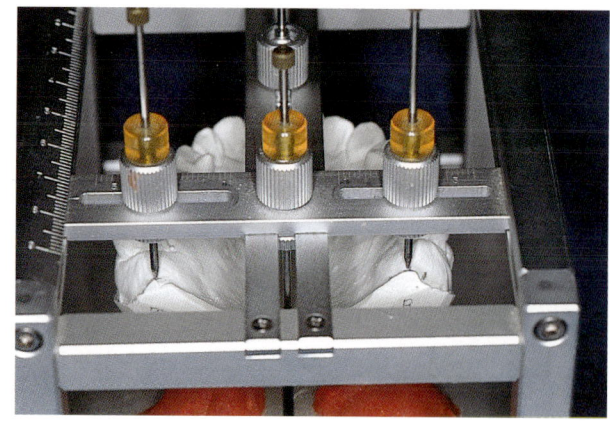

図2-19,20 上顎模型における左右の翼突下顎縫線(ハミュラーノッチ)最深部の高さを水平評価羅針で計測比較し,挺出している側をフィッシャー・バーなどで削除し左右同高になるよう調整し,削除しない側には約0.5mmの深さの支持溝を設ける.両側が同高の場合は両側に設置する.

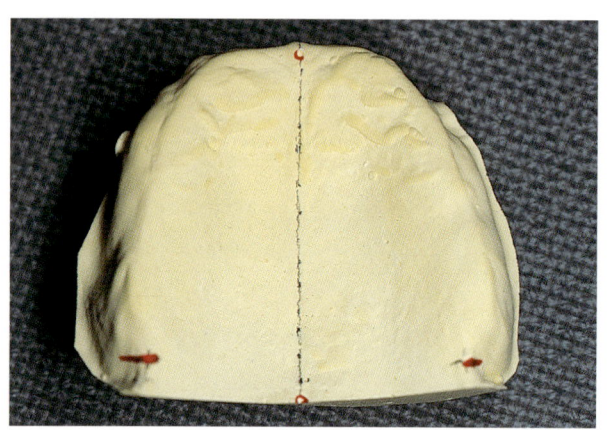

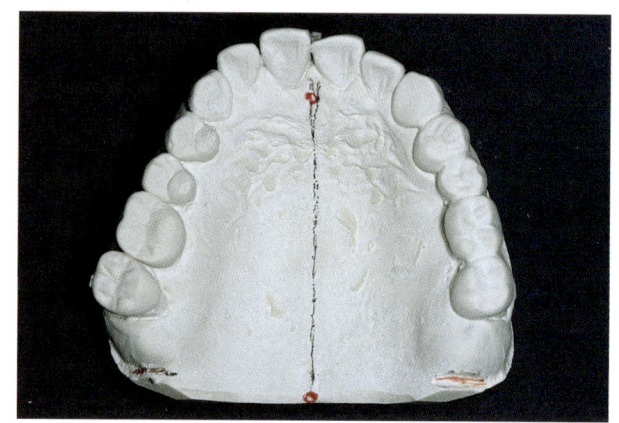

図2-21,22 上顎模型正中線上の切歯乳頭先端(正中が狂っている場合は修正した線上の当該部)と模型後方部に約0.5mmの深さの支持孔を設ける.

口蓋骨水平盤大口蓋孔相当部(第二あるいは第三大臼歯相当部)の正中線から約12mmの位置(SHILLA Iの横梁に左右的に各1本ずつある水平位評価羅針を正中にもっとも近づけた状態)に水平位評価羅針を固定する.羅針先端を口蓋骨水平盤に接触するまで下ろし,2本の羅針が同じ長さになるよう模型の正中を保った状態で,模型の高さ的位置を調整する(**図2-15,16**).

この際,最初から水平位評価羅針の長さが同じであれば,模型の正中線は正しいと考えてよく,ほとんどの症例に通じることである.しかし,模型上の正中線の不的確な場合や,症例のなかには生体自体の口蓋骨水平盤が水平的に左右同高でない場合がある.このような場合は,左右の水平基準羅針が同じ高さになるよう模型位置の変更を先に試行してみる.次に模型の正中線を評価してみるとか,口蓋骨水平盤と同様に骨組織として緻密骨で有歯顎・無歯顎を問わず水平的で左右同高性を示す中切歯,犬歯,第一大臼歯の根尖相当部などをも水平基準の参考として計測してみた方がよい.

以上の操作で,正中矢状面の分析が完了したならば,模型前面と後面に正中評価羅針を用いて正中線を延長した正中矢状軸線を印記する.すなわち,これらの正中矢状軸線を結んでできる平面が正中矢状面である(**図2-17,18**).

[④模型付着のための支持点の設置]

正中矢状面の分析が完了したSHILLA I上の上顎模型をその位置を保ったまま,咬合器付着のための支持点を設置する.これは次の行程で上顎模型を正中矢状面を基準に咬合器付着する際,咬合平面診断・設定器具 SHILLA II の正中指導羅針,ならびに水平基準点支持バーにより,模型を支持させるためのものである.

まず,上顎模型における左右の翼突下顎縫線(ハ

ミュラーノッチ）最深部の高さを水平評価羅針で計測比較し（**図2-19, 20**），挺出している側をフィッシャー・バーなどで削除して左右同高になるよう調整する．削除しない側には約0.5mmの深さの支持溝を設ける．両側が同高の場合は両側に設置する．

　削除する必要のあるいわゆる挺出している側は，平衡側を長期間呈していた証拠と考えられる．あるいは，削除しない側と同高な場所を探して支持溝を設けてもよい．また，上顎模型正中線上の切歯乳頭先端（正中が狂っている場合は修正した線上の当該部）と模型後方部に約0.5mmの深さの支持孔を設ける（**図2-21, 22**）．

　これら支持孔と支持溝による計4か所の支持点の設置により，咬合器付着の際に用いるSHILLA II上で模型を正中線に合わせ，かつ水平的に確実に支持・固定させることができる．

　以上で，SHILLA I を用いた，正中矢状線と同高点をとり入れた確実な正中矢状面の分析操作と，次項で説明する咬合平面診断・設定器具 SHILLA II を用いた咬合器への模型付着の準備行程までを解説した．

2. エイブ・エステティック・フェイス・ボウによる正中矢状面の記録採取

　多くの生体は構造上歪みを持っているため，後方基準点としての左右のヒンジ・アキシス・ポイントにしても外耳道にしても位置的に同高ではなく，また正中線を介して側方的に左右対称ではなく，いわゆる左右非対称であることが多い．したがって，生体で両瞳孔線，頭位軸などを参考に左右同高的に実測し設定した咬合平面，ならびに頭位軸に一致させて決めた正中線でも，THAを基準にとったフェイス・ボウ・トランスファーにより，咬合器上では生体実測と異なった位置を呈する傾向が強く，左右同高であるべき咬合平面や垂直的な正中軸が失われる．すなわち，咬合器上には口腔外の審美指標である両瞳孔線といった左右同高な水平基準，正中軸といった垂直基準が喪失する状態となる．

　したがって顔貌全体と調和した正中，咬合平面，歯軸，スマイルラインといった審美をまっとうする必要性がある前歯部などの補綴臨床において，補綴物を咬合器上で作製する際に何を基準とするかということが問題として提起される．すなわち，補綴物の作製に携わる歯科技工士サイドでは，机上の咬合器に付着されている模型上には，口腔外の審美指標としての両瞳孔線やスマイルラインなどの情報は存在しないため，残存する臼歯部咬合平面などに頼る以外なく，補綴物作製上戸惑うことが多い結果を招く．

　ここで，臨床に携わる歯科医師とそれを作製する歯科技工士との的確な連携プレーを実現するためには，咬合器上に口腔外の審美指標である左右同高な水平基準，正中軸といった垂直基準の二つの基準を正確に再現できる咬合器付着法の必要性が提唱される．

　先に解説した，SHILLA I により上顎模型の正中矢状面を分析する方法では，次に SHILLA II により正中矢状面を基本とした咬合器付着を行う（次項にて解説）．けれども，この方法によれば，口蓋骨水平盤が左右同高性を呈さない生体や，口蓋骨水平盤の欠如や同高性を示さない口蓋破裂，中咽頭癌などの術後の症例に対しては結果的に左右同高に模型付着ができず，目的がまっとうできないことも時には経験する事柄である．

　このような理由から，患者自身がそなえる顔面部の垂直的・水平的な口腔外の審美指標を咬合器に再現することを目的とし，正中矢状面を直接的に顔面計測し，かつTHAを基準にとる従来のフェイス・ボウを使用した場合の不備を補正することを意図した別の方法が検討された．

器材解説
エイブ・エステティック・フェイス・ボウ

　上記の検討の結果として，多くの臨床活用試験を重ね，機構的設計に改良を加えて，エステティック・フェイス・ボウは誕生した．

　とはいえ，これは機構的に完全にTHAを否定するものではなく，後方基準点として外耳道を副的基準として採用し，主的基準は正中矢状面においたものである．以下に，正中矢状面を基準に採るエステティック・フェイス・ボウについて，その構造を解

Chapter 2 基本術式

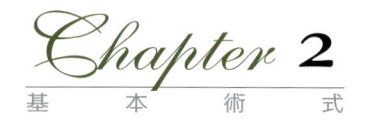

器材解説　エイブ・エスティック・フェイス・ボウ

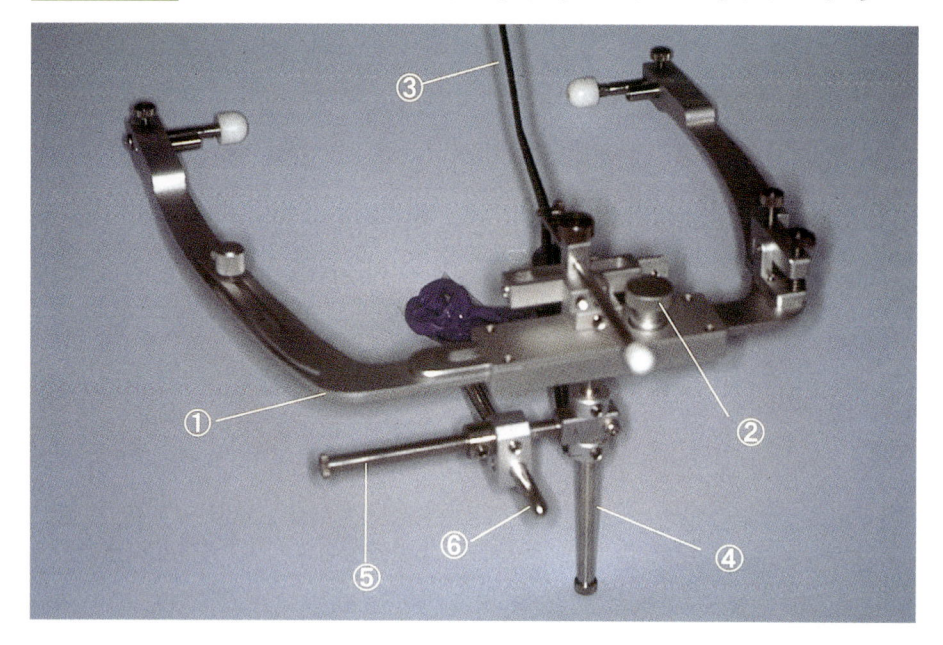

図2-23　エスティック・フェイス・ボウの機構は，①フェイス・ボウ本体，②スライド固定部，③正中長軸指示部，④バイトフォーク固定垂直ポール，⑤バイトフォーク固定水平ポール，そして⑥バイトフォークとから構成される．

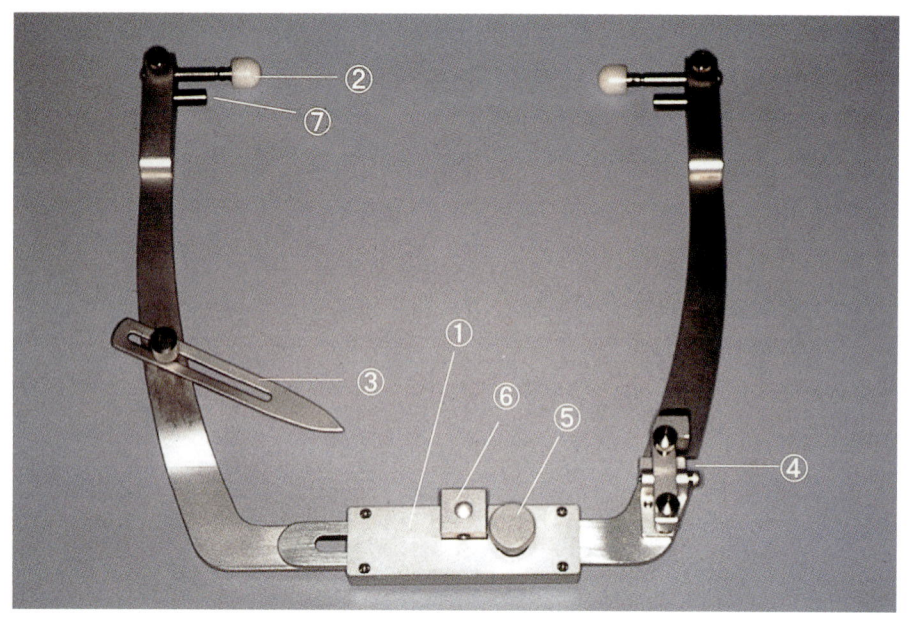

図2-24　フェイス・ボウ本体には，①顔面幅径に対応できるようスライド式に幅径伸縮が可能な機能を備えるスライド固定部，②後方基準点となるイヤーピース，③リファレンス・ポインター，④水平調節機構が設備されている．その他，⑤スライド固定部固定ネジ，⑥正中長軸指示部装着孔，⑦ヒンジ・スタイラスを示す．

説する．

■エイブ・エスティック・フェイス・ボウの構造

エスティック・フェイス・ボウの機構は，図2-23に示すように，大別して①フェイス・ボウ本体，②スライド固定部，③正中長軸支持部，④バイトフォーク固定垂直ポール，⑤バイトフォーク固定水平ポール，そして⑥バイトフォークとから構成される．

[①フェイス・ボウ本体]

フェイス・ボウ本体(図2-24)は，顔面幅径に対応できるようスライド式に幅径伸縮が可能な機構をそなえ，かつそれ自身が左右側方的位置移動ができ，スライド固定部の固定ネジで幅径固定と位置固定が行われる．

フェイス・ボウの後方支持は，一般的フェイス・ボウと同様に外耳道にイヤーピースを挿入して行われるため，左右外耳道の幅径に適合するようスライド式に調節可能な機構をそなえる．また，その前方

CHAPTER 2-2：正中矢状面の記録

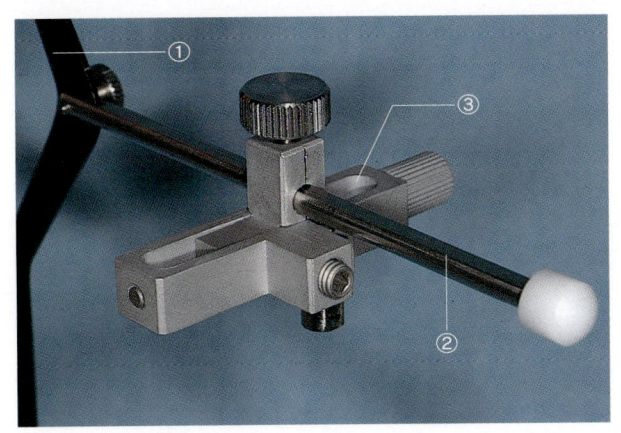

図2-25 正中長軸指示部は，本フェイス・ボウ・トランスファーのみに存在する独特な特徴ある機構であり，
①正中長軸指示弓
②その前後的位置調節桿
③正中位置調節機構ならびにそれらの各固定ネジ部
から構成され，スライド固定部上面に着脱可能な状態でとりつけられる．

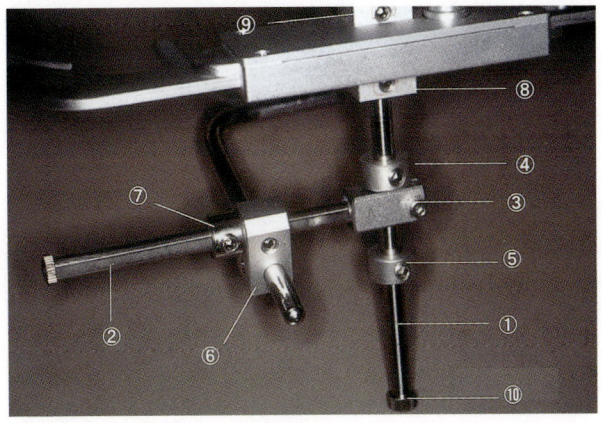

図2-26 バイトフォーク固定ポールは，バイトフォークを垂直的にまた水平・矢状的に固定する①垂直ポールと②水平ポールとから構成される．
　垂直ポールには，③クランプAと④サポーターA，⑤サポーターBとが組み込まれている．
　水平ポールには，⑥クランプBと⑦サポーターBとが組み込まれており，クランプBにバイトフォークの柄を差し込み，固定ネジで連結固定する．
　その他，⑧垂直ポール嵌入孔，⑨正中長軸指示部装着孔，⑩垂直ポール延長機構を示す．

に咬合器付着時に咬合器ヒンジ部に挿入し固定するためのヒンジ・スタイラスが存在し，イヤーピースと平均値的相関位置関係の設計機構を持つ．

　また，本フェイス・ボウの特徴として，フェイス・ボウ左側に正中長軸指示部の垂直軸を顔面正中長軸に合致するよう微調整するためのフェイス・ボウの水平度調節機構をそなえる．

　フェイス・ボウ右側には前方基準点として上顎中切歯上方34mm（鼻翼下縁上方5mm）を指示するリファレンス・ポインターを持つ．

[②スライド固定部]

　スライド固定部は，フェイス・ボウ本体の幅径調節・固定部であるとともに，正中長軸指示部が上面に，バイトフォーク固定垂直ポールが下面にそれぞれ着脱可能な状態でとりつけられ，それらの左右側方位置の設定と固定をも兼ねるものである．

[③正中長軸指示部]

　正中長軸指示部（**図2-25**）は，本フェイス・ボウ・トランスファーのみに存在する独特な特徴ある機構であり，正中長軸指示弓とその前後的位置調節桿，正中位置調節機構，ならびにそれらの各固定ネジ部から構成され，スライド固定部上面に着脱可能な状態でとりつけられる．

　正中長軸指示弓は，顔面上部の額部から眉間，鼻柱，人中，上唇結節を通過し，顔面下部の下唇結節，オトガイ正中などに至る顔面全体の正中を指示し，形態は厚さ約1mm，幅約6mmの金属板で顔面側貌のシルエットをかたどった弓状のものであり，①前後位置調節桿により矢状的に前後方向に顔面側貌に合致させ，②また正中位置調節機構により前額面観で正中に合致させることができる．正中位置調節機構は正中を境に左右的に各10mmずつ計20mmの範囲で側方移動でき，微調整が可能なようにスライド・固定できる機構を備える．

　正中長軸指示弓は，前後延長桿の平坦部を上向きにネジ固定して，垂直的にバイトフォーク垂直固定ポールと垂直軸を一致・平行な状態で用い，フェイス・ボウ左側に存在するフェイス・ボウの水平度調節機構で正中長軸指示弓が顔面正中長軸に一致するよう微調整を行う．

[④バイトフォーク固定ポール]

　バイトフォーク固定ポール（**図2-26**）は，垂直ポールと水平ポールとから構成される．

　垂直ポールには，クランプAとサポーターA，Bとが組み込まれている．クランプAにはバイト

Chapter 2
基本術式

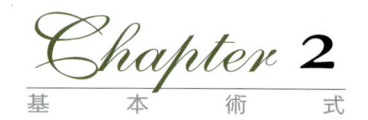

エイブ・エステティック・フェイス・ボウによる記録採取の術式

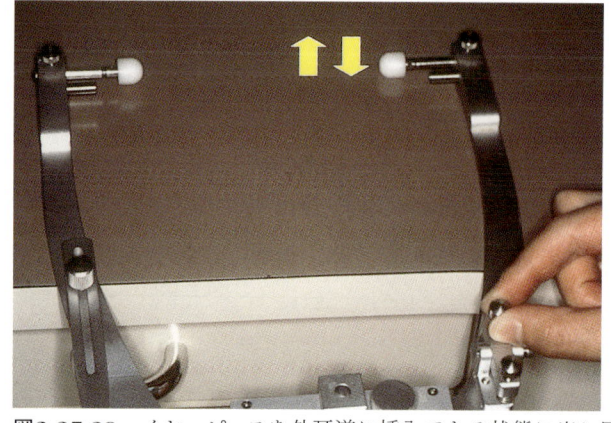

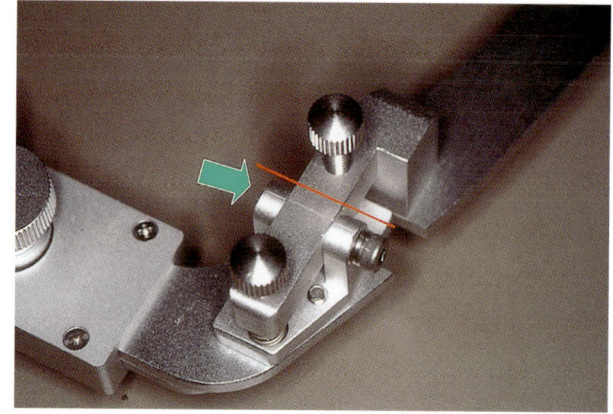

図2-27, 28 イヤーピースを外耳道に挿入できる状態に出し固定ネジを締めた状態のフェイス・ボウを真っ平らな机などの平板に乗せ，左右のイヤーピースが同高になるよう水平度調節機構を調節し，微調整する．重要なことはリファレンス・ポインターのネジ山を避け机上に乗せることである．この結果，本体左側にある水平度調節機構に刻印されている3本の線が一直線になる．

フォークが接続する水平ポールが固定的に接続してあり，バイトフォークの垂直的高さを固定するものである．サポーターA，Bは，クランプAの固定ネジがフリーになってもクランプAの垂直的高さを上下的に保持しキープするためのサポーターであり，以前1個だけで位置移動して使用していたが，現在ではA，Bの2個に改良されている．

水平ポールには，クランプBとサポーターCとが組み込まれており，クランプBにバイトフォークの柄を差し込み，固定ネジ番号1～3で連結固定する．

これらの固定ネジの役割を説明する．固定ネジ1はバイトフォークの左右側方的位置の固定に，固定ネジ2はバイトフォークの柄を直接把握し前後的位置の固定に，固定ネジ3はバイトフォークの矢状的傾斜位置の固定，ならびにクランプBとサポーターCとの連結固定を兼ねたものである．

したがって，クランプBの固定ネジ1をフリーにしても固定ネジ2，3さえ締めておけば，バイトフォークの水平的位置を保持しキープすることができる．

これらサポーターA，B，Cの機構により，咬合器付着時に模型の水平・垂直的位置をキープし，正中矢状面に一致させる微調整を有効に行うことができる．

また，垂直ポールの高さは，フェイス・ボウを咬合器に組み込んだ場合，咬合器上弓とフェイス・ボウ本体とが平行関係を呈する設計機構を持つが，模型付着操作の便宜性を考慮し，約2cm延長できる機構を持つ．

■ **エイブ・エステティック・フェイス・ボウによる記録採取の術式**

では，エステティック・フェイス・ボウを活用した正中矢状面の記録方法について解説する．

[①フェイス・ボウの準備操作]

フェイス・ボウの左右イヤーピースの高さを同高になるよう基本形（ゼロセット）に調節する．

① イヤーピースを外耳道に挿入できる状態に出し固定ネジを締めた状態のフェイス・ボウを真っ平らな机などの平板に乗せ，左右のイヤーピースが同高になるよう水平度調節機構を調節し，微調整する．重要なことはリファレンス・ポインターのネジ山を避け机上に乗せることである（**図2-27**）．

② この結果，本体左側にある水平度調節機構に刻印されている3本の線が一直線になる（**図2-28**）．

[②生体顔面における正中長軸線の計測と記録]

顔面額正中から錘のついた糸を下ろし，眉間，鼻柱，人中，上唇結節といった顔面上部の正中要素を通過し，顔面下部正中のオトガイ隆起頂に至る正中長軸線に一致させる．その部位に赤いフェルトペンなどで正確に正中長軸を点でマークする（**図2-29**）．

この操作には，一眼レフカメラにフォーカス

CHAPTER 2-2：正中矢状面の記録

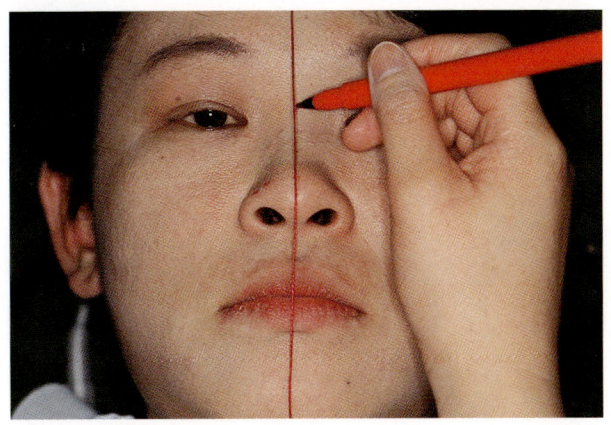

図2-29 顔面額正中から錘のついた糸を下ろし，眉間，鼻柱，人中，上唇結節といった顔面上部の正中要素を通過し，顔面下部正中の下唇結節，オトガイ頂に至る正中長軸線に一致させる．その部位に赤いフェルトペンなどで正確に正中長軸を点でマークする．

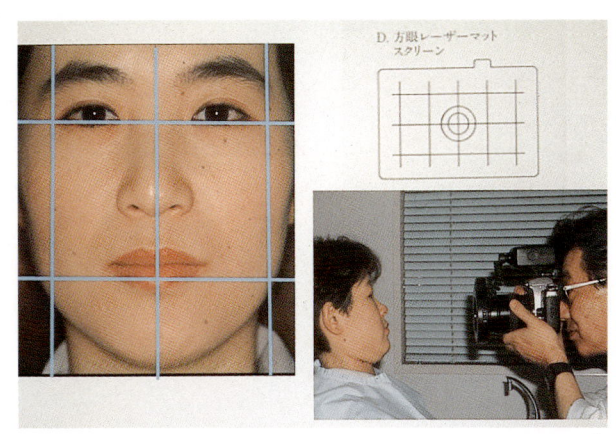

図2-30 一眼レフカメラにフォーカススクリーンとして方眼格子，あるいは目盛り入りレーザーマットを採用し，錘のついた糸と左右の両瞳孔線，眼角線，口角線などとの直交性も加味，照合，観察することが推奨される．

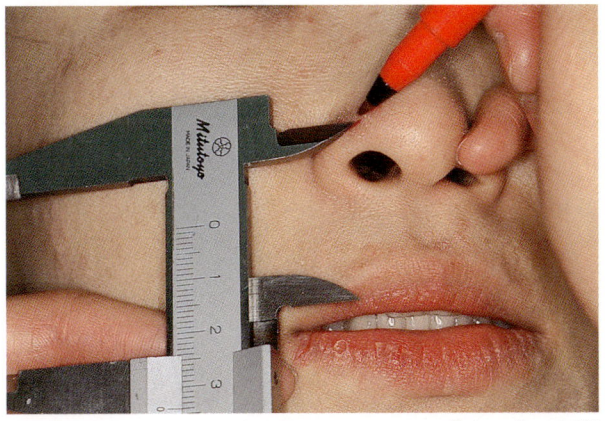

図2-31 フェイス・ボウのリファレンス・ポインターが指示する前方基準点を適切と思われる中切歯切縁，無歯顎であれば咬合堤唇面における咬合平面通過位置から上方34mmの位置にマークする．一般には，鼻翼下縁上方5mmでよい．

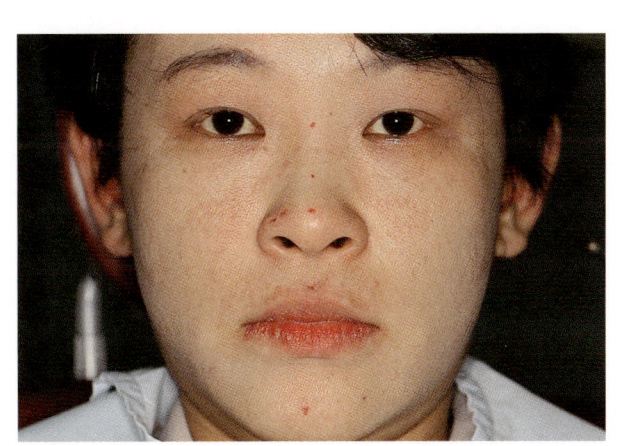

図2-32 基準点としての正中矢状軸，前方基準点が記録された顔面正貌．

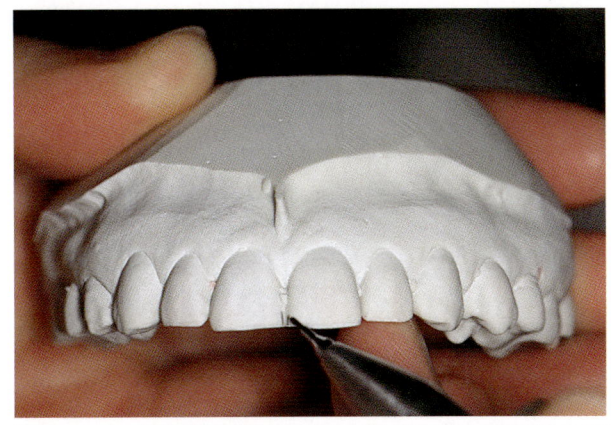

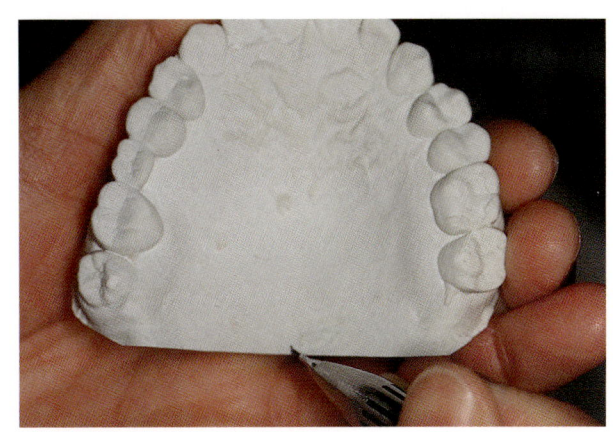

図2-33,34 研究模型前歯部前面，後面（口蓋小窩中点）に正中長軸線通過位置を正中として記録しておく．

クリーンとして方眼格子，あるいは目盛り入りレーザーマットを採用し，錘のついた糸と左右の両瞳孔線，眼角線，口角線などとの直交性も加味，照合，観察することが推奨される（図2-30）．これらの線は，決して水平とは限らないが，参考にした方が結果的によい．また，注意しなければならないことは，下顎位しだいで顔面下部における正中長軸線が顔面上部のそれと一致しているとは限らないので，適正な

SHILLA SYSTEM の概念とその臨床活用

Chapter 2
基本術式

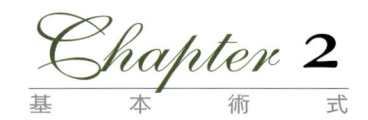

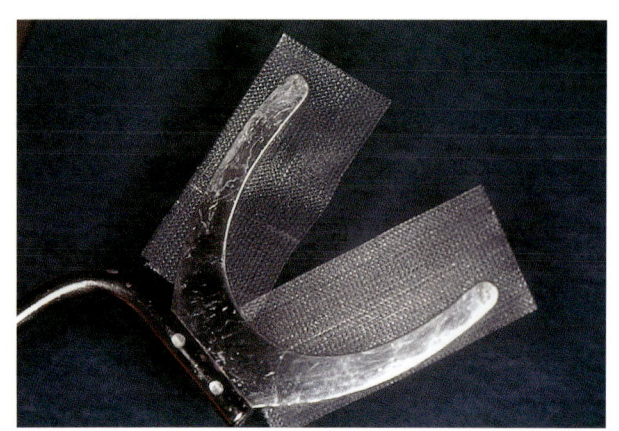

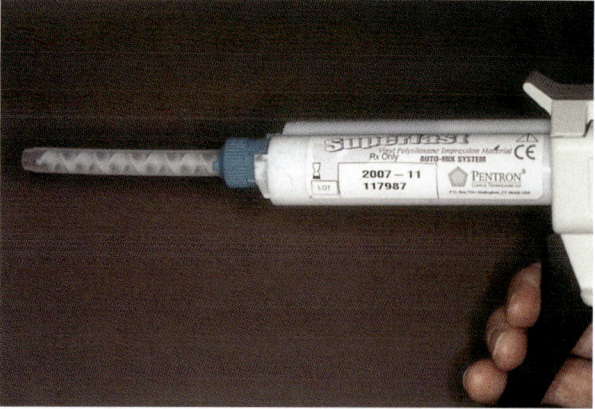

図2-35,36 バイトフォークは患者の右側に柄が位置する状態でセットしたいので底面にニチバンの絆創膏キープポア®(あるいは3Mのトランスポア)といったセロテープを張り付け，咬合面コアとなる印象材(Ex. ブルームースなど)の受け皿を準備する．

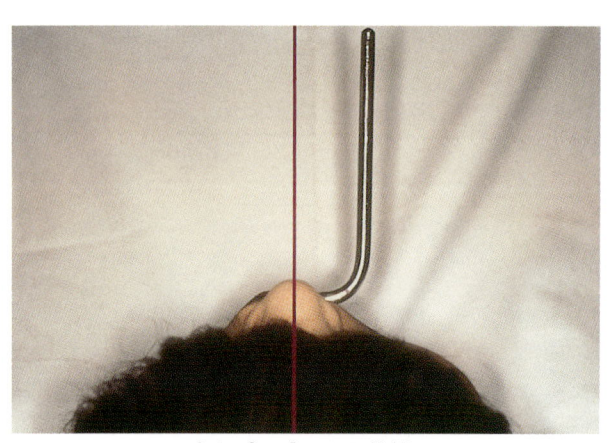

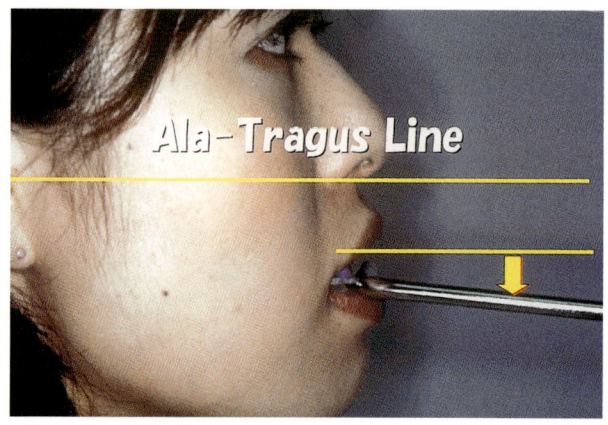

図2-37,38 キープポア®が盛られた状態のバイトフォークを患者の右側に柄が位置する状態で正中矢状面と平行に，かつ前面の正中ラインを生体正中に位置づけ，軽く咬合させ保持する．このとき，バイトフォークの柄が鼻聴道線に平行か，あるいは前方が低くなるよう傾斜した状態であることが望ましい．

る下顎位のもとで行うことが肝要である．このように下顎位変位がある症例では顔面下部の正中要素であるオトガイ隆起頂が正中からずれているので，正中長軸の計測は顔面上部のみで行うことが奨められる．

また，リファレンス・ポインターが指示する前方基準点を適切と思われる中切歯切縁，咬合堤といった前方における咬合平面通過位置から上方34mmの位置にマークする．一般には，鼻翼下縁上方5mmでよい(**図2-31,32**)．

この際，研究模型前歯部前面，後面(口蓋小窩中点)に正中長軸線通過位置を正中として記録しておく(**図2-33,34**)．

[③バイトフォークの位置づけ]

バイトフォークは患者の右側に柄が位置する状態でセットしたい．そのため，底面にサージカルテープ(絆創膏)，キープポア®(ニチバン)(あるいはトランスポア™[3M])といったセロテープを張り付け，咬合面コアとなる印象材(Ex. ブルームースなど)の受け皿を準備する(**図2-35,36**)．

ブルームースが盛られた状態のバイトフォークを患者の右側に柄が位置する状態で，正中矢状面と平行に，かつ前面の正中ラインを生体正中に位置づけ，軽く咬合させ保持する．このとき，バイトフォークの柄が鼻聴道線に平行か，あるいは前方が低くなるよう傾斜した状態であることが望ましい(**図2-37,38**)．

最近は，有歯顎，無歯顎を問わず，バイトフォークにパラフィンワックスの代わりにこの方法で上顎咬合面記録を採ることが多い(**図2-39**)．この技法は操作的にも精度的にも，また後片づけを考えても勧められる．

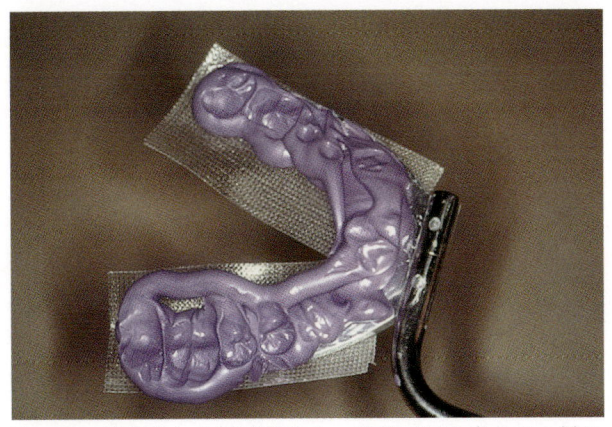

CHAPTER 2-2：正中矢状面の記録

図2-39 操作的にも精度的にも，後片づけを考えても勧められる技法であり，有歯顎，無歯顎を問わずパラフィンワックスの代わりにこの材料で上顎咬合面記録を採ることが多い．

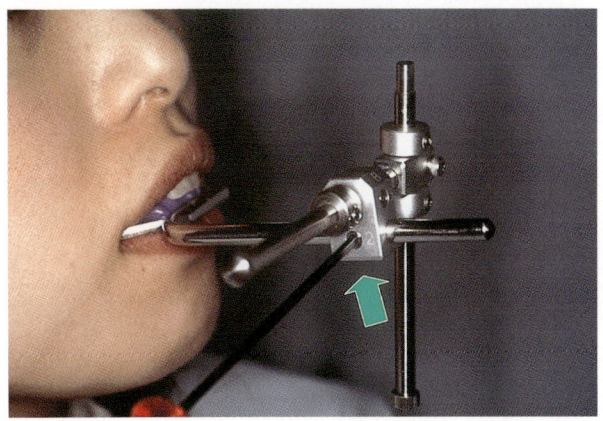

図2-40 患者口腔内に上顎咬合面記録されたバイトフォークを装着し，バイトフォーク固定ポールのみを準備し，バイトフォークの柄をバイトフォーク水平固定ポールのクランプBにバイトフォークの柄を差し込み，固定ネジ番号2のみで軽く連結固定する．

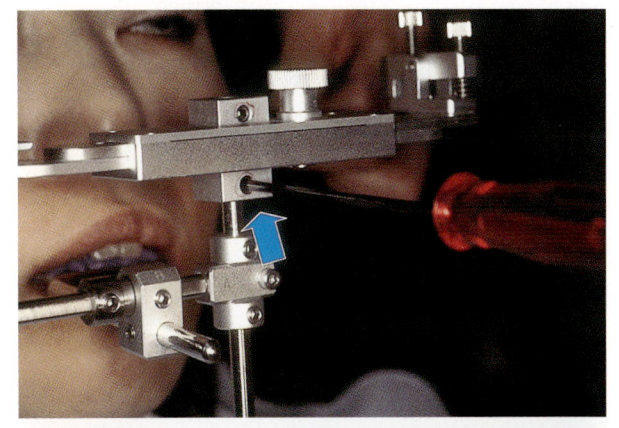

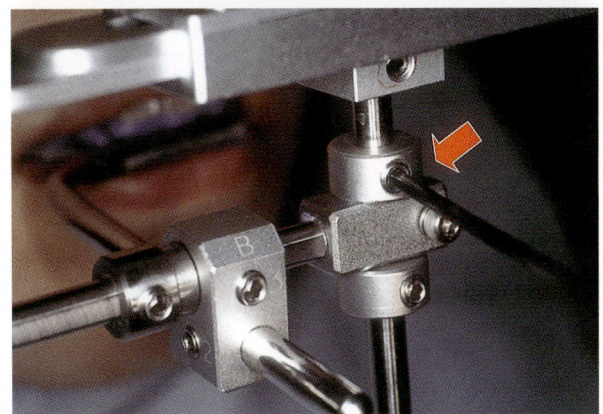

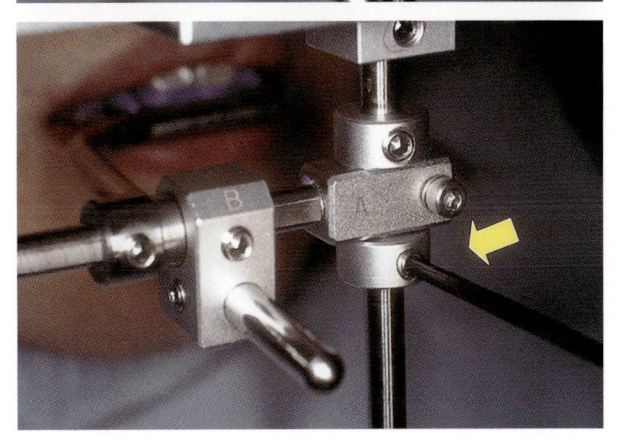

▶図2-41 バイトフォーク水平固定ポールのクランプBの固定ネジ番号2を緩め，垂直ポールをフェイス・ボウ本体の垂直ポール嵌入孔に正しく嵌入装着し，ネジ固定によりフェイス・ボウ本体とバイトフォーク固定ポールを一体化する．

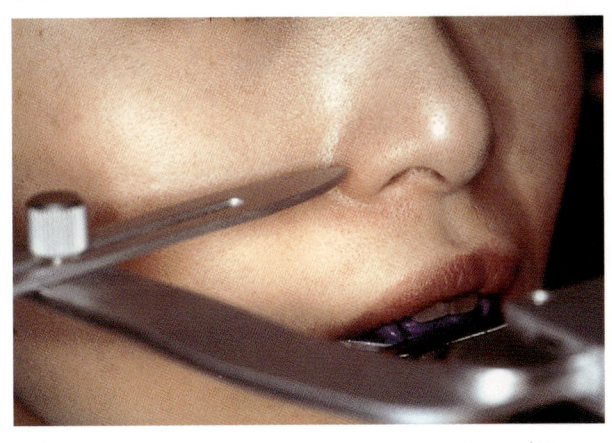

図2-42	図2-43
図2-44	

図2-42〜44 リファレンス・ポインターが前方基準点（前方における咬合平面通過位置から上方34mmの位置あるいは一般には，鼻翼下縁上方5mmでよい）を指すように高さの調節を行い，サポーターA，BでクランプAをサポートしサポーター固定ネジのみを締める．

SHILLA SYSTEMの概念とその臨床活用

Chapter 2
基 本 術 式

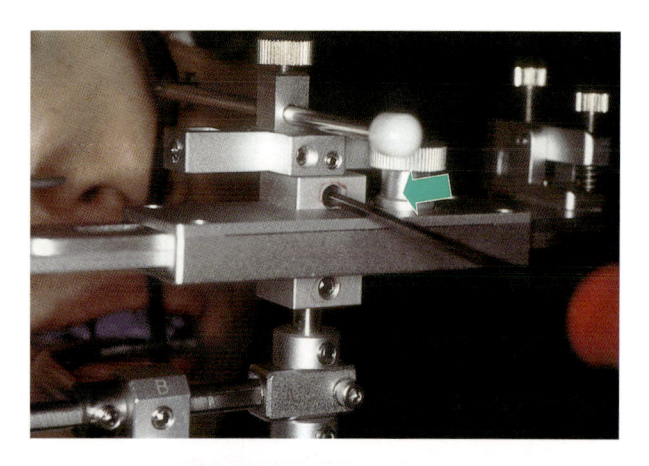

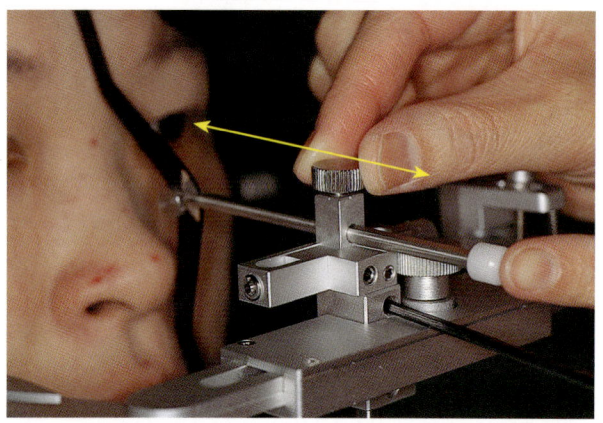

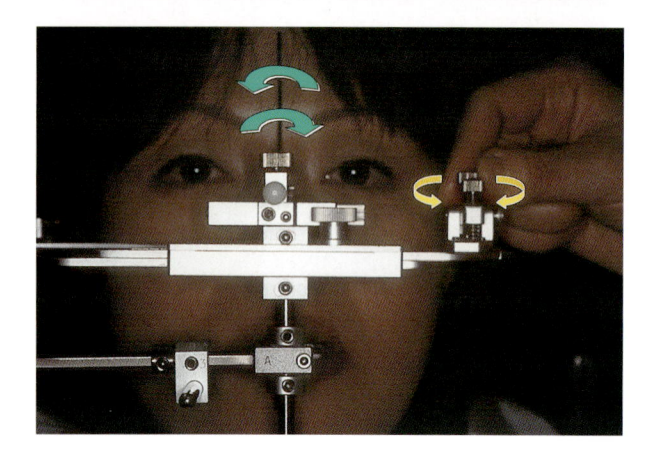

図2-45 正中長軸指示部の前後的位置調節桿の平坦部を上向きにし固定し，正中長軸指示部の正中長軸指示弓を患者顔面に衝突しない状態に接近させ，フェイス・ボウ本体スライド固定部上面に装着固定する．

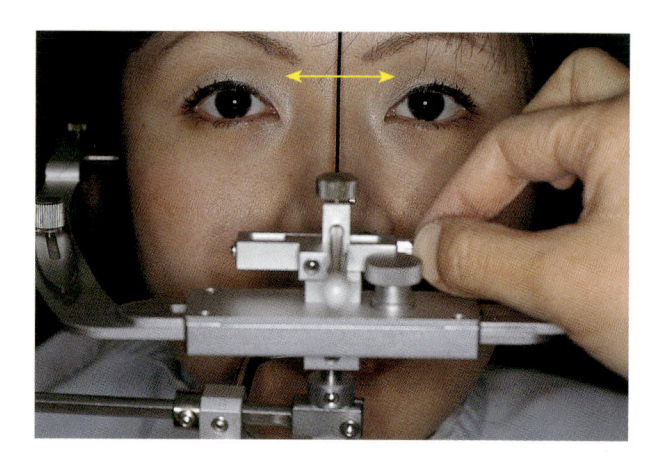

図2-46 図2-47
図2-48

図2-46〜48 正中長軸指示弓が記録した顔面正中長軸線に正確に合致するよう，前後的には前後位置調節機構で，左右的には正中位置調節機構で，垂直長軸的にはフェイス・ボウの水平調節機構でそれぞれ調節する．

[④フェイス・ボウの装着]

①バイトフォークとバイトフォーク固定ポールの連結．患者口腔内に上顎咬合面記録されたバイトフォークを装着し，バイトフォーク固定ポールのみを準備し，バイトフォークの柄をバイトフォーク水平固定ポールのクランプBにバイトフォークの柄を差し込み，固定ネジ番号2のみで軽く連結固定する（**図2-40**）．

この際，垂直ポールがフェイス・ボウ本体の垂直ポール嵌入孔に正しく装着できるように嵌入桿のカット面を前方向きにしておくこと，ならびにクランプAとサポーターA，Bの固定ネジもフェイスボウ本体と合体後に固定ネジを締められるように前面に向く状態でクランプAと離しておく．

また，クランプBとサポーターCの関係は，各々が離れない程度に固定ネジ番号3を緩めた状態にしておく．クランプA，Bの固定ネジ（クランプBでは固定ネジ1）は緩めた状態にしておく．

②フェイス・ボウ本体の装着．フェイス・ボウ本体のイヤーピースを患者外耳道に確実に挿入固定し，

50　　SHILLA SYSTEMの概念とその臨床活用

CHAPTER 2-2：正中矢状面の記録

|図2-49|
|図2-50|図2-51|

図2-49　正中長軸が完全に調節されたならば，サポーターA，Bの固定ネジを締める．
図2-50,51　クランプBの固定ネジ2，3だけをしっかりと締める．

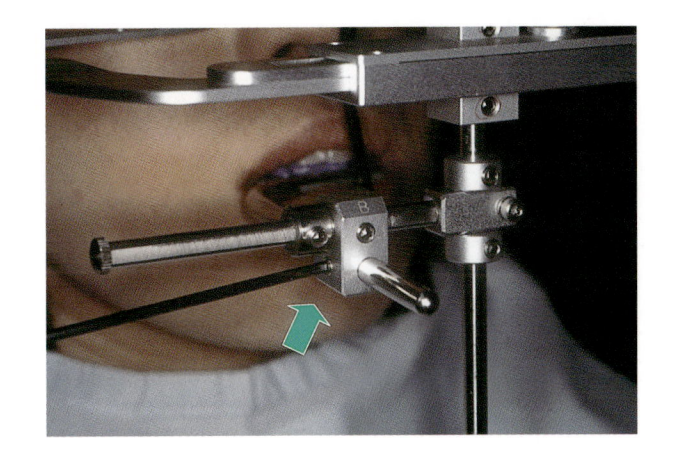

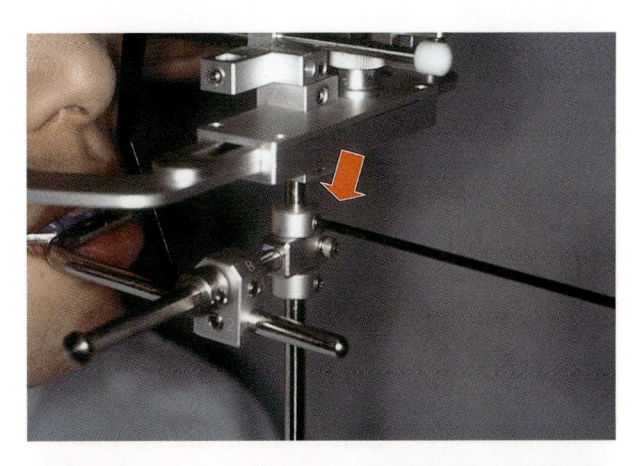

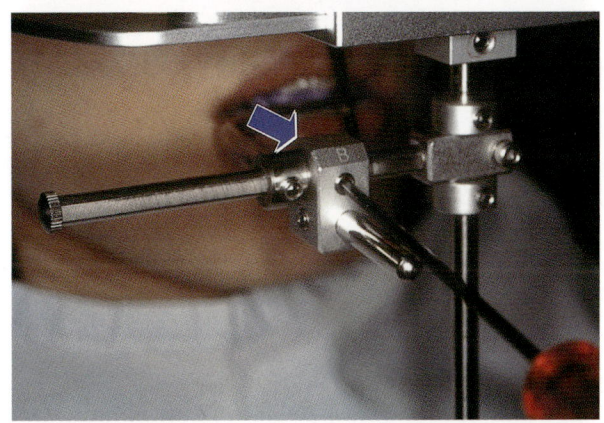

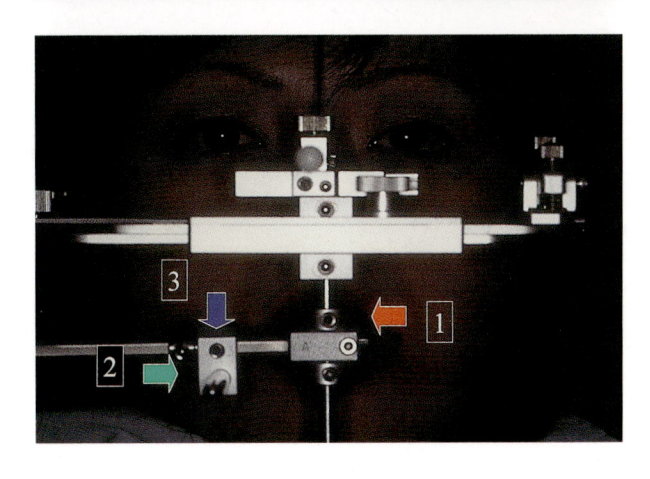

図2-52　図2-49〜51の操作をまとめた図．クランプBの固定ネジ1は締めなくてよい．

　　スライド固定部固定ネジはフリーな状態下でスライド固定部を左右側方にスライドさせ垂直ポール嵌入孔がおおよそ正中に位置する状態にする．
③フェイス・ボウ本体とバイトフォーク固定ポールの一体化．バイトフォーク水平固定ポールのクランプBの固定ネジ番号2を緩め，垂直ポールをフェイス・ボウ本体の垂直ポール嵌入孔に正しく嵌入装着し，ネジ固定によりフェイス・ボウ本体とバイトフォーク固定ポールを一体化する（図2-41）．

④リファレンス・ポインターの位置づけ．リファレンス・ポインターが前方基準点（前方における咬合平面通過位置から上方34mmの位置，あるいは一般には鼻翼下縁上方5mmでよい）を指すように高さの調節を行い，サポーターA，BでクランプAをサポートしサポーター固定ネジのみを締める（図2-42〜44）．
　　この段階では垂直ポールに接続するクランプA固定ネジは締めないでフリーにしておく．以上で，フェイス・ボウの後方は外耳道により，前方はサポー

SHILLA SYSTEMの概念とその臨床活用

51

Chapter 2
基 本 術 式

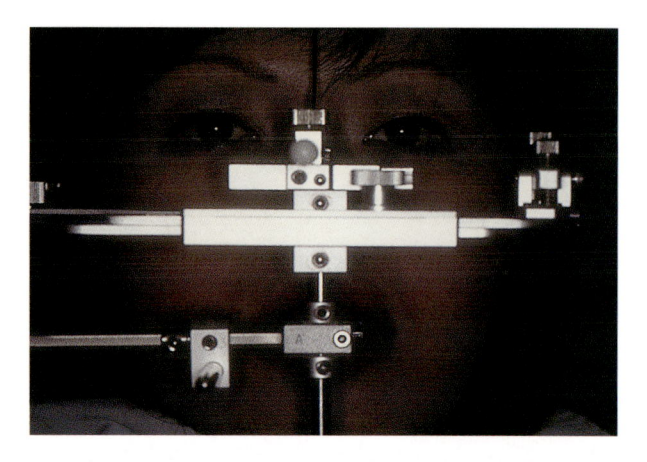

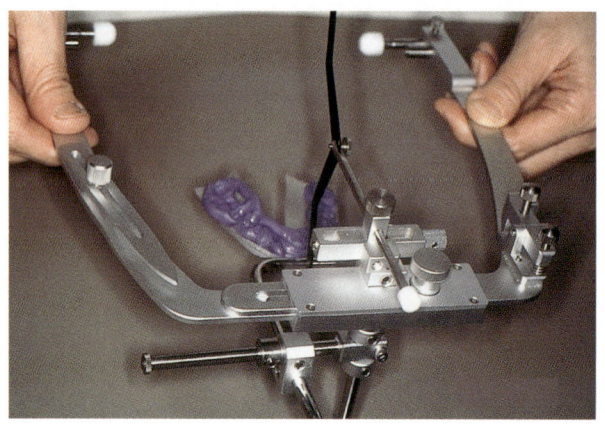

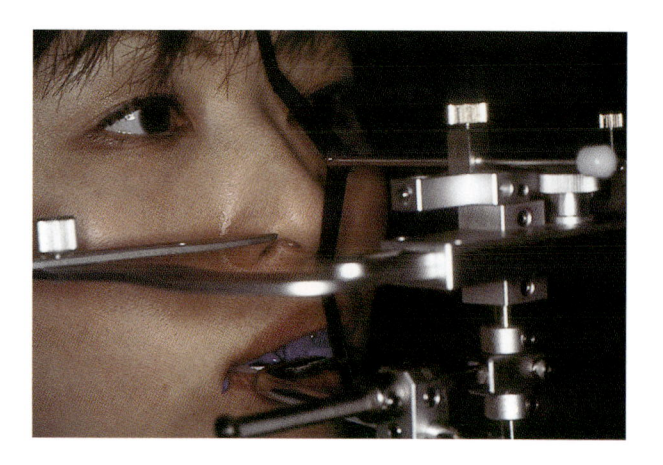

図2-53 図2-54
図2-55

図2-53,54　フェイス・ボウ・トランスファーの臨床操作を完了する.
図2-55　フェイス・ボウのスライド固定部の固定ネジを緩め，フェイス・ボウ本体を開き，外耳道からイヤーピースを外し，一体として口腔外に取り出す.

ターAにより支持された状態となる.

　また，水平ポールと接続するクランプBのすべての固定ネジもまだ締めない方が次の操作に有効である.

⑤垂直ポールが顔面正中におおよそ合うようスライド固定部を左右に移動し，スライド固定部のネジ（フェイス・ボウ拡縮固定ネジ）を締める.

[⑤顔面正中長軸のトランスファー]
①正中長軸指示部の前後的位置調節桿の平坦部を上向きにし固定する.
②正中長軸指示部の正中長軸指示弓を患者顔面に衝突しない状態に接近させ，フェイス・ボウ本体スライド固定部上面に装着固定する（図2-45）.
③正中長軸指示弓が記録した顔面正中長軸線に正確に合致するよう，前後的には前後位置調節機構（図2-46）で，左右的には正中位置調節機構（図2-47）で，垂直長軸的にはフェイス・ボウの水平調節機構でそれぞれ調節する（図2-48）.
④以上の結果，正中長軸が完全に調節されたならば，

サポーターA，Bの固定ネジ（図2-49），ならびにクランプBの固定ネジ2，3だけをしっかりと締める（図2-50,51）．クランプBの固定ネジ1は締めなくてよい．以上の操作をまとめたものが図2-52である.

⑤以上で，フェイス・ボウ・トランスファーの臨床操作を完了する（図2-53,54）．フェイス・ボウのスライド固定部の固定ネジを緩め，フェイス・ボウ本体を開き，外耳道からイヤーピースを外し，一体として口腔外に取り出す（図2-55）.

　クランプAの固定ネジ，クランプBの固定ネジ1は締めていないので，バイトフォークはホーバリングしている状態でグルグル水平に回転する．そのため，クランプAの固定ネジを軽く締め，咬合器付着操作まで机の上などに載せず，イヤーピースにゴム紐などを通し，ぶら下げて保存しておくことが薦められる.

　以上で，エステティック・フェイス・ボウによる顔面計測からの正中長軸線の確実な記録術式を解説した.

Chapter 2 基本術式

正中矢状面を基準にした上顎模型の咬合器付着

CHAPTER 2-3

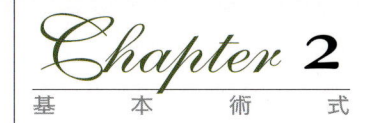

　正中矢状面を基準にした上顎模型の咬合器付着法には，①正中矢状面分析器具SHILLA Iにより分析記録した正中矢状面を基準にする方法と，②エステティック・フェイス・ボウにより顔面正面に直接記録された正中長軸線を基準にフェイス・ボウ・トランスファーする方法とがあげられる．

　SHILLA SYSTEMでは記録された正中矢状面を基準に，これら2方法により上顎模型の咬合器付着を行う．どちらの方法でも，準備工程としてエイブ咬合器下弓に咬合平面診断・設定器具SHILLA IIを付着して，前・後方に2本の正中指導羅針を設定し，SHILLA IIの正中矢状面と咬合器の正中矢状面を合致させることが肝要である（詳しくは**図3-27,28**参照）．

　ここでまず，エイブ98咬合器および咬合平面診断・設定器具SHILLA IIについて，目的，構造，使用方法をそれぞれ解説する．

器材解説
エイブ98咬合器

　咬合器（Articulator）は，生体における上下顎の空間的位置関係ならびに各種下顎運動を口腔外に模倣・再現するシミュレーターとして，診断，診療計画の立案，患者教育，そして歯冠・欠損補綴に対する合理的な咬合・咬交の確立を間接法で行う目的を持つ器具である．

　咬合器の採択において，ある種の補綴物や咬合理論を除き，一般には調節性咬合器を用いることが推奨されている．とくに咬合器の定義，使用目的をより高度にまっとうするとなれば，下顎運動の再現性に高い，調節・使用操作性に優れたものが要求される．

　調節性咬合器を使用する場合，その前提としてまず下顎運動を記録しなければならない．下顎運動記録法には，下顎運動の全経路を動的に記録するパントグラフ法，ステレオグラフ法のほか，部分的な下顎運動のみを偏心位で静止的に記録するチェック・バイト法が挙げられる．

　とくにチェック・バイト法は，術式的に簡単であり，有歯顎，無歯顎を問わず多くの症例に適応できるため，その普及率は高い．しかし，補綴物作製後，予後として口腔内では合理的な咬合・咬交関係を示さず，手間のかかる咬合調整の繰り返しが必要であったり，時にはその結果，治療目的とは逆に機能障害を惹起，残遺することも少なくない．

　この要因をさかのぼって検討してみると，臨床・技工上の技術的問題もさることながら，下顎運動誘導要素に対する考え方，咬合器の選択，使用法といったことが原因となり，期待した成果が得られないことが多いことが指摘される．

　エイブ咬合器はこの点で，口腔内での咬合調整を必要としない合理的補綴物作製を意図し，機能運動路の再現，咀嚼器官の左右対称性を重視し，正中線，咬合平面の診断・付与が容易に行えるよう実践的なことを考慮して，設計・作製された咬合器であり，初期のものは約22年前の1984年に開発され，その後，1990年に改良され，現在では，模型・器具着脱操作が容易にワンタッチで可能となったエイブ98咬合器へと進化している（**図3-1**）．

■エイブ98咬合器の設計意図と特徴

　エイブ98咬合器は，一般的な解剖学的半調節性咬合器以上に下顎の限界運動のみならず咀嚼機能時の運動路を忠実に再現できる一方，咬合器上で咬合平面ならびに歯列弓の診断・付与が容易にでき，かつ合理的な補綴物作製を意図した咬合器である．

　咬合器の顆路指導機構の調節は，患者生体の上下歯列咬合面同士が咬合滑走した際に得られる側方・前方のチェック・バイト記録により行う．したがって，患者生体が示す機能的運動路（Functional Generated Path）が咬合器上に同一のものとして再現できる．

Chapter 2 基本術式

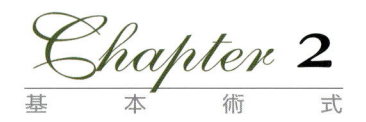

器材解説 エイブ98咬合器

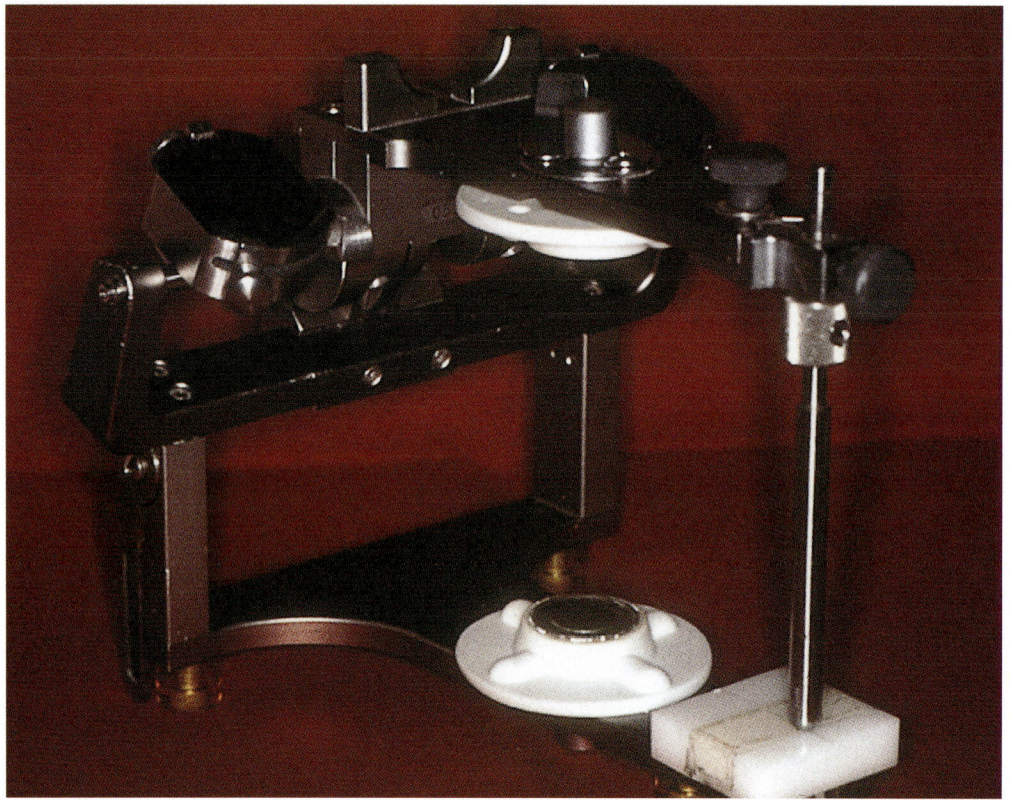

図3-1 咬合診断・構築のための道具として進化を遂げた all in one なエイブ98咬合器.

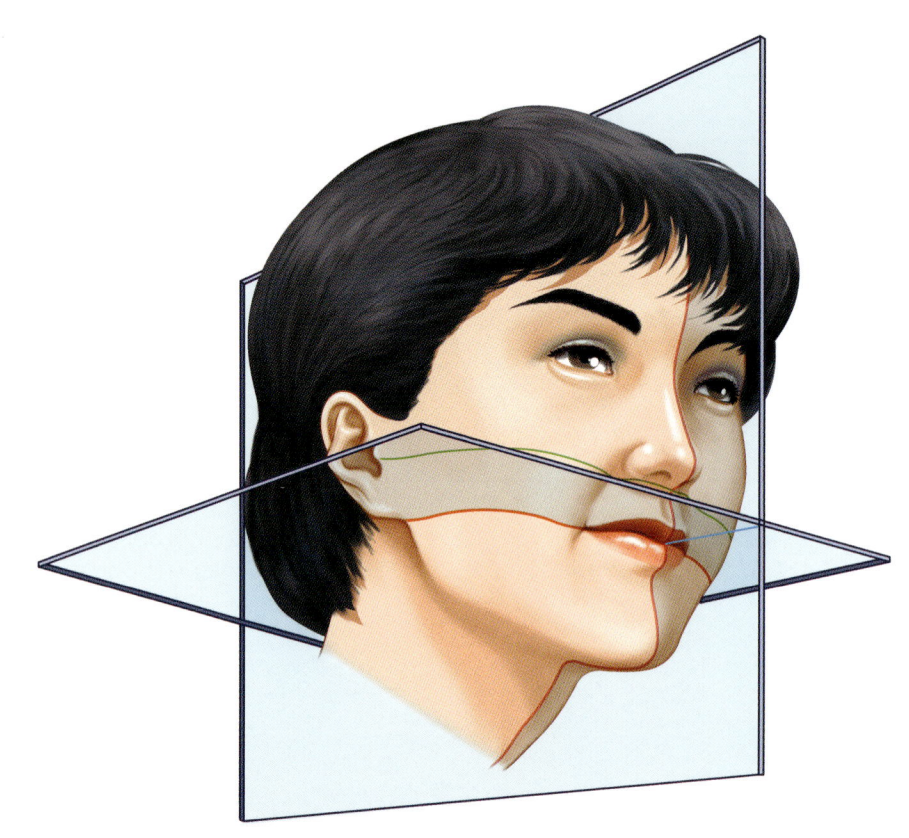

図3-2 エイブ98咬合器への模型付着は，生体（顎機構）と咬合器に共通の座標である垂直・矢状座標（正中矢状面），水平・側方座標（咬合平面）と垂直・前額座標（切歯点）の三座標を基準に，生体と咬合器上の模型の空間位置を一致させる方法をとる．

CHAPTER 2-3：正中矢状面を基準にした上顎模型の咬合器付着

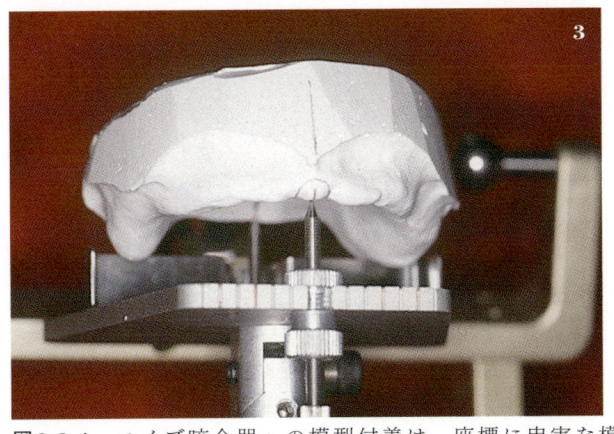

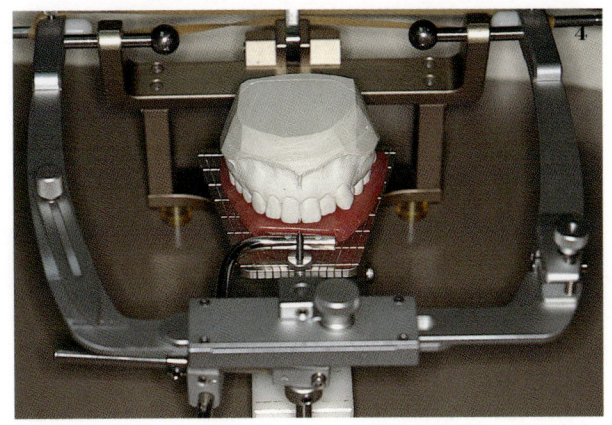

図3-3,4　エイブ咬合器への模型付着は，座標に忠実な模型付着を目的として，咬合器下弓に咬合平面診断・設定器具SHILLAⅡを付着し，正中指導羅針をガイドとして模型正中矢状面を合致させる方法を講じる．
3：SHILLAⅠを活用した模型分析による正中矢状面を活用した咬合器付着．
4：エステティック・フェイス・ボウによる顔貌観察からの正中矢状面の咬合器へのトランスファー．

　このような条件下で作製された補綴物は，口腔内で優れた咬合・咬交関係を示し，咬合調整の必要がなく，結果的に常に生体との調和が保証される．
　もちろん，術前における咬合状態が障害を持つ病的なものであったり，それに起因した顎関節障害など問題をはらむ症例の場合には，当然，咬合関係に是正を行い，顎関節の治療処置を優先しなければならないことは言うまでもない．
　咬合器への模型付着は，生体（顎機構）と咬合器に共通の座標である垂直・矢状座標（正中矢状面），水平・側方座標（咬合平面）と垂直・前額座標（切歯点）の三座標を基準に，生体と咬合器上の模型の空間位置を一致させる方法を採る（図3-2）．この操作には，エイブ咬合器下弓に，後述する咬合平面診断・設定器具SHILLAⅡを付着し，SHILLAⅡが備える正中指導羅針をガイドとして，それに先述した2方法により記録された正中矢状面を合致させ上顎模型の咬合器付着を行う．結果的に，座標に忠実な模型付着が可能となる（図3-3,4）．
　ここで強調したいことは，模型付着が迅速，簡単，確実であるだけでなく，周知のように，一般的THAを基準としたフェイス・ボウでトランスファーした場合に頻繁に遭遇する咬合平面，正中の位置的ズレがなく，臨床における咬合平面の評価・診断ならびに技工面での設置が極めて簡単に有利にでき，ひいては容易に合理的な補綴物作製が可能となることである．

[機能運動路の再現]
　まず，咬合器本来の作製・使用目的を原点に戻って考える必要がある．それは，間接法により口腔内で咬合調整の極力不要な，合理的な咬合・咬交を示す補綴物の調製にある．日常の臨床でもっとも頻繁に咬合器が必要なものは，習慣性咬合に起因する1歯～数歯の歯冠・欠損補綴処置が挙げられる．
　このような条件下での補綴物が，口腔内で咬合調整の必要なく優れた咬合・咬交関係を示し，生体との調和が保証されるとなれば，この際，平均値咬合器や顎関節のみからの下顎運動記録を調節性咬合器にインプットした条件下で作製しても意味がない．必要なものは習慣性咬合路であり，フリー・ハンドでそのファセットに従った下顎運動に沿った咬合面付与を行うか，習慣性咬合路を再現できる咬合器に負う以外ない．
　術前において，いわゆる自分の歯を使用していた時代に障害がなかったとすれば，この条件の下で患者固有の咬合様式に障害なく順応できるよう作製した補綴物は，関節機能に障害を与えることはないことになる．また，総義歯あるいは有歯顎のフルマウス・リコンストラクションを行う場合にしても，最終補綴物作製に備え，プロビジョナル・レストレーションに対し常に健全な咬合関係を目的とした評価

Chapter 2
基 本 術 式

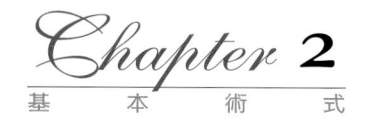

と修正が要求される．その結果漕ぎ着けた咬合・咬交関係位を咬合器にインプットし補綴物作製を行うことが肝要となる．

　すなわち，その症例の咬合関係，顎関節の状態が病的でないとなれば，習慣性の機能運動路を重視して主と考え，顎関節の働きを従であるという考えの下で，咬合器においても歯列そのものにより口腔内と同じ咬合・咬交関係が饗導できれば問題はなく，偏心位で咬合路終点のチェック・バイト記録により調節できる咬合器が必要となる．

　そのため，エイブ98咬合器では，0°～60°まで調節できる矢状顆路指導機構のほか，とくに非作業側側方顆路（ベネット角）指導機構は90°まで，作業側側方顆路（ベネット運動）指導機構は内方20°，後方30°といった可変機構を設計した．

　したがってエイブ98咬合器は，一般的咬合器と同様な顆路調節も可能であるほか，患者生体が示す機能的運動路（Functional Generated Path）が咬合器上に同一のものとして再現でき，如何なる症例にも対応できる準全調節性咬合器といえる．

[左右対称的機構・機能を備えた咀嚼器の診断・構築を意図した咬合器]

　咀嚼器官における上下顎の歯列，顎骨，周囲筋，下顎運動などは，左右対称性であることが機能面のみならず顎位保持，審美性の上で理想的と考える．

　また，全身的不健康の要因となる姿勢を左右する顔面頭蓋の重心に関する認識からも，歯列のみならず下顎位も左右対称であれば，それに関与する周囲筋の機能も向上し，上下顎は理想的な位置関係を保持しやすくなる．結果的に，優れた顎関節機構，運動機能といった理想的な咀嚼器官の機能に有効に関与するものと考えられる．

　したがって，下顎位が非対称であれば，非生理的であり非機能的と考えられ，その改善を図る治療計画の策定が重要となる．特に，フルマウス・リコンストラクションや無歯顎症例においては，機能の左右対称性を実現する努力をする必要がある．

　咀嚼時およびすべての咬合接触に際して，自然に無意識に中心位がとれることが重要である．この現象が効果的に行われるためには，機能的な優れた支持機能を持つ歯列による咬合接触と，その咬合面には中心位に導く左右対称的に機能する滑走路が重要となる．

　このように，左右対称的に機能する咀嚼器像を背景とし，診断，補綴物作製を咬合器上で行うためには，正中矢状面，咬合平面を重視した模型付着法が合理的であるという結論に達する．

　ここで問題提起として，顎関節部と模型歯列との位置的関係は解剖学的に一致させるべきではないかといった一般的教育で取り挙げている方法，いわゆる生体の蝶番軸（垂直・前頭座標である関節平面）を咬合器の蝶番軸に一致させる蝶番軸点を基準に採るフェイス・ボウ・トランスファーの必要性が一般に生じる．

　しかし，この問題に対する答えは先章で詳述したのでここでは割愛する．要は，模型付着法が顎関節部と模型歯列との位置的関係を解剖学的に一致させなくとも，いわゆる生体の蝶番軸点を咬合器の蝶番軸点に一致させるいわゆるフェイス・ボウ・トランスファーを行わなくとも，顆路指導機構がチェック・バイトにより記録された運動方向に関する情報を受け入れ，再現できれば，結果として咬合器上の上下顎模型は，口腔内の上下顎歯列と同じ運動経路をとることになり，補綴物の咬頭，切縁，窩は合理的な形態で作製できることになる．

　また，咬合平面の診断，補綴物作製といった臨床・技工における操作上のメリットを考慮した場合，咬合器の模型付着は，垂直・前頭座標である関節平面いわゆる顆頭蝶番軸点を基準とするフェイス・ボウ・トランスファーによるよりも，垂直・矢状座標（正中矢状面）を基準とする付着方法を行うほうが，結果的にそれと直交するものは水平・側方座標であり，咬合平面も自ずから左右同高性を示すことになるため，多面において有利と考える．

　以上のことを最優先して，上顎模型の咬合器付着はSHILLA Iによる分析，あるいはエスティック・フェイス・ボウにより記録された正中矢状面を後述する咬合平面診断・設定器具SHILLA IIを基準に，咬合器の正中矢状面に合致させる方法を講じる方法をとる．

　結果的に，後述するSHILLA IIおよびSHILLA III

CHAPTER 2-3：正中矢状面を基準にした上顎模型の咬合器付着

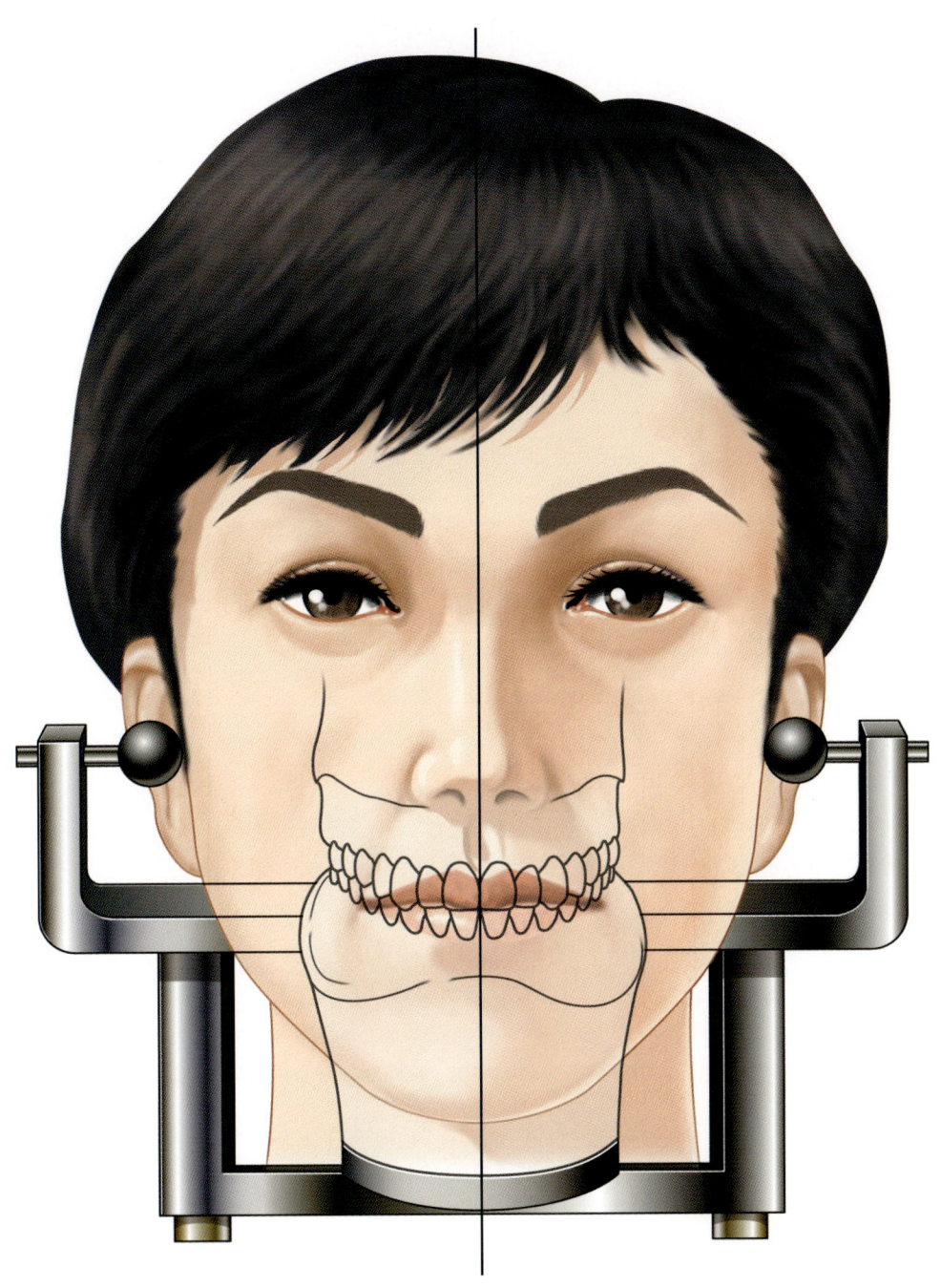

図3-5
図3-6　図3-7

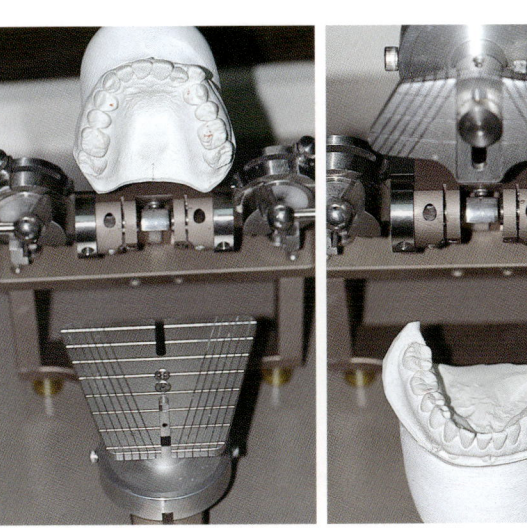

図3-5～7　生体の正中矢状面を咬合器にトランスファーし，SHILLA II および SHILLA III がガイドとなり，歯列の前後・左右的左右対称性，咬合平面の左右同高性，同矢状傾斜を診断，構築することが容易に可能となる．

SHILLA SYSTEM の概念とその臨床活用

Chapter 2
基本術式

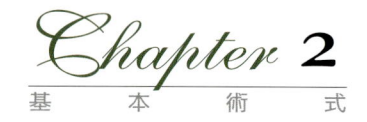

表3-1 エイブ98咬合器の構造

調節性	準全調節性
顆頭間距離	110mm
上下顎フレーム間距離	108mm
矢状顆路指導と傾斜度	直線0°〜60°
ベネット・ムーブメント	外側方，前外側方20°，後外側方30°
イミディエイト・サイドシフト	無
プログレッシブ・サイドシフト（ベネット角）	0°〜90°
切歯路	レジンによる各個調製 （オプションとして，メカニカル切歯指導板）
切歯指導釘	直（オプションとして彎曲）
ターミナル・ヒンジ・アキシス・トランスファー	可能
セントリック・ラッチ	有
後方斜倒支持桿（インクライン・サポーター）	有

がガイドとなり，歯列の前後・左右的左右対称性，咬合平面の左右同高性を診断，構築することが容易に可能となる（図3-5〜7）．

■エイブ98咬合器の構造と顆路指導機構

[エイブ98咬合器の構造]

エイブ咬合器は，機構的には上弓下弓間の高さが108mmのアルコン・タイプのボックス型の準全調節性咬合器である（表3-1）．

咬合器下弓には，顆頭間距離110mmの位置に固定性の顆頭球が設置されている．これは，生体のBonwill三角の辺の長さの平均値約4インチ（9.2〜10.8cm）であることによる．顆頭球の高さは，咬合平面を下弓から54cm（上弓下弓間の中央）の高さで，咬合平面が上弓下弓に平行に水平的に設定したとして，Bonwill三角平均値（一辺が約10cm）で設置した場合，生体のバルクウィル角の平均値が17°〜22°なので20°になるよう配慮してあるが，この数値はSHILLAⅡ，SHILLAⅢの盤の矢状傾斜によりを変更することできる（図3-8）．

咬合器上弓には，下弓顆頭球に対応するボックス型コンディラー・ハウジングをそなえる．コンディラー・ハウジングは，非作業側の矢状顆路傾斜度を0°〜60°まで調節可能な上壁（図3-9）と，非作業側，作業側の側方顆路傾斜度を調節する内壁，後壁を設備する．

内壁は，非作業側顆頭の側方顆路角（ベネット角）調節機構として，特に咀嚼機能時の下顎運動路を忠実に再現できるよう，エイブ咬合器咬合器の特徴として0°〜90°までの調節機構をそなえる（図3-10,11）．

同様に後壁にも，作業側顆頭の側方顆路調節機構として側方的なベネット・ムーブメントにも対応できるよう，後方30°から内方20°までの可変機構を設計してある（図3-12,13）．作業側の矢状顆路調節機構はそなえていない．

以上の構造的特長のほか，片手でワンタッチで開閉が可能な強力なセントリック・ラッチ（図3-14），咬合器底面には咬合器の安定性を考慮し，ゴム・リングによる滑り止めをそなえるほか，マウントの際，逆にしても安定するよう工夫がなされている（図3-15）．

また，他の咬合器にはない特長として，咬合器を矢状的に後上方に傾倒した場合に安定するよう後方斜倒支持桿（インクライン・サポーター）を備える．この工夫により，有床義歯の人工歯排列やクラウン・ブリッジのワックス・アップなどの技工操作，状況観察，写真撮影などを極めて有効に行うことができる（図3-16）．

[顆路指導機構の調節法]

非作業側矢状顆路の調節は，コンディラー・ハウジング上壁を上下的に回転し，顆頭球上面と接触し

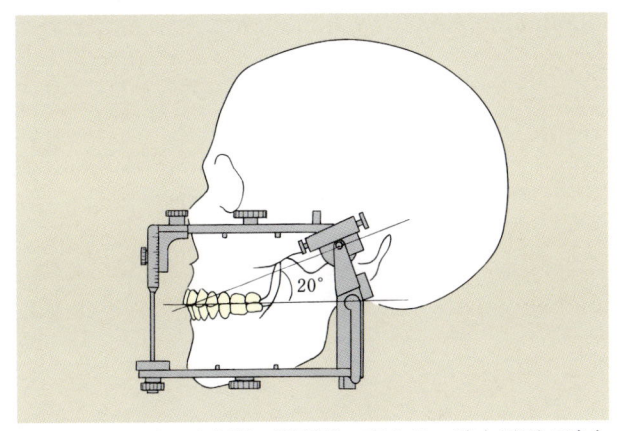

CHAPTER 2-3：正中矢状面を基準にした上顎模型の咬合器付着

図3-8　エイブ98咬合器の顆頭球の高さは，咬合平面が咬合器上下弓中央の高さを通過する平均的 Bonwill 三角の下で，バルクウィル角が約20°になるような設計機構を持つ．この数値は SHILLA II，SHILLA III の盤の矢状傾斜により変更することができる．

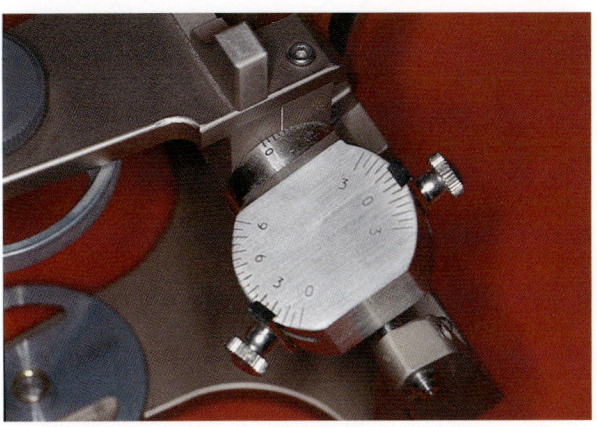

図3-9　咬合器上弓には，下弓顆頭球に対応するボックス型コンディラー・ハウジングをそなえる．コンディラー・ハウジングは，非作業側の矢状顆路傾斜度を0°～60°まで調節可能な上壁を設備する．

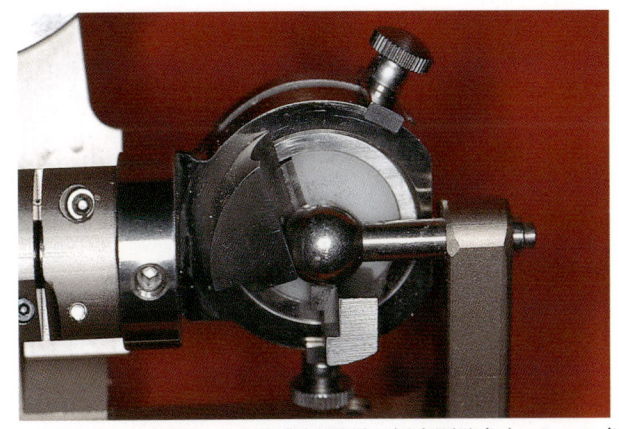

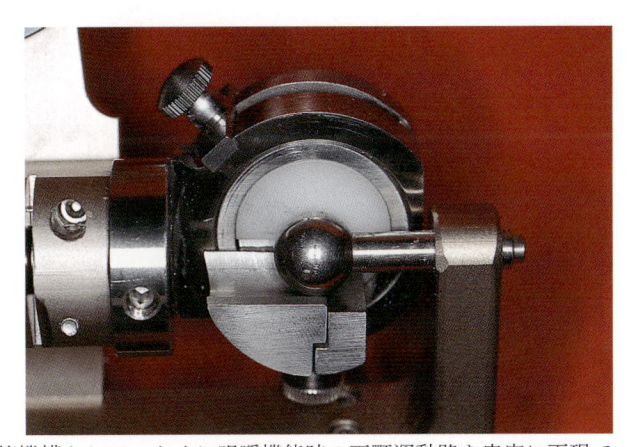

図3-10,11　内壁は，非作業側顆頭の側方顆路角（ベネット角）調節機構として，とくに咀嚼機能時の下顎運動路を忠実に再現できるよう，0°～90°までの調節機構をそなえる．

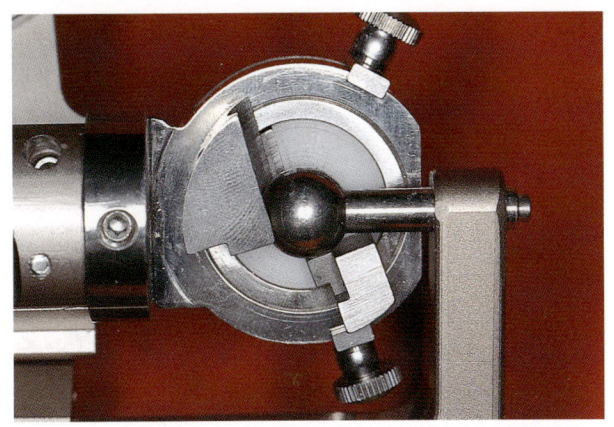

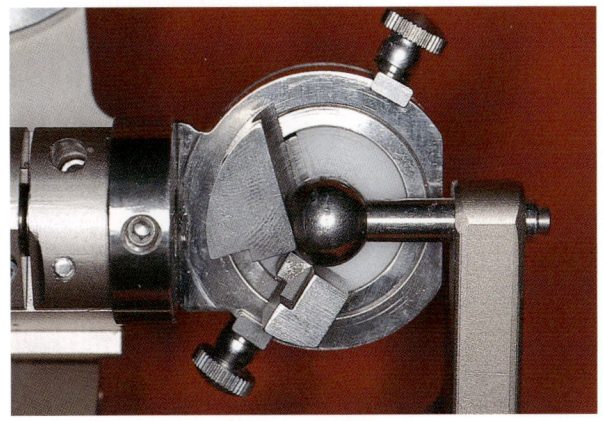

図3-12,13　後壁には，作業側顆頭の側方顆路調節機構として側方的なベネット・ムーブメントにも対応できるよう，後外側方30°から内外側方20°までの可変機構を設計してある．手によるワンタッチ開閉が可能である強力な機構を設備している．

たところを矢状顆路傾斜度とする（図3-17）．

非作業側側方顆路の調節は，コンディラー・ハウジング内壁を水平的に回転し，顆頭球内面と接触したところを側方顆路傾斜角とする（図3-18）．

作業側側方顆路の調節は，コンディラー・ハウジング後壁を水平的に回転し，顆頭球後外面と接触したところを側方顆路傾斜角とする（図3-19）．

Chapter 2
基 本 術 式

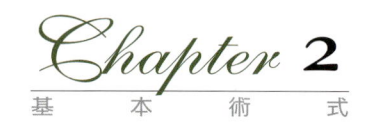

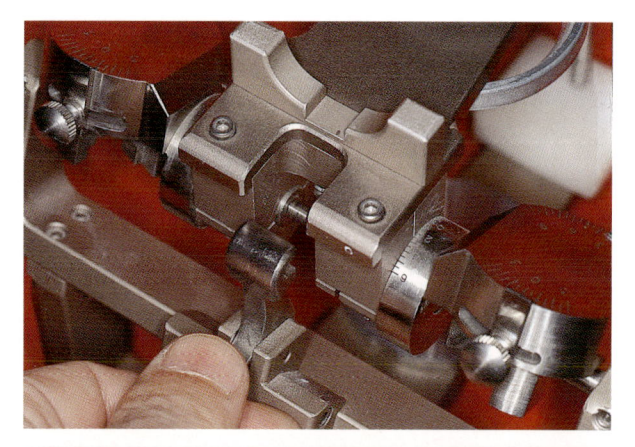

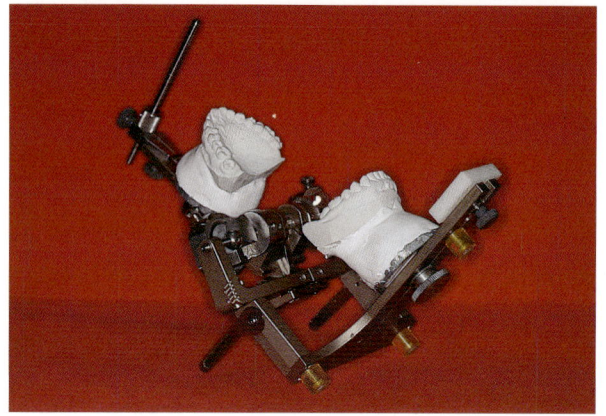

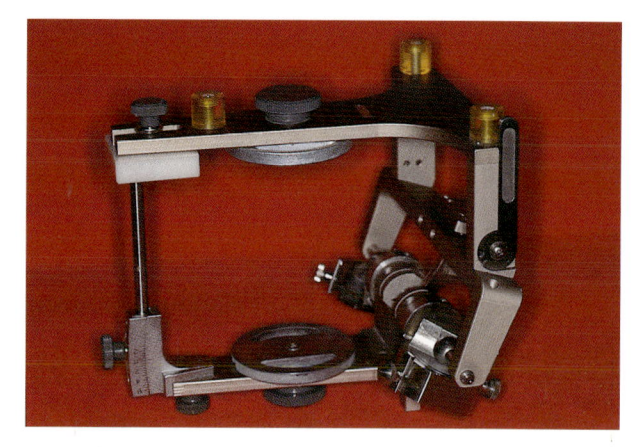

図3-14 エイブ98咬合器のセントリック・ラッチは，片手によるワンタッチ開閉が可能である強力な機構を設備している．

図3-15 咬合器底面には咬合器の安定性を考慮し，ゴムリングによる滑り止めをそなえるほか，マウントの際，逆にしても安定するよう工夫がなされている．

図3-16 咬合器を矢状的に後上方に傾倒した場合に安定するよう後方斜倒支持桿（インクライン・サポーター）をそなえ，技工操作，状況観察，写真撮影などを極めて有効に行うことができる．

[切歯指導路（アンテリア・ガイダンス）の調製]

　本咬合器における切歯指導路は，インサイザル・テーブル上にアクリリック・レジンを用いて各個調製法で作製するのが一般ではあるが，矢状・側方的に左右対称的なアンテリア・ガイドをそなえた咀嚼器構築を目指し，オプションでメカニカル切歯指導板も存在する（**図3-20**）．

[マウンティング・プレート着脱機構]

　SHILLA SYSTEMにおいては，確実な正中線の確保，左右同高・同矢状傾斜の咬合平面，左右対称の歯列を基本・立脚した咬合診断・構築操作を行うため，研究模型や作業模型のみならず，咬合平面診断・設定器具 SHILLA II や SHILLA III を頻繁に着脱することが多い．

　そのため，エイブ98咬合器では従来のサム・スクリュー（模型付着板固定ネジ）によるマウンティング・プレート着脱機構を廃止し，研究模型や作業模型，SHILLA II，SHILLA III を瞬時に着脱できる機構に改良が施されている．しかし，マウンティング・プレートは従来のものと同じなので，旧型のエイブ咬合器やリプレースメント・ジグ使用に際しても支障はない．

　機構的詳細は，

① マウンティング・プレートのネジ部にスプリングを挟んだスクリュー桿を設置した．スクリュー桿には，後述の爪形の薄い金属プレートにより把握される溝が存在する．

② 咬合器本体側のマウンティング・プレートのサム・スクリューは除去・廃止され，当該部にマウンティング・プレートのスクリュー桿が入る嵌入孔が掘られている．

③ 咬合器上・下弓の上面，下面にスクリュー桿の溝を嵌入・把握する弓形の薄い金属プレートを設置してある．この金属プレートは，スクリュー桿の溝を把握，解除操作が簡単に行えるように回転軸で水平的に回る機構をもつ（**図3-21,22**）．

CHAPTER 2-3：正中矢状面を基準にした上顎模型の咬合器付着

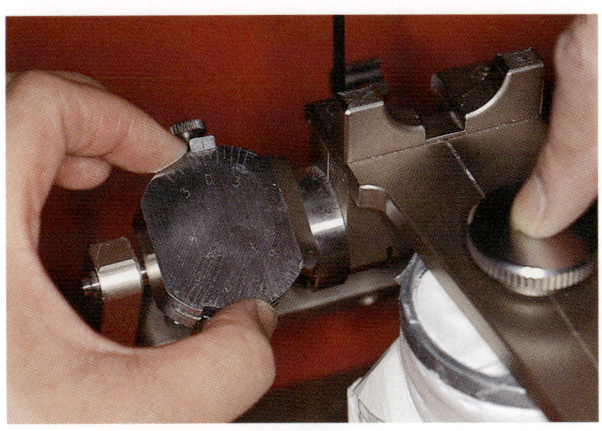

図3-17　非作業側矢状顆路の調節は，コンディラー・ハウジング上壁を上下的に回転し，顆頭球上面と接触したところを矢状顆路傾斜度とする．

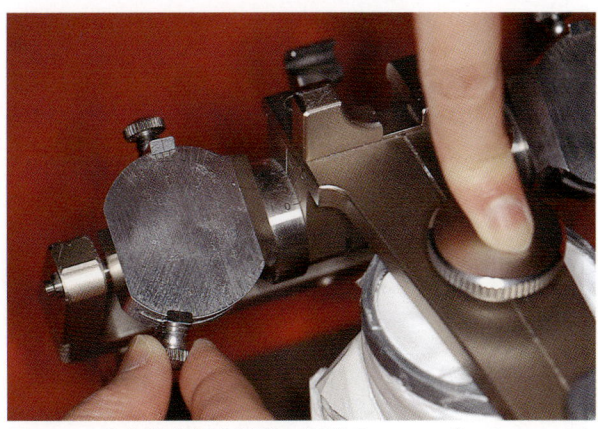

図3-18　非作業側側方顆路の調節は，コンディラー・ハウジング内壁を回転し，顆頭球内面と接触したところを側方顆路傾斜角とする．

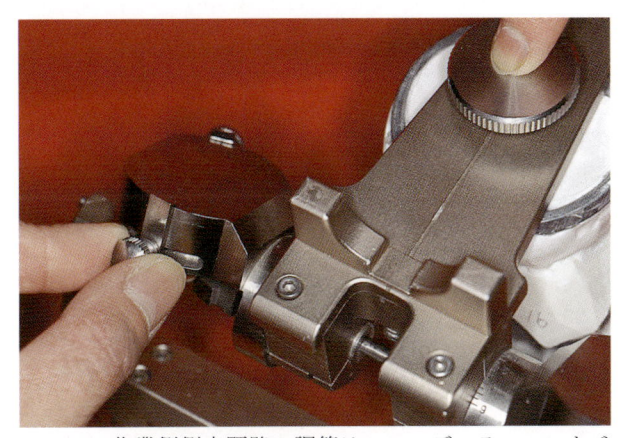

図3-19　作業側側方顆路の調節は，コンディラー・ハウジング後壁を回転し，顆頭球後外面と接触したところを側方顆路傾斜角とする．

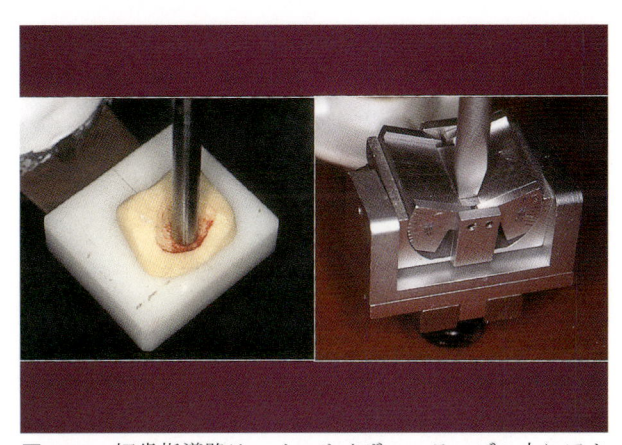

図3-20　切歯指導路は，インサイザル・テーブル上にアクリリック・レジンを用いて各個調製法で作製する．また，オプションでメカニカル切歯指導板もそなえる．

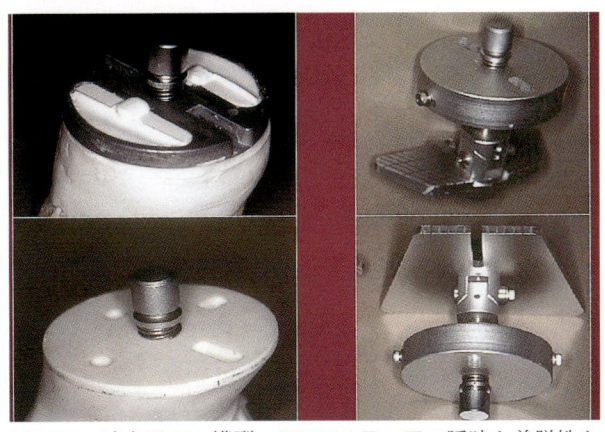

図3-21　咬合器から模型，SHILLA II，IIIの瞬時な着脱性を考慮し，サム・スクリューによる着脱機構を廃止し，スプリングを挟んだスクリュー桿を設置した．

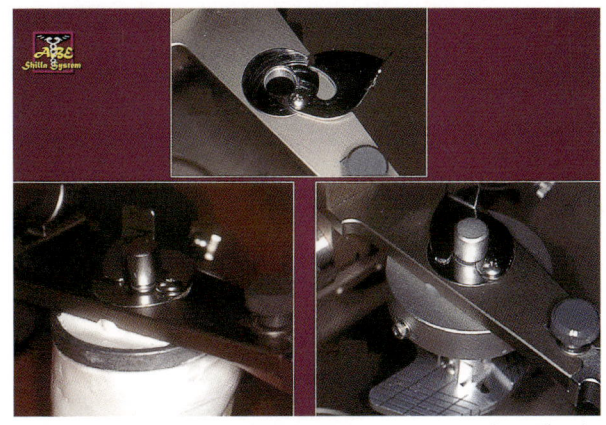

図3-22　上弓，下弓の上面，下面にスクリュー桿の溝を把握する弓形の金属プレートが設置してある．

器材解説
咬合平面・設定器具 SHILLA II

■ 咬合平面診断・設定器具 SHILLA II の構造

つぎに，咬合平面診断・設定器具 SHILLA II（図3-23）は，多くの咬合器についている咬合平面盤に似たものと考えてよい．SHILLA II の正中に上顎模型正中矢状面を合致させて支持し，咬合器付着を行う関係上，盤部と模型支持部とから構成される．

Chapter 2
基本術式

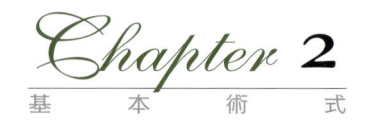

器材解説　咬合平面診断・設定器具 SHILLA II

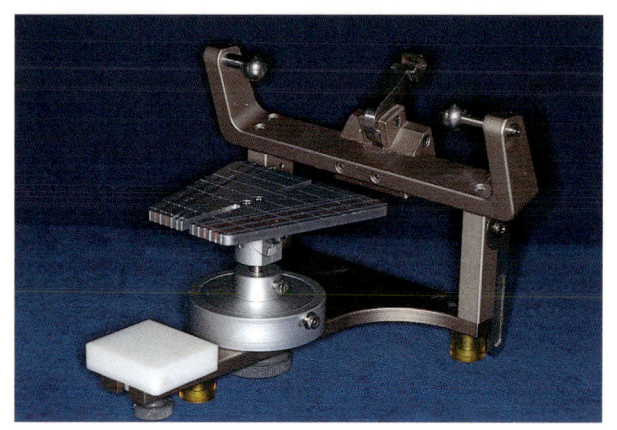

図3-23 咬合平面診断・設定器具 SHILLA II．構造は，多くの咬合器でみられる咬合平面盤に似たものと考えてよく，正中に上顎模型正中矢状面を合致させて支持し咬合器付着が行われる関係上，盤部と模型支持部とから構成される．

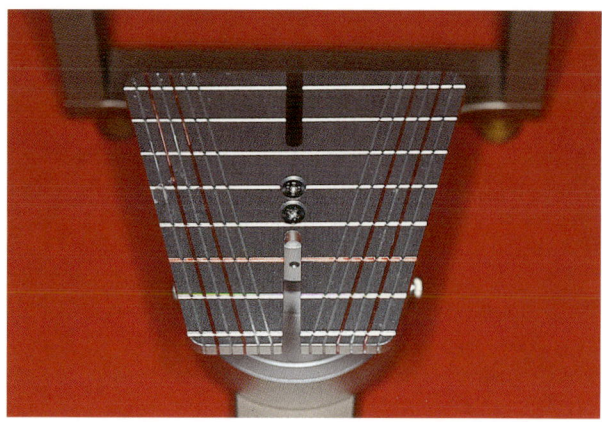

図3-24 SHILLA II の台形の盤上には，正中線のほかにそれを中心に3.0mm の間隔で左右各6本，前後的に10.0mm 間隔で7本の歯列ガイドラインが刻印されている．

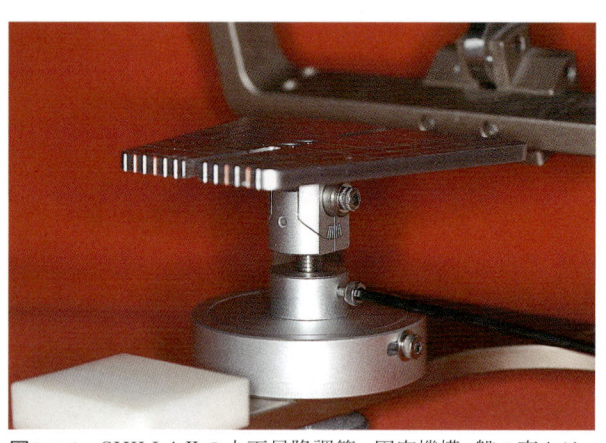

図3-25 SHILLA II の上下昇降調節・固定機構．盤の高さは，最低値で49mm，最高値で60mm の上下昇降調節・固定機構を持つ．一般には，エイブ咬合器の上下弓間距離が108mmなので54mm の高さで活用することが基本である．

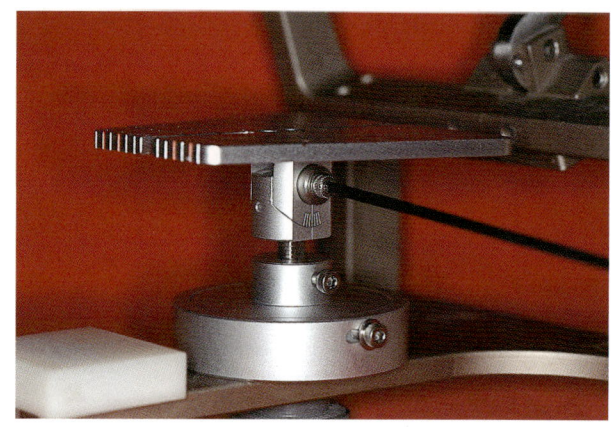

図3-26 SHILLA II の矢状傾斜可変・固定機構．±30°の可変・固定機構をそなえ，あらゆる症例に対応できるよう工夫されている．

[盤部]

　SHILLA II は，台形（約8.5～5.0×7.0mm）の盤を有し，盤上には正中線のほかにそれを中心に3.0mm の間隔で左右各6本，前後的に10.0mm 間隔で7本の歯列ガイドラインが刻印されている（図3-24）．

　これらの刻印線は，有歯顎・無歯顎を問わず，咬合器付着された上顎模型のそなえる歯列の診査・診断，構築，人工歯排列に際し，正中，ならびに側方的かつ前後的左右対称性のガイドとなる．

　また，SHILLA II の盤の高さは最低値で49mm，最高値で60mm の上下昇降調節・固定機構を持つ（図3-25）．この機構の設計意図は，無歯顎模型も有歯顎模型も挺出の有無にかかわらず，常に咬合器上下弓の高さの中間に望ましい咬合平面が，水平的にあまり矢状傾斜を持たず位置するよう模型付着を行うことにある．一般には，エイブ咬合器の上下弓間距離が108mm なので，SHILLA II の盤の高さを54mm の高さで活用することが基本であり，この高さ的関係で模型を支持し咬合器付着を行う．

　しかし，挺出歯が存在する場合には上記の54mm の高さで咬合器付着を行うことができない．したがって，模型付着の際に46mm の高さで模型を5mm 上方で支持して咬合器付着を行い，盤を5mm 挙上した54mm の高さの位置を咬合平面通過位置と考える方法を講じる．この方法により，適切と考えられる咬合平面通過位置と挺出量の関係を有効に把

CHAPTER 2-3：正中矢状面を基準にした上顎模型の咬合器付着

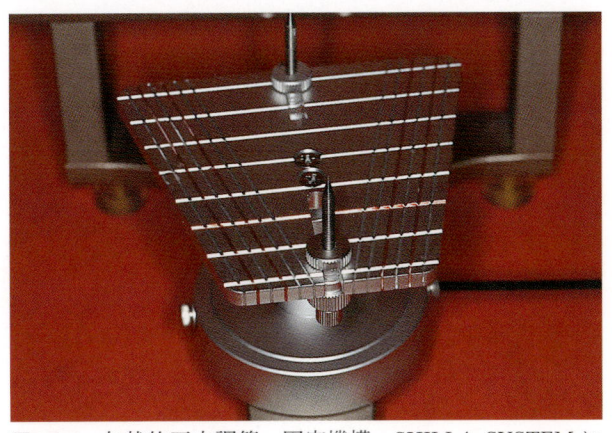

図3-27 矢状的正中調節・固定機構．SHILLA SYSTEMにおける基本となる正中矢状面は，生体模型の正中矢状面を咬合器上でも再現させる必要が前提である．模型付着操作においてその基準となる器具がSHILLA Ⅱであり，咬合器の正中矢状面に対しSHILLA Ⅱの正中矢状面を確実に合致させるための微調整機構が必須となる．

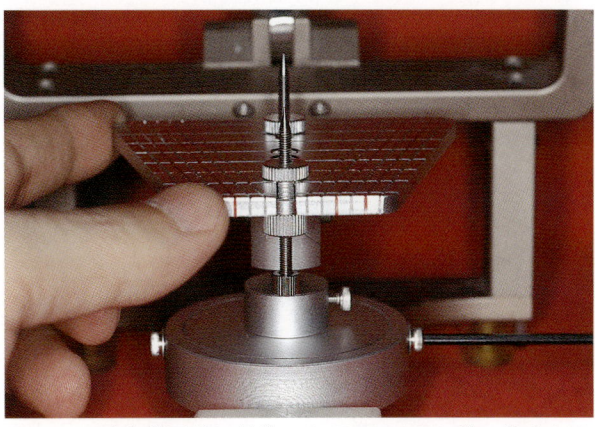

図3-28 咬合器下弓に付着したSHILLA Ⅱに前，後方に2本の正中指導羅針を設置し，前方正面から観察して2本の正中指導羅針が重なって1本に見え，かつそれが咬合器正中と合致した状態になるよう矢状的正中調節機構を回し，その位置で矢状的正中調節・固定機構を固定する操作を講じる．

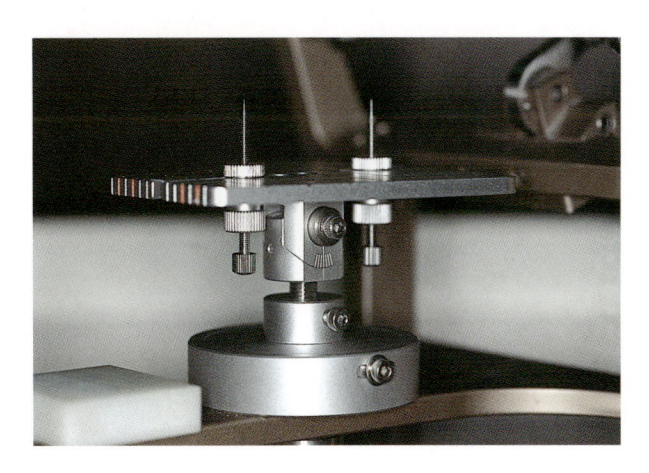

図3-29 SHILLA Ⅱ盤上の正中溝に沿って前後位置，垂直高径の調節・固定が可能な前後2本の正中指導羅針をそなえる．

握することができる．

また，矢状傾斜±30°の傾斜可変・固定機構をそなえる（**図3-26**）．この矢状傾斜可変・固定機構の設計意図は，症例によっては咬合平面の矢状傾斜に対して改善を行いたい場合も多く，この問題に対処すべく工夫されている．

最後に，盤部は矢状的正中調節・固定機構を持つ（**図3-27**）．これは咬合器の正中矢状面に対し，SHILLA Ⅱの正中矢状面を確実に合致させるための微調整機構である．使用方法は，咬合器下弓にSHILLA Ⅱを付着し，矢状的正中調節・固定機構のネジをフリーな状態にしておく．次いで前，後方に2本の正中指導羅針を設置し，前方正面から観察して2本の正中指導羅針が重なって1本に見え，かつそれが咬合器正中と合致した状態になるよう矢状的正中調節機構を回し，その位置で矢状的正中調節・固定機構を固定する操作を講じる（**図3-28**）．

以上の調節・固定機能により，盤の高さ，矢状傾斜を調節することができ，前歯部歯軸の垂直性，左右同高性，左右同矢状傾斜性といった空間的位置を咬合器上で具現化することが可能となる．これは歯列に対する垂直的，側方的，前後的位置の診査・診断，構築に対して有効に働くことになり，機能・審美的な咀嚼器構築に対しSHILLA SYSTEMのみがそなえる特徴といえる．

［模型支持部（正中指導羅針と水平基準点支持バー）］
　SHILLA Ⅱは，盤上の正中溝に沿って，前後位置，垂直高径の調節・固定が可能な前後2本の正中指導羅針をそなえている（**図3-29**）．

この2本の羅針は，正中矢状面分析器具SHILLA Ⅰにより正中矢状面が分析記録された上顎模型，

Chapter 2
基 本 術 式

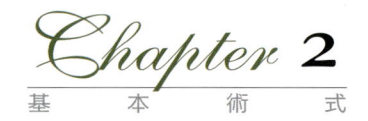

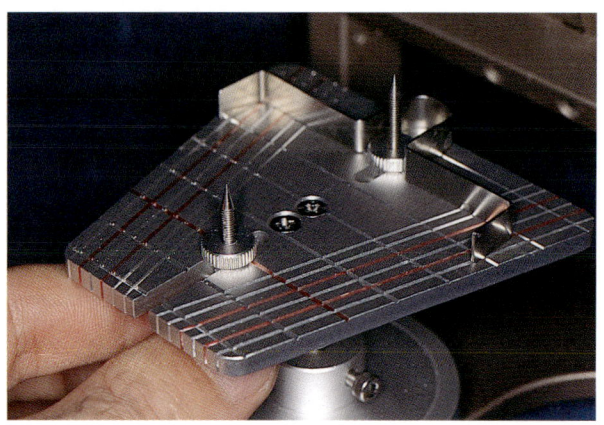

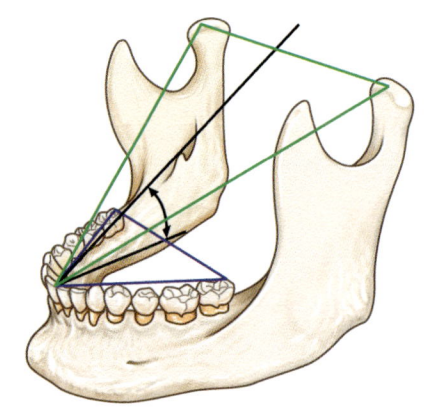

図3-30,31 前方における正中指導羅針は，上顎模型切歯乳頭部を支持するが，その前後的位置により症例の示すBonwill三角に近い位置で模型を支持することができるよう工夫されている．正中指導羅針の位置が盤上に刻印されている前方から3番目の赤線上に位置した場合は，一辺が約10cmのBonwill三角の位置となり，前方から2番目の線上に位置した場合は一辺が約11cmのBonwill三角の位置となる．

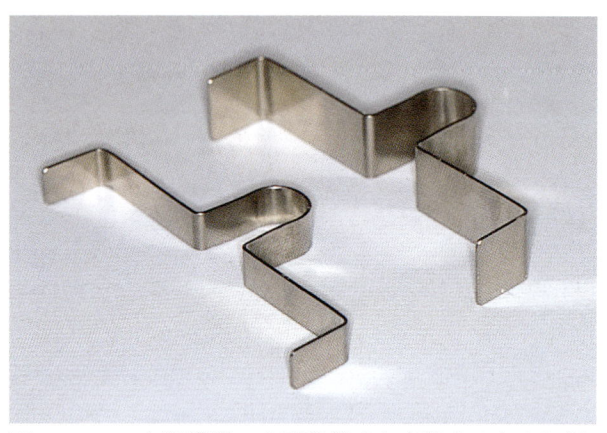

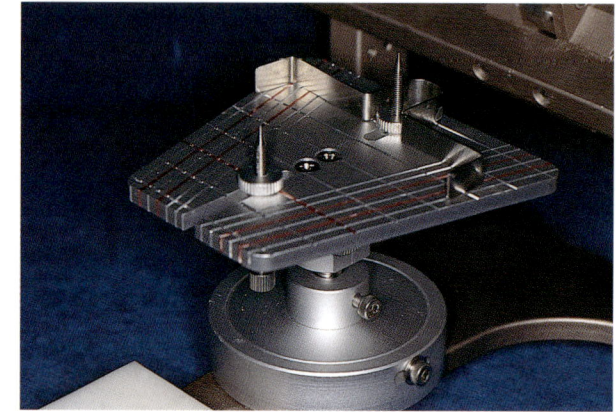

図3-32,33 上顎模型の水平基準点を支持するために用いられる高さ7mmと12mmの2種類の水平基準点支持バーと，SHILLA II 上に設置した状態．

あるいはエステティック・フェイス・ボウにより記録された上顎模型に対し，咬合器付着に際し正中矢状基準点を支持するものとして活用される．

前方における正中指導羅針は，上顎模型切歯乳頭部を支持するが，その前後的位置により症例の示すBonwill三角に近い位置で模型を支持することができるよう工夫されている．正中指導羅針の位置が盤上に刻印されている前方から3番目の赤線上に位置した場合は，前歯部の水平被蓋が2～3mmと考えれば，一辺が約10cmのBonwill三角の位置となり，前方から2番目の線上に位置した場合は一辺が約11cmのBonwill三角の位置となる（**図3-30,31**）．

また，正中矢状面分析器具SHILLA I により正中矢状面が分析記録された上顎模型の水平基準点をハミュラーノッチ部に求め，支持するために用いられる高さ7mmと12mmの2種類の水平基準点支持バーをそなえている（**図3-32,33**）．

前者の7mmのものは，SHILLA II の高さを54mmの高さで模型付着を行う場合に用いられ，後者の12mmの支持バーは，挺出歯が存在する場合にSHILLAの高さを49mmの高さで模型付着を行う場合に用いられる．

この7mmといった数値は，筆者の臨床において咬合平面通過位置がハミュラーノッチ下方7mmを通過することが多い経験から設定した数値であり，絶対値ではなく，症例によっては5mmとか8mmの場合もある．その場合は，昇降調節・固定機構と矢状傾斜可変・固定機構により対処することで解決することができる．すなわち，7mmといった数値は，症例により対応しやすい数値と考えるものである．

上記の方法によりSHILLA II 上に支持された上顎模型の位置関係は，生体の正中矢状面と咬合器の正

CHAPTER 2-3：正中矢状面を基準にした上顎模型の咬合器付着

正中矢状面を基準にした上顎模型の咬合器付着／その１

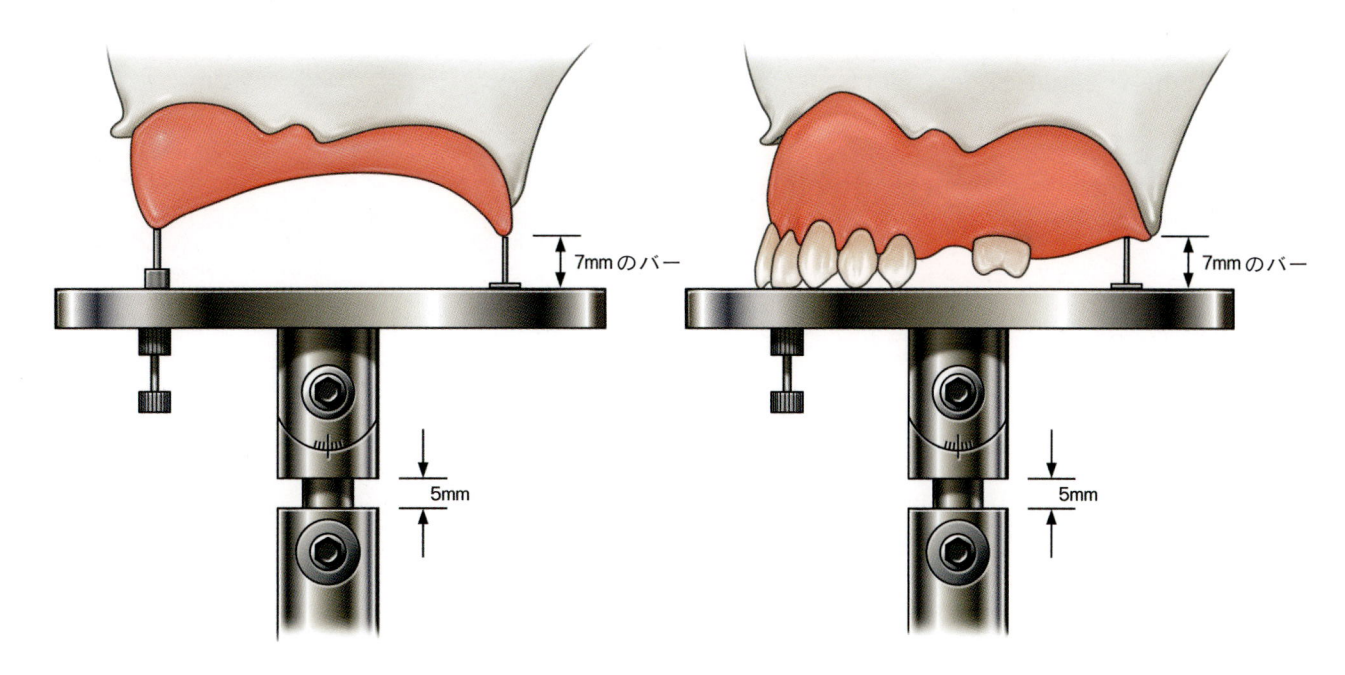

図3-34,35 7mmの水平基準点支持バーの使用が可能な症例は，無歯顎症例では歯槽堤に挺出がないものに，有歯顎症例では上顎歯列に挺出歯がない症例に活用される．この際，SHILLA Ⅱの高さは54mmに設定して活用する．

中矢状面とが合致した状態を示す．SHILLA Ⅱの盤自身は垂直要素である正中矢状面と直交した関係のため水平面であり，結果として自動的に左右同高性を示すとともに側方的に左右対称性を示す．したがって咬合器上において歯列咬合平面の診断，構築，人工歯排列に対して具現化され，ガイドとして極めて有効なものとなる．

1. 正中矢状面分析器具 SHILLA Ⅰにより分析記録した正中矢状面を基準にする方法

まず，正中矢状面を分析器具 SHILLA Ⅰにより分析し，支持孔と支持溝による計4か所の支持点の設置が完了した上顎模型を準備する（CHAPTER 2-2のSHILLA Ⅰによる正中矢状面の分析の項を参照）．

■A：7mmの高さの水平基準点支持バーを使用し，SHILLA Ⅱの高さを54mmで模型付着を行う場合

SHILLA SYSTEMにおける模型付着法の意図は，咬合平面の高さ的通過位置を咬合器上下弓の中間，いわゆる54mmの高さに設定することが基本である．したがってこの方法は，有歯顎症例では上顎歯列に挺出歯がないものに，無歯顎症例では歯槽堤に挺出がなく，7mmの水平基準点支持バーの使用が可能な症例に活用される（図3-34,35）．挺出の有無に対する簡単な判定方法として，咬合面ガイド・スパチュラを活用することが勧められるが（図3-36），一般には上顎歯槽結節などの挺出がない無歯顎症例に活用されることが多い．

①咬合器下弓にSHILLA Ⅱを付着する．次いで，矢状的正中調節・固定機構により咬合器の正中矢状面に対し，SHILLA Ⅱの正中矢状面を確実に合致させる．

②SHILLA Ⅱの盤を矢状傾斜可変・固定機構により水平位で固定し，昇降調節・固定機構により高さを54mmで固定する．

③前，後方に2本の正中指導羅針を設置する．前方の正中指導羅針は上顎模型切歯乳頭部を支持するが，盤上に刻印されている前方から3番目の赤線上に位置した場合，一辺が約10cmのBonwill三角の位置となることを考慮することが肝要である．

Chapter 2
基本術式

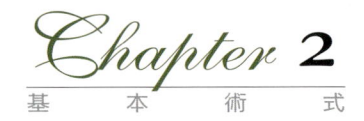

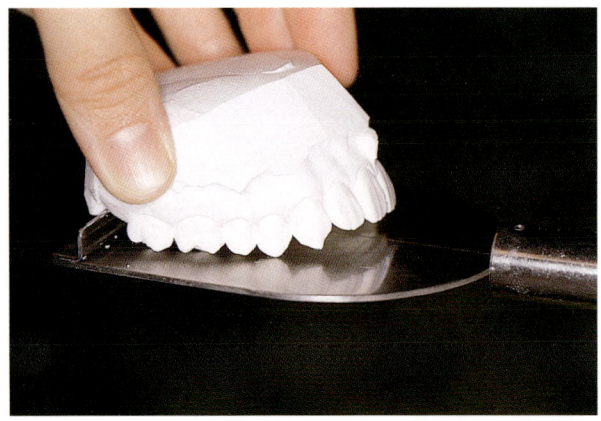

図3-36 挺出の有無に対する簡単な判定方法として咬合面ガイド・スパチュラを活用することが勧められる．

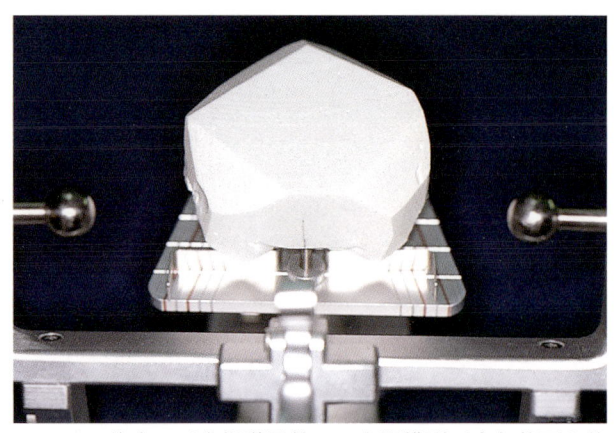

図3-37 後方の正中指導羅針は，上顎模型正中矢状面を後方から支持できる位置に設置する．

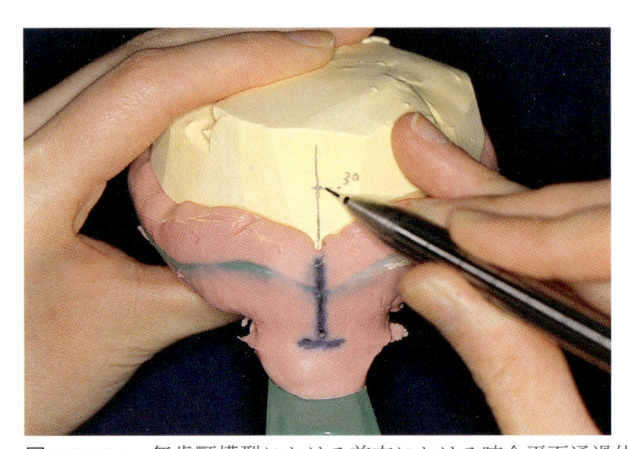

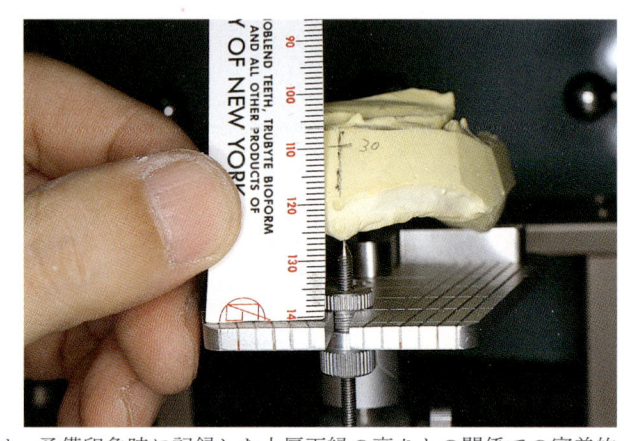

図3-38,39 無歯顎模型における前方における咬合平面通過位置は，予備印象時に記録した上唇下縁の高さとの関係での審美的判断により設定し，SHILLA Ⅱの盤の高さになるよう，前方の正中指導羅針の高さを調節する．

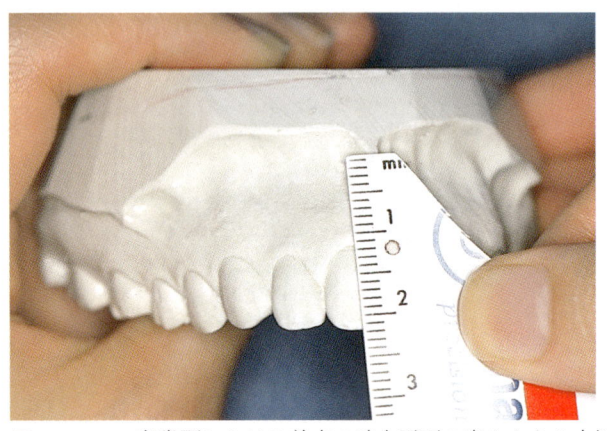

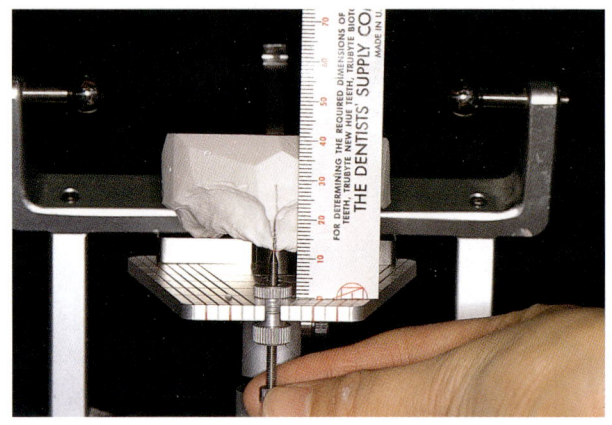

図3-40,41 有歯顎における前方の咬合平面の高さとなる中切歯切縁の位置は，口腔前庭溝から22mmといった統計値を活用し，無歯顎模型にも適用する模型付着法もしばしば行われる．

後方の正中指導羅針は，上顎模型正中矢状面を後方から支持できる位置に設置する（**図3-37**）．
④上顎模型の正中矢状面を前後の正中指導羅針で支持し，同高的に調整されたハミュラーノッチ部を7mmの高さの水平基準点支持バーで支持する．
⑤前方における咬合平面通過位置がSHILLA Ⅱの盤の高さになるよう，前方の正中指導羅針の高さを調節する．

前方における咬合平面通過位置は，上唇下縁の高さとの関係での審美的判断（**図3-38,39**）や中切歯切縁の位置は口腔前庭溝から22mmといった統計値を活用する（**図3-40,41**）．

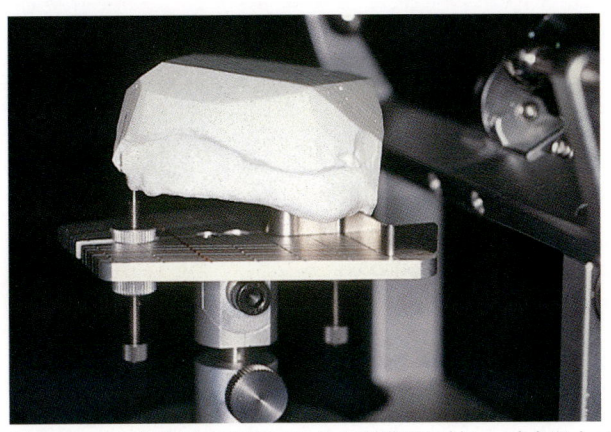

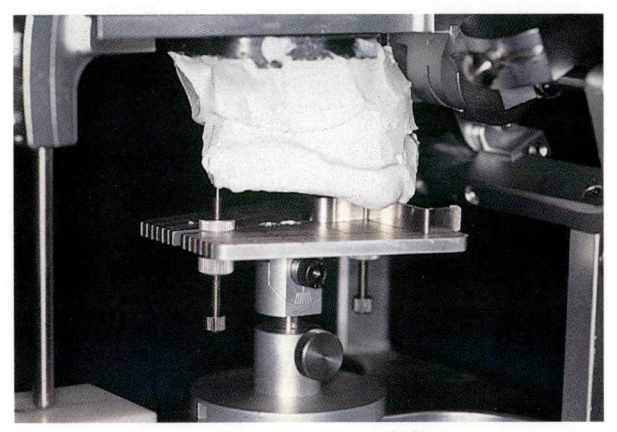

CHAPTER 2-3：正中矢状面を基準にした上顎模型の咬合器付着

図3-42,43 位置設定が完了した上顎模型に対し，咬合器上弓のインサイザル・ポールの長さをセットした状態でセントリック・ラッチをかけ，石膏付着を行う．

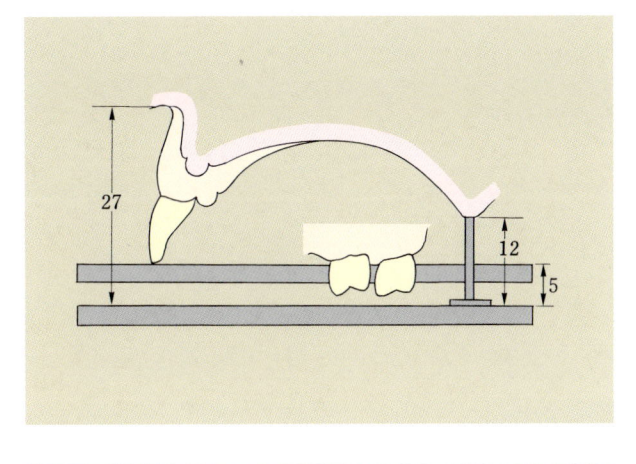

図3-44 挺出歯が存在する有歯顎症例や，無歯顎でも上顎歯槽結節に挺出が認められる場合には，SHILLA II の高さを54mmで活用すると挺出部が54mm以下にきて先に衝突してしまうため，上顎模型を支持することが不可能となる．このような症例では，SHILLA II の高さを49mmの高さに5mm下げた状態で，前方における咬合平面通過位置がSHILLA II の盤の高さ上方5mmの位置になるよう前方の正中指垂羅針の高さを調節するとともに，水平基準点支持バーも12mmの高さのバーを活用する方法をとる．

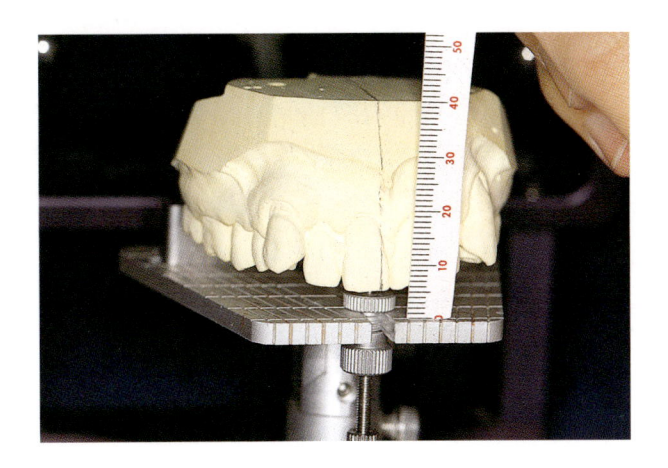

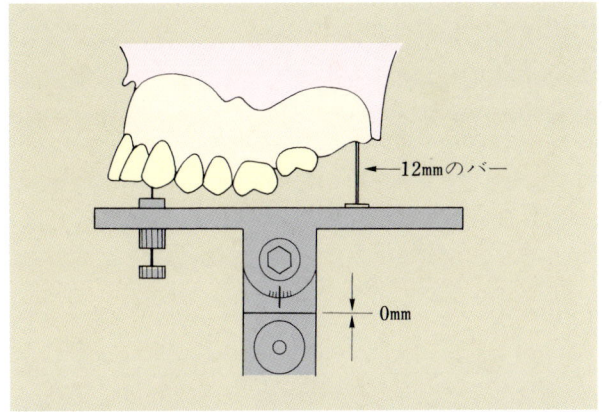

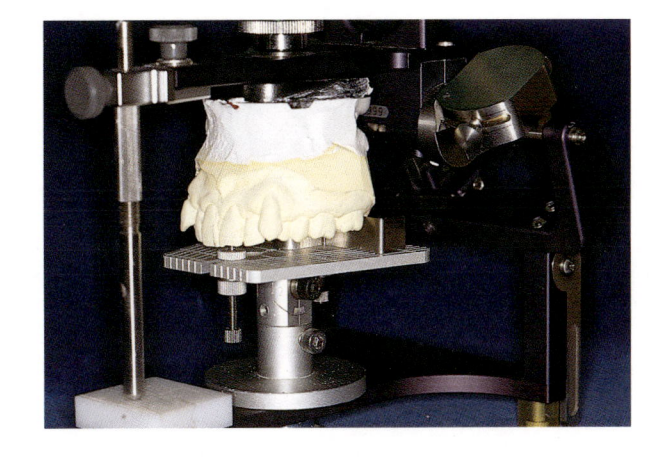

図3-45 図3-46
図3-47

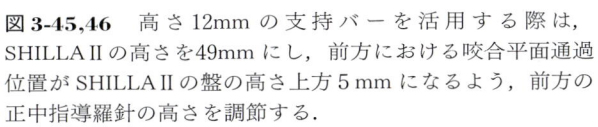

図3-45,46 高さ12mmの支持バーを活用する際は，SHILLA II の高さを49mmにし，前方における咬合平面通過位置がSHILLA II の盤の高さ上方5mmになるよう，前方の正中指導羅針の高さを調節する．
図3-47 SHILLA II の高さを49mm，活用支持バーの高さが12mm，前方における咬合平面通過位置がSHILLA II の盤の高さ上方5mmに調節した場合の模型付着が完了した状態．

SHILLA SYSTEM の概念とその臨床活用

Chapter 2
基本術式

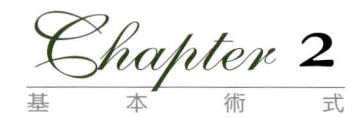

正中矢状面を基準にした上顎模型の咬合器付着／その2

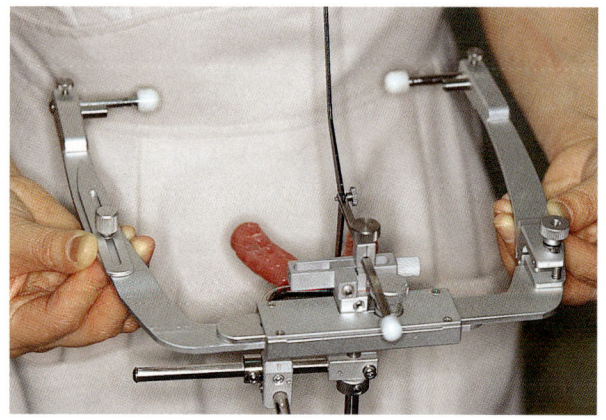

図3-48 生体の正中矢状面を記録したエステティック・フェイス・ボウ．

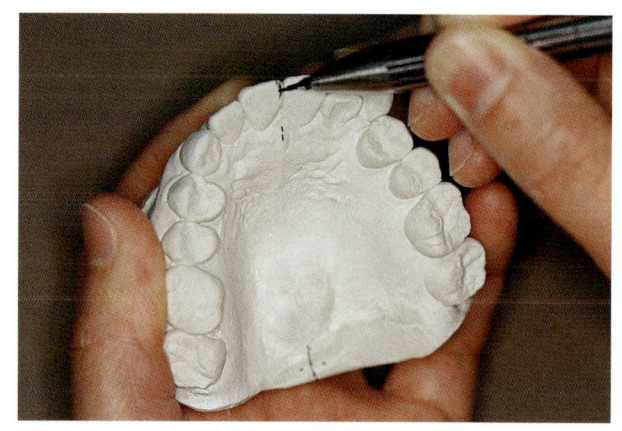

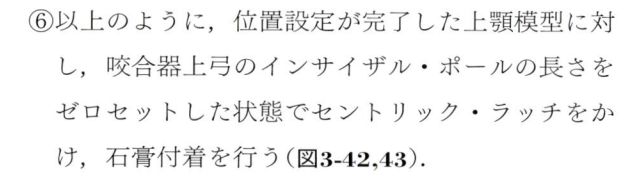

図3-49 エイブ98咬合器の下顎体にキャスト・サポートを兼ね，また正中矢状面のガイドとしてSHILLAⅡを固着し，矢状的正中調節・固定機構により正中矢状面を確実に合致させる．

⑥以上のように，位置設定が完了した上顎模型に対し，咬合器上弓のインサイザル・ポールの長さをゼロセットした状態でセントリック・ラッチをかけ，石膏付着を行う（**図3-42,43**）．

■ B：12mmの高さの水平基準点支持バーを使用し，SHILLAⅡの高さを49mmで模型付着を行う場合

有歯顎において挺出歯が存在する場合や，無歯顎でも歯槽堤とくに上顎歯槽結節に挺出が認められる場合には，挺出部が54mm以下にきて先に衝突してしまうため，SHILLAⅡの高さを54mmで上顎模型を支持することが不可能となる（**図3-44**）．

このような症例においては，SHILLAⅡの高さを49mmの高さに5mm下げた状態で使用する．その代わりに，前方における咬合平面通過位置がSHILLAⅡの盤の高さ上方5mmの位置になるよう前方の正中指導羅針の高さを調節するとともに，水平基準点支持バーも7mm＋5mmのいわゆる12mmの高さの水平基準点支持バーを活用し支持する方法をとる．

①咬合器下弓にSHILLAⅡを付着する．次いで，矢状的正中調節・固定機構により咬合器の正中矢状面に対し，SHILLAⅡの正中矢状面を確実に合致させる．

②SHILLAⅡの盤を傾斜可変・固定機構により水平位で固定し，昇降調節・固定機構により高さを49mmで固定する．

③前，後方に2本の正中指導羅針を設置し，上顎模型の正中矢状面を支持し，同高的に調整されたハミュラーノッチ部を12mmの高さの水平基準点支持バーで支持する．

④前方における咬合平面通過位置がSHILLAⅡの盤の高さ上方5mmになるよう，前方の正中指導羅針の高さを調節する（**図3-45,46**）．

⑤咬合器上弓のインサイザル・ポールの長さをゼロセットした状態にし，セントリック・ラッチをかけ，石膏付着を行う（**図3-47**）．

2. 正中長軸線を基準にしたエステティック・フェイス・ボウによるトランスファー

生体の正中矢状面を記録したエステティック・フェイス・ボウ（**図3-48**）と，そのときに正中線を記録した上顎模型を準備する（**図3-49**）．

①エイブ咬合器の下顎体にキャスト・サポートを兼ね，また正中矢状面のガイドとしてSHILLAⅡを固着し咬合器を机上に安置する．次いで，矢状的正中調節・固定機構により咬合器の正中矢状面に対し，SHILLAⅡの正中矢状面を確実に合致させる（**図3-50**）．

②SHILLAⅡの盤を昇降調節・固定機構により最低

CHAPTER 2-3：正中矢状面を基準にした上顎模型の咬合器付着

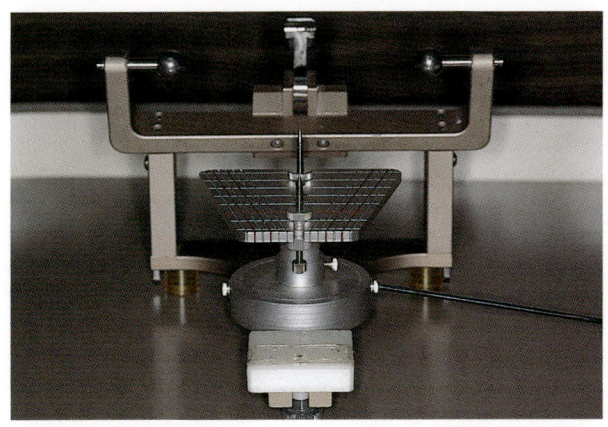

図3-50 前方，後方に正中線を記録した上顎模型を準備する．

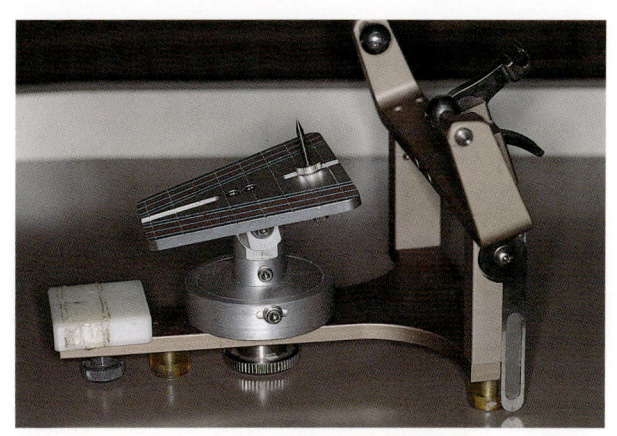

図3-51 SHILLAⅡの盤を昇降調節・固定機構により最低の高さ49mmで固定し，傾斜可変・固定機構はフリーにしておく．

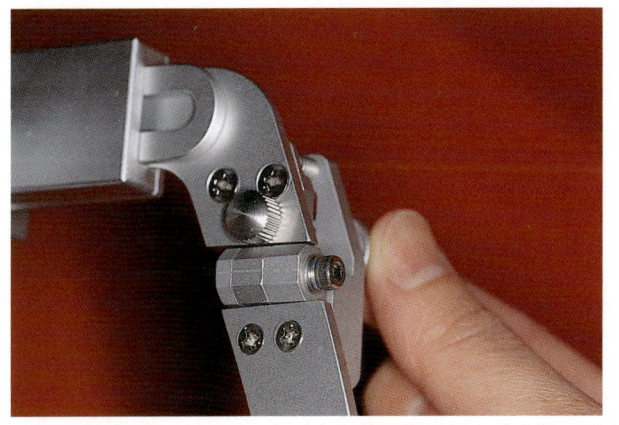

図3-52,53 フェイス・ボウ正中矢状面指示弓が咬合器の正中長軸と一致した状態に位置するためには，まず，水平度調節機構を元に戻す必要がある．

の高さ49mmで固定し，傾斜可変・固定機構はフリーにしておく（**図3-51**）．

③SHILIAⅡをキャスト・サポートとして活用する目的で正中指導羅針を後方のみに設置し，バイトフォーク上の上顎模型後方における正中の支持にそなえる．以上で，咬合器側の準備を完了する．

④正中長軸のトランスファー．フェイス・ボウ正中矢状面指示弓が咬合器の正中長軸と一致した状態に位置するためには，まず，水平度調節機構を元に戻す必要がある（**図3-52,53**）．

その理由は，生体におけるフェイス・ボウ操作において生体正中長軸に合致させるため，使用された水平度調節機構は直線を示しているとは限らないためである．

この状態のフェイス・ボウを咬合器に付着すれば，生体の正中長軸と咬合器の正中長軸は，合致するかあるいは平行な関係となる．

⑤咬合器下顎体に対するフェイス・ボウの装着．フェイス・ボウのイヤーピースを引っ込め，ヒンジ・スタイラスをエイブ咬合器下顎体のヒンジ突出部に挿入する．左右のイヤーピース部に輪ゴムをかけ，スライド固定ネジを緩めてもフェイス・ボウが開かないようにし，バイトフォーク固定ポールを机上に接触させてフェイス・ボウを支持する（**図3-54,55**）．

キャスト・サポートとして使用したSHILLAⅡに対し，バイトフォーク底面のワックスなどが衝突する場合は，バイトフォークを固定している垂直ポール底面にある高さの延長機構を延長挙上して空間を設定する．しかし，このような場合の模型付着の際には，咬合器のインサイザル・ポールとフェイス・ボウの垂直ポールとが平行になるよ

Chapter 2
基本術式

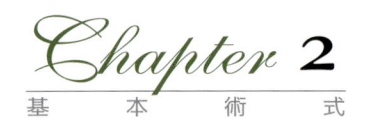

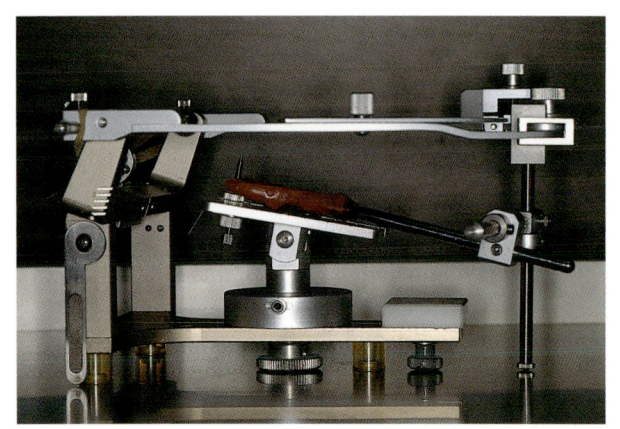

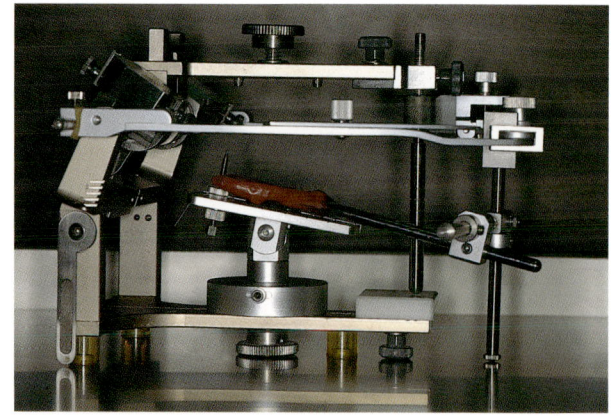

図3-54,55 咬合器下顎体に対するフェイス・ボウの装着．フェイス・ボウのイヤーピースを引っ込め，ヒンジ・スタイラスをエイブ咬合器下顎体のヒンジ突出部に挿入する．左右のイヤーピース部に輪ゴムをかけ，バイトフォーク固定ポールを机上に接触させてフェイス・ボウを支持する．

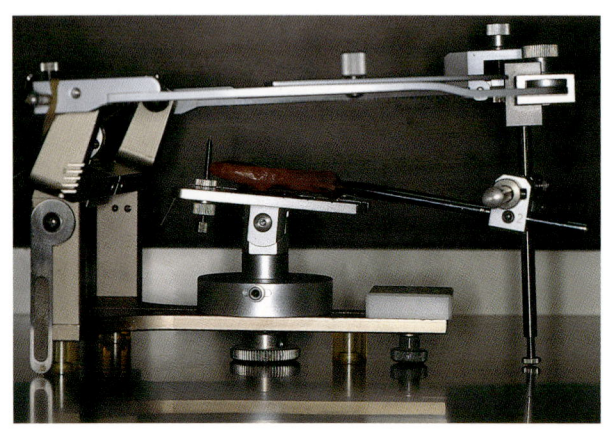

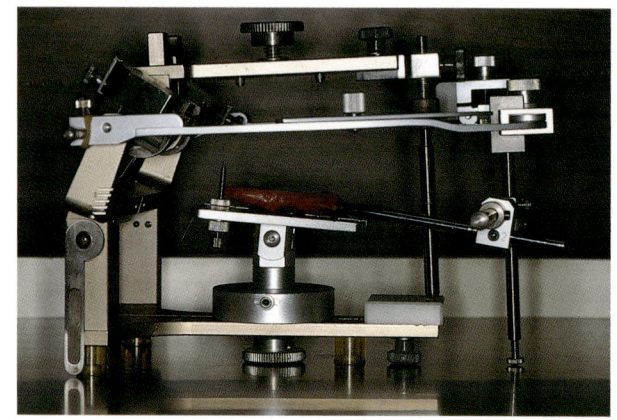

図3-56,57 キャストサポートとして使用したSHILLA IIに対し，バイトフォーク底面のワックスなどが衝突する場合は，バイトフォークを固定している垂直ポール底面にある高さの延長機構を延長挙上して空間を設定する．このような場合の模型付着の際には，咬合器のインサイザル・ポールとフェイス・ボウの垂直ポールとが平行になるようインサイザル・ポールを挙上し，咬合器上弓とフェイス・ボウとが平行な状態にする．

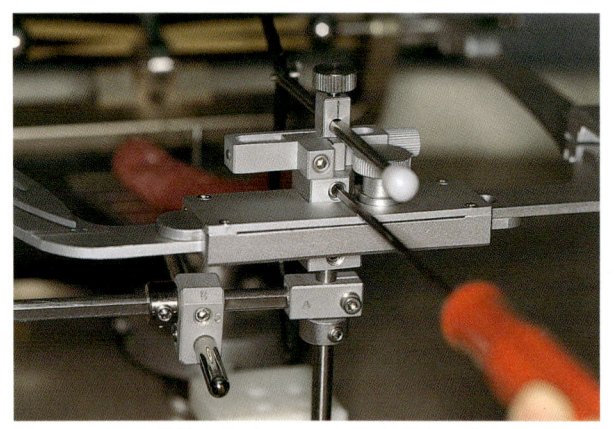

図3-58 正中長軸のトランスファーが終わったならば，咬合器上弓を乗せるためにフェイス・ボウから正中長軸指示弓を外す．

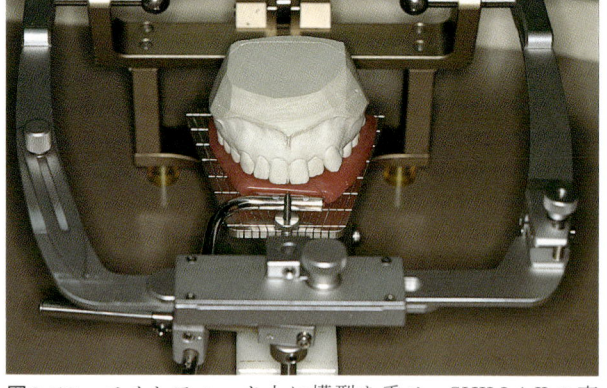

図3-59 バイトフォーク上に模型を乗せ，SHILLA IIの高さ，矢状傾斜度を調節し，模型後部を正中指導羅針により支持する．

うインサイザル・ポールを挙上し，咬合器上弓とフェイス・ボウとが平行な状態になることが肝要である（図3-56,57）．
　スライド固定部の固定ネジを緩め，スライド固定部を側方移動させて正中を合わせれば，正中長軸のトランスファーは終わる．
⑥フェイス・ボウから正中長軸指示弓を外し（図3-58），バイトフォーク上に模型を乗せ，SHIL-

CHAPTER 2-3：正中矢状面を基準にした上顎模型の咬合器付着

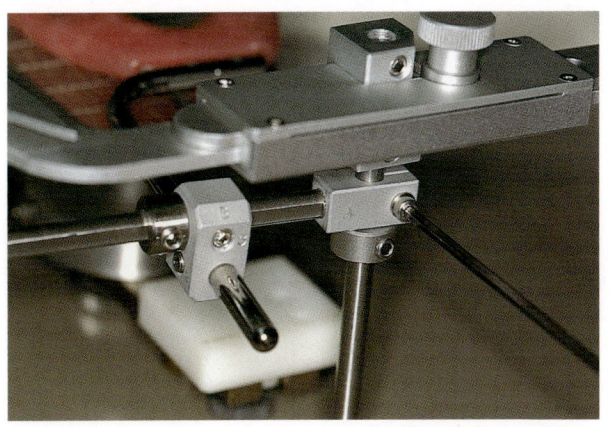

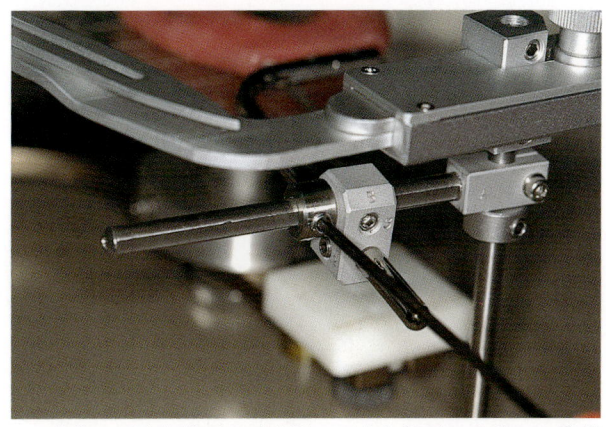

図3-60,61 上顎模型後方の正中が咬合器の正中と合致しない場合は，生体の正中矢状面と咬合器の正中矢状面は合致した状態ではないので，それを合致させるための調節として，クランプAの固定ネジ，クランプBの固定ネジ1を緩める．

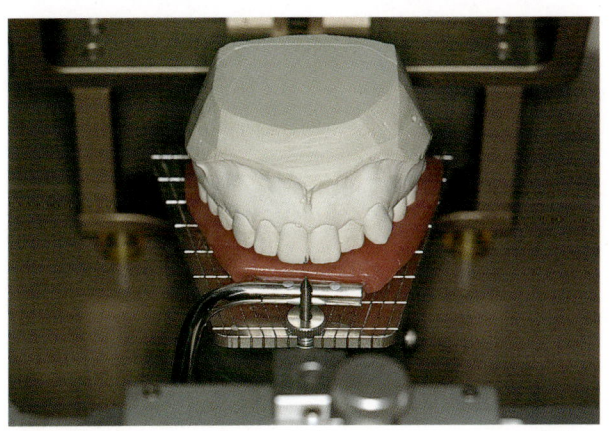

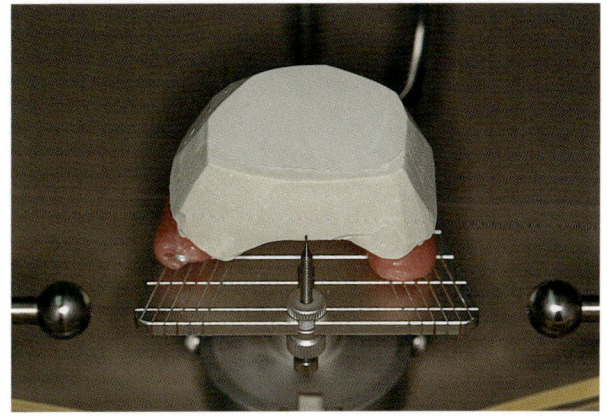

図3-62,63 フリーになった状態のバイトフォークを垂直ポールを中心に水平的に回転させたり，水平ポールに沿って側方移動を繰り返す．そして模型前方，後方における正中通過点をSHILLA Ⅱの正中羅針に合わせ，模型正中矢状面を咬合器正中矢状面に合致するよう微調整を行い，羅針によりサポートさせる．

LA Ⅱの高さ，矢状傾斜度を調節し，模型（後部）を正中指導羅針により支持する（**図3-59**）．

しかしこの段階における模型前方の正中は，咬合器の正中（SHILLA Ⅱの正中）と確実に合致するけれども，模型後方の正中は合致しない場合もある．

この位置でも，症例として前歯部に限局した歯列に対する診断，歯冠補綴，人工歯排列，MTMなどの症例に対しては，SHILLA Ⅱや4 inch球面盤SHILLA Ⅲを活用することにより，咬合平面，正中に対して口腔外審美指標をとり入れた顔貌全体と調和した審美をまっとうする臨床が可能となる．したがって，このような症例の場合は，選択肢の一つとしてこの段階のフェイス・ボウ・トランスファーを受け入れてもよい．

⑦真の正中矢状面のトランスファー操作．
しかし，全歯列に対する左右対称性見地からの診断や，咬合再建として全歯列におよぶ歯冠補綴，無歯顎の人工歯排列，矯正，MTMなどのような咬合構築を必要とする場合は，上顎模型前方の正中のみならず模型後方の正中をも咬合器の正中と合致させた上顎模型の付着が要求される．

したがって，上顎模型後方の正中が咬合器の正中と合致しない結果をもつ場合は，生体の正中矢状面と咬合器の正中矢状面は合致した状態ではないので，それを合致させるための調節を行う．

ⅰ．クランプAの固定ネジ，クランプBの固定ネジ1を緩める（**図3-60,61**）．しかし，サポーターA，Bが効を奏しバイトフォークは垂直的高さならびに長軸記録（左右同高性）を失うことなく保持した状態でフリーとなる．すなわち，バイトフォークが垂直的高さ，長軸記録をキープした状態で，垂直ポールを中心に水平的に回転でき，また水平

Chapter 2
基 本 術 式

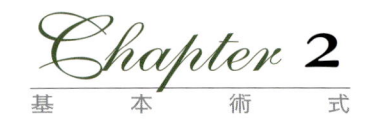

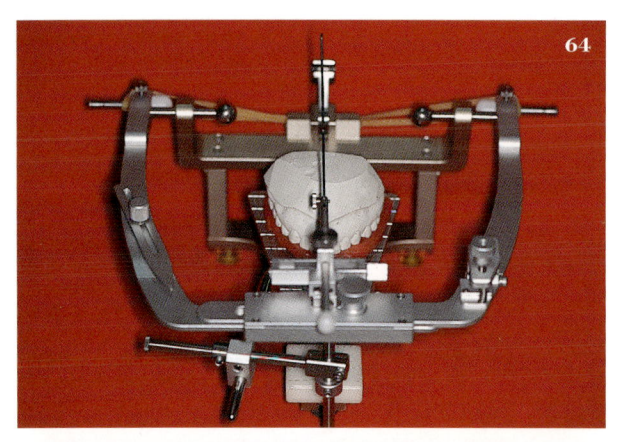

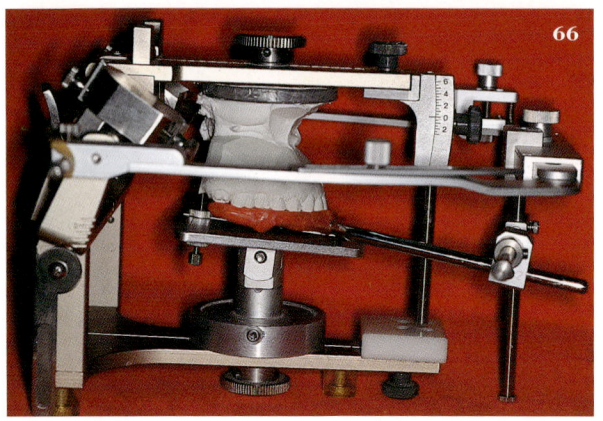

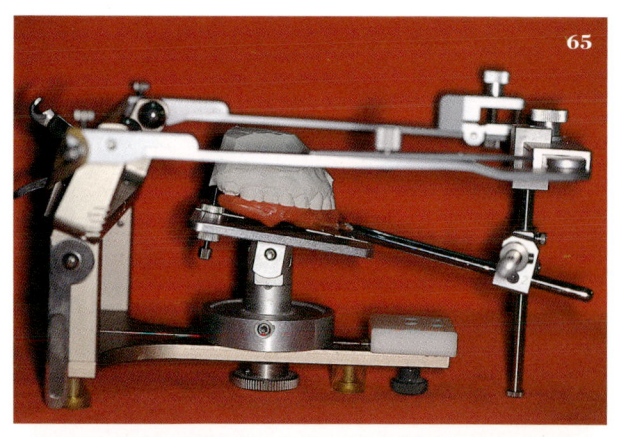

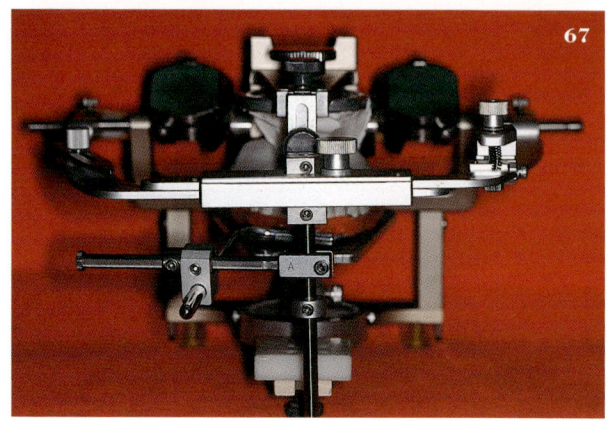

図3-64〜67 バイトフォーク上の上顎模型が真の正中矢状面で咬合器にトランスファーされたならば，咬合器上弓を下弓に乗せ，セントリック・ラッチをかけ石膏付着を行う．

ポールに沿って側方移動できる状態となる．

ⅱ．フリーになった状態のバイトフォークを垂直ポールを中心に水平的に回転させたり，水平ポールに沿って側方移動を繰り返す．そして模型前方，後方における正中通過点をSHILLAⅡの正中羅針に合わせ，模型正中矢状面を咬合器正中矢状面に合致するよう微調整を行い，羅針によりサポートさせる（**図3-62,63**）．

ⅲ．クランプAの固定ネジ，クランプBの固定ネジ1をしっかりと締める．

以上の操作により，バイトフォーク上の上顎模型は真の正中矢状面で咬合器にトランスファーされた結果となる．

⑧咬合器への模型付着．咬合器のインサイザル・ポールとフェイス・ボウの垂直ポールとが平行な状態に，咬合器上弓とフェイス・ボウとが平行な状態にし，咬合器上弓を下弓に乗せ，セントリック・ラッチをかけ，石膏付着を行う（**図3-64〜67**）．

以上の操作を経て咬合器付着された上顎模型は，前方基準点として，前方における咬合平面通過点である中切歯切縁から上方34mmを採用しているため，咬合器上下弓の中間の高さ，いわゆる54mmの位置に付着される結果を示すことになる．また，後方基準点として，外耳道を採用した平均値的THAを採用しているため，上顎模型は解剖学的な空間位置を示すことになる．

以上，正中矢状面を基準にした上顎模型の咬合器付着法について，正中矢状面分析器具SHILLAⅠにより分析記録した正中矢状面を基準にする方法と，エステティック・フェイス・ボウにより記録された正中長軸線を基準にフェイス・ボウ・トランスファーする方法とを解説した．

Chapter 2 基本術式

咬合採得
―セントリック・チェック・バイト―

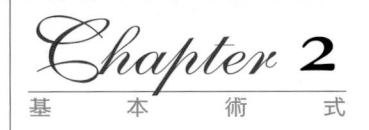

CHAPTER 2-4

　歯科医療の終極目的は"Dentistry is an occlusion"といわれるごとく，"咬合の確立"であると断言できる．

　このことは歯内療法，歯周治療および口腔外科領域における抜歯，歯槽整形といった咬合の確立のための準備的処置と考えられる間接的関係にあるものから，矯正治療，歯冠補綴，および総義歯を始め局部義歯といった有床補綴などのような咬合の確立に直接的関係をもつものまで，すべての歯科臨床に通じる由縁である．

　"咬合の確立"にあたり重要なことは，どのような上下顎間関係に中心咬合を付与すべきか，また咬合様式としてどの咬合様式を採択すべきかということが問題であり，これらの事柄に対し現に多くの主張が存在することは事実であり，とくに前者の顎位の問題に対しそれが著しいといえる．

　ナソロジーにおいては，この問題に対し中心位に中心咬合を確立することを基本理念としている．その起源は，中心位を基盤としない不調和な咬合・咬交が要因となり，咬合病として咬合面の過度な咬耗や，歯の植立機構への影響として，過剰な動揺，知覚過敏を引き起こすほか，咀嚼筋の疼痛，頭痛，首や肩の痛み，肩こり，ひいてはこれら諸器官の機能障害をもたらすことが多いと考えられるためである．

　以上のことから，ナソロジー理念に基づく歯科医療は，治療医学，予防医学，そして障害医学の三者を統合した質的に高度な医療体系といえる．

　ここで，それをまっとうするために基本的に重要なことは，"中心位の理解"と"中心位の記録採取"である．中心位を正しく理解し，中心位の記録採取ができなければ，ナソロジー理念に基づく咬合診断も不可能だろうし，有歯顎，無歯顎を問わず咬合再建（Occlusal Reconstruction）はできない．また，いくら精度的に優れた咬合器を使用するにせよ，正しい中心位であり，そしてその記録採取であることが前提である．

■"中心位"に対する概念の変遷

　補綴学，矯正学，歯周病学などの領域で咬合を論ずる場合，臨床，基礎を問わず，今日，"中心位"といった用語ぐらい頻繁に使われる言葉はない．たとえば，中心位に中心咬合を付与しようとか，習慣性咬合位は中心位より前方にあるものが多いとか，freedom in centricといったように，咬合を論ずる場合，すべて中心位を基調にしている．

　にもかかわらず，中心位に対する考え方は定義的にも不可解であり，有効な説明がなされていないため，漠然とした感が強いように思われる．同時に，その記録採取法においても同様であり，個人的経験に基づく説明が多く，はっきりしない．

　このような事柄が要因となり，中心位に対する誤解，ひいてはナソロジーの否定にまで結びついているものと考えられる．また，ナソロジーを学習し，理解・賛同はしたものの，いざ臨床となると，初心者のためテクニック的に未熟であることもさることながら，中心位に自信を持てないままナソロジーから去る人も少なくはないように伺える．

　ではここで，"中心位とは？"といったことに対して考えてみたいと思う．

　中心位に対する概念，定義は，下顎窩における顆頭の位置といった，単に小範囲での問題であるが，それは解剖し直視できるものではないため，過去において個人的に，かつ公的に多くの考え方が存在し，いろいろな変遷を経て今日に至っている．

　その変遷を振り返ってみると，当初における中心位の説明として，中心位における顆頭は下顎関節窩内において"最後方"に位置すると定義，解釈され，用語として"the most posterior"といった解説がなされた．しかし，単に最後方というのではなく，条件として，一般に"unstrained"，"physiologic"，"from which lateral movement can be made"，"at any given degree of jaw separation"，"at the established

Chapter 2
基本術式

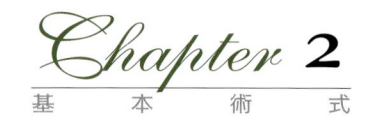

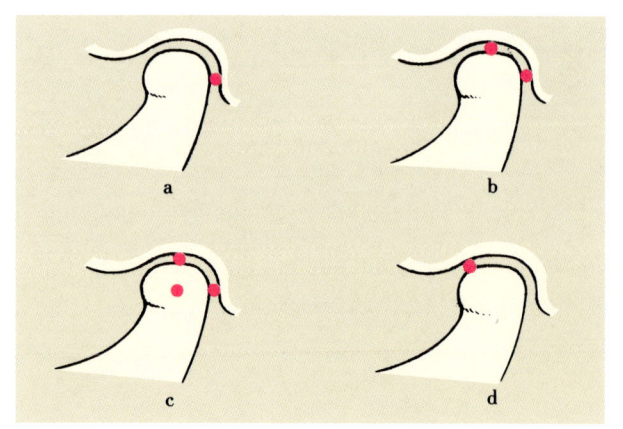

図4-1 下顎窩内での中心位における顆頭位の変遷．**a**：最後退位．**b**：後上方位．**c**：後上内側方位いわゆるRUMポジション．**d**：前上方位．

occlusal vertical dimension", "at a given degree of vertical opening", "voluntary relation", "functional relation"とか，"It is a designation of a horizontal relation"といった制約的な形容詞や語句がつけ加えられており，定義づけに苦労した跡がうかがわれる．

この当時のナソロジストたちの中心位に対する概念やその記録法は，個々的に誤ったものではなかっただろうが，試行錯誤の繰り返しの練習の結果，経験的に得られたものと考えられ，Granger, E.R., Lucia, V.O. らは当時の一般的中心位に対する考え方と異なり，顆頭の位置が最後方でかつ上方であると解釈，主張している．

しかし中心位に対する定義，説明も漠然とした感は免れず，教育上，とくにそれを習得する側においては，多分に定義に基づいたものと解釈する傾向が強く，下顎を最後方に押し，下顎関節内において顆頭が最後方をとる位置を中心位と受けとめがちであった．このことは，筆者も当時ナソロジーを学んだ一人として実感している．

したがって，このような中心位に対する解釈が要因となり，咬合位として中心位を否定する報告が多く出回る結果をもたらし，今日においても尾を引き，中心位が誤解されていることが多い．

1968年の文献では，依然として中心位における顆頭の位置は関節窩内最後方と定義されてはいるものの，従来とは異なり"It occurs around the terminal hinge axis"といった語句がつけ加えられ，終末蝶番軸といった言葉が用いられており，中心位はターミナル・ヒンジ・アキシスが得られる下顎位に一致するものである，と変わってきている．

このことは，米国歯科補綴用語委員会がヒンジ・アキシス理論を基盤とするナソロジーを認めてきた証拠である．しかし，中心位は顆頭が下顎窩内で最後方であるという概念は強い．

しかし，その後1970年に入ると，中心位の解釈，説明が変わり，従来単に"最後方, the most posterior"といわれたものが，"最後上方, the most posterosuperior"という解釈に変わってきたことが特筆される．これは，前述のGranger, E.R., Lucia, V.O. らの主張が認められたものと解釈できる．一方，別な中心位の解釈，説明として，"最上方, the most superior"の位置にあるべきと主張する意見もでてきている．

Long, J.H.Jr. は，Buhnergraph法(今でいうディナー社のベリチェック法に類似した方法)により異なった4種の中心位顎位記録における顆頭位の相違性を，中心位の定義から指摘，考察し，もっとも信頼性のある顎位誘導法として，顆頭が"self-imposed"な後退位で"最上方位"をとるべきことを報告している．また，Dawson, P.E. は，中心位とは顆頭がもっとも後退した位置ではなく，緊張した位置でもなく，最上方の位置であると定義している．

これらの考え方での中心位は，顎挙上筋いわゆる咬筋，側頭筋を代表とした咀嚼筋群の強い収縮により達成されることから，"緊張のない, unstrained"位置ではなく，また顆頭はこの位置をターミナルとして下方移動しながら，遠心的に後方に押しだすことが可能であるということから，中心位における顆頭は，"最後方位, the most posrerior"とは解釈できないとしている．すなわち，中心位における顆頭は，関節窩内で"最上方, the most superior"に位置すべきであり，顆頭の後方移動および前方移動は，当然下方移動を伴って初めて存在するものと説明できる．

現時点における1994年の中心位の定義では，"左右の顆頭は，それぞれの下顎窩内の前上方部において，関節結節の傾斜部と対向し，かつ関節円板のもっとも薄い駆血的な部分と嵌合している上下顎の位置的関係で，この位置は歯の接触に依存しない．また臨床的には，下顎が前上方に向けて誘導され，かつ

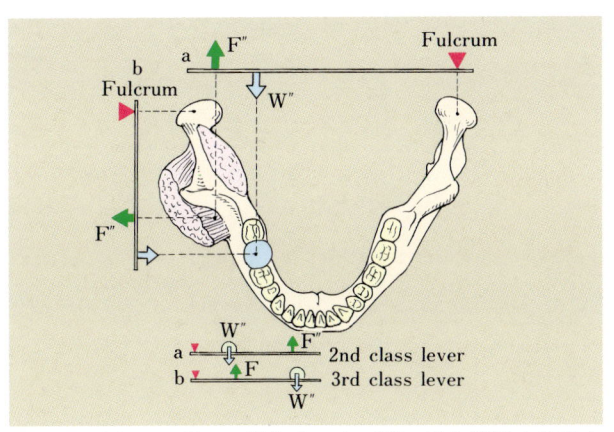

CHAPTER 2-4：咬合採得─セントリック・チェック・バイト─

図4-2 咬合・咀嚼圧に関与する上下顎の対向機構を物理力学的に考察してみると，矢状面観では第3級の挺子であり，また前額面観では第2級の挺子である．

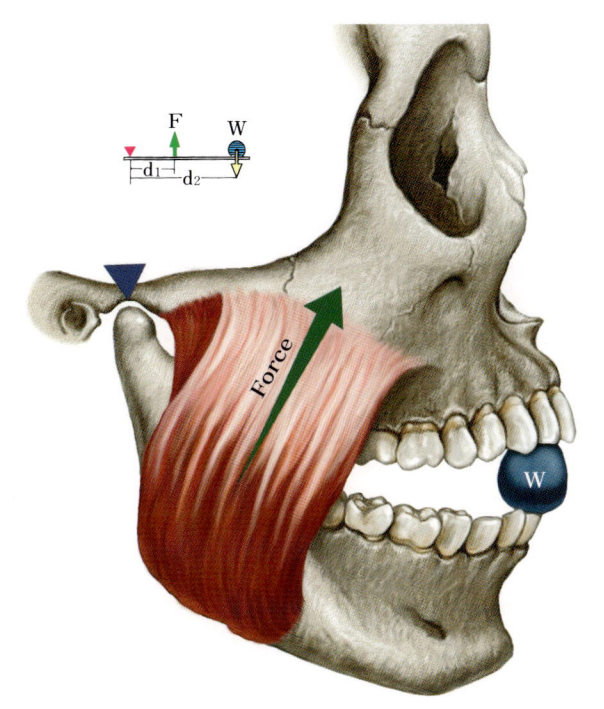

図4-3 第3級の挺子機構を分析すると，支点は顎関節顆頭部，力点は顎挙上筋部，作用点は咬合面である．

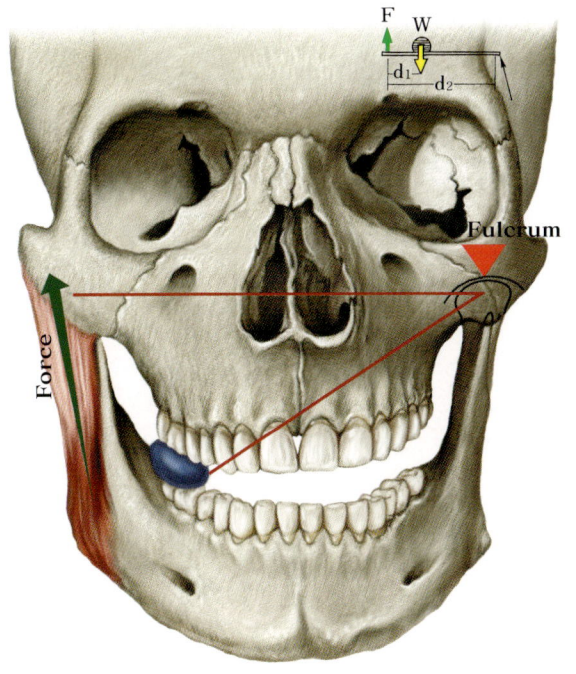

図4-4 第2級の挺子機構においては，支点は非作業側の顎関節顆頭部，力点は作業側の顎挙上筋部，作用点は咬合面となり食塊形成が行われる．

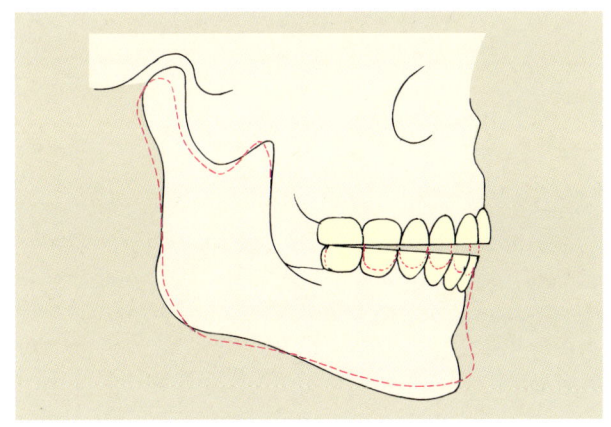

図4-5 顆頭が最後退位を呈した顎位を中心位と解釈し咬合を構築すれば，矢状面観では第3級の挺子作用が生じ，力点として顎挙上筋により支点としての顆頭は上下歯列最遠心部における咬合接触部がオクルーザル・ピボットとなり上方にあげられる．このオクルーザル・ピボットは，いわゆる早期接触点として咬合干渉を生み，作用点と力点とが平衡性を示さない非効率的な挺子現象を招き，咬合‐筋の調和したバランスを崩す要因となる．

トランスバース・ホリゾンタル・アキシス（横走水平軸，Transverse Horizonal Axis）の回りに純粋な回転運動を行う範囲に留まっているときの位置である"とされ，終末蝶番軸，いわゆるターミナル・ヒンジ・アキシス（Terminal Hinge Axis）における顆頭位（旧定義の中心位）よりも約0.3mm前方の前上方位が中心位であるとされている．

以上のごとく，中心位に対する概念，定義は，下顎窩内の顆頭の位置を問題とし，当初は"最後退位"，次に"最後上方"，"最上方"と変わり，現在では"前上方"といったように，多くの変遷を経て今日に至っている（図4-1）．

Chapter 2
基本術式

■筆者の考える中心位

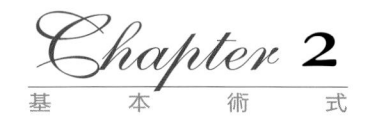

ここで，筆者の考える中心位といったものに触れてみたい．

筆者は，中心位に対する定義の変遷が，過去から現在まで存在し，またそれが続いているということは，臨床術式的に顆頭の位置を可視できない事実からすれば，当然の結果と受けとめている．

それは，定義は定義として図説はできても机上の事柄であり，臨床の場で意図的に最後退位，最上方位，前上方位といったそれぞれの顆頭位を採取して，それを証明することは実際には難しいというのが本音であるためである．

現に，筆者がナソロジーを習得した当初，師事したナソロジストたちは，「中心位は関節窩内で顆頭が"最後退位"である」と考え，実際に臨床にもそれをとり入れ，セミナーでもそのように教えていた．しかしその後，"前上方"であると考え，教え，実際に臨床を行っている事実でもわかることであり，といって，中心位の記録採取に対する臨床術式は変わったとは思えない．また，そのナソロジストたちは現在では故人となられたが，当時に行った臨床結果が失敗だったわけではなく，今日まで良好な予後を呈していることから，当初採取していた顆頭位が誤ったものとは考えられない．

この事実からすれば，中心位に対する概念やその記録法は，個々的に誤ったものではなかったという以外なく，当然，その臨床術式は試行錯誤の繰り返し練習の結果，経験的に得られたものと考えたい．

ここで，咬合・咀嚼圧に関与する上下顎の対向機構を物理力学的に考察してみると，矢状面観では第3級の挺子であり，また前額面観では第2級の挺子である（図4-2）．

咀嚼運動における第3級の挺子機構を分析すると，支点は顎関節顆頭部，力点は顎挙上筋部（咀嚼筋としての咬筋を代表に内側翼突筋，側頭筋のとくに前腹），作用点は咬合面といったものであり，力点は一般に作用点より後方に存在する（図4-3）．同様に，第2級の挺子機構においては，支点は非作業側の顎関節顆頭部，力点は作業側の顎挙上筋部，作用点は咬合面となり食塊形成が行われる（図4-4）．

咀嚼運動における顆頭位を考えると，前方的作業側は別として，側方的作業側における顆頭位はベネット運動として中心咬合位における顆頭位から側方的には外側方，外後側方，外前側方に，また上下的には外上方，外後方，およびそれらの混合的位置といった移動を受容できなければならない．また，この場合，非作業側における顆頭は前下，あるいは前下内方に移動し咀嚼運動がまっとうされる．

この挺子機構が発生できる顆頭位を解剖学的機構ならびに力学的な方面から対照，検討すると，支点となる側の顆頭の矢状的位置は，"前上方"にあることが理に適った考え方と解釈される．

また，咬合状態では顆頭が最上方位あるいは前上方位を基準に構成されたものでなく，いわゆる最後退位といったように後方に下方移動した位置・状態を中心位と解釈し，咬合を構築した場合を考えてみたい．この状態下で咬合・咀嚼機能が営まれた場合，矢状面観では第3級の挺子作用が生じ，力点として顎挙上筋により支点としての顆頭は上下歯列最遠心部における咬合接触部がオクルーザル・ピボットとなり，上方にあげられる．このオクルーザル・ピボットは，いわゆる早期接触点として咬合干渉を生み，作用点と力点とが平衡性を示さない非効率的な挺子現象を招き，咬合 - 筋の調和したバランスを崩す要因となる（図4-5）．その結果，優れた咬合機能を発揮できないばかりか，やがては咬合痛として顎関節症いわゆる咬合由来症候群といった障害をもたらすと考えられる．

したがって，顆頭を下顎窩内で"前上方"に位置づけし，それを基準とした咬合構築をまず行うことが望ましく，障害回避の効果的手段と考えている．このことは，歯に対する外傷（咬合性外傷）は，上下歯が咬合接触する際に引き起こされることを考えれば，自明の理である．

しかし，前述したように中心位における顆頭位が"前上方"であることは理に適ったことであるけれども，臨床の場で意図的に前上方位といった顆頭位を採取でき，それを証明することは実際には不可能である．そこで，後述する方法で，中心位と思われる位置に可及的に顎位を誘導し，この位置をスタートの基準として咬合調整を行い，優れた下顎位にこぎ着け，最終的に付与したい生理・機能的な下顎位を，

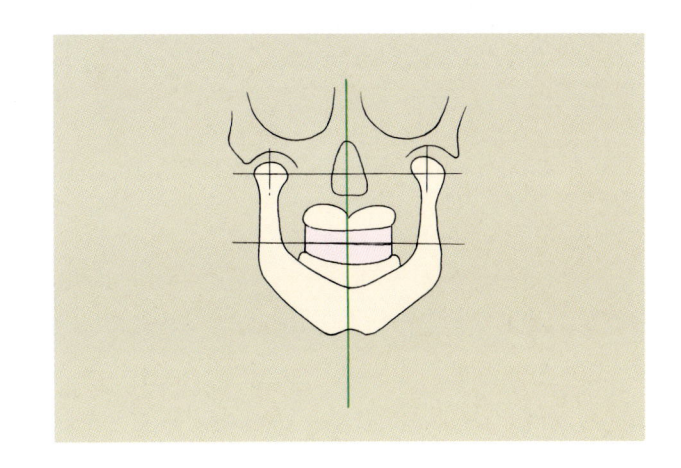

図4-6 中心位の顎位設定を行う場合，顔面上顎の正中矢状面と下顎の正中央状面とが直線（垂線）として観察できるかを評価することも重要である．

最大咬頭嵌合位，いわゆる中心位における咬合と認識している．

中心位への顎位誘導法と記録

患者のそなえる中心咬合位（いわゆる習慣性咬頭嵌合位）における顆頭位は，上下歯同士の咬頭嵌合接触状態が主導権を持ち決定されている．また，上下歯同士が接触した状態下での下顎滑走運動も上下歯同士の接触関係，いわゆる歯牙咬合面の持つ咬合斜面が主導権をもち，運動方向を誘導している．

したがって，中心位といった適正顆頭位への誘導は，患者の中心咬合位（いわゆる習慣性咬頭嵌合位）が中心位咬合である場合はまだしも，一般には患者自身が自分で誘導することは難しく，術者が誘導し得られるものと考えられる．

また，顎位誘導時の患者姿勢の重要性を訴えたい．下顎そのものに対しても重力が働くことを考えれば，顎位誘導時の患者姿勢は立位か，座位であれば垂直に座らせ，頭位もヘッドレストや背もたれを外した垂直位がよいといえる．水平位や足を組んだ姿勢などは避けるべきである．

水平的顎間関係に顎位を誘導する方法にはいろいろあるが，結果として得られた下顎位が偏位している状態であれば，いわゆる顎関節症だけでなく多くの下顎位症候群の要因となるので，そのことを十分に考慮した顎位設定が肝要となる．

そのために心がけることは，絶対に強制的な下顎後退位に誘導しないことである．また，下顎側方偏位も十分に気をつけなければならない．したがって，顔面上顎の正中矢状面と下顎の正中矢状面とが直線（垂線）として観察できるかを評価することも重要である．これには，下顎オトガイ頂などの位置を参考にすることが効果的である．当然，このことを優先した下顎位の設定を先行することも多い（図4-6）．

また顎間関係を記録した後，それを介して上下の模型を組み合わせ，後方から観察し，上顎と下顎の翼突下顎縫線の一致性の距離を左右両側において比較し，顎位偏位の有無を評価・検査することも重要である．

最終目的は，嚥下，咬合が無理なくできるような咬合位への誘導と優れた記録を採取することである．

筆者が行っている中心位への顎位誘導法として，一つは上下咬合面間にゴシック・アーチ・トレーサーといった器具を介在させずに直接顎位を誘導して採得する方法，いわゆる DIRECT CHECK BITE TECHNIQUE と，ゴシック・アーチ・トレーサーを介しての記録法（INDIRECT CHECK BITE TECHNIQUE）とがある．

1. DIRECT CHECK BITE TECHNIQUE

でははじめに，DIRECT CHECK BITE TECHNIQUE による記録採取法についてワックス・チェック・バイト技法で解説する．この方法は，有歯顎・無歯顎同様であり，リーフ・ゲージなどのとくに特別なものを必要とせず，臨床実践的に有効な技法と考えている．では，本技法について解説する．

Chapter 2
基本術式

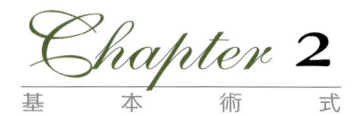

中心位への顎位誘導法／その1

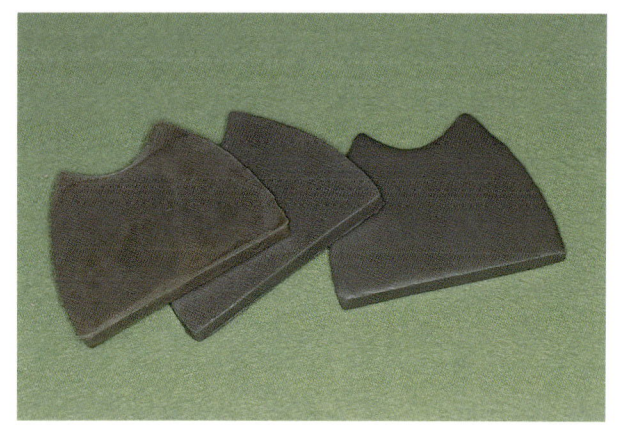

図4-7　チェック・バイト記録材として準備された自家製のワックス．

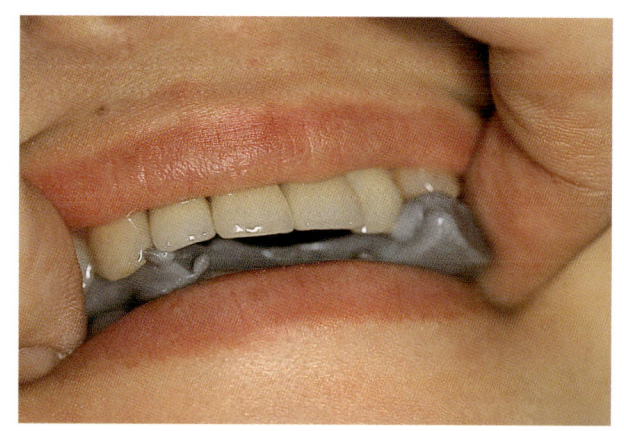

図4-8　上顎歯列咬合面を印記後，下顎歯列相当のワックス片面の表層面をトーチで軟化して口腔内に装着し，術者の左手の拇指と示指の腹でワックスが正位置を保つように上顎第二小臼歯部相当部を頬側から上方に押さえる．

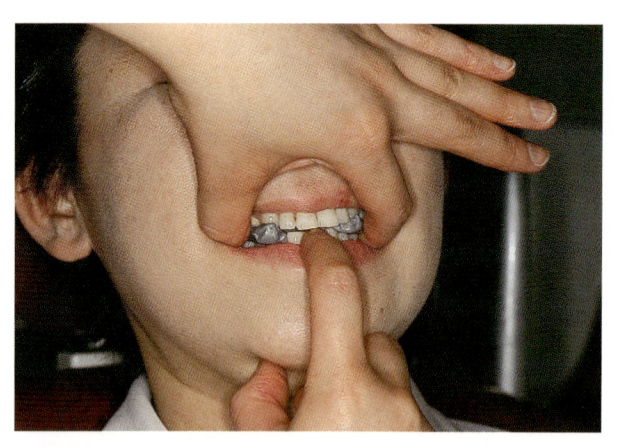

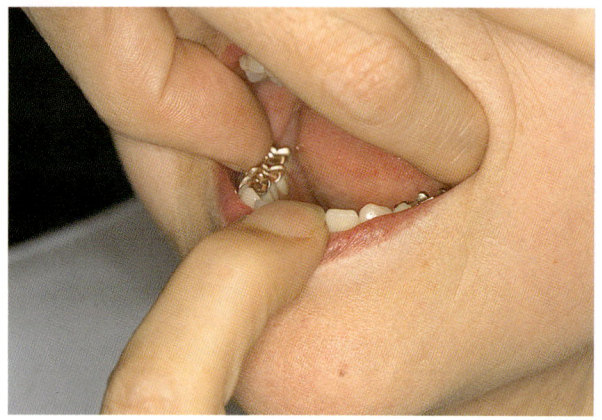

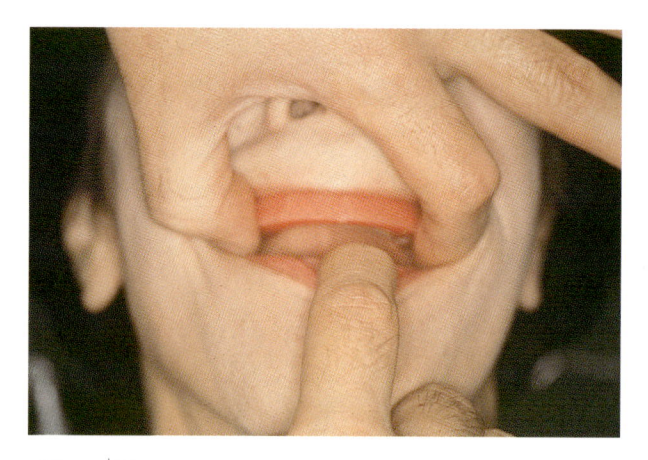

図4-9　図4-10
図4-11

図4-9,10　術者右側の示指の爪先で，下顎中切歯切縁，あるいは下顎ロウ堤中切歯部を後下方に固定する一方，右側拇指，中指により下顎オトガイ下部を上方に挙上する．
図4-11　爪がリーフ・ゲージの役目をし，右側の示指爪面が水平であれば開口量が増し，垂直にすれば開口量が狭まり，臼歯部の離開量をコントロールできるわけである．

①チェック・バイト記録材としてワックスを準備する（図4-7）．図に示したワックスは，アリュ・ワックスによる自家製の型に流して作ったものであり，中心部にはエックス線フィルムのなかに入っている鉛盤が数枚入っている．ワックスの片面の歯列相当部のみの表層面をトーチで軟化し，ちょうど表層に記録材としてシリコーン印象材などの糊材を盛ったのと同じ状態にする．
②これを口腔内上顎歯列左右犬歯から最後方臼歯までの咬合面に印象する感じで圧定し，犬歯唇面を覆うように折り返す．さらに出し入れの際に同じ位置に戻るように犬歯近心隣接部にスパチュラで

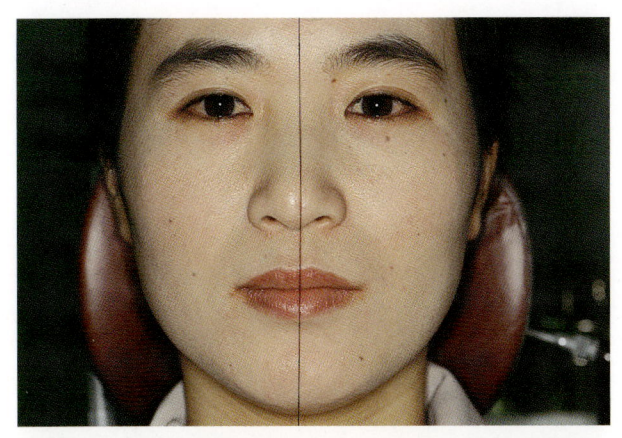

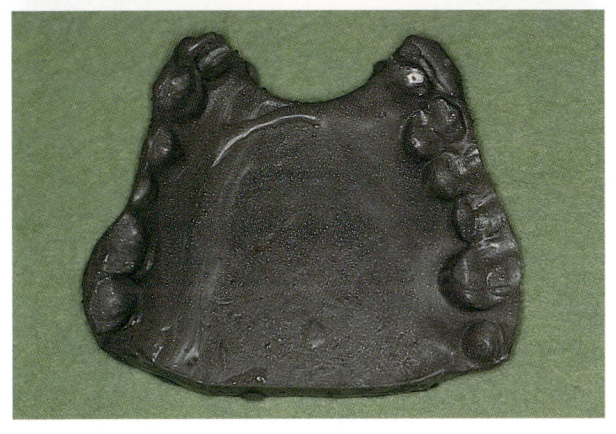

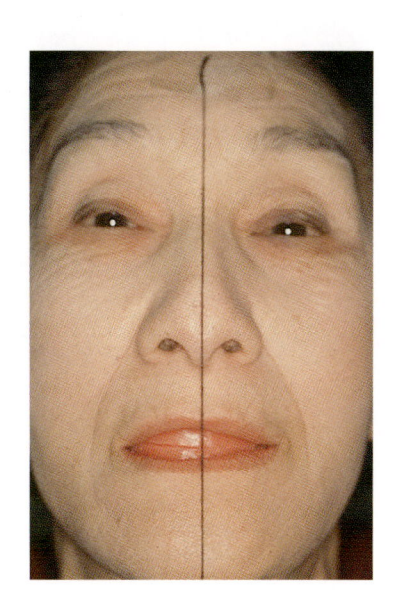

図4-12,13 下顎が側方に偏位した状態で誘導しているか否かを判断する手だてとして，顔面上顎の正中矢状面と下顎の正中矢状面とが直線として観察できるかを評価することも重要である．
図4-14 極力，咬合挙上を避け，薄く採得されたワックス・チェック・バイト記録．

　マークを入れておく．
③確実に上顎歯列咬合面が印記されていることを確認したならば，頰側部のワックスは頰側咬頭頂のみを残しトリミングする．次に，下顎歯列相当のワックス片面の表層面をトーチで軟化し，口腔内に装着する．このとき，術者の左手の拇指と示指の腹でワックスが正位置を保つように，上顎第二小臼歯部相当部を頰側から上方に押さえる(図4-8)．
　無歯顎の場合はこの手法により，上顎義歯床を確実に圧定することが可能となる．無歯顎補綴におけるチェック・バイト採取時の注意点として，上顎総義歯は維持性に優れ脱離することは少ないけれども，安定性に乏しく水平的に回転しやすいことを認識すべきであり，この手法により上顎義歯床は確実に正位置に位置づけることができる．
④術者右側の示指の爪先(この技法のため少し伸ばしておくことが肝要である)で，下顎中切歯切縁，あるいは下顎ロウ堤中切歯部を後下方に固定する一方，右側拇指，中指により下顎オトガイ下部を上方に挙上する(図4-9,10)．

　この状態で軽いタッチで「奥歯」で合わせるよう下顎を後方に軽く誘導しながら閉顎させる．絶対に"咬んで下さい"といってはならない．この結果，上下顎臼歯部咬合面あるいは上下顎臼歯部ロウ堤により左手の拇指と示指の腹は挟まれ咬合保持するので，無歯顎の場合は上下顎総義歯を一度に確実に安定させるのに役立つ．
⑤この状態から顎間距離を減じていくためには，右側の示指爪面を上顎中切歯舌側面と平行に近くなるよう指を垂直的に立てていくとともに，上下咬合面間，あるいはロウ堤間に挟まれている左手の拇指と示指を徐々に開き，指の腹を薄く挟ませた状態で閉顎させていく．
　いわゆる爪がリーフ・ゲージの役目をし，右側の示指爪面が水平であれば開口量が増し，垂直にすれば開口量が狭まり，臼歯部の離開量をコントロールできるわけである(図4-11)．
　この閉口接触した状態では，収縮する筋は外側翼突筋の上頭と側頭筋だけで，咬筋や内側翼突筋といった挙上筋は臼歯が接触するまで活動しない．

Chapter 2
基本術式

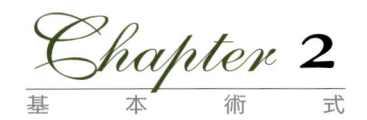

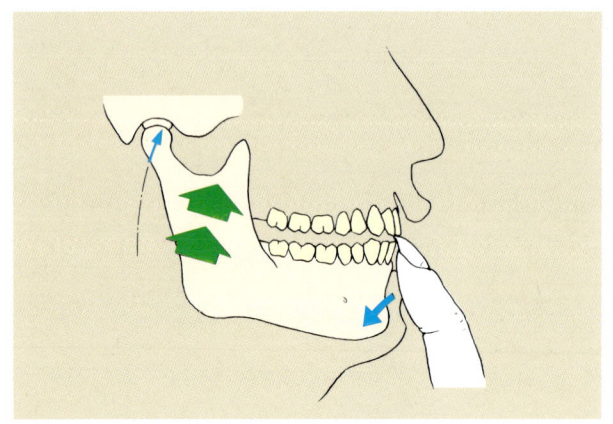

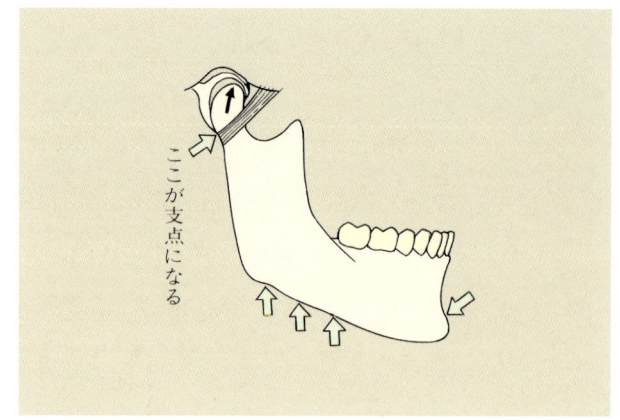

図4-15,16 爪先が上下顎で挟まれた位置が支点となり，顎挙上筋部が力点となれば，作用点としての顆頭は前上方位を呈する．また，作用点となる関節窩内の顆頭は，関節靭帯を支点として前上方に押されることから前上方位を呈すると考えられ，理に適った中心位の記録採取を行うことができる．

外側翼突筋の上頭は関節円板に付着しているため，収縮すると関節円板は下顎窩の前方斜面に固定され，顆頭を前上方に安定させる．また側頭筋の収縮により顆頭は下顎窩の上方に固定され，前上方位へ下顎を導くのに有効となる．

⑥このとき，下顎が側方に偏位した状態で誘導しているか否かを判断する手だてとして，顔面上顎の正中矢状面と下顎の正中矢状面とが直線（垂線）として観察できるかどうかを評価することも重要である（図4-12,13）．

⑦以上のような手法で顎位の誘導，ならびにその評価を行い，チェック・バイトの記録採取を完了する（図4-14）．

チェック・バイト記録材として，ラミテックとかエグザ・バイトのような糊材を使用する場合も同様であり，咬合面における小窩裂溝，隣接面溝をワセリンでブロック・アウトし，咬合面間に記録材を介在させセントリック・チェック・バイトの記録採取を行う．

以上，DIRECT CHECK BITE TECHNIQUEによる記録採取法について解説したが，この技法において発生する挺子機構では，咀嚼運動において発生する挺子機構とは逆に右側示指爪面が支点となりオトガイ結節部を下方に押す結果をもたらし，顎閉鎖筋群が力点となって下顎角部は上方に挙上される．結果として，作用点となって関節窩内の顆頭は関節靭帯を支点として前上方に押されることから前上方位を呈すると考えられ，理に適った中心位の記録採取を行うことができるものと認識している（図4-15,16）．問題として重要なのは，前後・側方的に支点となる下顎位を試行錯誤的に確実に位置づけることである．

2. INDIRECT CHECK BITE TECHNIQUE

INDIRECT CHECK BITE TECHNIQUEによる記録採取法は，上下顎間にゴシック・アーチ・トレーサーを介在させ，トレーシング・ピンの高さを調節することにより開口量を設定し，下顎運動の前方・左右側方の滑走運動軌跡を水平面投影でゴシック・アーチとして記録し，その下顎運動様相から顎関節の状態を診査・診断するとともに，中心位，偏心位のチェック・バイト記録を採取する．

この場合の下顎運動は，トレーシング・ピンがトレーシング・プレート上を接触滑走したことによるものであり，顎関節が主導権を持つ運動といえる．DIRECT CHECK BITE TECHNIQUEと比較すると，

①トレースされたゴシック・アーチから下顎運動の是非
②咬み癖
③顆頭位の偏位
④適正顆頭位の位置

などを診査・診断でき，

⑤中心位の位置を評価・認識しながら顎位設定が可能である

中心位への顎位誘導法／その2

▶図4-17　有歯顎，無歯顎に対応できることを設計意図したH-Aゴシック・アーチ・トレーサー．

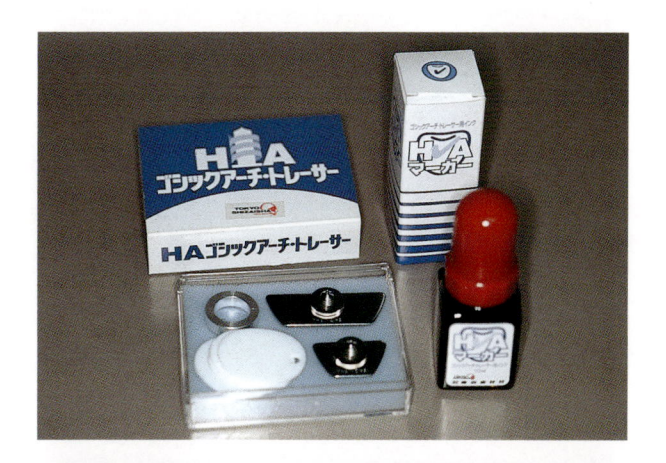

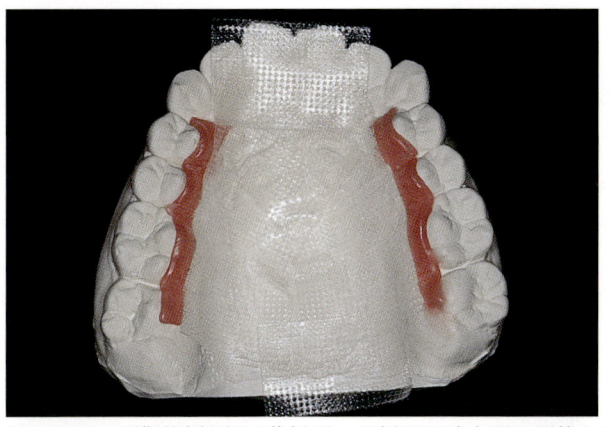

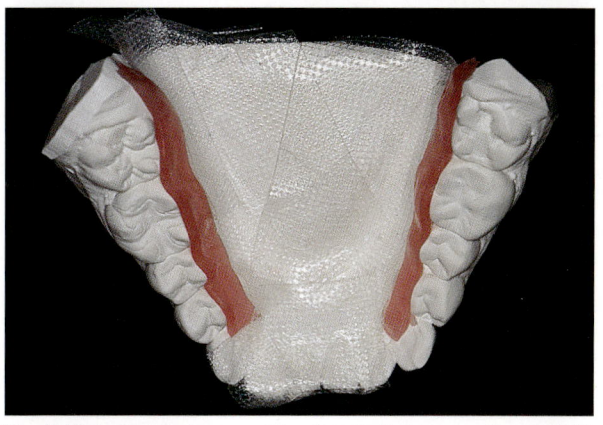

図4-18,19　模型歯冠部口蓋側面，舌側面に咬合面と同等あるいは低い位置までパラフィン・ワックスなどでスペーサーを設ける．また，石膏模型に分離材としてワセリンを塗布するか，模型保護を兼ねて絆創膏キープポア®を貼付し，トレー・マテリアルでトレーサー固着部を作製する．これは，総義歯でいえば基礎床に相当するものである．

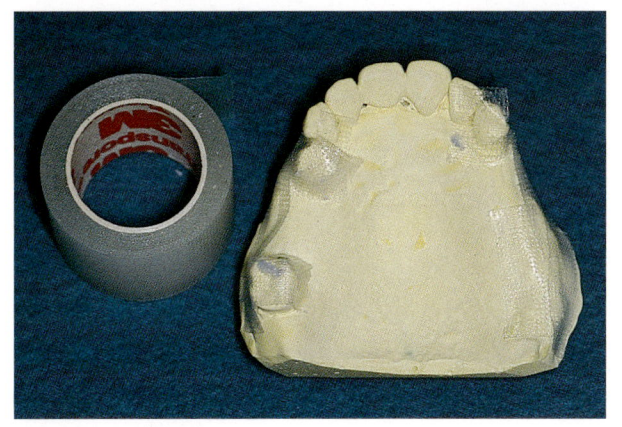

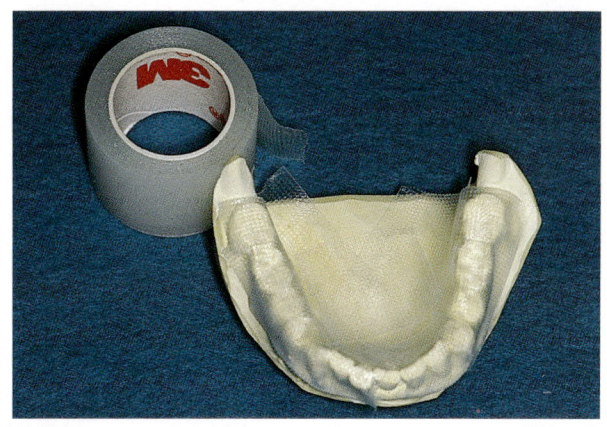

図4-20,21　簡便法としては，スペーサーとしてサージカルテープ(絆創膏)のキープポア®(ニチバン)や，トランスポア™(3M)を貼付する場合もある．また動揺歯が存在する場合は，咬合面上に基礎床を乗せてしまう場合もあり，この際，模型保護を兼ねて絆創膏キープポア®を貼付する方が，咬合挙上に結びつかないですむ．

といった利点があげられる．初心者にもわかりやすいチェック・バイト・テクニックといえ，臨床実践的に有効な技法と考えている．

しかし一方，準備操作が複雑であるとか，トレーサーにより舌などが圧迫され適切な下顎位の誘導が不可能であるなどといったことを欠点としてあげる説もある．しかし，筆者としてはこの問題に対しては臨床経験上，否定的認識を示すものである．

Chapter 2
基本術式

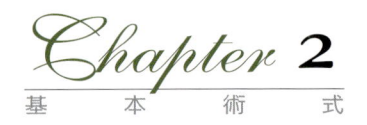

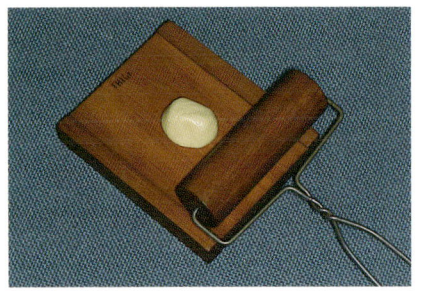

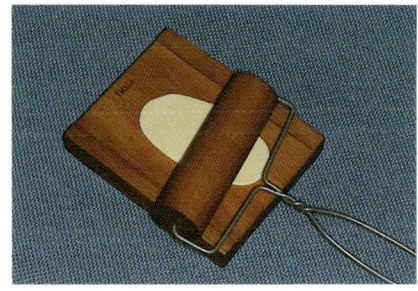

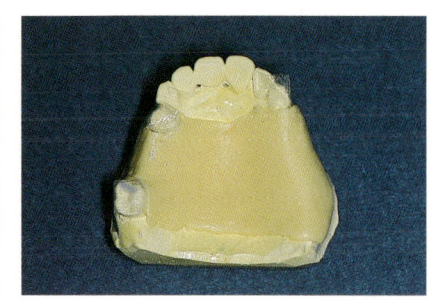

図4-22~24 トレー・マテリアルを混和し,ローラーを用いて板状にし,トレーサー固着部を作製する.これは,総義歯でいえば基礎床に相当するものである.

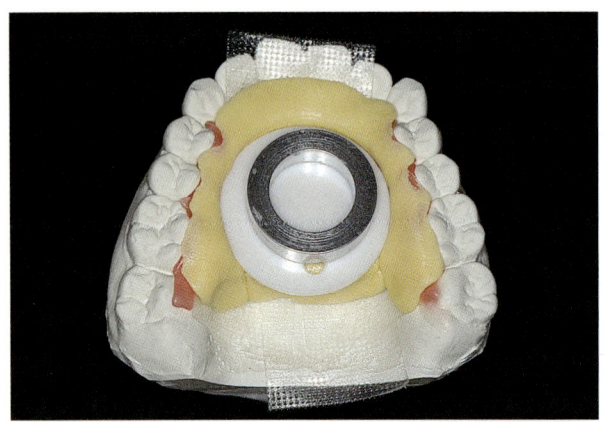

図4-25~27 上顎模型に対するトレーシング・プレートの固着.適当量のトレー・マテリアルを混和し,その上にトレーシング・プレートを置いてスペーサーを乗せ,その上から平板を活用し,咬合平面に接触するまで圧する.以上の操作により,咬合平面と平行な関係で,スペーサー分上方にトレーシング・プレートの設置が完了する.

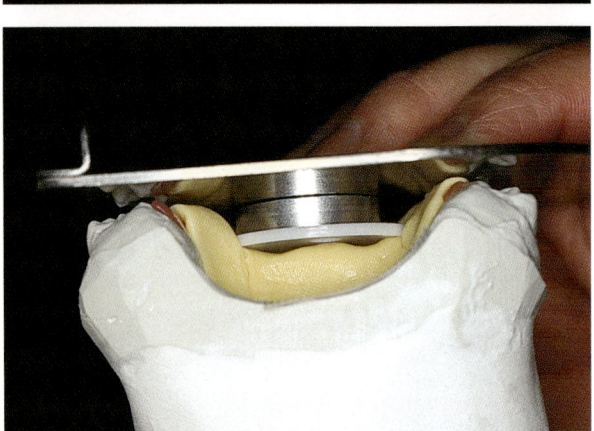

図4-25
図4-26 | 図4-27

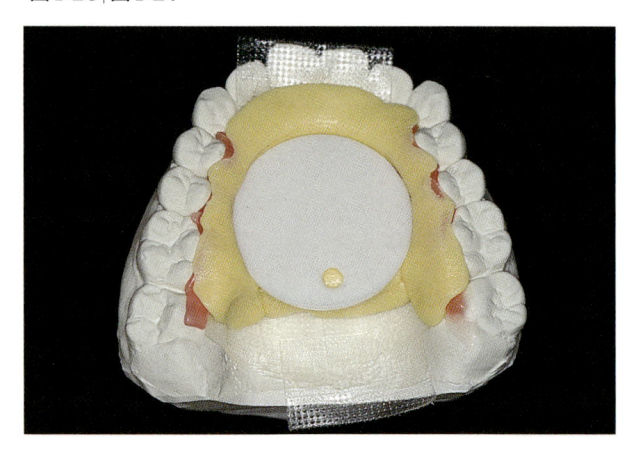

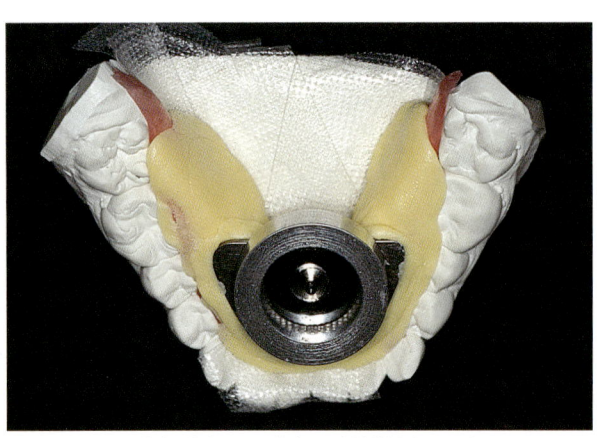

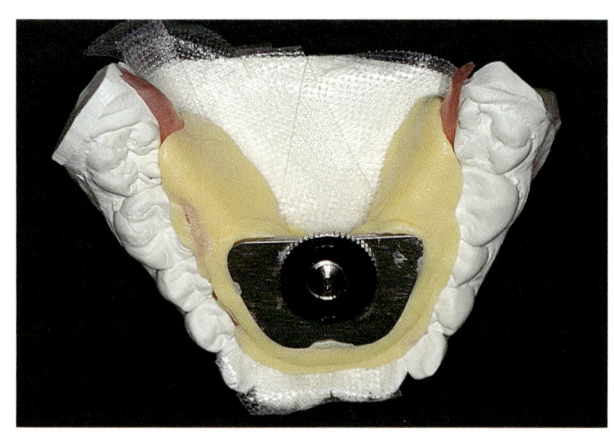

図4-28, 29 咬合挙上した咬合器空間位置で,上顎トレーシング・プレートに対して下顎にトレーシング・ピンを設置する.混和した適当量のトレー・マテリアルを基礎床上に置き,その上にスペーサーを乗せ,インサイザル・ポールが接触するまで咬合器を閉じる.トレーシング・プレートは,咬合平面と平行な関係に,トレーシング・ピンはそれと直交した位置関係に設置することができた.

SHILLA SYSTEMの概念とその臨床活用

▶図4-30 動揺歯が存在する症例で，咬合面上に基礎床を乗せてしまう場合におけるトレーサー設置例．

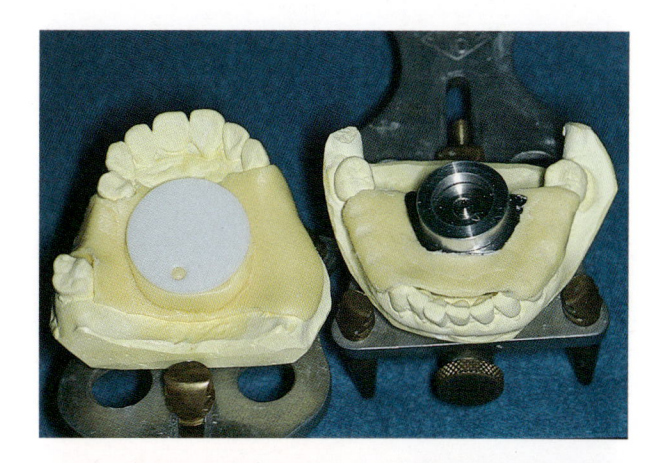

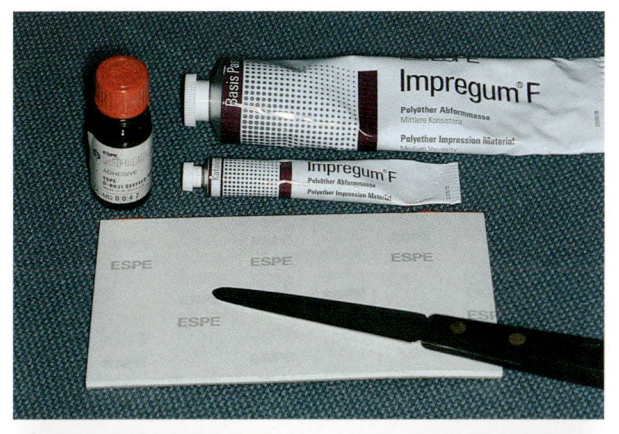

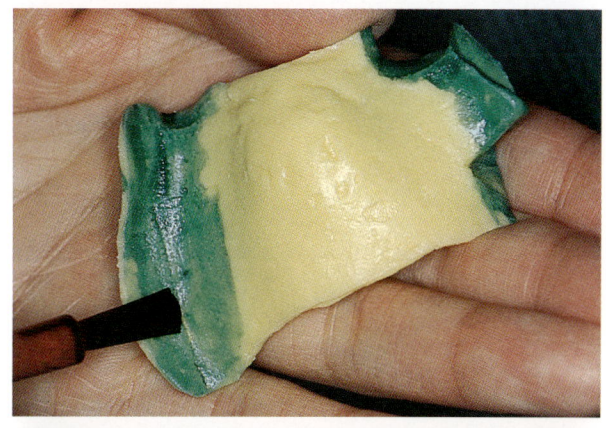

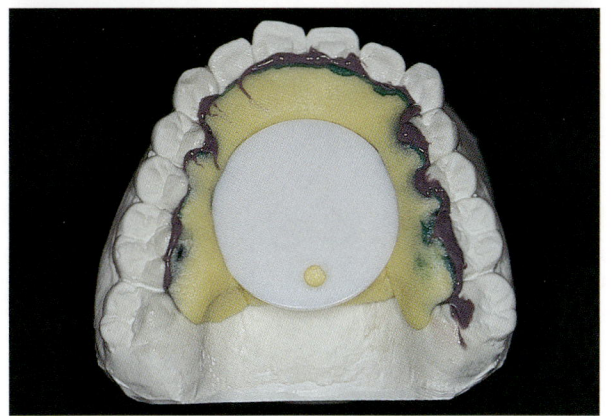

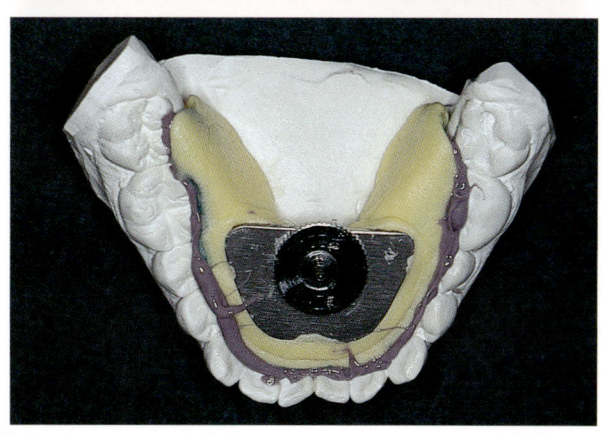

図4-31〜34 模型上のワックス・スペーサー，あるいは絆創膏を除去してワセリンを貼付し，トレー・マテリアルで作製した基礎床当該部に接着剤を貼付し，練和したインプレガム(3M ESPE)で置換する操作を行う．

この説を支持する人は，単にゴシック・アーチ上のアペックスを中心位と誤解したためであり，要は，正しくゴシック・アーチを判読した上でDIRECT CHECK BITE TECHNIQUEにおける顎位誘導を並行し，ゴシック・アーチ上で中心位の位置を設定することが肝要であると考えている．

では，本技法について解説する．

■ H-A ゴシック・アーチ・トレーサーの設置

有歯顎であれ無歯顎であれ，まずテンタティブな顎間関係位で咬合器に模型を付着し，H-A ゴシック・アーチ・トレーサーを確実に固着・設置する（図4-17）．

トレーサーの設置における重要事項は，
Ⓐ トレーサーを確実に固着し口腔内で優れた維持，支持を示す状態にしたい

Chapter 2
基 本 術 式

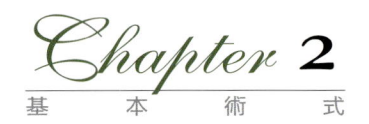

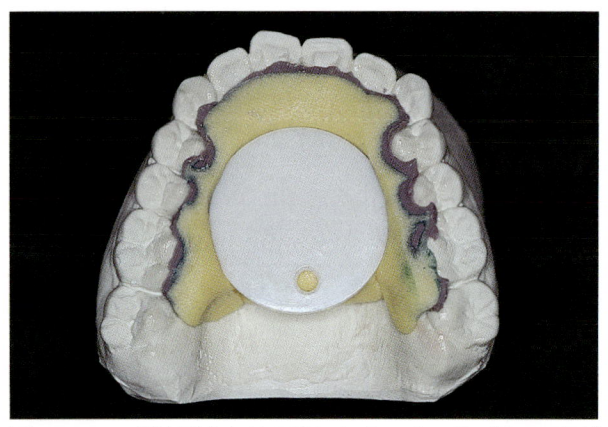

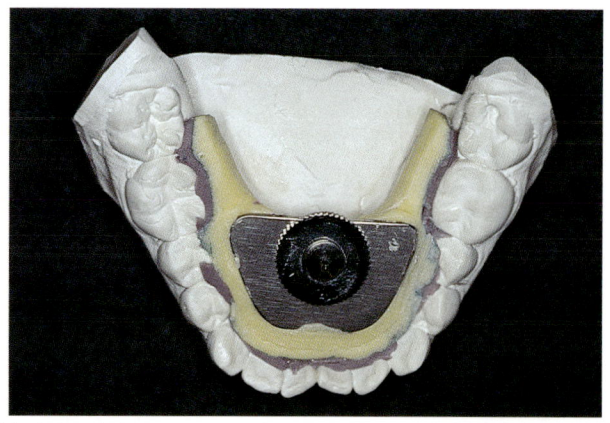

図4-35,36 咬合面上にはみ出したインプレガム(3M ESPE)を鋭利なナイフなどでトリミングし，トレーサーの設置が完了した上下顎有歯顎模型．このインプレガムをリテンションとして活用する方法は，筆者が約30年間行っている方法であり，技法的に簡単であるほか，トレーサーが設置された床は口腔内で優れた維持・安定性を示す．

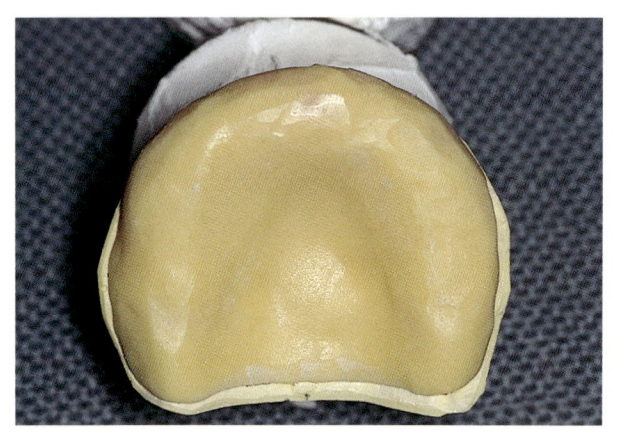

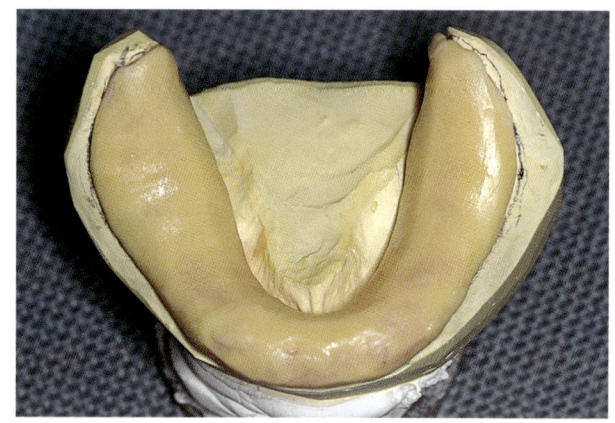

図4-37,38 上下顎模型上で適合性に優れた基礎床をトレー・マテリアルで作製する．

Ⓑ咬合挙上量を可及的に減じたい
Ⓒ精度のよい記録ならびにリマウントにそなえ，上下咬合面間に記録材を直接存在させて顎間記録を採取したい
Ⓓトレーシング・ピンの高さのコントロールを容易に行えるようにしたい
といったことがあげられる．

［有歯顎症例におけるトレーサーの設置］
　有歯顎症例でのトレーサーの設置法として，筆者が日常行っている方法を以下に説明する．
①上下顎模型歯冠部口蓋側，舌側面に咬合面と同等あるいは低い位置までパラフィン・ワックスなどでスペーサーを設ける（図4-18,19）．簡便法としては，スペーサーとしてサージカルテープ（絆創膏）のキープポア®（ニチバン）や，トランスポア™（3M）を貼付する場合もある．また動揺歯が存在する場合は，咬合面上に基礎床を乗せてしまう場合もあり，この際，模型保護を兼ねて絆創膏キープポア®を貼付する方が，咬合挙上に結びつかないで済む（図4-20,21）．このスペースには，将来維持装置の工夫として弾性印象材であるインプレガム(3M ESPE)が入る．
②トレー・マテリアルを混和し，ローラーを用いて板状にし，トレーサー固着部を作製する．これは，総義歯でいえば基礎床に相当するものである（図4-22～24）．
③上顎模型に対するトレーシング・プレートの固着．適当量のトレー・マテリアルを混和し，その上にトレーシング・プレートを乗せる．さらにスペーサーの上から平板（ここでは咬合平面スパチュラ）を活用して咬合平面に接触するまで圧する．以上の操作により，咬合平面と平行な関係で，スペーサー分上方にトレーシング・プレートの設置が完了す

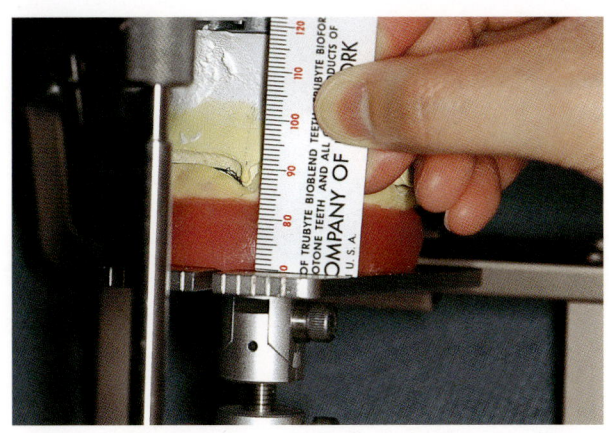

CHAPTER 2-4：咬合採得―セントリック・チェック・バイト―

図4-39 上顎の咬合堤は，咬合器上でSHILLA IIの盤をガイドとして設置する．結果として左右同高性を示すとともに，前歯部の咬合平面は上唇下縁の高さを通過し，また矢状傾斜的にも優れた位置を通過する．

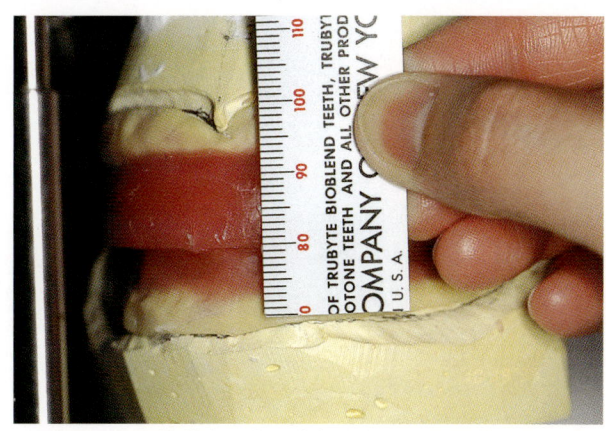

図4-40 上下基礎床の中切歯根尖相当部間距離が約38mmの高さよりやや低めになるよう，咬合器インサイザル・ポールを調節・固定し，上顎の咬合堤に対して下顎の咬合堤を設置する．

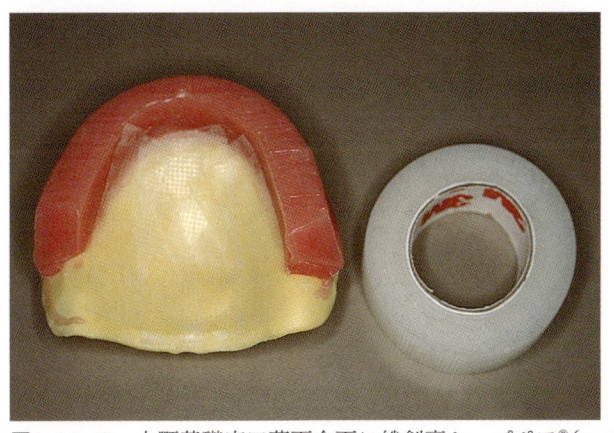

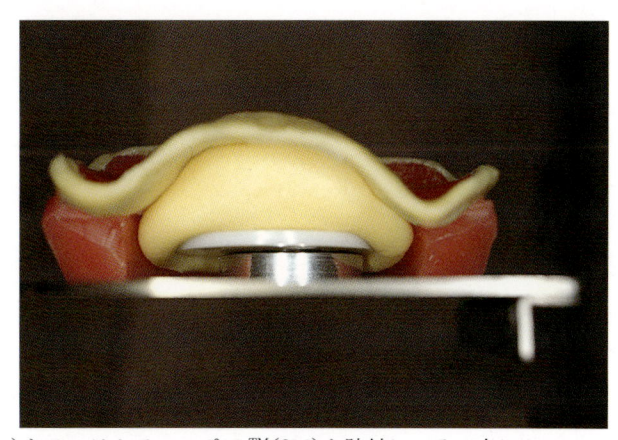

図4-41,42 上顎基礎床口蓋面全面に絆創膏キープポア®(ニチバン)あるいはトランスポア™(3M)を貼付し，その上にトレー・マテリアルを混和して乗せ，トレーシング・プレートを咬合平面と平行で上方に位置するよう設置する．

る(図4-25〜27)．
④下顎模型に対するトレーシング・ピンの固着．
　咬合器上に上下顎模型を付着し，咬合接触がない状態まで極力少ない挙上量で，インサイザル・ポールを調節・固定する．
　この挙上した空間位置で，上顎のトレーシング・プレートに対して下顎にトレーシング・ピンを設置する．操作として，混和した適当量のトレー・マテリアルを基礎床上に置き，その上にスペーサーを乗せ，インサイザル・ポールが接触するまで咬合器を閉じる(図4-28,29)．
　以上の操作により，咬合平面と平行な関係で，スペーサー分上方にトレーシング・プレートの設置が完了する．
　以上でトレーシング・プレートは咬合平面と平行な関係に，トレーシング・ピンはそれと直交した位置関係に設置することができた．図4-30は，動揺歯が存在する症例で，咬合面上に基礎床を乗せてしまう場合におけるトレーサー設置例である．
⑤模型上のワックス・スペーサー，あるいは絆創膏を除去してワセリンを貼付し，トレー・マテリアルで作製した基礎床当該部に接着剤を貼付し，練和したインプレガムで置換する操作を行う(図4-31〜34)．
⑥咬合面上にはみ出したインプレガムを鋭利なナイフなどでトリミングし，トレーサーの設置を完了する(図4-35,36)．
　このようなインプレガムをリテンションとして活用する方法は，筆者が約30年間行っている方法であり，技法的に簡単であるほか，トレーサーが設置された床は口腔内で優れた維持・安定性を示す．

Chapter 2
基 本 術 式

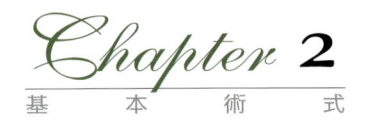

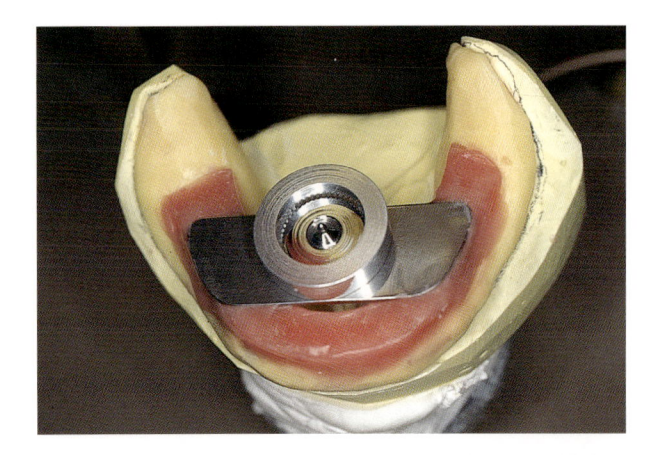

図4-43 咬合器が示す空間位置で，下顎基礎床にトレーシング・ピンを上顎トレーシング・プレートと直交した位置関係に設置したいため，下顎ロウ堤を軟化しその上にトレーシング・ピンを乗せ，スペーサーを介在させた状態で咬合器を設定した高さまで閉じる.

図4-44,45 咬合平面と平行関係に付着された上顎トレーシング・プレートに対し，下顎トレーシング・ピンがスペーサー分の距離を介して直交した関係で設置された状態.

図4-43	
図4-44	図4-45

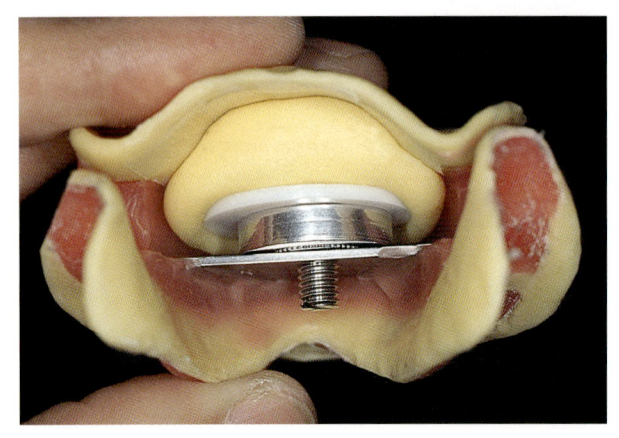

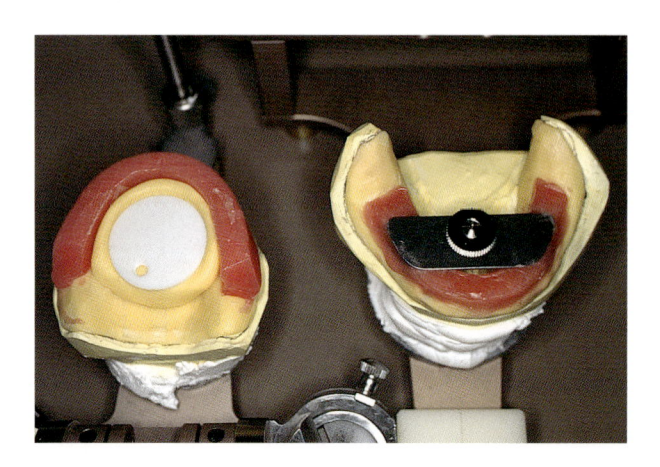

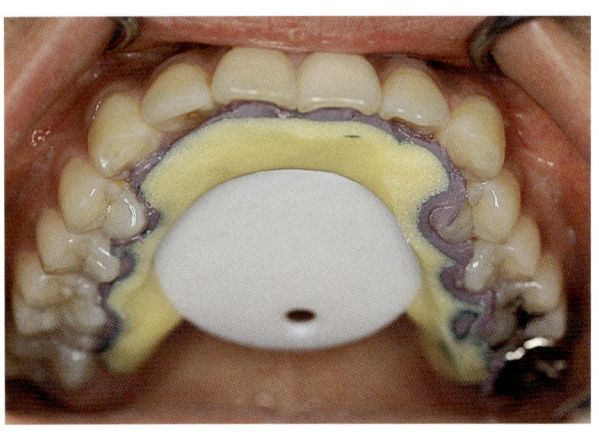

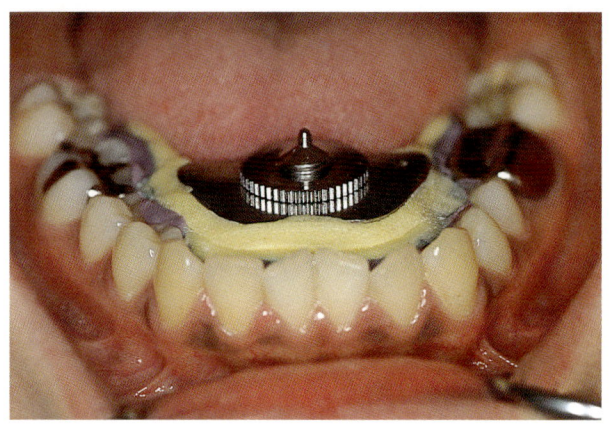

図4-46,47 口腔内上顎にトレーシング・プレートを，下顎にトレーシング・ピンを装着する．有歯顎では，インプレガムが効を奏し，維持・安定，支持が優れた状態を示す.

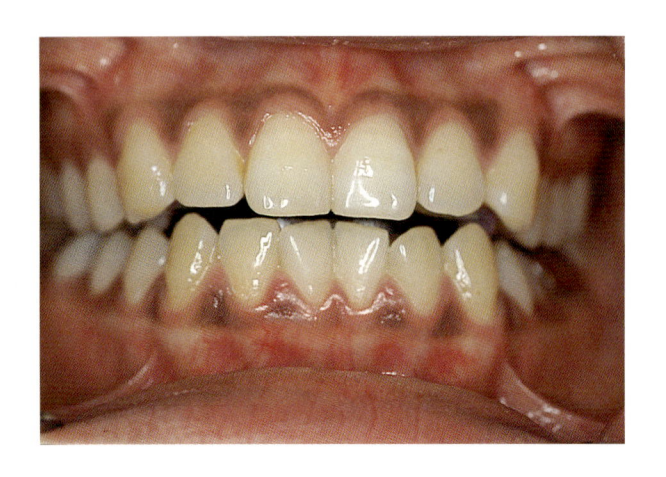

図4-48 有歯顎においては，トレーシング・ピンの高さを調節して咬合挙上量を可及的に減じる．H-Aゴシック・アーチ・トレーサーのピンは1回転で約1mmの調節が可能なように作られている．ピンの高さ調節後は，ワッシャーにより確実に高さを固定する.

SHILLA SYSTEMの概念とその臨床活用

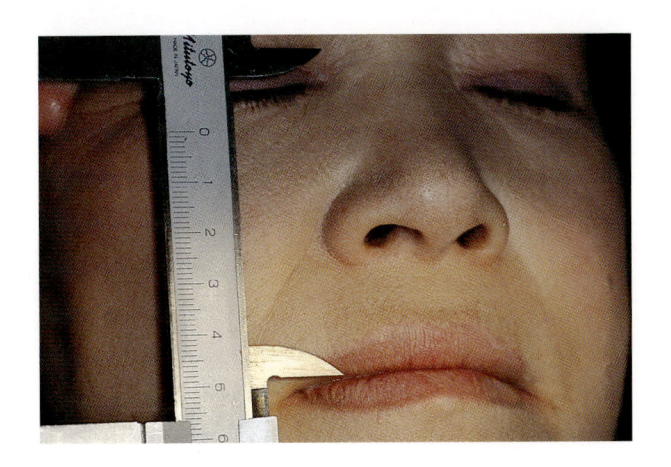

CHAPTER 2-4：咬合採得―セントリック・チェック・バイト―

図4-49 | 図4-50
図4-51

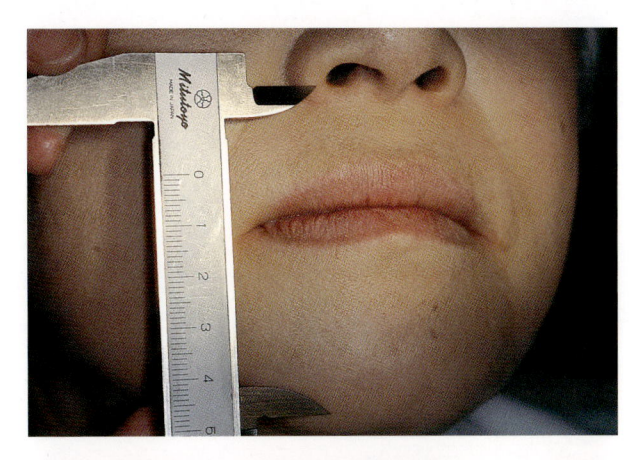

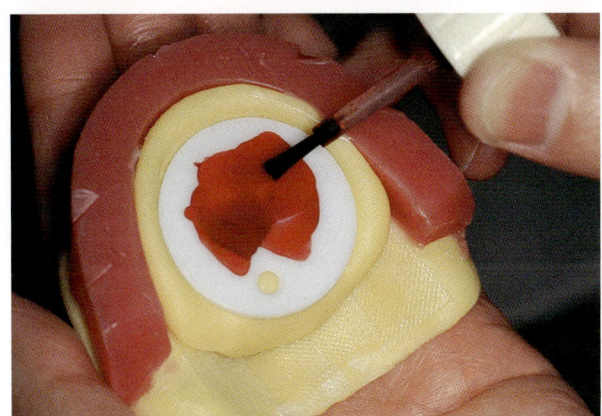

図4-49,50 無歯顎の場合は，有歯顎と異なり，調和した咬合高径の下でゴシック・アーチをトレースすることができるので，咬合高径の設定のため，バイオ・メトリックスを活用して眼角から口角，鼻翼下縁からオトガイ下縁までの距離が同じになるよう，トレーシング・ピンの高さを調和した咬合高径に調節する．

図4-51 患者に自力によるトレーシングの練習を行わせた後，トレーシング・フルードを塗布する．

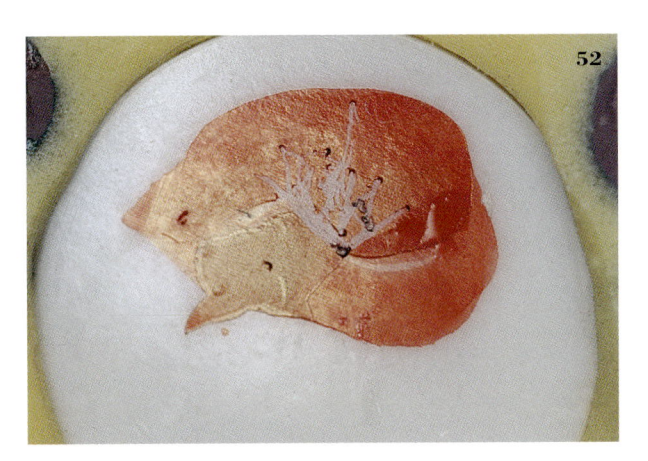

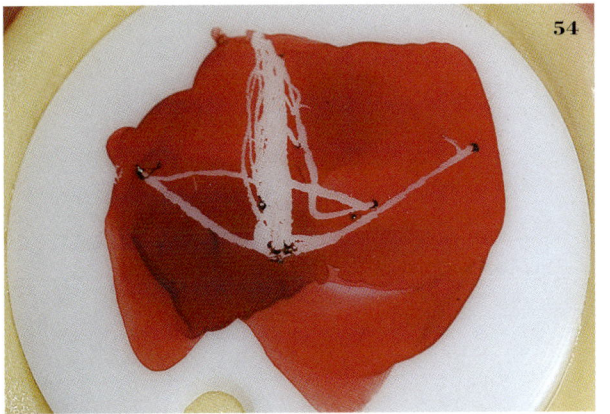

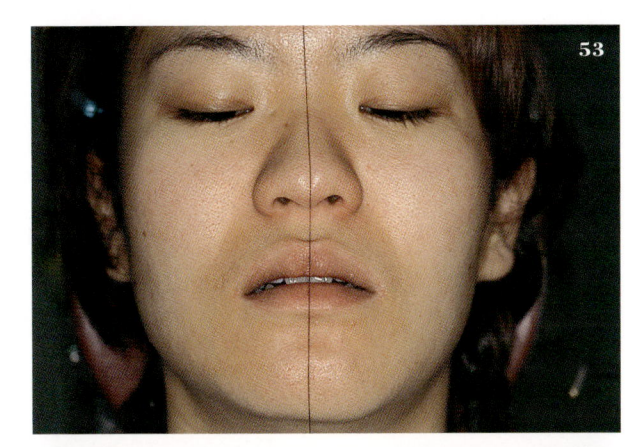

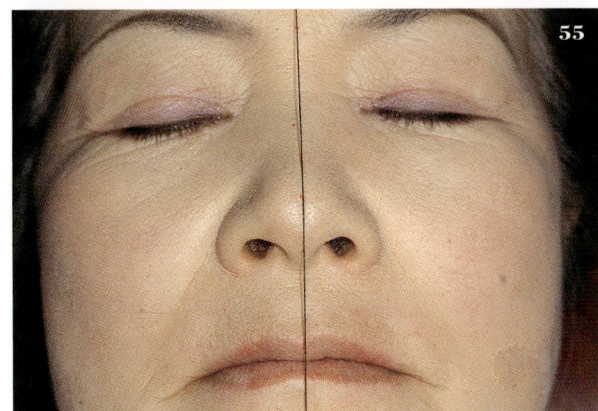

図4-52～55 トレースされたアペックスが明確に描記されているか否か，またその位置における顔面上顎体における正中矢状面と下顎体のそれとの一致性を観察する．有歯顎例（**52,53**）と無歯顎例（**54,55**）．

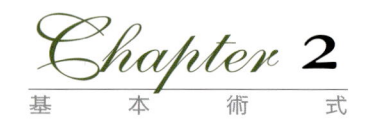

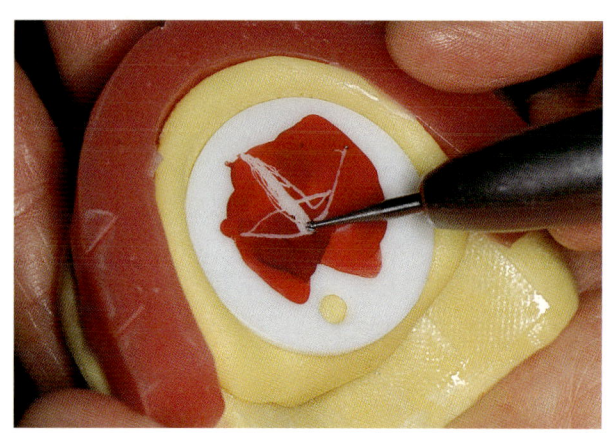

図4-56 描記されたトレーシング上の一致している場所を設定し，当該部にラウンド・バーで浅いマークを入れる．

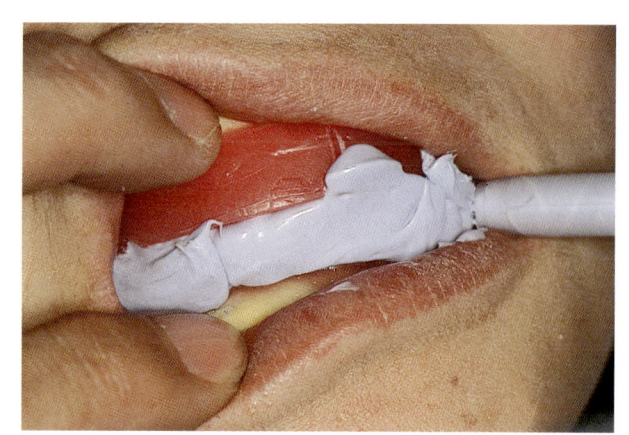

図4-57 顎位の誘導，ならびにその評価が終わったならば，上下咬合堤あるいは咬合面間に記録材を注入する．

[無歯顎症例におけるトレーサーの設置]

無歯顎におけるトレーサーの設置は，有歯顎の場合と異なり仮床に設置しなければならない．しかし，咬合器付着後その仮床上に人工歯を排列するため，トレーサーを外さなくてはならないし，またトレーシング中に簡単に外れても困る．したがって，次のような設置方法が勧められる．

①まず，通法にしたがって上下顎模型上で適合性に優れた基礎床をトレー・マテリアルで作製する（**図4-37, 38**）．

②次に，この基礎床に対して上顎咬合堤を設置する．咬合堤に使用するワックスは，この上にトレーサーを固着する関係でエキストラ・ハードのものがよい．上顎の咬合堤は，咬合器上でSHILLA IIの盤をガイドとして設置することにより，左右同高性を示すとともに，前歯部の咬合平面は上唇下縁の高さを通過し，また矢状傾斜的にも優れた位置を通過するはずである（**図4-39**）．

③上下基礎床の中切歯根尖相当部辺縁間距離が約38mm（上顎の中切歯根尖相当部から咬合平面までの距離22mm＋下顎の中切歯根尖相当部から咬合平面までの距離18mm－垂直被蓋2mm＝38mm）の高さよりやや低めになるよう，咬合器インサイザル・ポールを調節・固定し，上顎の咬合堤に対して下顎の咬合堤を設置する（**図4-40**）．

④上顎基礎床口蓋面全面に絆創膏キープポア®あるいはトランスポア™を貼付し，その上にトレー・マテリアルを混和して乗せ，トレーシング・プレートを咬合平面と平行で上方に位置するよう設置する（**図4-41, 42**）．

⑤咬合器が示す空間位置で，下顎基礎床にトレーシング・ピンを上顎トレーシング・プレートと直交した位置関係に設置し，トレーサーの設置を完了する（**図4-43～45**）．

■ INDIRECT CHECK BITE TECHNIQUE による顎間記録の採取

①口腔内上顎にトレーシング・プレートを，下顎にトレーシング・ピンを装着する．有歯顎では，インプレガムが効を奏し，維持，支持が優れた状態を示すはずである（**図4-46, 47**）．

総義歯において維持不良を示す場合は，義歯安定剤などを使用するとよい．

②有歯顎においては，トレーシング・ピンの高さを調節して咬合挙上量を可及的に減じる．H-Aゴシック・アーチ・トレーサーのピンは1回転で約1mmの調節が可能なように作られている．ピンの高さ調節後は，ワッシャーにより確実に高さを固定する（**図4-48**）．

無歯顎の場合は，有歯顎と異なり，調和した咬合高径の下でゴシック・アーチをトレースすることができるので，咬合高径の設定のため，バイオ・メトリックスを活用して眼角から口角，鼻翼下縁からオトガイ下縁までの距離（あるいはナジオンから前鼻棘，前鼻棘からポゴニオンまでの距離）が同じになるよう，トレーシング・ピンの高さを調和し

CHAPTER 2-4：咬合採得—セントリック・チェック・バイト—

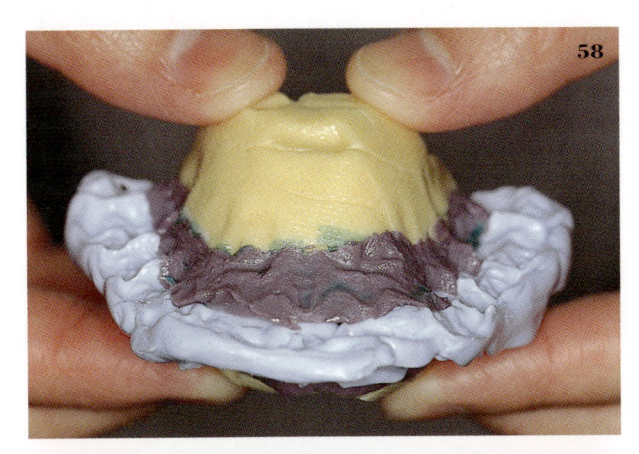

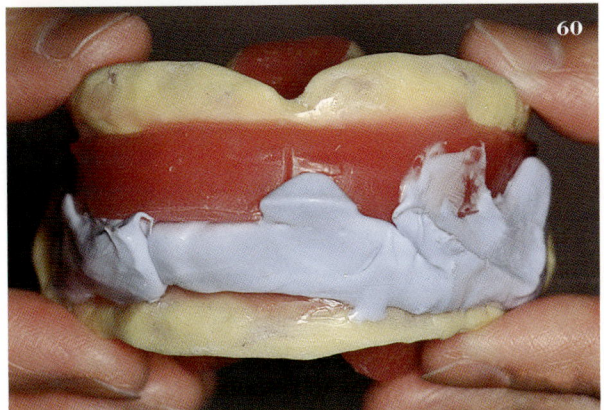

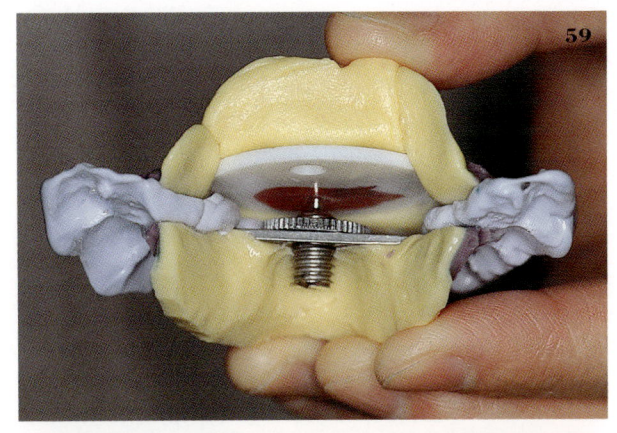

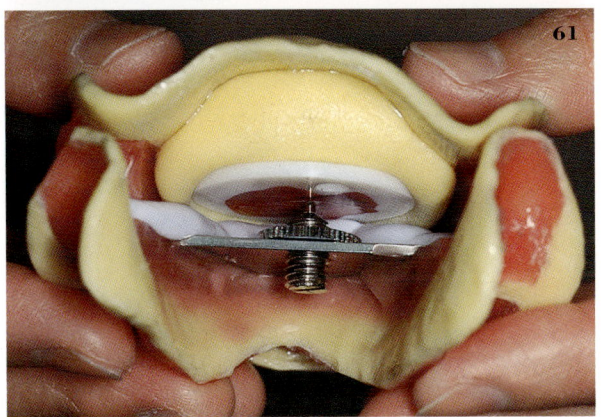

図4-58〜61　セントリック・チェック・バイト記録の採取された有歯顎例（**58,59**）と無歯顎例（**60,61**）．

ゴシック・アーチ・トレーシングによる顎機能の評価

図4-62　患者に垂直位姿勢をとらせ，眼角から口角，鼻翼下縁からオトガイ下縁までの距離が等しくなるよう，描記針の長さを調節して咬合高径を設定し，ゴシック・アーチ・トレーシングを試行する．

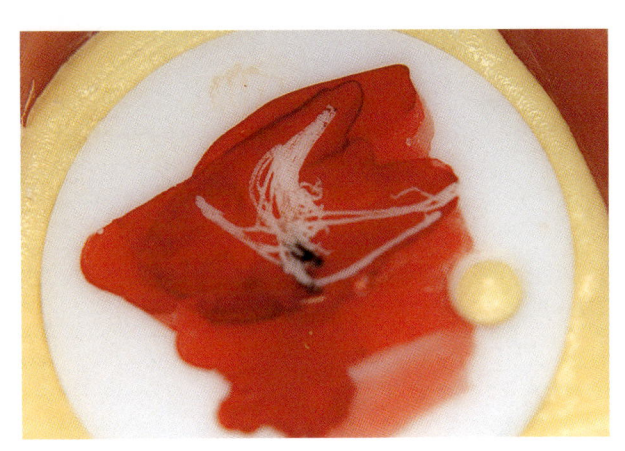

た咬合高径に調節する（**図4-49,50**）．
③患者に自力によるトレーシングの練習を行わせた後，トレーシング・フルードを塗布する（**図4-51**）．トレースされたアペックスが明確に描記されているか否か，またその位置における顔面上顎体における正中矢状面と下顎体のそれとの一致性を観察し（**図4-52〜55**），描記されたトレーシング上の一致している場所を設定し，当該部にラウンド・

バーで浅いマークを入れる（**図4-56**）．
④患者が自力でトレーシングできてもできなくとも，術者誘導によるトレーシングを行う．この際，DIRECT CHECK BITE TECHNIQUEと同様に，術者の左手の拇指と示指の腹で上顎第二小臼歯部相当部を頬側から上方に押さえ，また指の腹を上下咬合面間を薄く挟ませた状態で閉顎させる技法をとることが勧められる．そのとき術者右側の示

Chapter 2
基本術式

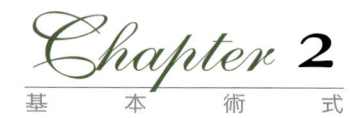

[顎位設定が決まりやすい症例]

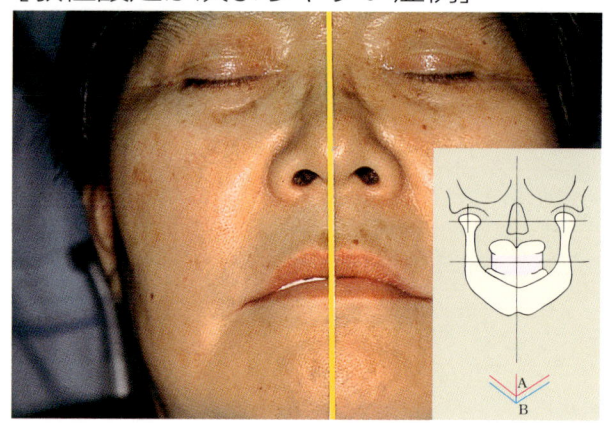

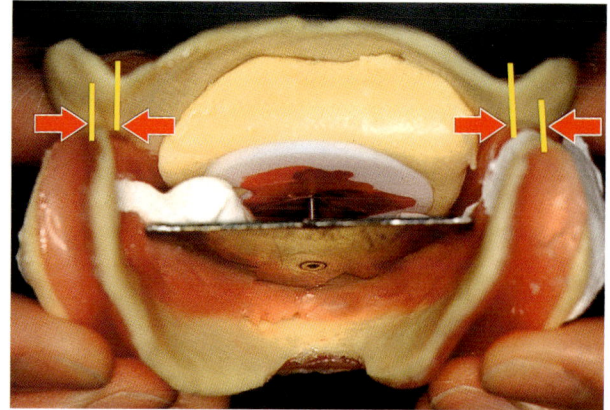

図4-63,64 ゴシック・アーチが明瞭にトレーシングできる症例．アペックスとマニピュレーション結果が一致するか，あるいはアペックスの狭い範囲に集約し，かつその部位での顔面正貌の観察所見から顔面上部と下部との正中長軸も一致し，チェック・バイト結果を後方から観察した場合，右側における上下顎の翼突下顎縫線間距離が左側のそれと同じであれば，顎偏位はないと判断できる．顎位設定だけの問題からすれば，即，最終義歯調製に入れる症例であると診断する．

[顎位設定に迷う症例]

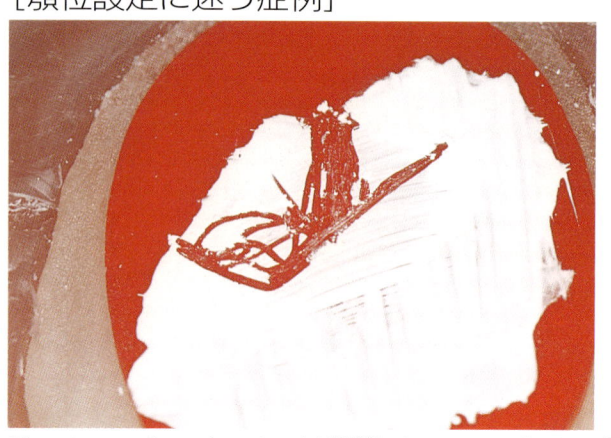

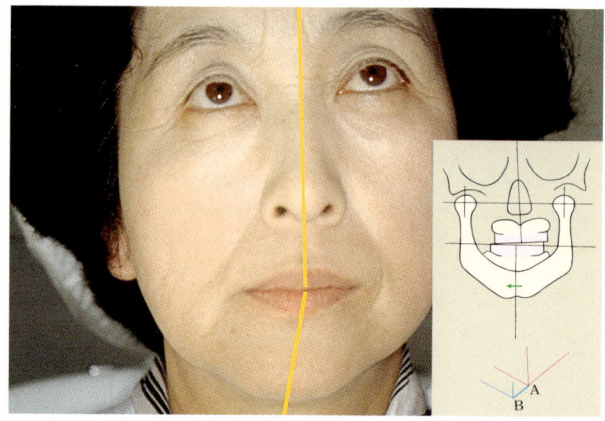

図4-65,66 ゴシック・アーチが明瞭にトレーシングできる症例でも，アペックス位での正貌観察所見で顔面上部と下部との正中長軸が一致していない場合は，顎機能異常による顎位偏位と診断する．

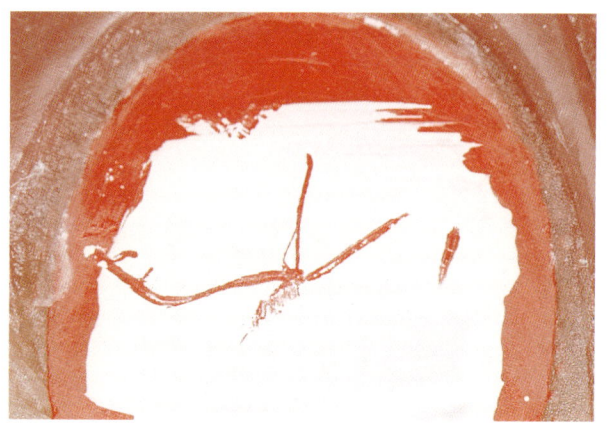

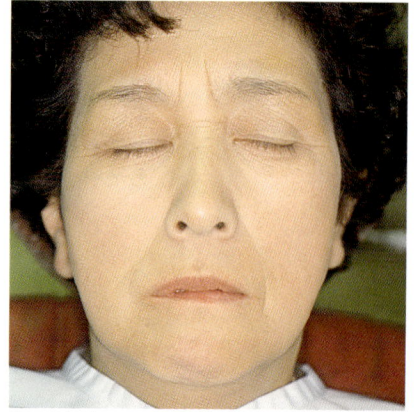

図4-67,68 術者によるマニピュレーションを行ってみて，当該部での正貌を観察し，顔面上部と下部との正中長軸の一致性を評価する．一致する場合は，ゴシック・アーチ上のその位置を適正顆頭位に近いと診断する．

指の爪先で，下顎中切歯切縁，あるいは下顎ロウ堤中切歯部を後下方に固定する．一方，右側拇指，中指により下顎オトガイ下部を上方に挙上しながらゴシック・アーチ・トレーシングを誘導し，トレースされたアペックスが明確に描記されているか否か，またその位置における顔面上顎体の正中矢状面と下顎体のそれとの一致性を観察し，描記されたトレーシング上の一致している場所を設定する．当該部にはラウンド・バーで浅いマークを入れる．

⑤またトレーシング・プレート上に咬合紙を置き，トレーサーの力を借りずに軽いタッチで「奥歯」で合わせるよう下顎を後方に軽く誘導しながら閉顎させ，咬合紙によりマークされた位置における顎位を評価する．

⑥以上③，④，⑤のトレーシング結果から，採取する下顎位の位置を最終的に判断・設定し，ラウンド・バーでピン嵌入孔を掘り，当該部で下顎位を固定させる．

　一般には，患者自力だけでは優れたトレース結果を示さないことも多いので，これはウォーミング・アップと考えればよい．臨床では④，⑤における結果から判断する方が多い．

⑦以上のような手法で顎位の誘導，ならびにその評価が終わったならば，上下咬合堤あるいは咬合面間に記録材を注入し(図4-57)，セントリック・チェック・バイトの記録採取を行う(図4-58～61)．

ゴシック・アーチ・トレーシングによる顎機能の評価

ゴシック・アーチ・トレーシングによる顎機能診断法は，以下の利点があるため筆者の臨床では必ずとり入れている．

利点として，

①下顎運動描記装置として簡便である
②水平面上にトレーシングされた下顎限界運動と習慣性咬合位とから，ビジブルに顎関節の状態を推測・把握できる
③顔面正貌の観察所見から顔面上部と下部との正中矢状面の一致性を評価できるため，顎位偏位の診断の目安として有効であり，可視状態で論理的に適正顆頭位の設定が可能である
④結果として，顎位偏位によるスプリントの必要性の是非，その作製顎位の判断がしやすい

といったことがあげられる．

ここで患者姿勢を垂直位をとし，眼角から口角，鼻翼下縁からオトガイ下縁までの距離が等しくなるよう描記針の長さを調節して咬合高径を設定し，ゴシック・アーチ・トレーシングを試行する(図4-62)．

■顎位設定が決まりやすい症例

トレーシング結果から適正顆頭位は，ゴシック・アーチ・アペックスと術者によるマニュピュレーション結果との一致性，あるいはアペックス付近(やや前方になることが多い)における集約性を，描記針と描記盤との間に咬合紙を介在させて検討する．また顔面正貌の観察所見から顔面上部と下部との正中矢状面の一致性を観察して設定する．

描記盤上の顎位設定部に描記針嵌入孔を設けて下顎を保持し，上下顎間に速硬性石膏あるいはチェック・バイト用シリコーン材などをディスポーザブル・シリンジで注入，記録採取を行う．後方から左右，上下の翼突下顎縫線の一致性を観察し，顎位のズレの評価にあてる(図4-63, 64)．

このように，ゴシック・アーチが明瞭にトレーシングできる症例であり，アペックスと術者によるマニュピュレーション結果が一致するか，あるいはアペックス前方の狭い範囲に集約し，かつその部位での顔面正貌の観察所見から顔面上部と下部との正中長軸も一致している症例であれば，顎機能に問題はないと診断し，顎位設定だけの問題からすれば，即，最終義歯調製に入れる症例であると診断する．

■顎位設定に迷う症例

ゴシック・アーチが明瞭にトレーシングできる症例でも，アペックス位での正貌観察所見で顔面上部と下部との正中長軸が一致していない場合は，顎機能異常による顎位偏位と診断する(図4-65, 66)．

その場合は，術者によるマニュピュレーションを行ってみて，当該部での正貌を観察し，顔面上部と下部との正中長軸の一致性を評価する．一致する場

Chapter 2
基　本　術　式

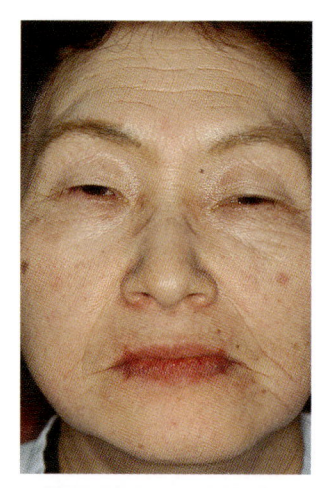

図4-69 現在所持している総義歯装着時の顔貌全面観．下顎位は明らかに左側偏位が認められる．

図4-70, 71 装着していた総義歯を観察しても，下顎義歯床は下顎歯列の位置と比較し，左側に偏位した状態である．義歯が咬頭嵌合している状態を後方から観察しても，上下の翼突下顎縫線の合致性は左右側で異なり，当該義歯の長期間の使用あるいは以前からの下顎偏位に気づかずに義歯を作製したことが考えられる．

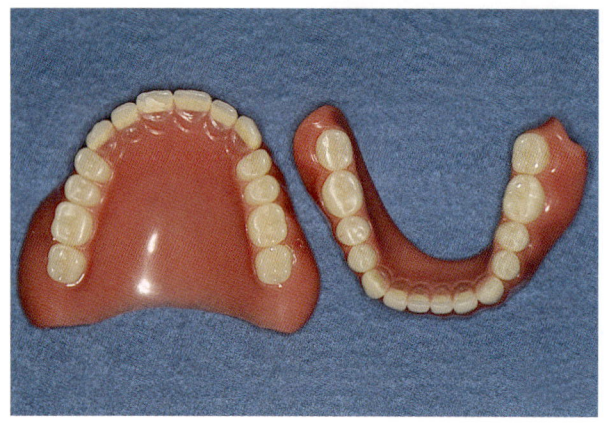

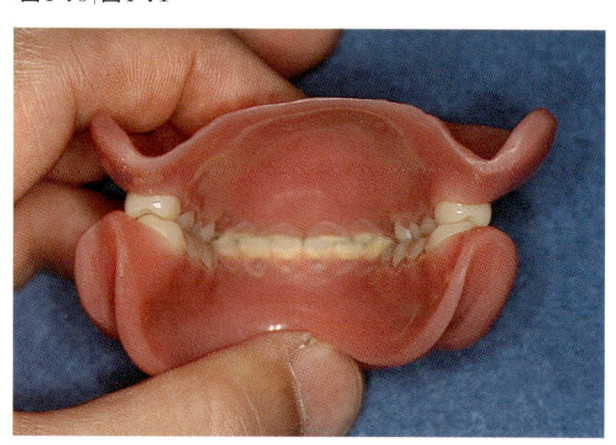

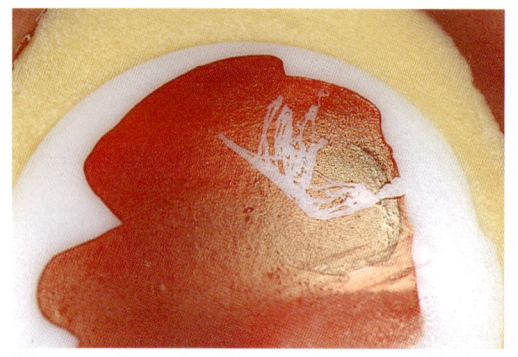

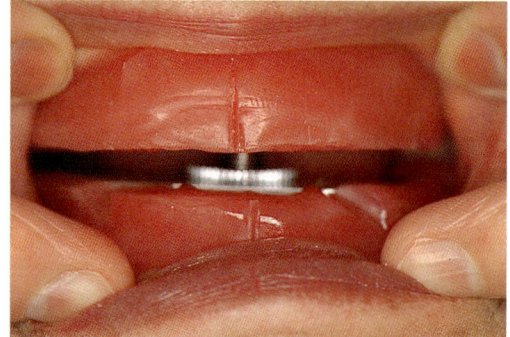

図4-69	
図4-70	図4-71

図4-72 ゴシック・アーチ・トレーシングによる診査・診断．

図4-73, 74 ゴシック・アーチ・アペックスにおける下顎位は，上顎の咬合堤上に記録してある真の正中線に対して，下顎における真の正中線は左側に偏位し合致はみられない．顔貌前面観における観察においても明らかに左側偏位が認められる．

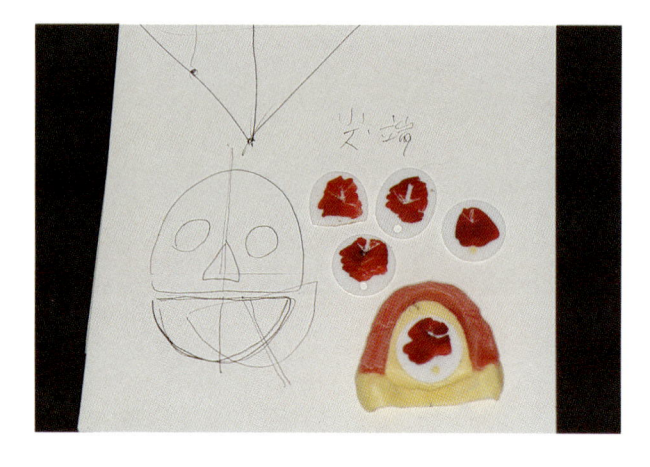

◀図4-75 ゴシック・アーチ記録を介してセントリック・チェック・バイトを採得する場合，アペックス位置が中心位ではなく偏位した下顎位を示す実例があることを認識すべきである．

CHAPTER 2-4：咬合採得―セントリック・チェック・バイト―

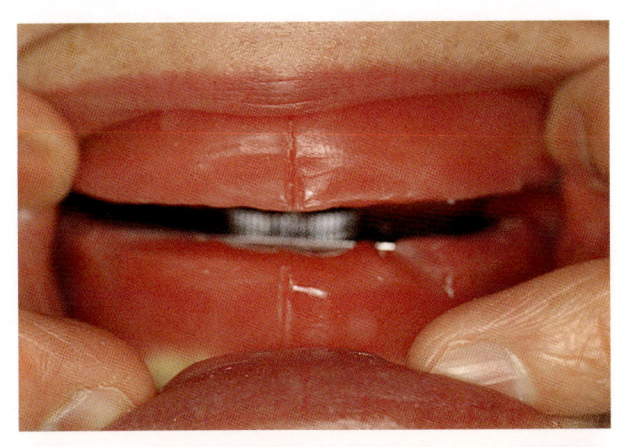

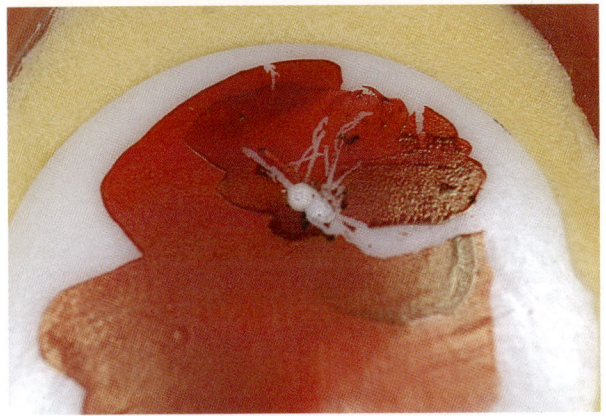

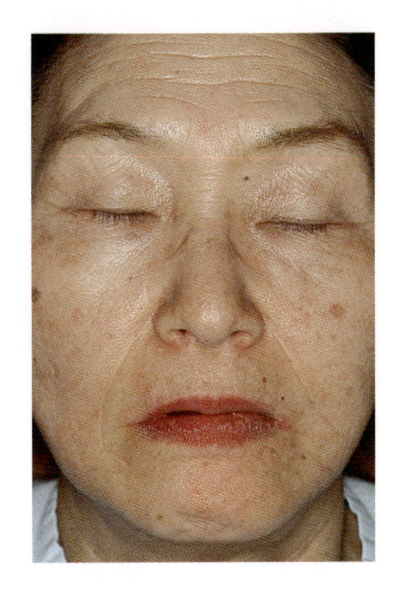

図4-76｜図4-77
図4-78｜

図4-76～78　顔面上顎体における正中長軸と下顎における正中長軸とが直線として合致する位置とその際の正貌．ゴシック・アーチ上でこの位置を探索して，ピン嵌入孔を設定した．

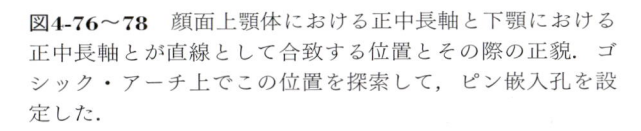

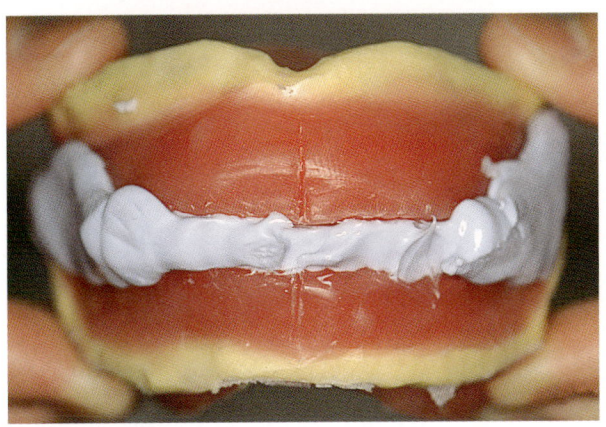

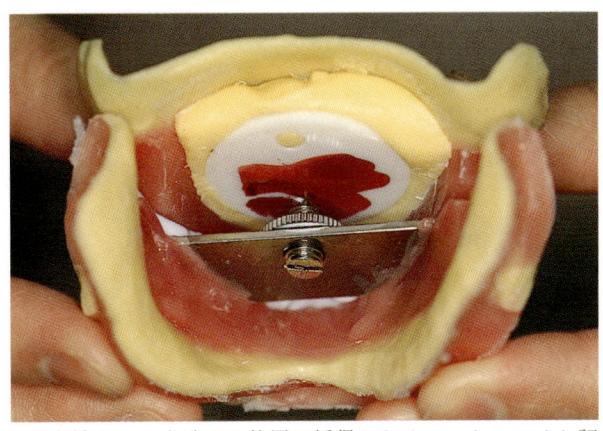

図4-79,80　顔面上顎体における正中長軸と下顎における正中長軸とが直線として合致する位置で採得したチェック・バイト記録前方観と後方観．

　合は，ゴシック・アーチ上のその位置を適正顆頭位に近いと診断する（図4-67,68）．

　結果が一致しない場合は，一致する位置に顎位を誘導し，ゴシック・アーチ上の顔面上部と下部の正中長軸が一致する場所を探して，その位置を適正顆頭位に近いと診断する．

　ゴシック・アーチも明瞭にトレーシングできない症例であるが，術者によるマニュピュレーション結果は常時集約し，正貌の観察所見から顔面上部と下部との正中長軸が一致するここぞと思われる任意の位置でチェック・バイト記録を採取する以外ない．

　ここで，ゴシック・アーチ・トレーシングによる診断情報から診療計画について触れると，顎位設定に迷う症例では，チェック・バイト記録は採取できたとしても，適正顆頭位が不確実であり，その顎位を問題なく受容するか否かわからない．したがって診療計画としては一発で即，最終義歯の作製行程には移行できないため，スプリントとしての治療用義

Chapter 2
基本術式

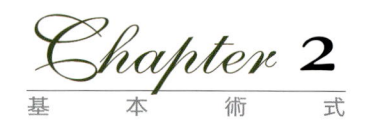

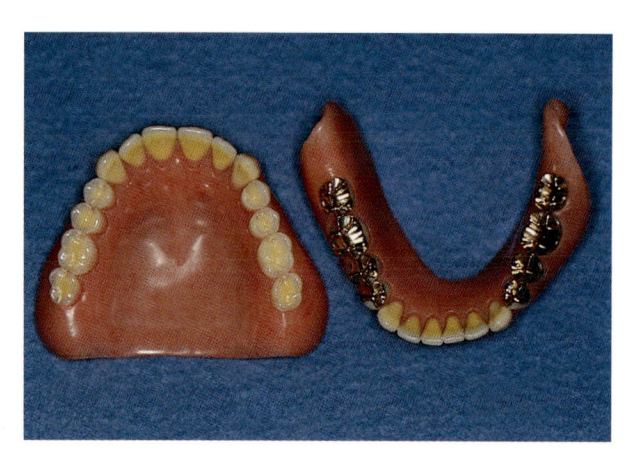

図4-81│図4-82

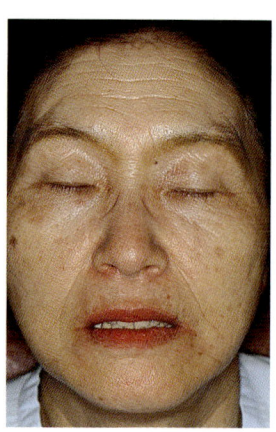

図4-81,82 上下総義歯咬合面観では，正中矢状面に左右対称的に排列された上顎歯列に対して，嵌合する下顎歯列もまた下顎義歯床も左右対称性を示す．図4-82は新義歯が装着された顔貌．単に審美的だけではなく，全身的健康状態もまた機能的にも優れた予後を呈している．

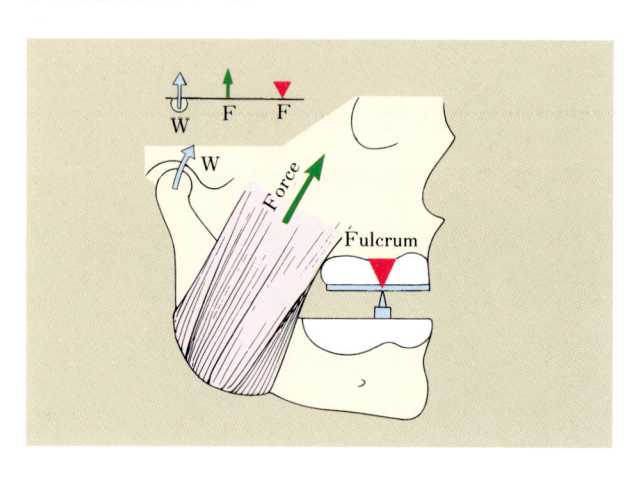

図4-83 INDIRECT CHECK BITE TECHNIQUE において発生する挺子機構は，咀嚼運動において発生する挺子機構とは逆に，描記針接触部が支点となり，顎閉鎖筋群が力点となって下顎角部は上方に挙上される．結果として作用点となる関節窩内の顆頭は，関節靭帯を支点として前上方に押されることから，前上方位を呈すると考えられ，理に適った中心位の記録採取を行うことができる．

歯が必要であり，装着後，咬合調整を行いながら予後を観察し，適正顆頭位の決定にこぎつける必要がある症例と診断できる．

　ここで，長期間左側偏位した状態で作製された総義歯装着症例をあげ，ゴシック・アーチといえども，アペックスが偏位する実例を説明したい．

　現在，所持している総義歯装着時の顔貌全面観では，下顎位は明らかに左側偏位が認められる（図4-69）．当該義歯を観察しても，下顎義歯床は下顎歯列の位置と比較して左側に偏位した状態である．義歯が咬頭嵌合している状態を後方から観察しても，上下の翼突下顎縫線の合致性は左右側で異なり，当該義歯の長期間の使用あるいは以前からの下顎偏位に気づかずに義歯を作製したことが考えられる（図4-70,71）．

　新義歯作製にあたり，診査・診断としてゴシック・アーチ・トレーシングを行ってみると（図4-72），結果としてゴシック・アーチ・アペックスにおける下顎位は，上顎の咬合堤上に記録してある真の正中線に対して，下顎における真の正中線は左側に偏位し，合致はみられない．また顔貌前面観における観察においても明らかに左側偏位が認められる（図4-73,74）．

　以上のような所見から，ゴシック・アーチといえどもアペックス位置が中心位ではなく，偏位した下顎位を示す実例があることを認識すべきである（図4-75）．

　そこで，顔面上顎体における正中長軸と下顎における正中長軸とが直線として合致する位置（図4-76,77）をゴシック・アーチ上で探索して，ピン嵌入孔を設定し（図4-78），チェック・バイトを採取することが肝要である（図4-79,80）．

　このようにして作製した上下総義歯咬合面観では，正中矢状面に左右対称的に排列された上顎歯列に対して，嵌合する下顎歯列もまた下顎義歯床も左右対称性を示し（図4-81），新義歯が装着された顔貌（図4-82）も下顎位偏位を示さず，単に審美的だけでは

なく，全身的健康状態もまた機能的にも優れた予後を呈している．

　この技法において発生する挺子機構では，咀嚼運動において発生する挺子機構とは逆に，描記針接触部が支点となり，オトガイ結節部を下方に押す結果をもたらし，顎閉鎖筋群が力点となって筋収縮によりそれが付着している下顎角部は上方に挙上される．結果として作用点となる関節窩内の顆頭は，関節靱帯を支点として前上方に押されることから，前上位を呈すると考えられ，理に適った中心位の記録採取を行うことができるものと認識している．問題として重要なことは，前後・側方的に支点となる下顎位を，試行錯誤的に確実に位置づけることである（図**4-83**）．

Chapter 2 基本術式

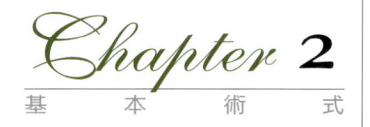

CHAPTER 2-5 下顎模型の咬合器付着

下顎模型の咬合器付着

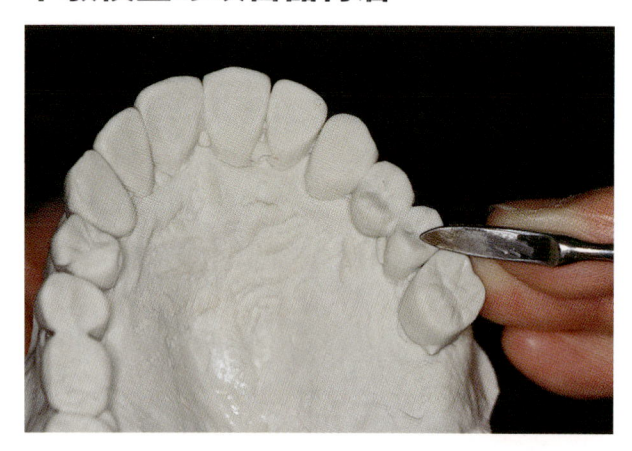

図5-1 模型咬合面が記録したチェック・バイトと優れた適合を示すよう，上下顎模型上の咬合面に存在する気泡と思われるものの除去を行う．

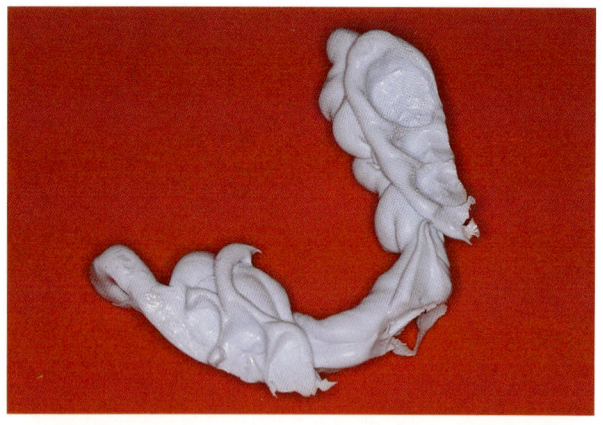

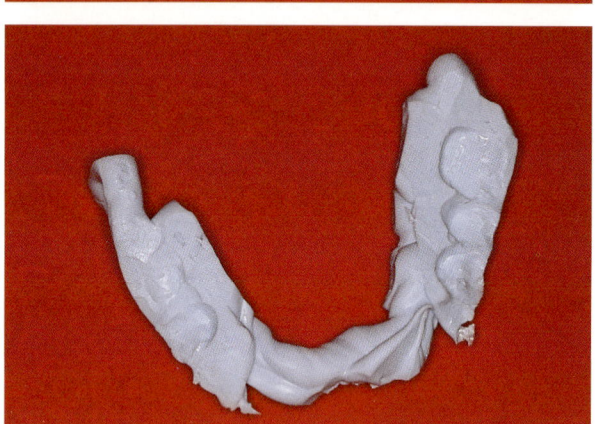

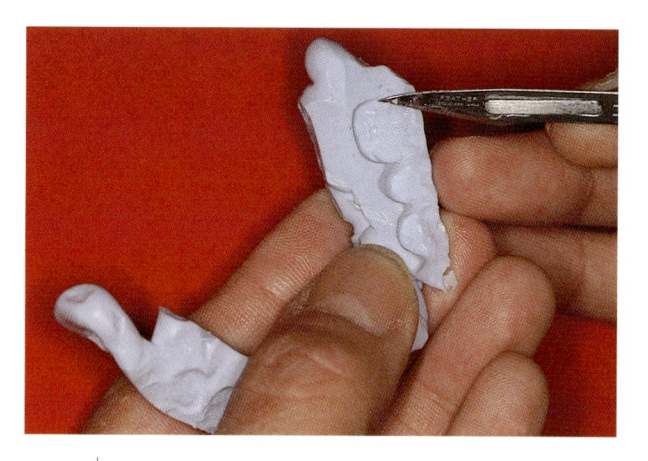

図5-2 | 図5-3
図5-4 |

図5-2〜4 模型咬合面が記録したチェック・バイトと優れた適合を示すよう，チェック・バイト記録の咬合面における小窩，裂溝，隣接面溝，軟組織部を除去し，極端にいえば，咬頭頂のみにトリミングを行う．

　CHAPTER 2-4にて述べた方法により記録採取したセントリック・チェック・バイト記録を介し，すでに正中矢状面に合わせて咬合器付着してある上顎模型に対し，下顎模型を咬合器付着する．
　ここで重要かつ不可欠なことは，模型咬合面上における気泡の完全除去と，チェック・バイト記録の不要部のトリミングを行うことである．
　その理由は，模型における咬合面には，生体歯牙咬合面に存在する小窩裂溝が再現されていないことが多い一方，気泡などが存在することが多い．反面，

CHAPTER 2-5：下顎模型の咬合器付着

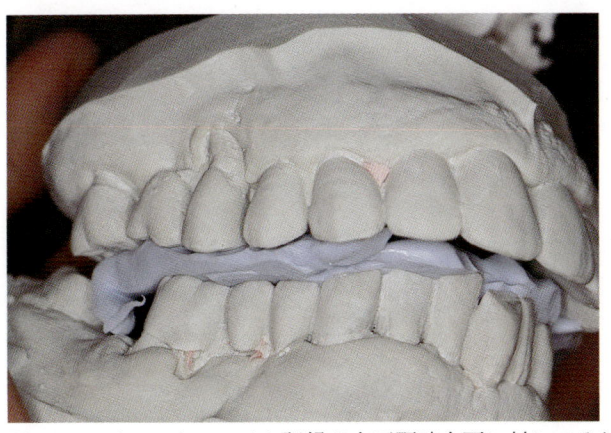

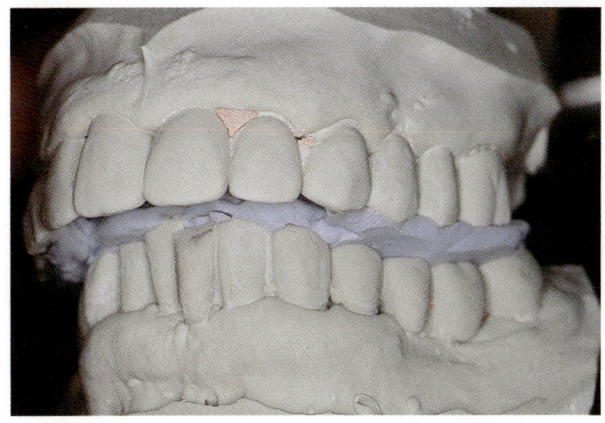

図5-5,6 チェック・バイト記録が上下顎咬合面に対してそれぞれ跳ねっ返りがなく，確実な適合を示すことを確認することが肝要である．

図5-7 術者は咬合器の背後から両手を使い，拇指ですでに付着してある上顎模型マウンティング・リング上面を，示指と中指でチェック・バイトを介した下顎模型底面4か所を把握する．

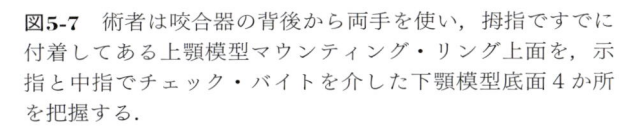

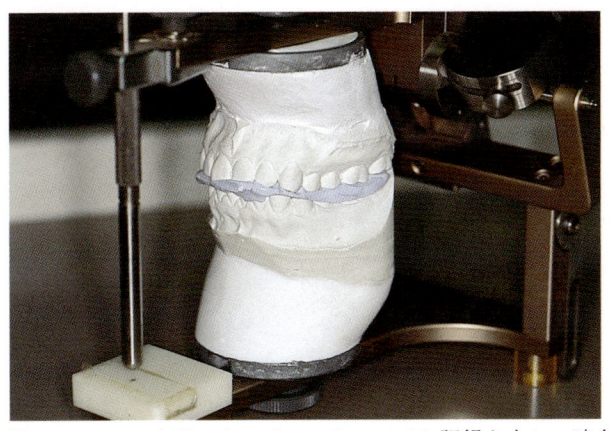

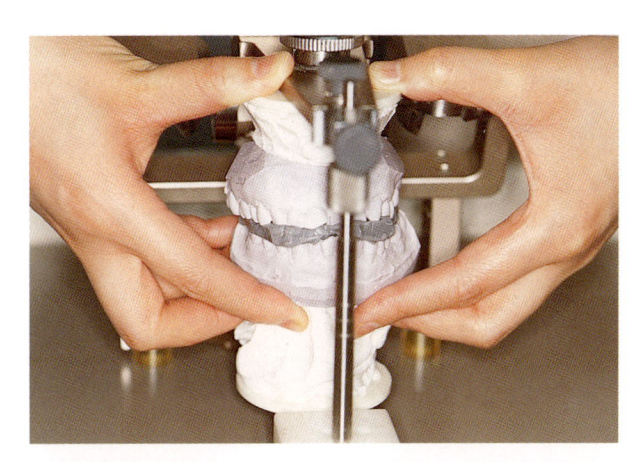

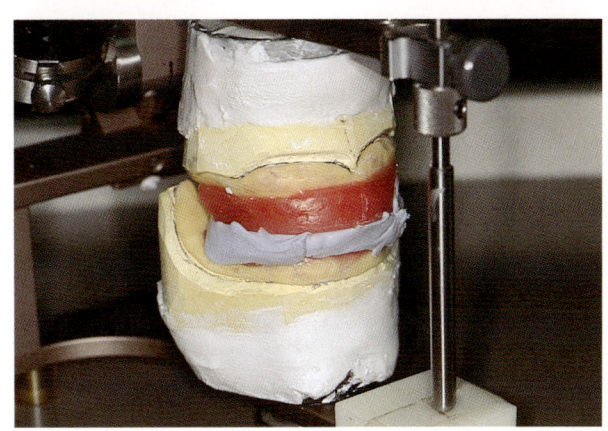

図5-8,9 セントリック・チェック・バイト記録を介し，咬合器付着が完了した有歯顎症例と無歯顎症例．

　チェック・バイト記録側には，いくらワセリンなどでブロック・アウトして採得したとはいえ，小窩，裂溝，隣接面溝が再現されているほか，不要な軟組織部も記録されていることが多いため，二者間の適合性が乏しい結果を示すことが多いためである．
　したがって優れた適合を示すように，
①上下顎模型上の咬合面に存在する気泡と思われるものの除去を行うこと（図5-1）
②チェック・バイト記録の咬合面における小窩，裂溝，隣接面溝，軟組織部を除去し，極端にいえば咬頭頂のみにトリミングを行い（図5-2〜4），上下顎咬合面に対してそれぞれ跳ねっ返りがなく，確実な適合を示すこと
を確認することが肝要である（図5-5,6）．

SHILLA SYSTEMの概念とその臨床活用

Chapter 2 基本術式

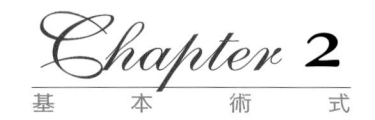

下顎模型の咬合器付着

　上顎模型に対するチェック・バイトの適合性，下顎模型に対するチェック・バイトの適合性をそれぞれ確認した後，下顎模型をチェック・バイトを介して上顎模型に対合させ，咬合器付着を行う．使用石膏は1～2分で速硬化することが要求されるので，一般には普通石膏を2% K_2SO_4aq で練和する．

　この際，確実な対合を保持する方法を以下にあげる．

① 上顎模型が付着されている咬合器上弓を下弓から外し，インサイザル・ポールをチェック・バイトの厚み分だけ約3～5度延長し，下顎模型をチェック・バイトを介して確実に対合させる．

② 術者は咬合器の背後から両手を使い，栂指ですでに付着してある上顎模型マウンティング・リング上面を，示指と中指で下顎模型底面4か所把握する（図5-7）．

③ 普通石膏を2% K_2SO_4aq で練和し，咬合器下弓マウンティング・プレート上に盛る．

④ 確実に対合した状態で咬合器下弓に戻し，セントリック・ラッチを掛けた状態で石膏の硬化を待つ（図5-8,9）．

　以上，ここまでのCHAPTERで，正中矢状面を基準とした歯科臨床の基本として，予備印象，研究模型，正中矢状面の分析術式，チェック・バイトの採得技法，模型付着法について解説した．

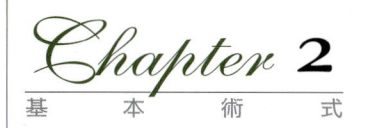

診査・診断 CHAPTER 2-6
―咬合器上における垂直・正中矢状座標と水平・側方座標の具現化―

Chapter 2 基本術式

　前述した方法により，上顎模型は生体の正中矢状面を咬合器の正中矢状面に合致させ，下顎模型は中心位の顎間記録を介して，咬合器付着を完了している．

　しかし，模型付着が完了した咬合器のみが存在しても，咬合器上には生体顔面がそなえる眉間，鼻柱，両瞳孔，口唇，口角，スマイルラインなどといった垂直的・水平的な口腔外の審美指標の情報は皆無である．

　したがって，調和した歯軸・咬合平面などの補綴・矯正学的診断・構築にあたっては，せいぜい模型上の上唇小帯，切歯乳頭，後臼歯三角などに頼る以外なく，戸惑うことが多い．しかし，これらのものも周知のとおり的確性に欠け，生体の正中矢状面である垂直・正中座標，またそれと直交すべき咬合平面の水平・側方座標といった口腔外審美指標を，具現的に咬合器上で観察，認識することは不可能である．

　すなわち，これらの座標の具現化がなされない状態の咬合器上では，任意あるいはTHAを基準とした一般的なフェイス・ボウ・トランスファーによる模型付着法よりましではあっても大差はなく，歯列，咬合平面に対して正中，左右対称，左右同高といった見地からの診査・診断，設定・構築といった臨床，技工操作に関して不備を残す（図6-1,2）．

　したがって，優れた臨床・技工効果を期待するのであれば，三次元的に生体と同じ座標関係下における**咬合器の空間に対して，垂直・正中矢状座標と水平・側方座標の両座標を具現化することが不可欠と**なる．

　以上のような必須目的から，上顎模型付着の際のキャストサポートとして，また正中矢状面を合致させる際の微調整に活用した咬合平面診断・設定器具SHILLA II，ならびに咬合彎曲面診断・設定器具SHILLA IIIが活用され，咬合器上に両座標を具現化することが可能となる（図6-3～6）．

　ここで，咬合平面診断・設定器具SHILLA II，ならびに咬合彎曲面診断・設定器具SHILLA IIIの基本的活用法，ならびにその結果，咬合器上に垂直・正中矢状座標，水平・側方座標が具現化されたことによる咬合診断，咬合構築に対する臨床効果について解説する．

咬合平面診断・設定器具SHILLA IIの基本的活用法と両座標の具現化

　SHILLA IIを咬合器下弓に固定設置し，正中調節機構により矢状的に正中を合致させることにより，咬合器の垂直・正中矢状座標と合致した関係となり，盤はそれと直交した機構であるため，水平・側方座標として左右同高性を示し，両座標の具現化が達成される．

①咬合器下弓にSHILLA IIを設置固定し，上顎模型正中と合致するように，正中調節機構により矢状的に正中を合致させる．

②咬合器上弓の上顎模型において，審美的見地ならびにカンペル氏平面，平均的咬合平面通過位置に対する統計的データ（中切歯切縁，犬歯尖頭の高さは根尖相当部から約22mm，中切歯切縁の高さは上唇皮膚赤色部粘膜境Vermilion borderの約0～2mm下方，第一大臼歯咬頭頂の高さは根尖相当部から約18mm，下顎後臼歯三角の1/2～2/3の高さ，ハミューラーノッチ下方5～7mm）を参考にする．現存する歯にこだわらないで，理想と思われる咬合平面の垂直的・矢状的通過位置に合わせてSHILLA IIの昇降機構，矢状傾斜機構を調節することにより，盤の高さ，矢状傾斜度合いを試行錯誤的に設定する（図6-7）．この際，**総義歯調製における咬合平面・咬合高径の設定に関する知見を活用すること**が重要である（表6-1）．

Chapter 2
基　本　術　式

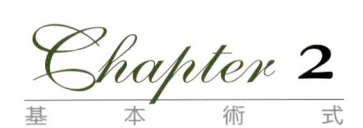

垂直・正中矢状座標と水平・側方座標の具現化

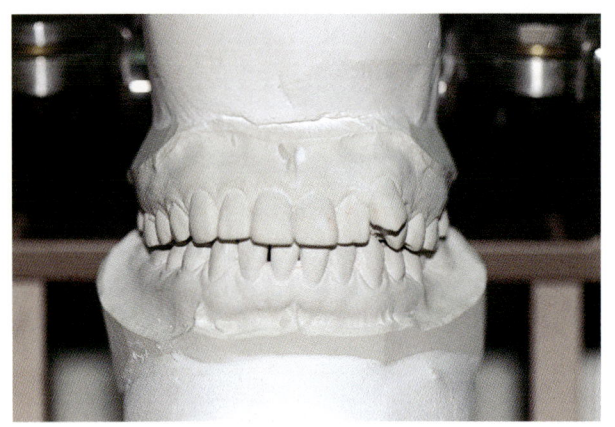

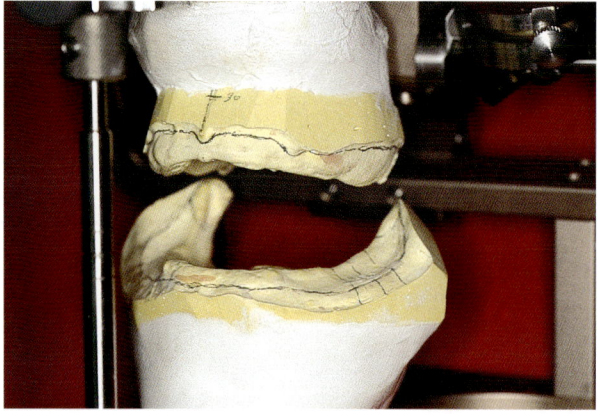

図6-1,2　有歯顎模型，歯顎模型が咬合器付着された状態．模型付着が完了した咬合器のみが存在しても，咬合器上には生体顔面がそなえる眉間，鼻柱，両瞳孔，口唇，口角，スマイルラインなどといった垂直的・水平的な口腔外の審美指標の情報は皆無である．したがって，調和した歯軸，歯列，咬合平面に対して，正中，左右対称，左右同高といった見地からの診査・診断，設定・構築といった臨床，技工操作に関して不備を残す．

　生体の正中矢状面である垂直・正中座標，またそれと直交すべき咬合平面の水平・側方座標といった口腔外審美指標を咬合器上に具現化し，観察，認識することが必要である．

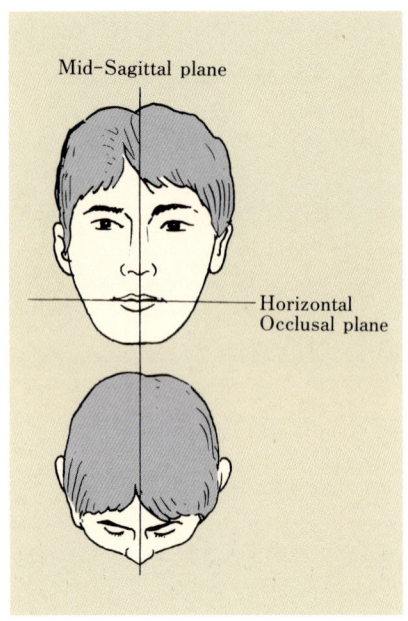

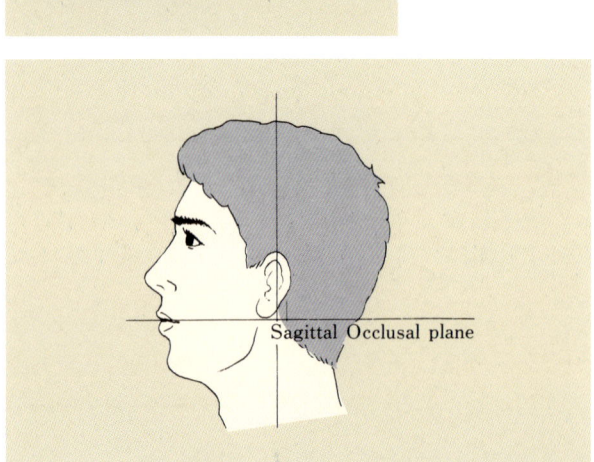

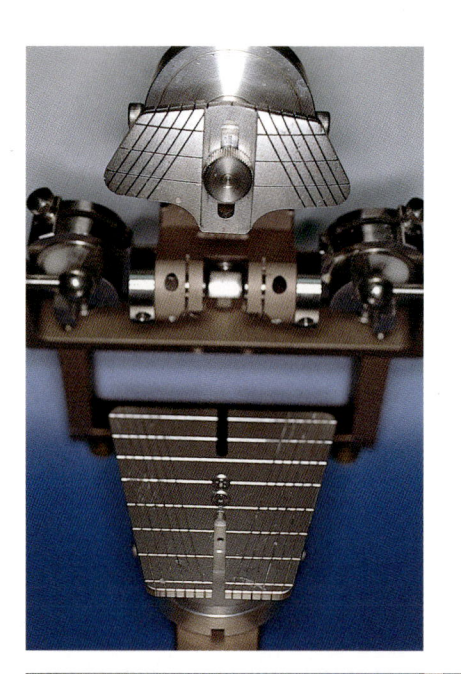

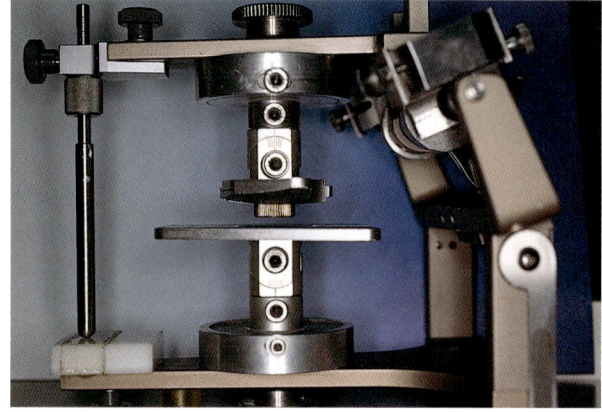

図6-3〜6　咬合平面診断・設定器具 SHILLA II，ならびに咬合彎曲面診断・設定器具 SHILLA III の活用により，生体の正中矢状面である垂直・正中座標，またそれと直交すべき咬合平面の水平・側方座標といった口腔外審美指標が咬合器上に具現化することが可能となる．

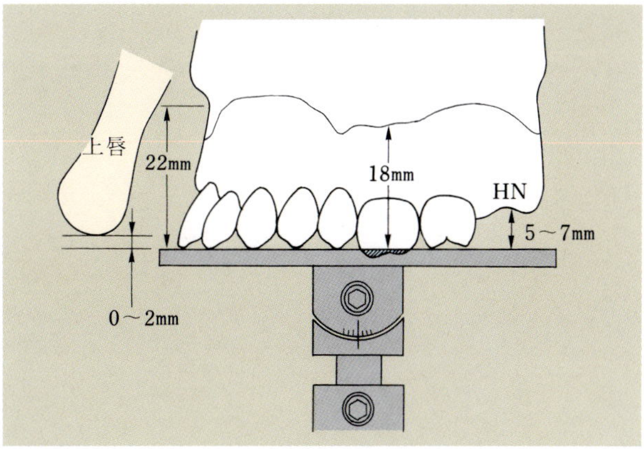

CHAPTER 2-6：診査・診断─咬合器上における垂直・正中矢状座標と水平・側方座標の具現化─

図6-7 咬合器上弓の上顎模型において，審美的見地ならびにカンペル氏平面，平均的咬合平面通過位置に対する統計的データを参考にする．現存する歯にこだわらないで，理想と思われる咬合平面の垂直的・矢状の通過位置に合わせて，SHILLA Ⅱ の昇降機構，矢状傾斜機構を調節することにより，盤の高さ，矢状傾斜度合いを試行錯誤的に設定する．

表6-1　前歯部咬合平面通過位置から咬合高径の設定を行う基準

①上顎模型中切歯切縁に対しては
・前歯部中切歯切縁，犬歯尖頭の高さは根尖相当部から約22mm
・中切歯切縁の高さは上唇皮膚赤色部粘膜境(Vermilion Border)の約0〜2mm下方
・審美的見地からの評価
②下顎模型中切歯切縁に対しては
・下顎中切歯切縁の高さは根尖相当部から約18mm
・下唇皮膚赤色部粘膜境と同じ高さ
・審美的見地からの評価
③咬合高径設定に対しては
・上下中切歯が垂直被蓋2〜3mmを呈する高さ

　この場合，SHILLA Ⅱ の盤自身が平板であるため，平面的基準での操作になるのではないかという問題もでてくることが考えられる．しかし，前歯部，臼歯部の咬合平面を同一平面として設定するか，あるいは前歯部と臼歯部を別々に設定して活用するかどうかについては，術者の判断で行ってかまわない．また彎曲面として付与したければ，平盤を基準に左右同高性をそなえた彎曲面を付与することもできるわけで，SHILLA Ⅱ の盤を口腔外審美指標として臨床活用することには問題なく対応できる事柄と認識し，また経験している．

　しかし実際の臨床症例のなかには，不良補綴物によって生理的に具備すべき咬合平面が損失していることが多い．また咬合性外傷として，咬耗歯，挺出歯，圧下歯，欠損歯，歯間離開や咬合高径の低下など，非生理的な病的状態が多種多様にわたり存在するため，理想と思われる咬合平面の設定に対して戸惑うことに遭遇することが少なくない．

　したがって，この操作を行うためには本来の歯冠形態，垂直・水平位置，咬合高径などを考慮し，生理的な本来の姿を復元し設定しなければならず，挺出歯の削除，圧下歯の築盛などによる試行錯誤を繰り返すことが肝要である．

③以上のように設定したSHILLA Ⅱ により，上顎歯列がそなえる正中の適否，咬合平面の左右同高性，矢状傾斜(図6-8〜10)，挺出・圧下の度合い(図6-11)，歯列全体の左右対称性，左右同名歯萌出・植立位置の左右対称性などに対する診査・診断，また補綴・矯正学的構築操作に対する判断が容易になる．

■臨床例1

　以上にあげた事柄に対して，臨床例で説明する．
　まず，正中の適否，咬合平面の左右同高性，矢状傾斜を調査するために臨床的に勧められる方法をあげれば，設定したSHILLA Ⅱ に合わせて，総義歯の咬合堤と同じようにパラフィン・ワックスやエグザ・バイトなどで咬合堤を作製し，口腔内に試適する．結果的にどの歯がどれほど挺出・圧下しているかを知ることができる(図6-12〜14)．

　上顎有歯顎歯列に著しい挺出がある症例(図6-15)であるが，SHILLA Ⅱ を活用した咬合器付着を行う

Chapter 2
基本術式

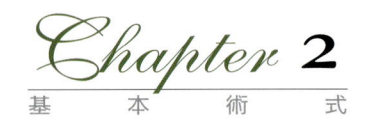

咬合平面診断・設定器具 SHILLA II の基本的活用法と両座標の具現化

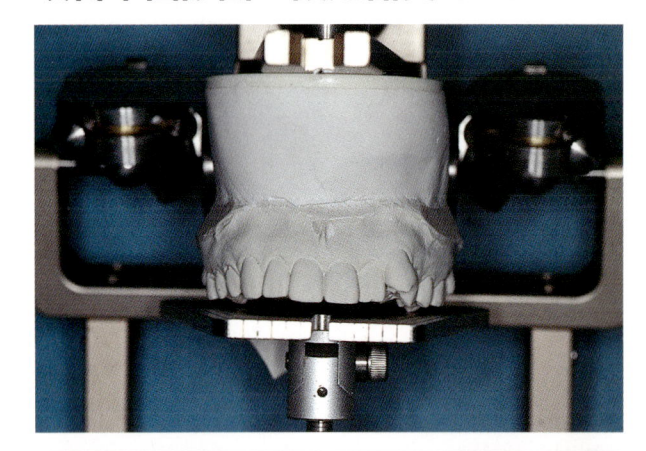

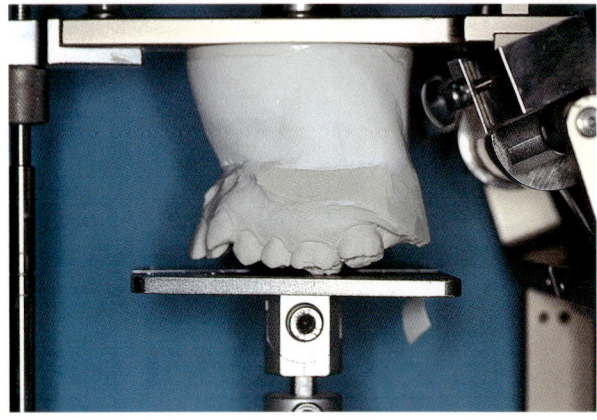

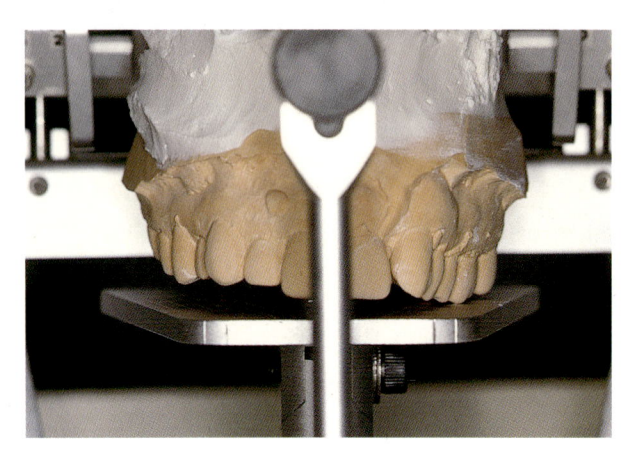

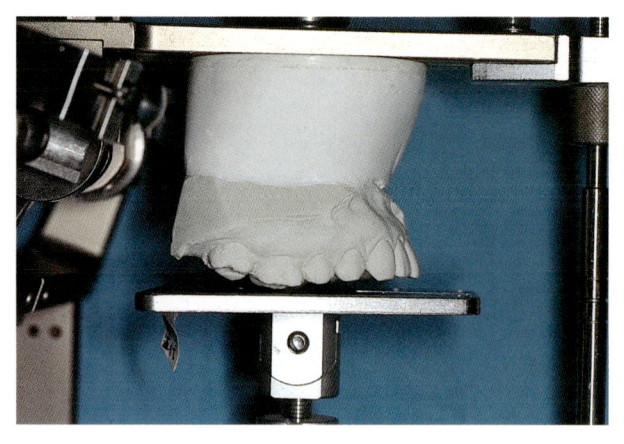

図6-8 | **図6-9**
図6-10

図6-8〜10 設定したSHILLA IIにより，正面観では上顎歯列がそなえる正中の適否，歯列全体の左右対称性，左右同名歯萌出・植立位置の左右対称性，咬合平面の左右同高性，側面観では咬合平面の矢状傾斜に対する診査・診断，また補綴・矯正学的構築操作に対する判断が容易になる．

図6-11 挺出・圧下の度合いの判断が容易である．生体の正中矢状面を咬合器にトランスファーし，SHILLA IIで水平面を具現化した結果，明らかに右側よりも左側咬合平面に挺出を認める症例．

ことにより，下顎対合歯の咬合器付着を行わなくとも，その前に挺出程度を予知することができる(図6-16〜19)．

挺出量を予知し，調和した咬合平面を得る方法として，SHILLA IIを基準に挺出している歯牙咬合面を紙やすりで削除し，それに合わせてトレー・マテリアルでステントを作製して，それを口腔内に装着する．それにより挺出分を認識することができ，左右同高で調和した矢状傾斜をそなえた状態に調整することができる(図6-20〜23)．

■臨床例2

次にあげる症例は，上顎前歯部が欠損し，臼歯群に挺出歯がある場合の症例である(図6-24)．その挺出状態をいかに修正すれば前歯部と調和した咬合平面になるかを予知する手だてとして，SHILLA II

CHAPTER 2-6：診査・診断―咬合器上における垂直・正中矢状座標と水平・側方座標の具現化―

[臨床例１]

	図6-12
図6-13	図6-14

図6-12〜14 正中の適否，咬合平面の左右同高性，矢状傾斜を調査するために臨床的に勧められる方法は，設定したSHILLA IIに合わせて総義歯の咬合堤と同じようにパラフィン・ワックスやエグザ・バイトなどで咬合堤を作製し，口腔内に試適することである．結果的にどの歯がどれほど挺出・圧下しているかを知ることができる．

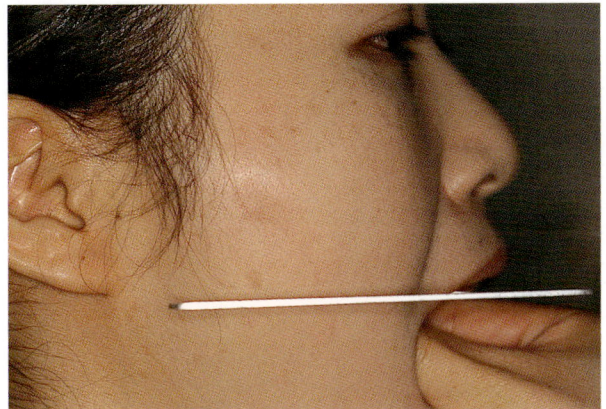

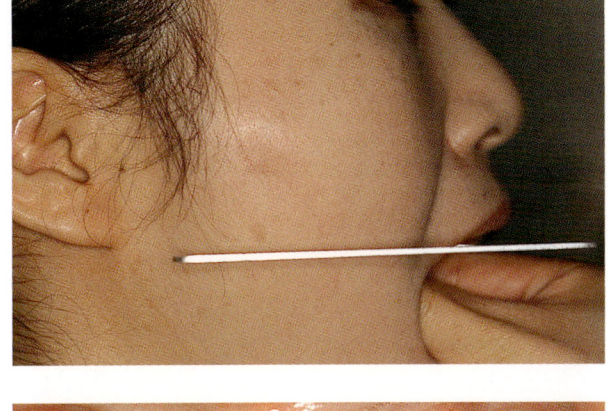

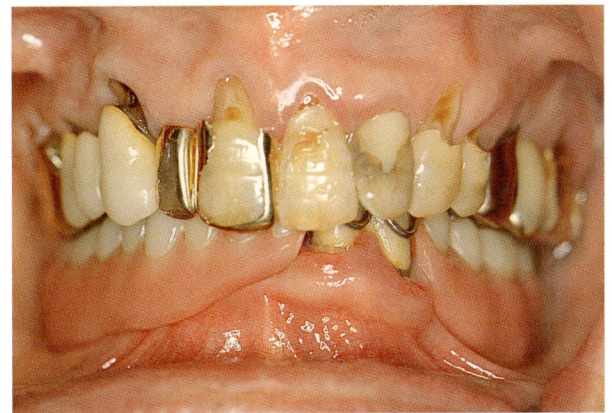

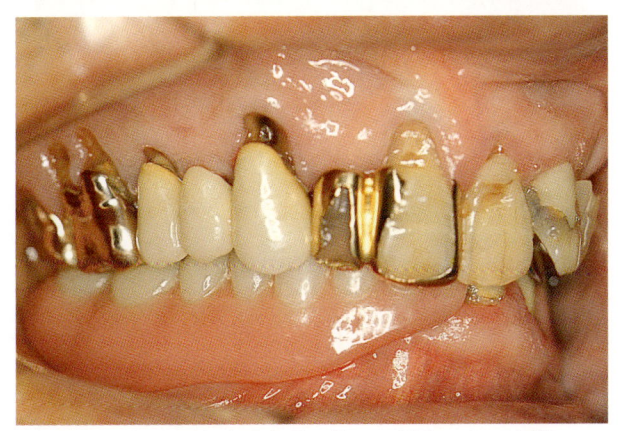

図6-15a〜d 上顎有歯顎歯列が著しい挺出がある症例．

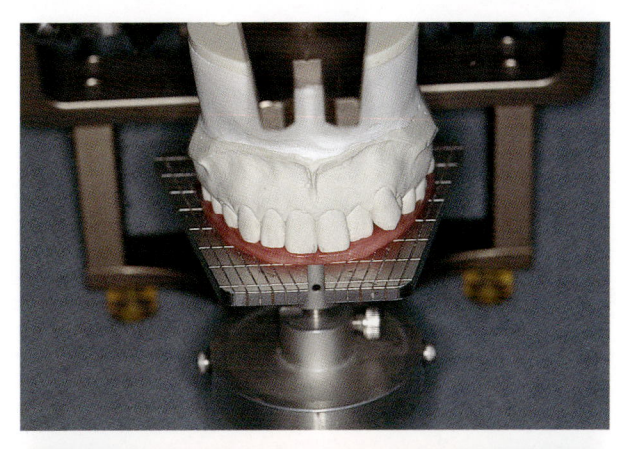

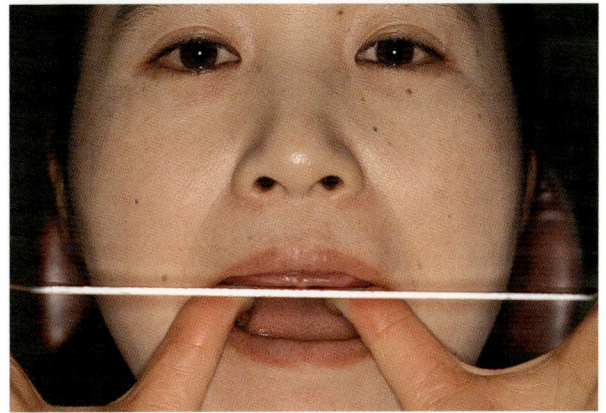

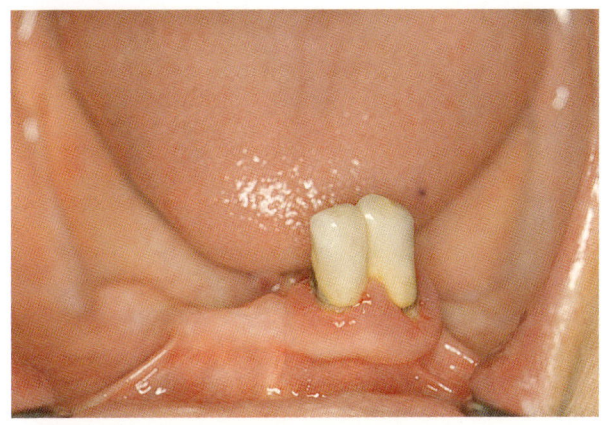

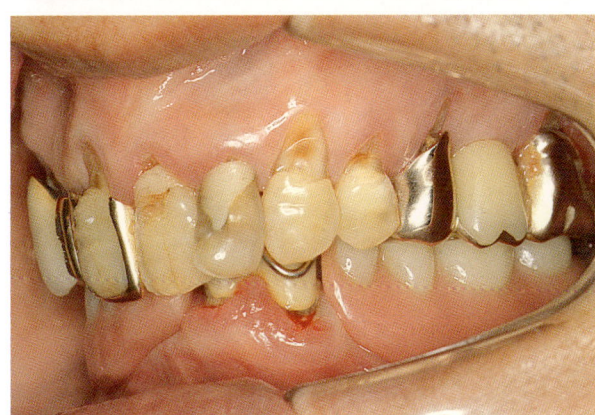

SHILLA SYSTEM の概念とその臨床活用

Chapter 2
基 本 術 式

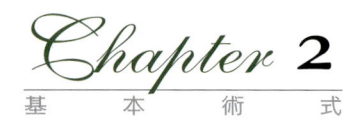

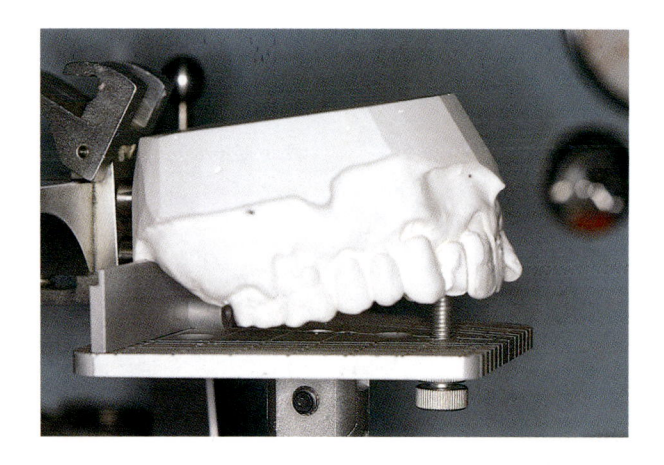

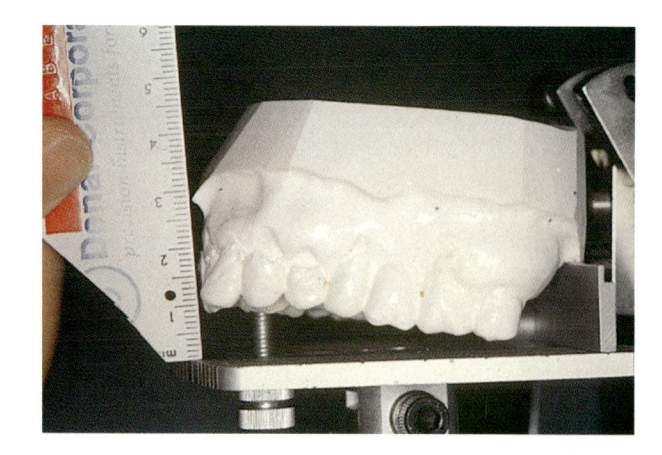

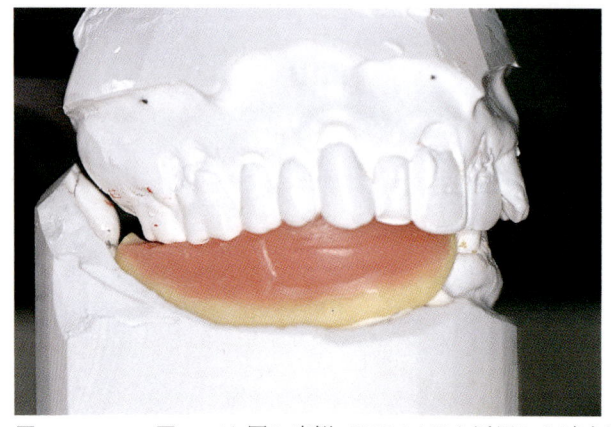

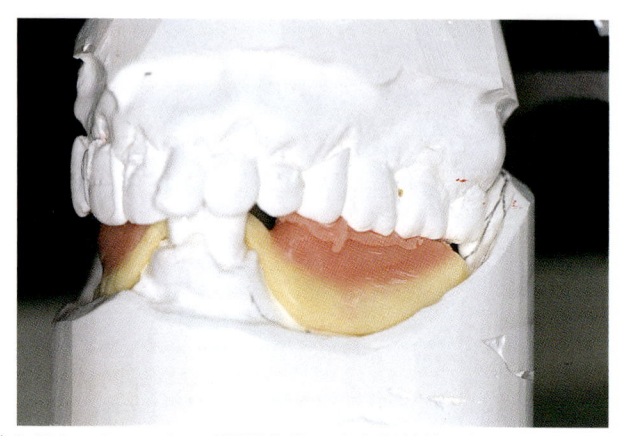

図6-16〜19 図6-15と同じ症例．SHILLA Ⅱを活用した咬合器付着を行うことにより，下顎対合歯の咬合器付着を行わなくとも，その前に挺出程度を予知することが可能となる．この事実は咬合器付着を行った状態での，咬合平面通過点である後臼歯三角の高さとの関係から一目瞭然である．

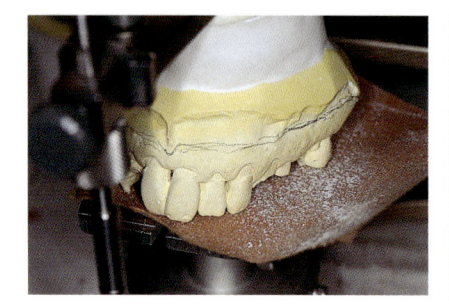

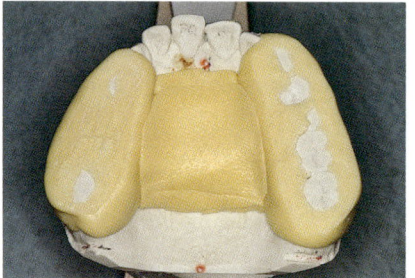

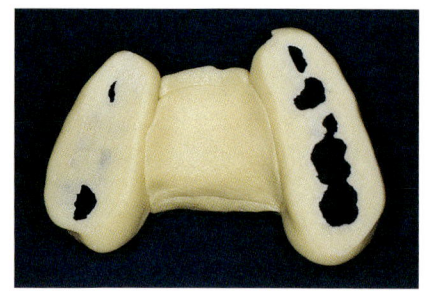

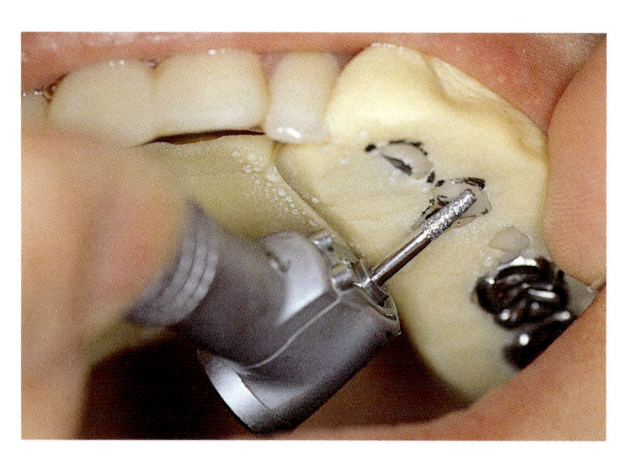

図6-20 │ 図6-21 │ 図6-22
図6-23

図6-20 SHILLA Ⅱを基準に挺出量を予知し，調和した咬合平面を呈するまでSHILLA Ⅱの盤の間にサンドペーパーを挟んで歯牙咬合面挺出部を削除する．

図6-21,22 SHILLA Ⅱを基準に盤に合わせて，トレー・マテリアルでステントを作製する．結果として，削除部には窓が開いた状態となる．

図6-23 ステントを口腔内に装着することにより挺出部は露見するので，当該部を認識することができ，左右同高で調和した矢状傾斜をそなえた状態に調整する．

CHAPTER 2-6：診査・診断―咬合器上における垂直・正中矢状座標と水平・側方座標の具現化―

[臨床例2]

	図6-24
図6-25	図6-26

図6-24 上顎前歯部が欠損し，臼歯群に挺出歯がある場合の症例．
図6-25, 26 挺出状態をいかに修正すれば，前歯部と調和した咬合平面になるかを予知する手だてとして，SHILLA Ⅱを活用することはきわめて有効である．また前歯部に調和した咬合平面を設定して人工歯を排列・試適し，SHILLA Ⅱに合わせて研究模型の挺出歯，歯槽堤を削除する．

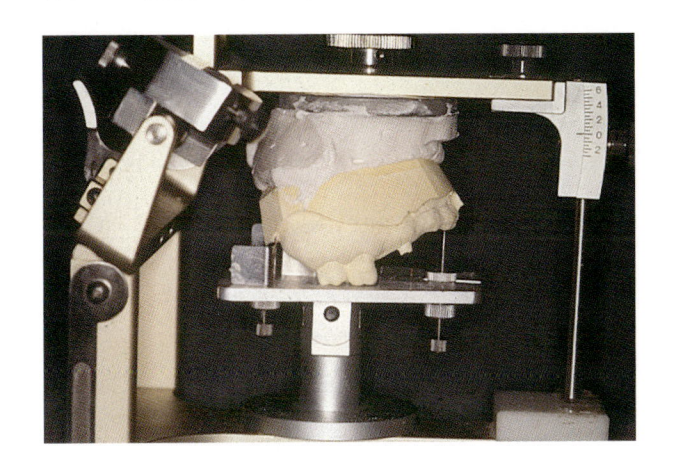

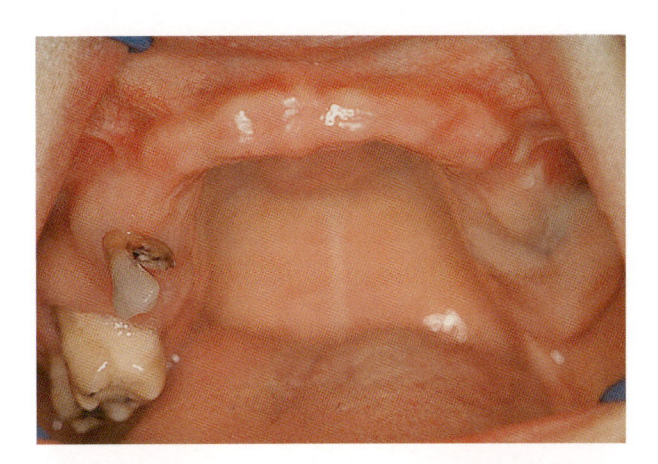

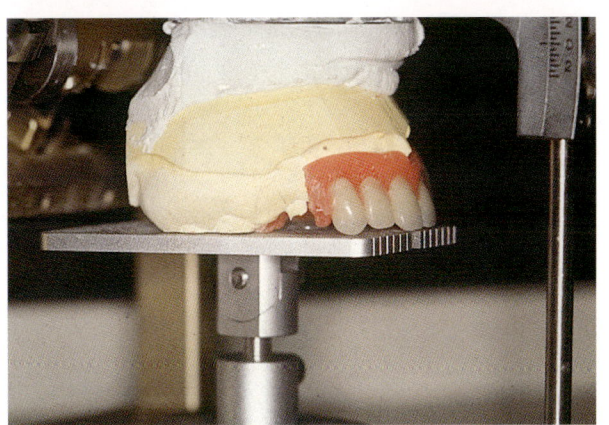

	図6-27
図6-28	図6-29

図6-27 挺出部を削除した状態でステントを作製し，口腔内に装着して外科的削除量のガイドとした．この場合は咬合面の削除だけではすまず，抜歯・歯槽整形を行ったものである．
図6-28, 29 無歯顎症例においても，SHILLA Ⅱにより垂直・正中矢状座標と水平・側方座標の両座標が具現化されていれば，人工歯排列操作において，正中の適否，前歯部歯軸に対する適否，咬合平面の左右同高性，咬合平面の矢状傾斜度合いの適否，歯列の左右対称性に関して調和した排列結果を持つ．

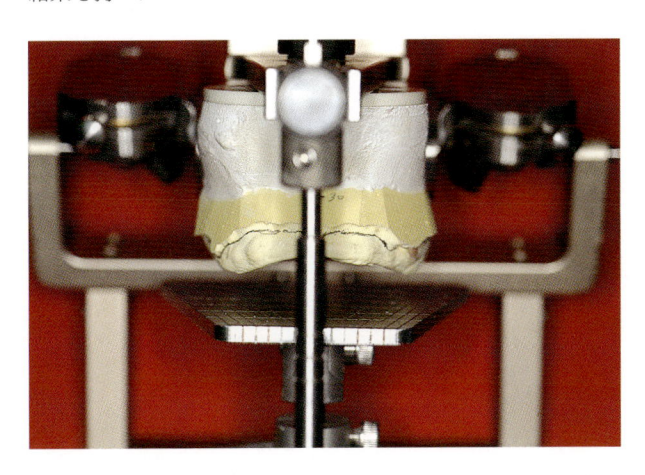

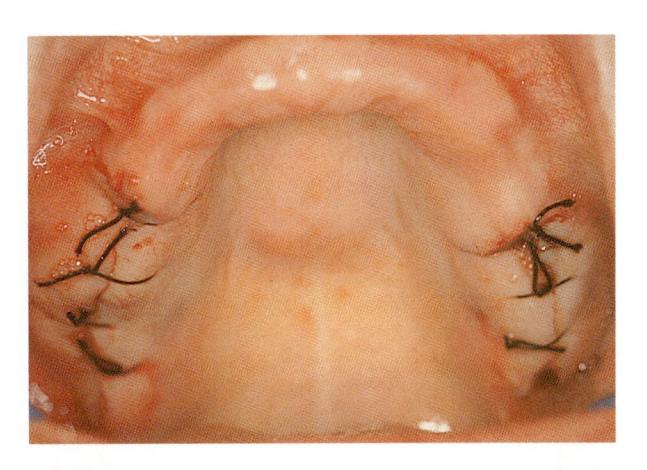

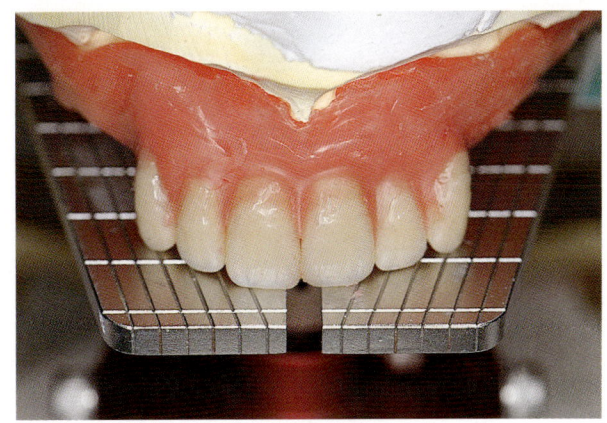

SHILLA SYSTEMの概念とその臨床活用

Chapter 2
基 本 術 式

[臨床例3]

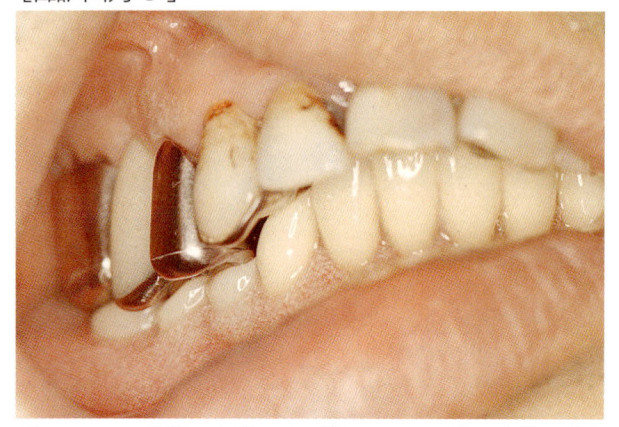

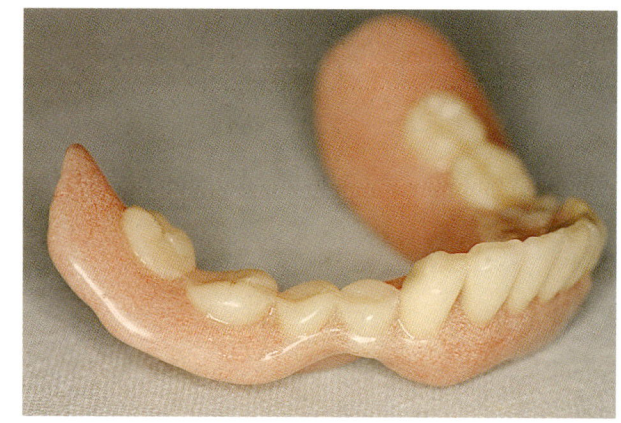

図6-30,31 日常よく見かける例として，不良な条件の咬合平面をもつ上顎歯列を対合歯として作製された下顎総義歯例．このような歯車的にロックした咬合接触を持つ義歯では，維持・安定性を喪失しやすい．もしSHILLAⅡを活用したならば，このような臨床はこの世から消滅するのではないだろうか．

を活用することはきわめて有効である（図6-25,26）．この状態でステントを作製し，この場合は咬合面の削除だけではすまず，抜歯・歯槽整形を行った（図6-27）．

無歯顎症例においても，SHILLAⅡにより垂直・正中矢状座標と水平・側方座標の両座標が具現化されていれば，人工歯排列操作において，正中の適否，前歯部歯軸に対する適否，咬合平面の左右同高性，咬合平面の矢状傾斜度合いの適否，歯列の左右対称性に関して調和した排列結果を持つ（図6-28,29）．

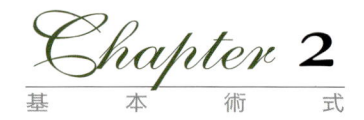

しかし咬合堤が存在したとしても，咬合堤の作製方法からして，前記の指標に関しては曖昧であり，ワックスを溶かしてしまえば指標は失われてしまうため，優れた排列結果は期待できないといえる．

以上の点から考察すると，垂直・正中矢状座標と水平・側方座標の両座標を具現化したSHILLAⅡを活用して上顎の咬合平面を整え，下顎歯列をそれに対向させて構築することにより，意図する機能面のみならず審美的にも理想的な一単位の咀嚼器が再構築できることになる．

■臨床例3

ここで日常よく見かける症例として，不良な条件の咬合平面をもつ上顎歯列を対合歯として作製された下顎総義歯例をあえてあげてみる（図6-30,31）．下顎運動として単に開閉運動のみを行う肉食動物ならばいざ知らず，複雑な下顎運動を営むわれわれヒトにおいては，このような歯車的にロックした咬合接触を持つ総義歯では，維持・安定性を喪失しやすく，まともな咀嚼運動は不可能に近い．もしSHILLAⅡを活用したならば，このような臨床はこの世から消滅するのではないだろうか．

■まとめ

以上，SHILLAⅡによる両座標の具現化により，臨床，技工操作の不備を解消することができる．

咬合器上で生体歯列がそなえる，
①正中の適否
②前歯部の歯軸に対する適否
③咬合平面の左右同高性
④咬合平面の矢状傾斜度合いの適否
⑤挺出・圧下の度合い
⑥歯列全体の左右対称性
⑦同名歯の萌出・植立位置の左右対称性
⑧前額面観における下顎位の偏位

などといった見地からの診査・診断に対し，また同じ見地からの補綴・矯正学的構築操作に対して，臨床上多くのメリットを得ることができる．

器材解説
咬合彎曲面診断・設定器具 SHILLAⅢ

咬合彎曲面診断・設定器具SHILLAⅢは，モンソンの球面説から引用した半径4 inch（10cm）の球面盤

CHAPTER 2-6：診査・診断―咬合器上における垂直・正中矢状座標と水平・側方座標の具現化―

器材解説　咬合彎曲面診断・設定器具 SHILLA III

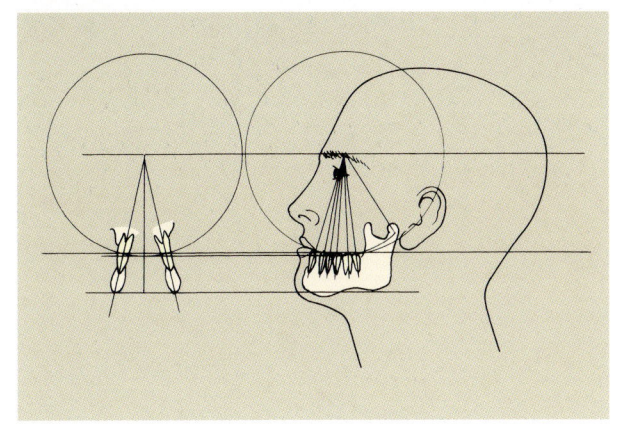

図6-32　咬合彎曲面診断・設定器具 SHILLA III は，モンソンの球面説から引用した半径4inch(10cm)の球面盤に正中要素をとり入れ，咬合器上弓にとりつけ，下顎模型咬合平面に対して彎曲面的所見からの診断，構築を目的としたものである．

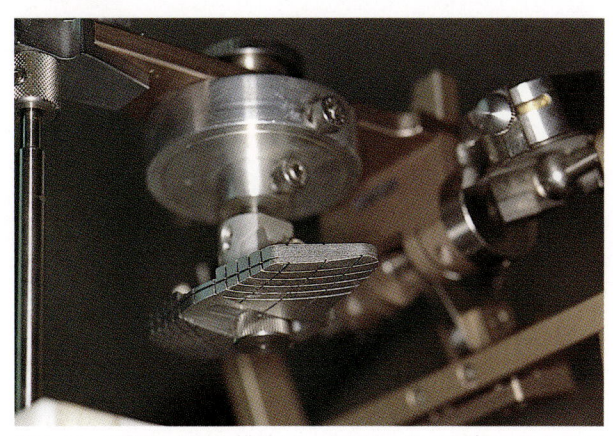

図6-33　SHILLA III の構造は，SHILLA II の平盤の代わりに彎曲盤をとりつけたもので，盤部は台形で，盤上には正中線のほか，それを中心に左右各5本，前後的に3本の歯列ガイドラインが刻印されている．

（図6-32）に正中要素をとり入れ，咬合器上弓にとりつけ，下顎模型咬合平面に対して彎曲面的所見からの診断，構築を目的としたものである．

　構造として，SHILLA II の平盤の代わりに彎曲盤をとりつけたもので，SHILLA III 盤部は，約8.0～5.5mm×3.0mm の台形で，盤上には正中線のほか，それを中心に3.0mm の間隔で左右各5本，前後的に8.0mm 間隔で3本の歯列ガイドラインが刻印されている（図6-33）．

　SHILLA III の盤の高さは，最低値で49mm，最高値で60mm の昇降調節・固定機構，矢状傾斜±30°の傾斜可変・固定機構，矢状的正中調節・固定機構を持つ．盤の高さ，矢状傾斜を調節することにより，前歯部歯軸の垂直性，左右同高性，矢状傾斜性といった空間的位置を咬合器上で具現化することが可能となり，歯列に対する垂直的，側方的，前後的位置の診査・診断，構築に対して有効に働くことはSHILLA II と同様である．

　特長として，各種症例ならびに前歯部，臼歯部に分けて対応できるように盤の前後径を短縮することにより，咬合器付着された下顎模型のそなえる歯列の診査・診断，構築，人工歯排列に際し，正中，ならびに側方的かつ前後的左右対称性のガイドとなる．盤自身が前後的に約30mm 移動できるようスライド・固定機構をそなえる．また盤を裏返しすれば，平盤としても活用できる工夫がなされている．

咬合彎曲面診断・設定器具 SHILLA III の基本的活用法と両座標の具現化

　この機構を持つSHILLA III を咬合器上弓に固定設置し，正中調節機構により矢状的に正中を合致させる．それにより SHILLA III は咬合器の垂直・正中矢状座標と合致した関係となり，盤はそれと直交した機構であるため，水平・側方座標また彎曲面として左右同高を示し，両座標の具現化が達成される．

① SHILLA III の正中矢状の合致操作．SHILLA III を咬合器上弓にとりつけ，咬合器下弓においては正中矢状面が模型正中と合致した状態のSHILLA II に正中指導羅針をとりつけ，その羅針にSHILLA III の正中矢状面を正中調節機構により合わせる（図6-34）．

② 次に，前歯部に活用する場合には，下顎中切歯切縁の高さは根尖相当部から約18mm といった統計的数値や，下唇皮膚赤色部粘膜境（Vermilion Border）と同じ高さであるとか，また審美性をも考慮し，理想とする切縁の高さを前歯部の咬合平面として，昇降機構，矢状傾斜機構，前後スライド・固定機構を調節することにより，盤の高さ，矢状傾斜度合いを設定する．一般に前歯部には，矢状傾斜0°を基準とする設定ですむことが多い（図6-35）．

③ 臼歯部に適用する場合は，まず咬合平面の垂直

Chapter 2 基本術式

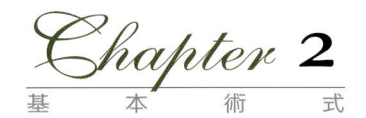

咬合彎曲面診断・設定器具 SHILLA III の基本的活用法と両座標の具現化

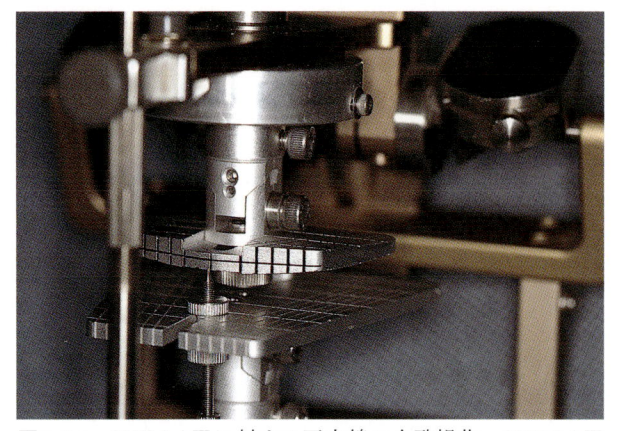

図6-34　SHILLA III に対する正中線の合致操作．SHILLA III を咬合器上弓にとりつけ，咬合器下弓においては正中矢状面が模型正中と合致した状態の SHILLA II に正中指導羅針をとりつけ，その羅針に SHILLA III の正中矢状面を正中調節機構により合わせる．

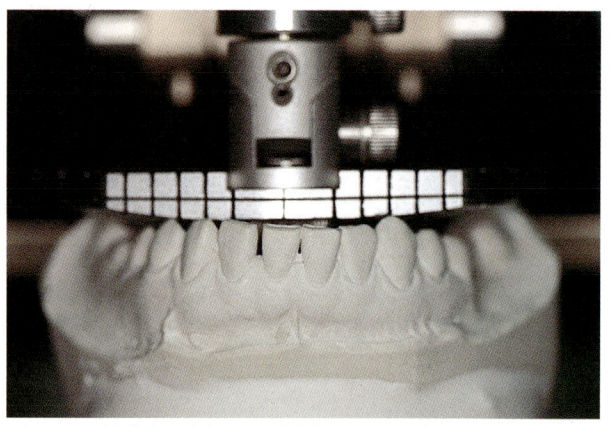

図6-35　前歯部に活用する場合には，理想とする切縁の高さを前歯部の咬合平面として，昇降機構，矢状傾斜機構，前後スライド・固定機構を調節することにより，盤の高さ，矢状傾斜度合いを設定する．

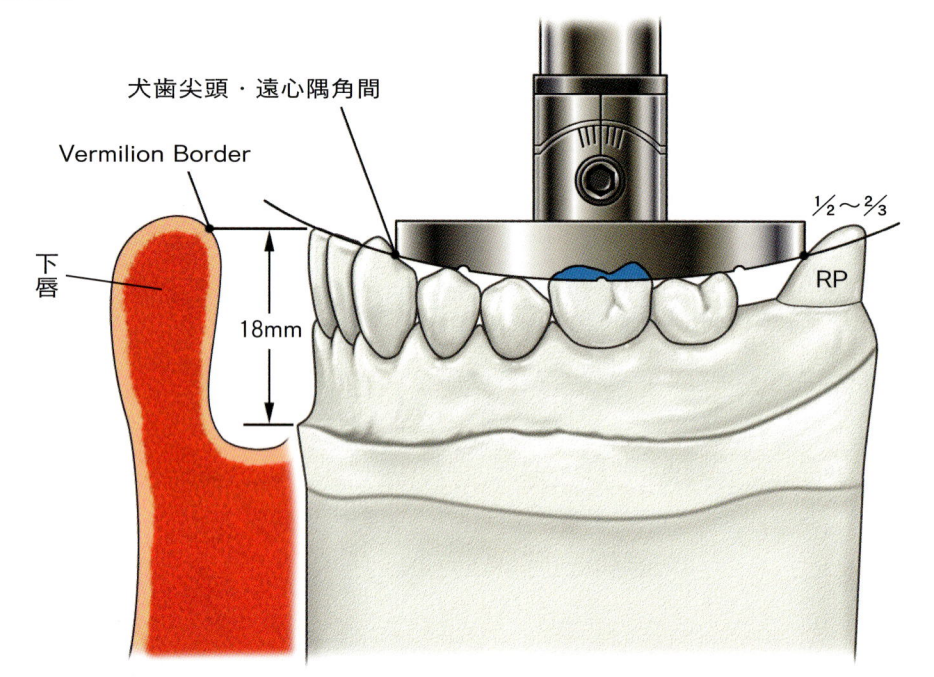

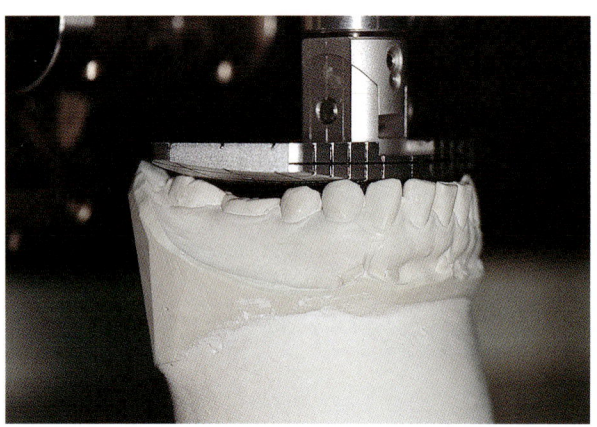

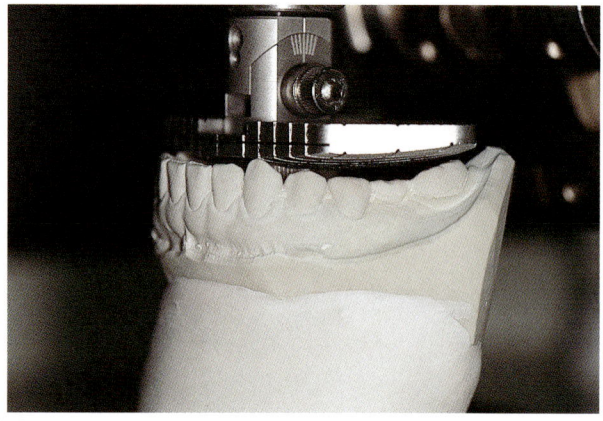

図6-36〜38　臼歯部に適用する場合は，まず咬合平面の垂直的・矢状的通過位置の設定操作を行う．前方における咬合平面通過位置は，下顎犬歯の尖頭から遠心隅角間に始点を置き，下顎第二大臼歯頬側遠心咬頭頂，欠損歯の場合には後臼歯三角1/2〜2/3の高さを参考に，それらを連ねた面とするのが一般である．咬合器下弓の下顎模型に対して SHILLA III の昇降機構，矢状傾斜機構，前後スライド・固定機構を調節することにより，盤の高さ，矢状傾斜度合いを設定する．

CHAPTER 2-6：診査・診断─咬合器上における垂直・正中矢状座標と水平・側方座標の具現化─

[臨床例1]

図6-39
図6-40 | 図6-41

図6-39〜41　右側に挺出がみられ，左側は不適当で低位な咬合平面に構築されたクラウン・ブリッジが装着されている口腔内所見であるが，口腔内所見あるいは研究模型所見だけではその判断が不可能である．しかし，左右同高性が具現化されたSHILLAⅢにより，その状況は明確に認識することができる．

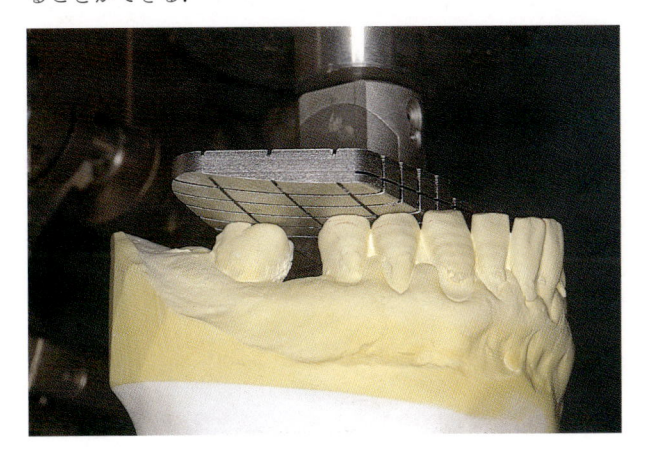

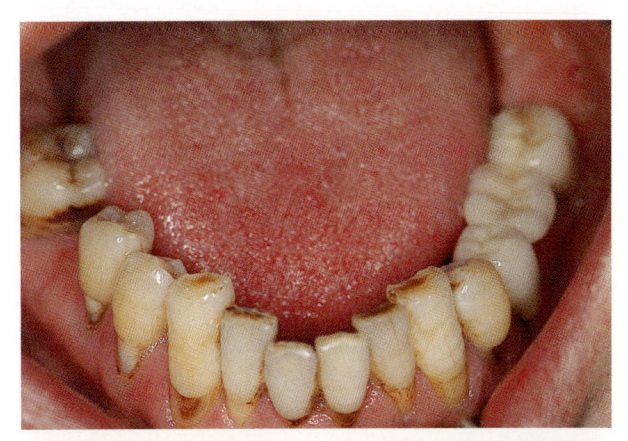

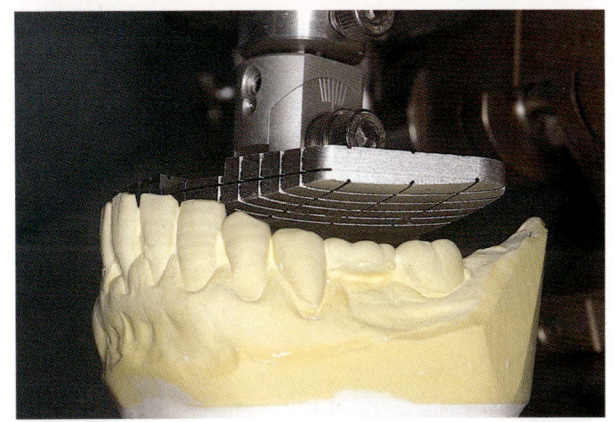

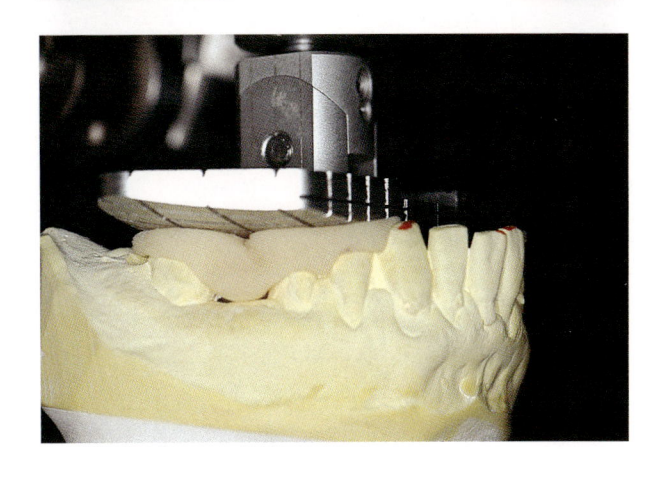

図6-42　挺出側に対しては，SHILLAⅢの盤の高さを基準に，歯の咬合面を紙やすりで削除し，それに合わせてトレー・マテリアルでステントを作製する．

的・矢状的通過位置の設定操作を行う．垂直的・矢状的通過位置は，基本的には下顎犬歯の尖頭から遠心隅角間に始点を置き，下顎第二大臼歯頬側遠心咬頭頂，また欠損歯の場合には後臼歯三角1/2〜2/3の高さを参考に，それらを連ねた面とするのが一般である．咬合器下弓の下顎模型に対してSHILLAⅢの昇降機構，矢状傾斜設定機構，前後スライド・固定機構を調節することにより，盤の高さ，矢状傾斜度合いを設定する（図6-36〜38）．

しかし，臨床症例のなかには上顎の挺出歯を対合歯としたクラウンやブリッジがあったり，咬耗歯，挺出歯，欠損歯の存在も少なくない．また咬合高径の低下も考えられるので，審美的配慮，本来の歯冠形態長径，位置，咬合高径を考慮する必要がある．

④以上のように設定したSHILLAⅢにより，下顎歯列に対する正中の適否，咬合平面の左右同高性，

Chapter 2
基本術式

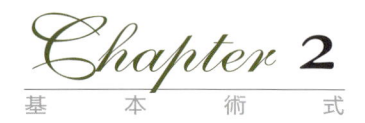

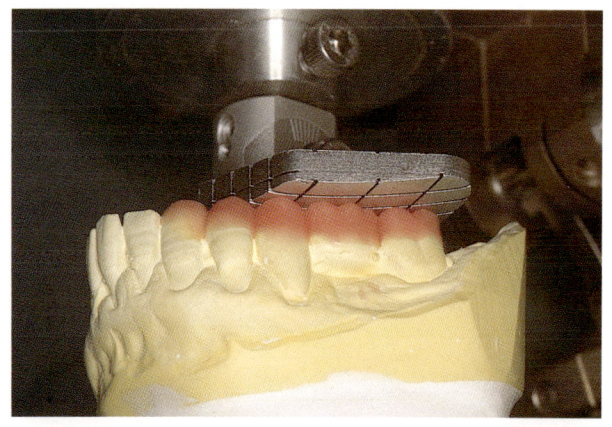

図6-43〜45 咬合面が低位を呈している側に対しては，ワックスアップを行い，金属あるいはレジンにより，いわゆるスプリントを作製する．本例では左側にレジンにより作製されたスプリントを，右側には挺出した咬合面削去のガイドとなるステントを準備したものである．

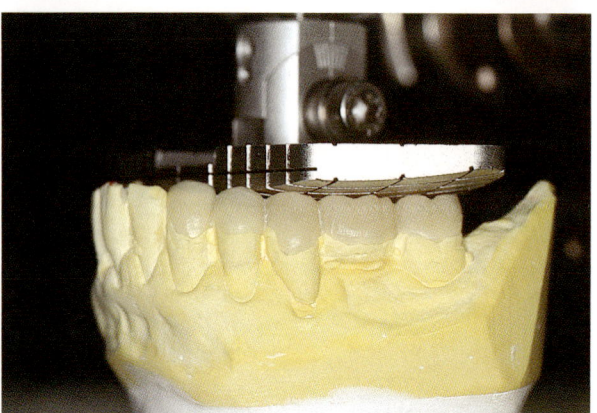

図6-43	
図6-44	図6-45

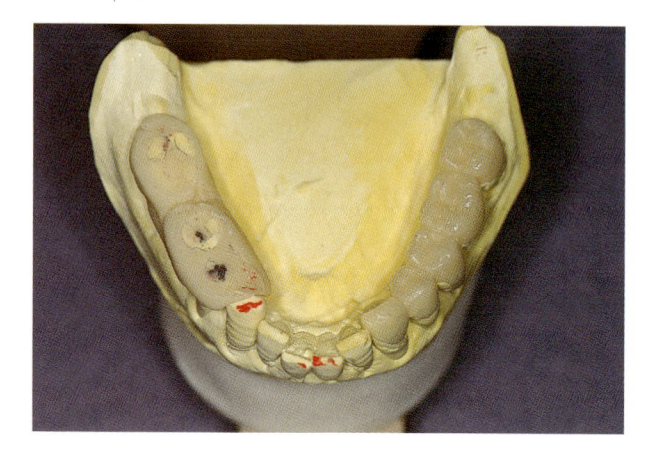

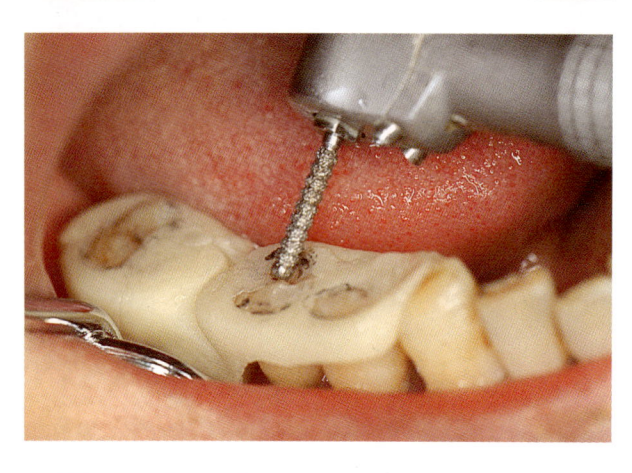

図6-46 作製されたステントを患者口腔内右側に装着することにより，挺出分を認識することができるので，挺出分を削除する．

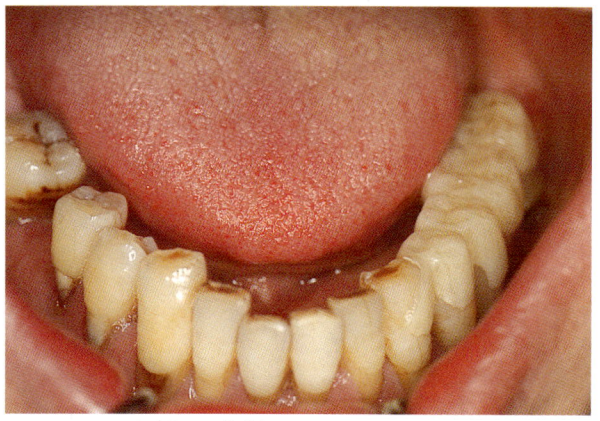

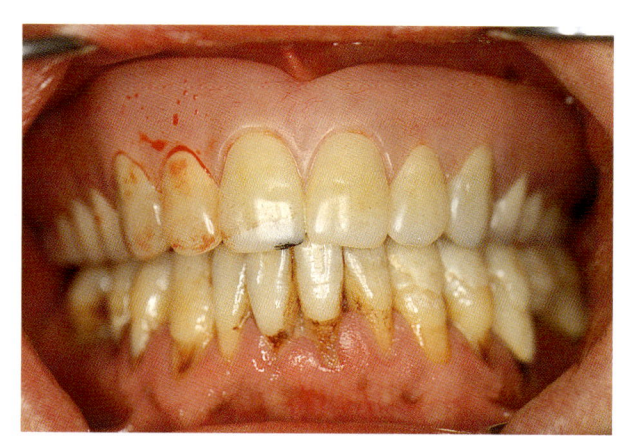

図6-47,48 左側には作製されたレジンによるスプリントを合着することにより，左右同高で矢状的に左右同傾斜の咬合平面に修正される．本例では上顎にこの咬合平面を対合歯とした即時総義歯を装着したものである．

SHILLA SYSTEM の概念とその臨床活用

CHAPTER 2-6：診査・診断─咬合器上における垂直・正中矢状座標と水平・側方座標の具現化─

[臨床例2]

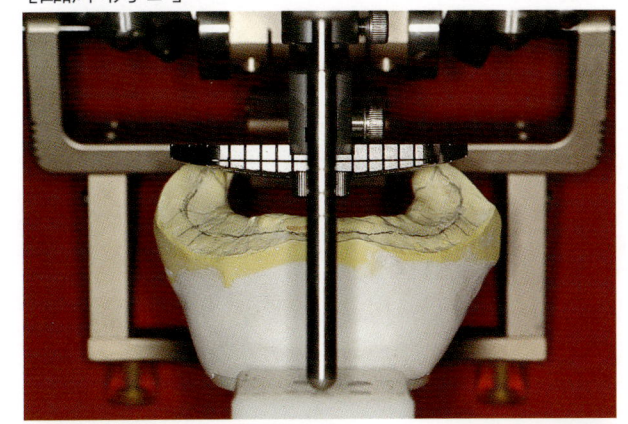

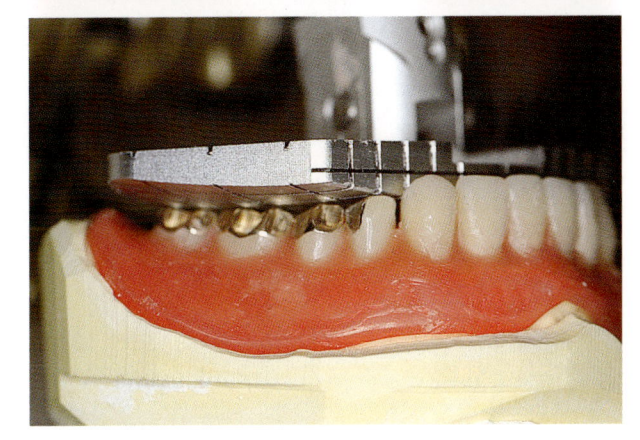

図6-49	図6-50
図6-51	図6-52
	図6-53

図6-49〜53　無歯顎症例においても，SHILIAⅢにより垂直・正中矢状座標と水平・側方座標の両座標が具現化されていれば，人工歯排列操作において，正中の適否，前歯部歯軸に対する適否，咬合平面の左右同高性，咬合平面の矢状傾斜度合いの適否，歯列の左右対称性に関して調和した排列結果を持つ．

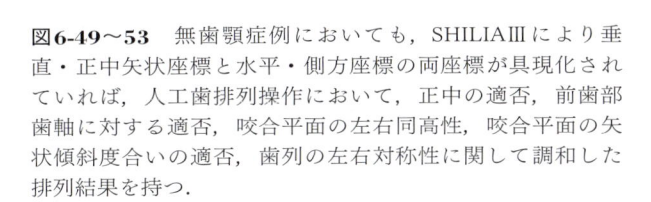

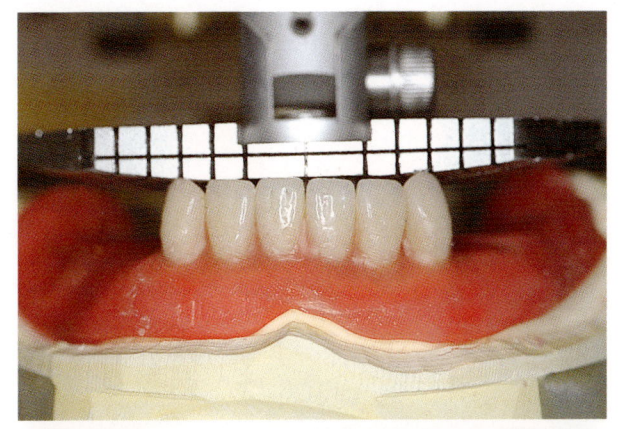

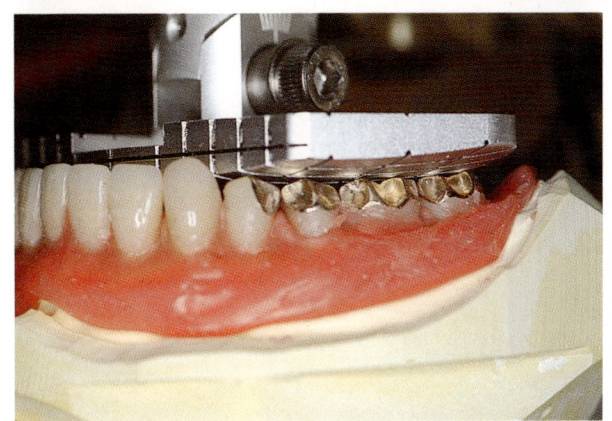

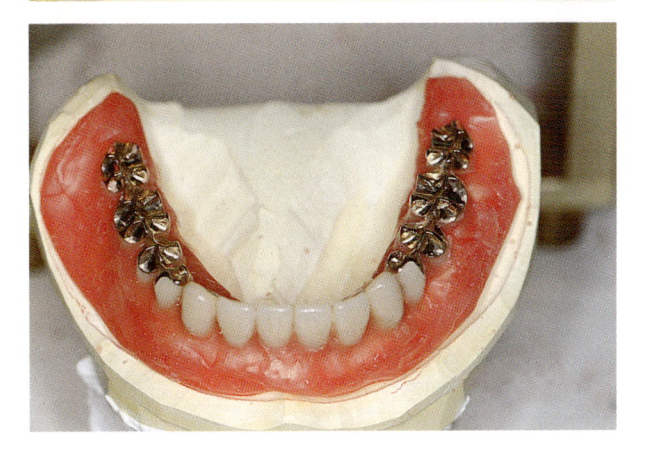

矢状傾斜，挺出・圧下の度合い，歯列の左右対称性，左右同名歯萌出・植立位置の左右対称性などに対する診査・診断，また補綴・矯正学的構築操作が容易になる．

⑤また，咬合器下弓にSHILLAⅢを固着し，盤を裏返しにして上顎歯列を対象とした活用も可能であり，操作上有効な場合も多い．

以上あげた事柄に対して，以下に臨床例で説明する．まず，正中の適否，咬合平面の左右同高性，矢状傾斜を診査・構築するために，臨床的に勧められる方法をあげてみたい．

■臨床例1

この症例は，右側に挺出がみられ，左側は不適当で低位な咬合平面に構築されたクラウン・ブリッジが装着されている（図6-39〜41）．このような症例に対して調和した咬合平面を得る方法として，挺出側に対しては，SHILLAⅢの盤の高さを基準に，歯

Chapter 2
基 本 術 式

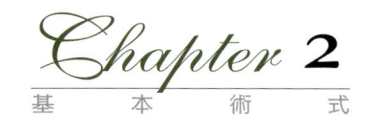

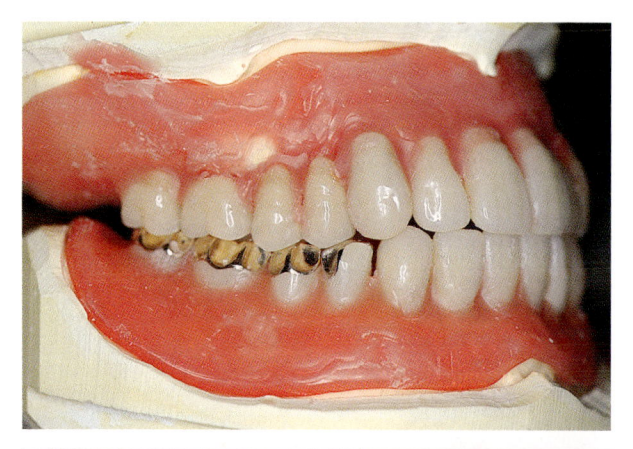

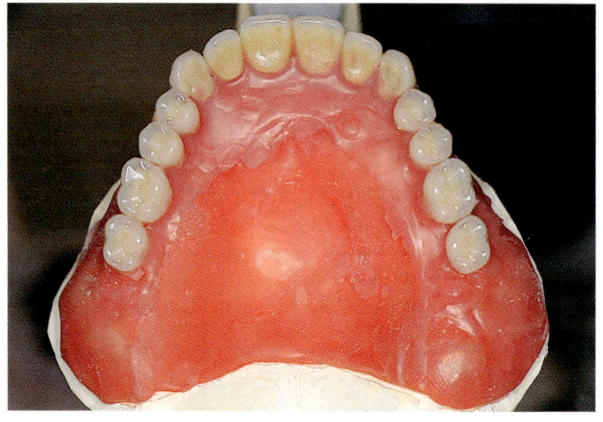

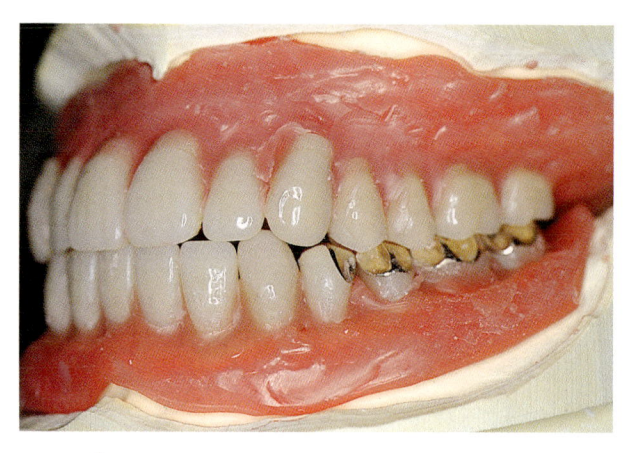

図6-54 | 図6-55
図6-56

図6-54〜56 垂直・矢状的に左右同高で左右対称的に排列された下顎歯列に対して，上顎歯列を排列することにより，上顎歯列も優れた排列結果を持つ．

牙咬合面を紙やすりで削除し，それに合わせてトレー・マテリアルでステントを作製する（図6-42）．咬合面が低位を呈している側に対しては，ワックスアップを行い，金属あるいはレジンにより，いわゆるスプリントを作製する（図6-43〜45）．作製されたステントを患者口腔内右側に装着することにより，挺出分を認識することができるので，挺出分を削除する（図6-46）．一方，左側には作製されたレジンによるスプリントを合着することにより，左右同高で矢状的に左右同傾斜の咬合平面に修正される．本例では上顎にこの咬合平面を対合歯とした即時総義歯を装着したものである（図6-47,48）．

■臨床例2

無歯顎症例においても，SHILLAⅢにより垂直・正中矢状座標と水平・側方座標の両座標が具現化されていれば，人工歯排列操作において，正中の適否，前歯部歯軸に対する適否，咬合平面の左右同高性，咬合平面の矢状傾斜度合いの適否，歯列の左右対称性に関して調和した排列結果を持つ（図6-49〜53）．

このように垂直・矢状的に左右同高で左右対称的に排列された下顎歯列に対して，上顎歯列を排列することにより，上顎歯列も優れた排列結果を持つ（図6-54〜56）．

このように，垂直・正中矢状座標と水平・側方座標の両座標を具現化したSHILLAⅢを活用し，下顎の咬合平面を整え，上顎歯列をそれに対向させて構築することにより，意図する機能面のみならず，審美的にも理想的な一単位の咀嚼器が再構築できることになる．

■臨床例3

ここで，不良な条件の咬合平面をもつ下顎歯列を対合歯として作製された上顎総義歯例をあげるが（図6-57〜59），このような咬合接触を持つ総義歯では維持・安定性を喪失しやすく，まともな咀嚼運動は不可能に近い．

CHAPTER 2-6：診査・診断─咬合器上における垂直・正中矢状座標と水平・側方座標の具現化─

[臨床例3]

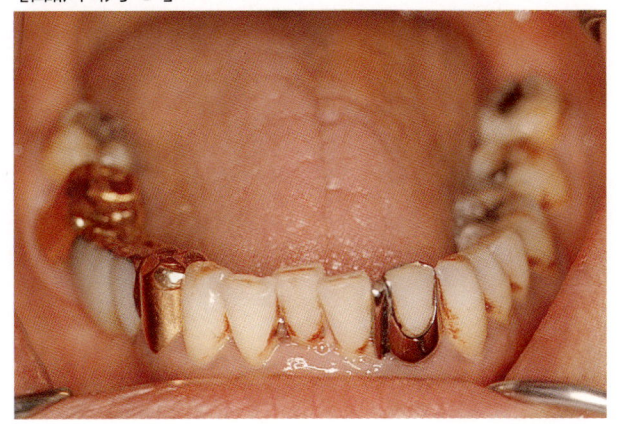

図6-57　図6-58
図6-59

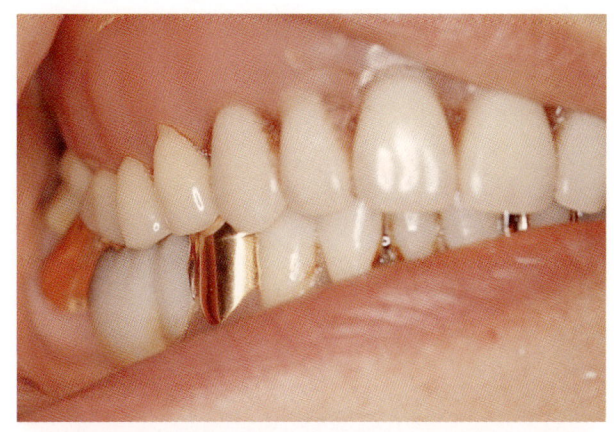

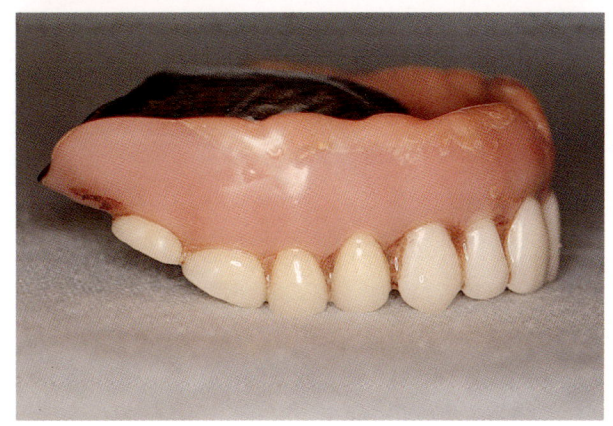

図6-57〜59　不良な条件の咬合平面をもつ下顎歯列を対合歯として作製された上顎総義歯例．このような咬合接触を持つ総義歯では維持・安定性を喪失しやすく，まともな咀嚼運動は不可能に近い．もしSHILLAⅢを活用したならば，このような臨床はこの世から消滅するだろう．

■まとめ

このように正中矢状面を基準にした咬合治療を行っていると，正中を介した上下顎間関係を観察できる．したがってそれが資料となり，ゴシック・アーチ・アペックスと中心位との関係，中心位のチェック・バイト記録の適否，習慣性咬合位に対する下顎偏位の有無などに対する判断が容易に行える利点があることも付言したい．

以上のごとく，SHILLAⅢによる両座標の具現化により，臨床，技工操作の不備を解消することができることは，SHILLAⅡを活用した場合と同様である．

とくに，咬合器上で生体歯列がそなえる咬合平面に対して，モンソンの球面を基準に彎曲面として捉えた咬合平面の左右同高性，咬合平面の矢状傾斜度合いの適否，挺出，圧下の度合い，歯列全体の左右対称性，正中の適否，前歯部の歯軸に対する適否，同名歯の萌出・植立位置の左右対称性，前額面観における下顎位の偏位などといった見地からの診査・診断に対し，また同じ見地からの補綴・矯正学的構築操作に対して，多くの臨床効果を持つといえる．

参考文献

1. 阿部晴彦：優れた研究模型を求めて，PartⅠ予備印象について，QDT, 21(7)：5-18, 1996.
2. 阿部晴彦：優れた研究模型を求めて，PartⅡ研究模型の作製，QDT, 21(8)：53-60, 1996.
3. 阿部晴彦：'87阿部総義歯調整法(Ⅰ)(Ⅱ)(Ⅲ)(Ⅳ), QDT, 12(2)：94-102, 12(3)：65-74, 12(4)：75-85, 12(5)：83-91, 1987.
4. 阿部晴彦：咬合平面の診断・設定に対する考え方(Ⅰ)(Ⅱ), QDT, 14(7)：67-74, 14(8)：87-102, 1989.
5. 阿部晴彦：コンプリート・デンチャーの臨床，東京，クインテッセンス出版，1991.
6. 阿部晴彦："よく噛める総義歯"づくり(3)，デンタルダイヤモンド，16(10)：90-104, 1991.
7. 阿部晴彦："SHILLA SYSTEM"による無歯顎補綴臨床，義歯づくり大全，デンティスト別冊，31-48, 1991.
8. 阿部晴彦：正中矢状面分析器SHILLAⅠを活用した咬合堤による咬合採得法，補綴臨床別冊コンプリートデンチャーの臨床，158-164, 1992.
9. 阿部晴彦：ワックスデンチャーの口腔内試適のポイント，補綴臨床別冊コンプリートデンチャーの臨床，237-243, 1992.

Chapter 2
基 本 術 式

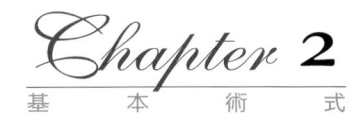

10. 阿部晴彦：正中矢状面を基準に作製した咬合堤による再建適咬合採得法，歯科ジャーナル，37(6)：951-959，1993．
11. 阿部晴彦：咬合診断・構築における正中矢状面の役割，日本臨床歯内療法学会雑誌，14(2)：96-102，1993．
12. 阿部晴彦：無歯顎補綴医療への対応1，2，3，ザ・クインテッセンス，13(4)：791-808，13(5)：1007-1024，13(6)：1245-1266，1994．
13. 阿部晴彦：システム化された機能的総義歯治療，ザ・クインテッセンス，14(10)：72-92，1995．
14. 阿部晴彦：咬合平面に対する新しい評価・設定方法　Part 1　従来のフェイス・ボウ・トランスファーに対する考察，ザ・クインテッセンス，15(3)：51-61，1996．
15. 阿部晴彦：咬合平面に対する新しい評価・設定方法　Part 2　正中矢状面を基準に採る新しいフェイス・ボウ，ザ・クインテッセンス，15(4)：56-68，1996．
16. 阿部晴彦：咬合平面に対する新しい評価・設定方法　Part 3　新しいフェイス・ボウの活用がもたらす臨床効果，ザ・クインテッセンス，15(5)：103-121，1996．
17. 保母須弥也：咬合学事典，395，東京，書林，1979．
18. Swenson MG：Complete Dentures, 4th Ed.：656, St. Louis Mosby, 1959. (Reprint of Glossary of Prosthodontic Terms by the Academy of Denture Prosthetics, J.P.D., 6：1956)
19. Academy of Denture Prosthetics：Glossary of Prosthodontic Terms, J.P.D., 10：Part II 13-14, 1960.
20. Boucher CO：Swenson's complete dentures, 5th Ed.：771, St. Louis Mosby, 1964. (Excerpted from Current Clinical Dental Terminology, St. Louis, Mosby, 1963)
21. Granger ER：Centric relation, J.P.D., 2：160, 1952.
22. Lusia VO：A technique for recording centric relation, J.P.D., 14：492, 1964.
23. Academy of Denture Prosthetics：Glossary of Prosthodontic Terms, J.P.D., 20：447-480, 1968.
24. Heartwell Jr. CM, Ralm AO：Syllabus of Complete Dentures, 3rd Ed.：512, Philadelphia, Lea Febiger, 1980. (Reprint of Glossary of Prosthodontic terms, J.P.D., 1977)
25. Zwemer TJ(Editor)：Boucher's Clinical dental terminology, 3rd Ed.：250, St. Louis, Mosby, 1982.
26. Long JH Jr.：Location of the terminal hinge axis by intraoral means, J.P.D.,23(1)：11-24, 1970.
27. Dawson PE：Evaluation, diagonosis and treatment of occlusal problems, 1st. Ed.：48, St. Louis, Mosby, 1974.
28. Dawson PE：Centric relation. The Dental Clinics of North America, 23(2)：169, 1979.
29. Nagle RJ, Sears VH：Denture prosthetics, 2nd Ed.：106-124, St. Louis, Mosby, 1959.
30. Forde TH：Oral Dynamics. 214, NewYork, Exposition Press, 1964.
31. Sears VH：Mandibular Condyle Migration as Influenced by Tooth Occlusion, J.A.D.A. 45：179-192, 1952.
32. Sears VH：Occlusal Pivots, J.P.D. 6：332, 1956.
33. Nagle RJ, Sears VH：Denture Prosthetics, 2nd Ed.：368, St. Louis, Mosby, 1959.
34. McCollum BB：Function-Factors that make mouth and teeth avital organ. J.A.D.A., 14：1291, 1927.
35. Thomas PK：Lecture note, 1980.
36. 村岡　博ほか：スチュアート咬合器使用におけるアシスタント，テクニシャンとのチーム・プレー(4)，日本歯科評論，400：197，1976．
37. 阿部晴彦：中心位記録術式としての Visible Centric Recording Technique の紹介，顎咬合誌，3(4)：21-33，1982．
38. 岩田優男, 蓮見禎彦：New Clinical Concept and Technique for Evoluating and Establishing Occlusal Plane, Table clinic Program, The American Academy of Fixed Prosthodentics, 45th Anual Scientific Session, Feb. 23, 1996.
39. Chiche GJ, Aoshima H：Functional Versus Aesthetic Articulation of Maxillary Anterior Restorations, Practical Periodentics and Aesthetic Dentistry, 9(3)：335-341, 1997.
40. 矢崎正方：総義歯学，東京，歯科学報社，97-78，1935．
41. 阿部晴彦：無歯顎補綴難症例の解釈と人工臼歯，ザ・クインテッセンス，12(11)：59-73，1993．
42. MacGrane HF：Five basic principles of the MacGrane full denture procedure. J Glorida Dent Soc, 20：5-8, 1949.
43. Helperin AR et al：Mastering Art of Complete Dentures, Chicago, Quintessence Books, 1988.

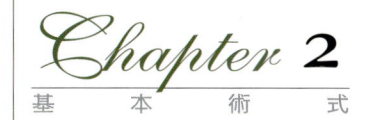

ABE's SHILLA SYSTEM の基本術式・一覧

CHAPTER 2-7

基本術式

 以上，SHILLA SYSTEM の基本術式に対し項目をわけて詳述してきた．SHILLA SYSTEM は，項目別にそれぞれ的確に操作を進行することが肝要であり，どこか一つでも手を抜きミスがあれば優れた成果は期待できない．ここでは，その一覧を早見表にまとめ，その要点をあげてみた．

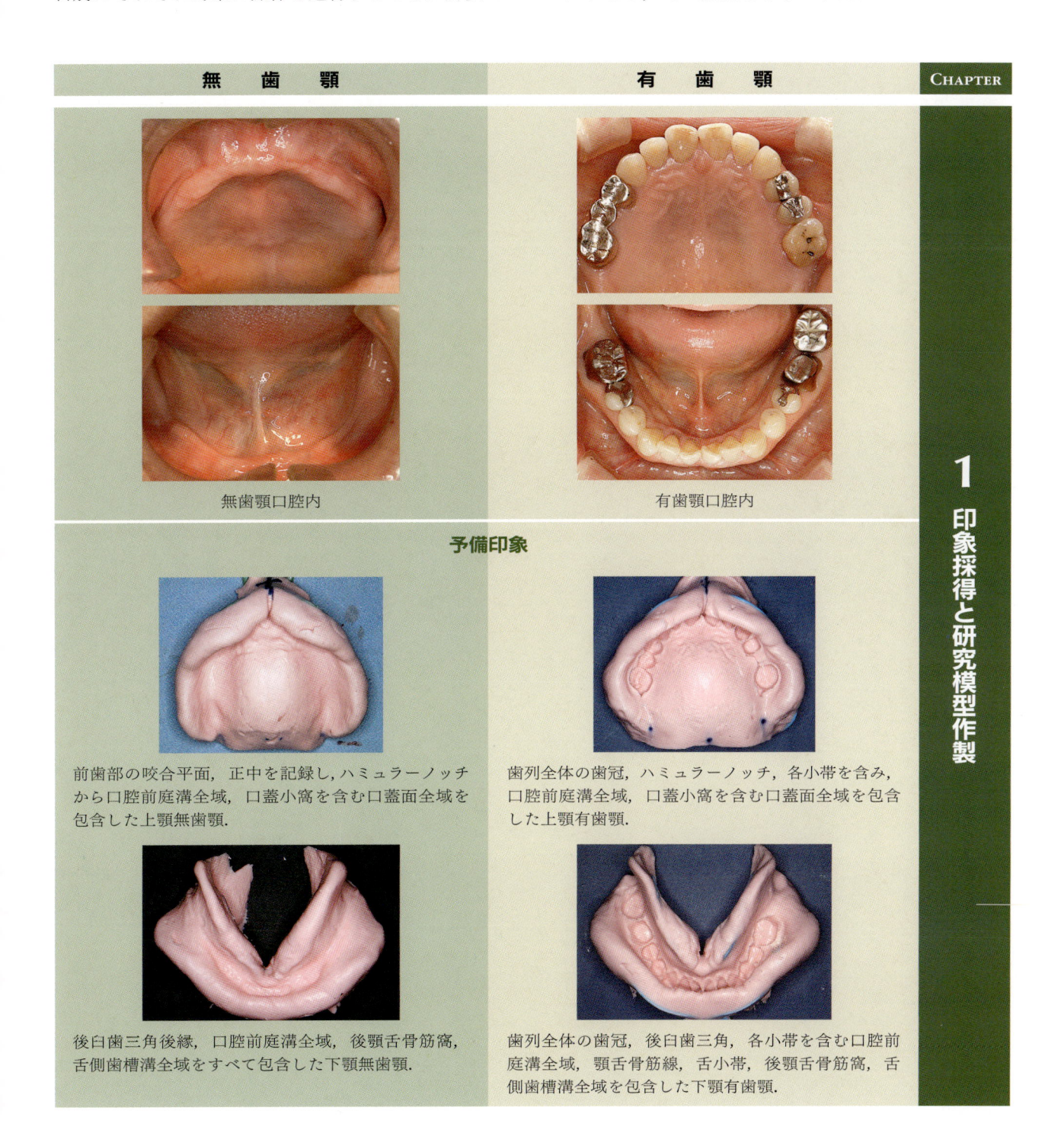

1 印象採得と研究模型作製

無歯顎	有歯顎
無歯顎口腔内	有歯顎口腔内

予備印象

前歯部の咬合平面，正中を記録し，ハミュラーノッチから口腔前庭溝全域，口蓋小窩を含む口蓋面全域を包含した上顎無歯顎．

歯列全体の歯冠，ハミュラーノッチ，各小帯を含み，口腔前庭溝全域，口蓋小窩を含む口蓋面全域を包含した上顎有歯顎．

後白歯三角後縁，口腔前庭溝全域，後顎舌骨筋窩，舌側歯槽溝全域をすべて包含した下顎無歯顎．

歯列全体の歯冠，後白歯三角，各小帯を含む口腔前庭溝全域，顎舌骨筋線，舌小帯，後顎舌骨筋窩，舌側歯槽溝全域を包含した下顎有歯顎．

Chapter 2
基本術式

CHAPTER	無 歯 顎	有 歯 顎

1 印象採得と研究模型作製

研究模型の作製と上顎模型正中線記録

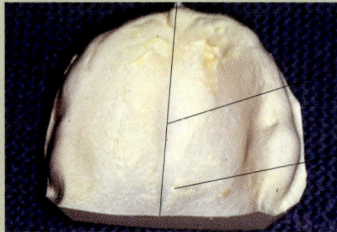

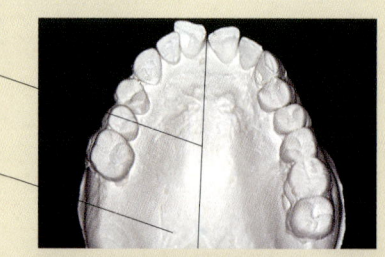

正中口蓋縫合線
口蓋小窩

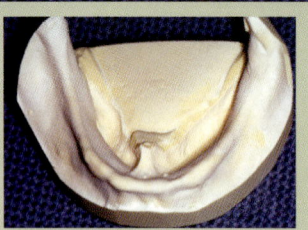

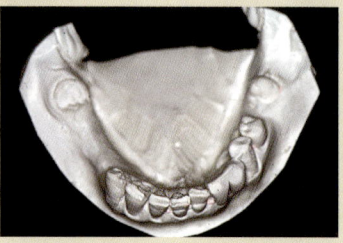

作製された上顎模型に正中線を記録する．
前方基準としては印象時に正体の正中を印象材に記録しそれを研究模型上に印記する．
後方基準としては口蓋小窩の真中に存在する正中口蓋縫合線を記録し，前方基準線まで連続させる．

2 正中矢状面の記録

A SHILLA I による分析

正中線評価羅針を模型に印記された正中に合致するように下ろし，2本の水平位評価羅針を口蓋骨水平盤に下し，2本の水平位評価羅針が同じ長さになるように模型の正中を保った状態で模型の高さを調整する．最後に正中線評価羅針を用いて，模型の前面と後面に正中矢状軸線を印記する．

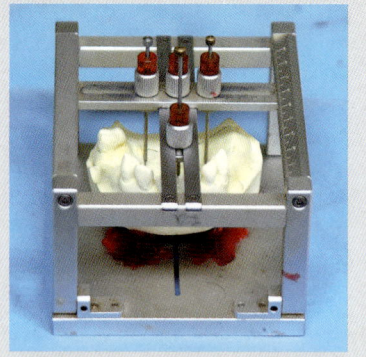

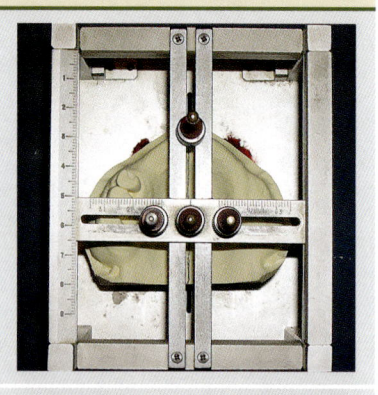

B エステティック・フェイス・ボウによる記録採取

正中長軸支持弓が顔面正中長軸線に合致するように前後位置調節機構，正中位置調節機構，フェイス・ボウの水平調節機構を調節する．

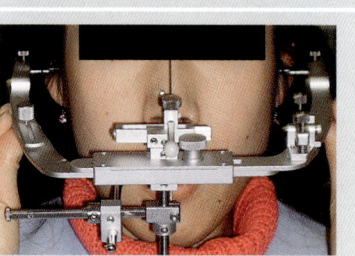

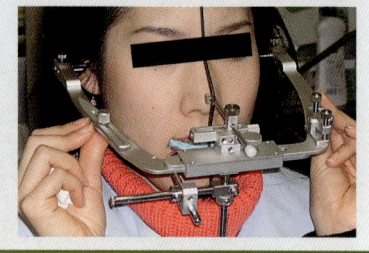

3 上顎模型付着

A SHILLA I で分析した場合

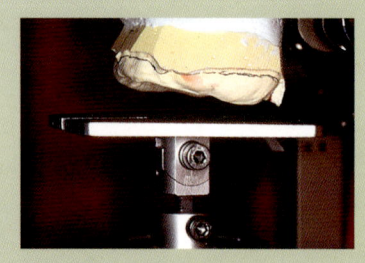

上顎歯槽堤に挺出がない場合は，7mmの水平基準点支持バーを使用し，SHILLA II の高さは54mmに設定する．同様に挺出した歯槽堤がある場合は12mmの水平基準点支持バーを使用し，SHILLA II は49mmの高さとする．

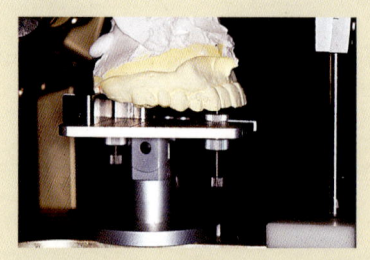

上顎歯槽堤に挺出がない場合は，7mmの水平基準点支持バーを使用し，SHILLA II は54mmの高さとする．同様に挺出歯がある場合は，12mmの水平基準点支持バーを使用し，SHILLA II の高さは49mmに設定する．

CASE 2-7：ABE's SHILLA SYSTEM の基本術式・一覧

無歯顎	有歯顎

B エステティック・フェイス・ボウで分析した場合

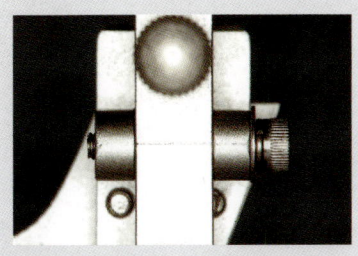

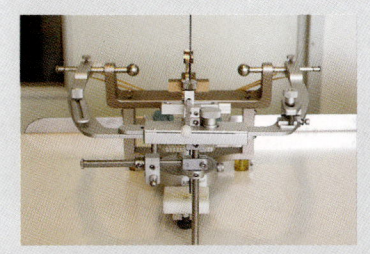

フェイス・ボウの水平調節機構の3本の線を一直線に戻して，正中長軸支持弓を咬合器の正中長軸と一致した状態にする．

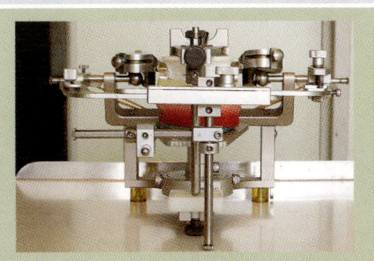

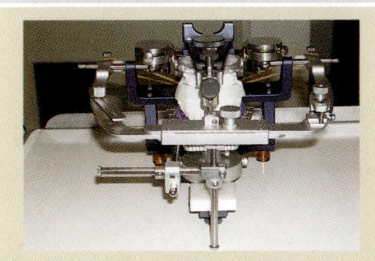

クランプAの固定ネジ，クランプBの固定ネジ1を緩め，羅針で支持しながら模型前方・後方の正中通過点とSHILLA IIの正中を合わせ，模型正中矢状面を咬合器正中矢状面に合致させる．

A DIRECT CHECK BITE TECHNIQUE

右手示指で，下顎中切歯切縁を後下方に固定する一方，右手拇指，中指により，下顎オトガイ下部を上方に挙上する．

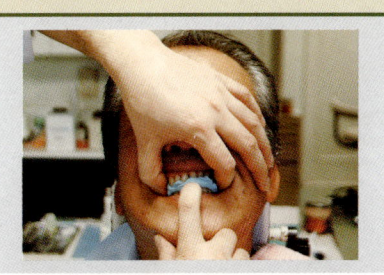

B INDIRECT CHECK BITE TECHNIQUE

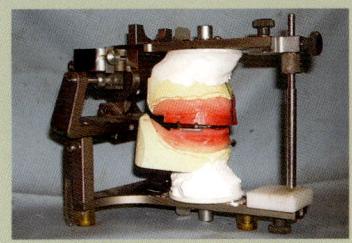

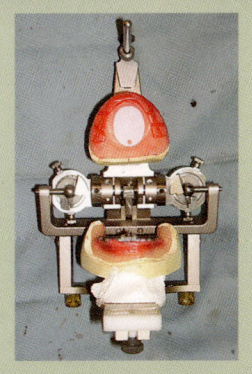

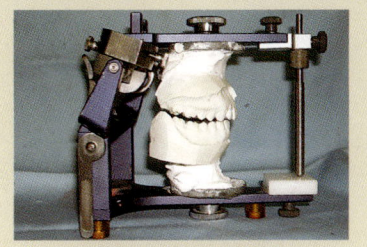

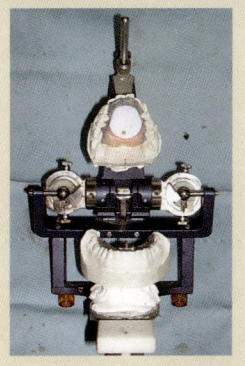

トレーシング・プレートは咬合平面と平行に，トレーシング・ピンはトレーシング・プレートに直行するようにゴシック・アーチ・トレーサーを設置する．有歯顎でリテンションとしてインプレガム（3M）を活用すると設置が簡単である．

3 上顎模型付着

4 咬合採得 —セントリック・チェック・バイト—

SHILLA SYSTEM の概念とその臨床活用

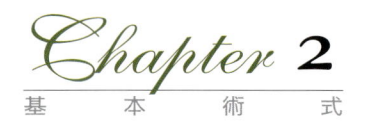

Chapter 2
基本術式

CHAPTER	無歯顎	有歯顎

4 咬合採得 —セントリック・チェック・バイト—

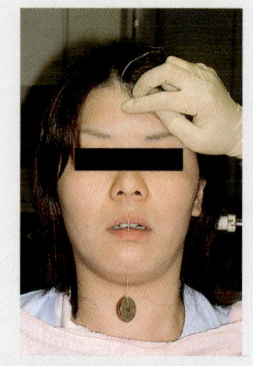

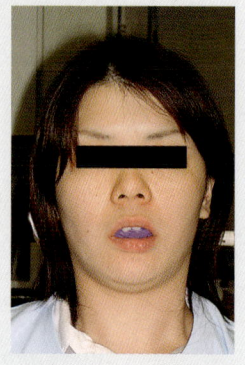

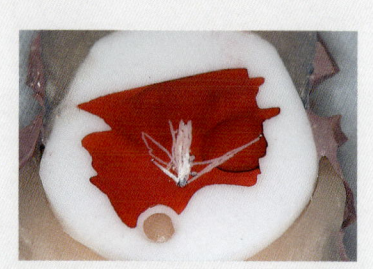

アペックスが明確にトレースされているかどうか，その位置での顔面上顎体の正中矢状面と下顎体の正中矢状面の一致性を確認することが重要である．

5 下顎模型付着

拇指で付着されている上顎模型マウンティング・リング上面を，示指と中指でチェック・バイト記録を介した下顎模型底面4か所を把握する．

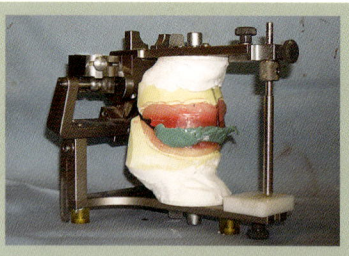

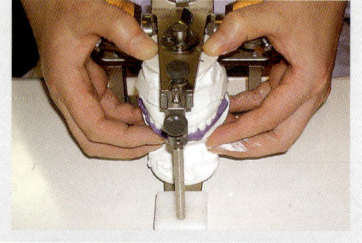

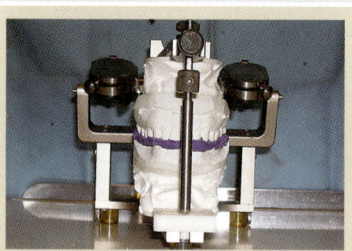

セントリック・チェック・バイト記録を介し，咬合器付着が完了する．

6 診査・診断 —咬合器上における垂直・正中矢状座標と水平・側方座標の具現化—

SHILLA II を活用

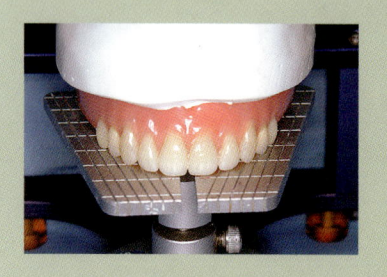

座標の具現化により左右対称な歯列，左右同高，左右同傾斜を有する咬合平面に排列，完成された総義歯．

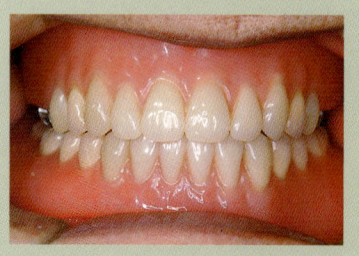

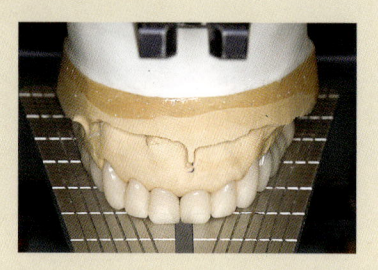

座標の具現化により左右対称な歯列，左右同高，左右同傾斜を有する咬合平面を有するスプリントの完成．

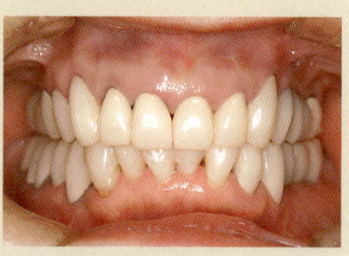

口腔内　　　　　　　　　　　　　口腔内

118　　　　　　　　　　　　　　　　　　　　　　　　　SHILLA SYSTEM の概念とその臨床活用

有歯顎

SHILLA III を活用

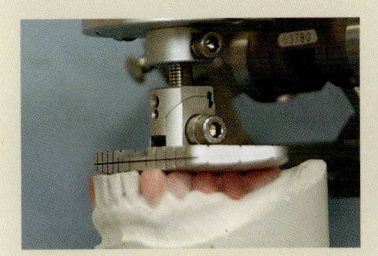

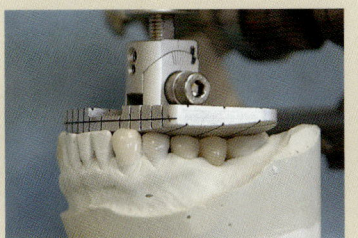

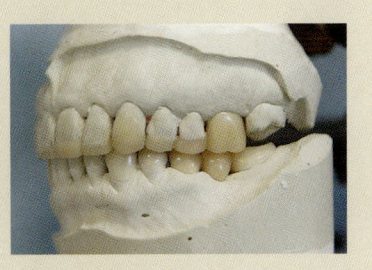

SHILLA III により具現化された座標により，左右同高，左右同傾斜，左右対称性に調製されたスプリント．

ステント装着

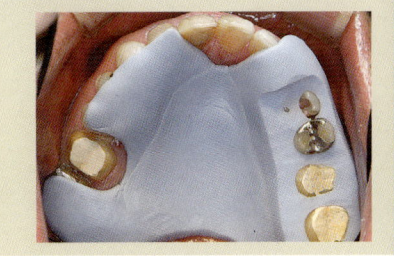

挺出歯削除のガイドとしてのステントを装着．

スプリント装着

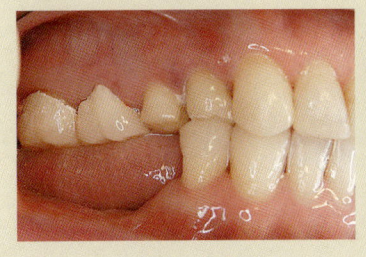

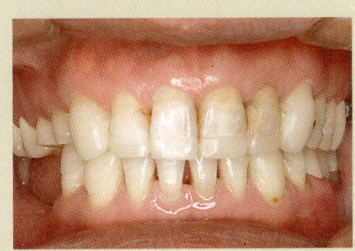

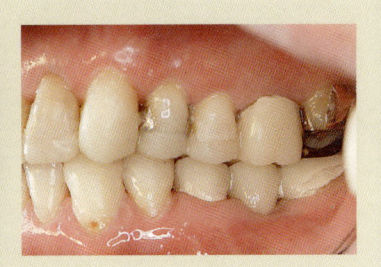

スプリント装着時の口腔内．

CHAPTER 6 診査・診断 ―咬合器上における垂直・正中矢状座標と水平・側方座標の具現化―

Part 2

各　論

CHAPTER 3	総義歯	123
CHAPTER 4	歯周補綴	200
CHAPTER 5	全顎補綴	250
CHAPTER 6	インプラント補綴	302
CHAPTER 7	矯正治療	343

Chapter 3

総義歯
—SHILLA SYSTEM による
コンプリート・デンチャー—

阿部晴彦，堀川清一，石谷悦雄
山本　力，渡辺裕士，阿部薫子

　いかなる無歯顎患者も健全な身体を望み，優れた咀嚼機能，審美性の回復を期待し受診に訪れる．

　無歯顎補綴医療においてもっとも基本的なことは，患者が義歯を受容してくれるか(使用できるか)否かである．もし受容しなければその総義歯医療は失敗である．これは，臓器移植医療における生体の拒否反応に等しい．

　それは口腔内条件としての無歯顎歯槽堤の骨面のトポグラフィー(地形)，吸収程度，上下顎の対向関係，咬合関係などの影響のみならず，患者の性格，習慣，経験，ひいては歯科医師の技能の高低などによって大きく影響される．

　どんなに高価な材料を使いながらていねいに作製した義歯でも，装着しておけず使えるものでなければ医療目的は達成されない．

　したがって，医療全体にいえることであるが，的確な問診および診査・診断を行い，対応策を熟慮し，それにより予後判定を行うことが重要となる．したがって総義歯臨床においては，作製工程を開始する以前に，受容できる総義歯作製の可否，術者の持てる技量での対応能力の是非を十分に診断し，対応策を熟慮することを先行することが肝要となる．

最終義歯調製の前に

　無歯顎補綴医療への対応方法には，無歯顎は無歯顎でも診査・診断の結果，即，対応できるものと，口腔内諸条件・顎機能の改善処置を先行しなければ最終義歯の調製に入れない症例とが存在する(図1)．

　後者に該当するものとして，

①下顎位異常が存在するためまず下顎位を正常な位置に復位する必要がある症例

②床下粘膜異常が存在するため粘膜調整を必要とする症例

③著しい歯槽堤の挺出により的確な咬合平面の構築が不可能であり，歯槽整形を必要とする症例

④粘膜下骨組織のトポグラフィー不良により優れた支持を期待できないため，トポグラフィー改善処置として歯槽整形を必要とする症例

Chapter 3
総義歯

診査・診断	診療計画立案と対応
①最終印象の可否（内部歪み，粘膜のびらん，潰瘍，過形成）	A．直接，最終義歯調製に入れる
②咬合採得の可否（顎機能異常，顎位変位）	B．条件の改善治療を経なければ最終義歯調製に入れない
③咬合平面付与の可否（上顎歯槽結節の挺出）	①ティッシュトリートメント
④咬合・咀嚼圧支持機能の良否（トポグラフィー，付着歯肉，小帯）	②下顎位のリポジショニング
⑤義歯装着に対する妨害物の有無（口蓋隆起，下顎隆起，外骨症，骨瘤）	③外科的処置
	a）上顎歯槽結節の改善手術
	b）骨面のトポグラフィーの改善手術
	c）口腔前庭拡張手術
	d）上皮移植手術
	e）口蓋隆起，下顎隆起，外骨症などの外科的切除

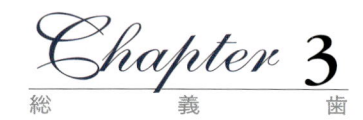

図1 無歯顎補綴医療への対応方法には，無歯顎は無歯顎でも診査・診断の結果，即，対応できるものと，口腔内諸条件・顎機能の改善処置を先行しなければ，最終義歯の調製に入れない症例とが存在する．

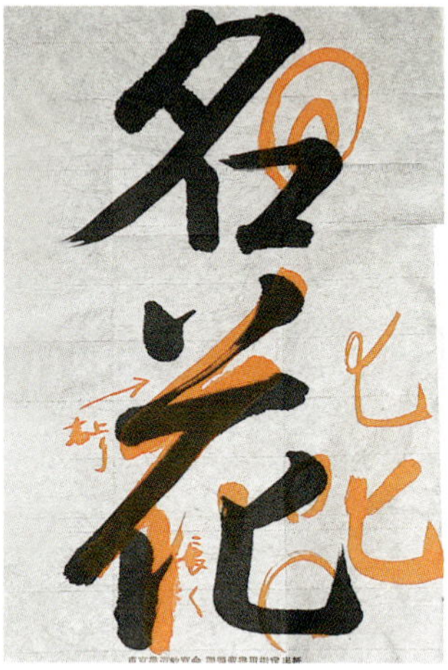

図2 旧義歯改善技法は，お習字の添削と同様にどこが悪いのかがわからなければ不可能であり，初学者向きではない．

⑤その他

などがあげられる．

　この場合，条件それぞれの改善目的に応じた治療用義歯を活用することが多く，一般にはそれを水先案内として最終義歯にこぎつける方法がとられる．すなわち，①の下顎位異常が存在する症例に対しては，下顎位を復位させるためのスプリントとしての構造の治療用義歯が必要となり，②の粘膜調整が必要な症例においては，粘膜調整材が入る容器としての構造をそなえた治療用義歯が必要となる．③，④の歯槽整形が必要な症例に対しては，即時義歯（Immediate Dentures, Pre-Surgical Dentures）としての治療用義歯などがそれぞれ必要となる．

　このためにも，診査・診断はきわめて重要となる．しかし以前から総義歯に関しては，傾向的に，ほとんどが適切な診査・診断がおろそかで，対応策がないまま直接に義歯作りに入る「物作り」志向に富むニュアンスが強く，医療的性格に欠けるものが多いことは大変残念なことである．

■診査・診断の重要性

　無歯顎補綴医療は，"総義歯"といった補綴物を媒体とした無歯顎者を患者対象とした医療システムであり，綿密な診査・診断の結果に基づいた診療計画，対応手段，調製方法が重要であることを強調したい．

　筆者は，過去，適切な診査・診断をおろそかにしたまま「物作り」に突入し，途中挫折した苦い経験を持つ．読者諸賢も歯科医師である以上，誰でも同様な経験をしていることと思う．最終印象，作業模型までは順調に進んできても，咬合採得の工程で上顎歯槽結節の挺出により，適切な咬合平面が付与できないことに気づいたり，顎関節異常により中心咬合を設定付与できる咬合採得が不可能だったり，例をあげればきりがない．われわれが行う医療行為においては，途中で自分の技量でできない症例であることを悟ることは許されない．

　また昨今，誌面をにぎわせている旧義歯改善技法にしても，最終義歯の構想が確かに頭にある熟練者ならば，口腔内条件と旧義歯を観察して，経験に頼った診査・診断が下せるため，欠陥の要因個所にどのような不備があるということを判断し，旧義歯改善を行うことができる．しかし，この方法は，初学者向きではない．旧義歯のどこが悪いのか判断できれば初めから欠陥義歯は作られない，否，作れないのであって，初学者にはその判定ができない．た

CHAPTER 3：総義歯──SHILLA SYSTEMによるコンプリート・デンチャー──

予備印象採得

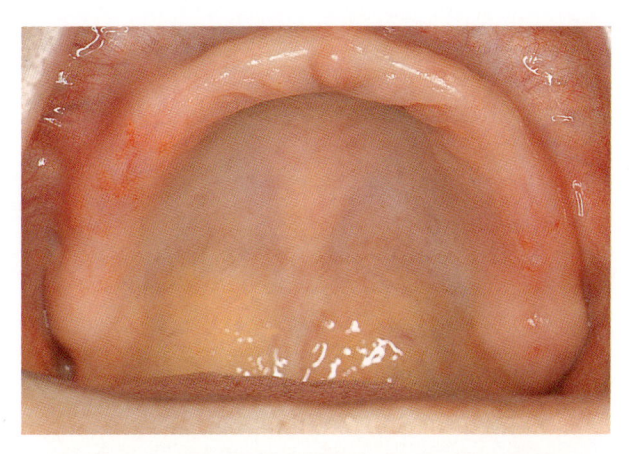

図3　上顎における予備印象域は，後方は翼突下顎縫線上縁いわゆるハミュラーノッチを覆い，唇・頬側では口腔前庭溝全域を，口蓋側では口蓋小窩を目安に後方の振動線（Ah-line）を含む口蓋面全域を包含しなければならない．とくに，正中矢状要素であるハミュラーノッチ，切歯乳頭，口蓋正中縫合部，口蓋小窩を正確に採得したい．

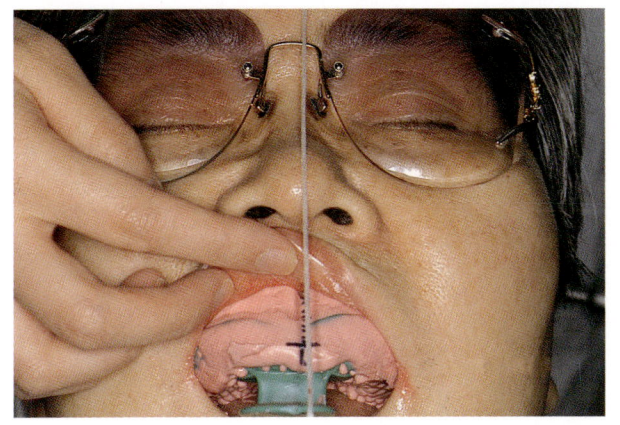

図4　トレーを口腔外に外す前に，顔面正中軸におもりのついた糸をたらし，上唇からあふれ出ているアルジネート印象材前面に，上唇下縁の高さ，正中線，口角線などをインク・ペンシルでマークしておく．

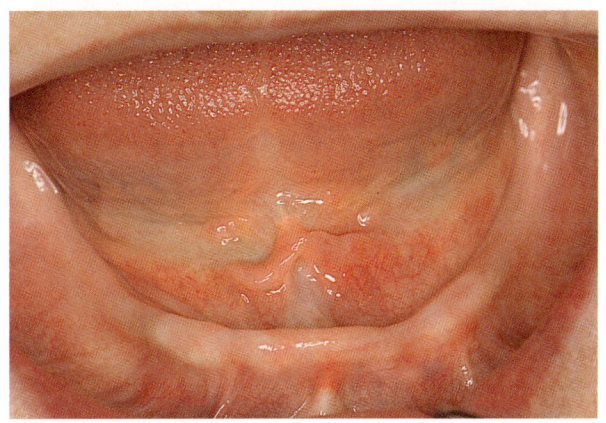

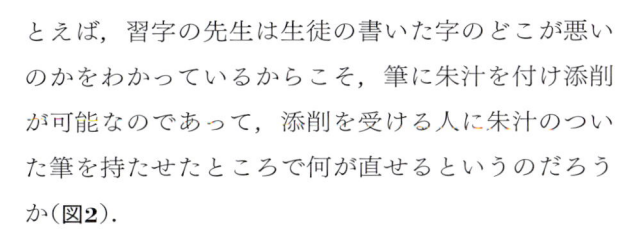

図5　下顎における印象域は，後方は翼突下顎縫線下縁いわゆる後臼歯三角後縁を覆い，唇・頬側では頬棚域いわゆる下顎骨外斜線を含んで口腔前庭溝全域を，舌側では後顎舌骨筋窩，舌小帯を含み舌側歯槽溝全域を包含しなければならない．

とえば，習字の先生は生徒の書いた字のどこが悪いのかをわかっているからこそ，筆に朱汁を付け添削が可能なのであって，添削を受ける人に朱汁のついた筆を持たせたところで何が直せるというのだろうか（図2）．

一方，旧義歯を改善すること自体を考えると，義歯辺縁，人工歯列，咬合高径，下顎位といったように，改善個所，処置は多岐にわたる．そのため，技法的複雑さ，チェアタイムを考えれば，経済的にもむしろ問題が多い．また万一結果が悪ければ，術者側は改善したつもりでも，患者側では改悪されたと解釈し，旧義歯の返還を求められ困惑する場合も考えられる．

以上の理由から，術者，患者両者にとって問題の少ない医療を行うためには，旧義歯に手を触れず，その欠陥点，患者の要求を把握するとともに，的確な診査・診断を行う必要がある．その結果生じるいかなる診療計画，対応方法にもスムースに応じられるシステマティックな診査・診断方法の重要性を持つに至った．

［予備印象採得］

予備印象に関する印象域，方法についての詳細は，前述のCHAPTER 2-1「印象採得と研究模型作製」を参照されたい．ここでは要所のみを解説する．

①上顎における予備印象域は，後方は翼突下顎縫線上縁いわゆるハミュラーノッチを覆い，唇・頬側では口腔前庭溝全域を，口蓋側では口蓋小窩を目安に後方の振動線（Ah-line）を含む口蓋面全域を包含しなければならない．とくに，正中矢状要素で

SHILLA SYSTEMの概念とその臨床活用

Chapter 3
総義歯

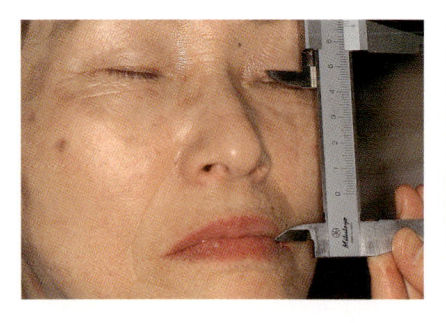

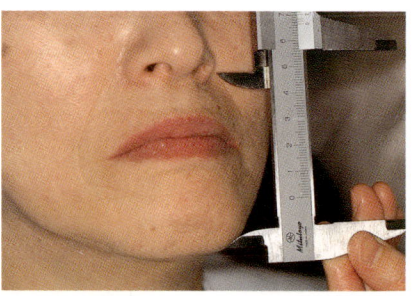

図6 | 図7

図6,7 調和した咬合高径の目安として，内眼角から口角までの距離が鼻翼下縁からオトガイ下縁までの距離と同距離を呈するよう咬合させることが奨められる．あるいはナジオンから前鼻棘間距離が，前鼻棘からポゴニオンまでの距離でもよい．

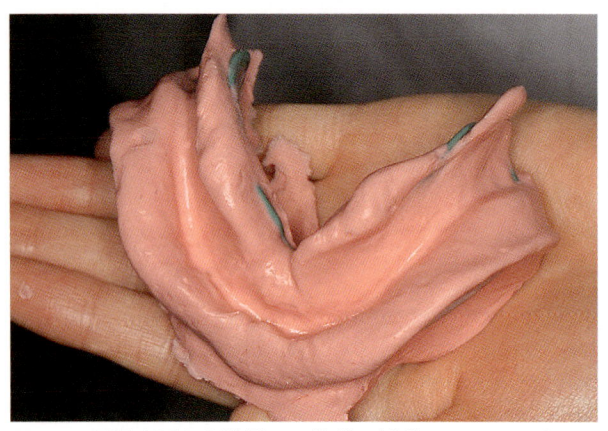

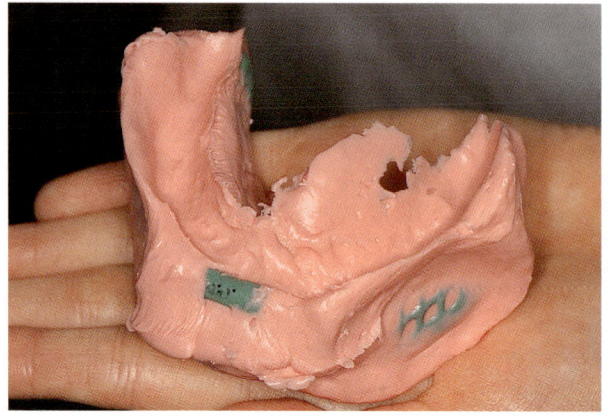

図8,9 辺縁内面とも満足した状態で採得されたアルジネート印象材単独による下顎の予備印象．1回のアポイントメントでおよその上下顎間関係，ならびに前歯部の咬合平面通過位置，正中線の位置が確保される．さらに次の行程としての研究模型の咬合器付着が可能となり，診断のみならず，いろいろな診療計画に対応できる情報が容易に得られることになる．

あるハミュラーノッチ，切歯乳頭，口蓋正中縫合部，口蓋小窩を正確に採得したい（図3）．

また，トレーを口腔外に外す前に，顔面正中軸におもりの付いた糸をたらし（図4），上唇からあふれでているアルジネート印象材前面に，上唇下縁の高さ，正中線，口角線などをインク・ペンシルでマークしておく．

②下顎における印象域は，後方は翼突下顎縫線下縁いわゆる後臼歯三角後縁を覆い，唇・頬側では頬棚域いわゆる下顎骨外斜線を含んで口腔前庭溝全域を，舌側では後顎舌骨筋窩，舌小帯を含み舌側歯槽溝全域を包含しなければならない（図5）．

下顎の予備印象での特長は，下顎床下組織の印象のみならず，中心咬合位と思われる位置で閉口させ，トレーの背中で上顎歯槽堤を印象し，対顎関係を記録することである．この際，調和した咬合高径の目安として，内眼角から口角までの距離が，鼻翼下縁からオトガイ下縁までの距離と同距離を示すよう咬合させることが奨められる．あるいはナジオンから前鼻棘間距離が前鼻棘からポゴニオンまでの距離でもよい（図6,7）．

以上の技法により，精度のよい予備印象が採得できるだけでなく，1回のアポイントメントでおよその上下顎間関係，ならびに前歯部の咬合平面通過位置，正中線の位置が確保され，次の行程としての研究模型の咬合器付着が可能となり，診断のみならず，いろいろな診療計画に対応できる情報が容易に得られることになる（図8,9）．

研究模型作製

研究模型は，単に診査・診断のためのみならず，各個トレーの作製や，時には治療用義歯の基礎床作製のための基本的資料であるため，正確に作製することが肝要である．

模型辺縁の口腔前庭溝を残し，唇・頬粘膜部の不要部分をモデル・トリマーでトリミングを行う．そして鋭縁，内面の気泡などの処理を行い，研究模型を完成する（図10,11）．

上顎模型をトレーに戻し，トレー上に記録しておいた正中線長軸や上唇下縁の高さの数値を決めて

CHAPTER 3：総義歯──SHILLA SYSTEM によるコンプリート・デンチャー──

研究模型作製

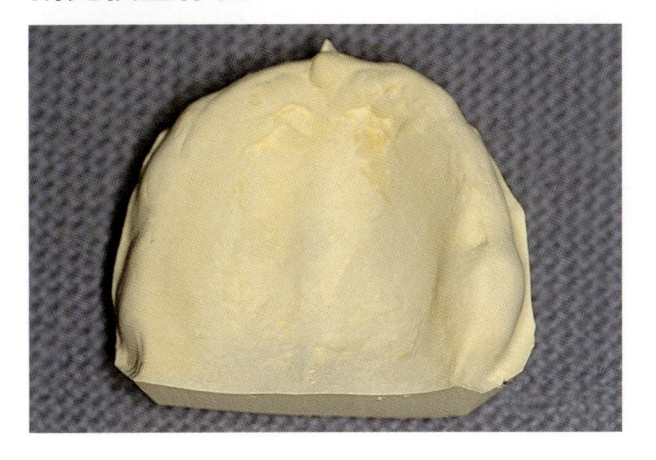

図10 | 図11
図12

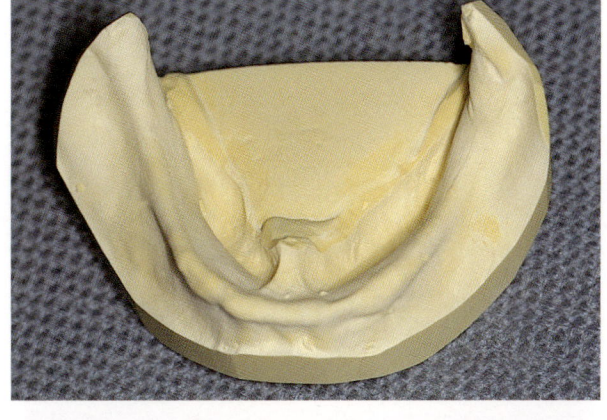

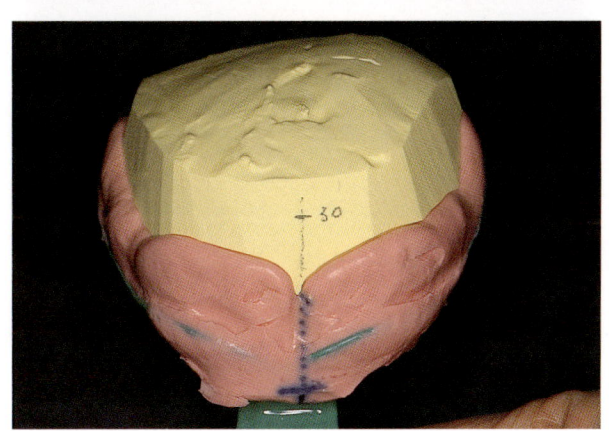

図10, 11 模型辺縁の口腔前庭溝を残し，唇・頬粘膜部の不要部分をモデル・トリマーでトリミングを行い，鋭縁，内面の気泡などの処理を行って，上下顎研究模型を完成する．
図12 上顎模型をトレーに戻し，トレー上に記録しておいた正中線長軸や上唇下縁の高さの数値を決め(Ex. 30mm)，平行移動して，模型前面に記録しておく．

(Ex. 30mm)平行移動し，模型前面に記録しておく(**図12**)．

正中矢状面の記録と上顎模型の咬合器付着

正中矢状面の記録術式，咬合器へのトランスファーの術式は，
① SHILLA I を活用して上顎研究模型で正中矢状面の分析を行い，SHILLA II を基準として咬合器にトランスファーを行う方法(**図13～19**)
② エステティック・フェイス・ボウにより顔面正中長軸から正中矢状面を記録し，SHILLA II を基準として咬合器にトランスファーを行う方法(**図20～25**)
といった二つの方法があげられる．
いずれの場合でも SHILLA II を基準として咬合器にトランスファーが行われる．

その細部に関しては CHAPTER 2-2「正中矢状面の記録」，CHAPTER 2-3「正中矢状面を基準にした上顎模型の咬合器付着」を参照されたい．
以上で，上顎研究模型の咬合器本付着と同時に咬合平面設定可否に対する診査・診断が完了する．

下顎模型の仮付着

次いで予備印象時に採得してあるアルジネート印象材による顎間記録を介し，下顎研究模型の仮付着を行う(**図26**)．
この操作で特筆できることは，SHILLA II と模型との関係から，咬合床がなくとも咬合平面を認識することができ，歯槽堤の吸収度ならびに挺出度，上下歯槽堤の対向関係，人工歯列，咬合関係が予知でき，単純化された操作で時間的，経済的に有効な診断情報を得ることができることである(**図27**)．

SHILLA SYSTEM の概念とその臨床活用

Chapter 3 総義歯

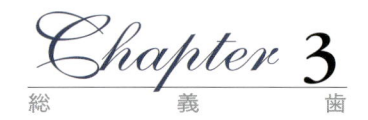

正中矢状面の記録と上顎模型の咬合器付着

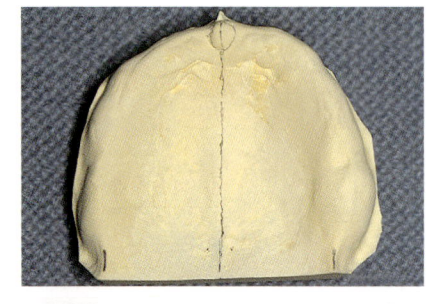

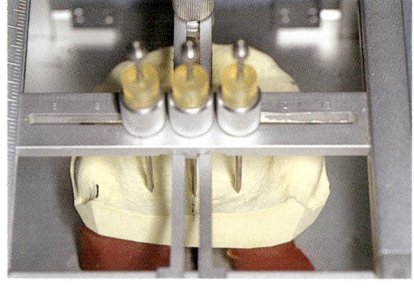

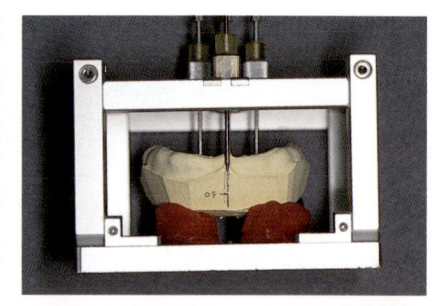

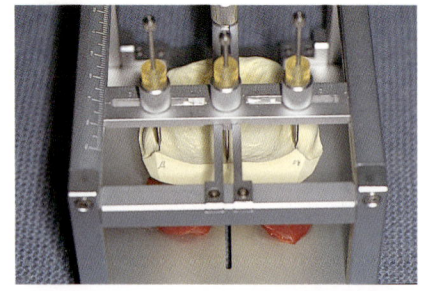

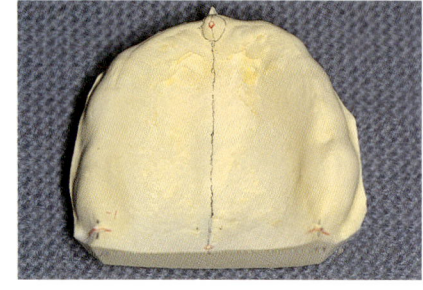

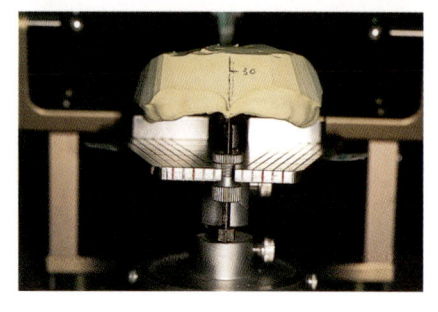

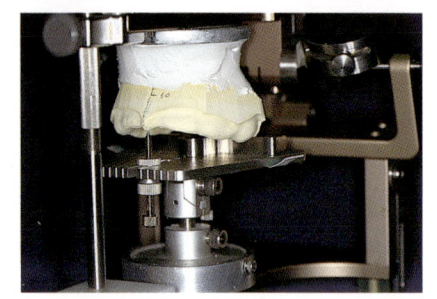

図13	図14	図15
図16	図17	図18
図19		

図13〜19 SHILLA I を活用して上顎研究模型で正中矢状面の分析を行い，SHILLA II を基準として咬合器に正中矢状面をトランスファーする．

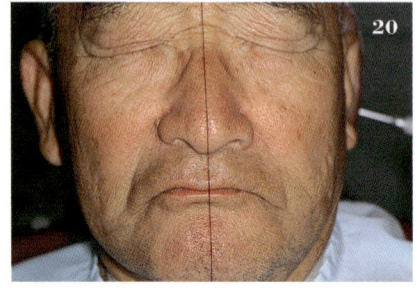

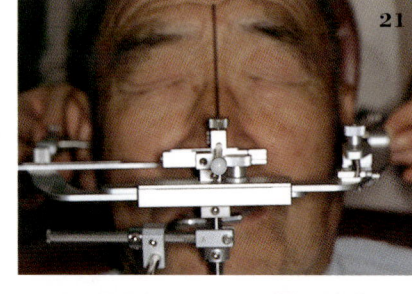

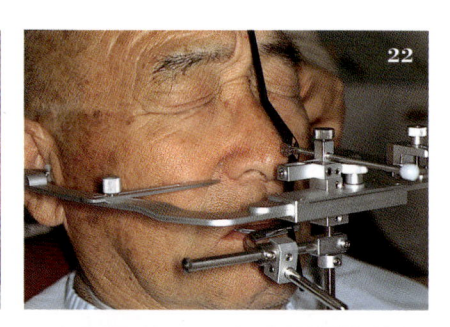

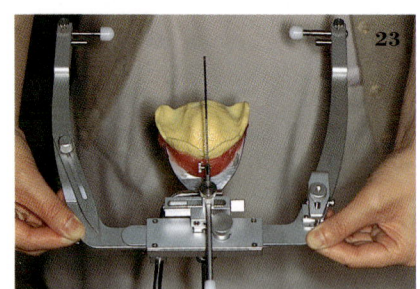

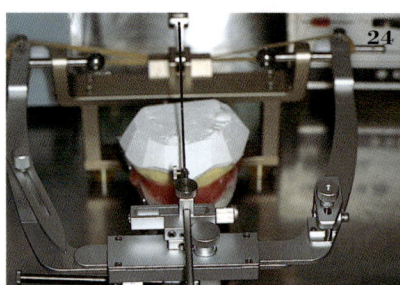

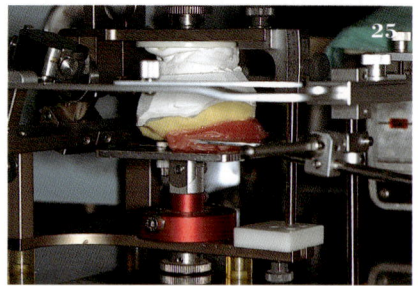

図20〜25 エステティック・フェイス・ボウにより顔面正中長軸から正中矢状面を記録し，SHILLA II を基準として咬合器に正中矢状面をトランスファーする．

以上のような診査・診断の結果，後の行程での咬合堤（ロウ堤）での口腔内試適からの咬合平面の評価を試みて，どうしても設定不可能な場合は，外科的処置に踏み切る以外なく，治療計画としてサージカルスプリントとしての治療用義歯が必要となる．

下顎模型の仮付着

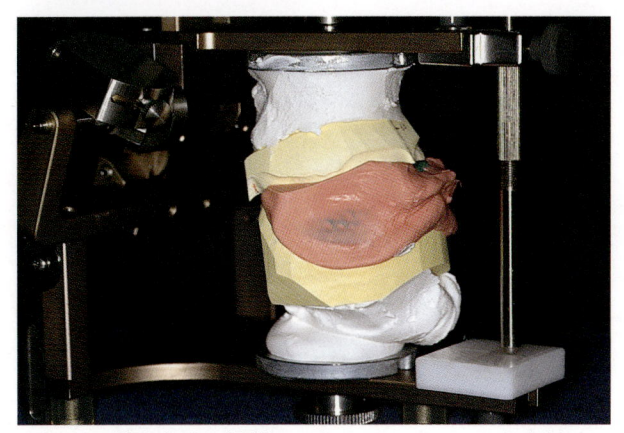

図26 予備印象時に採得してあるアルジネート印象材による顎間記録を介し、下顎研究模型の仮付着を行う。

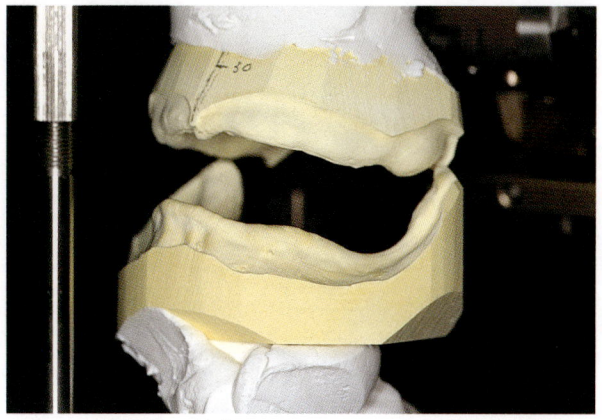

図27 この操作で特筆できることは、咬合平面の認識のみならず、歯槽堤の吸収度ならびに挺出度、上下歯槽堤の対向関係、人工歯列、咬合関係が予知できること、単純化された操作で時間的、経済的に有効な診断情報を得ることができることである。

咬合採得 ―セントリック・チェック・バイト―

■咬合平面の評価と顎機能に対する診査・診断

[診療計画に対応性のある咬合床]

顎機能を診断する目的で、有歯顎でのパントグラフ・トレーシングと同様に、ここではゴシック・アーチを描記したい。同時に、中心位をトレーシング情報から設定する。チェック・バイト採得後、下顎研究模型を咬合器にリマウントすれば、咬合平面、顎間距離、歯槽堤の吸収度、上下歯槽堤の対向関係、予想される人工歯列、咬合関係といったより高度な診断情報が得られ、診療計画立案の資料となる。ここで先を読み、診査・診断の結果生じるいかなる診療計画にも対応できる咬合床を作製しておくことが賢明である。

したがって構造として、①診断のためのゴシック・アーチ・トレーサーが付着された咬合床であり、②診療計画として最終印象を行うことになった場合には、同等沈下を目的とした各個トレーとして、③また、粘膜調整を目的とした治療用義歯を作製する計画になった場合には、基礎床としてティッシュコンディショナーが入る器として対応できるよう、スペーサーをそなえた状態に作製しておく。

作製方法を以下に述べる。

■咬合床の外形線の記入

チキソトロピーに富むアルジネート印象材による予備印象による研究模型上には、粘膜を無理に圧迫することなく、可動組織に対して辺縁形成に近い形態が表現されている。したがって辺縁外形の設定操作は、他の印象材による研究模型よりも的確に容易に行うことができる。また、その結果完成するトレーも可動組織に対応でき、使用操作上機能的なものとなる。

上顎では、後蓋面後縁は左右のハミュラーノッチを結び、ほぼ Ah-line に相当する口蓋小窩を通過するよう設定する(図28)。

頬側遠心部は、模型上に表現されている口腔前庭部の歯槽堤側から、口腔前庭溝に向かう傾斜面上の傾斜が始まる位置を外形として、外形線を設定する(図29,30)。

唇・頬側部も同様に、模型上に表現されている口腔前庭部の歯槽堤側から、口腔前庭溝に向かう傾斜面上の傾斜が始まる位置を外形として、外形線を設定する(図31)。

各小帯の外形線の記入も同様であり、小帯部口腔前庭の歯槽堤側から、小帯に向かう傾斜面上の傾斜が始まる位置を外形として外形線を設定することにより、小帯を避け、設定、記入することができる。

下顎では、後臼歯三角部の後縁は、模型上に表現

Chapter 3
総義歯

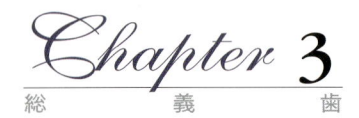

咬合床の外形線の記入

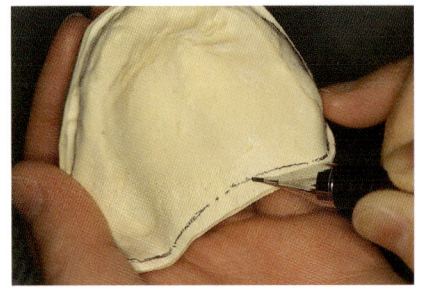

図28 上顎では，後蓋面後縁は左右のハミュラーノッチを結び，ほぼAh-lineに相当する後蓋小窩を通過するよう設定する．

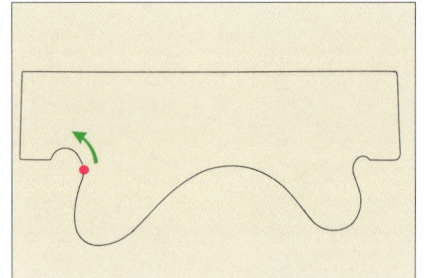

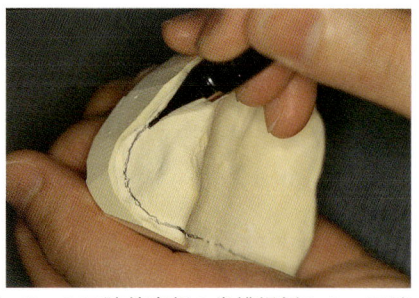

図29,30 頬側遠心部は，模型上に表現されている口腔前庭部の歯槽堤側から，口腔前庭溝に向かう傾斜面上の傾斜が始まる位置を外形とし，外形線を設定する．

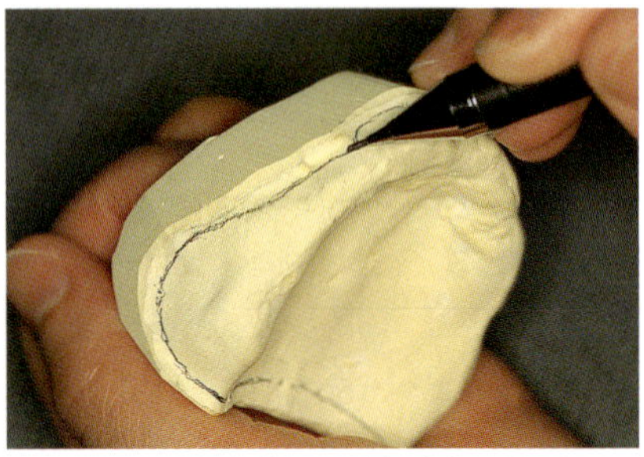

図31 唇・頬側部は，模型上に表現されている口腔前庭部の歯槽堤側から，口腔前庭溝に向かう傾斜面上の傾斜が始まる位置を外形とし，外形線を設定する．

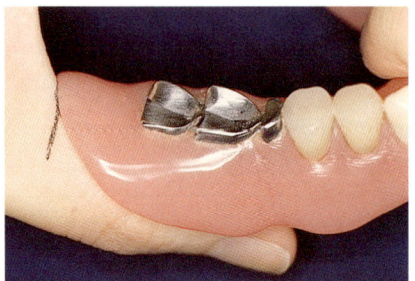

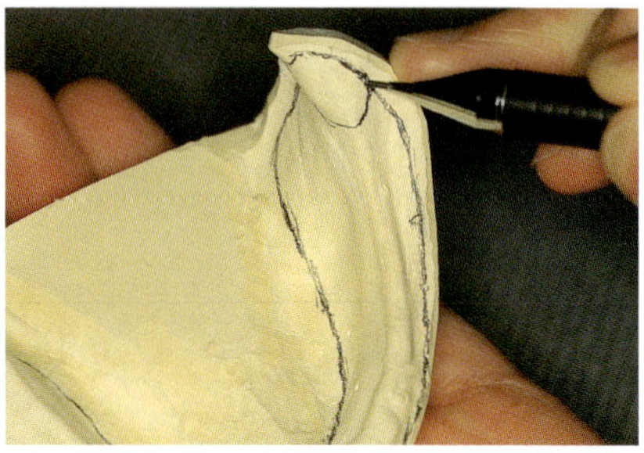

図32,33 後臼歯三角部の後縁は，模型上に表現されている後臼歯三角後縁の翼突下顎縫線不動部に設定する．その理由は，拇指と人差し指とで形成される部位を翼突下顎縫線と考え，その緊張した際でも不動な位置（拇指の黒線）に後縁を設定しておけば，開口などにより翼突下顎縫線が緊張しても，義歯の前方移動あるいは当該部の外傷が生じないことを理解すればわかりやすいことと思う．また当該部の判断には，術者は予備印象時に口腔内を観察しておくことが肝要である．

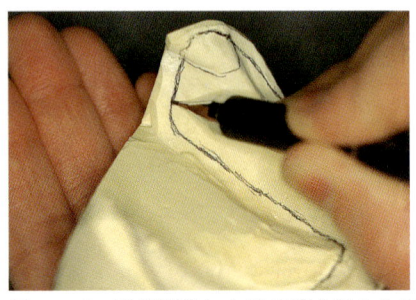

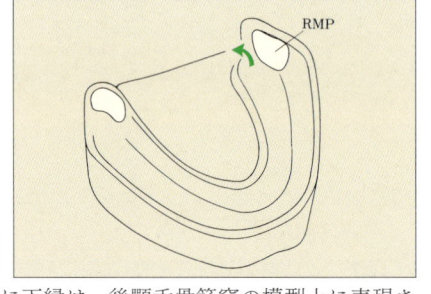

図34,35 舌側後縁における遠心縁ならびに下縁は，後顎舌骨筋窩の模型上に表現されているカーテン部の歯槽堤側から，後顎舌骨筋窩最深部に向かう傾斜面上の傾斜が始まる位置を外形とし，外形線を設定する．

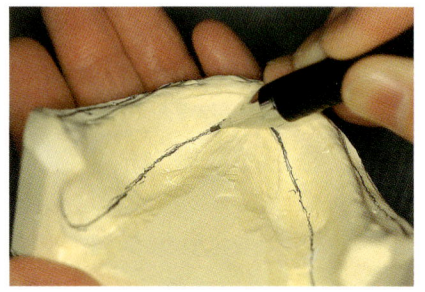

図36 舌側部下縁は，模型に表現されている舌側歯槽溝部の歯槽堤側から，舌側歯槽溝最深部に向かう傾斜面上の傾斜が始まる位置を外形とし，外形線を設定する．

されている後臼歯三角後縁の翼突下顎縫線不動部に設定する．なぜそうしなければならないかということを理解するには，図32の例から判断することが容易である．また当該部の判断には，術者は予備印象時に口腔内を観察しておくことが肝要である（図33）．

舌側後縁における遠心縁ならびに下縁は，後顎舌骨筋窩の模型上に表現されているカーテン部の歯槽堤側から，後顎舌骨筋窩最深部に向かう傾斜面上の傾斜が始まる位置を外形として，外形線を設定する（図34,35）．

舌側部下縁は，模型に表現されている舌側歯槽溝部の歯槽堤側から，舌側歯槽溝最深部に向かう傾斜面上の傾斜が始まる位置を外形として，外形線を設定する（図36）．

舌小帯部の外形線の記入も同様であり，小帯部口

130　SHILLA SYSTEMの概念とその臨床活用

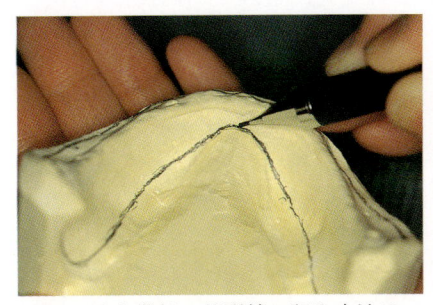

CHAPTER 3：総義歯──SHILLA SYSTEM によるコンプリート・デンチャー──

図37 舌小帯部の外形線の記入方法は，小帯部口腔前庭の歯槽堤側から小帯に向かう傾斜面上の傾斜が始まる位置を外形とし，外形線を設定することにより小帯を避け，設定記入することができる．

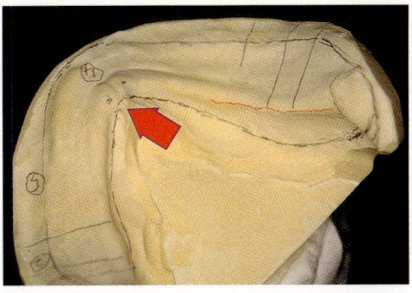

図38 前歯部歯槽堤の吸収が著しく，歯槽堤よりオトガイ棘の方が高位を示す場合は，オトガイ棘は包含される結果となる．

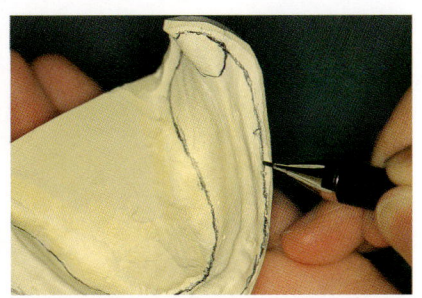

図39 頰側部後部辺縁は，後臼歯三角後縁の翼突下顎縫線不動部からスタートし，咬筋付着部を避けて外形線の記入を行う．大臼歯部頰側辺縁は，外斜線と同じ位置あるいはそれより約 2〜3 mm 内方に頰棚を覆い，設定，記入する．

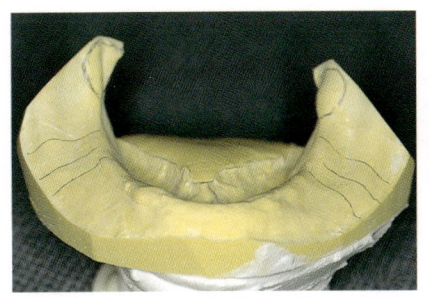

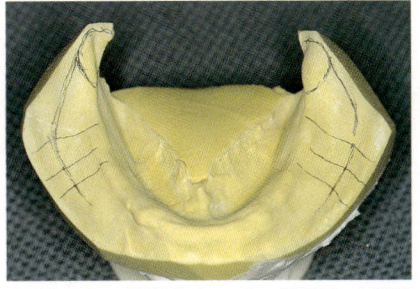

図40,41 大臼歯部歯槽堤が著しく吸収して平坦である症例などでは，模型上で歯槽頂部から頰粘膜方向に直線を引き，それを斜めから観察することにより，外斜線部が山頂として曲線的に飛びだすため，外斜線をよく認識することができる．

図42 小臼歯相当の頰側辺縁，ならびに唇側部辺縁は，口腔前庭部の歯槽堤側から口腔前庭に向かう傾斜面上の傾斜が始まる位置を外形とし，外形線を設定することにより，頰小帯や下唇小帯を避けた外形線を設定，記入することができる．

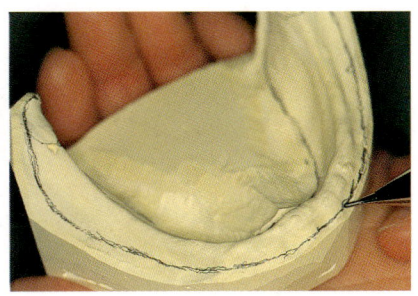

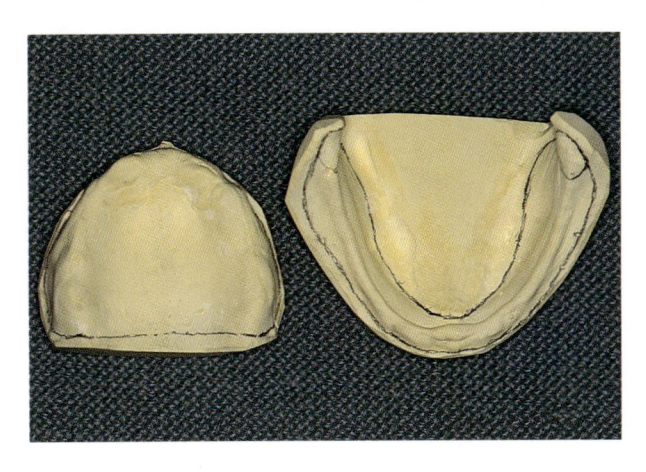

図43 外形線の記入が完了した上下顎研究模型．

腔前庭の歯槽堤側から，小帯に向かう傾斜面上の傾斜が始まる位置を外形として外形線を設定することにより，小帯を避け，設定，記入することができる（図37）．前歯部歯槽堤の吸収が著しく，歯槽堤よりオトガイ棘の方が高位を示す場合は，オトガイ棘は包含される結果となる（図38）．

頰側部後部辺縁は，後臼歯三角後縁の翼突下顎縫線不動部からスタートし，咬筋付着部を避けて外形線の記入を行う．

大臼歯部頰側辺縁は，外斜線と同じ位置，あるいはそれより約 2〜3 mm 内方に頰棚を覆い，設定，記入する（図39）．この操作は，とくに歯槽堤が著しく吸収した平坦な症例などでは，模型上で外斜線をよく観察することができるので容易であり（図40,41），この外形線と頰側部後部辺縁の外形線は約 90°〜120° の角度を示すのが普通である．

小臼歯部相当の頰側辺縁は，口腔前庭部の歯槽堤側から，口腔前庭溝に向かう傾斜面上の傾斜が始まる位置を外形として外形線を設定することにより，自動的に頰小帯は避けられ，設定，記入すること

Chapter 3
総義歯

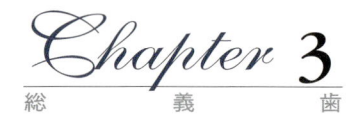

咬合床の作製

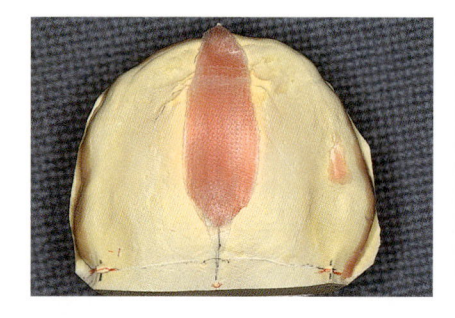

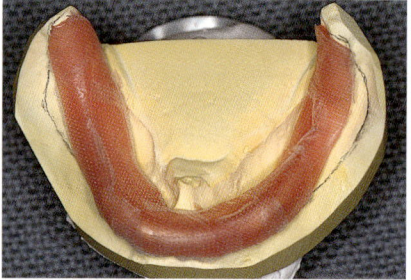

図44│図45

図44,45 研究模型のアンダーカット部をパラフィン・ワックスでブロック・アウト後，1枚のパラフィン・ワックス（厚さ約1.5mm）をスペーサーとして，歯槽頂部，口蓋皺襞部，下顎舌側部内域などの印象圧を加えたくない領域にていねいに圧接，設置する．

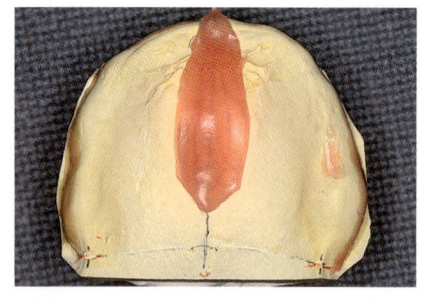

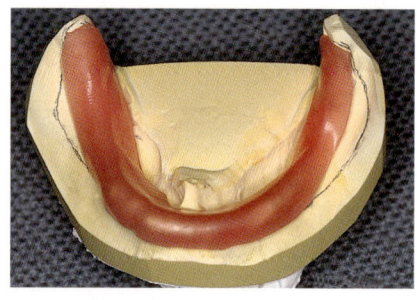

図46│図47

図46,47 後の行程で簡単にスペーサーを除去できるよう，スペーサーの上からキープポア®（ニチバン）やトランスポア™（3M）といった絆創膏をていねいに圧接する．

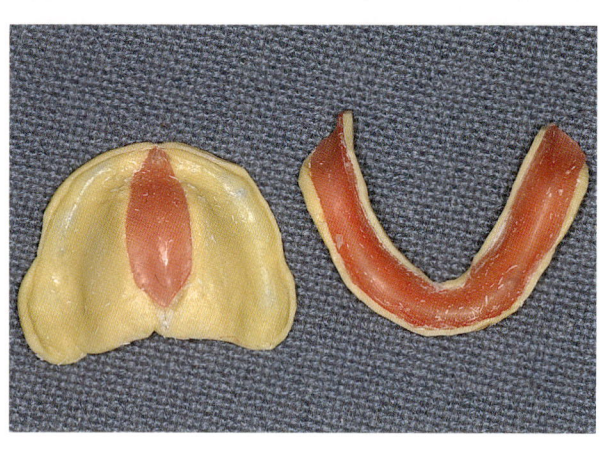

図48 設定した辺縁に沿ってトリミング，研磨し，咬合床を完成する．

できる．

　唇側部辺縁は，口腔前庭部の歯槽堤側から，口腔前庭に向かう傾斜面上の傾斜が始まる位置を外形として外形線を設定することにより，下唇小帯を避けた外形線が設定，記入することができる（**図42**）．

　以上で，上下顎研究模型の外形線の記入を完了する（**図43**）．

■咬合床の作製
①研究模型のアンダーカット部をパラフィン・ワックスでブロック・アウト後，一枚のパラフィン・ワックス（厚さ約1.5mm）をスペーサーとして，歯槽頂部，口蓋皺襞部，下顎舌側部内域などの印象圧を加えたくない領域にていねいに圧接，設置する（**図44,45**）．

②後の行程で簡単にスペーサーを除去できるよう，スペーサーの上からニチバンのキープポア®や3Mのトランスポア™といった絆創膏をていねいに圧接する（**図46,47**）．

③アルジネート分離材を塗布する．

④トレー・マテリアルを練り，約1.5mmの厚さに圧接する．

⑤設定した辺縁に沿ってトリミング，研磨し，咬合床を完成する（**図48**）．

■ゴシック・アーチ・トレーサーの付着
　ゴシック・アーチ・トレーサーを付着する（**図49～52**）．詳細はChapter 2-4「咬合採得―セント

ゴシック・アーチ・トレーサーの付着

図49 上顎模型とSHILLA IIを咬合器に付着し，SHILLA IIの高さ，矢状傾斜を咬合平面通過位置に調節する．それに合わせて硬質のパラフィン・ワックスで咬合堤を作製固着する．同時に咬合堤唇面にSHILLA IIの示す正中にしたがい正中線を刻印しておく．

図50 トレー・マテリアルで描記盤を咬合平面より上方に平行な関係位置で固着する．

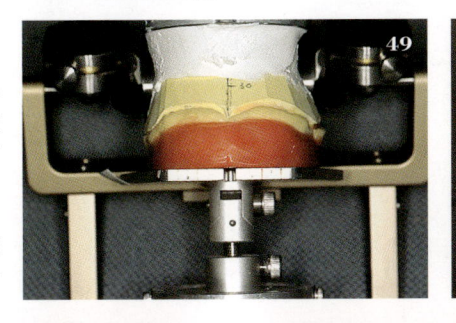

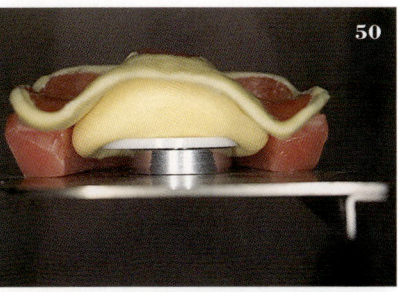

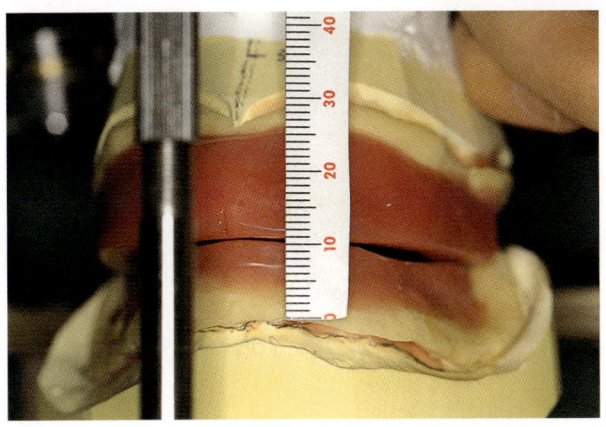

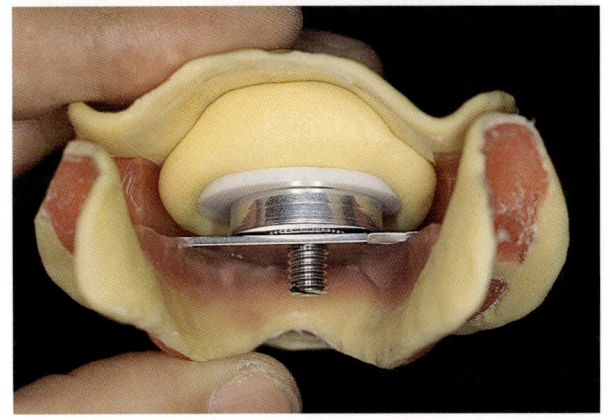

図51,52 咬合器に下顎模型を取りつけ，インサイザル・ピンの長さをおおよその咬合高径よりやや低めに修正し，咬合床に咬合堤を設置する．その上にトレーサー描記針盤を上顎描記盤に直交して対合させ，固着する．

ゴシック・アーチ・トレーシングによる顎機能の評価

図53 患者に垂直位姿勢をとらせ，眼角から口角，鼻翼下縁からオトガイ下縁までの距離が等しくなるよう，描記針の長さを調節して咬合高径を設定し，ゴシック・アーチ・トレーシングを試行する．

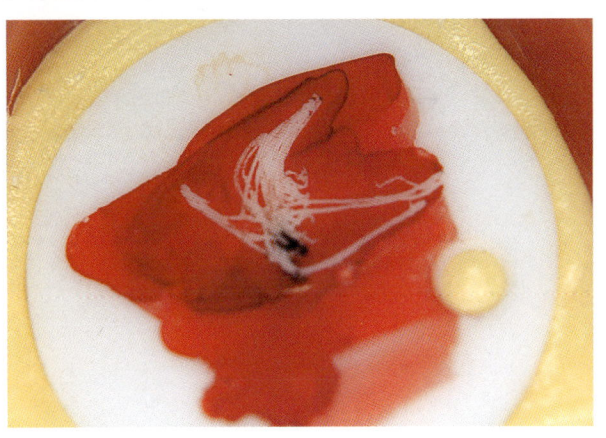

リック・チェック・バイト—」の項を参照のこと．

　以上のような工程で前準備された咬合床は，第一目的である診断のためにも，また，診断結果から生まれるさまざまな治療計画の中で最終印象を行う場合にも，さらにまた治療用義歯作製に対しても，多方面に対応でき，作製意図は達成される．

■咬合平面の評価

　口腔内に咬合床を装着し，上顎に設定した咬合平面の高さ，矢状傾斜度合い，とくに左右同高性を評価する．一般には咬合平面の高さ，矢状傾斜度合いに対しては若干の修正が必要なこともあるが，左右同高性に関しては満足した評価と結果を持つのが普通であり，これは正中矢状面と直交した水平面であることからすれば当然のことといえる．有歯顎，無

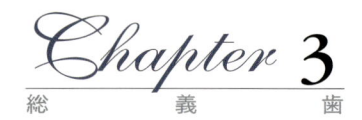

Chapter 3
総義歯

適正顆頭位でのチェック・バイトと診断のための人工歯排列

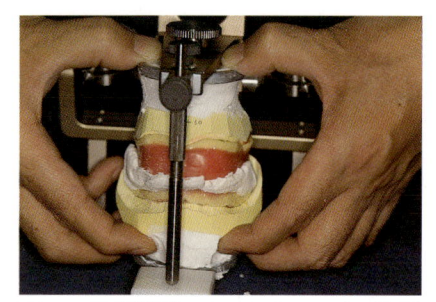

図54 下顎模型のチェック・バイト記録を介しリマウンティングを行う．

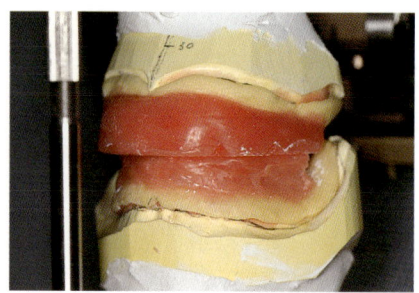

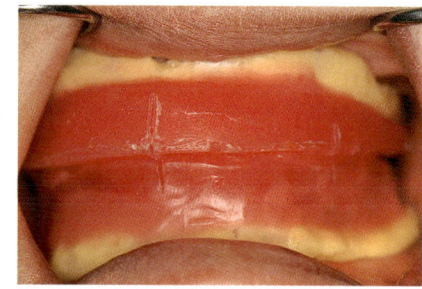

図55,56 咬合器上でリマウントされた顎間関係のもとで，咬合平面の評価済みの上顎咬合堤に対応させて下顎咬合堤を完成させ，口腔内に試適を行い，採得した顎位の正否を検ずる．この操作は通法とまったく逆で，咬合器上で咬合堤を組み合わせたものであるが，ほとんどの症例でピッタリ合うので気持ちがよい．

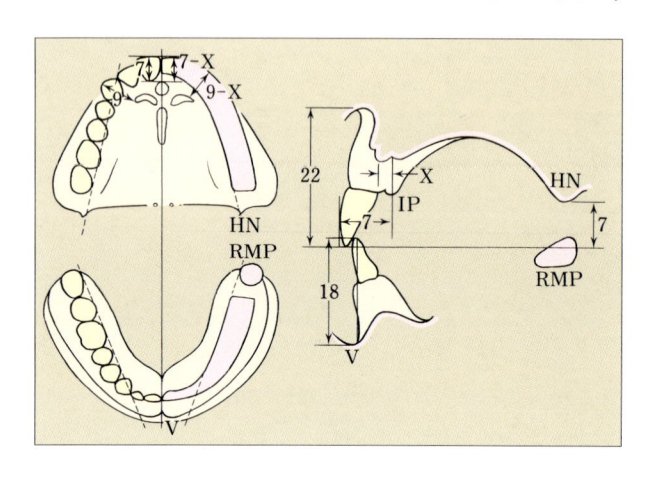

図57 診断的人工歯排列は，調和したリップサポートのもとで，鼻翼から下ろした垂線に両犬歯尖頭が位置するような前歯部人工歯を選択し，図の要領で行う．

歯顎を問わず，これほど簡単にしかも的確な咬合平面を設定できることは，生体の正中矢状面を咬合器のそれに合致させマウントする SHILLA SYSTEM の最大の特長，利点といえる．

しかし，めったにないことであるが，このステップで咬合平面が正中矢状面と直交せず，左右同高でない結果を示す場合がある．この要因は，SHILLA I による研究模型の分析ミスか，症例の口蓋骨水平盤が解剖学的に左右同高でない場合であり，この際は生体観察により咬合堤を修正するか，あるいはエステティック・フェイス・ボウを使用して，上顎模型の咬合器再付着を行うことが奨められる．

■ゴシック・アーチ・トレーシングによる顎機能の評価

筆者の臨床では，ゴシック・アーチ・トレーシングによる顎機能診断法を必ずとり入れている．この方法には多くの利点があるためである（詳細は Chapter 2-4「咬合採得——ゴシック・アーチ・トレーシング——」

を参照のこと）．

ここで患者姿勢を垂直位とし，眼角から口角，鼻翼下縁からオトガイ下縁までの距離が等しくなるよう，描記針の長さを調節して咬合高径を設定し，ゴシック・アーチ・トレーシングを試行する（**図53**）．

［下顎模型の咬合器付着］

■適正顆頭位でのチェック・バイトと診断のための人工歯排列

チェック・バイト記録を介して下顎模型のリマウンティングを行う（**図54**）．

基礎床とゴシック・アーチ・トレーサーは簡単に撤去できるよう配慮されているので，即，咬合堤上のチェアサイドでの排列操作に移行することができる．咬合器上でリマウントされた顎間関係のもとで，咬合平面の評価済みの上顎咬合堤に対応させ，下顎咬合堤を完成させる．口腔内に試適を行い，採得し

CHAPTER 3：総義歯—SHILLA SYSTEM によるコンプリート・デンチャー—

人工歯の排列

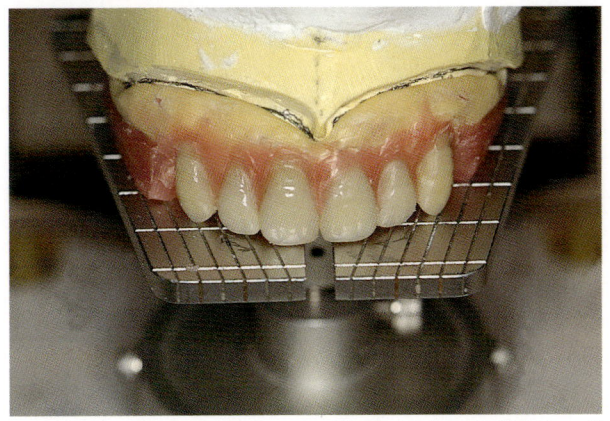

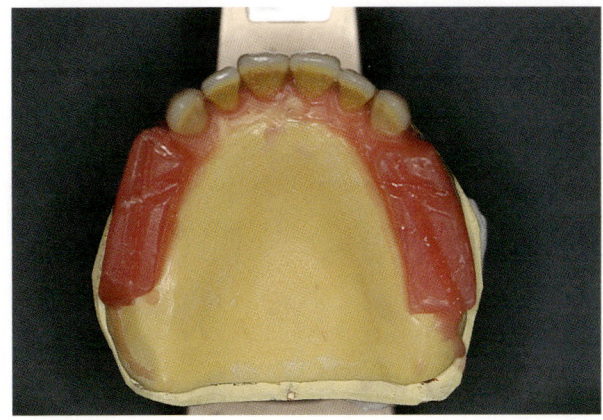

図58,59 上顎の前歯部人工歯の排列．上顎の前歯部人工歯の排列は，垂直的にはSHILLA Ⅱの示す盤自体を咬合平面として，前後的な唇舌的排列位置は盤上に刻印されてある線をガイドとして左右対称に行う．垂直的排列位置は，チェック・バイトを記録した際に上唇下縁との高さから決め，SHILLA Ⅱをその高さに調整してあるので，盤自体が上顎前歯部の咬合平面を示す．したがって，それをガイドに切縁を接触させ排列を行えば，自動的に垂直的歯軸を持った人工歯による咬合平面が生まれる．

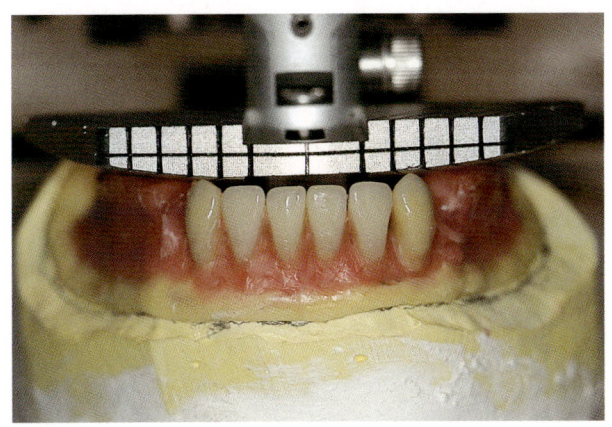

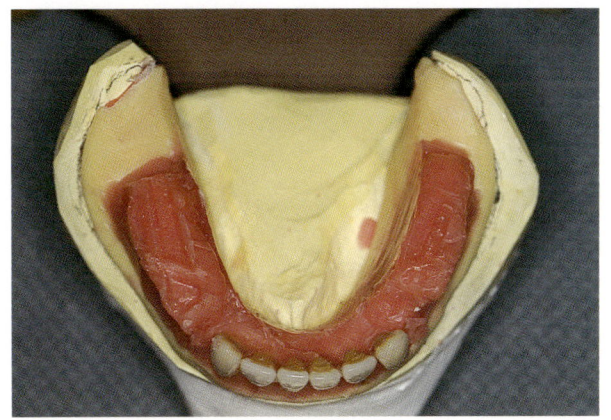

図60,61 下顎の前歯部人工歯の排列．SHILLA Ⅲを咬合器上弓に付着し，それをガイドとして下顎前歯部の排列を行う．下顎中切歯の唇舌的排列位置は，切縁が咬合平面と口腔前庭溝とが直交する位置にくるようにする．また，垂直的位置は切縁が下顎口唇皮膚の赤色部境界（Vermillion Border），いわゆる Dry-Wet Line の高さに一致させるのが一般であるが，口腔前庭溝の根尖相当部から約18mm とか，上顎前歯との平均的垂直被蓋（約2～3 mm）を考慮して位置づけることが肝要である．

図62,63 排列された前歯部人工歯を口腔内に試適すると，結果的に上・下唇による調和した審美的リップサポートを呈する．

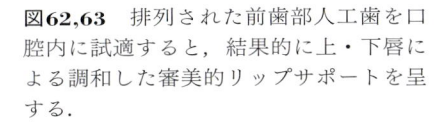

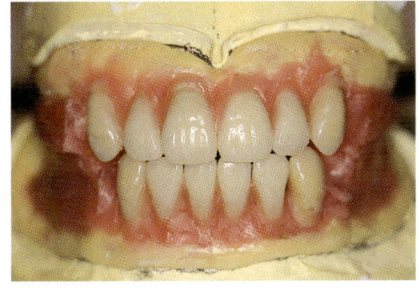

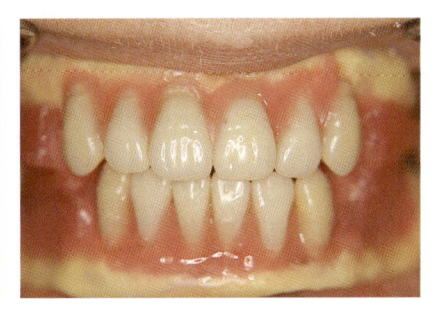

た顎位の正否を検ずる（図55,56）．

また，上下顎模型を観察することにより，咬合平面，顎間距離，歯槽堤の吸収度ならびに挺出度，上下歯槽堤の対向関係，人工歯列，咬合関係が予知でき，この段階でも相当な診断情報が得られ，診療計画立案の資料となる．

また，より高度な診断情報を得る場合には，少なくとも上下前歯部人工歯，ときには第一小臼歯の排列を行うことが奨められる．とくに，人工歯排列操作におけるSHILLA Ⅱ，SHILLA Ⅲの活用は特筆に値するほどきわめて有効であり，的確な咬合平面上に，また唇舌・頬舌的位置にスピーディーに排列で

Chapter 3 総義歯

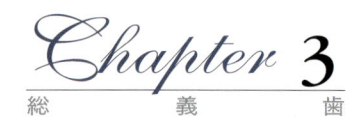

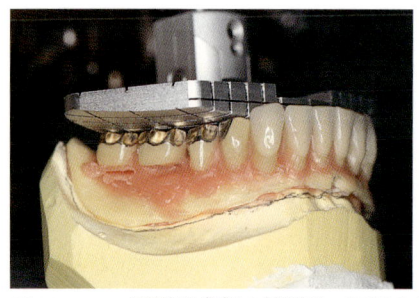

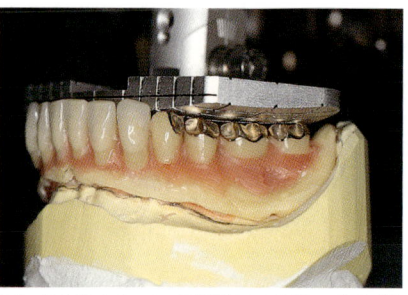

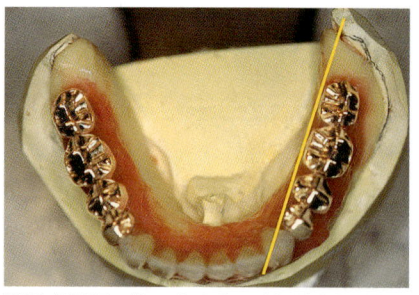

図64〜66 下顎臼歯部の排列は，SHILLAⅢをガイドとして，垂直的には第一小臼歯は頰側咬頭頂，第二小臼歯は頰舌側咬頭頂，大臼歯は頰側近遠心咬頭頂と舌側近心咬頭頂をそれぞれSHILLAⅢの盤に直接接触させる．さらに頰舌的にはすでに排列してある下顎犬歯近心面，あるいは犬歯尖頭と後臼歯三角内面とを結んだ線にほぼ一致するよう下顎臼歯舌側面を位置づけ，左右対称的に排列する．

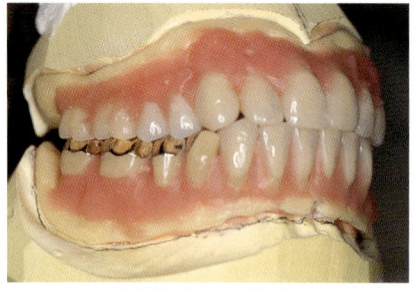

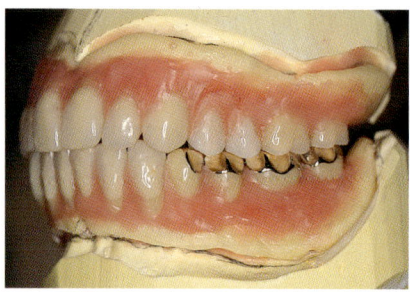

図67,68 上顎臼歯部の排列．インサイザル・ポールを削合間隙分約1°上げて，しっかりと嵌合させ排列を行う．対合する下顎臼歯部は球面盤SHILLAⅢをガイドとして排列されているため，矢状的・側方的調節彎曲を持った左右同高な咬合平面をそなえている．したがって単に嵌合させることで，自動的に左右対称的に垂直的位置に排列される．

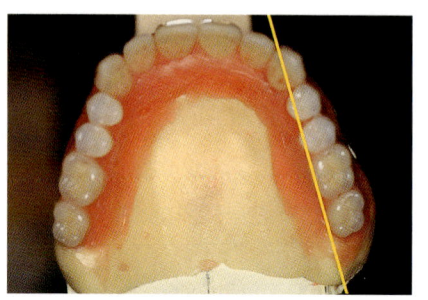

図69 頰舌的排列位置は，結果的に，上顎臼歯舌側面は上顎犬歯近心面と翼突下顎縫線とを結んだ線にほぼ一致した位置に排列され，生理的に自然歯が健全に萌出・植立していたと思われる左右対称的な歯列構成がなされる．また生理的舌房が確保され，構音機能，装着感も向上する．

きる（図57）．

このように人工歯を診断のために排列することは，この目的以外に，患者側からすればどのような義歯ができそうなのかを予知することがある程度可能であり，臨床営業医として患者の医療に対する委任を呼び起こせる方法として奨めたい重要な操作である．

人工歯排列とワックスデンチャー

■前歯部人工歯の排列

診査・診断の行程で選択，排列された前歯部人工歯を再度試適，精査し，最終義歯がそなえる審美性，発音機能，食塊切砕機能が優れているかどうかをチェックする．

①上顎の前歯部人工歯の排列

上顎の前歯部人工歯の排列は，垂直的にはSHILLAⅡ（あるいはSHILLAⅢ）の示す盤自体を咬合平面として，前後的な唇舌的排列位置は盤上に刻印されている線をガイドとして左右対称に行う．

中切歯の垂直的排列位置は，チェック・バイトを記録した際に上唇下縁との高さから決め，SHILLAⅡ（あるいはSHILLAⅢ）をその高さに調整してあるので，盤自体が上顎前歯部の咬合平面を示す．したがって，それをガイドに切縁を接触させて排列を行えば，自動的に垂直的歯軸を持った人工歯による咬合平面が生まれる（図58,59）．

唇舌的排列位置により調和したリップサポートを得ることが肝要である．そのため中切歯の排列位置は唇面切縁が切歯乳頭から7〜10mm前方に位置するよう排列する．

側切歯は，切縁が中切歯よりやや高位を示すようにするが，高齢者の場合その差は少ないことを認識し，唇舌的にも中切歯よりやや内方に排列する．

犬歯は，中切歯同様にSHILLAⅡ（またはSHILLA

Ⅲ)の盤に尖頭を接触させて排列する．その際，症例の性別，個性，年齢を表現できるよう，スマイル・ライン，前方観での歯軸の内方傾斜を考慮することが重要である．

犬歯の唇舌的排列位置は，唇面が第一横口蓋皺襞末端から約9mm唇側に，かつ皺襞末端が犬歯遠心側あるいは中央を指す位置にくるよう，左右的にSHILLA Ⅱ（あるいは SHILLA Ⅲ）の前後，側方的位置を示す刻印線をガイドに排列する．

②下顎の前歯部人工歯の排列

SHILLAⅢを咬合器上弓に付着し，それをガイドとして下顎前歯部の排列を行う（**図60,61**）．

下顎中切歯の唇舌的排列位置は，切縁が咬合平面と口腔前庭溝とが直交する位置にくるようにする．

また，垂直的位置は切縁が下顎口唇皮膚の赤色部と粘膜境界（Vermilion Border），いわゆる Dry-Wet Line の高さに一致させるのが一般であるが，口腔前庭溝の根尖相当部から約18mm とか，上顎前歯との平均的垂直被蓋(約2〜3mm)を考慮して位置づけることが肝要である．

次いで，側切歯，犬歯を，上顎前歯部との優れた咬合接触を呈するよう，左右対称的に排列する．

以上，排列された前歯部人工歯を口腔内に試適すると，結果的に上・下唇による調和した審美的リップサポートを示す（**図62,63**）．

■左右対称的アンテリア・ガイダンス

最後に，優れた咬合・咬交ができ，適正下顎位を保持して顎偏位が生じないように，また上顎の正中矢状面と下顎の正中矢状面が合致する真前方滑走運動ができるようなアンテリア・ガイダンスを目的に削合調整を行う．

これら前歯部の排列は，臼歯部にも通じることであるが，左右対称性の排列が必要と考える．その理由は，バランスのとれた審美的顔貌を目指した表情筋の左右的均衡と，また咀嚼器として左右対称的アンテリア・ガイダンスによる左右対称的な下顎滑走運動を生み，顎偏位を回避できる健全な下顎位保持を意図するためである．あくまでも，下顎位を偏位させる主たる操縦要素は咬合接触いかんであり，顎関節ではない．顎関節は下顎位保持にとって副的なものにすぎない．上顎歯列を河川の堤防，下顎歯列を河川の流れと比喩して考えれば，左右対称的アンテリア・ガイダンスの必要性は容易に理解できるはずである．

以上，前歯部人工歯の排列とアンテリア・ガイダンスについて私見を加え解説したが，この目的に対してもSHILLA SYSTEM におけるSHILLAⅡおよびSHILLAⅢの活用は，①咀嚼器のそなえる機能目的に対する操作を簡便かつ迅速に行う上で極めて有効であり，また，②魅力的なスマイルライン，調和した正中，左右対称的歯列，審美的歯軸といった審美構成上有効であることを強調したい．

■臼歯部人工歯の排列

①臼歯部人工歯の選択

臼歯部人工歯の選択は，色調，歯冠長径，近遠心径，咬合面形態の4点によって行われる．

色調の選択は，犬歯と調和させるよう，一般には犬歯よりややシェードが淡いものを選択する．

歯冠長径の選択には，上下顎の歯槽堤間距離が関係するが，とくに審美性に関与する小臼歯の歯冠長径は犬歯のそれと極端な段差がない調和したものを選ぶことが肝要である．

近遠心径の選択は，一般には排列試適された下顎犬歯遠心から後臼歯三角近心縁までの距離を測定して下顎4臼歯近遠心径とする．

咬合面形態の選択は，完全粘膜負担補綴物である総義歯が装着される無歯顎といった脆弱な環境，低下した咬合咀嚼圧に対する支持性の条件下での歯槽堤の健全保持，咀嚼機能向上の2点を意図し，咬合面接触面積の減少を図ったS‐Aブレード臼歯やH-Aブレード臼歯を活用して，無歯顎補綴医療に対応している．

②臼歯部人工歯の排列

排列操作の準備として，咬合器上弓に球面盤SHILLAⅢを付着し，下顎臼歯咬頭頂により構成される咬合平面の垂直的高さ，矢状的傾斜度合いを付与する．

咬合平面の垂直的高さ，矢状的傾斜度合いの付与

Chapter 3
総義歯

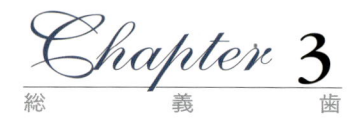

咬合・咬交の削合調整とワックスデンチャーの仕上げ

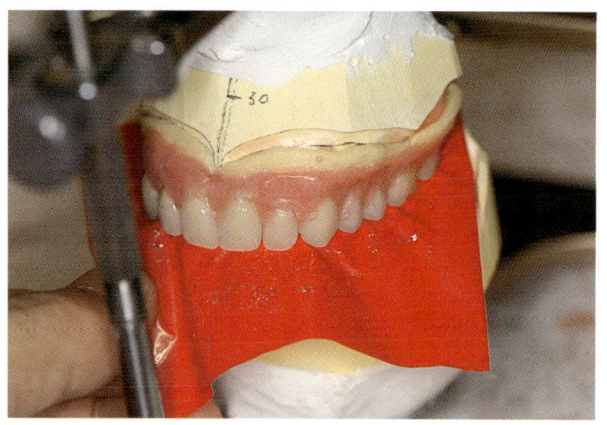

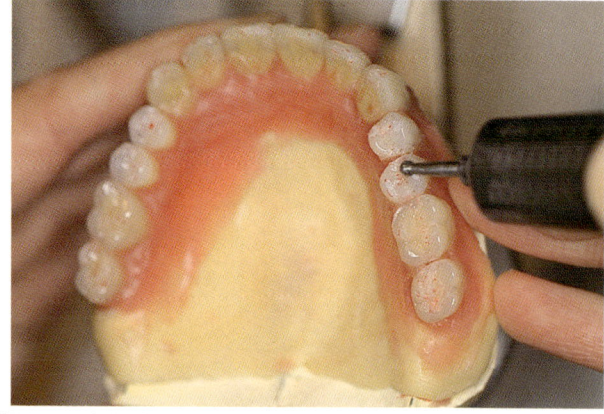

図70, 71 咬合・咬交の削合調整とワックスデンチャーの仕上げ．意図する咬合様式における咬合・咬交がまっとうできるよう，削合間隙分を選択点削除を行う．この際の咬合器の矢状，側方顆路は，付与したい咬合様式を考慮し，両側性平衡咬合ならば実測値あるいはそれより強い値を，有機咬合ならば実測値あるいはそれより緩やかな値を，それぞれ咬合器にインプットして咬合器を活用することが重要である．臨床では平均値的顆路傾斜度を活用することが多い．

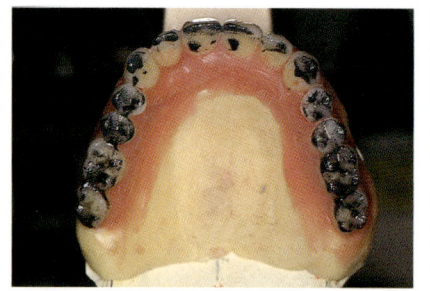

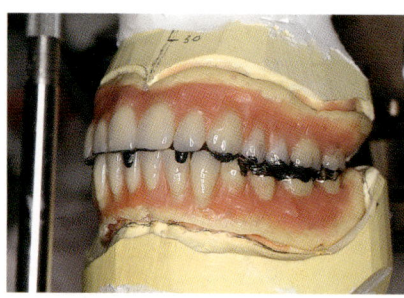

図72 | 図73

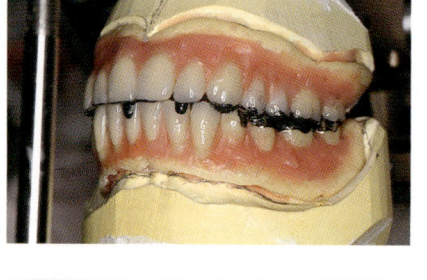

図72, 73 最後に仕上げとして自動削合を行う．

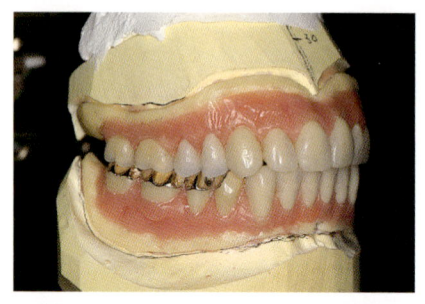

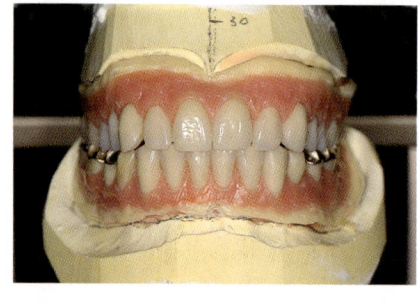

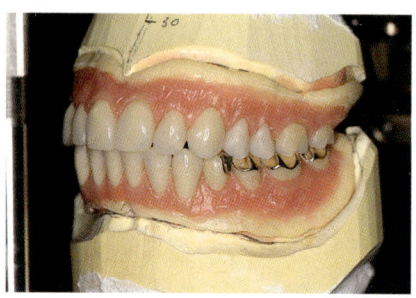

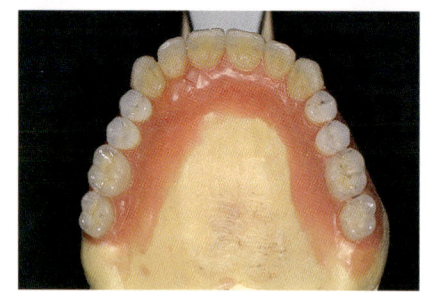

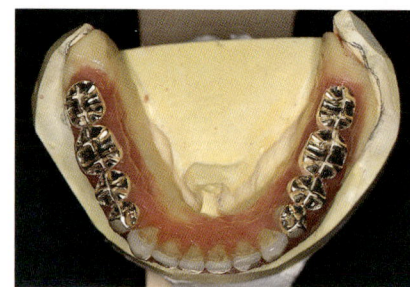

図74 | 図75 | 図76
図77 | 図78

図74～78 上下顎の人工歯排列，削合を完了したならば，歯肉形成を行いワックスデンチャーを完成する．

操作は，前方は犬歯尖頭から遠心隅角野中間，後方は後臼歯三角の高さ1/2から頂上間を通過するようにする．

下顎臼歯部の排列は，このSHILLA IIIをガイドとして行う．垂直的には第一小臼歯は頰側咬頭頂，第二小臼歯は頰舌側咬頭頂，大臼歯は頰側近遠心咬頭頂と舌側近心咬頭頂をそれぞれSHILLA IIIの盤に直接接触させる．そして頰舌的にはすでに排列してある下顎犬歯近心面，あるいは犬歯尖頭と後臼歯三角内面とを結んだ線にほぼ一致するよう下顎臼歯舌側

SHILLA SYSTEMの概念とその臨床活用

オクルーザル・コアの記録

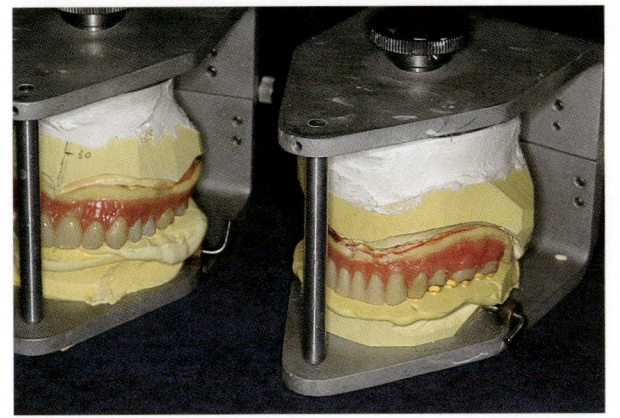

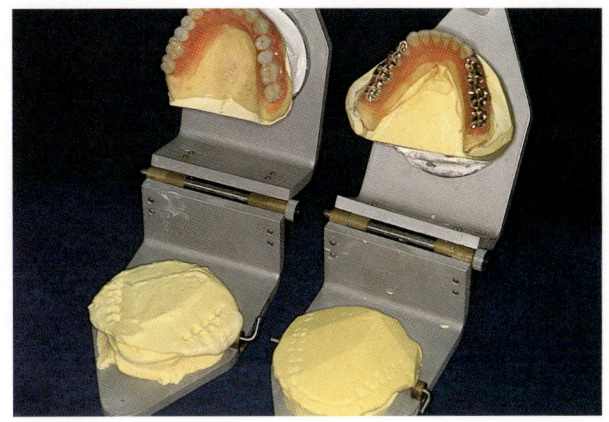

図79,80 ワックスデンチャーをトレーとして使用する際，正確に口腔内に戻す手段として，リプレースメント・ジグを用いて上下顎ワックスデンチャーのオクルーザル・コアの記録を採取する．この操作は，リプレースメント・ジグの設計機構がエイブ咬合器のマウンティング・プレートと互換性があるため，容易に行うことができる．

面を位置づけ，左右対称的に排列する（図64～66）．

このような排列法による歯列構成は，生理的に自然歯が健全に萌出・植立していたと思われる位置である．したがって生理的舌房が確保され，舌姿勢が前方位をとりやすく，下顎総義歯の舌側における辺縁封鎖が向上する．一方，狭い舌房に起因する舌後退位からの気道障害によるアデノイドや口蓋扁桃の肥大，アレルギー性鼻炎，副鼻腔炎などの呼吸器系疾患の回避，改善を図ることができる．

次に，上顎臼歯部の排列を行う．この際，インサイザル・ポールを削合間隙分約1°とし，しっかりと嵌合させて排列を行う．対合する下顎臼歯部は球面盤SHILLA Ⅲをガイドとして排列されているため，矢状的・側方的調節彎曲を持った左右同高な咬合平面をそなえている．したがって単に嵌合させることで，自動的に左右対称的に垂直的位置に排列されることになる（図67,68）．

頰舌的排列位置にしても同様で，結果的に，上顎臼歯舌側面は上顎犬歯近心面と翼突下顎縫線とを結んだ線にほぼ一致した位置に排列される．それによって生理的に自然歯が健全に萌出・植立していたと思われる左右対称的な歯列構成がなされ，生理的舌房が確保され，構音機能，装着感も向上する（図69）．

■咬合・咬交の削合調整とワックスデンチャーの仕上げ

意図する咬合様式における咬合・咬交ができるよう，削合間隙分を選択点削除し（図70,71），最後に仕上げとして自動削合を行う（図72,73）．

この際の咬合器の矢状，側方顆路は実測するにしたことはないが，付与したい咬合様式を考慮し，両側性平衡咬合ならば実測値あるいはそれより強い値を，有機咬合ならば実測値あるいはそれより緩やかな値を，それぞれ咬合器にインプットして咬合器を活用することが重要であり，臨床では平均値的顆路傾斜度を活用することが多い．

以上で，上下顎の人工歯排列，削合を完了したならば，歯肉形成を行い，ワックスデンチャーを完成する（図74～78）．

最終印象採得

診査・診断を経て，ワックスデンチャーまで工程が進行し，あと残された作製工程は最終印象のみとなった．では，いかに最終印象を行うかについて解説する．ここで最終印象に使用する印象材は，一般には粘膜調整材として動的印象に使用するティッシュコンディショナーを用いる．

Chapter 3
総義歯

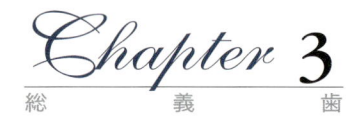

最終印象の準備工程

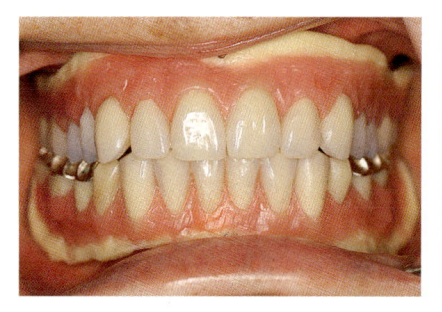

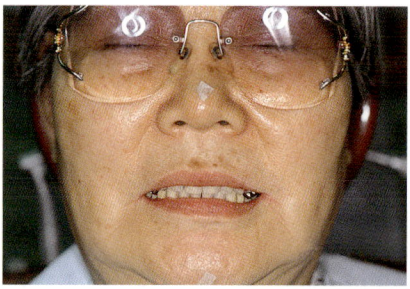

図81│図82

図81,82 オクルーザル・コアの記録後，上下顎のワックスデンチャーを一度口腔内に試適し，審美性はもとより，適切な下顎位で中心咬合，咬合高径を示すか，辺縁の余裕はどうなのかをチェックした後，最終印象の準備工程に入る．

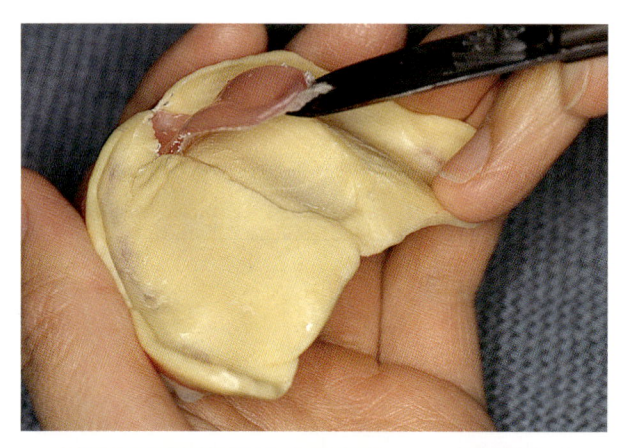

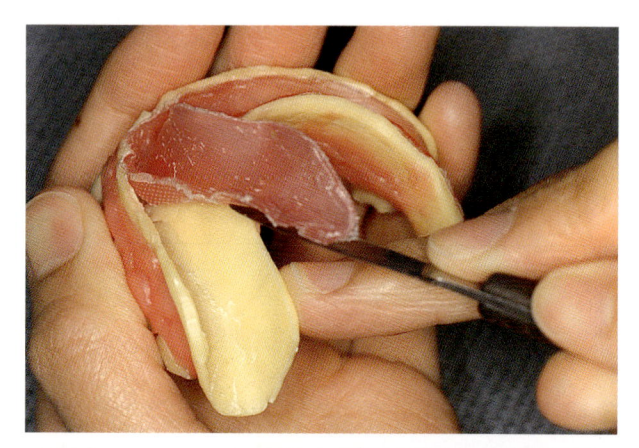

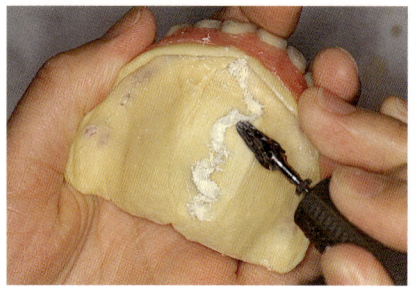

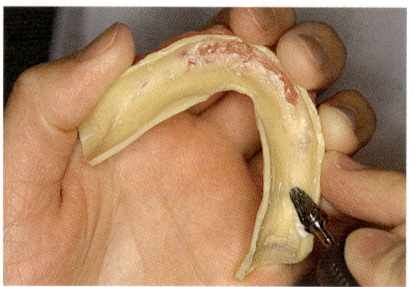

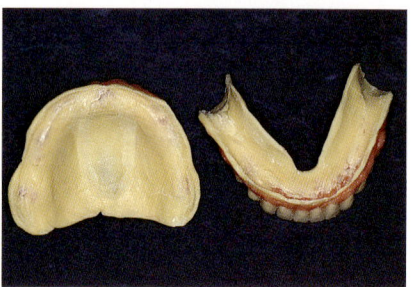

図83〜87 ワックスデンチャーの粘膜面に設置してあるワックス・スペーサーを除去し，内面を少々削去するとともに段差がないよう移行形にする．ワックス・スペーサーの除去は，添付してあるキープポア®が奏功し，簡単にきれいに外すことができる．

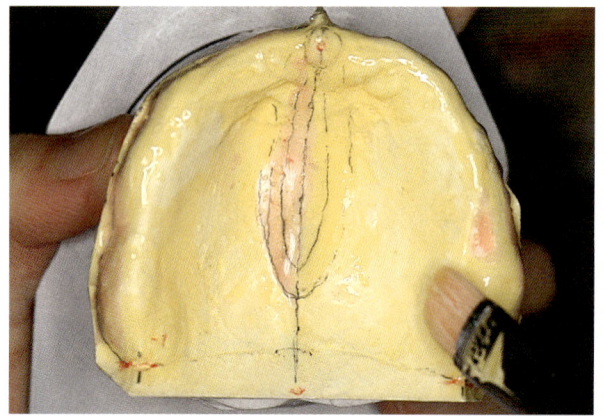

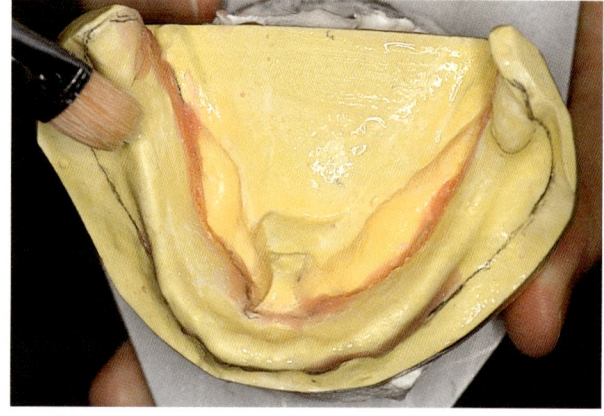

図88,89 ジグ上の模型面にアルジネート分離材を塗布し，スムースな状態にしておく．これは，模型面ががさがさしてささくれていると，ティッシュコンディショナーが模型石膏面に残りやすく，きれいな分離を妨げるためである．

140　SHILLA SYSTEM の概念とその臨床活用

CHAPTER 3：総義歯—SHILLA SYSTEMによるコンプリート・デンチャー—

図90 ティッシュコンディショナーを付属のスプーンで上下顎分として2〜3杯を練和する．

図91,92 すくって逆さにしてもたれないノン・ニュートン・フローの状態まで数分待ち，上下顎ワックスデンチャー内面全体にスパチュラで盛る．

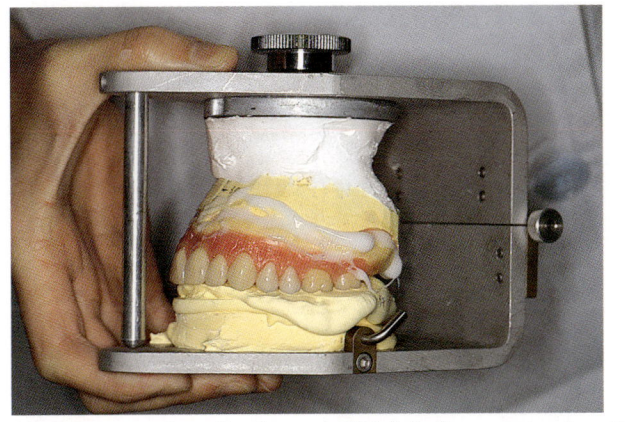

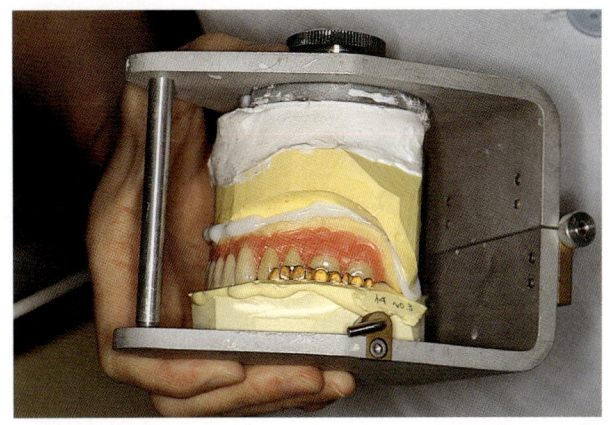

図93,94 ワックスデンチャーを手早くリプレースメント・ジグ上の模型面に圧接しながら，オクルーザル・コアを介して正位置に戻す．この際，ジグ上弓の高径保持桿が下弓面と確かな接触を持つことが肝要である．これで，以前と同一空間位置で義歯内面にティッシュコンディショナーが填入されたわけである．

■オクルーザル・コアの記録

各個トレーを活用した印象操作において，技法的にもっとも難しいことは，トレーを口腔内の正位置に的確に戻すことである．

旧義歯をリライン・リベースする場合の印象にしても同様であり，とくに上顎では床面積が広く，印象材のフローの問題のほか，前歯部歯槽堤の形態は矢状的に前方に突出した条件を示していることが多いため，正位置に戻しにくく，トレー全体が前下方にずれた場所に位置づけられやすい．したがって本来の下顎位での咬合関係を損なう結果になる．

この現象は，ワックスデンチャーをトレーとして使用する咬座印象においても通じる，もっともコツを要する点とはいえ，はじめに記録した下顎位下での咬合関係を崩しやすい．

以上のような理由から，ワックスデンチャーを正確に口腔内に戻す手段として，リプレースメント・ジグを用いて上下顎ワックスデンチャーのオクルーザル・コアの記録を採取する（**図79,80**）．この操作は，リプレースメント・ジグの設計機構がエイブ咬合器のマウンティング・プレートと互換性があるため，容易に行うことができる．

■最終印象の準備

オクルーザル・コアの記録後，上下顎のワックスデンチャーを一度口腔内に試適し（**図81,82**），適切な下顎位で中心咬合，咬合高径を示すか，また辺縁の余裕はどうなのかをチェックした後，最終印象の準備工程に入る．

①ワックスデンチャーの粘膜面に設置してあるワックス・スペーサーを除去し，内面を少々削去するとともに段差がないよう移行形にする（**図83〜87**）．ワックス・スペーサーの除去は，添付してあるキープポア®が奏功し，簡単にきれいに外すことができる．

②ジグ上の模型面にアルジネート分離材を塗布し，スムースな状態にしておく．これは，模型面がざさがさしてささくれていると，ティッシュコン

SHILLA SYSTEMの概念とその臨床活用

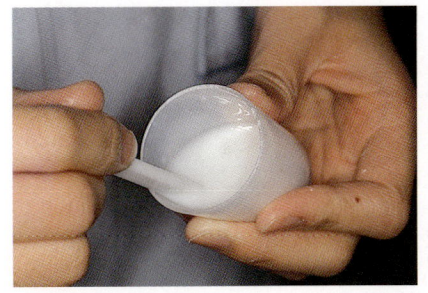

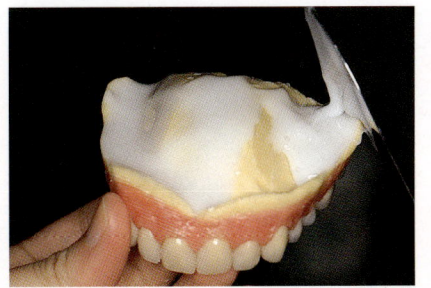

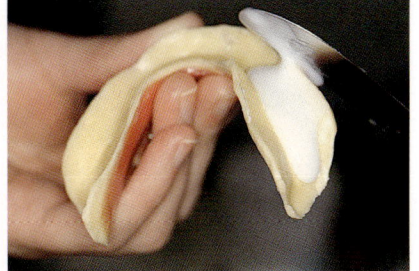

Chapter 3
総義歯

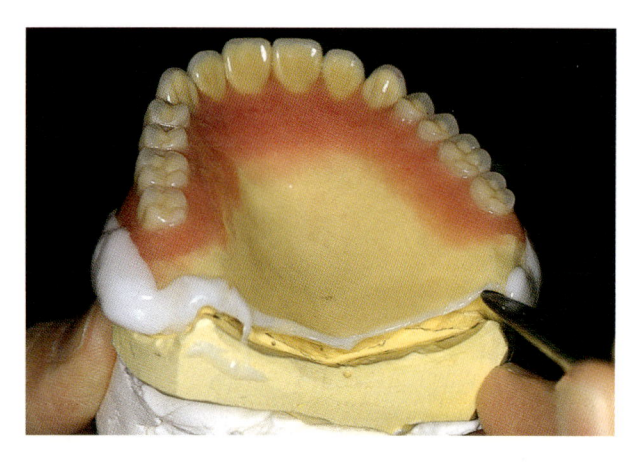

図95 ティッシュコンディショナーが填入されたワックスデンチャーを模型ごと用意してあるボウルの液中に浸し，ティッシュコンディショナーが若干膠化を開始し，模型から外せる状態まで待って模型から外す．外す方法としては，義歯辺縁部をエアーで強くブローし，スパチュラの先で持ち上げるようにすると，たとえ膠化反応途中でも模型面から剥がれるのが普通である．

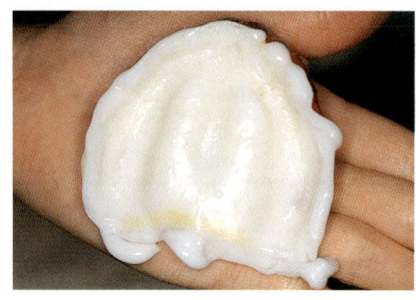

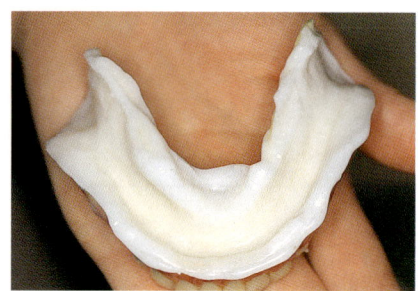

図96│図97

図96, 97 上下顎ワックスデンチャー内面は模型面をティッシュコンディショナーで印象した状態となる．石膏模型はアルギン酸印象材による印象から得られたものであるため，この印象はほぼ最少圧印象の状態と考えてよい．

ディショナーが模型石膏面に残りやすく，きれいな分離を妨げるためである(**図88, 89**).

③義歯がジグごと浸せるぐらいの大きさのボウルに，約45〜50℃の温湯にウェッティング・エイジェントとして表面活性剤(Ex. ドライウェル／富士フイルムなど)を数滴混和した液を準備しておく．

④ティッシュコンディショナーを付属のスプーンで上下顎分として2〜3杯を練和し(**図90**)，すくって逆さにしても垂れないノン・ニュートン・フローの状態まで数分待ち，上下顎ワックスデンチャー内面全体にスパチュラで盛る(**図91, 92**).

⑤この状態のワックスデンチャーを手早くリプレースメント・ジグ上の模型面に圧接しながらオクルーザル・コアを介して正位置に戻す．この際，ジグ上弓の高径保持桿が下弓面と確かな接触を持つことが肝要である．これで，以前と同一空間位置で義歯内面にティッシュコンディショナーが填入されたわけである(**図93, 94**).

⑥ティッシュコンディショナーが填入されたワックスデンチャーを，模型ごと用意してあるボウルの液中に浸し，ティッシュコンディショナーが若干膠化を開始し，模型から外せる状態まで待って模型から外す．

外す方法としては，義歯辺縁部をエアーで強くブローし，スパチュラの先で持ち上げるようにすると，たとえ膠化反応途中でも模型面から剥がれるのが普通である(**図95**).

以上の操作で，上下顎ワックスデンチャー内面は模型面をティッシュコンディショナーで印象した状態となる(**図96, 97**). 石膏模型はアルギン酸印象材による印象から得られたものであるため，この印象はほぼ最少圧印象の状態と考えてよい．

■義歯内面と辺縁の印象採得

印象材としてティッシュコンディショナーの間接的な填入が終わったならば，ティッシュコンディショナーがまだ可塑性があるうちに素早く最終印象の工程に移行する．

[同等沈下を目的とした義歯内面の印象]

ティッシュコンディショナーが間接的に填入されたワックスデンチャーを口腔内に装着し，ジワッとゆっくり咬合させる．先の工程で，適切な下顎位で中心咬合することはチェックずみなので，ティッ

CHAPTER 3：総義歯―SHILLA SYSTEMによるコンプリート・デンチャー―

義歯内面と辺縁の印象採得

図98｜図99

図98,99 辺縁部にあふれ出たティッシュコンディショナーは，基礎床辺縁に沿って歯肉バサミのような刃の薄い鋭利なハサミやナイフでトリミングしてしまう．辺縁形成は上下顎別々に行っていくが，上顎を行う際は下顎義歯が装着された状態下で行う．

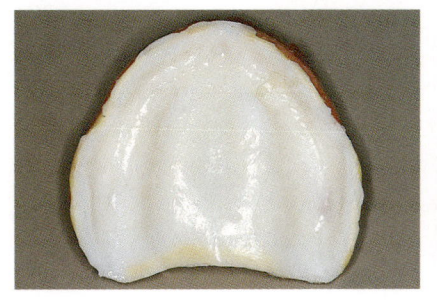

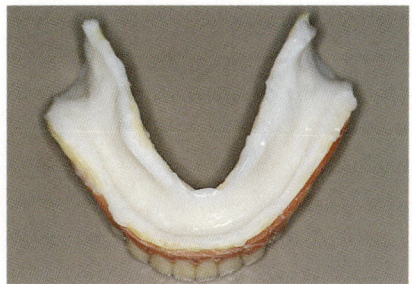

図100 リボン状にしたティッシュコンディショナーを辺縁に巻きつけ，上顎義歯を口腔内に装着するが，装着時，口角にさわって内面に入ってしまい，内面の印象に影響する恐れがあるので，慣れないうちは左右別々に行う方が望ましい．辺縁が口角にさわらないよう注意しながら口腔内に装着し，下顎義歯と中心咬合させ，術者の指先で辺縁部を圧接した後，義歯周囲筋を活動させる．

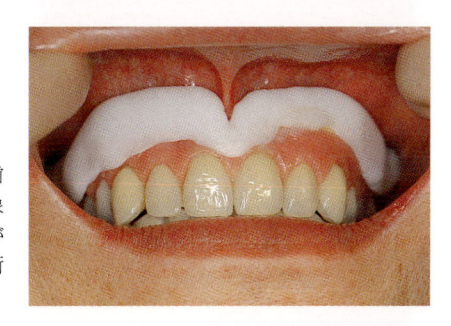

図101｜図102

図101,102 口唇突出，口角後方牽引，口唇の左右移動，頬の吸引，上唇の下方牽引，顎の振り子運動といった自動的な義歯周囲筋の運動を命じる．術者サイドでも辺縁形成を手伝うが，術者は両手を使えるので一般的トレーによる操作よりも手早く辺縁形成することが可能である．

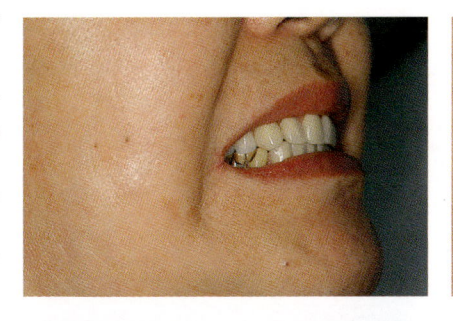

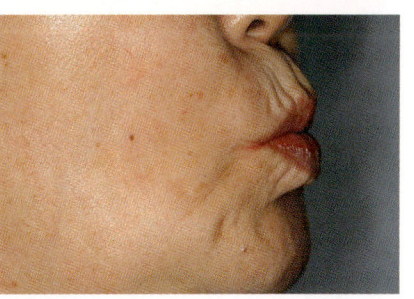

図103｜図104

図103,104 手もとに残っているティッシュコンディショナーが固まったならば，口腔外に取りだして印象結果を観察し，辺縁からあふれ出ている余剰部を外形的に左右対称で，口唇のサポートも審美的であるようトリミングする．

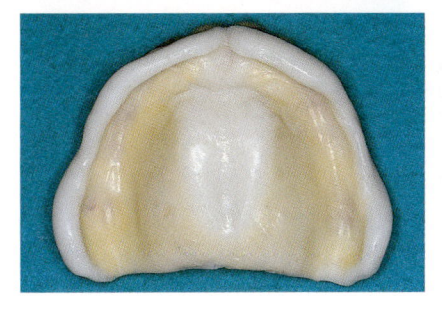

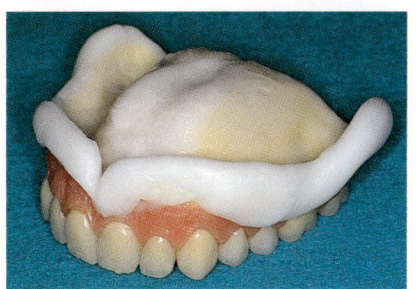

シュコンディショナー填入操作に誤差がなければ，一般には間違いなく優れた咬合を示す．

いろいろなところで咬合させた状態で，約10分間ほど口腔内で膠化を促進させ，その面を義歯内面の最終印象とする．この印象技法の理論的背景は，ティッシュコンディショナーは化学反応可塑性を持つ徐膠化性のいわゆるスロー・セッティング・プラスティックであるため，咬合圧が作用することにより咬合圧下で同等沈下を意図した内面の印象が得られることにある．

また，膠化反応がまだ時間的に余裕がある場合には，同時に辺縁形成をも行える場合もあるが，一般には辺縁形成は内面の印象と別に行うことが多い．

［義歯辺縁の印象］

辺縁部にあふれ出たティッシュコンディショナーは基礎床辺縁に沿って歯肉バサミのような刃の薄い鋭利なハサミやナイフでトリミングしてしまう（図98,99）．

辺縁形成は上下顎別々に行っていくが，上顎を行

SHILLA SYSTEMの概念とその臨床活用

Chapter 3
総義歯

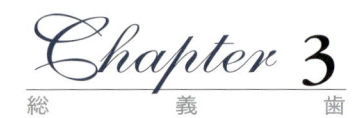

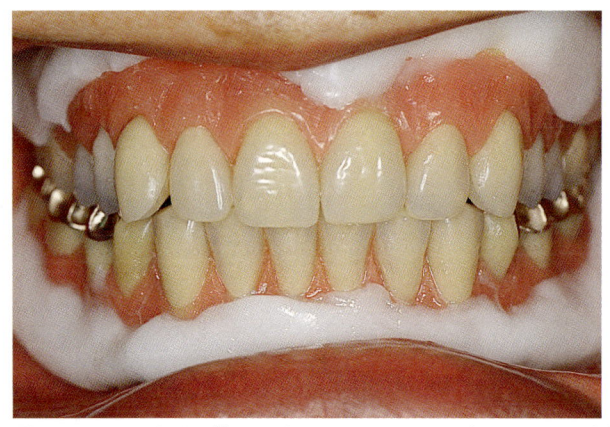

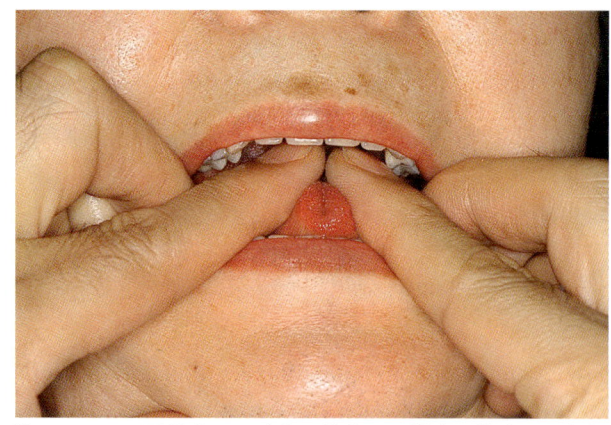

図105, 106 リボン状にしたティッシュコンディショナーを辺縁に巻きつけ，下顎義歯を口腔内に装着し，術者の指先で辺縁部を口腔前庭に圧接した後，義歯周囲筋を活動させ，辺縁形成を行う．術者サイドでも辺縁形成を手伝うが，舌側部の辺縁形成には術者はこの手つきをとり義歯を圧定し，それによってできた三角形部に患者の舌を押させることが有効である．

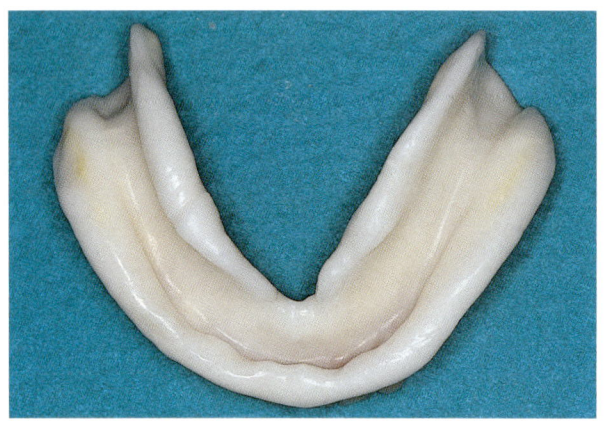

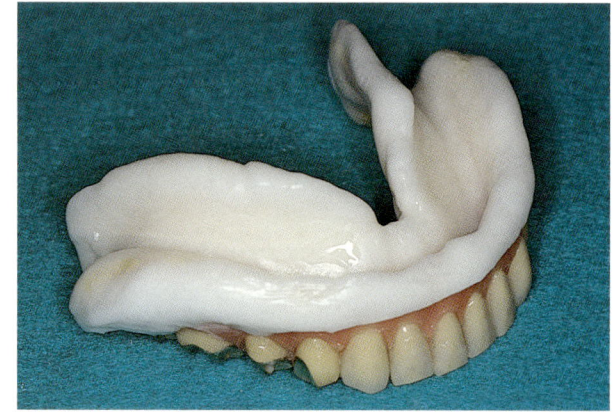

図107, 108 口腔外に取り出して印象結果を観察し，辺縁からあふれ出ている余剰部をトリミングし，下顎の最終印象とする．

う際は下顎義歯が装着された状態下で行う．

　上顎義歯を十分水洗し，唾液などを取り去り，内面，辺縁をエアーで乾かし，スプーン1杯分のティッシュコンディショナーを混和する．そしてやや膠化を開始するまで待ち，ワセリンを塗布した手指でリボン状にして，義歯内面に入らないよう義歯辺縁部のみに辺縁形成が行いやすい状態に巻きつける．さらにつなぎ目に段差がつかないようモノマーを手指につけ，移行形に整える．

　この状態の上顎義歯を口腔内に装着するが，装着時，口角に触って内面に入ってしまい，内面の印象に影響するおそれがあるので，慣れないうちは左右別々に行う方が望ましい．辺縁が口角にさわらないよう注意しながら口腔内に装着し，下顎義歯と中心咬合させ，術者の指先で辺縁部を圧接した後，義歯周囲筋を活動させる（**図100**）．

　患者には，咬合をキープしたまま，口唇突出，口角後方牽引，口唇の左右移動，頬の吸引，上唇の下方牽引，顎の振り子運動といった自動的な義歯周囲筋の運動を命じる（**図101, 102**）．術者サイドでも辺縁形成を手伝うが，術者は両手を使えるので一般的トレーによる操作よりも手早く辺縁形成することが可能である．

　手元に残っているティッシュコンディショナーが固まったならば，口腔外にとりだして印象結果を観察し，辺縁からあふれ出ている余剰部を外形的に左右対称で，口唇のサポートも審美的であるようトリミングする（**図103, 104**）．

　次に下顎の最終印象に移るが，方法は上顎と同様である．下顎義歯を十分水洗後，エアーで乾かし，ティッシュコンディショナーをリボン状にして，義歯内面に入らないよう義歯辺縁部のみに巻きつけ，つなぎ目に段差がつかないようモノマーを手指につけて移行形に整える．この操作も，口腔内に運搬時，

CHAPTER 3：総義歯—SHILLA SYSTEM によるコンプリート・デンチャー—

印象面の滑沢化

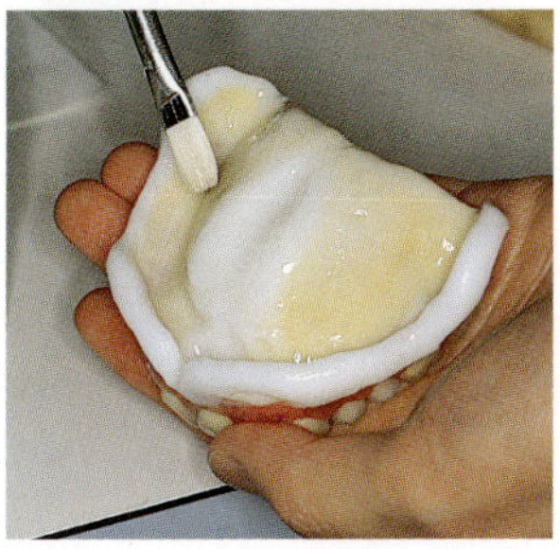

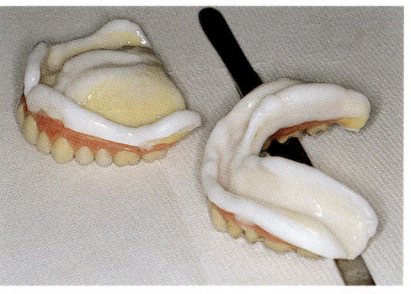

図109, 110　総義歯は，脆弱な粘膜面に頼らざるを得ないため，粘膜組織に外傷を被りやすい．したがって完成義歯の内面，辺縁は粘膜を刺激しないようスムースであることが要求される．この目的で印象面の滑沢化を印象が完了した時点で行う．印象面全体を水洗し，エアーで乾燥した後，印象面全面にトップ・コート（亀水化学）をまんべんなく塗布する．塗布後，空気中で約10分ぐらい放置，揮発させる．

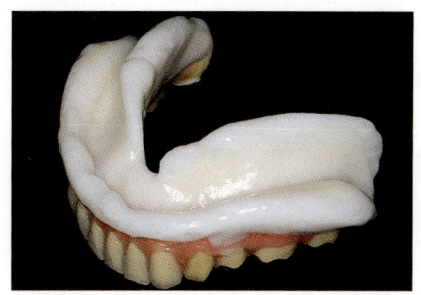

図111　刺激がなくなるまでベンチ・クールし，口腔内に再度装着して5分ぐらいおき，意図したスムースな滑沢な面を呈した状態の下顎義歯最終印象面．

ポスト・ダムの設置

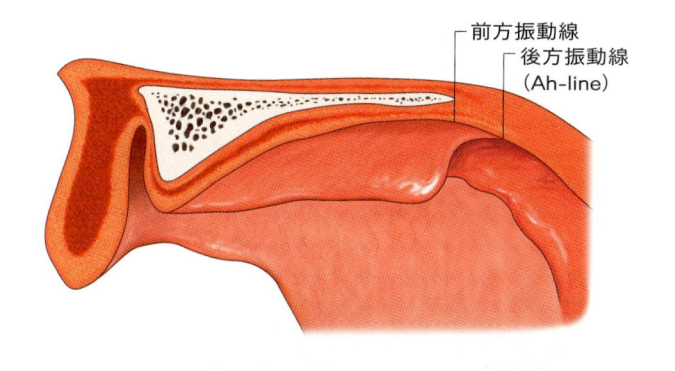

図112　ポスト・ダム設置域は，前方の振動線（口蓋骨水平盤遠心末端相当部）と後方の振動線（Ah-line）の間である．前方の振動線は，術者が患者の鼻孔を摘んだ状態で力ませた場合に軟口蓋粘膜カーテンが前下方に折れることにより容易に認識できる．したがって，ポスト・ダムは症例により前後的幅，厚さを異にする．

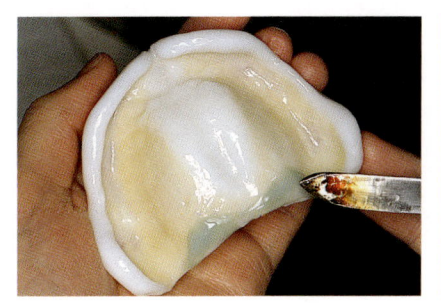

前方振動線
後方振動線（Ah-line）

図113　口腔内観察所見からポスト・ダム設置域を決め，Synthetic occlusal plane wax を適量の厚さに盛る．

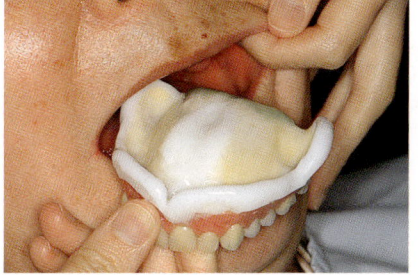

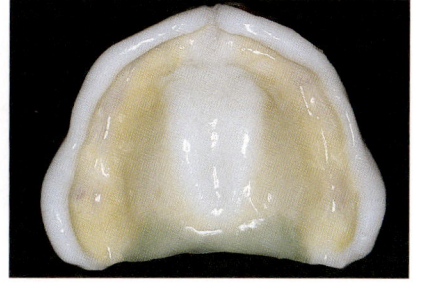

図114, 115　口腔内に装着，静かに圧接していき，症例に応じたポスト・ダムの前後的幅，深さを機能的に選択圧印象によりとらえる．意図したポスト・ダムとスムースな滑沢な面を示した状態の上顎義歯最終印象面．

口唇・口角に触れて内面に流れてしまうことがあるので，唇・頬側部と舌側部，右側部と左側部とに分けて行う方がよい．

　口腔内に装着し，上顎義歯と中心咬合させ，術者の指先で辺縁部を圧接した後，義歯周囲筋を活動させ，辺縁形成を行う（図105）．

　患者には，咬合をキープしたまま，口唇突出，口角後方牽引，口唇の側方・上下移動，頬の吸引，下唇の上方牽引，舌の前方突出，上唇をなめさせるといった自動的な義歯周囲筋の運動を命じ，術者サイドでも辺縁形成を手伝う（図106）．

　口腔外に取りだし印象結果を観察し，辺縁からあふれ出ている余剰部をトリミングし，下顎の最終印象とする（図107, 108）．

SHILLA SYSTEM の概念とその臨床活用

Chapter 3 総義歯

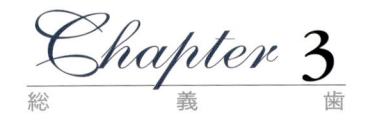

作業模型の作製とワックス形成の仕上げ

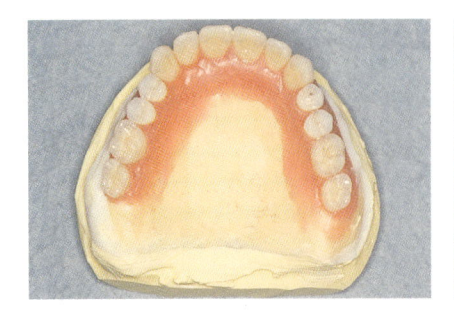

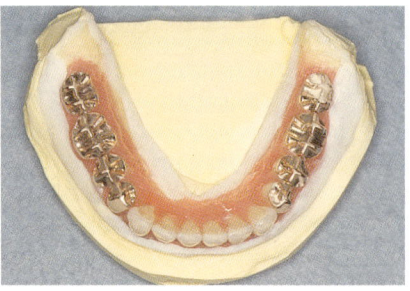

図116|図117

図116,117 最終印象が完了した上下顎ワックスデンチャーをボクシングして，真空撹拌した模型用石膏を注入し，作業模型を完成する．

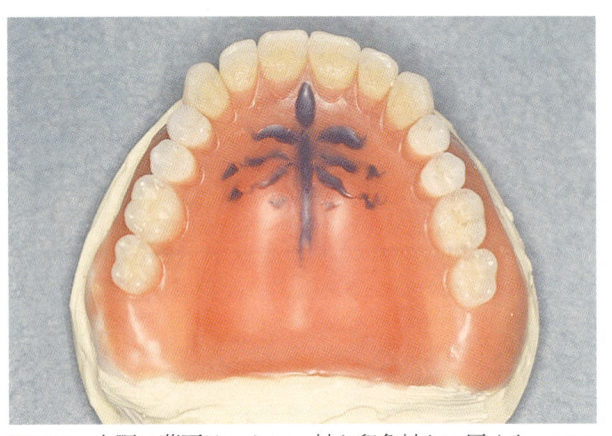

図118 上顎口蓋面は，トレー材と印象材とで厚くなっているので，重合に先駆け修正する．義歯を作業模型から外さないまま，口蓋面歯頸部付近からバーで切れ込みを入れて口蓋面のみを模型から外し，ベース・プレート・ワックスに置き換え，構音機能を考慮した完成義歯の口蓋面に修正する．

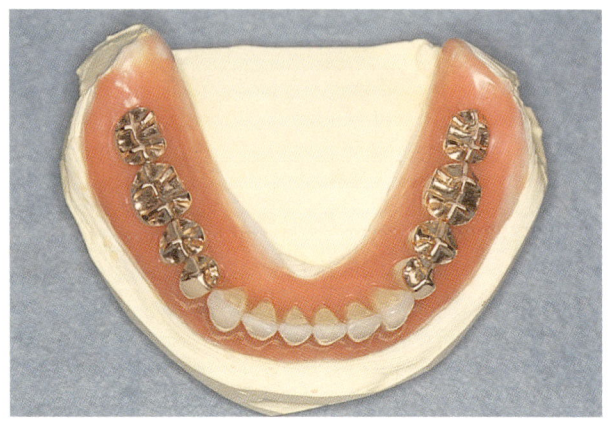

図119 下顎義歯の唇・頬側部，舌側部の床翼形態に対する修正は，辺縁形成したティッシュコンディショナーのつなぎ目にワックスを盛ることにより移行形にならして辺縁封鎖域の拡大を図り，辺縁封鎖増強による維持性向上を期待する．この操作は，ちょうどフランジ・テクニックを施行したと同様に，結果として理想的な義歯把持面(研磨面)形態となる．

■印象面の滑沢化

総義歯は，周知のごとく脆弱な粘膜面により支持を求めざるを得ないため，粘膜組織に外傷を被りやすい．したがって，完成義歯の内面，辺縁は粘膜を刺激しないようスムースであることが要求される．

この目的で印象面の滑沢化を，印象が完了した時点で行う．印象面全体を水洗，エアーで乾燥した後，印象面全面にトップ・コート(亀水化学)をまんべんなく塗布する(図109,110)．

印象面に気泡がある場合には，この際それを埋めるつもりで行う．塗布後，空気中で約10分ぐらい放置，揮発させ，60℃くらいの微温湯中にに数秒通過した後，刺激がなくなるまでベンチ・クールし，口腔内に再度装着して5分ぐらいおき，以上の操作で義歯粘膜面は意図したスムースな滑沢な面を呈した状態となる(図111)．

■ポスト・ダムの設置

ポスト・ダムの設置法には，模型をカービングする方法と，機能的に印象でとらえる方法とがあるが，後者で対応することが科学的である．

①口腔内観察所見から前方の振動線(口蓋骨水平盤遠心末端相当部)と後方の振動線(Ah-line)を認識し，ポスト・ダム設置域とする．当然，症例により前後的幅，被圧縮度を異にする(図112)．

②印象材として Synthetic occlusal plane wax(Harry J. Bosworth Co.)を準備し，メタル・カップ中で溶かし，乾かしたトレー印象面のポスト・ダム設置域に適量の厚さを盛る(図113)．

③口腔内に装着，静かに圧接していき，症例に応じたポスト・ダムの前後的幅，深さを機能的に選択圧印象によりとらえる(図114,115)．

以上，最終印象について解説したが，この印象技

CHAPTER 3：総義歯──SHILLA SYSTEM によるコンプリート・デンチャー──

重合

図120,121　ワックス形成が完了したら，ただちにフラスキングを行い重合操作に入ることが肝要である．重合はイボカップ・システム（IVOCLAR，白水貿易）により行っているが，重合歪みを解消する意味で，重合操作は装着のアポイントメントの2〜3日前までには完了しておいた方がよい．

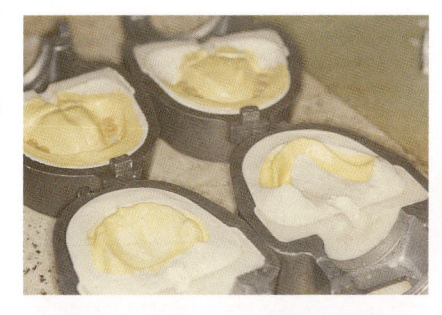

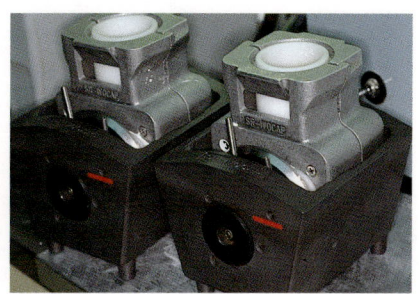

図122,123　重合後ディフラスキングし，研磨，完成する．完成義歯は，極力，モノマーを除去する目的で，装着のアポイントメントまで水中に保管しておく．

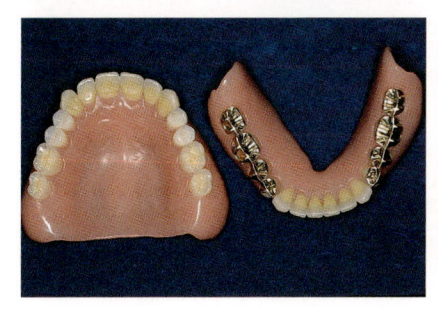

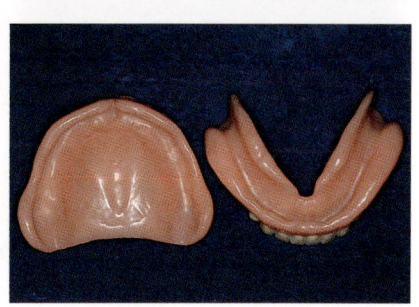

法による利点は，初めからトレー辺縁がオーバーであればトレーが露見するため辺縁形成結果を評価しやすく，その時は当該部を削除，修正する方法をとり，優れた辺縁形成と把持面（研磨面）形態を採取できることである．また，義歯内面の問題に関しては，いわゆる同等沈下を期待した将来リリーフの少ない義歯内面の印象を採得できることがあげられる．

作業模型の作製とワックス形成の仕上げ

■作業模型の作製

最終印象が完了した上下顎ワックスデンチャーをボクシングして，真空撹拌した模型用石膏を注入し，作業模型を完成する（図116,117）．

■ワックス形成の仕上げ
①上顎義歯に対する修正

上顎口蓋面は，トレー材と印象材とで大分厚くなっているので，当該部を重合に先駆けて修正する．しかし，義歯を作業模型から絶対に外してはいけない．口蓋面歯頚部付近からバーで模型面を損傷しないよう切れ込みを入れ，口蓋面のみを模型から外し，口蓋面を抜き取ったならば，ベース・プレート・ワックスに置き換え，構音機能を考慮した完成義歯の口蓋面に修正する（図118）．

唇・頬側部の床翼形態に対する修正は，辺縁形成したティッシュコンディショナーのつなぎ目にワックスを盛ることにより移行形にならして辺縁封鎖域の拡大を図り，辺縁封鎖増強による維持性向上を期待する．

②下顎義歯に対する修正

唇・頬側部，舌側部の床翼形態に対する修正は，辺縁形成したティッシュコンディショナーのつなぎ目にワックスを盛ることにより移行形にならして辺縁封鎖域の拡大を図り，辺縁封鎖増強による維持性向上を期待する．この操作は，ちょうどフランジ・テクニックを施行したと同様に，結果として理想的な義歯把持面（研磨面）形態となる（図119）．

重合

ワックス形成が完了したならば，ただちにフラスキングを行い，重合操作に入ることが肝要である．これは，そのまま長時間放置するとワックスの収縮により，すぐれた咬合関係を損なうためである．

重合は，イボカップ・システム（IVOCLAR，白水

Chapter 3 総義歯

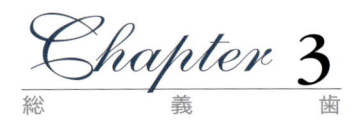

完成義歯の装着

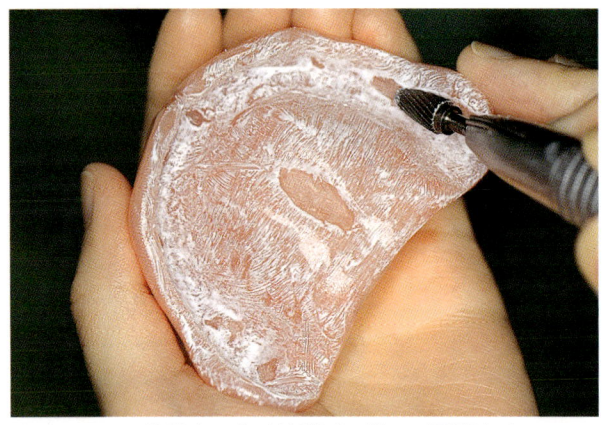

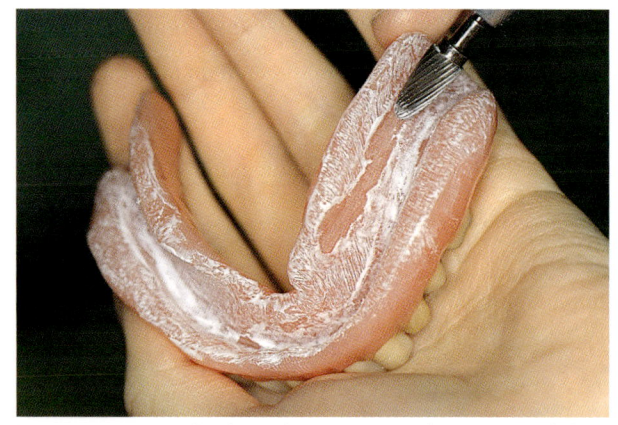

図124,125 義歯床が床下粘膜面に対して同等沈下しているか、いわゆるリリーフが必要か、あるいはアンダーカットの存在による装着通過点の干渉の有無、および義歯辺縁の形成状態などに対してチェックを行い、PIPを義歯床下面、辺縁に塗布し、口腔内に装着してプレッシャー・スポットの有無をテストし、必要に応じた範囲、厚さを削除する．これが真のリリーフである．

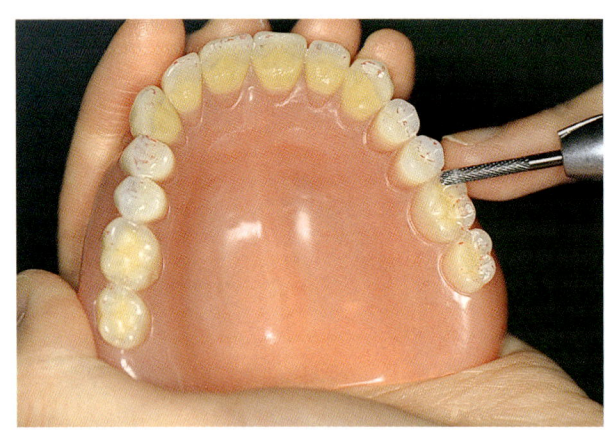

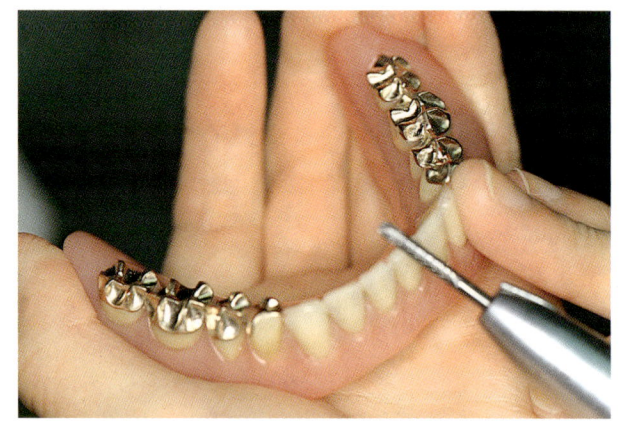

図126,127 咬合関係の修正に関しては、最終印象がワックスデンチャーを活用し適切な咬頭嵌合位下で採得され、かつ精度的に優れた重合が行われているので、一般には微調整ですむことが多い．本症例では若干の調整を行ったのみである．しかし、調整操作が著しく必要と思われる場合は、チェック・バイトを採得して、咬合器上にリマウントを行い、咬合調整を行うべきである．

貿易)により行っている(図120,121)が、重合歪みを解消する意味で、重合操作は装着のアポイントメントの2～3日前までには完了しておいた方がよい．

重合後ディフラスキングし、研磨、完成する．完成義歯は、極力、モノマーを除去する目的で、装着のアポイントメントまで水中に保管しておく(図122,123)．

完成義歯の装着

■義歯床の床下粘膜面に対する適合性のチェック

義歯床が床下粘膜面に対して同等沈下しているか、いわゆるリリーフが必要か、あるいはアンダーカットの存在による装着通過点の干渉の有無、および義歯辺縁の形成状態などに対してチェックを行い、PIPを義歯床下面、辺縁に塗布し、口腔内に装着してプレッシャー・スポットの有無をテストし、必要に応じた範囲、厚さを削除する(図124,125)．これが真のリリーフである．

■咬合関係の調整

咬合関係に関しては、最終印象がワックスデンチャーを活用して適切な咬頭嵌合位下で採得され、かつ、精度的に優れた重合が行われているので、一般には微調整ですむことが多く、本症例では若干の調整を行ったのみである(図126,127)．

しかし、調整操作が著しく必要と思われる場合は、

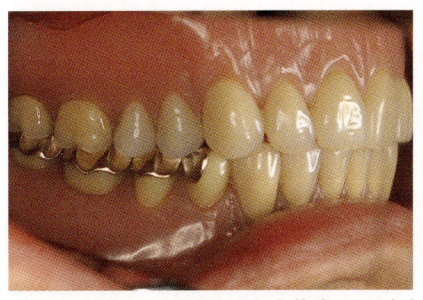

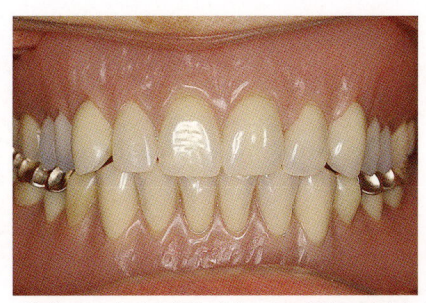

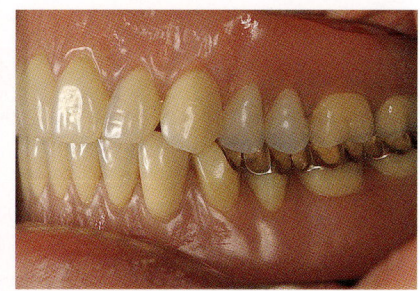

CHAPTER 3：総義歯—SHILLA SYSTEMによるコンプリート・デンチャー—

図128～130 上下顎の完成義歯を口腔内に装着した左右頬側面観と正面観．正中矢状面と直交した左右同高な咬合平面，調和した歯軸をそなえたスマイルラインを示した審美性のもとで優れた咬合・咬交関係を示す．

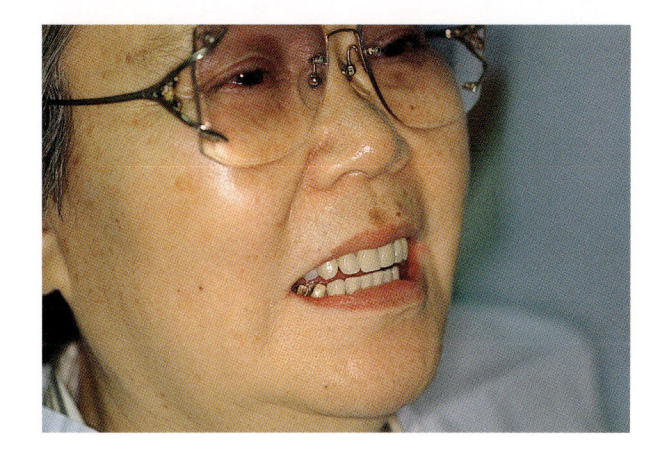

図131 咀嚼機能，構音機能，装着感に関しても満足な予後が得られた．H‐Aブレード臼歯は，義歯のみをみると審美性に問題を感じるが，口腔内に装着した状態ではまったく審美的に違和感はない．

チェック・バイトを採得して，咬合器上にリマウントを行い，咬合調整を行うべきである．

■ **完成義歯のデリバリー**

上下顎の完成義歯を口腔内に装着した．正中矢状面と直交した左右同高な咬合平面，調和した歯軸をそなえたスマイルラインを示した審美性のもとで優れた咬合・咬交関係を示し，咀嚼機能，構音機能，装着感に関しても満足な予後が得られた（**図128～131**）．H‐Aブレード臼歯は，義歯のみをみると審美性に問題を感じるが，口腔内に装着した状態ではまったく審美的に違和感はない．

装着し帰宅させる前に，新義歯の使用法，管理法に対して患者教育を行う．また疼痛の有無にかかわらず，翌日は必ずチェックのためのアポイントメントをとり，必要に応じて調整を続けなければならない．

筆者の経験からいえば，総義歯は使用してみなければ，装着しておけるか否か，その受容に関する予後はわからない．したがって，完成したから郵送するといった"送り義歯"の発想は，以前からそのような義歯ができればといわれてはいるものの実際には難しいだろう．やはり「総義歯は入れてからがスタート」と考えているのが本音である．

しかし，以上述べてきた対応方法により，以前とは比較にならない効果的な義歯受容結果が得られているといえる．

Chapter 3 総義歯

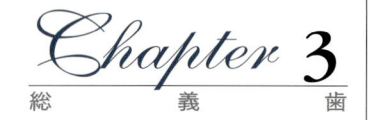

CASE 3-1 多数歯抜歯における治療用義歯の活用

佐々木雄一
宇治 文孝
渡辺 明
加藤 潮

日常の臨床において診査・診断の重要性はいうまでもないことであるが，特に無歯顎や咬合崩壊の著しい口腔内においては，単に治療や人工歯をおくだけではよいとはいえない．物作りにおいても，何らかの基準をもとに作製するならば，易しく美しく機能的な作製物がつくれるのではないだろうか．今回は阿部の考案したSHILLA SYSTEMとエステティック・フェイス・ボウを駆使し，治療用義歯から本義歯へ移行した症例をとりあげてみる．

[治療の流れ]

本症例は，口腔内の崩壊が著しく残存するすべての歯を抜歯し，治療用義歯より最終義歯へと移行した症例である．

■ START／診査・診断，治療計画

図1-a～dは初診時における患者の顔貌および側貌である．歯の挺出と前突を伴っている．閉口もしにくく，当然のごとく咬みにくいと同時に審美性も劣り，ブラッシングもままならない．

図1-e～jは初診時における口腔内の状態である．天然歯を極力残すことは必要であるし，良いことだとは思うものの，はたしてこのケースにおいてそれは可能なのだろうか．残念ながら歯周治療や矯正治療の対象外と思われる状態である．余りにも崩壊が著しく悲惨なため，本人も満足に食事ができず，食べる楽しみもなく，生きるという気力もなくなっている．1歯でも2歯でも残すべきなのか，いつも悩むところではあるが，今回は残念ながらなまじ残すことを考えず，全部抜歯するということで私の診断

治療の流れ

- START：診査・診断，治療計画
- STEP 1：印象採得
- STEP 2：模型分析，咬合器付着
- STEP 3：模型の削合，治療用義歯作製
- STEP 4：抜歯，治療用義歯調整
- STEP 5：最終印象
- STEP 6：最終調整
- GOAL：メインテナンス

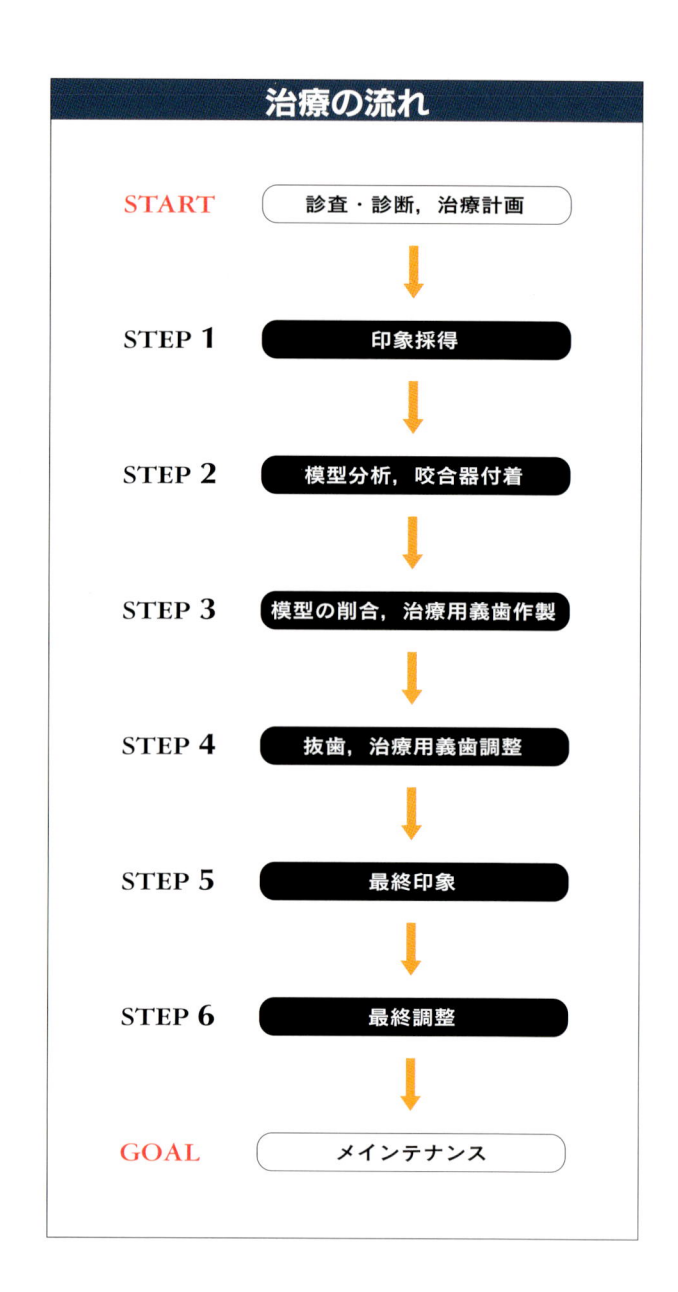

と患者の思いとが一致した．

図1-kは初診時のオルソパントモ写真である．歯の動揺，挺出，咬合平面の崩壊が見てとれ，日常生

CASE 3-1：多数歯抜歯における治療用義歯の活用

> **START** 診査・診断，治療計画

初診：2002年10月5日
氏名：○○○子
性別：女性
年齢：58歳
既往歴：とりたてて異常はないが咀嚼がうまくいかない．口臭がする．胃が重く体がだるく無気力感あり．

主訴：よく咬めない．口元が気になり，口が締めにくい，口臭もする．

- 残存歯： 7 6 5 3 2 1 | 1 2 3 4 5 6 7
  　　　　 7 6 5 3 2 1 | 1 2 3　 5 6 7
- 全体的にPが強く歯の移動，傾斜および挺出が著しい．また，動揺歯も多い．上唇小帯の異常もあり．

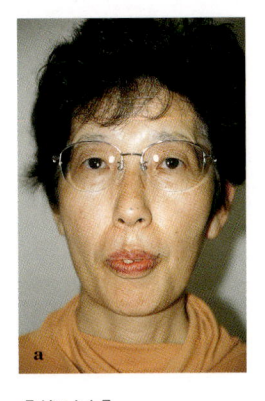

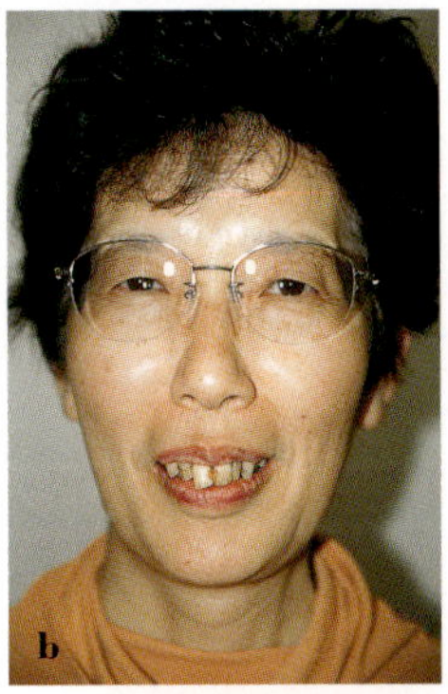

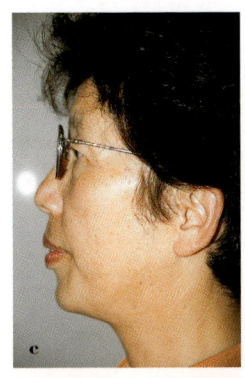

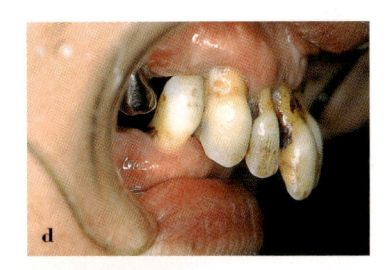

図1-a〜d　初診時の顔貌．

［術前］

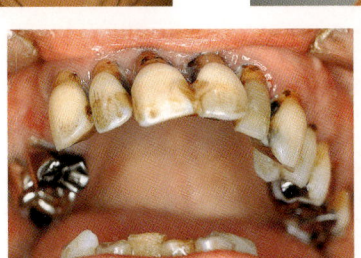

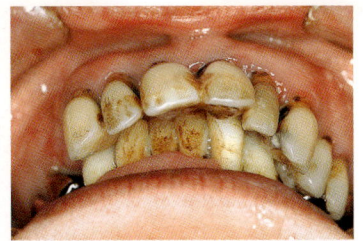

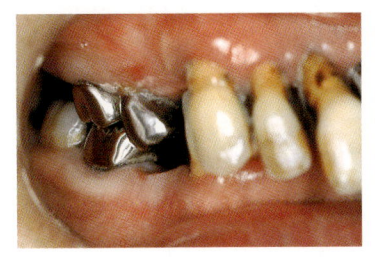

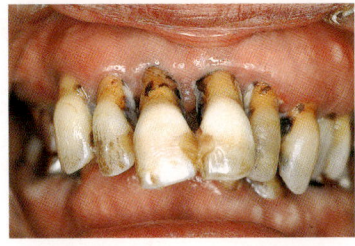

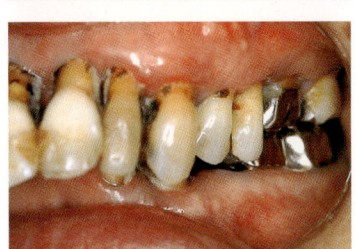

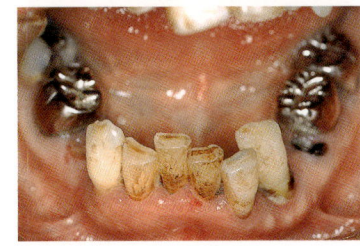

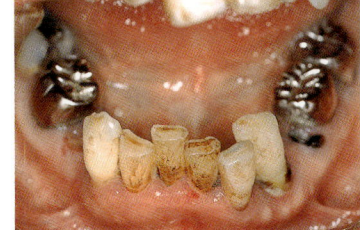

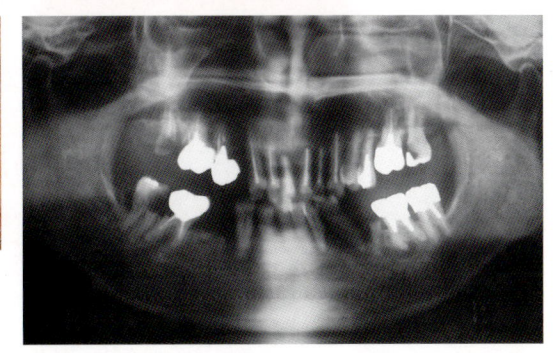

	図1-h	図1-j
図1-e	図1-f	図1-g
	図1-i	図1-k

図1-e〜k　初心時の口腔内写真とオルソパントモ写真．ほとんどの歯に動揺があった．

〔治療計画〕

- 抜歯： 7 6 5 3 2 1 | 1 2 3 4 5 6 7
　　　　 7 6 5 3 2 1 | 1 2 3　 5 6 7
- 歯槽骨整形（抜歯時）
- 小帯切除

Chapter 3
総義歯

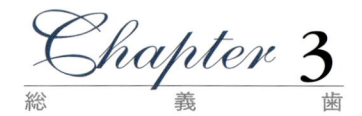

> **STEP 1** 印象採得

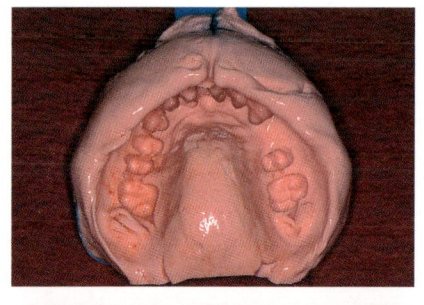

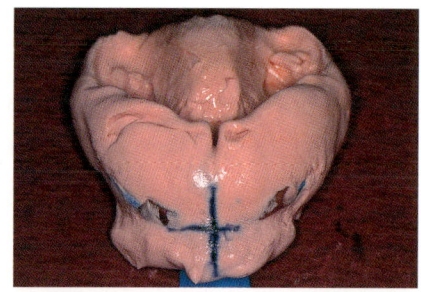

図1-1a 図1-1b
図1-1c 図1-1d

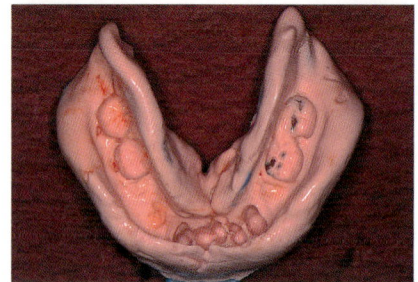

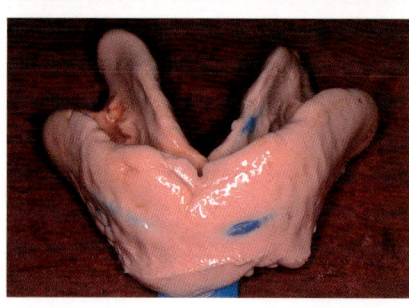

図1-1a〜d 上下顎の予備印象．このように挺出が著しい場合，トレーを適合させ，歯肉頬移行部まで印象することが難しい．

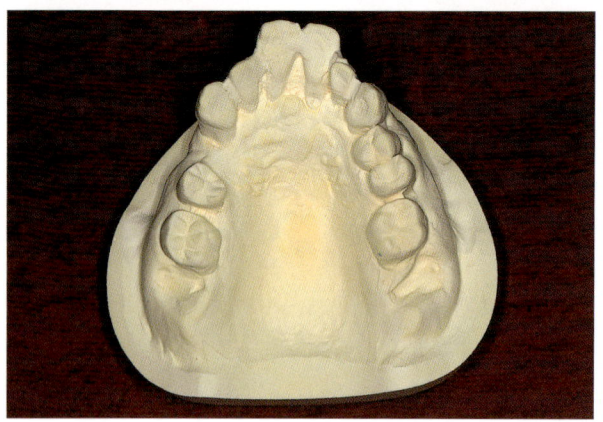

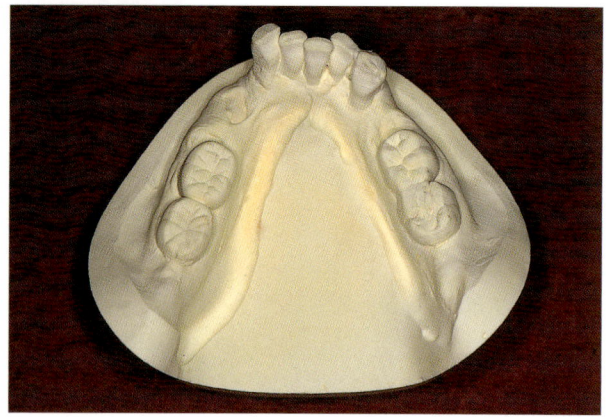

図1-2a,b 上下顎の石膏模型．将来の義歯の辺縁形態を予測できる印象模型が理想である．

活に支障をきたしているのがわかる．ふしぎなことに顎間関節の異常は思ったほどには認められないが，咬合位(高さと前後的，左右的偏位)の確認のため H-A ゴシック・アーチ・トレーサーを使用し顎位を確認した．これをスタートラインとしての設定顎位とした．

抜歯に関しても体調にも問題はなく，動揺と痛みの強い |3̄7̄ を抜歯後，上下顎印象，治療用義歯の作製をすることにした．抜歯は両顎同時に行い，骨整形小帯の切除をともに行った．

■ STEP 1／印象採得

印象は機能印象(Functional Impression)とダイナミック印象(Dynamic Impression)に大別されると思うが，機能印象はある時期・状態における一瞬の準

機能印象であり，ダイナミック印象は粘膜の同等沈下であり，患者自身が使用することによって作り上げ，患者に受け入れられている純機能印象である．

まずは口腔内上下顎の予備印象である．可能ならば治療用義歯のための本印象としたい．

このケースの場合，挺出歯あり，動揺歯ありと，非常に印象採得が行いにくい(**図1-1a〜d**)．このケースのように挺出が著しい場合，トレーを適合させ，歯肉頬移行部まで印象することが難しい．印象時にこのようなケースでは，場合によっては印象材により抜歯をしてしまう可能性も考えられる．また，動揺歯のある口腔内と模型との誤差が大きいと後々の操作が行いにくい．動揺の激しい時にはスーパーボンドやレジンなどで連結するのも一手段である．

CASE 3-1：多数歯抜歯における治療用義歯の活用

STEP 2 ▶ 模型分析，咬合器付着

図1-3～6　咬合挙上および上下顎骨の正中一致の確認．

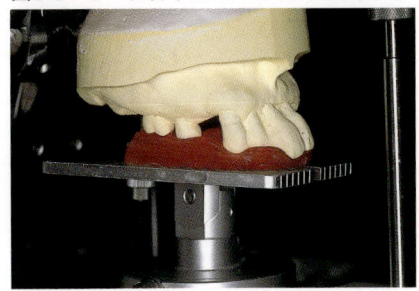

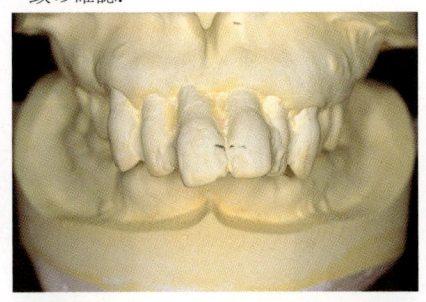

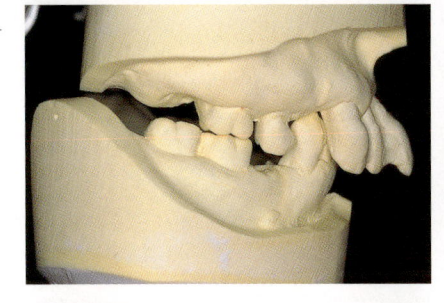

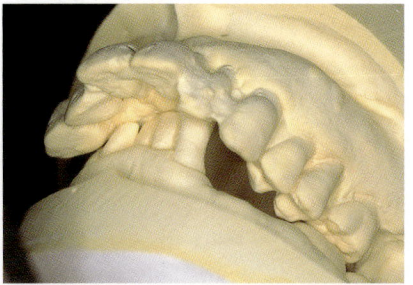

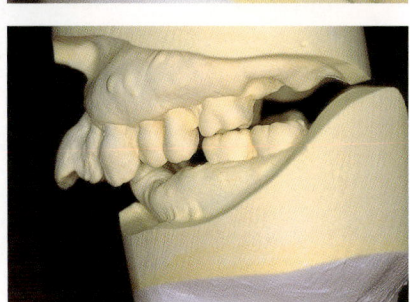

図1-3a	図1-3b	図1-3c
図1-3d	図1-3e	

図1-3a～e　予備印象の上下顎の装着．上顎前歯部の切端の位置を想定する．

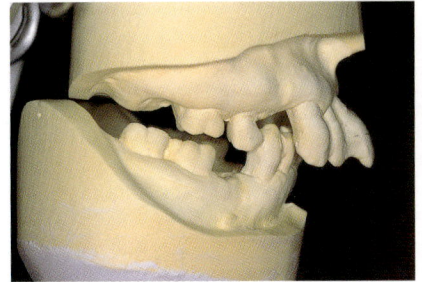

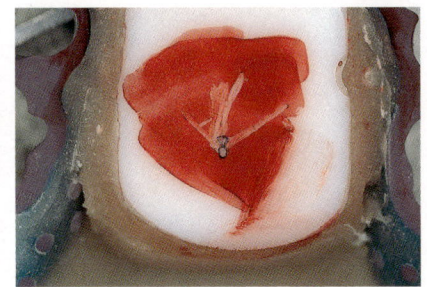

図1-4　トレーサーを仕込むための咬合挙上．

図1-5a,b　ゴシック・アーチ・アペックス．タッピングポイントとのズレが認められる．とりあえずアペックスの位置に設定する．

図1-6a	図1-6b

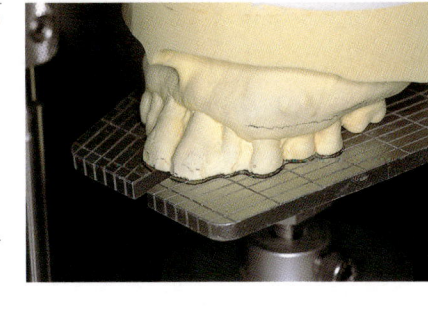

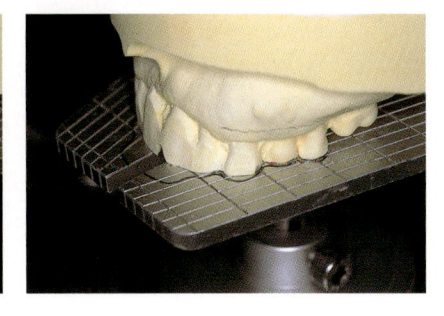

図1-6a,b　SHILLA Ⅱ による咬合平面と排列位置の確認．前歯部の排列位置の予測．

　予備印象は重要である．必要最低限，図1-2に示した程度の印象模型は欲しい．将来の義歯の辺縁形態を予測できる印象が理想である．

■ STEP 2／模型分析，咬合器付着
[咬合挙上および上下顎骨の正中一致の確認]
　SHILLA Ⅰ，Ⅱ を用い，予備印象の上下顎をマウントする（図1-3）．
　トレーサーを仕込むため，咬合挙上を行う（図1-4）．必要最小限にとどめたいが，ある程度挙上しなければ，下顎の前・側方運動を印記できないため，悩ましいところではある．動揺の激しい歯の場合には，口腔内と石膏模型との微妙な違いはあるものの，トレーサーの歯との接触面をインプレガム（3M ESPE）で補正することによって，口腔内での適合が可能となる．
　ゴシック・アーチ・アペックスはテンタティブバイトより少し後方になったり，一致しないことも多

Chapter 3
総義歯

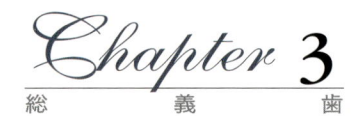

STEP 3 　模型の削合，治療用義歯作製

[模型の調製]

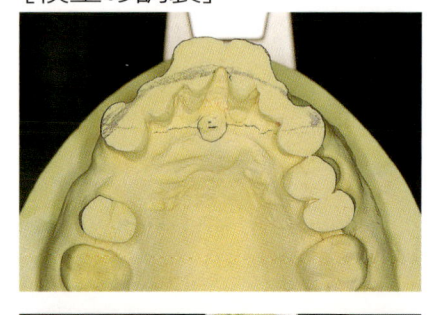

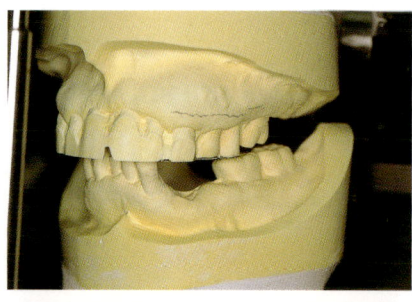

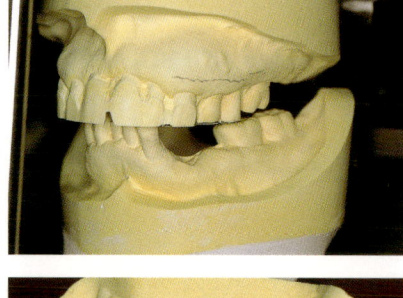

図1-7a 図1-7b

図1-7a,b　正しい切歯乳頭の 7〜8 mm 前方が前歯の切端位置である．この場合，抜歯だけではなく歯槽骨整形もしなければ，前歯部における審美的な歯の排列余地を確保できない．

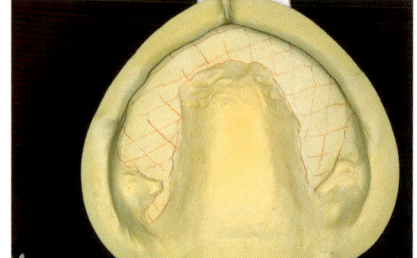

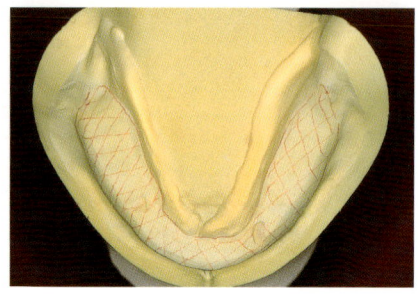

図1-7c 図1-7d

図1-7c,d　人工歯の排列位置の確保．抜歯を想定し，正中矢状面・正中に対して左右対称・同高の咬合平面の設定を考慮した模型作りをする．

い(図1-5)．これをどう受け止めればよいだろうか．

　上下顎の骨の正中の一致を確認するための口腔内の切歯乳頭，上唇，下唇，舌小帯などは必ずしもあてにはならない．また，アペックスが必ずしも正しい下顎位とはかぎらない．異常なゴシック・アーチをトレースする場合もあるし，ある意味ではどこでも描けてしまうものである．この時，アペックスとタッピングポイントのズレの確認も重要である．もしもズレが大きい場合には，上顎骨の正中と下顎骨の正中の一致・不一致を確認することが肝要である．

　ズレが大きくタッピングポイントが定まらない場合においては1回で義歯を作製することは危険である．5％程はこのようなケースがあり得る．実際に異常を目で確認できる，ゴシック・アーチ・トレーサーが必要なゆえんである．

[咬合平面と排列位置の確認]

　SHILLA II により咬合平面と排列位置の確認を行う(図1-6)．

　これにより，歯の前歯部および臼歯部の排列位置(唇舌的・頬舌的)を推測する．つまり，正中矢状，左右同高，左右対称の設定である．SHILLA という基準があってこそ，ここで一応の排列が行えるわけ

である．

　しかしながら，試適ができないという困難さがあることはいなめない．模型上から推測するより仕方がない．余りにも違和感のある場合には，セット後人工歯の排列を変えるか，もしくは再製しなければならない場合もあり得る．

■ STEP 3／模型の削合，治療用義歯作製

[模型の調製]

　上唇小帯，ハミュラーノッチは，ある程度のめやすにはなるが，絶対的基準とはなり得ない．ハミュラーノッチも吸収により前後的，左右的，上下的に偏位していることを頭に置かなければならない．抜歯したままでは，前歯部唇側の骨の削除を行わないとショートフランジで義歯の辺縁を設定しなければならなくなる．このケースのような場合は，抜歯だけではなく歯槽骨整形もしなければ，前歯部における審美的な歯の排列余地を確保できない(図1-7a,b)．

　抜歯を想定して，正中矢状面・正中に対して左右対称・同高の咬合平面の設定を考慮した模型作りをする(図1-7c,d)．惜しむらくは，上顎の歯槽堤口蓋部の骨を少し削除すれば，口腔内がもう少し広くなり，ドンダースペースの確保ができたかもしれない．

CASE 3-1：多数歯抜歯における治療用義歯の活用

［SHILLA IIによる上顎の排列］

図1-8　歯槽骨の削除により，咬合平面の確立と排列余地の有無の診断をする．

図1-9a,b　SHILLA IIによる上顎の排列を行う．

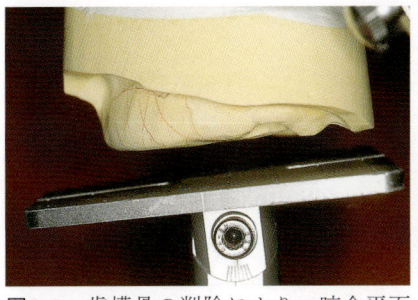

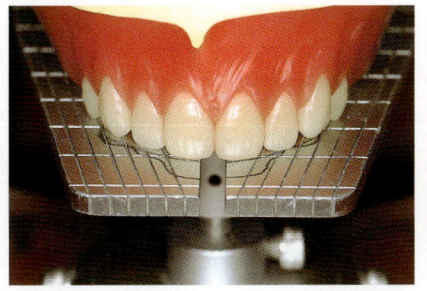

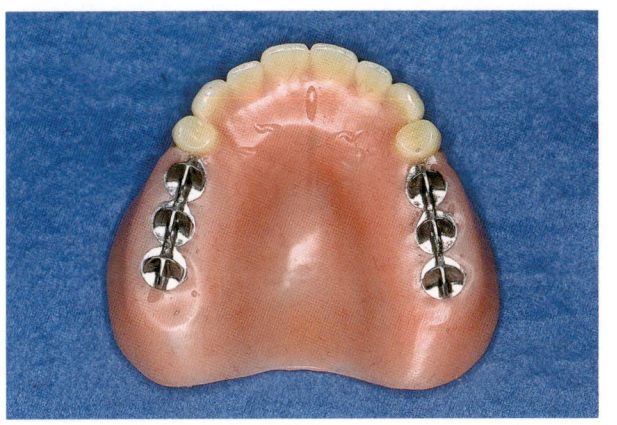

図1-10a,b　完成した治療用義歯．

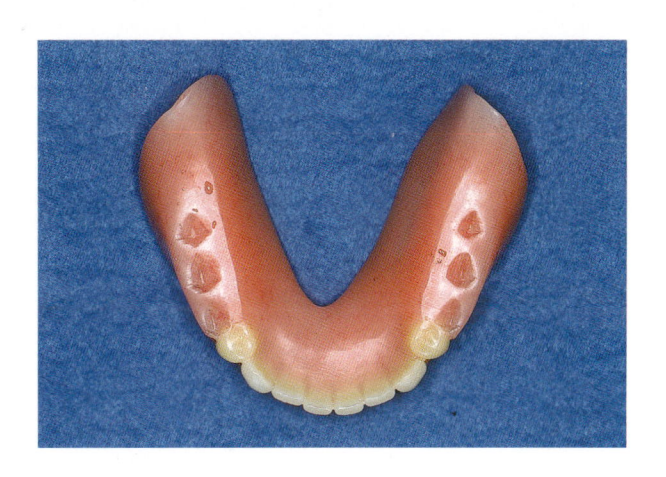

［SHILLA IIによる上顎の排列］

　SHILLA IIにより上顎の排列を行う（図1-9）．前歯部は現在，初診時の歯のマーキングの位置より大幅に内側に排列している．これには口腔内のめやすと思われるところを駆使し，排列位置を考慮する．この時，SHILLA IIにマーキングすることで，前歯の位置をどの程度修正したかがわかる．一方，残念ながら試適ができないという不利があることは否めない．

　以上のステップにより，治療用義歯が完成した（図1-10）．S-Aブレード人工歯は咬合調整がしやすい．拒否する人もほとんどいない．

■ STEP 4／抜歯，治療用義歯調整

［上下顎抜歯および歯槽骨整形］

　上下顎の抜歯と，歯槽骨の整形を行う（図1-11,12）．抜歯後は無理な運動や飲酒は避けてもらい，義歯はうがいや洗うとき以外はなるべく外さないように指示する．外してしまうと腫れが広がり，おさまるまで義歯は痛くて入らない．装着することにより義歯の内面以上には腫れず，包帯の役目もしてくれて予後がよい．また，外す時には必ずティッシュコンディショナーの部分を上にしておいてもらうよう指示する．変形の元になる程強く握ったり，ブラシで磨きすぎないことも伝える．

［リプレースメント・ジグ付着］

　図1-13は上下顎義歯の粘膜面の状態である．SHILLA IIによりあらかじめ咬合平面と骨の削除量を設定してあるため，治療用義歯は口腔内におさまる．歯槽堤部のティッシュコンディショナーが薄く均一層になれば理想的であるが，臨床的には，口腔内の骨の削除量は，模型の削除量よりもどうしても多くなってしまう．これはしかたのないことではあるが，口腔内の削りすぎはこわいので，模型の削除量は必要最小限の量に留めるよう試みるべきである．この時にも，SHILLA IIが役立つ．SHILLA IIによって咬合平面を決定することにより，骨の削除量を読み取ることができる．逆に，このような基準をなくしては，われわれは模型に手をつけることさえでき

SHILLA SYSTEMの概念とその臨床活用

Chapter 3
総義歯

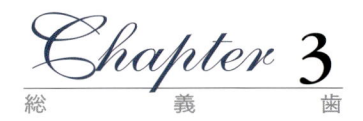

> **STEP 4** 抜歯，治療用義歯調整

図1-11 上下顎の抜歯された歯．　　図1-12a,b 歯槽骨整形．

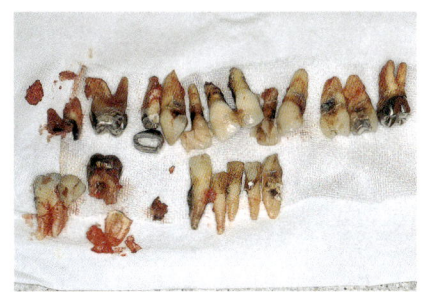

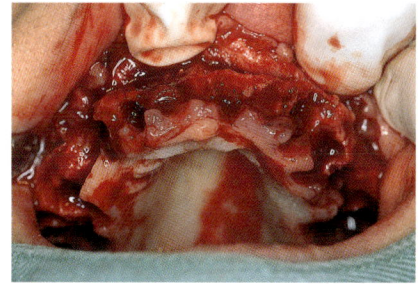

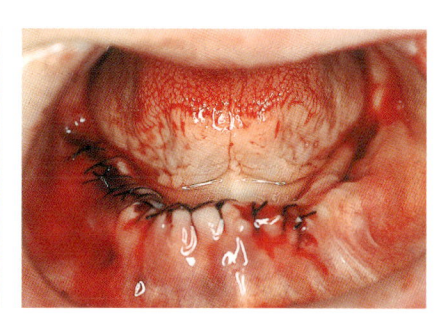

[リプレースメント・ジグ付着]

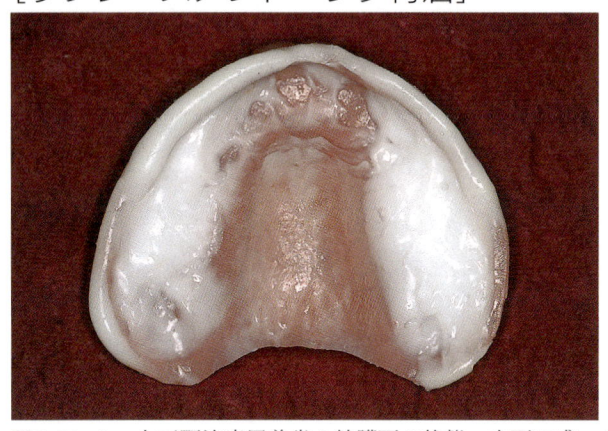

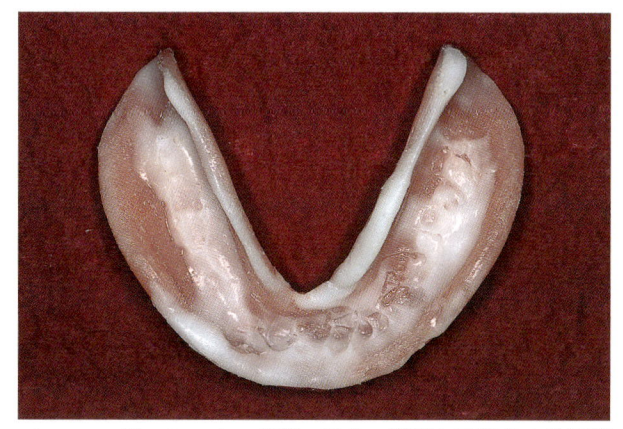

図1-13a,b 上下顎治療用義歯の粘膜面の状態．内面に盛ったティッシュコンディショナーが薄いほど，模型と口腔内の骨切削量が一致していることになる．現実にはなかなか難しい．サージカルトレーは治療用義歯の試適で代用する．

[治療用義歯の調整]

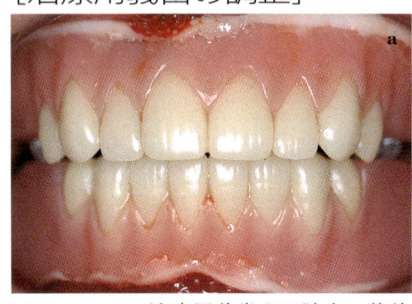

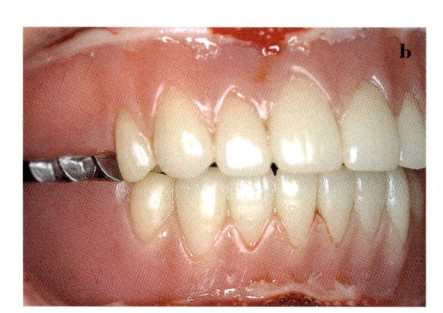

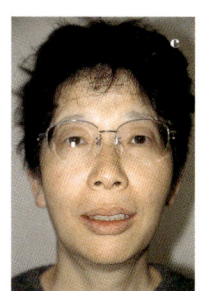

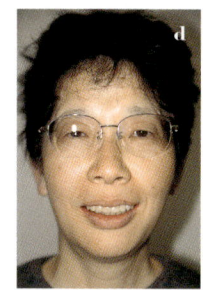

図1-14a〜d 治療用義歯を口腔内に装着した状態の口腔内状況と顔貌．笑いも麻酔が効いているためか，少しぎこちない(d)．

ない．基準を設けることで，どの程度の骨量を削除すればよいのか，またはしなくてもよいのかが一目瞭然となる．基準を設けて仕事をすれば，のちのち後悔につながることもないであろう．

[治療用義歯の調整]

図1-14は口腔内に治療用義歯をセットした状態である．ここで，ゴシック・アーチ・トレーサーを使用していれば，水平的，左右的な咬合採得に関しては不安がない．

・ゴシック・アーチ・トレーシング

ゴシック・アーチ・トレーサーを用いることが無意味と言われることも多いが，著者は，トレーシングすればこそみえてくるものもあり，咬合位や顎の不安定がわかるのではないかと考えている．また，再現性のあることも魅力である．アペックスとタッ

ピングポイントが一致すれば最高である．

　いわんやトレーシングがうまく描けないことは，トレーシングを行ったからこそその事実に気付けるのであって，使用しなければ，どこで咬合採得を行い，「これで大丈夫」という確信をもてるのであろうか．結局のところ，術者の経験に頼るのみということになってしまっているのではないだろうか．

　私はあくまでも，トレーシングは「確定」ではなく「設定」だと認識しているが，出発点としては安心できるものではないかと考える．実際に，これまでに大きな過ちを起こしたことはないし，「甦り現象」などということもない．たしかに，術者の慣れも必要だとは思うが，特に治療用義歯におけるアペックスは，確定ではなく，設定である．ここで物作りをするという予測をしていることは，のちのち，少々の咬合のズレがあったとしても対処しやすい．

　マウントした上下顎模型を後方より観察し，ハミュラーノッチとレトロモラー・パッドとの上下左右の偏位をたしかめることにより，咬合位の信憑性のチェックを行うこともできる．治療用義歯をセットした後，粘膜調整とともに咬合調整を繰り返し，生理的な嵌合位に辿りつければよいのである．上下顎の正中も，皮膚上ではなく，上下顎骨の正中で読み取ることが肝要である．

・ティッシュ・コンディショニング

　ティッシュ・コンディショニングは，単に粘膜組織の調整だけを目的とするのではない．この作業を行いながら，咬合平面，人工歯の排列位置，咬合高径などの改善による最終義歯作製のための下顎位の決定と，ティッシュコンディショナーによる動的印象の記録を目的としたものである．特に，タッピングポイントが集束せず，アペックスとも一致しないケース，悪習慣のついているもの，顎関節に異常のあるもの，粘膜の荒れているもの，抜歯と同時あるいは内骨症，外骨症，上下顎の顎間距離がなく歯槽堤の張り出しているものの骨整形，フラビーガムや小帯切除の対象になっているケースなどにおいては必須の作業である．

　ティッシュコンディショナーは，粘膜調整材としてもダイナミック印象材としても非常に優れている．しかしながら，使用法を誤っては何にもならない．ほどよい辺縁を備えた「容器」としての義歯における調和のとれた咬合関係により，その効力を発揮する．よってあいまいな辺縁と咬合関係をもつ義歯の粘膜面に単に盛り付けただけでは無意味なのである．しかも口腔内において一度に盛り付けるのは無謀である．

　ティッシュコンディショナーを使用する際，適正な辺縁や咬合関係に注意するためには，リプレースメント・ジグ上で全面交換をした後に上下顎を咬合させウォッシュしたほうがよい．これらを無視すると義歯の偏位や咬合の異常を起こしやすい．

　ティッシュコンディショナーの厚みが薄くなり，義歯内面のレジンが透けたり露出していれば，粘膜を圧迫している証拠である．その部位はリリーフの対象となる．面積が小さい場合はその部位を削ってティッシュコンディショナーを補填すればよいが，広い分野にわたっている場合には，リプレースメント・ジグを使用した全面交換が望ましい．

[全面交換による粘膜調整]

　2週間後の口腔内状況は図1-15のようであった．第1回目の全面交換を行う（図1-16, 17）．リプレースメント・ジグに装着し，模型を作製する．

　全面交換は必ずジグに取り付けて行う．大体2週間に1回行う．朝預かって夕方にお返しする，というパターンである．全面交換の際は，内面のティッシュコンディショナーの厚みが一定であることが望ましく，それでこそ口腔粘膜の同等沈下を得られる．

　方法としては石膏模型をジグに取り付け，義歯内面のティッシュコンディショナーを全部剥がし，その内面をレジンにより裏装する（図1-16a）．その後ラウンドバーで全面に渡り1.0～1.5mm程度のめやすのガイドグルーブを開け（図1-16b），全面を均一の厚みでスクイズし，空間の部をティッシュコンディショナーで補填する．このようにすると全体が均一の内面となる．この方法は咬合の狂いを最小限にすることができる．一度行ってしまえば，あとはよほどのことがないかぎり，ジグによるティッシュコンディショナーの全面交換だけで済む．ただし，咬合異常や抜歯による治療用義歯の場合には，咬合の偏位や顎堤の吸収による咬合のズレが惹起される

Chapter 3
総義歯

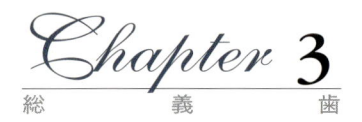

[全面交換による粘膜調整]

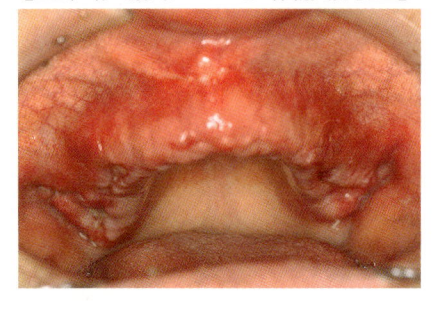

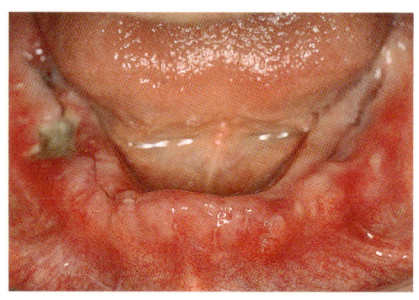

図1-15a｜図1-15b

図1-15a,b　治療用義歯セット2週間後の口腔内状況.

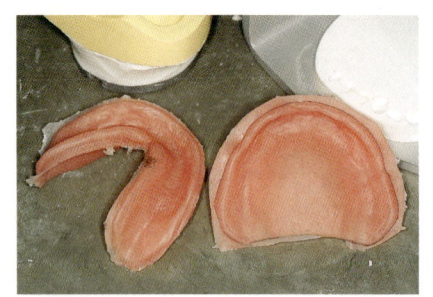

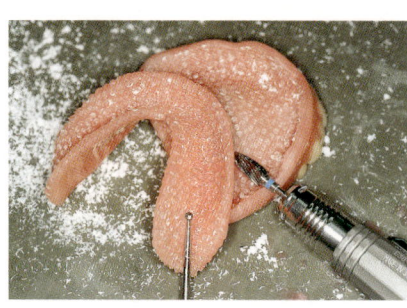

図1-16a｜図1-16b

図1-16a　裏装.
図1-16b　均一の厚みを得るためガイドグルーブを形成する.

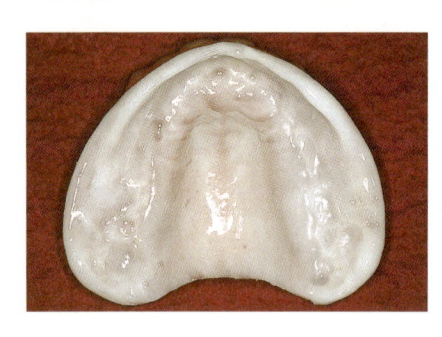

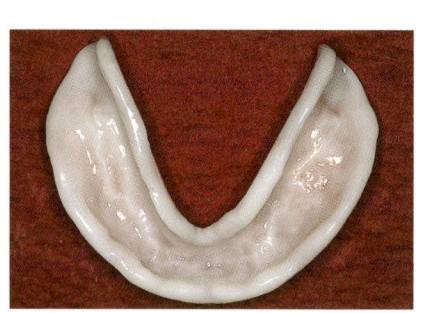

図1-17a｜図1-17b

図1-17a,b　第1回目の全面交換した治療用義歯.

図1-18a〜d　治療用義歯セット5か月後. 歯槽堤の吸収度の違いは明らか. 5か月後のこの時期に最終義歯を作製してもよいのだろうか？

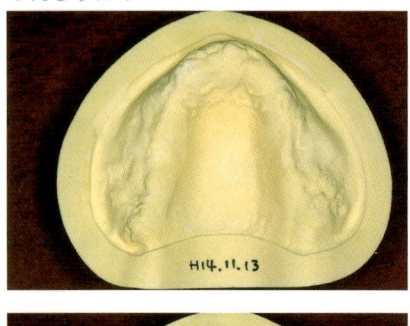

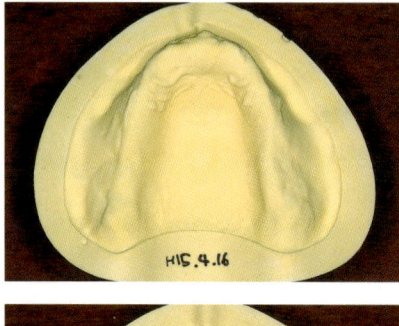

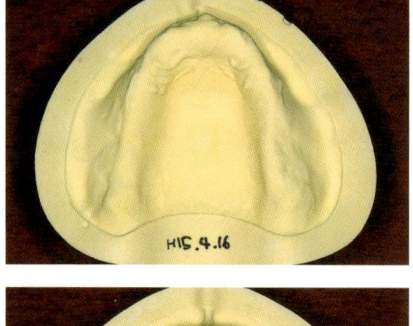

図1-18a｜図1-18b

図1-18a　上顎抜歯時.
図1-18b　上顎5か月後.

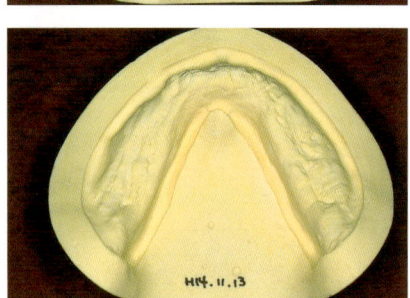

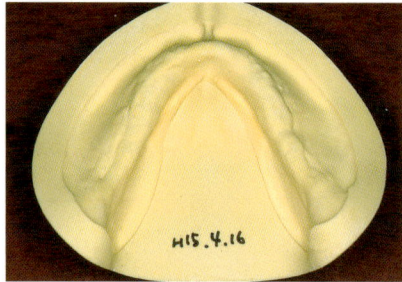

図1-18c｜図1-18d

図1-18c　下顎抜歯時.
図1-18d　下顎5か月後.

ことが多いので，常に細かい咬合のチェックや咬合調整が必要であることは言を待たない.

2〜3か月経ち，顎堤吸収のためティッシュコンディショナーが厚くなりすぎた時には，ジグ上で裏装を行い，全体的に均一となるよう調整する必要がある場合もある. ティッシュコンディショナーは，

CASE 3-1：多数歯抜歯における治療用義歯の活用

STEP 5　最終印象

図1-19a〜f　ダイナミック印象による最終印象．各個トレーによる印象を行ったとしても，ここまでの印象は採ることはできない．

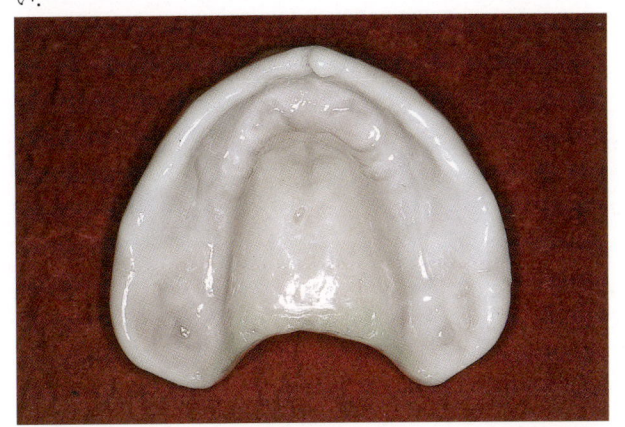

図1-19a,b　上顎．直接法のポストダム．

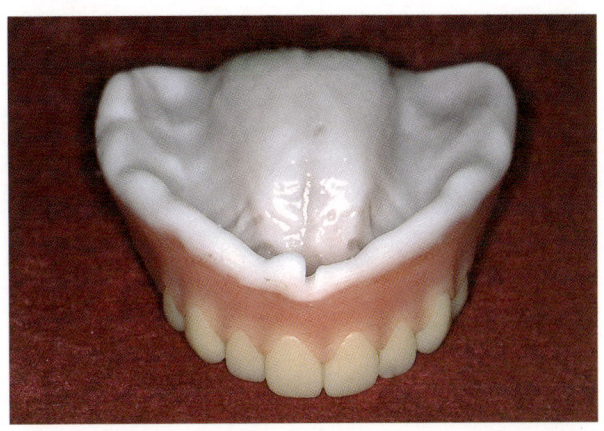

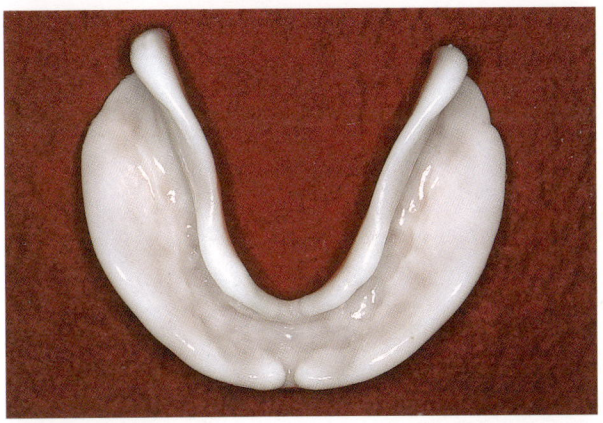

図1-19c,d　下顎．きれいなS状カーブを描いている．

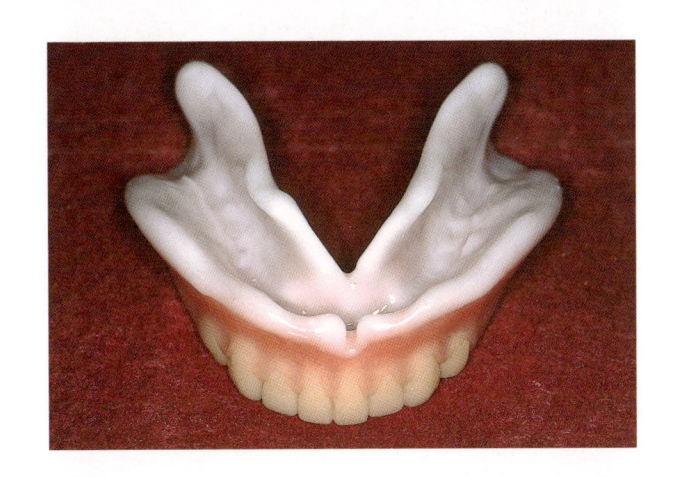

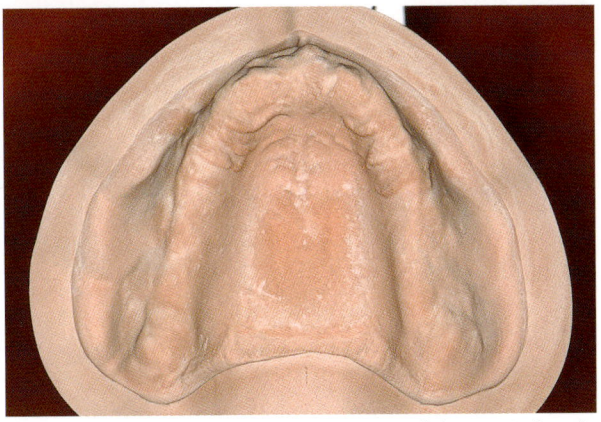

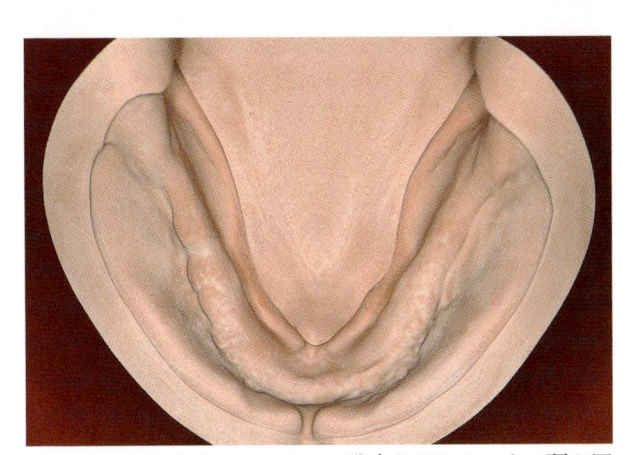

図1-19e,f　最終印象による模型．上顎口蓋部がもう少し広ければ良かったかもしれない．しかし，残念ながらそこまで頭が回らなかった．同等沈下の粘膜にやさしい印象面．口腔内のひだやしわの精密な印象面は，かえって痛みを伴う．

個人差にもよるが，最大でも1か月程度の寿命と思ったほうがよい．

最終的に左右の対称性が得られ義歯の形態が良くなり，咬合が安定し，患者に受け入れてもらえるようになったら，これを最終印象として模型づくりをする．しかし，最終義歯に移行する時期はなかなか難しい．図1-18は，上下顎それぞれの口腔内の状態の5か月後の比較であるが，月日による歯槽堤の吸収度の違いは明らかである．一般に抜歯窩の治癒には400日かかると言われているが，実際にそこま

SHILLA SYSTEMの概念とその臨床活用

Chapter 3
総義歯

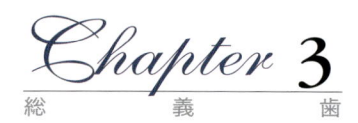

STEP 6　最終調整

[義歯の最終チェック]

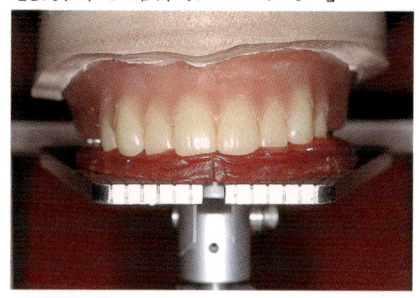

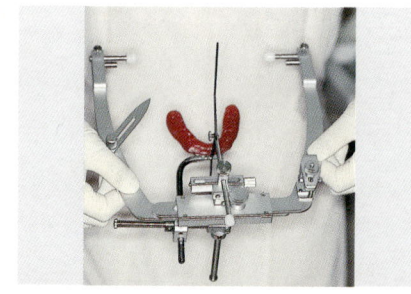

図1-20a│図1-20b

図1-20a,b　正中，咬合平面の最終チェックを行う．SHILLA Ⅱかエステティック・フェイス・ボウを使用．

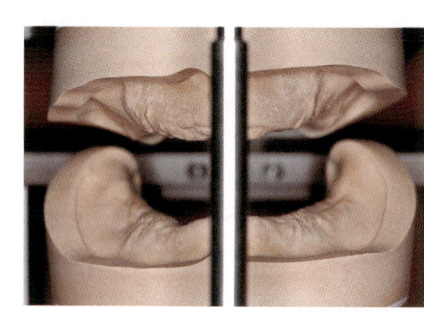

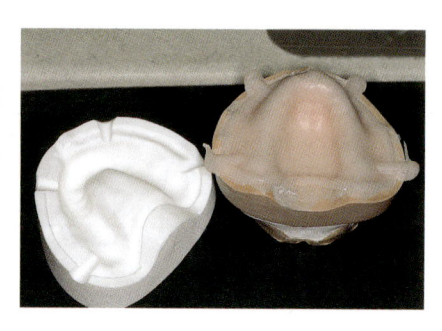

図1-20c│図1-20d

図1-20c　患者に受け入れられる咬合高径ならびに前後的に良い上下顎の対向関係を示している．

図1-20d　コアによるベースプレートの作製法を用いればしっかりとして，適合がよい．

[SHILLA Ⅱによる排列・ワックスアップ・個性化]

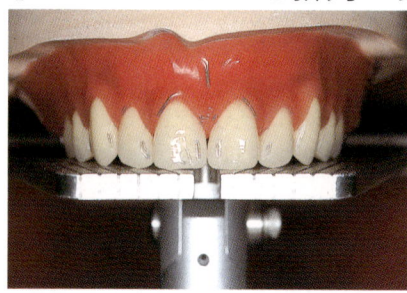

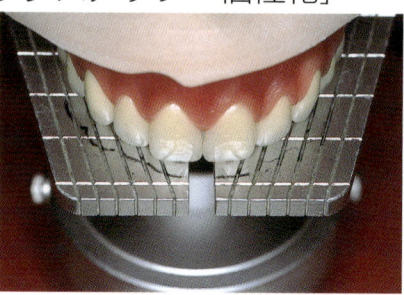

図1-21a│図1-21b

図1-21a,b　SHILLA Ⅱにより左右対称・左右同高の排列を行う．

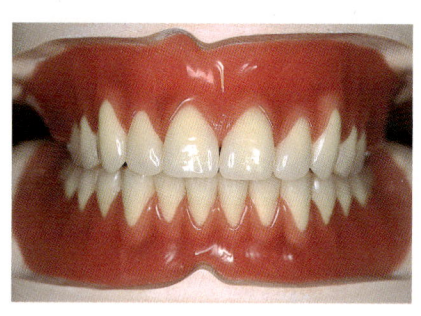

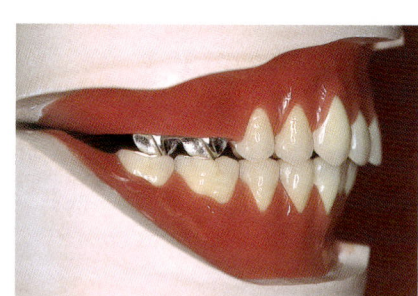

図1-21c│図1-21d

図1-21c,d　上下顎の排列とワックスアップ．

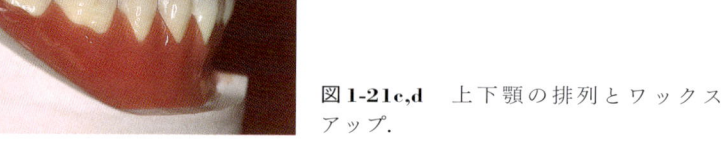

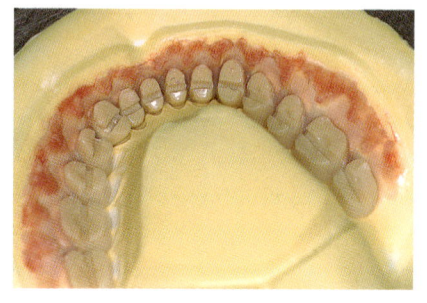

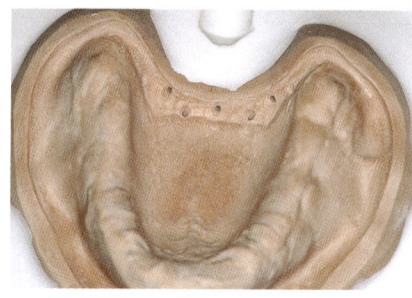

図1-22a│図1-22b

図1-22a,b　場合により，個性を強調したカラーリングと重合収縮による後縁の浮き上がり防止を行う．

160　　SHILLA SYSTEMの概念とその臨床活用

CASE 3-1：多数歯抜歯における治療用義歯の活用

[最終咬合調整]

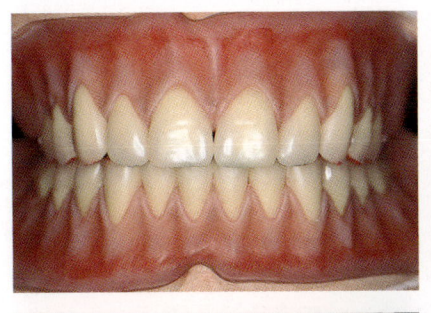

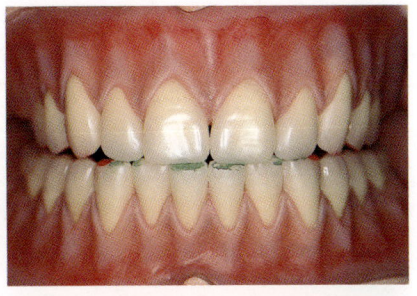

図1-23a,b　正面観と前方運動．分離材の効果がよく表れている．

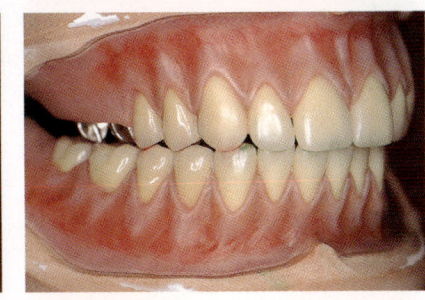

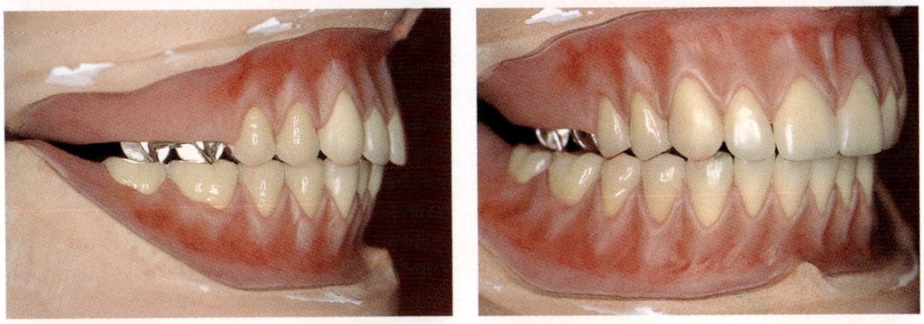

図1-23c,d　側方観と側方運動．

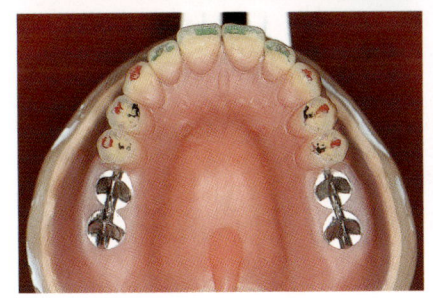

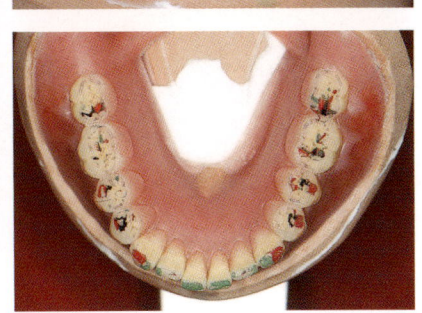

図1-23e,f　上下顎咬合面観．生理的嵌合位・前方運動・側方運動の調整を行う．

で待つのは不可能である．著者の場合は長くても半年としている．その後，患者により適合が悪くなった時には当然裏装をしなければならないので，患者にはその可能性について言及しておくべきである．

また，メタル床は裏装には不適切である．咬合面メタルのほうがずっと適していると感じている．

■ STEP 5／最終印象

ダイナミック印象による最終印象を行う（図1-19）．

著者はティッシュコンディショナー全面交換の後48時間で石膏を注ぐ．これは同等沈下の優れた印象である．以前はこの模型から各個トレーを起こし，最終印象を採得したが，無駄なことであった．

ポストダムは，直接法，しかも線ではなく，面で行うことが望ましい．図1-19e,fは，ダイナミック印象による最終印象の模型である．一般的な各個トレーによる機能印象では，ここまでの印象は採ることができない．各個トレーによる印象では，三次元的に口腔内に正しく収まっているかの確信がもてない．前後左右的に位置の異常をきたしていることも多い．さらに，同等沈下を受け入れた粘膜にやさしい模型を作ることは，ダイナミック印象以外では不可能であろう．しかもこの模型は，患者が受け入れてくれている印象面による作業模型なのである．

最終的にティッシュコンディショナーの状態を同等沈下であり動的なものとしてのダイナミック印象とする．また当然生理的咬合位をも確立しているので，マウントさえしてしまえば患者にそのまま治療用義歯を使用してもらう．あとは試適し装着となるので，患者から義歯を預かる必要はない．

また，セントリックとしてのゴシック・アーチ・トレーサーによるアペックスの位置と，ティッシュコンディショナーを使用しながらこぎつけた患者の生理的咬合位とは，若干異なることがある．これは最終的に後者を正しいものと捕らえ，マウントし咬合調整を行う．必要な時は装着後トレーサーを使用

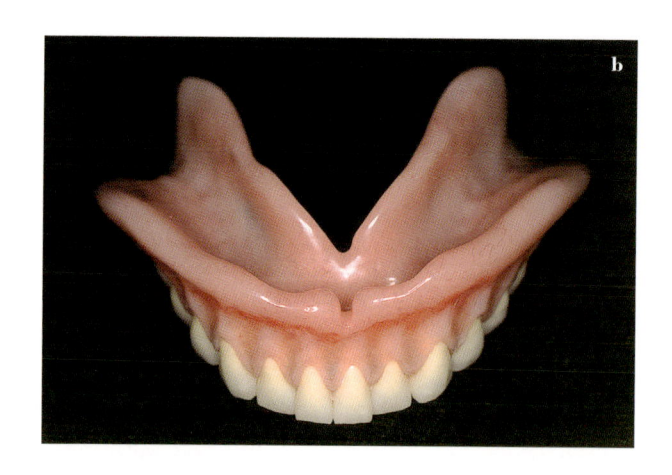

Chapter 3
総義歯

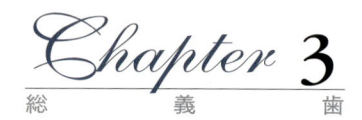

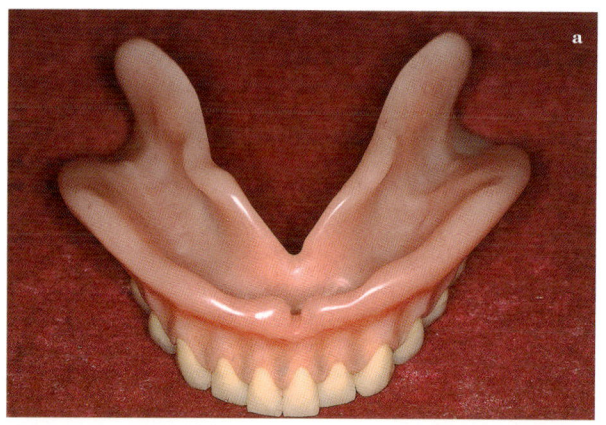

図1-24a,b　下顎舌側のスクイズ前(a)と後(b).

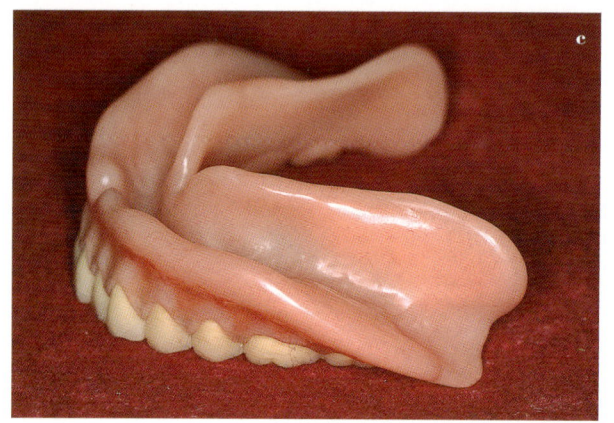

図1-24c,d　後縁のスクイズ前(c)と後(d).

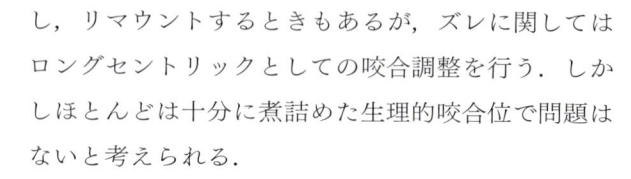

し，リマウントするときもあるが，ズレに関してはロングセントリックとしての咬合調整を行う．しかしほとんどは十分に煮詰めた生理的咬合位で問題はないと考えられる．

　最後になるが，この方法によるダイナミック印象は閉口印象としても最高であるが，咬座印象とはまったくと言ってよいほど異なる方法であることを強調したい．

■ STEP 6／最終調整
[最終チェック]

　ティッシュコンディショナーの交換や治癒の過程において，長い間には咬合平面が狂ってきてしまっていることがままあるため，義歯の最終チェックを行う(図1-20a,b)．正中，咬合平面，咬合高径，人工歯の排列位置をチェックする．この時，エステティック・フェイス・ボウはぜひ使用したい．

　また，図1-20cに示す最終印象の模型は，患者が受け入れてくれている咬合高径ならびに前後的によい上下顎の対向関係を示している．同様に，図1-20dにおいてはしっかりとした適合のよいベースプレートの作り方を示す．これは，コアによる作製法である．

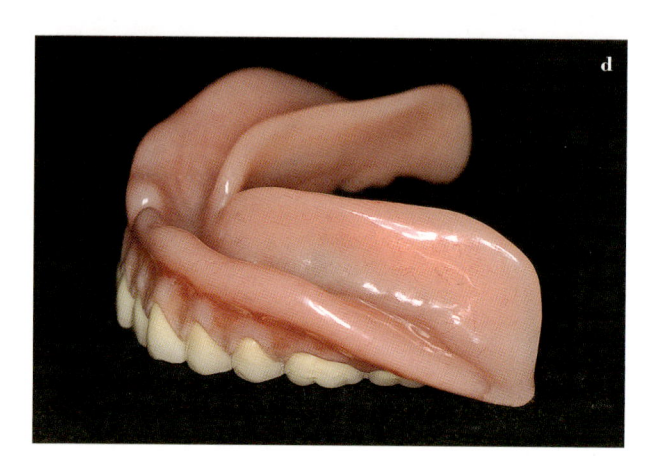

[SHILLA II による排列・ワックスアップ・個性化]

　SHILLA II により，左右対称・左右同高の排列を行い，ワックスアップを行う(図1-21)．その後，場合によっては個性を強調したカラーリングと重合収縮による後縁の浮き上がり防止処置をとる(図1-22)．こうして，世界にひとつだけの，患者個人専用の義歯が作製されるのである．

[最終咬合調整]

　最終的な咬合調整を行う(図1-23,24)．生理的に安定した咬合位が得られていることや運動状態を確認し，調整する(図1-23)．

　下顎の舌側はメガネのつると捉えるべきではない．これは維持にはなり得ない．印象材を押し込めば，必要以上に伸びてしまう．ついては，顎舌骨筋下を

CASE 3-1：多数歯抜歯における治療用義歯の活用

GOAL　メインテナンス

図1-25,26　完成した義歯と，口腔内にセットした状態．

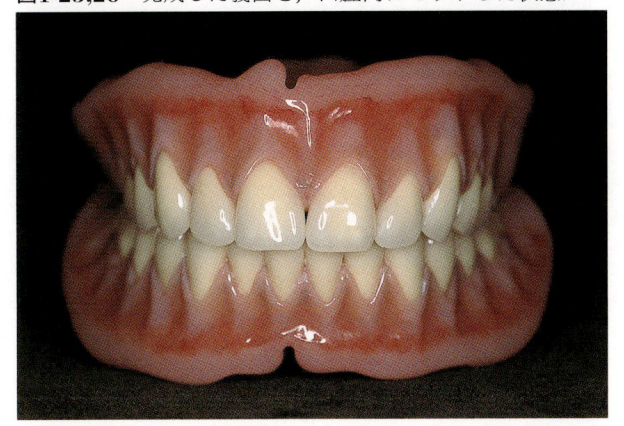

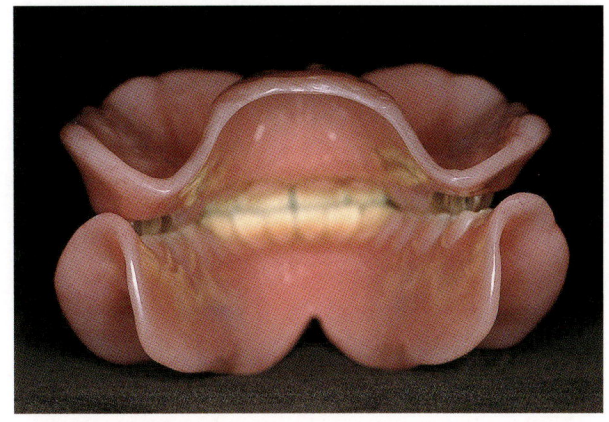

図1-25a,b　義歯上下顎前方観・後方観．下顎も舌房がゆったりしているように形成する．

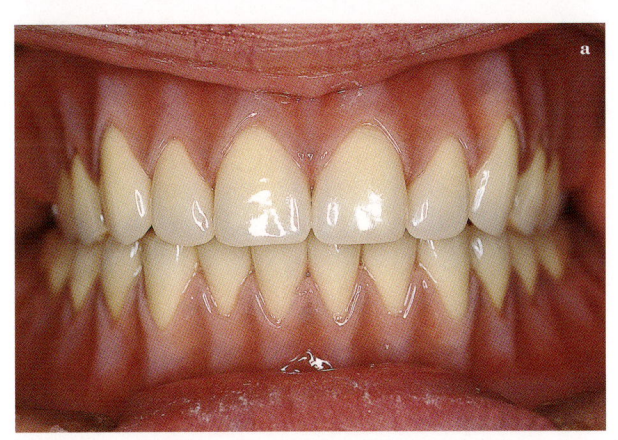

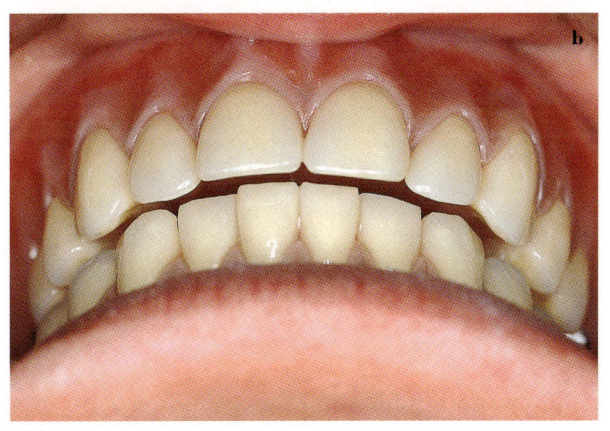

図1-26a,b　正面観．オーバーバイトとオーバージェットのバランス(**b**)．

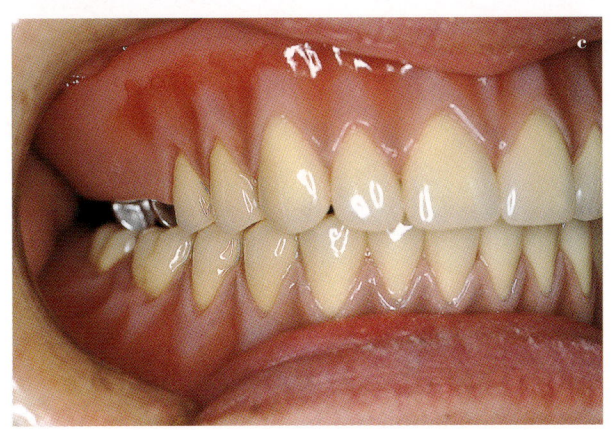

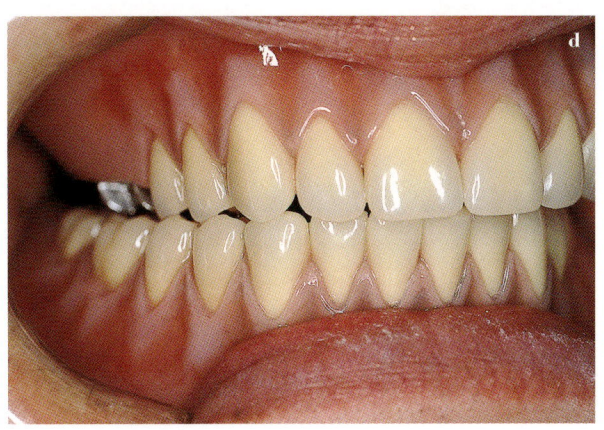

図26c,d　側方面観と側方運動．犬歯誘導にするかグループファンクションにするか(**d**)？

2〜3 mm越えていればよいと思われる．**図1-24a**に示した下顎舌側のSカーブは，きれいに形成されているが，アンダーカットまでしっかりと印象されているため，このままでは入らないのでスクイズする．ティッシュ・コンディショニング時には弾力性により入っても，レジンに置き換えた時に入らなくなってしまう．短くしてみると，意外と頬舌的な厚みがある(**図1-24b**)．これをスクイズするだけで，舌房が広くなり，舌感が良くなる．

また，後縁もあまり長すぎると，嚥下の際に不快感または褥瘡を作るもとになるのでスクイズする(**図1-24c,d**)．この時，内側翼突筋などの働きを考

Chapter 3
総義歯

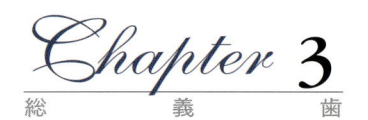

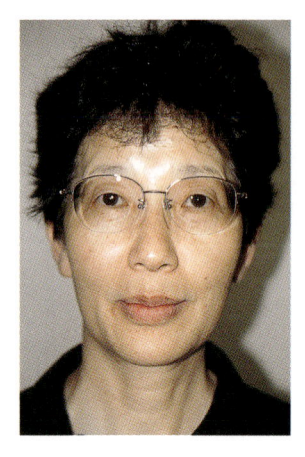

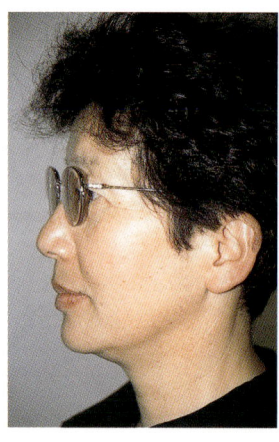

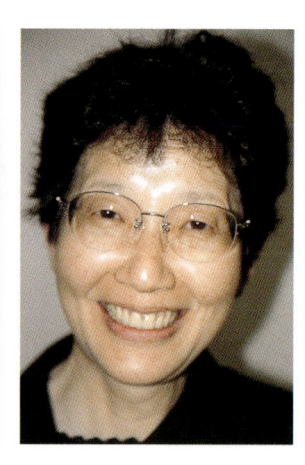

図1-26e 図1-26f 図1-26g

図1-26e,f 義歯セット時の顔貌.
図1-26g 最終義歯セット時のスマイル. 初診時(図1-b)と比較されたい.

慮する. できれば治療用義歯の段階で長さも厚みもパーフェクトなら良いのだが, 最終義歯セット時に調整し, 快適に使用できるように命を吹き込むことも大事である. 患者へ義歯を渡すことは, たんなる異物を渡すのではないのである.

■ GOAL／メインテナンス

最終義歯と, 口腔内に装着したようすを, 図1-25, 26に示した.

今回のケースでは, 患者に非常に喜んでもらえた. 装着後も何のトラブルもなく, 至極快適であるとのことである. 食べられる楽しみを再確認し, 長生きする気になったそうである(図1-26e〜g).

[まとめ]

どんな治療をするにあたってもそうだが, 大事なのは, 診査・診断である. これなくしては治療方針をたてることができない. まず戦略が決まらなければ, 戦術も決まらないのである.

また, おのおの治療をしていく過程において, たとえば正中・正中矢状面, 左右対称. 左右同高, 上下顎の対向関係といった, 「基準となるもの」がしっかりとしていなければ, 最終的になんとなくしっくりとこないものになってしまう. 義歯においては, 見た目にきれいで, 左右対称であることが理想であるが, ティッシュコンディショナーを使って何度も辺縁を煮詰めて作り上げても, 必ずしも左右対称になるとはかぎらない. しかしながら, 試行錯誤し, 繰り返し自分なりに納得して作り上げた辺縁形態と, 単に採っただけのものとでは, おのずと異なる. あらゆる方向から観察した結果, 違和感を感じないものが良いと思われる.

患者は, 口腔内が必ずしも左右対称な人ばかりではない. 要は, それに気付けばよいのである. とりあえず, 治療用義歯を種々調整し, 最終的にこぎつけたダイナミック印象を土台にしたこの方法は, 術者・患者共に, お互いなんの不安も抱くことなく装着できるものであるということである.

稿を終えるにあたり, 学生時代よりこれまでご教授いただいている阿部晴彦・遠藤憲正両先生ならびに技工担当の瀬川洋志君に深甚なる感謝を捧げます.

Chapter 3 総義歯

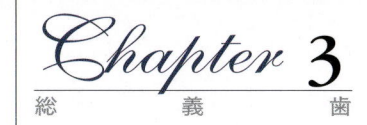

下顎位復位が必要な症例 CASE 3-2

遠藤　憲正
佐々木圭三
相波　敏明
武藤征五郎

　無歯顎補綴医療の目的は，調製した総義歯が生体と調和し，健全な状態で機能を営み，審美性を含め患者が満足すること．そして，心身ともリハビリテートして，QOLを向上させ長寿に貢献することにある．無歯顎補綴臨床において成功・失敗を分ける大きな要因の一つに，咬合採得，すなわち下顎位の適否が挙げられる．顎機能障害の有無，下顎偏位の存在の有無を判断して，ただちに最終義歯調製に入れる症例か，もしくは顎機能を正常に戻して下顎位を正常な位置に復位しなければならない症例かを判断するための咬合採得の評価は，臨床を成功に導くために必要不可欠である（下顎位は顔面頭蓋の左右・前後的傾斜位置に影響を与え姿勢を左右する要因となり，その偏位・乱れは全身の健康に影響を及ぼす）．

　筆者は，無歯顎補綴臨床にSHILLA SYSTEMを用いている．本稿では，その活用による咬合採得・咬合器付着，特に下顎位の診断評価について症例を通して述べてみたい．

治療の流れ

　治療を開始するにあたって大切なことは，第一に患者の主訴・要望を含めた補綴治療に関連する心理条件と生体条件に対して，真剣な観察による的確な診査・診断を行い，それに対応した治療計画を立案することである．次に，患者にその情報を提供してコンサルテーションを行い，十分な話し合いの後に治療方法を決定し，医の委任を受けて治療することである．

　そして，診査・診断から治療最終義歯の調製までの一連のスムーズな連携が大切である．

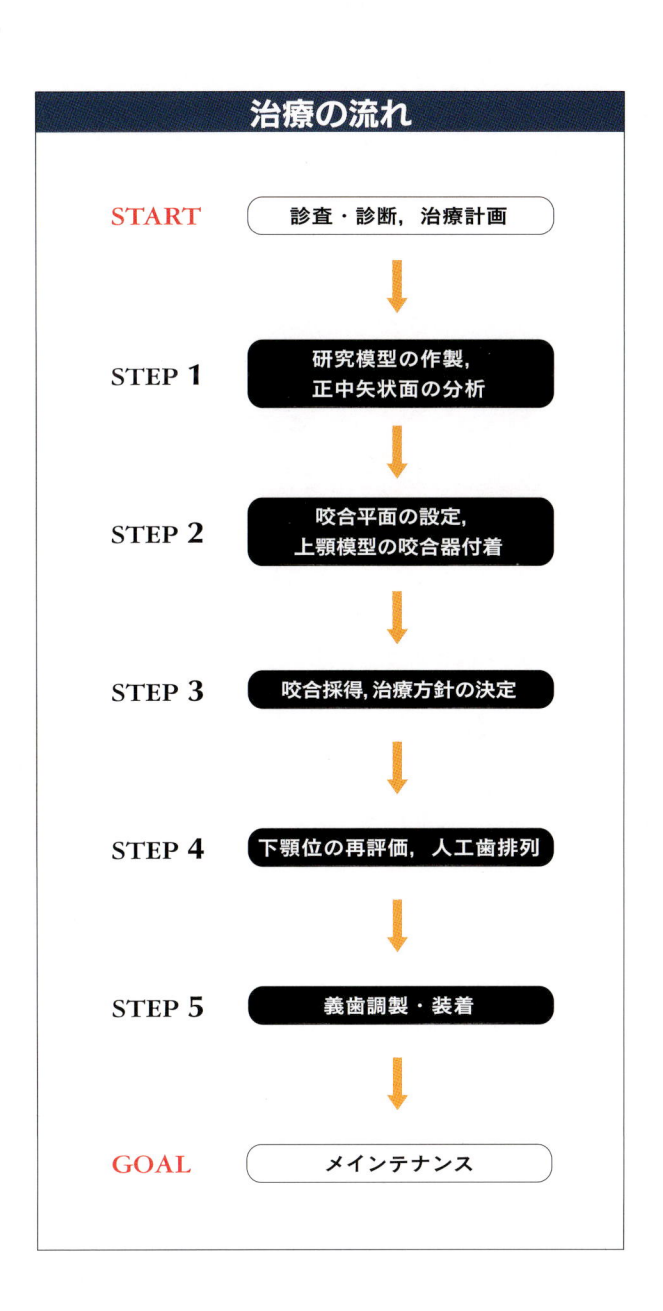

治療の流れ

- START：診査・診断，治療計画
- STEP 1：研究模型の作製，正中矢状面の分析
- STEP 2：咬合平面の設定，上顎模型の咬合器付着
- STEP 3：咬合採得，治療方針の決定
- STEP 4：下顎位の再評価，人工歯排列
- STEP 5：義歯調製・装着
- GOAL：メインテナンス

■ START／診査・診断，治療計画

　本症例の問題点は，患者の主訴の一つである，下顎が左にずれて顔が変形してきたことと，顎の関節のところが痛くなり，口が開きにくいことがあるこ

Chapter 3
総義歯

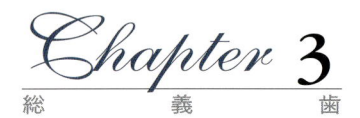

> **START** 診査・診断，治療計画

初診：2004年1月15日
氏名：○野○子
性別：女性
年齢：55歳
既往歴：う歯と歯周病で抜歯を繰り返し，局部義歯を経て10年前無歯顎となり，総義歯を装着し，6年前義歯を再製した．その間徐々に下顎が左にずれてきた．

主訴：下顎の歯ぐきが痛くよく咬めない（咀嚼障害）．下顎が左にずれて顔が変形してきた．顎の関節の所が痛くなり口が開きにくいことがある．

・無歯顎
・高度に吸収した歯槽堤

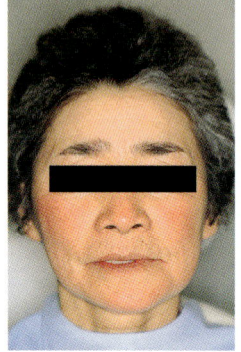

図2-a　初診時顔貌正面観．オトガイ先端は左側に偏り，口唇裂も左上がりで下顎の左側偏位が観察される．

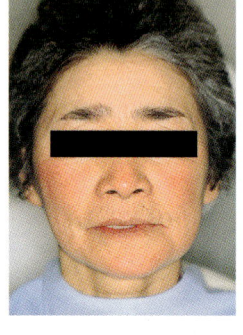

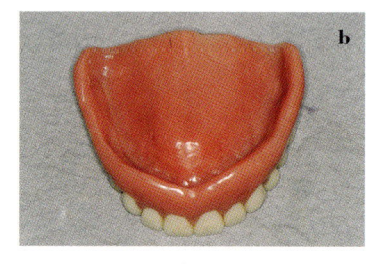

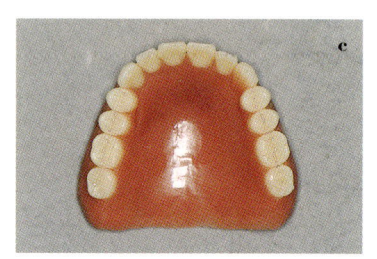

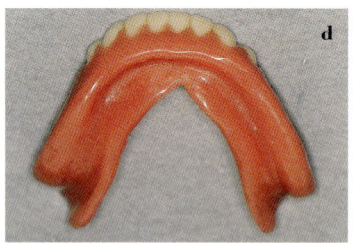

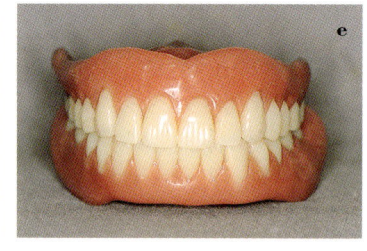

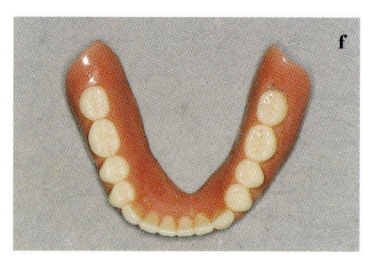

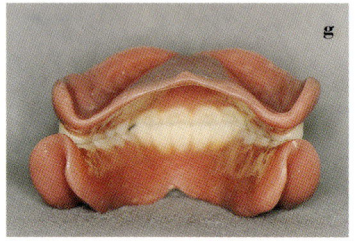

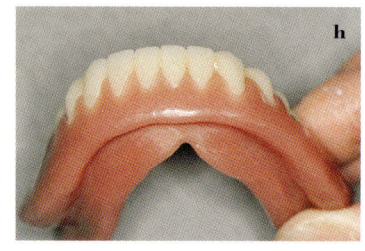

図2-b〜h　初診時装着総義歯．上顎義歯は，義歯床正中に対し左右対称に人工歯排列されているが，下顎義歯は義歯床正中と人工歯の正中は一致せず右側に偏位し，後方から観察した翼突下顎縫線部の間隔は同幅でなく，下顎が左側に偏位した状態で人工歯排列されたことが観察される．

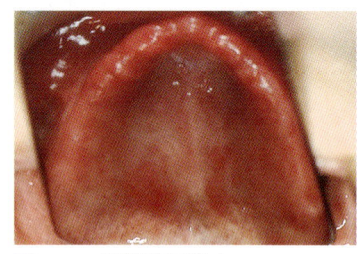

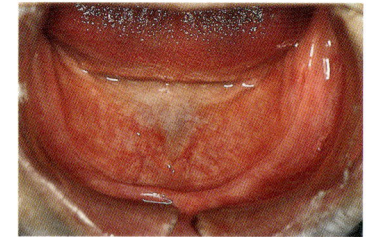

図2-i,j　初診時口腔内．

図2-k　口腔内装着時正面観．下顎人工歯正中は左側に移動し，義歯作製後も下顎が左側に偏位したと推測される．

〔治療計画〕
・下顎位の診査・診断
・下顎偏位・顎機能障害の改善のための治療用義歯の作製
・最終義歯調製

CASE 3-2：下顎位復位が必要な症例

STEP 1　研究模型の作製，正中矢状面の分析

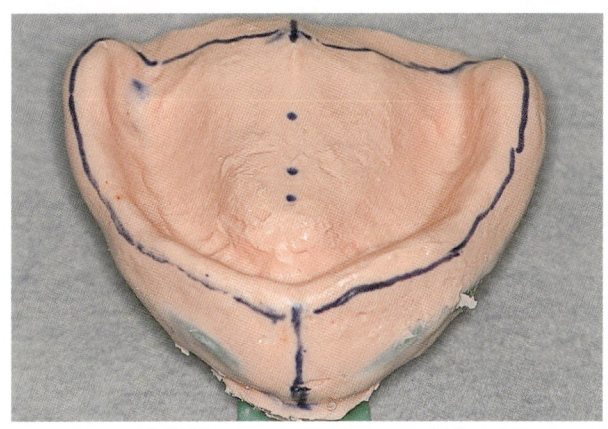

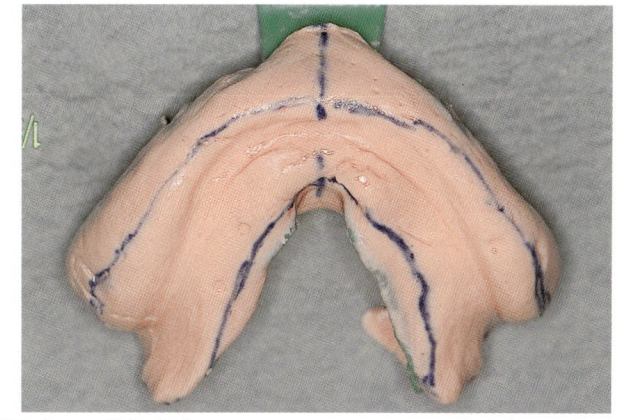

図2-1a,b　正中指標がインクペンシルにて記入された上・下顎予備印象．口腔前庭溝・ハミュラーノッチから口蓋小窩・口蓋面全域，後臼歯三角・後顎舌骨筋窩・舌側歯槽溝全域がすべて包含されている．

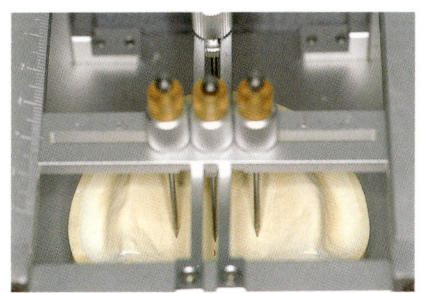

図2-2　上顎模型の水平的位置調整．SHILLA I を使用した，上顎模型正中矢状面設定のための水平基準（口蓋骨水平板相当部）による左右高さの調整．

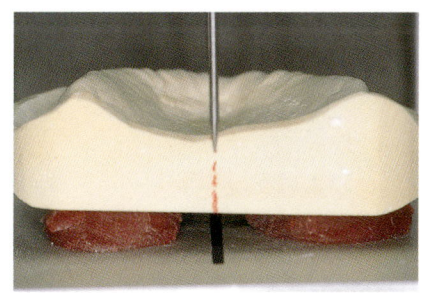

図2-3　正中線評価羅針を用いて上顎模型後面に記入された正中矢状軸線．前面後面の正中矢状軸線を結んでできる平面が正中矢状面である．

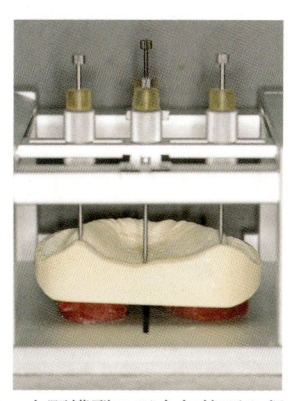

図2-4　上顎模型の正中矢状面を保持し，正中矢状面に直交する咬合平面を設けるために，ハミュラーノッチ部に左右同高に切痕を施す．

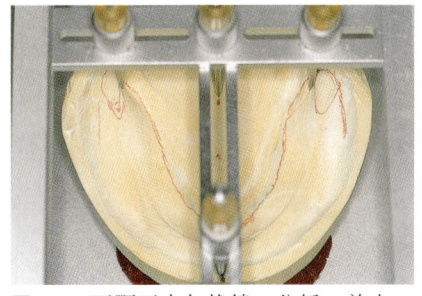

図2-5　下顎正中矢状線の分析．前方で下唇小帯・舌小帯を，後方は左右後臼歯三角内側・顎舌骨筋線中間点を指標にして正中矢状線を記入する．

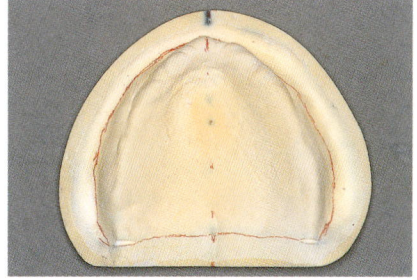

図2-6a,b　正中矢状線が記入され，左右対称，直交する後面にトリミングされた上下顎研究模型．これにより咬合器に付着された模型位置を客観的に一目瞭然に観察できる．

とであると思われ，その原因は，咬合の不調和・下顎偏位にあると推測された．

咬合の診査・診断ならびに構築・調整について論ずる場合，狭義的な上下の歯の接触状態もさることながら，より重要かつ基本であるのは，広義的にそれがどの下顎位で成されているかである．

顔面頭蓋の正中矢状面を咬合器の正中矢状面に一致して咬合器付着する SHILLA SYSTEM の特徴を活用して患者の下顎位を診査・診断し，下顎偏位が存在する場合にはどの下顎位に復位して義歯調製を

Chapter 3
総義歯

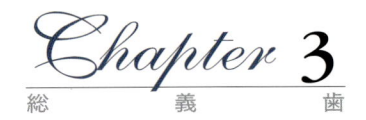

STEP 2　咬合平面の設定，上顎模型の咬合器付着

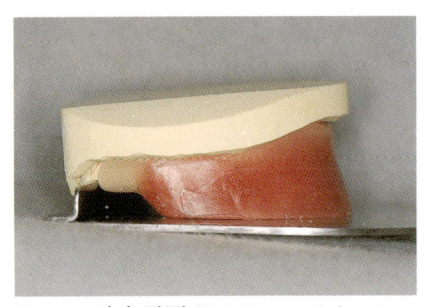

図2-7 咬合平面ガイド・スパチュラによる咬合平面の設定．咬合平面ガイド・スパチュラの水平基準板を同高に施したハミュラーノッチ部切痕にあてがい正中矢状面に直交する咬合平面を設定した咬合床．

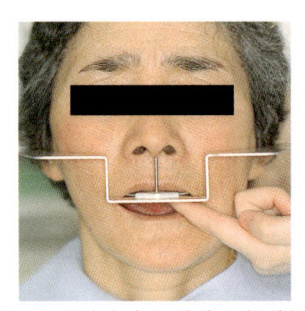

図2-8 上顎咬合床を試適し顔貌観察による咬合平面の評価．顔貌正中矢状軸と咬合平面は直交し左右同高となり優れた分析結果であることを確認した．

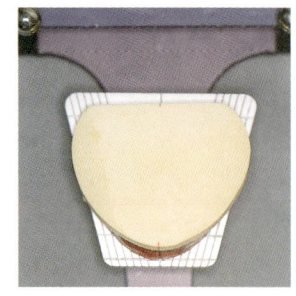

図2-9 SHILLAⅡを用いた上顎模型の咬合器付着．上顎模型の正中は咬合器上弓の正中に一致して左右対称に，後縁は直交し模型の正中矢状面は咬合器の正中矢状面に一致して付着される．

行うか，目標設定を確立して解決することとした．

■ STEP 1／研究模型の作製，正中矢状面の分析

　無歯顎患者の咬合採得・下顎位に対する診査・診断を行うためには，まず研究模型を作製する必要がある．研究模型は，研究対象となる口腔内領域がすべて正確に包含されていなければならず，そのための予備印象は最終義歯をイメージできる優れたものでなければならない．予備印象の良否は，予後を左右するといっても過言ではない．

　予備印象採得のトレーには，賦形できて症例に応じて適合可能な，エイブ・インプレッション・トレー無歯顎用を用い，アルジネート印象材を適切な量・硬度の練和で印象採得する．

　印象採得後，上顎では顔貌観察による正中線・上唇下縁・口蓋小窩とその中点・正中口蓋縫合線を，下顎では前方の正中指標として下唇小帯・舌小帯を，それぞれインクペンシルにて印象面に記入しておく（図2-1）．そして時間をおかず，ただちに硬石膏注入による研究模型の作製を行い，正中矢状面分析器SHILLA Ⅰにて上顎模型の正中矢状面分析を行う．

　分析した正中矢状面を基準として咬合器付着を行い，それと直交する面を咬合器上で具現化し，咬合平面を診断・設定する臨床技法がSHILLA SYSTEMの真髄である．

　正中矢状面を記録採得する方法には，①上顎模型を正中矢状面分析器SHILLA Ⅰで分析し記録採得する方法と，②顔面の正中長軸をエステティック・フェイス・ボウで記録する方法とが挙げられる．今回の症例では①のSHILLA Ⅰで上顎模型を分析し，咬合平面診断・設定器具SHILLA Ⅱにて咬合器付着を行う方法を用いた．具体的なステップは以下のとおりである（CHAPTER 2-2参照）．

①上顎模型に口蓋小窩中点・正中口蓋縫合線を前方に延長して正中矢状線を記入し，これをSHILLA Ⅰの正中に設定する．

②水平基準点として，口蓋骨水平板大口蓋孔相当部で正中から12mmの距離点で模型が左右同高となるように上顎模型の水平的位置を調整する（図2-2）．

③模型の前面と後面に正中線評価羅針を延長して正中矢状軸線を記入する（図2-3）．

④次にハミュラーノッチ部に左右同高になる切痕を施す（図2-4）．この正中矢状線と模型の後縁が直交し，また左右対称となるように模型をトリミングする（図2-6a）．

⑤下顎模型に，前方で下唇小帯・舌小帯を，後方では左右後臼歯三角内側・顎舌骨筋線中間点を指標にして正中矢状線を記入し（図2-5），模型の後縁がこの正中矢状線と直交し，また，左右対称となるように模型をトリミングする（図2-6b）．

■ STEP 2／咬合平面の設定，上顎模型の咬合器付着

　模型のアンダーカットをワックスにてブロック・アウトし，即時重合レジンにて基礎床を作る．上顎

CASE 3-2：下顎位復位が必要な症例

STEP 3　咬合採得，治療方針の決定

■下顎模型の咬合器付着と下顎偏位の判断法（別症例）■

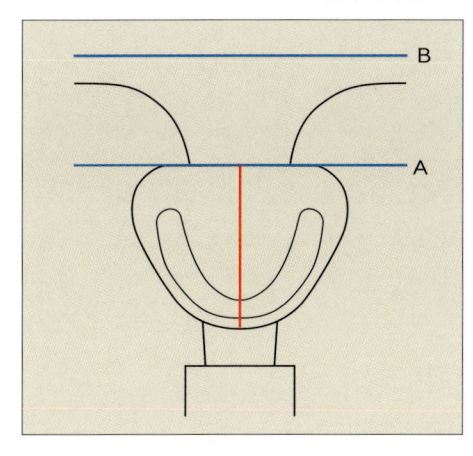

図2-10　下顎模型上に記録した正中矢状線が咬合器の正中矢状線と不一致な結果を呈する場合には，咬合採得のミスと考えること．この際，印記した正中矢状線と直交するよう下顎模型後面をトリミングしておくとより判断しやすい．
　的確な顎位記録であれば，模型後縁Aは咬合器下弓の左右後縁Bと平行となるし，下顎模型の正面観で，Bの高さにより左右後臼歯三角の高さの高低差がないことを判断できるはずである．
　図2-14aのように，上顎の翼突下顎縫線に対する下顎の翼突下顎縫線の位置観察結果で，ズレがないことが観察可能となる．

基礎床にワックスの咬合堤を設定し，熱した咬合平面ガイド・スパチュラ水平支持部をハミュラーノッチ切痕にあてがい，前歯部は上唇下縁の高さまでワックスを溶かし，正中矢状面に直行し左右同高な咬合平面を設定付与する（図2-7）．

上顎咬合床を患者に試適し，顔貌観察による咬合平面の顔面正中長軸に対する左右同高性のチェックを行い，満足した状態であれば（図2-8），DIRECT CHECK BITE TECHNIQUEによる咬合採得に移る（まれではあるが，満足しない場合はエステティック・フェイス・ボウを使用し，正中矢状面の記録採得をやり直す）．

咬合平面診断・設定器具SHILLA IIを用い，上顎模型の咬合器付着を行う（図2-9）．これにより，上顎模型の正中は咬合器上弓の正中に一致して左右対称に，後縁は咬合器上弓に対し直交した状態となる．

■ STEP 3／咬合採得，治療方針の決定
［咬合採得］
次に，DIRECT CHECK BITE TECHNIQUEにより咬合採得した下顎模型を咬合器下弓に付着する．下顎偏位がなければ下顎模型の正中矢状線は下弓の中央に位置し，後縁は直角の状態となり，正中に対して左右対称に位置する．下顎偏位があれば，下顎模型の正中矢状線は下弓の中央になく，後縁は傾斜した状態となる（図2-10）．

このように，上顎模型の正中矢状面を咬合器上弓の正中矢状面と一致する咬合器付着を行い，これを直交する咬合平面を用いて下顎咬合採得付着を行うSHILLA SYSTEMを活用すれば，下顎模型の位置を基準を持って具現化でき，一目瞭然に咬合採得・下顎位の評価・診断を行うことが可能となり，臨床上大いなるメリットを得ることができる．

［顎機能・下顎位の評価］
ゴシック・アーチ・トレーシングによる顎機能診断では，容易に以下の2点が可能となる．
①水平面上にトレーシングされた下顎限界運動と習慣性咬合位とから，可視的に顎関節の状態を推測・把握できる．
②顔面正貌の観察所見から顔面上部と下部との正中矢状面の一致性を評価できるため，可視状態で論理的に顆頭位の設定が可能となる．

このため，日常臨床において，顎機能の評価・下顎位設定に必要不可欠なものとなっている．

本症例においては，アペックスとダイレクト・チェック・バイト採得位は一致したが，その下顎位では顔面正貌において顔面上部と下部の正中矢状面は一致せず，下顎オトガイ部は左側に偏位した状態であった（図2-11）．咬合器上でも下顎模型の正中矢状線と下弓正中矢状線は一致せず，左側に偏位し，正面観でも下顎模型は左側に偏位した状態を示した

Chapter 3
総義歯

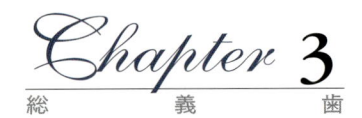

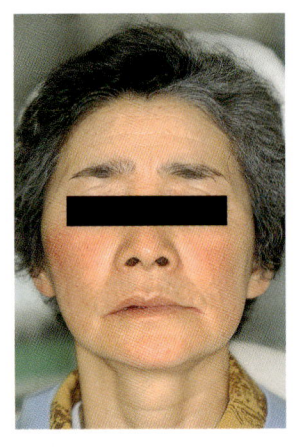

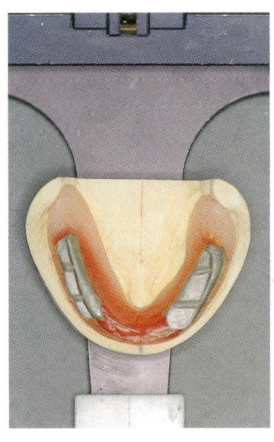

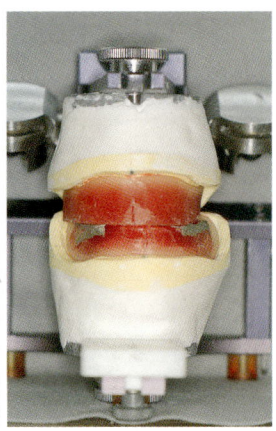

図2-11 | 図2-12a | 図2-12b

図2-11　ダイレクト・チェック・バイト採得時の顔貌正面観．顔面上部と下部の正中矢状面は一致せず，下顎オトガイ部は左側に偏位した状態であった．

図2-12a,b　ダイレクト・チェック・バイト採得により咬合器付着された下顎模型位置．下顎模型の正中矢状線と咬合器の下弓正中矢状線は一致せず，左側に偏位し(a)，正面観でも下顎模型は左側に偏位した状態を示した(b)．

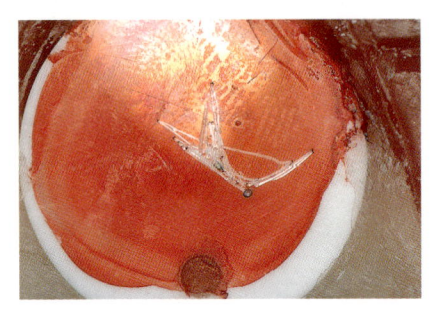

図2-13　ゴシック・アーチ・トレーシング描記路．顔貌観察により顔面上部と顔面下部の正中矢状面が一致する位置をトレーシング上に印記し，描記盤に描記針嵌入孔を設けた．

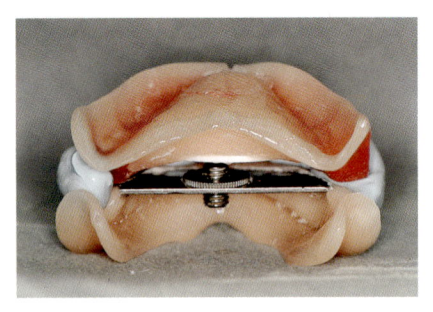

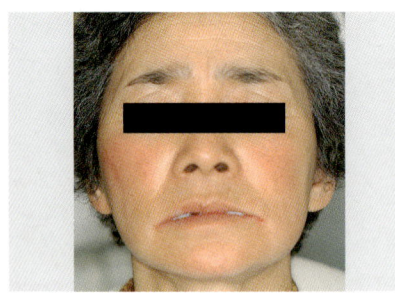

図2-14a | 図2-14b

図2-14a,b　設定下顎位で，シリコンバイト材により記録採得した．咬合床後面観(a)と顔貌正面観(b)．

(図2-12)．そこで，顔貌観察により顔面上部と顔面下部の正中矢状面が一致する位置をトレーシング上に印記し，描記盤に描記針嵌入孔を設けることとした（その位置はアペックス3mm右前方で，前方運動の出発点であった）(図2-13)．

この下顎位を採用することとして，シリコンバイト材を注入し，記録採得を行った(図2-14)．

[コンサルテーションと治療方針の決定]

以上の診査・診断より，本症例は下顎の左側偏位が存在していることがわかった．下顎位を復位し，顎機能を改善するスプリントとしてのプロビジョナル・デンチャーを使用して機能的下顎位を求め，下顎位が安定した後に最終義歯を調製する治療計画を立案して，コンサルテーションを行った．

しかし，患者は保険診療の範囲での治療を希望したので，プロビジョナル・デンチャーを活用する治療を断念し，下顎位を上顎正中矢状面と下顎正中矢状面の一致する位置に復位して義歯を調製することに決定した．残念ながら日常臨床においては，患者の選択により，術者の立案した治療方針通り治療を行えないこともある．

■ STEP 4／下顎位の再評価，人工歯排列

診査・診断行程で，下顎位の設定まで終了しているため，設定した下顎位で下顎模型のリマウントを行い(図2-15)，人工歯排列後に試適し，機能印象採得して義歯の調製を行うことにした．この方法をとることで，診査・診断行程がむだにならず，義歯調製までのスムーズな治療連携を行うことができる．

CASE 3-2：下顎位復位が必要な症例

STEP 4 　下顎位の再評価，人工歯排列

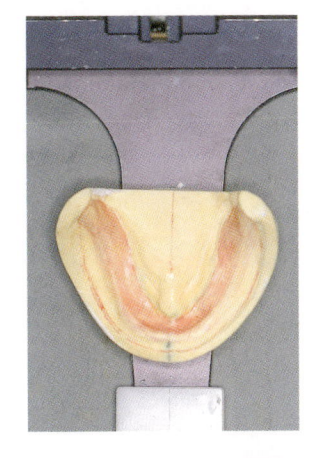

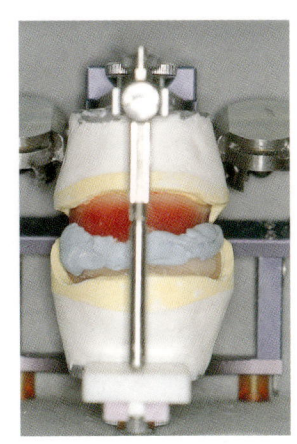

図2-15a｜図2-15b

図2-15a,b 　リマウントにより咬合器付着した下顎模型の位置．下顎模型の正中矢状線と咬合器下弓の正中矢状線はほぼ一致し，正面観でも下顎模型はわずか左寄りではあるがほぼ中央に位置している（図2-11a,b 参照）．

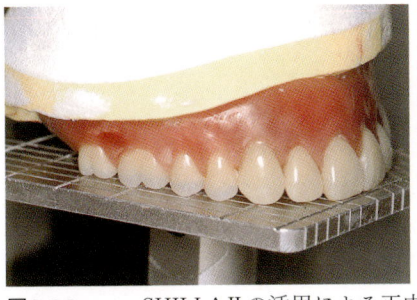

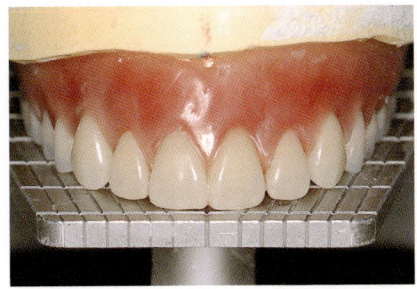

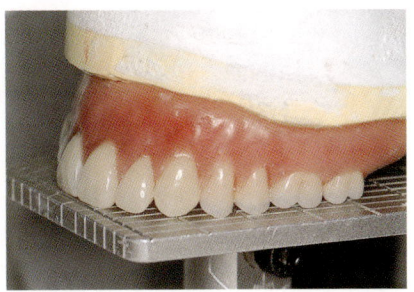

図2-16a〜c 　SHILLA II の活用による正中矢状面に対する左右対称・左右同高の人工歯排列．上顎人工歯排列はSHILLA II の盤自体を咬合平面とし，刻印されてある線をガイドとして左右対称・左右同高に行う．自動的に垂直的歯軸を持った審美的排列を容易に行うことができる．

図2-17a,b 　下顎正中矢状線に一致せず，右側に偏位した人工歯列（**a**）．臼歯部も歯槽堤に対し右側に移動した状態に排列された（**b**）．

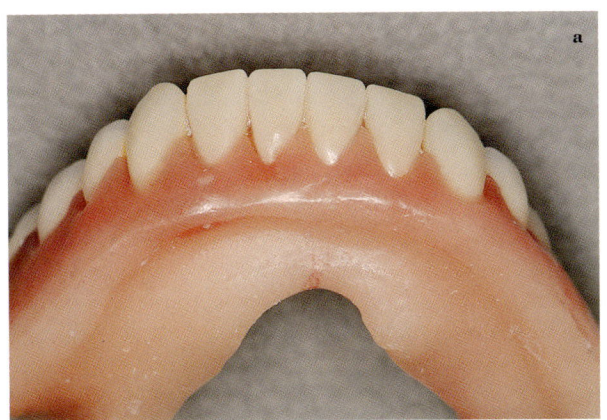

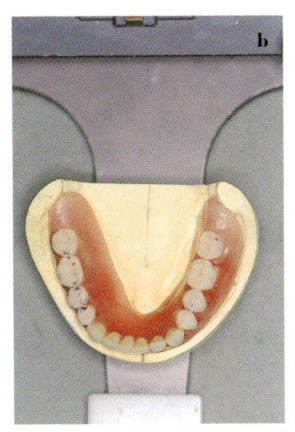

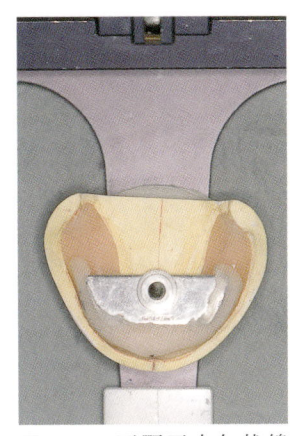

図2-18 　下顎正中矢状線に一致させて設置されたゴシック・アーチ・トレーサー描記針．

　人工歯排列は，咬合平面診断・設定器具 SHILLA II を活用することにより，上顎天然歯植立を推測し，容易に正中矢状面に対して左右対称・左右同高にこれを行うことができた（**図2-16**）．
　次に上顎に対合して下顎人工歯排列を行う．上顎正中矢状面と下顎正中矢状面が一致していれば，左右下顎中切歯の接点は下顎の正中矢状線に一致し，臼歯は左右対称に歯槽堤上に排列される．本症例で顔貌観察とゴシック・アーチ・トレーシングの前方運動出発点で設定した下顎位では，左右下顎中切歯の接点は下顎正中矢状線と一致せず，右側にずれ（**図2-17a**），臼歯部も歯槽提に対し右側に移動した状態

SHILLA SYSTEM の概念とその臨床活用

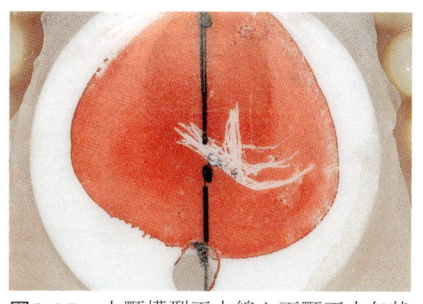

Chapter 3
総義歯

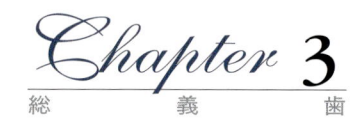

図2-19 上顎模型正中線と下顎正中矢状線の一致する点に設けた描記針嵌入孔.

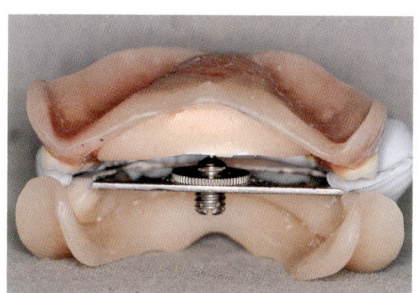

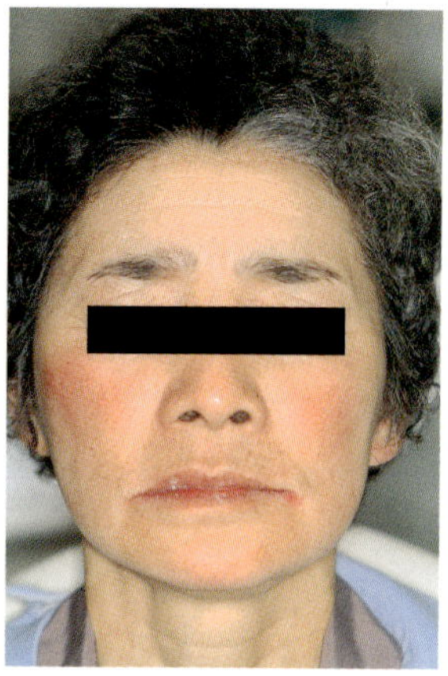

図2-20a,b 第2回目設定下顎位のシリコンバイト材による記録採得.
a：後方から観察すると，上下顎の翼突下顎縫線の連続性左右上下の位置関係は同幅の対称性で偏位のないことが確認できた．
b：顔貌観察でも顔面上部と下部の正中矢状面が一致した．

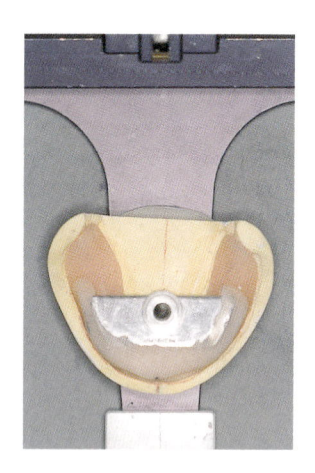

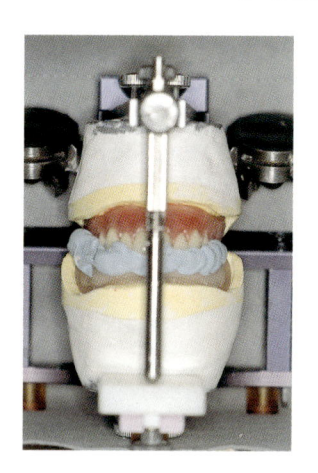

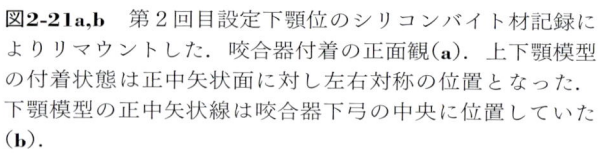

図2-21a,b 第2回目設定下顎位のシリコンバイト材記録によりリマウントした．咬合器付着の正面観（a）．上下顎模型の付着状態は正中矢状面に対し左右対称の位置となった．下顎模型の正中矢状線は咬合器下弓の中央に位置していた（b）．

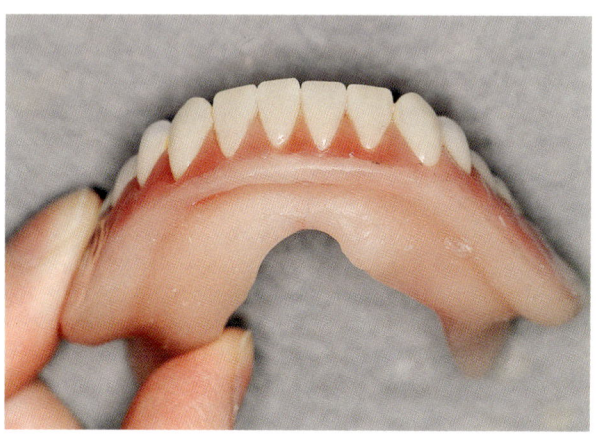

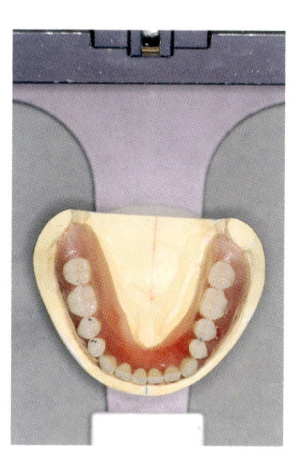

図2-22a,b 第2回目設定下顎位での下顎人工歯列．下顎中切歯接点は正中矢状線に一致し，臼歯部は歯槽堤上に位置した．

に排列された（**図2-17b**）．そこで，本症例の下顎位では右側への復位が充分ではなくまだ左側に偏位した状態であると判断し，下顎位を再度設定し直すこととにした．

人工歯排列した上顎ワックスデンチャーに描記盤を設置し，再度ゴシック・アーチ・トレーシングを行った．描記針を下顎正中矢状線に一致させて設置すれば（**図2-18**），描記盤に上顎正中矢状線を記入して，トレーシングされたアペックス，タッピングポイント，ダイレクト・チェック・バイト下顎位の位置を検討することにより，下顎偏位の有無と量，咬合採得の適・不適を診査することができる．採得した下顎位が描記盤の正中矢状線に一致すれば下顎偏位・咬合採得の不適はなく，その位置が正中矢状線

CASE 3-2：下顎位復位が必要な症例

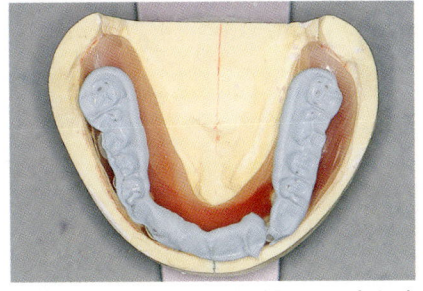

STEP 5　義歯調製・装着

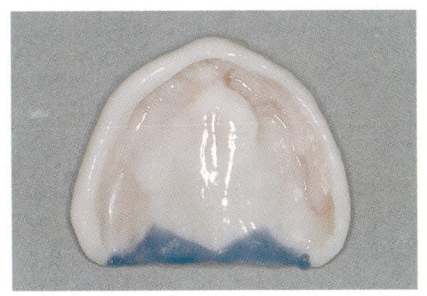

図2-23　シリコンバイト材による中心咬合位咬合面コア．

図2-24a,b　ティッシュ・コンディショナーにより採得された上・下顎機能印象粘膜面観．機能印象に近い辺縁形態と同等沈下を表現する粘膜面形態．上顎床後縁にワックスにより機能的ポストダムを付与する．

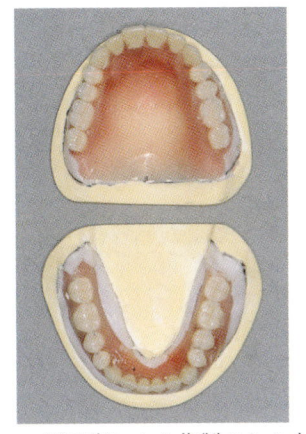

図2-25　硬石膏により作製された上・下顎作業用模型．最終印象が完了した上・下顎ワックスデンチャーをボクシングして，真空撹拌した硬石膏を注入し，作業用模型を作製する．

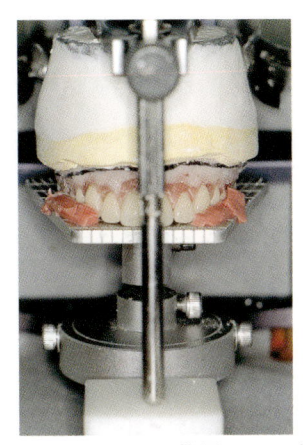

図2-26　SHILLA Ⅱを使用しての上顎作業用模型の咬合器付着．重合後の咬合調整を行うため，SHILLA Ⅱを使用して上顎模型の咬合器付着を行う．

図2-27　咬合器付着された上・下顎作業用模型．上下顎正中矢状面が一致し，正中に対して左右対称に付着している．

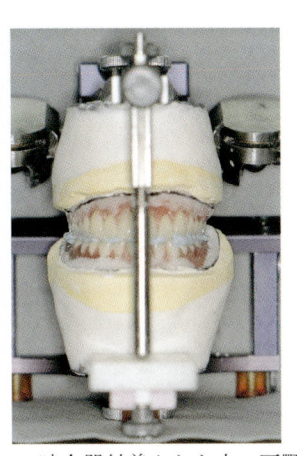

より距離があればあるほど，偏位の度合い，あるいは咬合採得の不適は大きいと診断される．

下顎偏位が存在する場合，復位する下顎位の目標は顔面上部と下部の正中矢状面が直線となり，一致する偏位のない位置であるから，トレーシングされた限界運動路と描記盤正中矢状線の交わる位置に設定すればよいことになる（図2-19）．本症例では最初に設定した位置よりさらに1.5mm右前方の位置である．この部に描記針嵌入孔を設け，シリコンバイト材で記録採得した咬合床を後方より観察すると，翼突下顎縫線の連続性左右上下の位置関係は対称性で偏位のないことが確認でき（図2-20a），顔貌観察でも顔面上部と下部の正中矢状面が一致したので（図2-20b），この下顎位で下顎模型のリマウントを行った．下顎模型の正中矢状線は咬合器下弓の中央に位置し，正面観で上下顎模型の付着状態は正中矢状面に対し左右対称の位置となった（図2-21）．

下顎人工歯排列を行うと，下顎中切歯接点は正中矢状線に一致し，臼歯部は歯槽堤上に位置した（図2-22）．以上により，下顎偏位のない下顎位の設定ができたと判断し，この位置で義歯の調製を行うこととした．

■ STEP 5／義歯調製・装着

ワックスデンチャーを患者に試適し，前歯部排列を調整し，機能印象採得を行った．機能印象にはティッシュコンディショナーを用い，上顎は前下方への位置移動を防ぐためリプレースメント・ジグを使用し，下顎は咬合器上で中心咬合位咬合面コアをシリコーンバイト材にて作製しておき（図2-23），こ

SHILLA SYSTEMの概念とその臨床活用

Chapter 3
総義歯

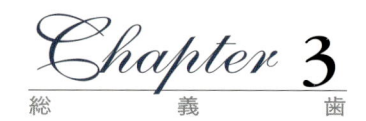

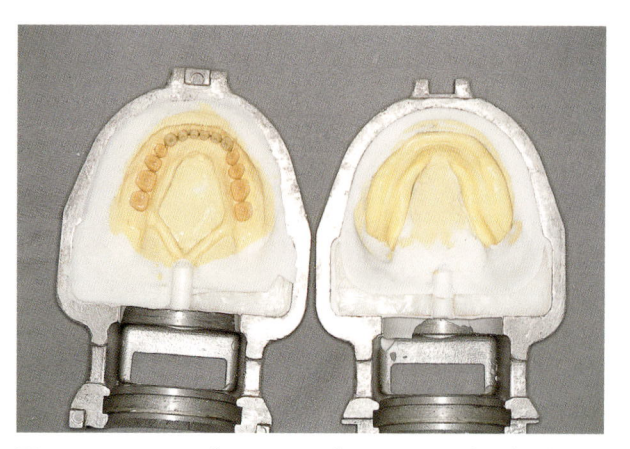

図2-28 イボカップ・システム（IVOCLAR，白水貿易）による重合．重合精度がよく，誤差が少ない．

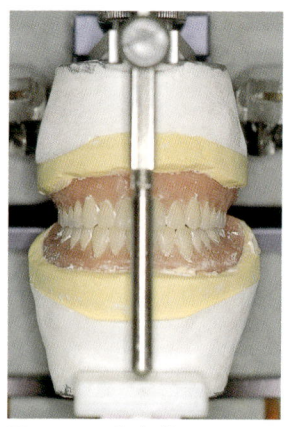

図2-29 重合後リマウントによる咬合器付着．イボカップによる重合は，重合誤着は少ないが，咬合微調整は必ず必要である．

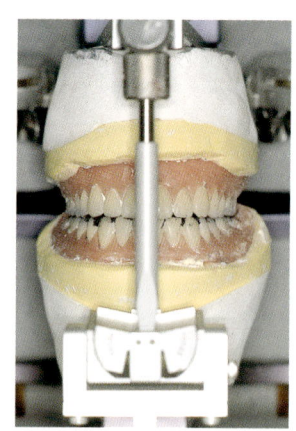

図2-30 メカニカル・テーブルを使用するアンテリア・ガイドの咬合調整．メカニカル・テーブルを使用し側方左右同角度で真前方にもバランスのとれたアンテリア・ガイドを付与する咬合調整を行う．

れを用いて位置移動を防止して機能印象採得を行った（図2-24）．ここで，顆路測定のためアリュ・ワックスにて前方切端咬合位・右側方犬歯切端咬合位・左側方犬歯切端咬合位のチェック・バイト記録を採得し，咬合調整のための準備をしておく．

機能印象面にニュートップコートを塗布し，硬石膏にてスプリットキャストを付与した作業用模型を作製する（図2-25）．上顎はSHILLA IIにて咬合器付着を行い（図2-26），下顎はシリコン咬合面コアを介して付着を行う（図2-27）．アリュ・ワックスの側方チェック・バイト記録を用いて顆路角の測定を行い，左右同角度に設定した．

歯肉形成完了後，重合精度がよく誤差の少ないイボカップ・システム（IVOCLAR，白水貿易）にて重合する（図2-28）．重合完成後，重合誤差の修正また顆路角に調和させるため咬合調整する．スプリット・キャストを利用し，マウンティング・プレートにリマウントして行った（図2-29）．

前方ガイドは，左右対称の角度で，また真前方にバランスよく咬合調整するため，メカニカル・テーブルを用いる（図2-30）．研磨完成後，患者に義歯床内面のPIPチェックを行い，義歯の機能圧が加わった時に同等沈下できるように調整して装着する．

■ GOAL／メインテナンス

本来，下顎偏位のある無歯顎患者の下顎復位・顎機能の改善をめざす治療には，スプリントとしての治療用義歯を使用し，下顎位を目標の位置に安定させ顎機能を改善してから最終義歯を調製すべきである．しかし，今回のようにそれが行えない場合は，復位する下顎位をより慎重に的確に設定して義歯を調製し，経過を観察していかなければならない．

本症例は予想に反して短期間のうちに設定した下顎位に順応し，少ない義歯床内面の調整のみで義歯の使用ができた．患者は下顎の歯肉の痛みが解消してよく咬めるようになり，顔の変形が治り，顎の関節が開きにくいことも痛みも解消したと喜んでいる（図2-31）．

今後は後戻りしないよう，経過観察していく予定である．

まとめ

無歯顎補綴臨床にSHILLA SYSTEMを活用し，上顎模型の正中矢状面を咬合器の正中矢状面に一致させて付着することにより，咬合採得で咬合器下弓

CASE 3-2：下顎位復位が必要な症例

GOAL　メインテナンス

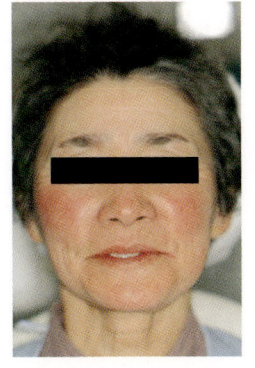

図2-31a　治療後の顔貌正面観．オトガイ先端は中央に位置し口唇裂の左上がりも改善し下顎の正中復位が観察される．

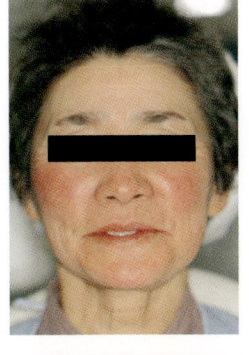

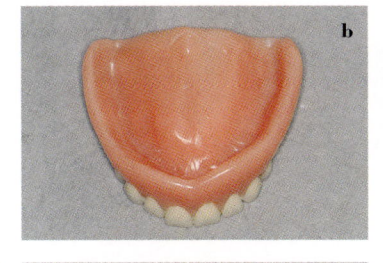

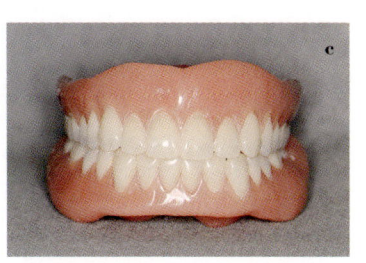

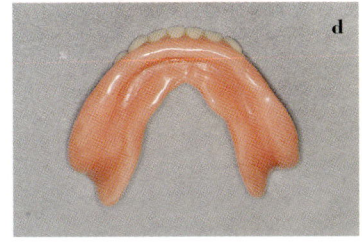

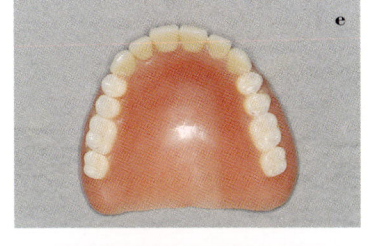

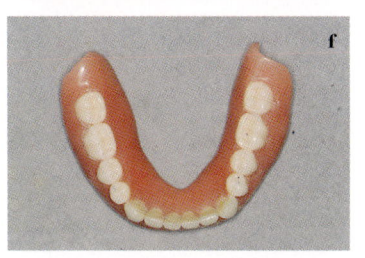

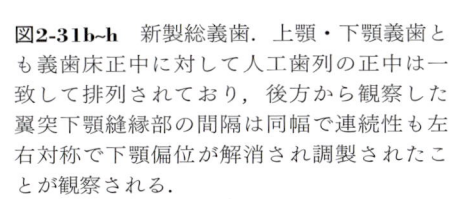

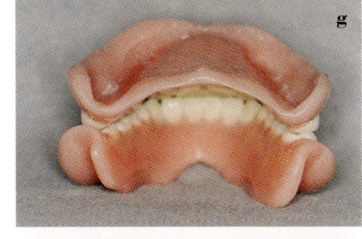

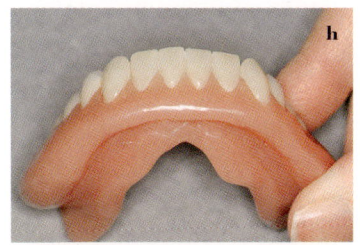

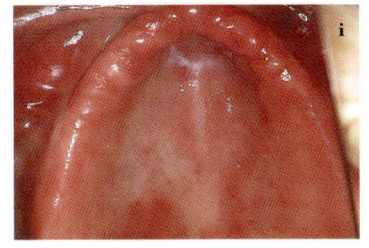

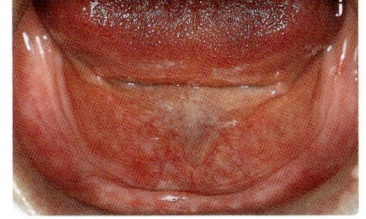

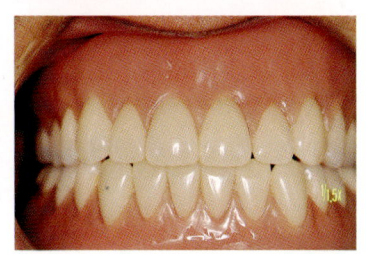

図2-31b~h　新製総義歯．上顎・下顎義歯とも義歯床正中に対して人工歯列の正中は一致して排列されており，後方から観察した翼突下顎縫縁部の間隔は同幅で連続性も左右対称で下顎偏位が解消され調製されたことが観察される．

図2-31i,j　治療後の口腔内．

図2-31k　口腔内装着時の正面観．上下顎人工歯正中は一致し偏位が解消されていると推測される．

に付着された下顎模型位置の評価を基準を持って客観的に行うことができた．さらに，下顎偏位を復位する術者の目標とする下顎位を，顔面上部と下部との正中矢状面を一致させるという基準のもとで設定して義歯を調製することにより，患者の主訴を改善し，成功に導くことができた．

SHILLA SYSTEM の概念とその臨床活用

Chapter 3
総義歯

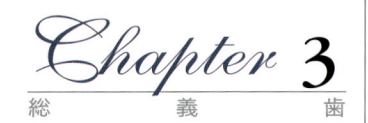

CASE 3-3 | SHILLA II と SHILLA III による人工歯排列の違い

金　相鎬

SHILLA SYSTEM を初めて知った時の衝撃はいまでも忘れることができない．それは筆者の総義歯の臨床，特に補綴物作製において大きなターニングポイントになり，今では欠かすことのできない要素となった．

特に本稿のテーマである無歯顎症例においては，歯の排列と咬合の再構築を行う際，歯がすべて喪失した状態から審美性・機能性を兼ね備えた人工歯排列を行うことは非常に難しい作業であった．しかし，SHILLA SYSTEM により「生体の正中矢状面を基準に左右対称および同高の咬合平面」の具現化が行えることにより，理想的な排列・咬合の再構築が可能となった．

また，総義歯に対するその概念・術式のすばらしさに感銘を受け，筆者は未だ未熟ながら阿部先生方式で総義歯治療を行っている．

そこで，本稿では阿部先生に教えていただいた SHILLA SYSTEM と総義歯作製法を用いた臨床症例を，感謝の意を込めて呈示したい．

治療の流れ

咬合平面診断・設定器具 SHILLA II と咬合彎曲面診断・設定器具 SHILLA III は，どちらも基本が左右同高，対称の咬合平面であるという原則に変わりはないものの，それぞれに特性を持っている．人工歯排列を行う時に，SHILLA II による前歯・臼歯の同一咬合平面を採用するか，SHILLA III による臼歯部の"curve of Spee"を付与したものを採用するかは術者の判断に委ねられている．そのどちらの方法によっても排列が簡単に行えるように整えられていることは，術者として非常にありがたいことである．しかし，術者がどちらの方法を選択すべきか判断する基準に関してはあまり明確な臨床的回答は得られていないように思う．

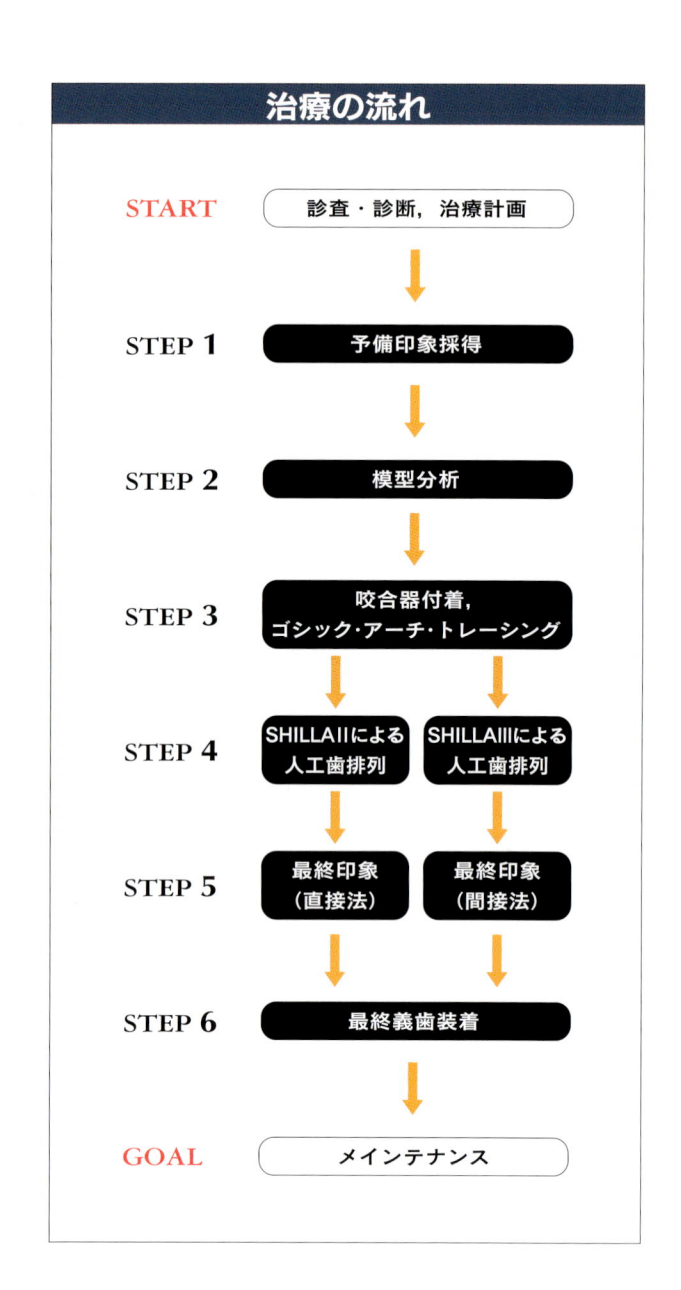

それゆえ，本稿では同一患者において SHILLA II，III を利用して人工歯排列を行い，それぞれ同一の咬合平面と"curve of Spee"を付与した咬合平面の間で実際にどのような差があるかについての比較検討を通して，現在著者が行っている総義歯作製の一連の

CASE 3-3：SHILLA II と SHILLA III による人工歯排列の違い

> **START** 診査・診断，治療計画

初診：2002年9月17日
性別：男性
年齢：61歳
既往歴：1993年9月頃上顎は総義歯，下顎は局所義歯の状態から上下総義歯を作製し現在まで使用．

主訴：約9年前に作製，装着した総義歯が咀嚼時に動揺がありよく咬めないと再作製を希望．

・上顎歯槽粘膜の発赤
・義歯の咬耗
・切端咬合

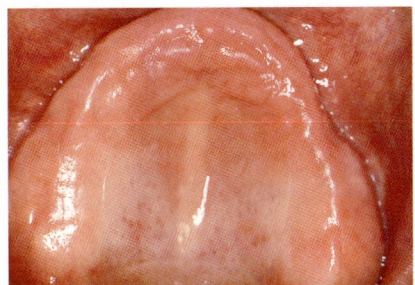

図3-a,b 上下歯槽骨は良好な状態である．ただし長期間にわたる義歯装着により局所的に発赤が見られる．

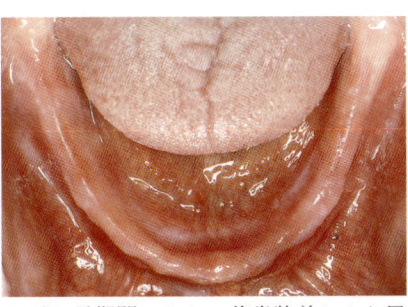

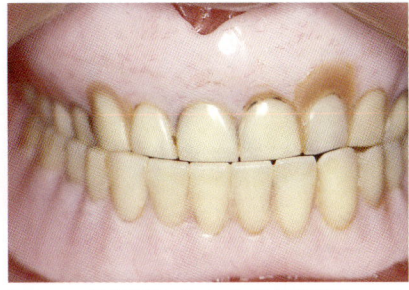

図3-c 長期間にわたる義歯使用による人工歯の磨耗が見られ，咬合関係が切端咬合の状態である．

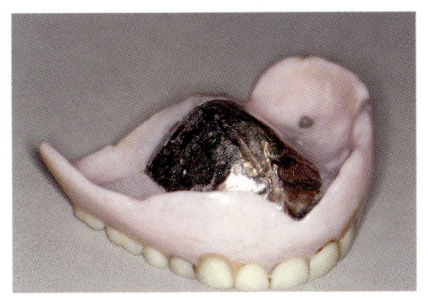

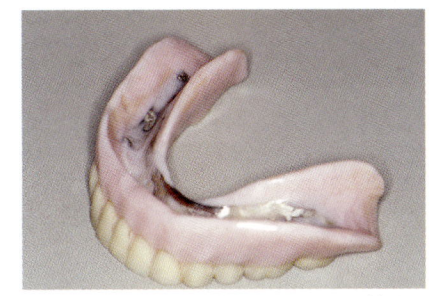

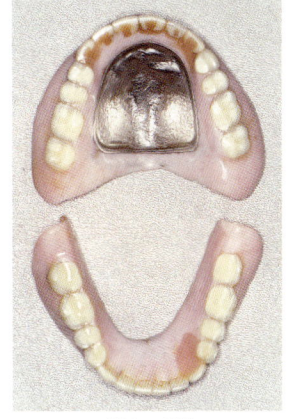

図3-d〜f 旧義歯の咬合面と内面観．歯槽頂幹線方式により排列した上下顎アーチが縮小されており，それに伴う下顎の tongue space が不足していることが見れる．

図3-g | 図3-h

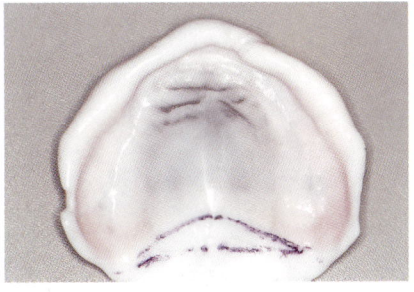

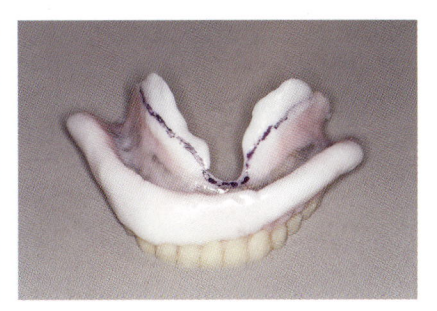

図3-g,h 旧義歯内面にティッシュコンディショナーのリライニングを行い分析する．表示された部位まで延長しなければならないと思われる．

〔治療計画〕
・ティッシュコンディショナーによる粘膜の改善
・ゴシック・アーチ・トレーシングによる咬合の再構築

SHILLA SYSTEM の概念とその臨床活用

177

Chapter 3
総義歯

> **STEP 1** 予備印象採得

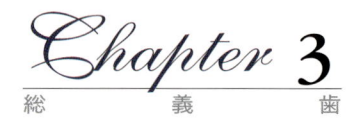

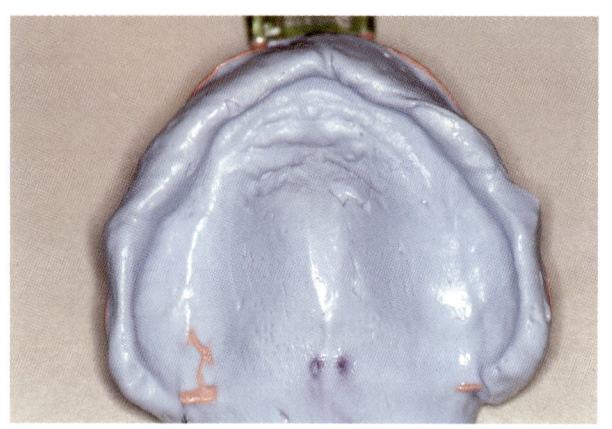

図3-1a 上顎の予備印象.

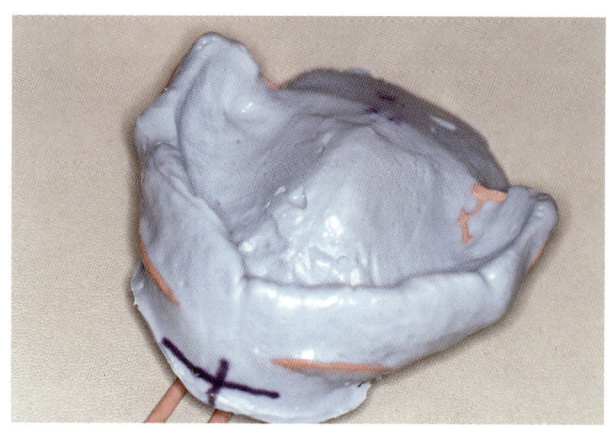

図3-1b 上顎の予備印象時，生体の正中線と上唇の下縁に印を入れておくと有効に分析が可能となる．

図3-1c 下顎の予備印象.

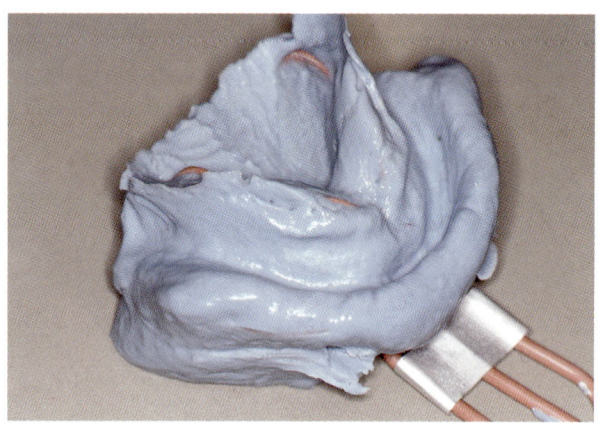

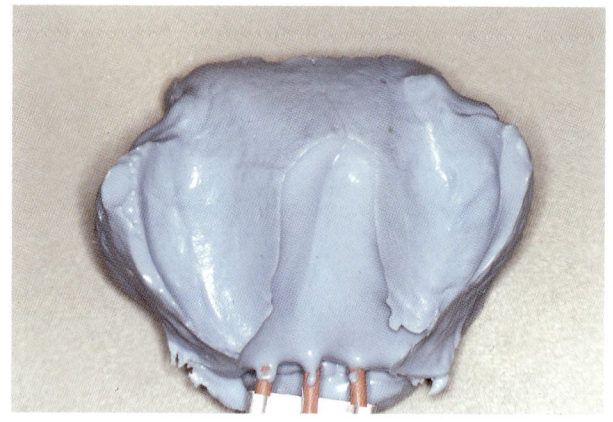

図3-1d 下顎の予備印象時，上顎歯槽堤が印記されることによりおよその顎間関係を印記することができるので，患者の来院回数を減らすことができる．

過程を述べてみたい．

■ START／診査・診断，治療計画

　上下顎歯槽骨は良好な状態であり，病的所見はみられなかった．ただし，長期間に渡る義歯装着による発赤が局所的に見受けられた（図3-a,b）．
　さらに約9年にわたる義歯使用による人工歯の磨耗のため，咬合関係が切端咬合状態であった（図3-c）．もちろん人工歯の磨耗による影響もあるが，9年前の上顎人工排列時，歯槽頂間線法則による排列の結果上顎アーチが狭くなり，そのために下顎左右臼歯部の人工歯排列も舌側に傾き，舌房が狭められているのがわかる（図3-e～g）．
　軟組織の病変，顎関節障害および顎位偏位などの問題点は見られなかった．再度作製するにあたり，旧義歯内面にティッシュコンディショナー・リライニングを施し分析した結果，義歯床縁が全般的にアンダーであったために延長する必要が認められた（図3-h,i）．
　人工歯排列時には，①SHILLA IIを利用して排列後，最終印象を直接法で行う，②SHILLA IIIを利用し"curve of Spee"を付与後，リプレースメント・ジグを使用した間接法最終印象するという二通りの方法でそれぞれ作製し，その結果を比較してみることとした．

■ STEP 1／予備印象採得

　総義歯作製においての成功と失敗はこの予備印象にかかっているといっても過言ではないであろう．予備印象はその名の通り「予備」であり，後に最終印

CASE 3-3：SHILLA II と SHILLA III による人工歯排列の違い

図3-2a｜図3-2b

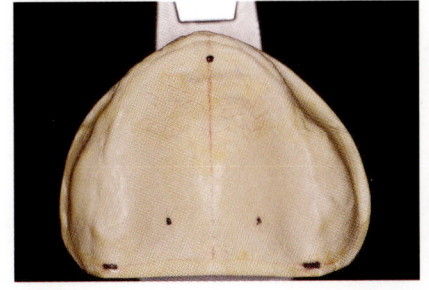

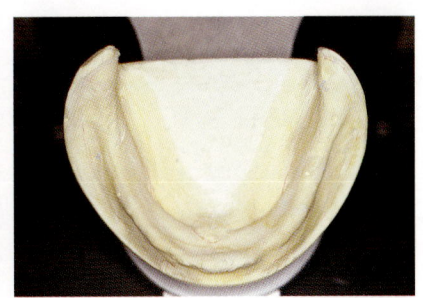

図3-2a,b 予備印象から作製した研究模型．上顎模型には正中口蓋縫合線を基準線として正中線を示しておく．

STEP 2　模型分析

図3-3a,b　SHILLA I による上顎模型の分析．

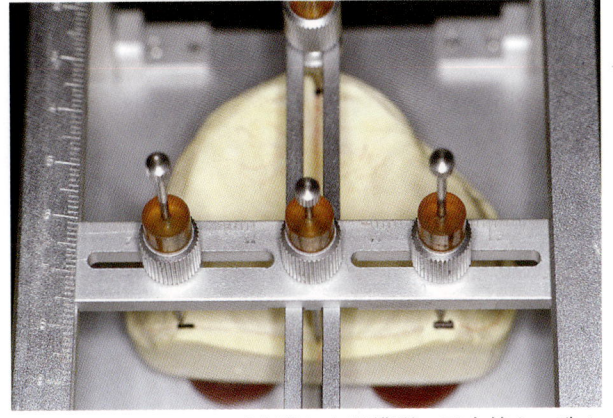

図3-3a SHILLA I の正中溝と上顎模型の正中線を一致させ，もっとも変化の少ない口蓋骨水平板が左右同高になるように調節する．

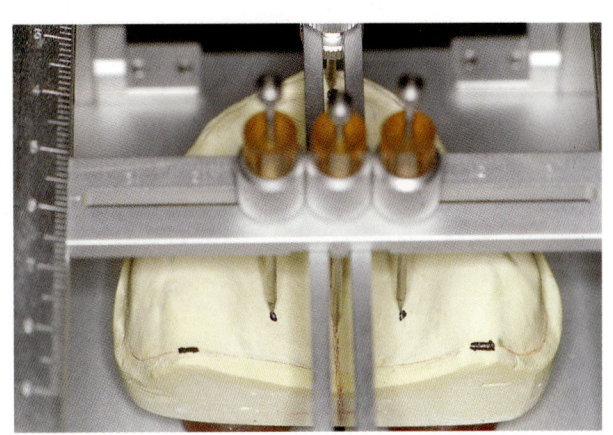

図3-3b 左右ピンを利用し，ハミュラーノッチ部位も左右同高になるようにする．

象を採得することになるが，最終印象をより完成度の高いものにするには，この予備印象上で解剖学的構造および最終印象のアウトラインに必要なすべての条件を印記し得ねばならない．

予備印象の材料としてはアルジネート印象材が最適である．アルジネート印象材はチクソトロピーな性質のため（Chapter 2 - 2「印象採得」の項参照），図3-1のように，不動粘膜と可動粘膜の境界部を含む口腔前庭溝と舌側歯槽溝の形態をある程度辺縁形成すると共に印記することができる．特に下顎予備印象時，図3-1dのように上顎歯槽堤との概略的な顎間関係を印記すれば，患者の来院回数を減らすことができ，患者負担を減らすことができる長所に結びつく．

採得した予備印象の模型を硬石膏にて採り，研究模型を完成した（図3-2）．

■ STEP 2／模型分析

上顎模型は SHILLA I での分析に備え，後方の口蓋小窩と前方の切歯乳頭，口唇小帯，および予備印象時に印記した生体の正中線を参考にし，正中口蓋縫合線を基準線として正中線を示しておいた（図3-2a）．

SHILLA I にマウントし，SHILLA I の正中溝と上顎模型の正中線を一致させ，もっとも変化の少ない口蓋骨水平板の左右の高さが同等になるように調節する（図3-3a）．次に左右ピンを利用し，ハミュラーノッチ部位も左右同高になるようにする（図3-3b）．

■ STEP 3／咬合器付着，ゴシック・アーチ・トレーシング

［上顎模型の咬合器付着］

まず，SHILLA II により上顎模型を咬合器へ付着する．SHILLA II の盤の正中線を研究模型の正中線

Chapter 3
総義歯

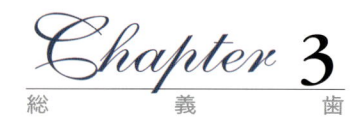

STEP 3 咬合器付着，ゴシック・アーチ・トレーシング

[上顎模型の咬合器付着]

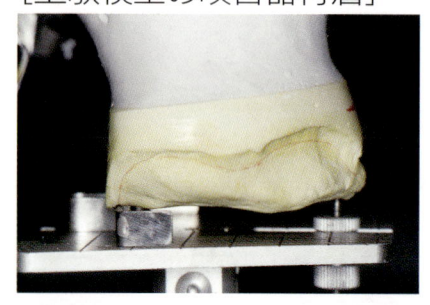

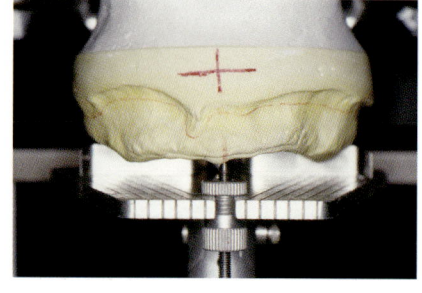

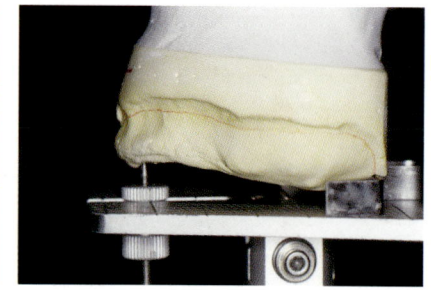

| 図3-4a | 図3-4b | 図3-4c |
| 図3-4d | | |

図3-4a〜c　上顎模型の正中線とSHILLA II 盤の正中線を一致させ，予備印象時，表示しておいた上唇下縁から25mmの高さの赤線を基準としてインサイザル・ピンを固定した．後方ハミュラーノッチ部位には7mm支持バーを利用し固定した．
図3-4d　SHILLA II 盤を利用し咬合器上溝に上顎模型をまず固定した後予備印象（図3-1d）を利用し下顎模型を仮着しておく．

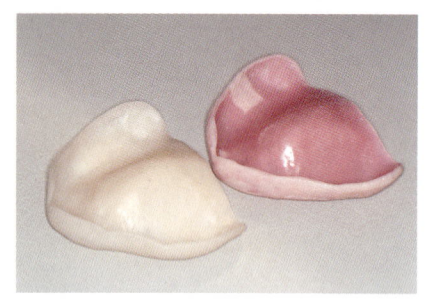

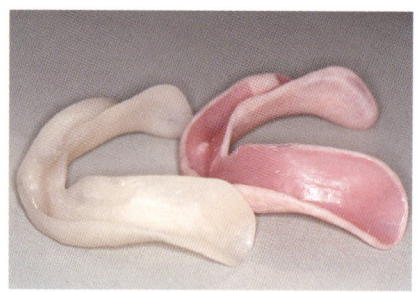

| 図3-5a | 図3-5b |

図3-5a,b　SHILLA II，III を利用した人工歯排列の比較のため，上下各2個ずつ咬合床を作製した．

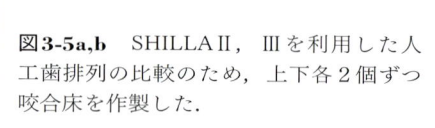

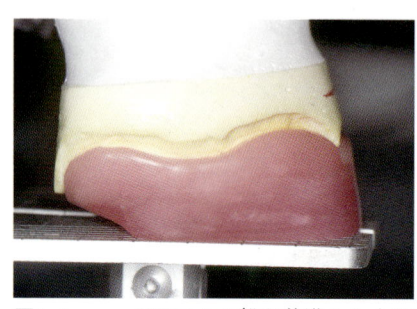

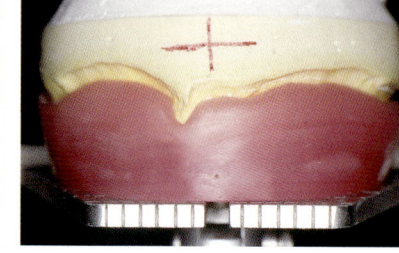

図3-6a〜c　SHILLA II 盤を基準とし上顎ロウ提を形成した．

| 図3-6a | 図3-6b | 図3-6c |

と一致させ（図3-4a），後方のハミュラーノッチ部位は7mmの水平基準点支持バーを利用して固定し（図3-4b,c），前方部位の高さはインサイザル・ピンを上下に調節して固定する．通常，前方における咬合平面通過位置から盤までは22mmの高さに固定するが，今回のケースでは口唇小帯の位置が右側に変位しており，齦頬移行部の高さが左右とも互いに違うため，予備印象時にマーキングしておいた上唇下縁から25mmの高さの赤線を基準としてインサイザル・ピンを固定した（図3-4a）．上顎模型付着後には，予備印象（図3-1d）を利用して下顎模型を仮着しておく（図3-4d）．

SHILLA II，III を利用した人工歯排列のため，図3-5のように上下2個ずつの咬合床を作製し，SHILLA II を基準とした上顎ロウ堤を形成した（図3-6）．この時点で形成されたロウ堤は，患者の口腔

CASE 3-3：SHILLA Ⅱ と SHILLA Ⅲ による人工歯排列の違い

図3-7a｜図3-7b

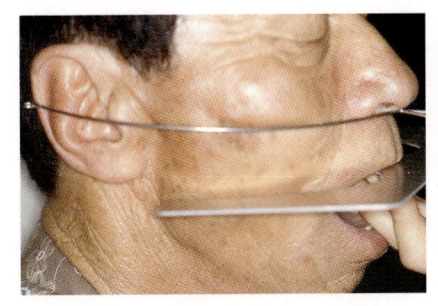

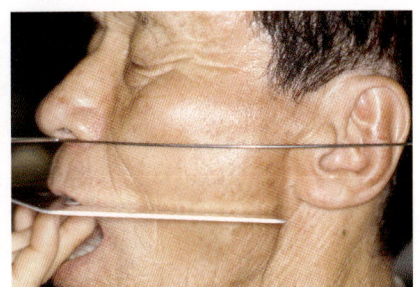

図3-7a,b 上顎のロウ堤の口腔内適合時．カンペル氏平面とほぼ一致していることがうかがえる．

[ゴシック・アーチ・トレーシング]

図3-8｜図3-9

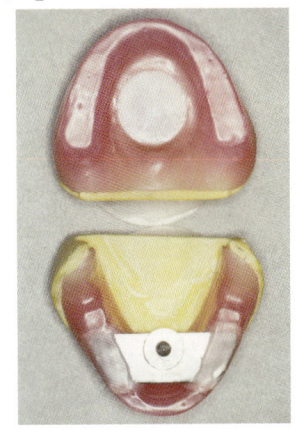

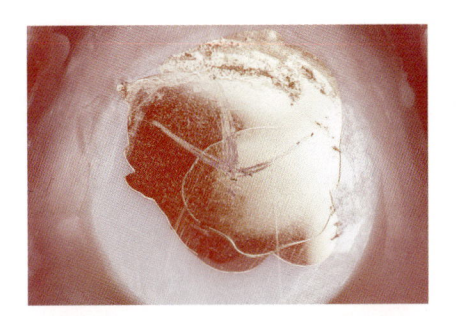

図3-8 上下ロウ堤上に H‐A ゴシック・アーチ・トレーサーを装着する．
図3-9 印記されたアペックス．

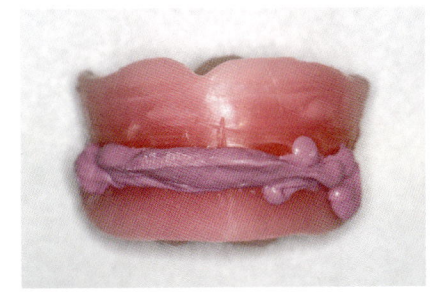

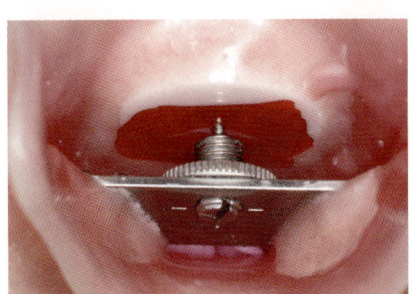

図3-10a｜図3-10b

図3-10a,b 採得されたセントリック・チェック・バイトの前面と後面．

内適合時に，上下にわずかなズレが見受けられることもあるが，ほとんどの場合，患者の正中矢状面と直交する左右同高の咬合平面を通ることになり，口腔内適合時，カンペル氏平面とほぼ一致することが観察できる（図3-1）．

　上顎模型の咬合器付着法としては，最近ではエステティック・フェイス・ボウによりトランスファーする方法がより簡単ではあるが，以前から行われている SHILLA Ⅰ で分析した上顎模型を SHILLA Ⅱ に付着する方法でも優れた咬合平面を得ることができる．

[ゴシック・アーチ・トレーシング]
　INDIRECT CHECK BITE TECHNIQUE を用い，SHILLA Ⅱ を利用し，咬合器付着された上下模型から上顎ロウ堤を形成すれば，下顎ロウ堤は自動的に形成される．同時に H‐A ゴシック・アーチ・トレーサーを装着し（図3-8），通法によりチェック・バイトを採得した（図3-9,10）．

■ STEP 4／人工歯排列
　INDIRECT CHECK BITE TECHNIQUE により模型をリマウントした後，人工歯を排列した．

[① SHILLA Ⅱ を利用する場合]
　SHILLA Ⅱ を利用した人工歯排列は，前歯部と臼歯部の咬合面を同一平面に設定する目的で行われ，上顎平面を基準として下顎を排列するものである．

SHILLA SYSTEM の概念とその臨床活用

Chapter 3
総義歯

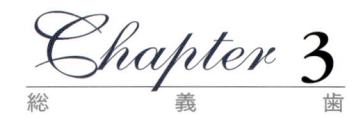

STEP 4　人工歯排列

[SHILLA II を利用する場合]

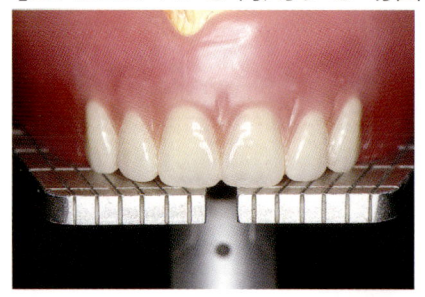

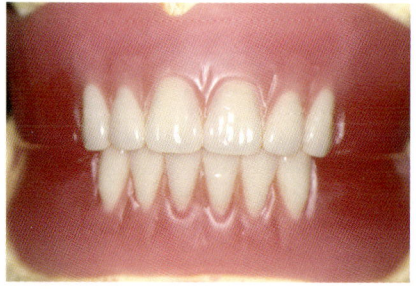

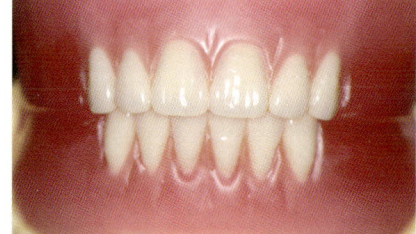

図3-11a｜図3-11b

図3-11a　SHILLA II 盤を基準として上顎6前歯を排列.
図3-11b　上顎6前歯に合わせ下顎6前歯を排列.

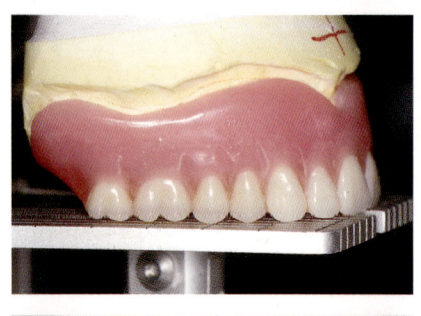

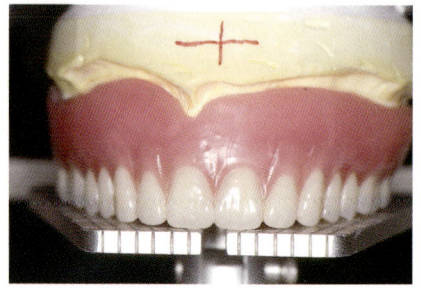

図3-11c｜図3-11d｜図3-11e
図3-11f

図3-11c〜e　SHILLA II 盤の左右ガイドラインを基準に上顎の小・大臼歯を対称に排列.
図3-11f　上顎排列に合わせ，下顎の小・大臼歯を排列して完成.

　SHILLA II 盤には正中溝を中心に左右各6本，前後8本の歯列ガイドラインがあり，それに沿って始めに上顎6前歯，下顎6前歯を排列する(図3-11a,b)．次に上顎臼歯部を左右ガイドラインを基準にしながら対称に排列し(図3-11c〜e)，これに従って下顎臼歯部を排列し完成に至る(図3-11f)．

　技工所でワックスを除去したとしても，このSHILLA II 盤があることで明確な基準線または基準面を参考することができ，排列が可能なため，SHILLA II 盤は「Visualized occlusal plane」または「Occlusal co-ordinator」と呼ばれている．

[② SHILLA III を利用する場合]

　SHILLA III を利用した人工歯排列は，臼歯部にcurve of Spee を付与する目的で行われ，下顎平面を基準として上顎を排列するものである．

　まずSHILLA II を利用して上下6前歯排列を行い，次にSHILLA III の彎曲盤を上顎模型の代わりに咬合器上溝に装着し，SHILLA III の正中線を下顎6前歯正中線に一致させる(図3-12a)．前方は左右犬歯遠心隅角の1/2支点に，後方はレトロモラー・パッドの2/3支点を通過するように固定する．次に，彎曲盤に印記されている正中線を中心として，左右5本前後の3本のガイドラインを基準にし，左右小臼歯および第一大臼歯を排列した後(図3-12b,c)，正確な臼歯部のバーティカル・ストップを目標に上顎第一大臼歯を排列する(図3-12d,e)．そして下顎第二大臼歯と残りの上顎の小・大臼歯を排列し完成となる(図3-12f〜h)．

■ STEP 5／最終印象

　阿部晴彦先生から総義歯学を教わってからは，最

CASE 3-3：SHILLA II と SHILLA III による人工歯排列の違い

[SHILLA IIIを利用する場合]

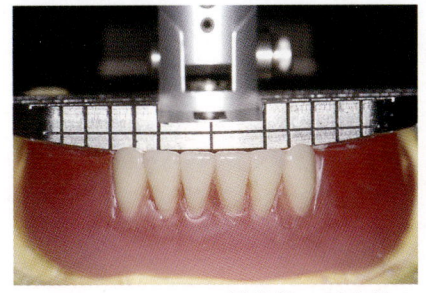

図3-12a SHILLA III彎曲盤の正中線と下顎6前歯の正中線を一致させる．

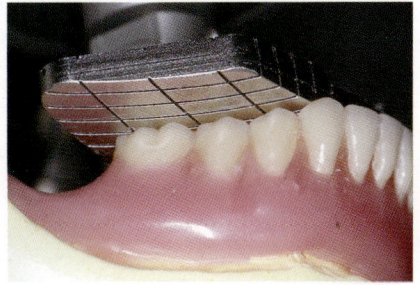

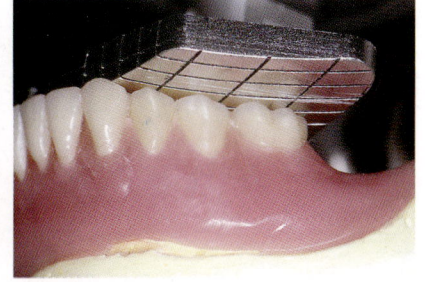

図3-12b,c 前方は左右犬歯の遠心隅角の1/2支点，後方はレトロモラー・パッドの2/3支点を通過するように彎曲盤を固定し，左右小臼歯および第一大臼歯を対称に排列する．

図3-12d｜図3-12e

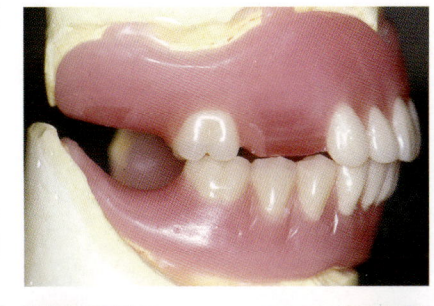

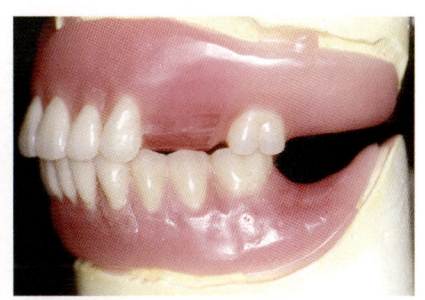

図3-12d,e 臼歯部の正確なバーティカル・ストップを目標に，左右第一大臼歯を排列する．

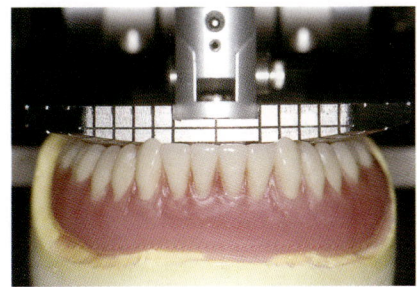

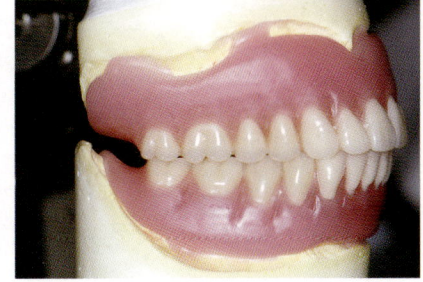

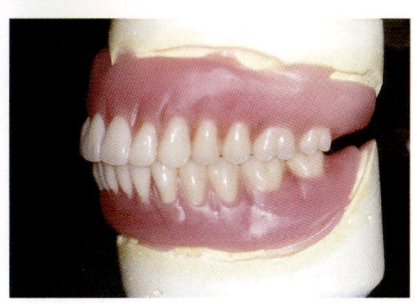

図3-12f～h 下顎第二大臼歯および残りの上顎の小・大臼歯を排列し完成する．

終印象には松風ティッシュコンディショナー（松風，図3-13）のみを使用している．予備印象材にはアルジネート印象材を，最終印象材には松風ティッシュコンディショナーを使用することは総義歯のすべての症例に対応が可能であり，過去のように印象材の選択で悩むこともなくなった．

前STEPに引き続き，最終印象も2種類の方法で採得した．

[① INDIRECT CHECK BITE TECHNIQUEの場合]

① SHILLA IIIを利用し排列したワックスデンチャーをリプレースメント・ジグに装着し，オクルーザル・コアを採得した（**図3-14**）．

② 上下ワックスデンチャー内面にティッシュコンディショナーを注入し，①のオクルーザル・コアに合わせ圧接させる（**図3-15**）．

③ 少量の界面活性材を含んだぬるま湯に約3～4分浸した後，模型から上下ワックスデンチャーを分離させる（**図3-16**）．

④ 辺縁部位の過剰なティッシュコンディショナーをきれいに除去する．これで上下義歯の内面印象が完了する（**図3-17**）．

⑤ 辺縁印象時にはティッシュコンディショナーをリボン状にした後（**図3-18a**），上顎ワックスデンチャーの辺縁部に巻くように置き（**図3-18b**），口腔内で圧接させ辺縁形成を行い辺縁部印象を採得する（**図3-18c,d**）．万一，内面と辺縁部の間にステップが見られた場合には，ティッシュコンディショナーを薄く混ぜ合わせ，筆にて塗りつけ再び口腔内で圧接し完成させる（**図3-18e**）．

Chapter 3
総義歯

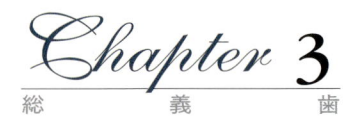

> **STEP 5** 最終印象

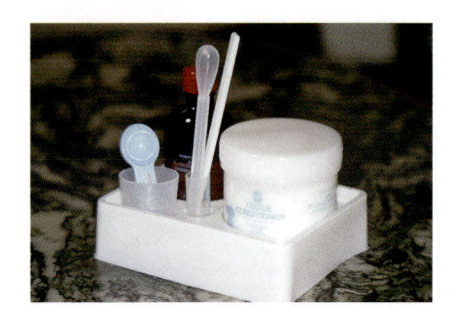

図3-13 松風ティッシュコンディショナー(松風).

[① INDIRECT CHECK BITE TECHNIQUE の場合]

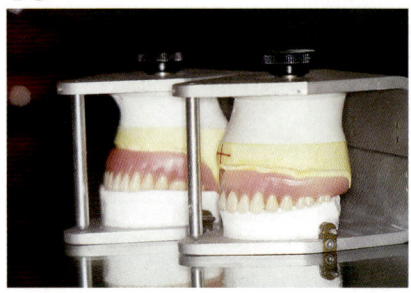

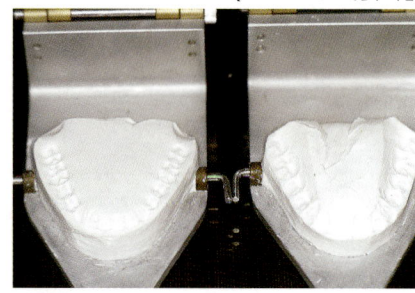

図3-14a|図3-14b

図3-14a,b リプレースメント・ジグに装着したオクルーザル・コアを採得する.

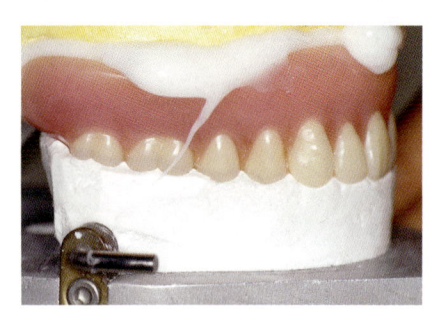

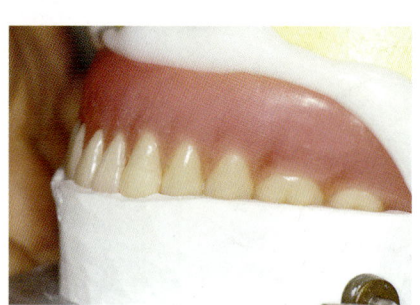

図3-15a|図3-15b

図3-15a,b 上下ワックスデンチャー内面にティッシュコンディショナーを注入し,オクルーザル・コアに合わせ圧接させる.

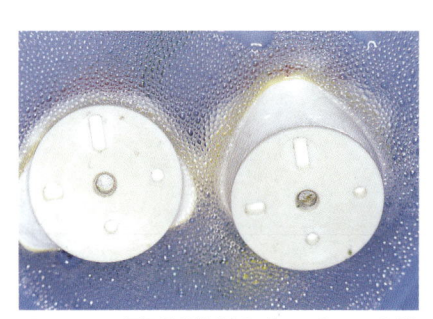

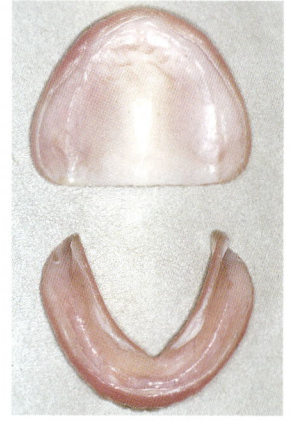

図3-16a 界面活性材を含んだぬるま湯に約3〜4分漬けておく.

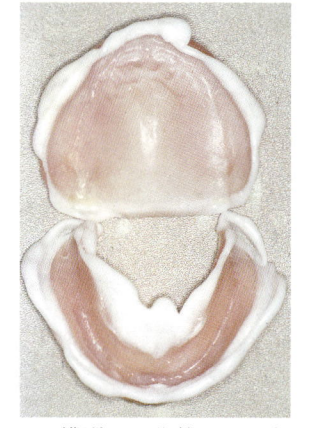

図3-16b 模型から分離された上下ワックスデンチャー.

図3-17 辺縁部の過剰なティッシュコンディショナーを除去する.

⑥下顎辺縁部印象は上顎とは違い頬舌側に2〜3回に分けて実施すると良い.図3-19の方法は上顎と同じではあるが,特に辺縁部印象採得時常に対合ワックス・デンチャーが装着された状態で施行しなければならない.

⑦表面滑沢剤であるトップ・コート(亀水化学)を印象内面に均一に塗布し,上顎のポストダムを形成し仕上げる(図3-20).

CASE 3-3：SHILLA II と SHILLA III による人工歯排列の違い

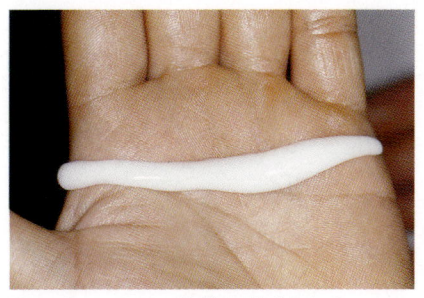

図3-18a　リボン状態に形成されたティッシュコンディショナー．

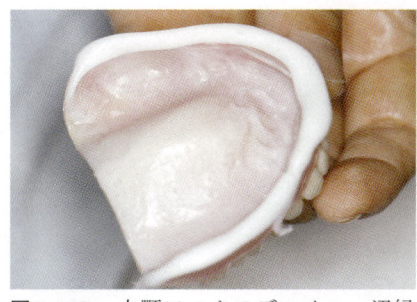

図3-18b　上顎ワックスデンチャー辺縁部を囲む．

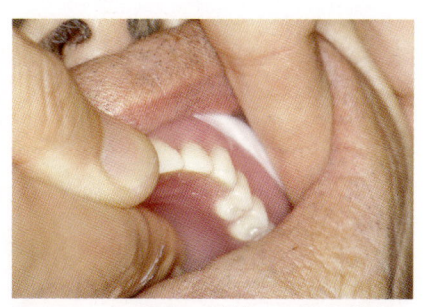

図3-18c　口腔内に圧接させ辺縁形成を行う．

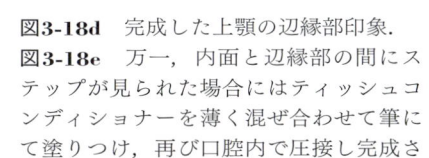

図3-18d｜図3-18e

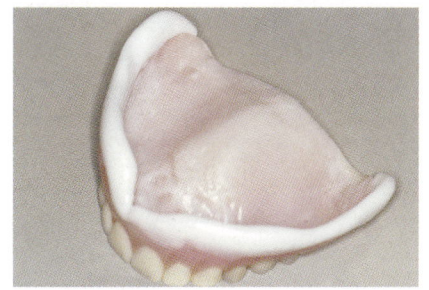

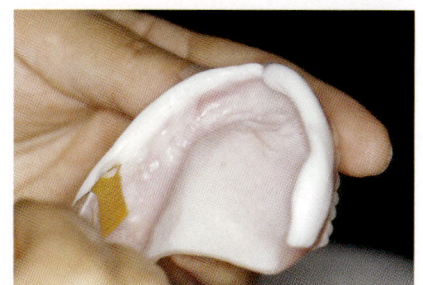

図3-18d　完成した上顎の辺縁部印象．
図3-18e　万一，内面と辺縁部の間にステップが見られた場合にはティッシュコンディショナーを薄く混ぜ合わせて筆にて塗りつけ，再び口腔内で圧接し完成させる．

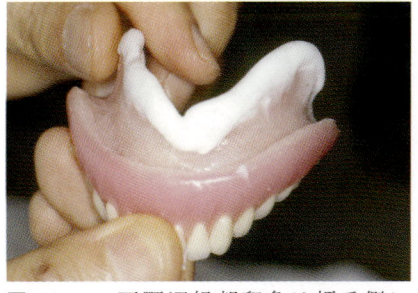

図3-19a　下顎辺縁部印象は頬舌側に2～3回に分けて実施するとよい．

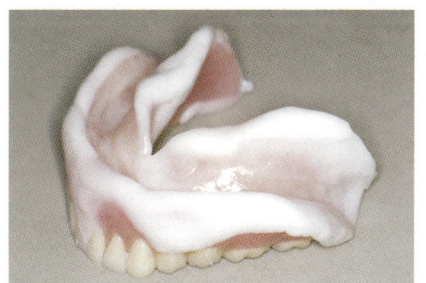

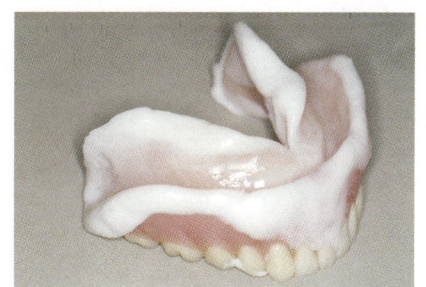

図3-19b,c　辺縁部印象が完成した下顎．

図3-19b｜図3-19c

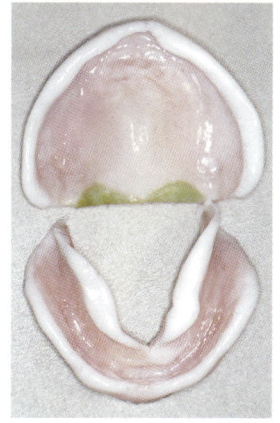

図3-20　表面滑沢剤を印象内面に塗布し上顎のポスト・ダムを形成し，最終印象を仕上げる．

［② DIRECT CHECK BITE TECHNIQUE の場合］

① SHILLA II を利用して排列した上顎ワックスデンチャーの内面から，ティッシュコンディショナー受容のためにワックス・スペーサーを除去する．ティッシュコンディショナーを混合して，均等になるようにワックスデンチャー内面に塗り，ワックスデンチャー内面と辺縁部の印象を同時に採得する（図3-21a）．この時必ず下顎のワックスデンチャーが正確な位置に装着されている状態，すなわちセントリック・オクルージョンの状態を維持していなければならない（図3-21b）．図3-21c にみられる印象面の気泡もしくは若干の隙間などが発生することもあるが，このような場合はティッシュコンディショナーを少し薄く混合し，必要な部位に塗布した後，再度口腔内においてウォッシュ印象を採得すれば良い（図3-21d,e）．

②下顎印象においても上顎と同様に内面と辺縁部を同時に採得する．この時も必ず先に印象採得した上顎ワックスデンチャーを口腔内に装着した状態で，図3-22a のように形成された上下咬合関係が狂わないように開口印象と閉口印象を並行して採得する（図3-22b）．

SHILLA SYSTEM の概念とその臨床活用

Chapter 3
総義歯

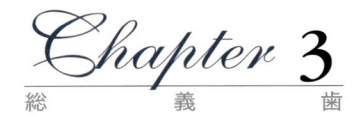

[② DIRECT CHECK BITE TECHNIQUE の場合]

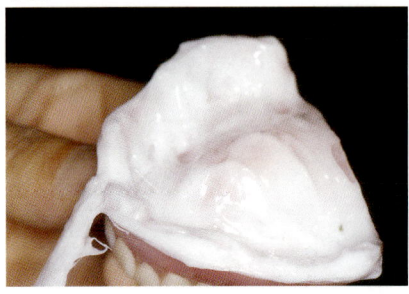

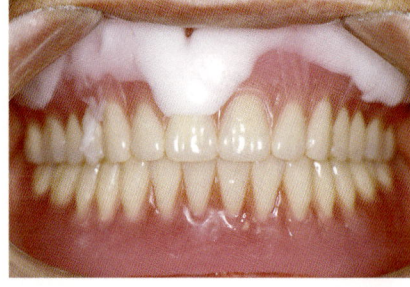

図3-21a｜図3-21b

図3-21a 上顎ワックスデンチャー内面にティッシュコンディショナーを均等に塗布する．

図3-21b 対合歯である下顎のワックスデンチャーが正確な位置に装着されている状態，すなわちセントリック・オクルージョンの状態を維持していなければならない．

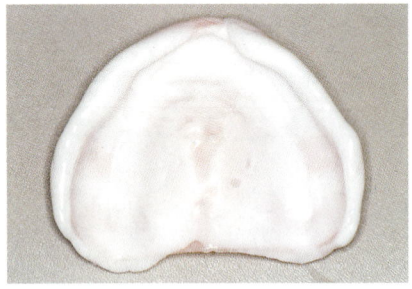

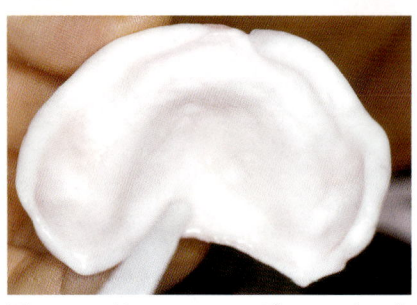

図3-21c 印象面の気泡もしくは若干のdefectなどが発生することもある．

図3-21d ティッシュコンディショナーを少し薄く混合し，必要な部位に塗布した後，再度口腔内において圧接する．

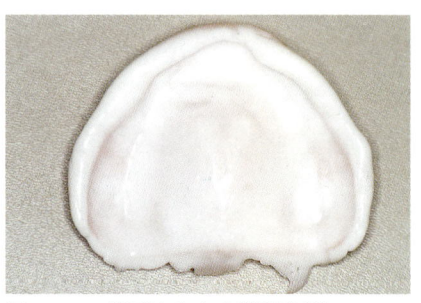

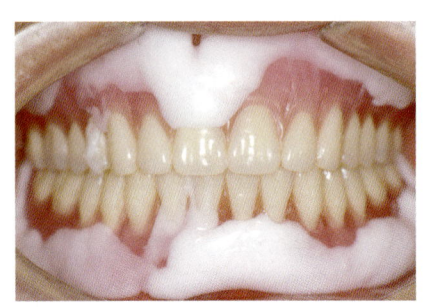

図3-21e 修正された上顎印象面．

図3-22a 下顎印象においても内面と辺縁部を同時に採得し，この時も必ず先に印象採得した上顎ワックスデンチャーを口腔内に装着した状態で上下咬合関係が維持されなければならない．

図3-22b 完成した下顎印象面．

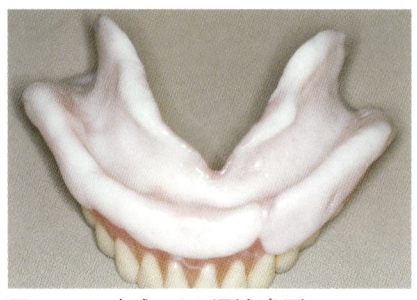

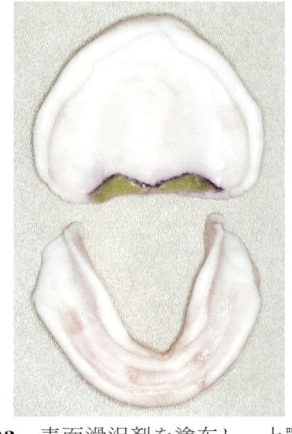

図3-23 表面滑沢剤を塗布し，上顎のポスト・ダムを形成し最終印象を仕上げる．

③印象面に表面滑沢剤を塗布し，上顎のポスト・ダムを形成し最終印象を仕上げる（図3-23）．

①直接法と②間接法による最終印象を比較してみたが，外見上は大きな差は見られなかった．

■ STEP 6／最終義歯装着

図3-24はSHILLA IIによる排列後，DIRECT CHECK BITE TECHNIQUEにより，イボカップ・システム（IVOCLAR，白水貿易）にて重合し，完成した．図3-25はSHILLA IIIにてcurve of Speeを付与した後，INDIRECT CHECK BITE TECHNIQUEによる最終印象により上下総義歯を完成した．

■ GOAL／メインテナンス

義歯の平面の再研磨後，SHILLA IIIにより作製された総義歯とSHILLA IIによる総義歯の義歯の3年後の側方面観を図3-26に示した．

CASE 3-3：SHILLA II と SHILLA III による人工歯排列の違い

STEP 6　最終義歯装着

図3-24a｜図3-24b
図3-24c｜図3-24d

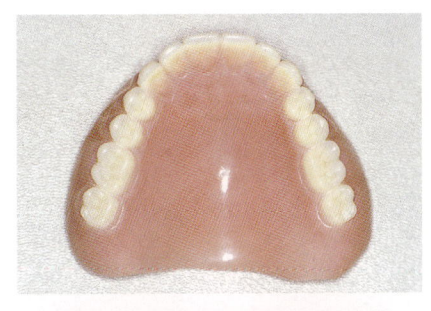

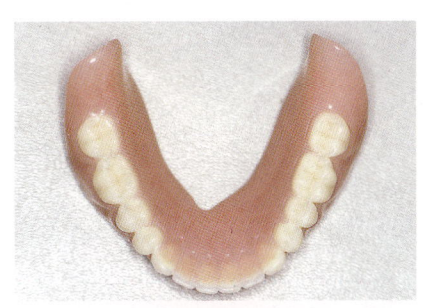

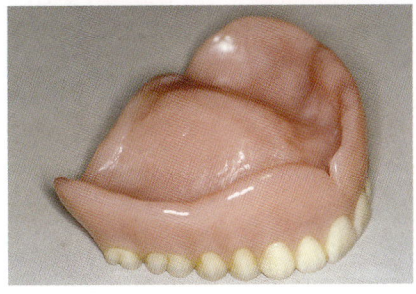

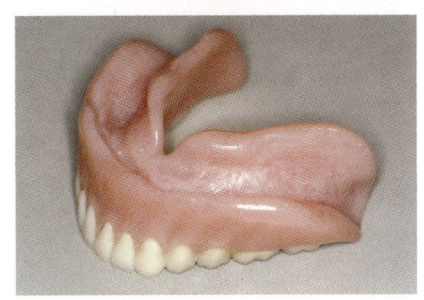

図3-24a,b　SHILLA II による排列後，直接法最終印象にて完成した上下総義歯咬合面．
図3-24c,d　同上下総義歯の内面．

図3-25a｜図3-25b
図3-25c｜図3-25d

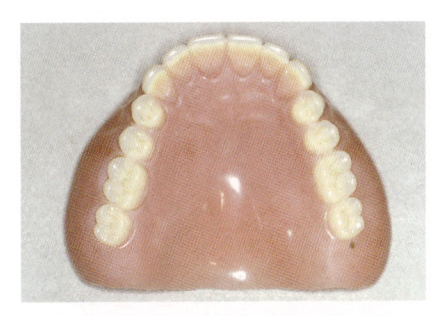

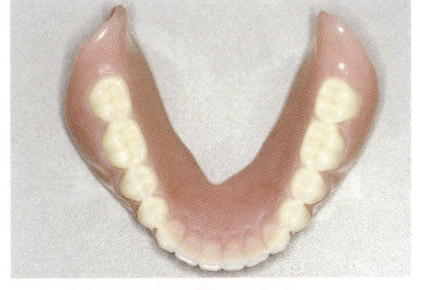

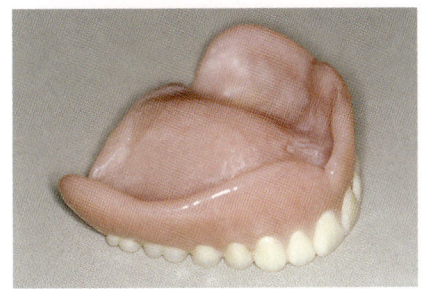

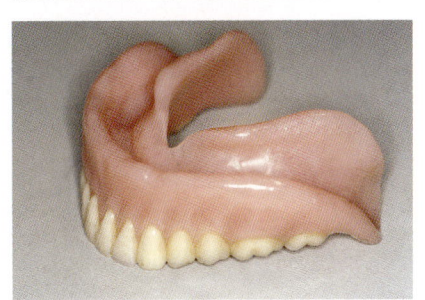

図3-25a,b　SHILLA III による排列後，間接法最終印象にて完成した上下総義歯咬合面．
図3-25c,d　同上下総義歯の内面．

　約9年前に作製した旧義歯（図3-d~f）と今回の総義歯を比較してみたところ，過去においては総義歯の概念がまったくなかったことが切実に感じられ，反省した．

まとめ

　以上，同一患者でのSHILLA II と III をそれぞれ使用して互いに違った咬合平面に基づき，使用時の差異点が存在するのかを比較してみた．リプレースメント・ジグを利用した間接法は，人工歯排列で獲得した上下咬合関係を狂わせないという最大の長所を持っているが，辺縁形成に対する技術的な熟練度が要求される．一方，直接法は内面と辺縁部印象を同時に採得でき，非常に早く簡便な方法ではあるが，これも熟練を要し，咬合関係が変形する危険性が伴うため，細心の注意が要求される．

　両者の最終印象には外見上大きな差異はみられないものの，総義歯の印象が impression taking でな

Chapter 3
総義歯

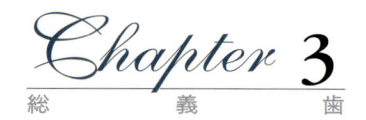

GOAL　メインテナンス

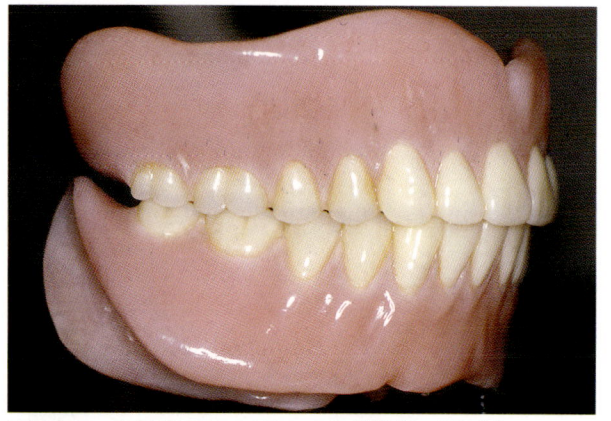

図3-26a　3年後SHILLAⅢによる総義歯の側面観.

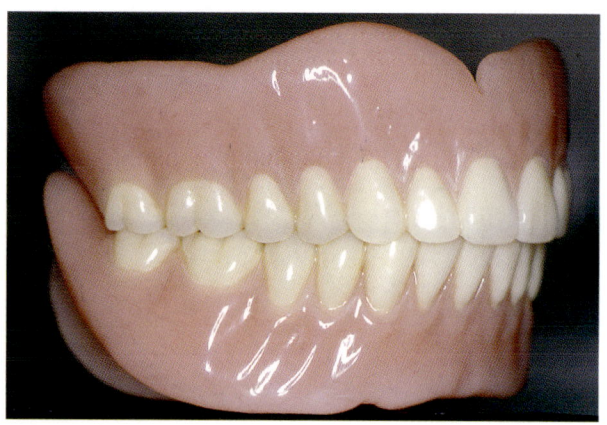

図3-26b　3年後SHILLAⅡによる総義歯の側面観.

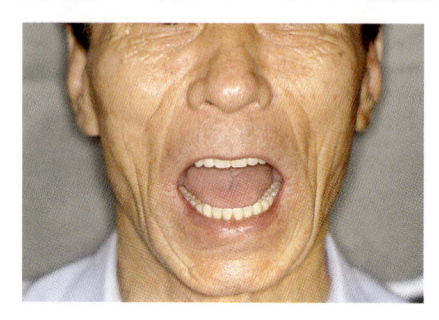

図3-26c　装着後3年経過時の開口顔貌.

く impression making であるという性格上，微細な差異は存在すると思われた．しかしこのような差異は患者の義歯に対する収容能力の誤差範囲に含まれるため，患者が使用するにあたって差異点は感じることができないであろうと思われた．作製・装着時，患者に咬合平面に差異があることをあえて知らせなかったところ，3年間この総義歯を使用しているが両者とも発音および機能上に特別な差異は認識されず，比較的均一に両方の総義歯を使用している．

阿部晴彦先生によると，前歯部・臼歯部の咬合平面を同一平面に設定するのか，もしくは別々に設定し活用するのかという問題は術者の判断によるものであり，機能上の差異は存在しないと言われた．どの咬合平面を選択しようが，もっとも重要なのは「正中矢状面を基準として左右対称および同高の咬合平面」だと思われる．

最後に，総義歯臨床での大きな転換点を与えてくださった阿部晴彦先生に心からの御礼を申し上げます．

（日本語訳／高　修）

Chapter 3
総義歯

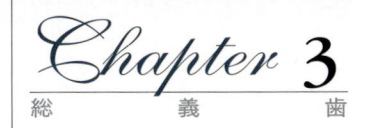

人工歯排列にSHILLA SYSTEMを応用した症例

CASE 3-4

小山浩一郎

SHILLA SYSTEMの長所は，正中を基点とした左右対称な咬合関係の構築が可能なことであり，それは基準の少ない総義歯臨床において，機能的，審美的に有利となる．具体的には，以下のとおりである．

SHILLA I は，正中矢状面を決定する．すなわち，審美性の確保，歯槽堤の分析，修正の少ないロウ堤の作製，その結果，咬合採得時の時間短縮をもたらす．

SHILLA II は，シンメトリックな排列を行う．すなわち，側方運動時の人工歯接触タイミングの適正化をはかる．

SHILLA III は，調節彎曲を付与する．すなわち，クリステンゼン現象や，義歯の前方移動を防止する．

[治療の流れ]

今回の症例において術者が強調したいことは，SHILLA SYSTEMを用いることによる調節彎曲の付与である．通常，義歯のクリステンゼン現象を防ぐには各歯の咬頭傾斜角を変えるか，調節彎曲を用いることとされる．しかし，SHILLA SYSTEM，特にSHILLA III を用いることで，モンソンの球面学説に基づいた，スピー，モンソンの調節彎曲(curve of Spee, curve of Monson)を付与することが容易となる．

顎位は，常に変化する．それは，早期接触によることもあれば，咀嚼筋の緊張の度合いによることもあると推察される．その中にあって，中心咬合位を決定し，側方運動の調整を行うとなると，それは至難の業といわざるを得ない．さらに，重合時の寸法変化による人工歯の位置変化も考慮する必要がある．いずれにしても義歯完成後の咬合調整は必須となる．

また，ひとたび咬合調整が終了した顎位は，経年的にずれることがないように配慮する必要がある．前後的なものについてはcurve of Speeが，水平的なものについてはcurve of Monsonが重要となる．

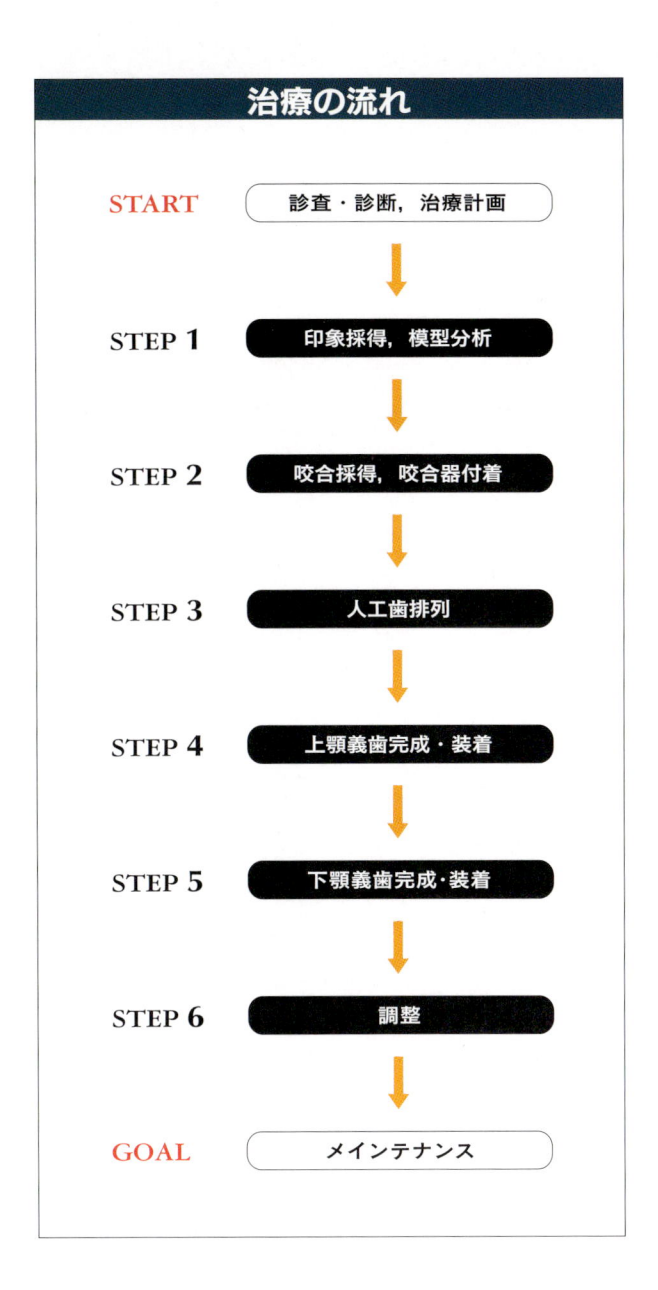

治療の流れ

- START：診査・診断，治療計画
- STEP 1：印象採得，模型分析
- STEP 2：咬合採得，咬合器付着
- STEP 3：人工歯排列
- STEP 4：上顎義歯完成・装着
- STEP 5：下顎義歯完成・装着
- STEP 6：調整
- GOAL：メインテナンス

ここにおいて調節彎曲が必要となるわけであり，SHILLA III の有用性が強調される．

咬合器付着後，上下顎義歯完成まで各STEPにおいて顎位のチェックを行う．

■ START／診査・診断，治療計画

口腔内診査においては，歯槽堤の形，口腔周囲筋

Chapter 3 総義歯

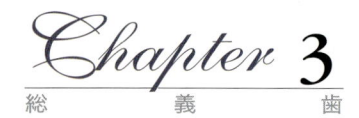

START 診査・診断，治療計画

初診：19○年○月○日
氏名：○○○○
性別：男性
年齢：○歳
既往歴：他院にて多数の義歯作製．

主訴：うまく食事ができない．痛みがあるなど．

- 上下全歯欠損
- 総義歯装着
- 人工歯：前歯部は陶歯，臼歯部は硬質レジン歯
- 軟組織については，左下

［術前］

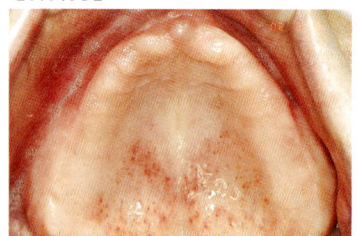

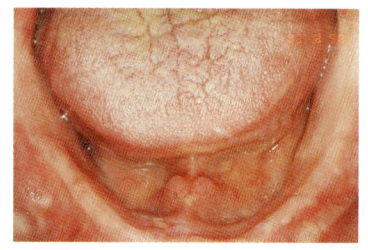

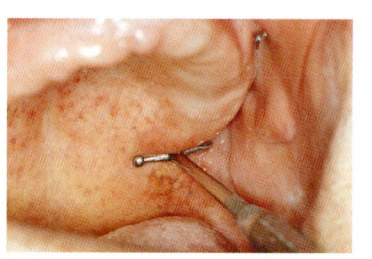

図4-a〜c 初診時の口腔内状況．上顎歯列弓の非対称性が認められる（a,b）．ハミュラーノッチ部の診査を行う（c）．

図4-d〜h 旧義歯．正中線のズレとリンガライズド・オクルージョンの不備が認められる．

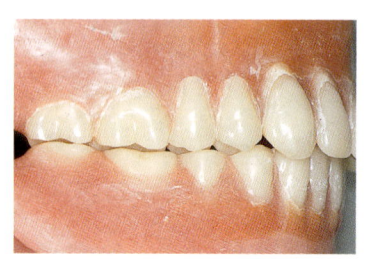

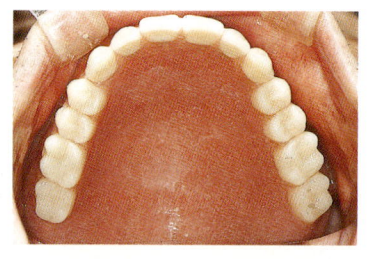

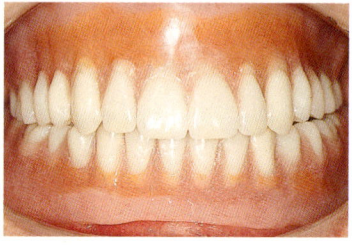

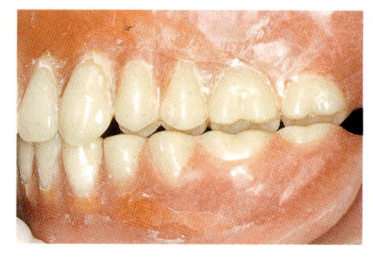

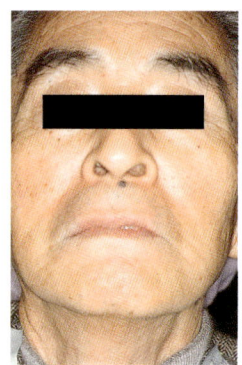

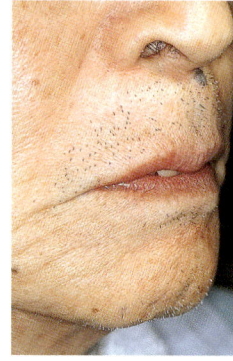

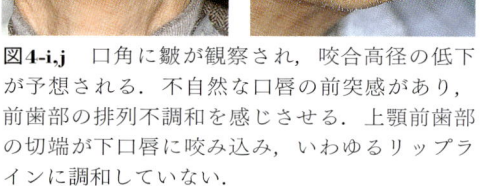

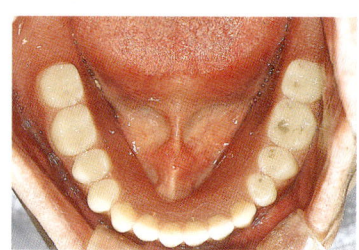

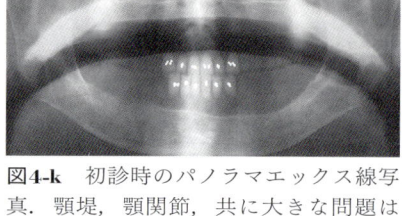

	図4-g	
図4-d	図4-e	図4-f
	図4-h	

図4-i,j 口角に皺が観察され，咬合高径の低下が予想される．不自然な口唇の前突感があり，前歯部の排列不調和を感じさせる．上顎前歯部の切端が下口唇に咬み込み，いわゆるリップラインに調和していない．

図4-k 初診時のパノラマエックス線写真．顎堤，顎関節，共に大きな問題はないと思われる．下顎左側臼歯部の顎堤の吸収が認められるが，深刻な状況ではない．

〔治療計画〕
- 顎位の安定
- 審美性の回復
- 咬合関係の確立

CASE 3-4：人工歯排列に SHILLA SYSTEM を応用した症例

STEP 1　印象採得，模型分析

[印象採得]

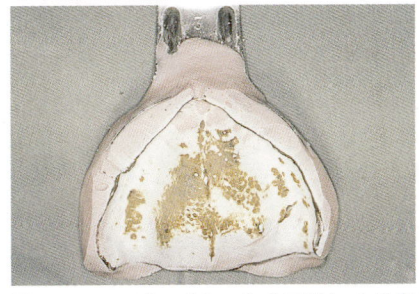

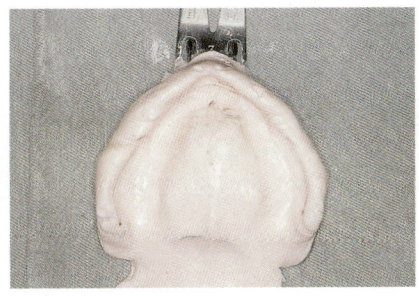

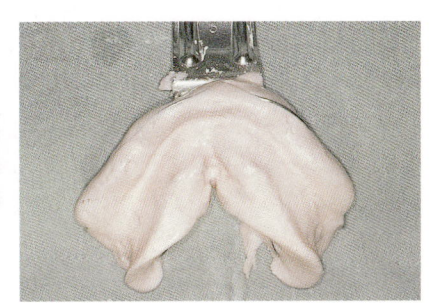

図4-1a〜c　アルジネート2回法による印象採得．

[模型分析]

図4-2a | 図4-2b
図4-2c | 図4-2d

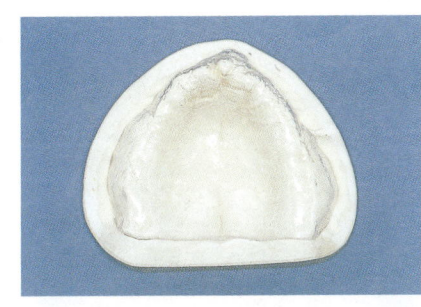

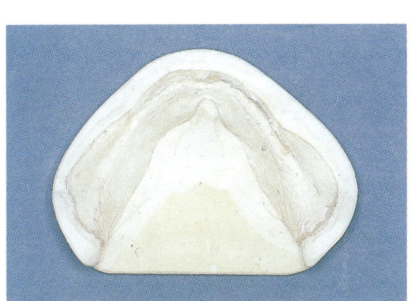

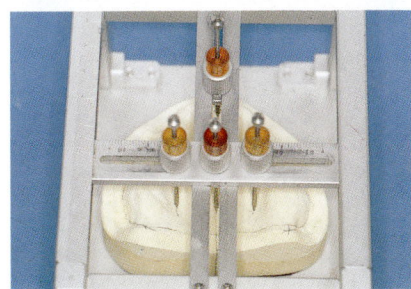

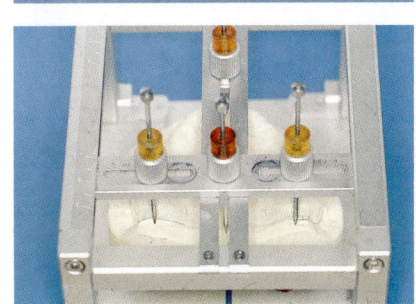

図4-2a〜d　SHILLA I による模型分析および診断．

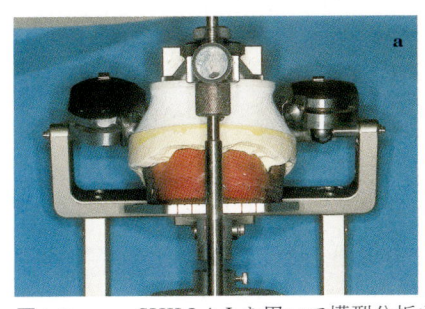

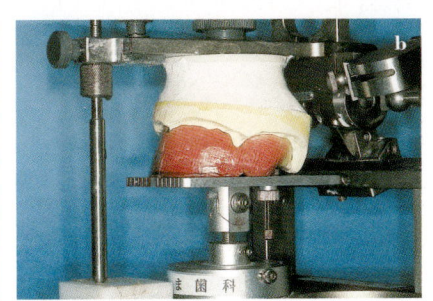

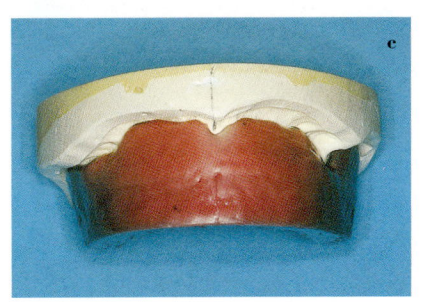

図4-3a〜c　SHILLA I を用いて模型分析を行い(a)咬合器にセットし(b)，SHILLA II を用いて作製した上顎咬合床(c)．

（床縁の大きさ），舌（人工歯排列の位置），粘膜面の厚み（ブロックアウト），可動粘膜の範囲（床縁の大きさ），骨隆起（ブロックアウト），嘔吐癖（上顎，下顎ともに，義歯後縁の位置）を診査する．

本症例は，診断の結果，上下左側犬〜臼歯部の顎堤吸収を伴う，顎位の異常が認められた．

■ STEP 1／印象採得，模型分析

印象採得をアルジネート2回法で行った（図4-1）．アルジネートは，硬化直前に収縮し，顎堤をとらえることのできる優れた印象材である．1回目はいわば各個トレーを作る感覚で，Basal seat のみを印記し，不要な部分はすべてカットする．2回目で歯槽

SHILLA SYSTEM の概念とその臨床活用

Chapter 3
総義歯

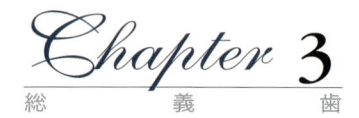

STEP 2 咬合採得，咬合器付着

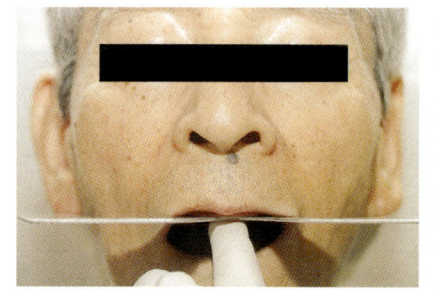

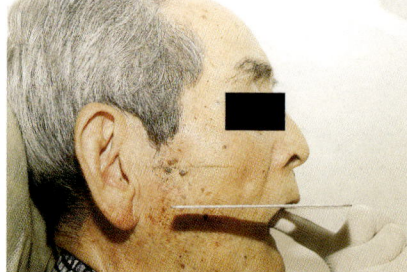

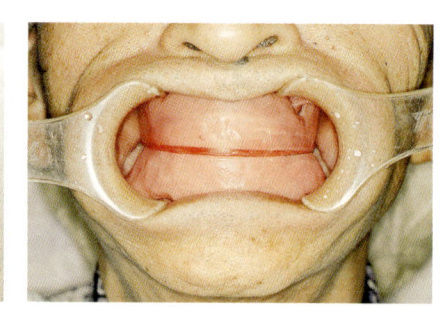

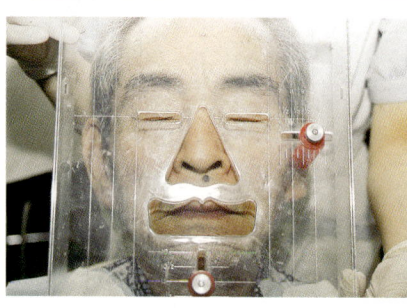

図4-4a | 図4-4b | 図4-4c
図4-4d | 図4-4e

図4-4a〜e　いわゆる咬合平面を決定する．SHILLA I，II を用いて作製した上顎咬合床は修正が極めて少なくて済む．安静空隙で確認しながら咬合高径を決定し，人工歯の形・大きさを決定する．

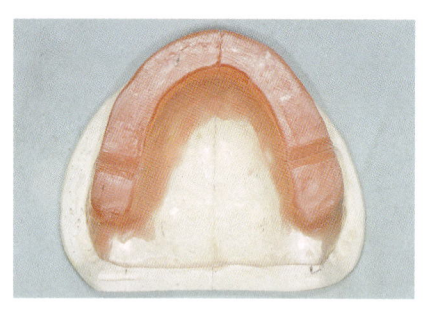

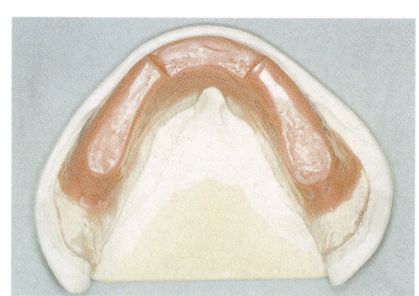

図4-5a | 図4-5b

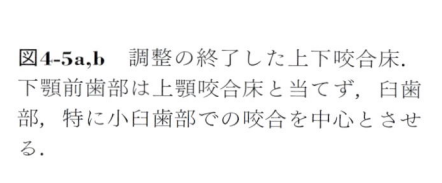

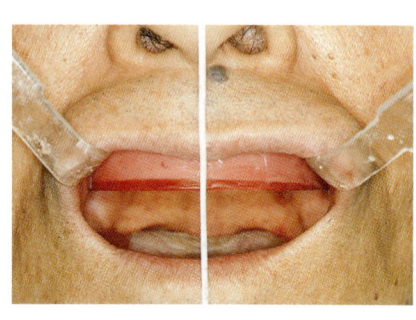

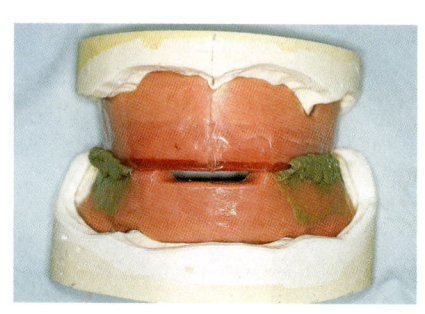

図4-5a,b　調整の終了した上下咬合床．下顎前歯部は上顎咬合床と当てず，臼歯部，特に小臼歯部での咬合を中心とさせる．

図4-6a | 図4-6b

図4-6a,b　正中矢状面に垂直となっている上顎咬合床．臼歯部後方を軟らかいワックスに置き換え，第1回目の咬合採得を終了する．

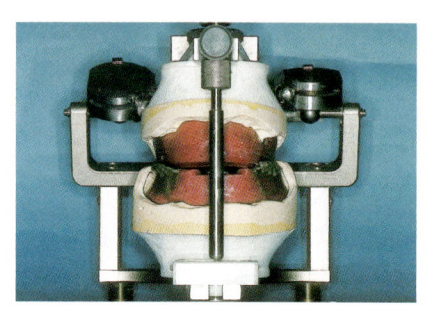

図4-7　SHILLA II を用いて，左右対称な歯列となるように模型を付着した．

粘膜の細かい部分と床像を印記させる．その際，1回目の後，よく乾燥させ，必要ならばアルコールトーチなどで焼きを入れるとよい．

■ STEP 2／咬合採得，咬合器付着
[咬合採得]

　印象採得後，咬合採得を行う．矢状面に垂直になるように SHILLA I を使用した．その際，口蓋正中

CASE 3-4：人工歯排列に SHILLA SYSTEM を応用した症例

STEP 3　人工歯排列

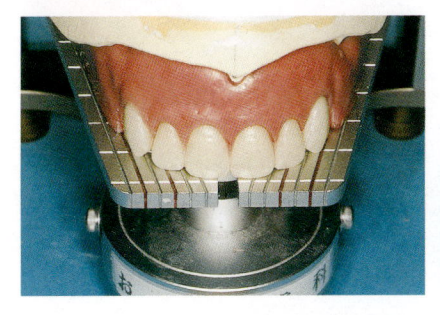

図4-8a｜図4-8b｜図4-8c
図4-8d｜図4-8e

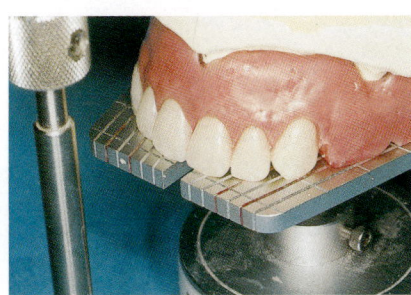

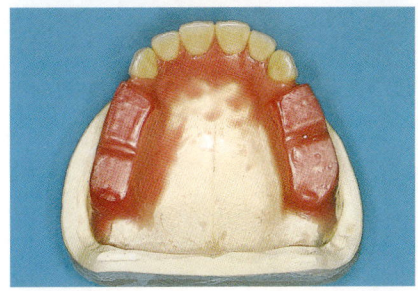

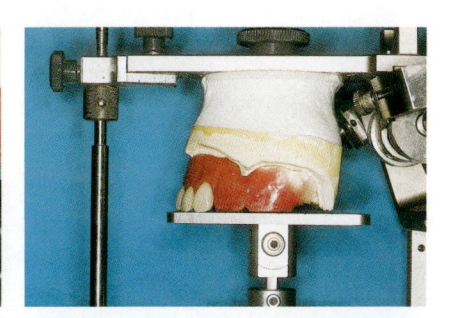

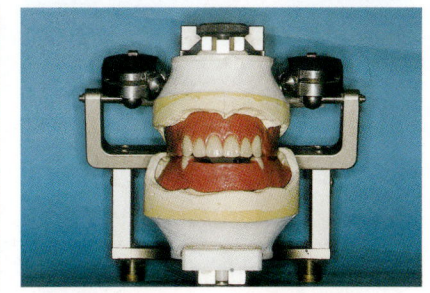

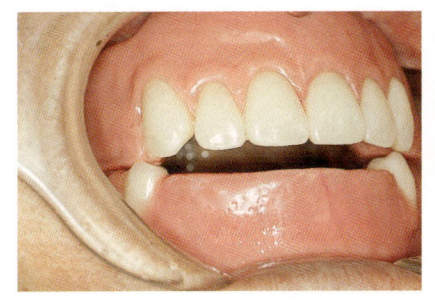

図4-8a～e　上顎前歯部の人工歯排列を行う．筆者は市販の人工歯の中からサーパス臼歯(GC)を使用している．

図4-9a｜図4-9b｜図4-9c
図4-9d｜図4-9e

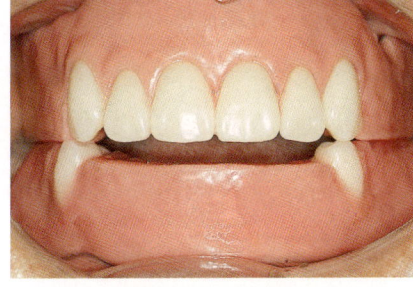

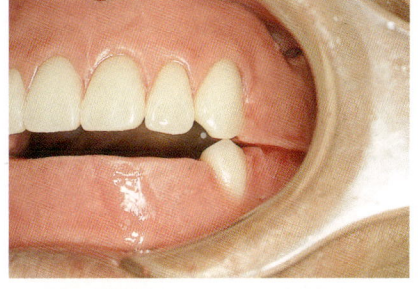

図4-9a～e　中心咬合位の確認．ワックスどうしの早期接触による水平的なずれを修正するため，4|4 が上顎咬合堤に均等に，またポイントで接触するようにする．この後，4|4 後方のワックスを軟らかいものに替えて2度目の咬合採得を実施する．

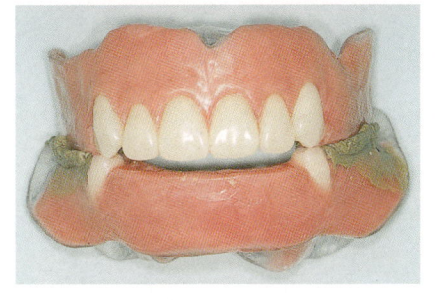

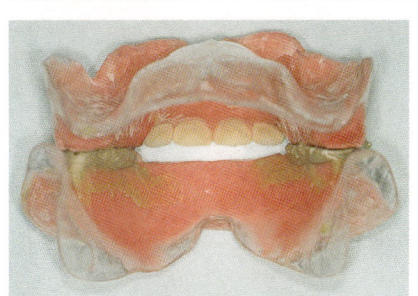

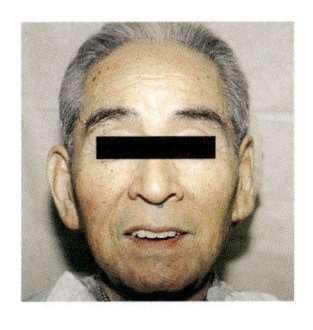

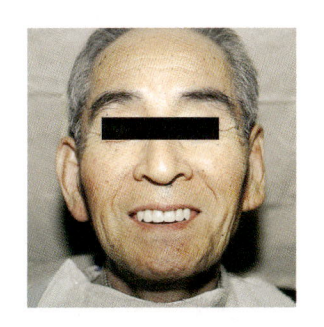

図4-10a｜図4-10b

図4-10a,b　一度上顎前歯部のみの排列でチェックする．この際，1回目の咬合採得のズレをチェックできる．

縫合が基準となるので，分析された正中線および，各基準点を基に上顎咬合床を作製した（図4-2～6）．下顎咬合床も通法に従って作製し，通法に従って咬合採得を行った．ロウ堤の幅が過大に広くならないように注意する．

咬合採得にあたっては，まずは中心咬合位の表現

SHILLA SYSTEM の概念とその臨床活用　　193

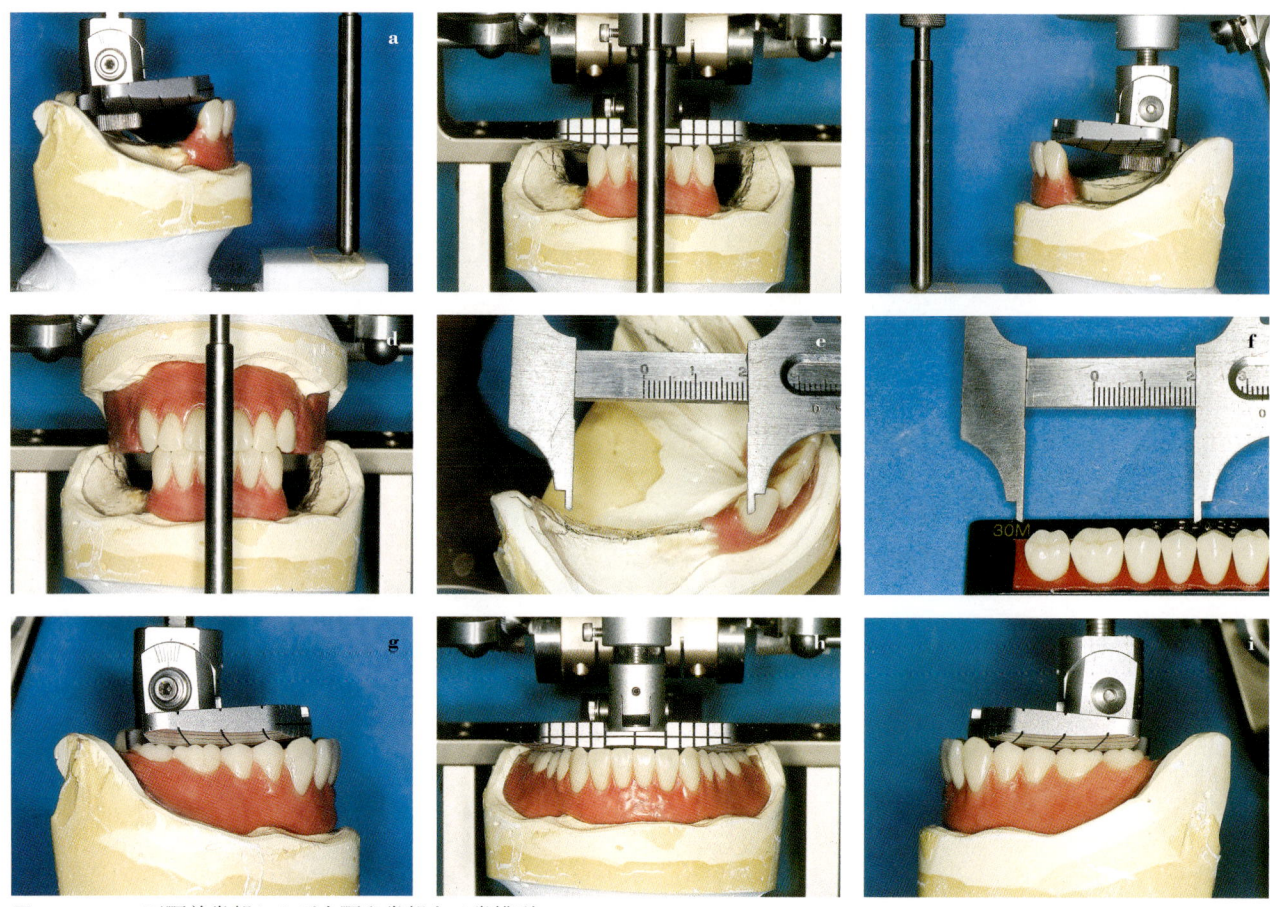

Chapter 3
総義歯

図4-11a～i 下顎前歯部および上顎臼歯部人工歯排列．
図4-11a～d 下前歯は上前歯を基準に排列を行う．その際将来の側方・前方運動時の調整を考慮して，傾斜を決定する．
図4-11e～f 下顎犬歯遠心隣接面からRMP近心までを臼歯部幅径として人工歯を決定し，パウンドライン内に排列する．
図4-11g～i SHILLAIIIを用いることで適切な調節彎曲が付与された下顎人工歯排列．これを基準として，上顎臼歯部の排列を行う．

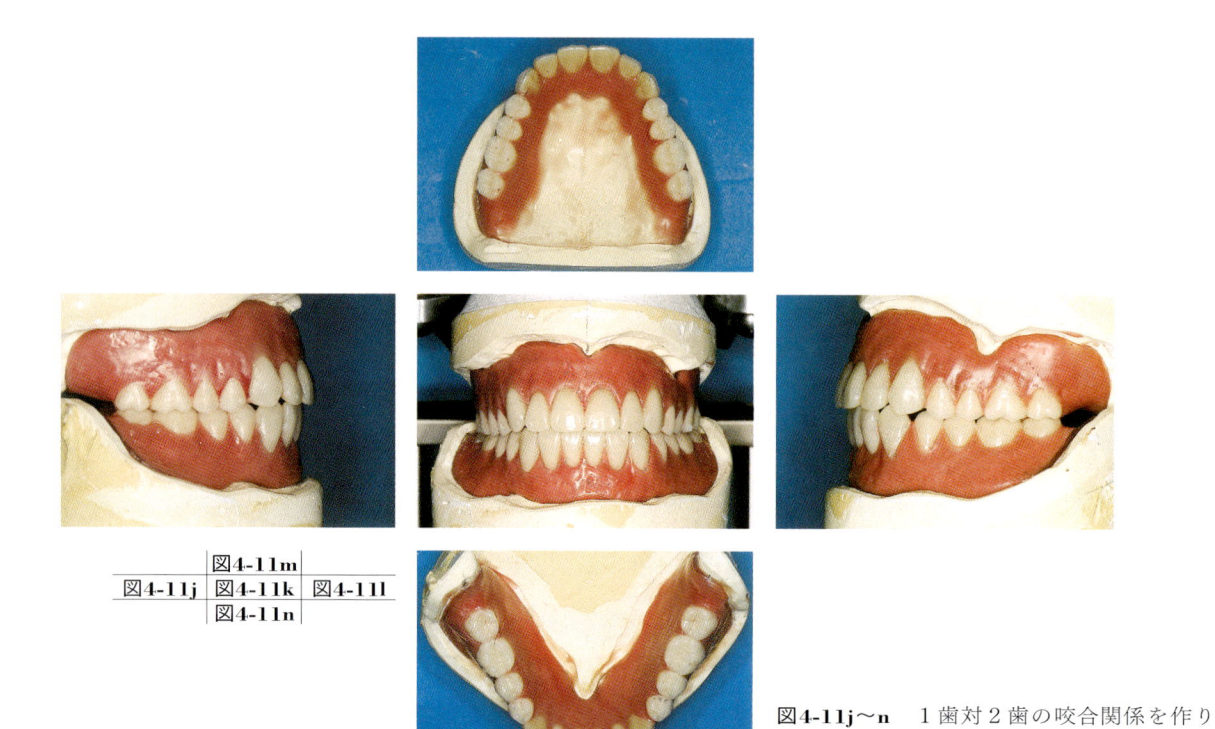

	図4-11m	
図4-11j	図4-11k	図4-11l
	図4-11n	

図4-11j～n 1歯対2歯の咬合関係を作り上げる．小臼歯部の咬合関係は特に重要である．

SHILLA SYSTEMの概念とその臨床活用

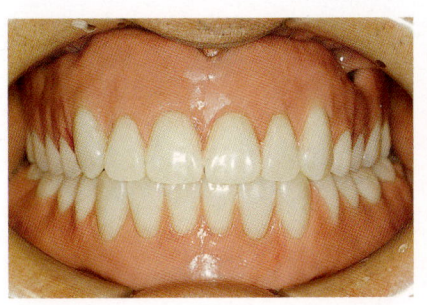

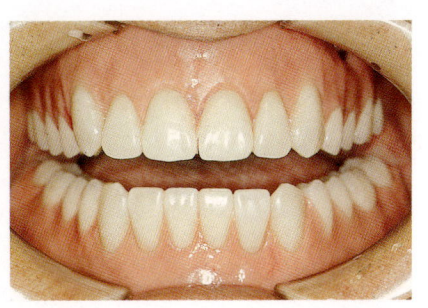

図4-12a,b 排列試適．咬合高径，前歯部の排列状況，審美性の確認，発音などをチェックする．左右対称．とりあえずの咬合関係の確認を行う．

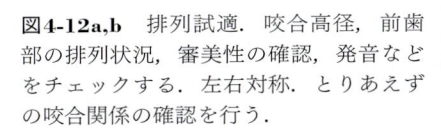

に注力する．その際，下顎については舌に配慮し，パウンドライン内にロウ堤幅を設置する．

また，前歯部人工歯の大きさ，形態を決定した．

[咬合器付着]

SHILLA Ⅱを用いて，左右対称な歯列となるように模型を付着した(**図4-7**)．

左右対称な歯列が望ましい理由は，通常，上顎の歯列と下顎の歯列にはオーバーバイトとオーバージェットがあるのは周知のとおりであるが，義歯の審美性には側方運動の際の前歯部の接触タイミングが大きく係わるからである．

■ STEP 3／人工歯排列

人工歯選択に関しては，1歯対2歯対合における，咬合支持の基点となる小臼歯部の頬舌的幅径が大きいものを選択した．

1歯対2歯を考えた場合，カスプ対リッジで咬合することになるが，この時，主に下顎小臼歯の咬頭頂が上顎の辺縁隆線に接触するように設定するとわかりやすい．側方運動の調整においても，斜面が斜面を擦っていく状況をより明確に確認することができる．大臼歯にこれを求めようとすると，非常に複雑で調整も困難となってしまう．このように，咬合の基点を，大臼歯部ではなく小臼歯部に置くために，咬合の安定には特に小臼歯部の頬舌径の大きいものが有利となるわけである．

[上顎前歯部人工歯排列]

まず上顎前歯部の人工歯排列を行う．2回目の咬合採得に備えて，$\overline{4|4}$のみ，上顎の臼歯部ワックスリムの平面と点接触するように排列した(**図4-8**)．

[口腔内試適，再咬合採得]

中心咬合位を確認する(**図4-9,10**)．平面どうしの接触により決定される咬合採得では，咬合高径はほぼ正しいと思われるが，顎位の水平的な関係は必ずしも決定的とはいえない．理想は，平面に対して1点で接触することである．いわゆるゴシック・アーチを印記して，中心咬合位を決定することも有効な手法である．

今回は，もうひとつの手段として，$\overline{4|4}$が上顎咬合堤に均等に，またポイントで接触するようにした．その後，$\overline{4|4}$後方のワックスを軟らかいものに替えて2度目の咬合採得を実施した．

以上の操作をすることによってワックスどうしの早期接触による水平的なズレは，かなりの精度で修正されると考える．

[下顎前歯部および上顎臼歯部人工歯排列]

下顎前歯部については，オーバーバイト：オーバージェット＝2：1で排列する(**図4-11a〜f**)．

上下顎臼歯部については，臼歯部の中心咬合位のずれを確認のうえ，SHILLA Ⅲを用いて下顎臼歯部からパウンドライン内に調節彎曲を付与し排列した．その後，下顎臼歯部排列に従って上顎臼歯部を排列した(**図4-11g〜n**)．

1歯対2歯対合とし，人工歯の形態修正を行う．

[排列試適]

咬合高径，前歯部の排列状況，審美性の確認，発音などをチェックする(**図4-12**)．

■ STEP 4／上顎義歯完成・装着

上顎義歯から完成させていく．下顎はワックスデ

Chapter 3
総義歯

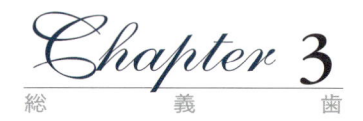

STEP 4　上顎義歯完成・装着

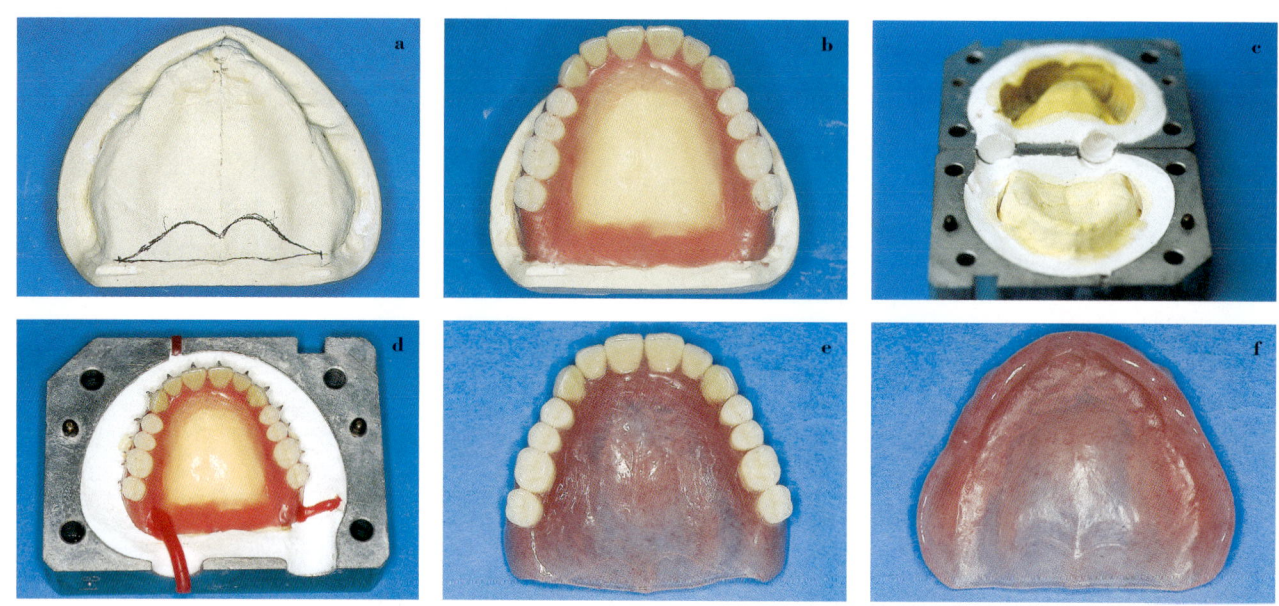

図4-13a〜f　上顎前歯部の人工歯排列を行う．

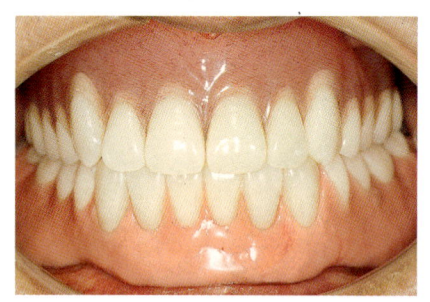

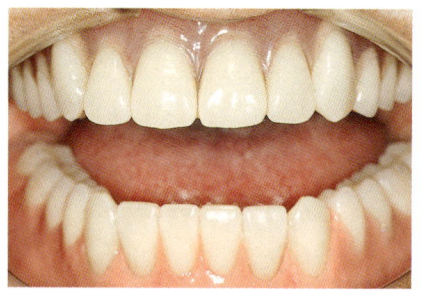

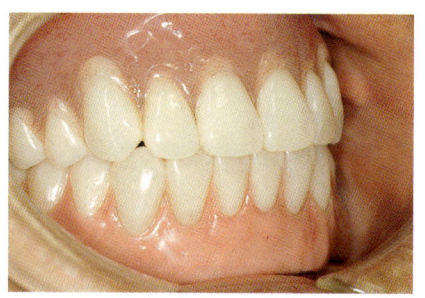

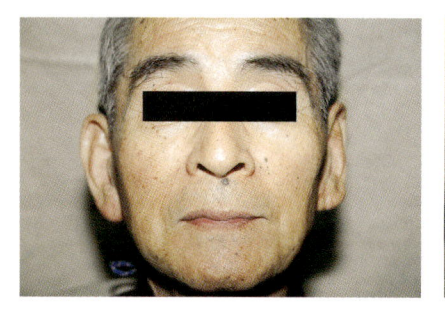

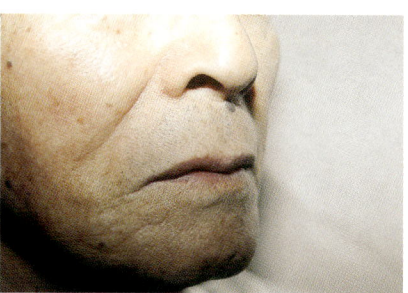

図4-14a〜c　上顎から先に重合・完成させ，再度下顎ワックスデンチャーと咬合させ，重合による人工歯関係のズレをチェックする．

図4-15a｜図4-15b

図4-15a,b　試適時顔貌．上顎義歯による口唇の張り，咬合高径，共に適当と思われる．

ンチャーのままで，上顎完成義歯の重合による変化をチェックした（図4-13〜15）．

　顎位は常に変化し，義歯が技工物である以上，常に，誤差が生じることは前提として考えなければならない．STEP毎にチェックすることで，誤差が小さなうちに修正することが可能となる．ただし，アポイントが頻回になることを患者に予め説明しておく．

■ STEP 5／下顎義歯完成・装着
　下顎義歯を完成した（図4-16,17）．
　中心咬合位の咬合調整，側方運動の調整，前方運動の調整をそれぞれ行う（図4-18〜20）．

■ STEP 6／調整
　下顎のみリラインを行い，完成とする（図4-21,22）．

CASE 3-4：人工歯排列に SHILLA SYSTEM を応用した症例

> **STEP 5** 　**下顎義歯完成・装着**

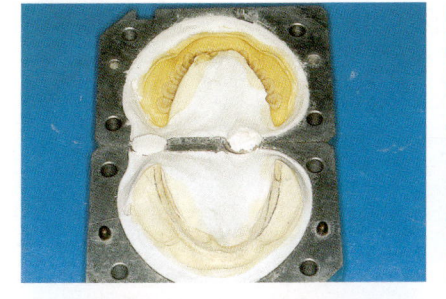

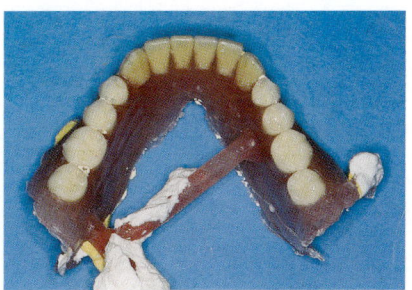

図4-16a,b　チェック後，下顎義歯を重合完成させる．

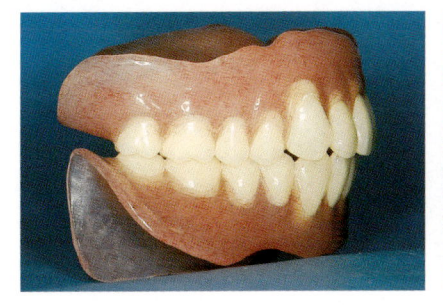

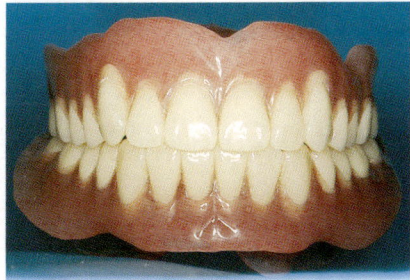

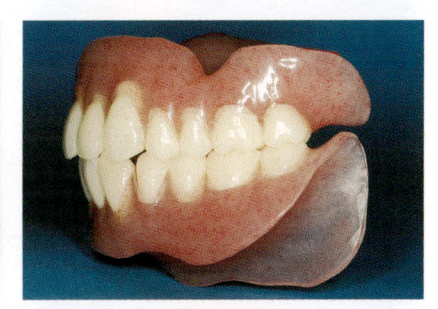

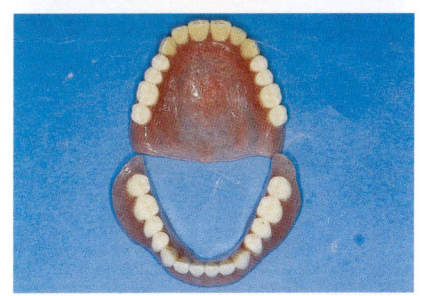

図4-17a〜d　完成義歯．下顎義歯舌側後縁の形態は，口腔内での調整となる．

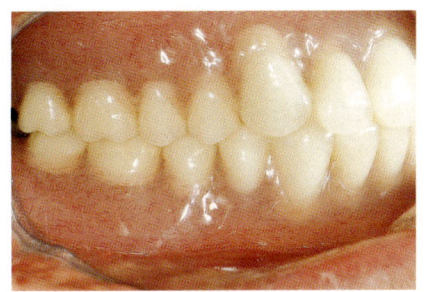

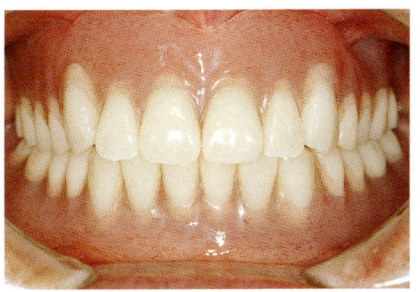

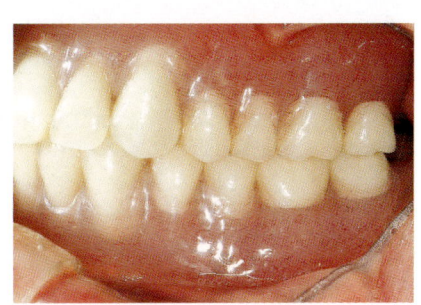

図4-18a〜c　最終義歯装着の状態．1歯対2歯の咬合関係が確立している．

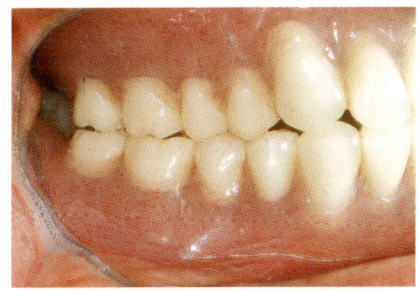

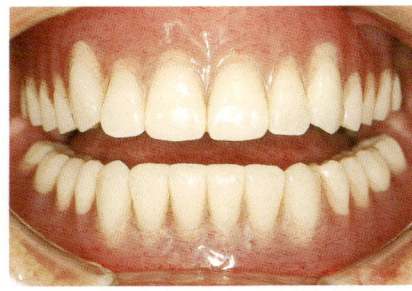

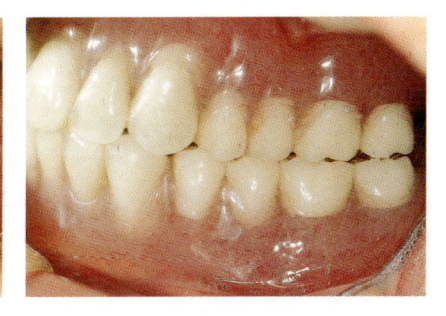

図4-19a〜c　咬合調整．側方運動時．前方ほど，カスプハイツが高いことに注目．

その後，咬合面の仕上げを行い（図4-23），最終セットとする（図4-24）．

■ GOAL／メインテナンス

3〜6か月ごとのメインテナンス時には，顎位の変化のチェック，調整の必要性のチェックを行う．

SHILLA SYSTEM の概念とその臨床活用

Chapter 3
総義歯

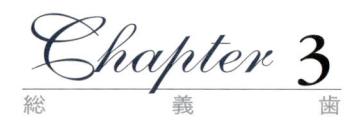

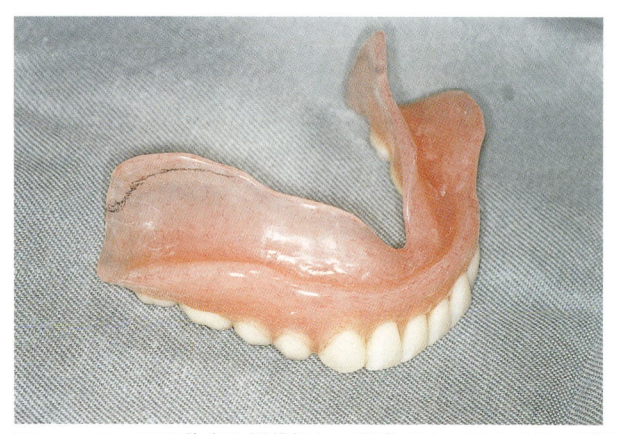

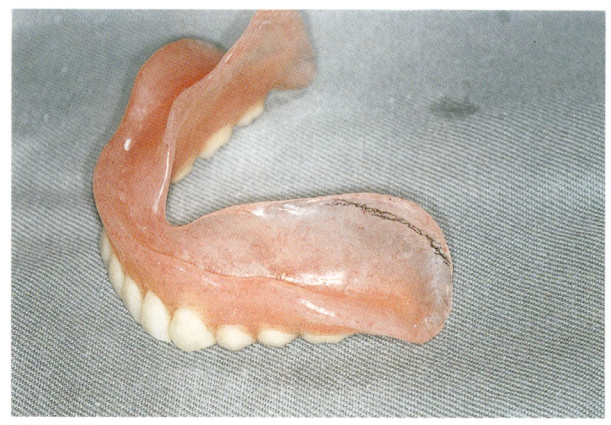

図4-20a,b　下顎義歯舌側後縁は，術者がチェアサイドで形態を作る必要がある．

STEP 6　調整

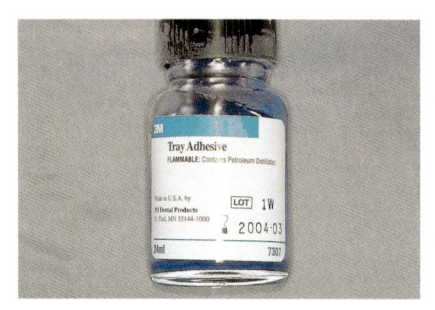

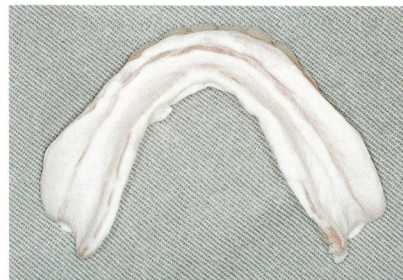

図4-21 ｜ 図4-22

図4-21　フィットチェッカー（GC）によるリライン．
図4-22　下顎のみリラインを行い，完成とする．

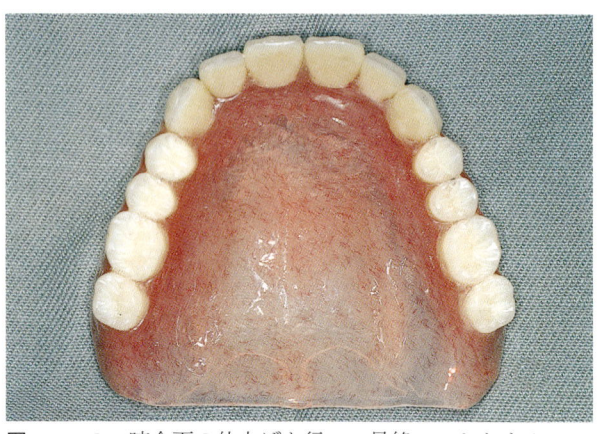

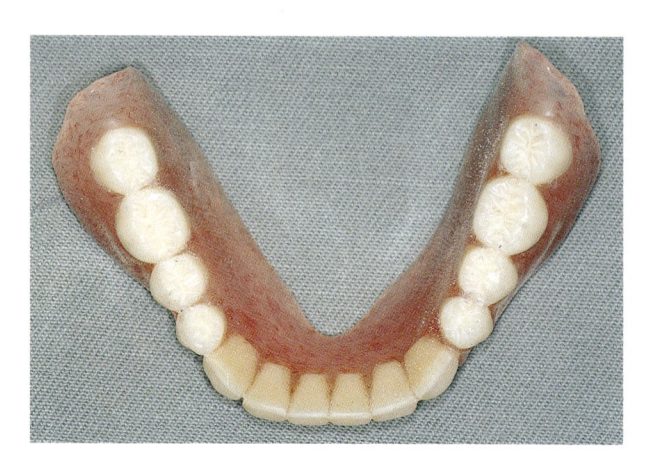

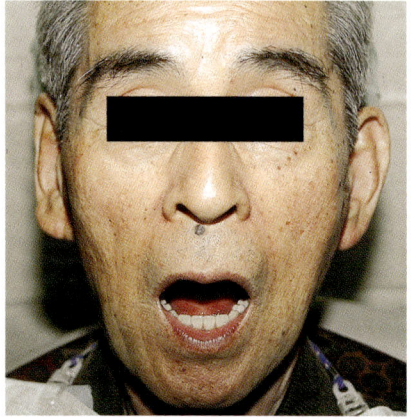

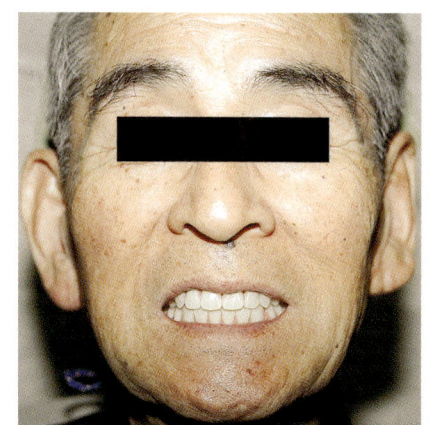

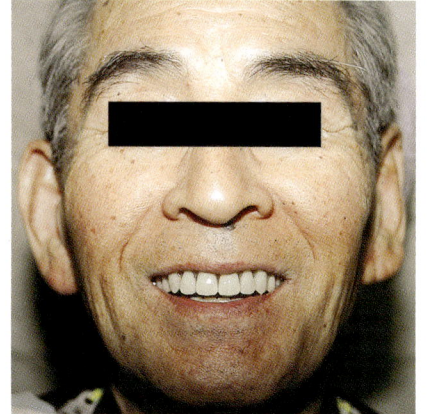

図4-23a,b　咬合面の仕上げを行い，最終セットとする．

図4-24a〜c　最終セット時の顔貌．咬合時痛みがなく，大開口しても義歯の浮き上がりがないことが確認できる．

SHILLA SYSTEM の概念とその臨床活用

CASE 3-4：人工歯排列に SHILLA SYSTEM を応用した症例

GOAL　メインテナンス

[術後]

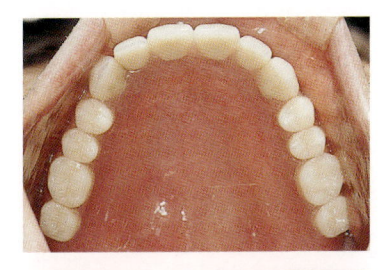

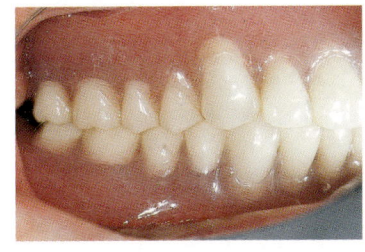

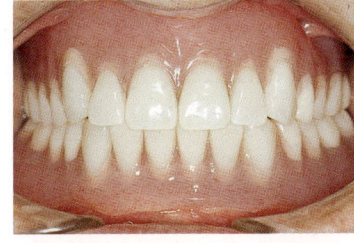

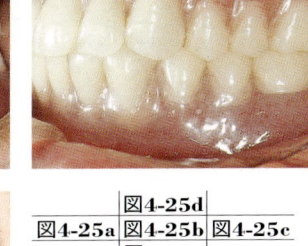

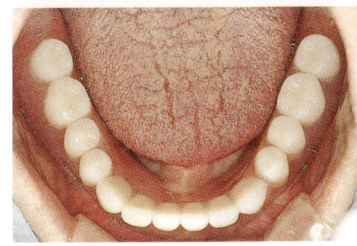

図4-25a〜e　5か月後の口腔内状況.

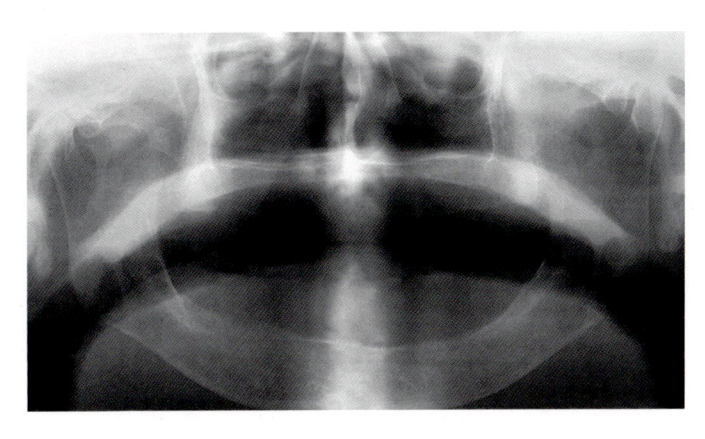

|図4-25d|
|図4-25a|図4-25b|図4-25c|
|図4-25e|

図4-25f　5か月後のパノラマエックス線写真.

現在5か月を経過し，多少の咬合調整を行っているが，経過は良好で，「あわびの刺身が食べられる」とのことである（図4-25）.

[まとめ]

「義歯は咬合」とよく言われる．しかし，顎位のズレた状態で咬合を決定してしまうと，スタートラインからおかしなことになってしまい，結局は修正の多い失敗の義歯となってしまう．正しいスタートラインに立つという意味で，SHILLA SYSTEM は，われわれの大きな助けとなろう．

　今回の症例提出にあたり，北九州市ご開業の下川公一先生，福岡市ご開業の元 永三先生には，多大なるご助言，ご協力を賜りました．また，スタディグループ「歯水会」のメンバーをはじめ，多くの先生方，技工を担当いただいた株式会社愛歯のスタッフの方々に心より感謝いたします．

SHILLA SYSTEM の概念とその臨床活用

Chapter 4

歯周補綴
―歯冠延長手術：咬合平面を基準とした
歯周外科と SHILLA SYSTEM―

佐藤直志

歯周治療と修復・補綴処置

　修復・補綴による機能的および審美的に良好な結果を得るためには，健康な歯周組織と歯周組織の形態が適正に改善されていることが前提条件となる．そのため補綴治療に先立ち，歯周組織の問題を包括的に解決して，修復・補綴処置は，適切な歯周環境下で行われなければならない．また，歯周組織は，歯肉，歯根膜，セメント質，歯槽骨から構成されている歯を支持する組織複合体であり，歯の萌出に伴って形成され，適正な咬合機能を営むことによって完成・維持される機能的な器官である．そのため歯周治療の目的は，プラーク由来の炎症性病変の改善や失われた歯周組織の再生ばかりでなく，歯周組織の機能を回復し，長期間維持させることにある．

　歯周組織の機能回復に咬合療法は重要な役割を担っている．このため歯周治療にあたっては炎症性要因の除去ばかりではなく，適切な咬合関係を与え，歯周組織の機能的な再構成を促す必要がある．すなわち歯周治療ばかりでなく補綴，歯列矯正などを含む包括的な治療が必要となる．

　とくに，歯周治療と補綴治療はそれぞれ「歯を健全に保つために」「歯の機能を回復するために」行われる治療であり，互いに補完し合う密接な関係にある．さらに，修復歯の歯周組織が健康な状態を維持していくためには，修復物が周囲の歯周組織と調和している必要があり，修復物の作製時の歯周組織に対する十分な配慮が重要となる．適切に作製された修復物は，歯周組織に適度の機能的刺激を与え，歯周組織の健康維持に貢献する．

■歯周疾患症例における咬合関係

　進行した歯周疾患や歯周疾患を伴った欠損症例では，臼歯部の咬合崩壊のために，安定した咬頭嵌合位が失われて咬合性外傷を継発しており，臼歯部の咬合支持が保たれている場合にも，歯の欠損や残存歯の挺出，傾斜，病的移動のため，ほとんどの症例で顎位の偏位を認めていることが多い．そこで，全顎的な咬合の再構成が必要となる．最終的な咬合機

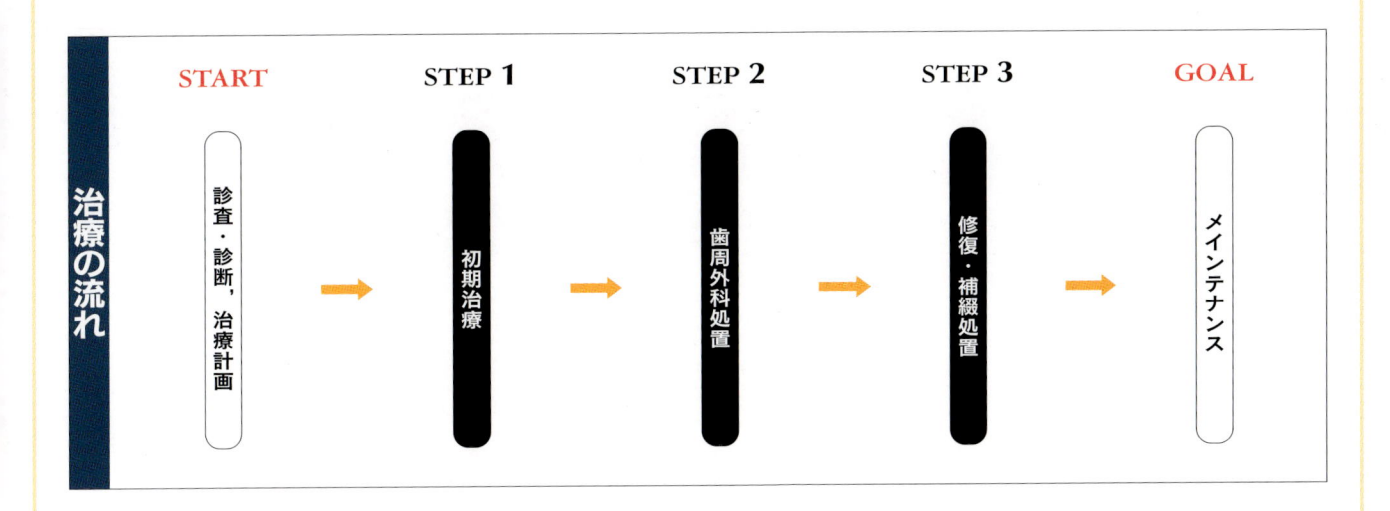

CASE 4-1 歯周疾患を伴った欠損症例

治療の流れ	START	STEP 1	STEP 2	STEP 3	GOAL
	診査・診断，治療計画	初期治療	歯周外科処置	修復・補綴処置	メインテナンス

SHILLA SYSTEM を用いて歯冠修復と CSC (crown and sleeve coping) テレスコープによるパーシャル・デンチャーにより全顎の補綴処置を行った症例である．修復・補綴処置に適した歯周環境を準備するため，補綴前処置としての歯周外科，特に SHILLA SYSTEM によって設定した咬合平面を基準とした補綴処置の観点からのフラップ手術を主体に呈示する．

能を回復するための補綴処置を念頭において歯周治療を行う場合も，歯周処置と補綴処置をよく関連づけた慎重な治療計画を立案して施行しなければならない．

■**全顎補綴における機能的・審美的指標**

全顎的な補綴を行う場合には，明白な機能的および審美的な指標がなければならない．そのため，歯周補綴を必要とする症例では，治療に対する患者の要求と予後を考慮に入れ，最終補綴による治療目標を明確に決定したうえで処置を開始することが大切であり，歯周組織の診査・診断と同様に，SHILLA SYSTEM を用いた研究模型による咬合診断が必須事項となる(図1-k〜o)．

歯周疾患を伴った欠損症例の処置は，炎症性因子の除去(ブラッシング，スケーリング・ルートプレーニング)と同時に，治療中の咀嚼機能の維持と，歯周疾患によって支持機能の低下した残存歯を保護するための咬合性外傷のコントロールを行いながら進める必要がある．その補綴法が固定性のものであれ，可撤性のものであれ，あるいはインプラントを併用したり，最終的にオーバー・デンチャーのような形になるとしても，SHILLA SYSTEM による咬合と審美の診断の情報を基に，最終補綴の咬合平面，咬合関係を考慮して，それに従ったプロビジョナル・レストレーションや治療用義歯を作製する．そしてそれらを口腔内に装着しながら，修復・補綴処置に適した歯周環境を整える歯周処置を行っていく(図1-1,2)．

修復・補綴処置と臨床歯冠長

日常臨床でよく直面する歯周疾患や歯肉辺縁および歯肉縁下のう蝕，歯冠破折あるいは歯の欠損を伴う症例，審美性を要求される処置において，あえて歯周組織を切除することによって臨床歯冠長を延長することが，歯周組織のメインテナンスを確実なも

Chapter 4
歯周補綴

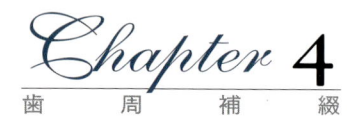

START　診査・診断，治療計画

初診：1990年8月
性別：女性
年齢：48歳
職業：主婦

主訴：咬むと入れ歯が痛くて不便．

- 残存歯：$\frac{7654321|1234567}{4\ \ \ 21|1234}$
- 欠損部：$\overline{765|3\ \ |5\ 6\ 7}$
- 不良補綴物：$\frac{75\ \ \ |1|2}{4}$
- う蝕および二次う蝕，歯肉縁下う蝕：
  $\frac{764321|345}{4\ \ \ \ \ \ \ |}$
- 失活歯：$\frac{7\ \ \ 31|12}{4}$
- 歯周組織の状態：プロービング時に出血する部分が多く，プロービング値は5〜7 mm．
- 4部の付着歯肉の幅は狭く，歯の動揺はⅠ度．
- 下顎臼歯部の歯槽提：支持性に乏しい形態．
- 咬合状態：$\overline{765|567}$の歯の挺出が著しく咬合平面が乱れている．
- 歯周組織のタイプ：歯肉の薄いスキャロップ・タイプ（thin-scalloped periodontium）．

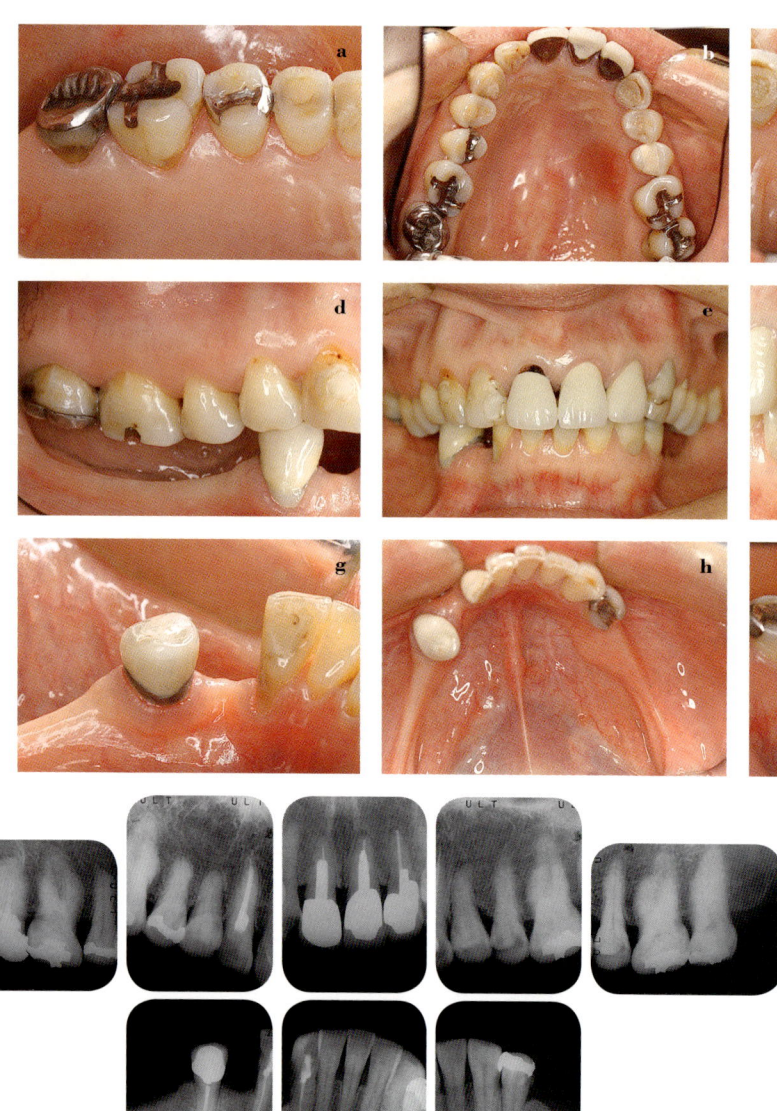

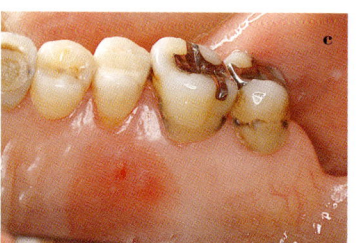

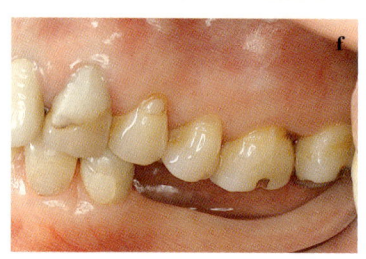

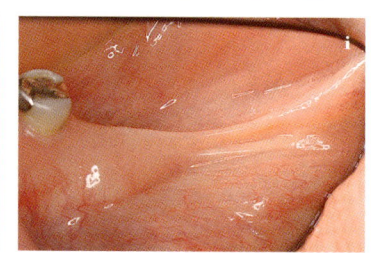

図1-a〜j　初診時のエックス線写真と口腔内写真．$\overline{7-53|5-7}$は欠損し，$\overline{765|567}$の歯の挺出が著しく咬合平面が乱れ，欠損補綴するためには，適切な咬合平面を改復する必要がある．下顎臼歯部の歯槽堤は支持性に乏しい形態となっている．

残存歯，充填歯および修復歯には，う蝕，二次カリエス，歯肉縁下カリエスを認める．プロービング時に出血する部分が多く，プロービング値は3〜7 mmである．$\overline{4}$部の付着歯肉の幅が狭い．歯の動揺はⅠ度以内である．また根尖病変を随所に認める．

CASE 4-1：歯周疾患を伴った欠損症例

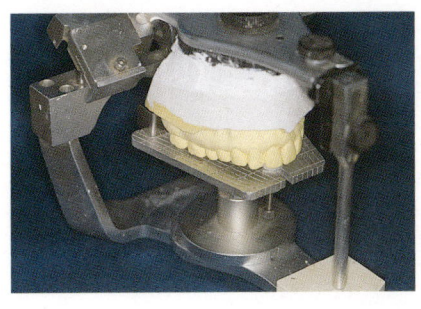

|図1-k|図1-l|図1-m|
|図1-n|図1-o|

図1-k 上顎模型を SHILLA II を用いて正中矢状面を基準にして咬合器付着した．

図1-l～o 咬合採得を行い，下顎模型を咬合器に付着する．SHILLA II による咬合平面の評価により，7 6 5│5 6 7 の歯の挺出が明らかである．

|図1-p|図1-q|
|図1-r|図1-s|

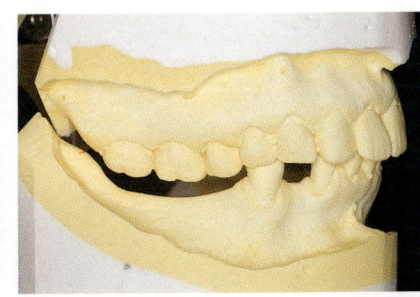

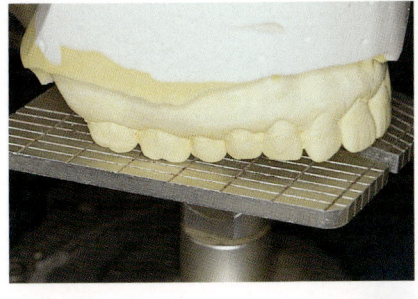

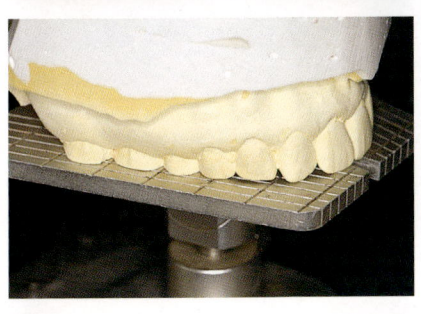

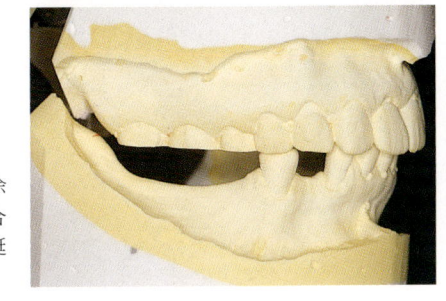

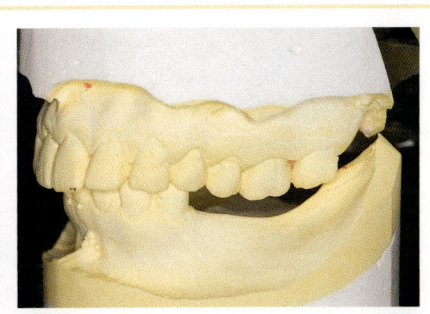

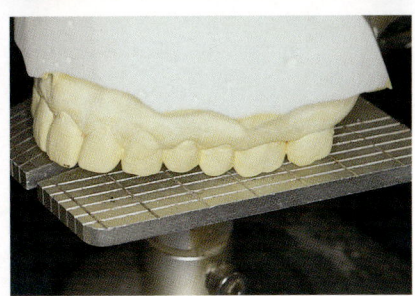

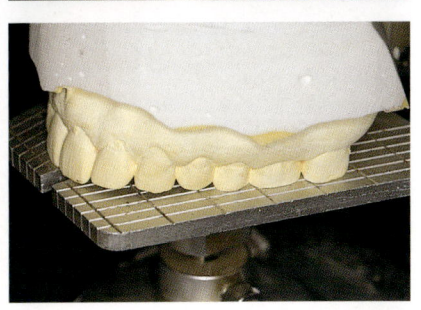

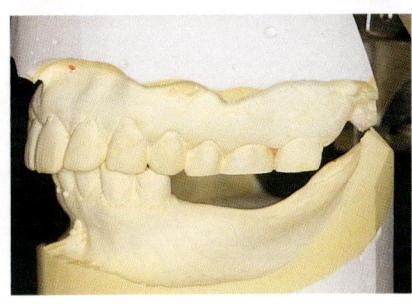

図1-p～s 模型の挺出歯の咬合面を削除し，目標とする咬合平面の設定後，咬合平面を改善するための 7 6 5│5 6 7 の挺出歯の挺出量が正確に把握できる．

〔治療計画〕

・初期治療：

① 口腔衛生指導，スケーリング，PTC (professional tooth cleaning)

② 7 6 5│5 6 7 / 4 プロビジョナル・レストレーション

③ 7—4 3│5—7 治療用義歯

・歯周外科外科処置：

① 5 6 7 骨切除を伴う根尖側移動術による歯冠延長手術

② 7 6 5 歯冠延長手術と 6 遠心の interdental denudation technique

③ 4 wedge operation による歯冠延長手術と遊離歯肉移植

④ 2 1│1 2 3 骨切除を伴う根尖側移動術による歯冠延長手術と 1 の抜歯

⑤ 4 partial-thickness apically positioned flap surgery による歯冠延長手術

⑥ 3 の歯冠延長と 3 と 4 の歯根近接問題を解決するために骨切除を伴う根尖側移動術

・修復・補綴処置：

① 7 6 5 3 2│3 5 6 7 単冠クラウン，①1② ブリッジ

② 4│4 CSC (crown and sleeve coping) のテレスコープ・パーシャル・デンチャー

・メインテナンス

Chapter 4
歯周補綴

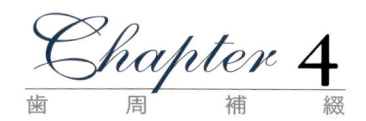

> **STEP 1** 初期治療

[治療用義歯とプロビジョナル・レストレーションの作製]

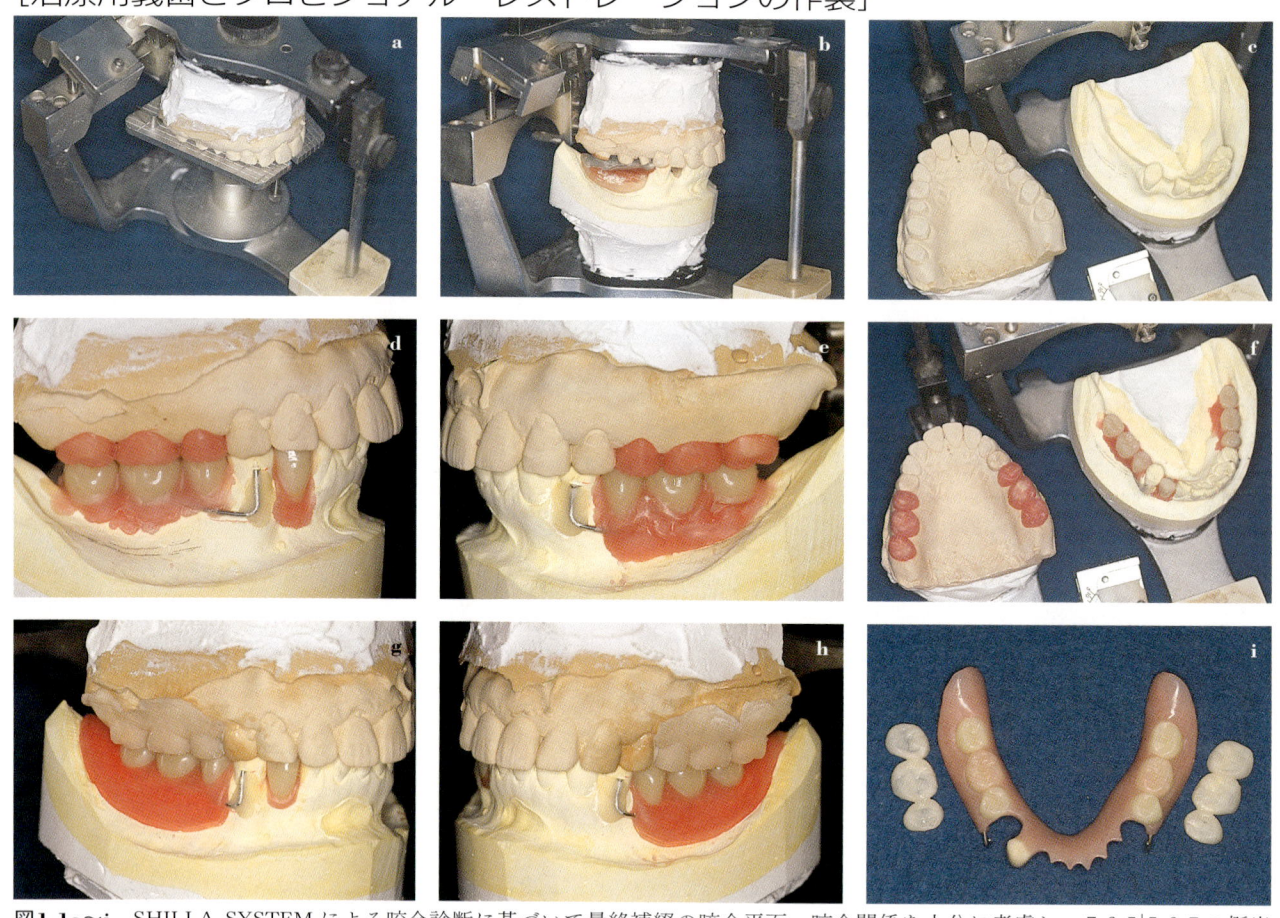

図1-1a〜i SHILLA SYSTEMによる咬合診断に基づいて最終補綴の咬合平面，咬合関係を十分に考慮し，7 6 5|5 6 7 の挺出歯の咬合面の削除，支台歯形成，印象・咬合採得を行い，それにしたがった治療用義歯とプロビジョナル・レストレーションの作製をする．

のにし，修復・補綴処置の予後や咬合の調和，あるいは審美性の回復にとって有用となることは少なくない．

十分な臨床歯冠長を確保することは，修復・補綴処置を必要とする歯では，形態，機能，審美性の理由から非常に重要である．臨床歯冠長の短い歯をブリッジやパーシャル・デンチャーの支台歯とすると，維持力が十分に得られないために，補綴物が脱落する可能性が高い．単冠のクラウン処置を必要としている歯よりもロングスパンのブリッジやパーシャル・デンチャーの支台歯では，維持力が最大限に確保できるように，さらにロウ着や連結部を強固に作製し，補綴物の強度を保ち，破折を防止する上で，十分な臨床歯冠長が必要である．

歯冠延長手術

臨床歯冠を根尖側に延長させるための歯周外科手術，すなわち歯冠延長手術（crown lengthening procedures in periodontal surgery）は，修復・補綴処置にかかわる歯周外科処置のなかで，もっとも使用頻度が高く，利用価値の高い方法である[1〜5]．外科的に歯周組織を切除し，根尖側に臨床歯冠を延長させる歯冠延長手術は，意図的な付着の喪失を前提とする．このため生体に対する侵襲を伴うため，その実施にあたっては，リスクと有用性を慎重に比較検討しなければならない．

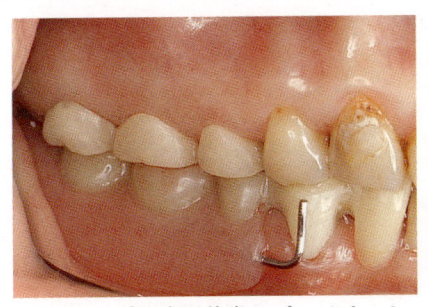

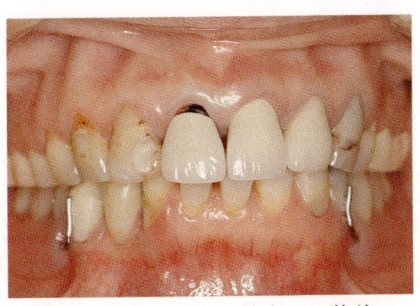

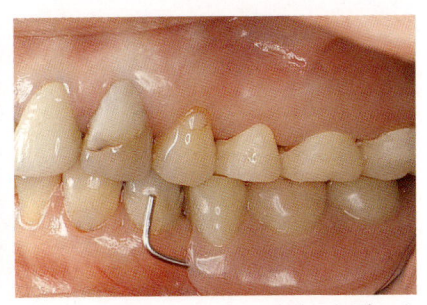

図1-2a〜c　治療用義歯とプロビジョナル・レストレーションの口腔内への装着．このようにすることにより，延長を必要とする臨床歯冠長が合理的に決定できるため，その後の歯冠延長手術が適切に実施可能となる．

■歯冠延長手術と歯周組織のバイオタイプ

　修復処置により機能的，形態および審美的に良好な結果を得るためには，歯冠延長手術の際に，支台歯の歯周組織の形態を修復処置に適した歯肉-歯槽骨形態に修正・改善する必要がある．それにより，修復後に審美的にも機能的にも満足のゆく歯冠修復物を作製することが可能となる．

　歯冠長の延長とともに歯肉-歯槽骨の形態修正も目的とする，「骨切除を伴う根尖側移動術（apically positioned flap surgery with osseous resection）による歯冠延長手術」を行う場合，大きなかかわりをもつ重要な概念として考慮しなければならないものが歯周組織のバイオタイプである．

[歯周組織のバイオタイプ（biotypes of periodontal tissue）]

　歯周組織のバイオタイプは，①薄くスキャロップの強いタイプ（スキャロップ・タイプ，thin-scalloped）と②厚いフラットタイプ（フラット・タイプ，thick-flat）の基本的な2型に大別される[6〜8]．また，Beckerら[9]は，上顎6前歯の歯槽骨形態に応じて，フラット（flat），スキャロップ（scalloped），著しいスキャロップ（pronounced scalloped）の三つに分類した（表A）．

　歯肉は歯槽骨の形態に関係なく歯冠-歯根形態や歯間空隙に応じて元あった形態に戻ろうとするため，骨整形と骨切除によって骨形態を修正する場合，スキャロップタイプにフラットタイプの歯槽骨形態を与えても，治療後に歯間乳頭は歯冠側に成長し，スキャロップの強いパターンの歯肉形態に戻ろうとする．そのため，骨切除を伴う根尖側移動術（apically positioned flap surgery with osseous resection）による歯冠延長手術を行う場合，歯肉の要求を満足させ，術後の歯肉形態を望ましいものにするためには，術前に存在した歯周組織の形態（フラットまたはスキャロップ）を考慮して骨形態を修正しながら，臨床歯冠長の目的を達成しなければならない．

■歯冠延長手術と生物学的幅径

　歯冠延長手術は，歯冠の延長とともに健全な歯周組織を再構築し，予知性の高い修復処置を可能にするものである．そこで，修復歯の健康な歯周組織を保存し，必要以上に付着の喪失を起こさないために，生物学的幅径の概念を十分に理解しておくことが大切である．

[生物学的幅径（biologic width）]

　修歯周組織の生物学的幅径とは，歯周組織の健康を確立し，維持するために必要な歯に対する歯肉付着の機能的な単位であり，歯肉溝の底部から歯槽骨頂までの距離を指し，この幅は，生体の恒常性によってほぼ一定に保たれていると考えられている．

　歯周組織の生物学的幅径は，歯面に対する上皮付着と結合組織から成り立っており，Gargiuloら[10]の研究報告によれば，歯槽骨頂から歯冠側に平均1.07mmの幅の結合組織付着，平均0.97mmの幅の上皮付着があり，生物学的幅径の平均値は2.04mmである．また，上皮付着より歯冠側寄りに歯面に付着していない平均0.69mmの歯肉溝が存在する．すなわち，歯槽骨頂上には少なくてもこの幅以上の健全歯質がなければならない（図A）．

Chapter 4
歯周補綴

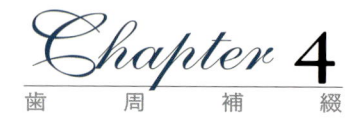

表A 上顎前歯の歯槽骨形態（骨のスキャロップ［osseous scallop］）[9]

歯槽骨形態	唇側骨と歯間部骨間の距離
フラット	平均2.1mm
スキャロップ	平均2.8mm
著しいスキャロップ	平均4.1mm

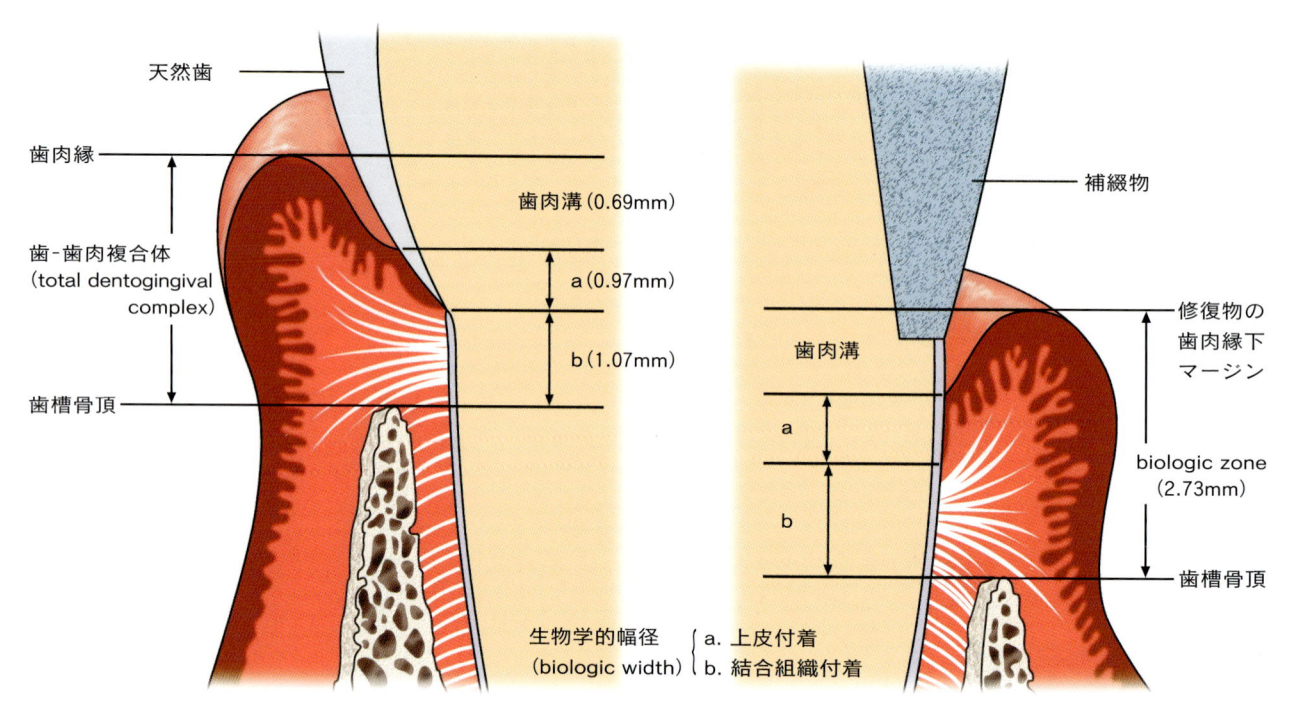

図A 生物学的幅径の考慮．生物学的にも，審美的にも，適切な補綴物がつくられるように，生物学的幅径（上皮付着＋結合組織付着＋歯肉溝の深さ）を考慮して，歯間延長手術を行う．

ただし，生物学的幅径は，患者個体別に，また歯によっても差（前歯か臼歯か）があるし，同一歯でも歯面（頰舌面か隣接面か）によって異なる．Vacekら[11]は，生物学的幅径は前歯より臼歯で平均0.33mm長く，生物学的幅径の個体別の範囲は0.75〜4.3mmの幅があったと報告している．臨床では，生物学的幅径の概念の平均値をそのまま用いると不適当な結果を招くことがある．

Gargiuloら[10]の平均値に基づけば，歯肉縁から歯槽骨頂までの歯槽骨上の軟組織の高さ，すなわち歯-歯肉複合体（total dentogingival complex）は2.73mmとなる（図A）が，Kois[12]は，同じく歯肉縁から歯槽骨頂までのtotal dentogingival complexの高さは，上顎前歯の唇側面中央の85〜90％で3mm，隣接面では3〜5mmの範囲であったと報告している．健康歯肉の歯肉溝の深さは一般に1〜3mmで，歯肉溝の深さが1mm以下になることは臨床上ほとんどないため，歯槽骨頂上に健全歯質が3mmしか確保できなかった場合，術後の歯肉縁上の健全歯質は非常に少ないものとなり，歯間乳頭部では骨の削除により露出させた歯質は，歯肉縁下になってしまう．

また，Nevis&Skurow[13]は，生物学的幅径を「歯槽骨頂より歯冠側にシャーピー線維がセメント質に埋入している歯槽頂線維とその上部の接合上皮と歯肉溝の深さを合わせた総和」と定義した．歯槽骨頂から3mmという幅は，歯槽頂線維，接合上皮，歯肉溝の最小限の総計を示し，歯槽骨頂から歯肉辺縁までの距離をこれより小さくすることができないことを意味している．

[生物学的幅径の侵害]

修復物のマージンが歯槽骨頂から2mm，またはそれ以下の距離の付着歯肉部内に設定され，生物学的幅径が侵害されるようなことがあれば，歯肉の炎症と付着の喪失により，歯周組織の破壊が引き起こされることになる．生物学的幅径が侵害を受けると，

歯周組織のバイオタイプ(thin-scalloped／thick-flat)によりそれぞれ異なった反応を生じる傾向がある．

①薄くスキャロップの強いタイプ(スキャロップ・タイプ，thin-scalloped)の場合

修復処置により生物学的幅径が損傷された場合の一つの反応として，歯槽骨頂と修復物のマージン間に生物学的幅径を回復するためのスペースを作りだそうとして歯槽骨頂部が吸収して根尖方向に移動し，また，歯肉溝の深さが深くなるため，歯肉辺縁の高さは安定しにくくなり，歯肉組織の退縮を引き起こすことが予想される．こうした反応は，歯肉組織と下部歯槽骨が薄く，スキャロップの強い歯周組織のバイオタイプ(thin-scalloped periodontium)の症例でより起こりやすい．スキャロップの強い形態をした薄い歯肉では，厚くフラットな形態の歯肉よりも歯肉退縮がより生じやすい[8]．

生物学的幅径の侵害は，予測不可能な歯槽骨吸収による生体の自己修復によって回復されるかもしれない．しかし，付着の喪失の結果，支台歯の唇側面の歯槽骨の薄い部位では，歯肉の退縮が歯冠修復物装着後の審美性の面において大きな問題となる．

②厚いフラットタイプ(フラット・タイプ，thick-flat)の場合

一方，厚い歯周組織のバイオタイプ(thick-flat periodontium)の場合，一般に下部歯槽骨の厚さが厚いために生物学的幅径の侵害による歯槽骨吸収の反応がただちに生じにくい．そのため歯槽骨頂のレベルに変化は認められないが，良好なプラークコントロールにもかかわらず，修復物の歯肉辺縁部に炎症が生じ持続する．このタイプでは，歯周組織が厚いため，慢性炎症の存在下でも歯肉退縮を引き起こすことはほとんどなく，歯肉はむしろ増殖し，深い歯周ポケットを形成する場合が多い．修復物が歯肉縁下の刺激物として作用し，歯肉辺縁部の炎症が消失することなく残存して修復物の周囲に認められる現象は，審美性を重視し，修復物装着後に歯肉退縮が起きてマージンが露出することを恐れるあまり，クラウンのマージンを歯肉縁下に深く設定している歯肉の厚い症例で頻繁にみかける．

修復歯の歯肉組織を健康な状態に改善するためには，歯冠延長手術を行い修復物マージン直下の辺縁骨を削除し，歯槽骨頂のレベルからマージンを離す必要がある．大部分の生物学的幅径の侵害は，歯槽骨の厚い支台歯の隣接面で生じることが多い．隣接面では歯間部骨組織の厚さが厚いため，即時に骨吸収を引き起こさないが，歯肉組織には慢性の炎症が残存することとなる．時間の経過とともに，隣接面にクレーター状骨欠損や深い骨縁下欠損の形成へと波及するだろう．

■歯冠延長手術の前処置と術前評価

歯冠延長手術を行うにあたっては，次のような前処置または評価をしておく必要がある．

[生物学的幅径の侵害の評価(evaluation of violations of biologic width)]

まず，う蝕や脱灰歯質を除去し，歯肉縁下う蝕と歯冠破折部の根尖側への波及の程度と残存歯質の量を評価し，外科処置のアクセスをよくするために歯冠修復物を除去し，暫間修復しておく．局所麻酔下で歯周プローブを用いてう蝕や破折部の底部または既存修復物の除去後に支台歯形成されているマージンの位置と歯槽骨頂の距離を測定して，生物学的幅径の侵害の有無の診断を行い，歯冠延長手術に際して，生物学的幅径を回復する必要性を検討する．

計測の結果，歯槽骨頂までの距離が2mm以下の場合には生物学的幅径が侵害されているという診断が確定する．この場合には軟組織の切除だけでは歯周組織の生物学的幅径が確保できないため，適切な生物学的幅径を回復するために，辺縁骨を切除し歯肉縁を根尖側に移動させるapically positioned flap surgery with osseous resection(骨切除を伴う根尖側移動術)による歯冠延長手術が必要になる．

[歯冠延長手術の処置法の選択]

歯槽骨頂より歯冠側に少なくとも3mm以上の健康歯質がない場合には，支台歯の周囲に骨欠損や病的ポケットが認められなかったとしても，生物学幅径を確保するために，骨切除を伴う根尖側移動術(apically positioned flap surgery with osseous resection)による歯冠延長手術を行う．

歯槽骨頂より歯冠側に3mm以上の健全歯質があ

Chapter 4
歯 周 補 綴

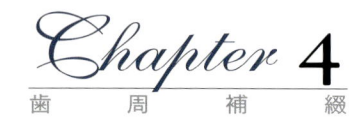

■咬合平面を基準にした，臼歯部の歯冠延長手術■

術前処置として，SHILLA SYSTEM により最終補綴の目標とする咬合平面を設定し，歯冠延長手術は得られた咬合平面と歯槽骨頂との関係を基準として行う．すなわち，歯周処置と修復処置の両者の観点から，
①適切な修復処置を行うための補綴的条件(修復物を維持するための十分な支台歯の長さ，咬合面の削除量，支台歯全周への健全歯質の存在)
②歯周組織の健康を確立し，維持するために必要な生物学的幅径の確保
を考慮に入れて，臨床歯冠の延長を行うことが大切である．

そのためには，必要な支台歯の長さ，修復物の作製に必要な咬合面の厚さと生物学的幅径(biologic width)の総和を考慮してプロビジョナル・レストレーションを設定し，その咬合平面から歯槽骨頂まで，最低9〜10mm 以上の距離を確保する必要がある．

もし，咬合平面から歯槽骨頂までこの距離が確保されていない場合には，骨欠損がとくにみられなくても，骨を削除して，根尖側に歯冠長を延長させ，健全歯質を露出させなければならない．

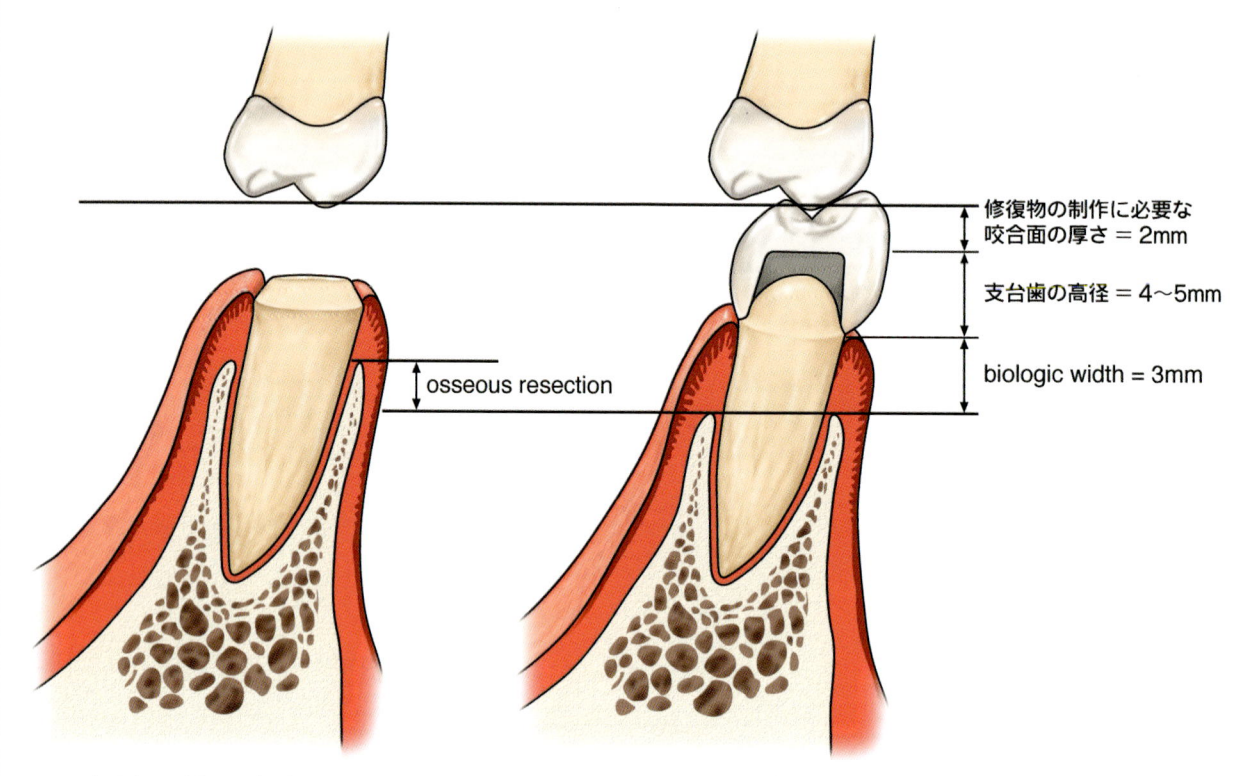

図B 臼歯部の歯冠延長手術では，あらかじめ設定した咬合平面から〈必要な支台歯の長さ〉＋〈修復物作製に必要な切縁または咬合面の修復物の厚さ〉＋〈生物学的幅径〉の総和を考慮して，咬合平面から歯槽骨頂まで最低 9〜10mm の距離を確保する．

り，骨欠損による形態修正が不要で，深い歯周ポケットがみられる場合や，歯冠長の問題がただ単に歯肉の増殖や肥厚などの軟組織の位置にだけ関係している症例では，軟組織の切除だけで歯周組織の生物学的幅径を確保できる．そのため，術部の付着歯肉の幅により，歯肉切除手術や骨の切除を伴わない根尖側移動術(apically positioned flap surgery without osseous resection)による歯冠延長手術を選択して実施する．

[目標とする咬合平面の設定]

修復・補綴処置にかかわる歯周外科処置においては，術前の咬合診断が非常に重要である．積極的に咬合療法を必要とする症例や，臼歯部での歯の挺出が著しく，補綴に先立って咬合平面の改善のために咬合面の削除が必要になる場合には特に，術前に SHILLA SYSTEM を用い，顔面正中矢状面を基準として咬合器にトランスファーして咬合診断を行い，最終的に目標とする咬合平面を設定し，最終補綴に際して機能，形態，および審美性の回復に必要な補綴物の臨床歯冠長の長さを合理的に決定しておく(図1-k〜s，図B)．その後，延長を必要とする臨床歯冠長を具現化し，SHILLA SYSTEM による咬

STEP 2　歯周外科処置

[咬合平面を基準とした臼歯部の歯冠延長手術]

図1-3a,b

図1-3a,b 咬合診断により設定した咬合平面を基準に，支台歯形成した5̲ 6 7̲の著しい挺出歯．修復処置のために，根尖側に歯冠長を延長する必要がある．歯周ポケットの深さは4～5mm．

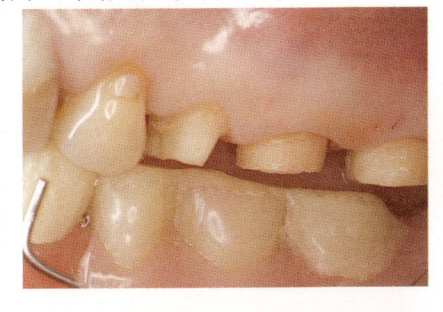

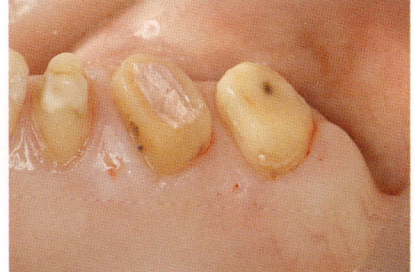

図1-4a 図1-4b

図1-4a,b 修復・補綴処置に必要な支台歯の臨床歯冠長，付着歯肉の幅，歯周ポケット，歯肉の厚さや骨欠損の程度などを考慮に入れて，歯肉縁から根尖側に十分離したスキャロップ状の一次切開を加える．7̲の遠心の wedge operation の切開は，四角形切開法．

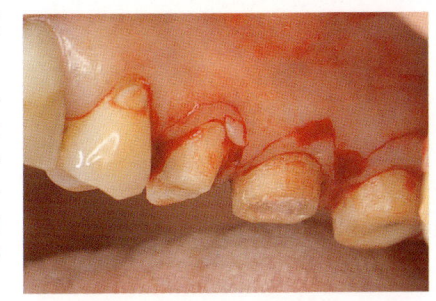

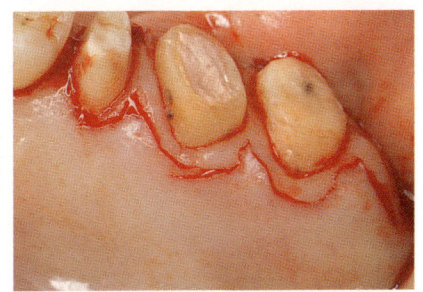

図1-5a 図1-5b

図1-5a,b フラップ剥離後，歯間部の浅いクレーター状の骨欠損を認める．クレーターを osseous resection により除去．

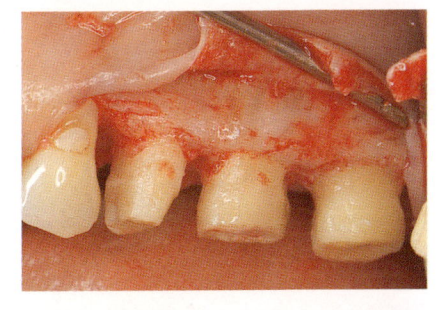

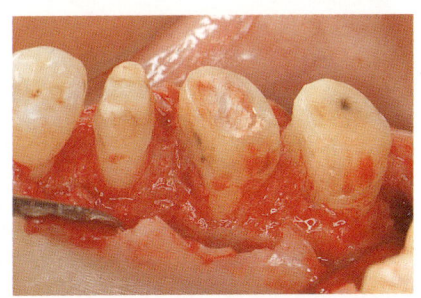

図1-6a 図1-6b

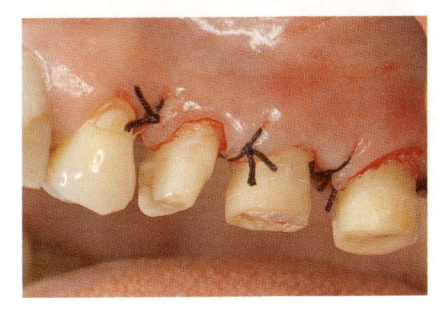

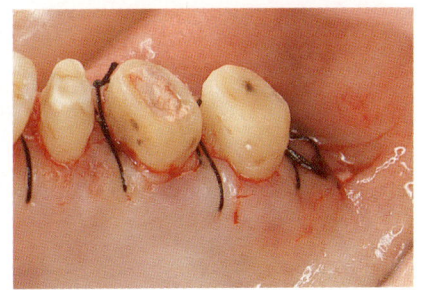

図1-6a,b フラップの辺縁を骨頂から約1～2mm歯冠側に置いて縫合．

合診断の情報をもとに，最終補綴物の咬合平面，咬合関係を考慮してプロビジョナル・レストレーションや治療用義歯を作製し，口腔内に装着する（**図1-1，2**）．これらは歯冠延長手術時に，合理的に決定できるサージカルガイドとして利用できる（**図1-3～25**）．これにより，最終補綴物を考慮に入れた確実な歯冠延長手術が可能となる．

なお，この治療用義歯は，とくに歯周疾患を伴った多数歯欠損の症例では，テレスコープ型がより好ましい（**図2-2a～c**）．治療用義歯をテレスコープ型にすることの歯周治療上の利点は次のとおりである．
①プラークコントロールが容易なため支台歯の歯肉の改善が早い．
②歯周外科処置前に支台歯形成を行っているので，

Chapter 4
歯周補綴

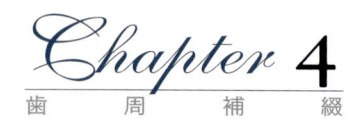

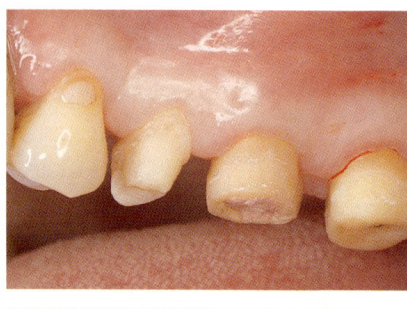

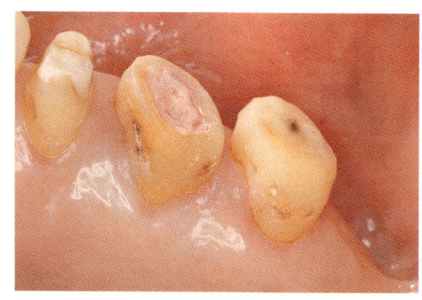

図1-7a｜図1-7b
図1-7c｜図1-7d

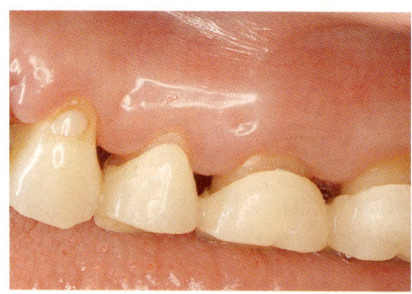

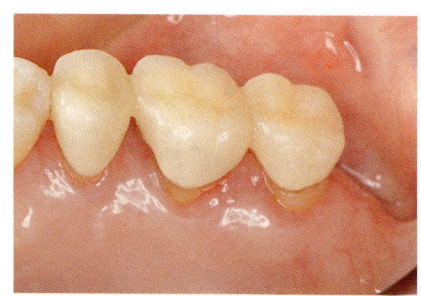

図1-7a〜d 術後2か月半．十分な臨床歯冠長の延長と浅い歯肉溝が得られ，歯肉-歯槽骨の調和のとれた良好な形態となっている(a,b)．歯周外科後，歯肉と歯との間に新しい付着関係が確立し，新たな歯肉溝が形成されて遊離歯肉縁と歯間乳頭の位置が安定するのに，6か月以上の期間を要する．そこで，この治癒期間中はプロビジョナル・レストレーションのマージンを，歯肉縁から少なくても約2mm以上離しておくことが大切である(c,d)．

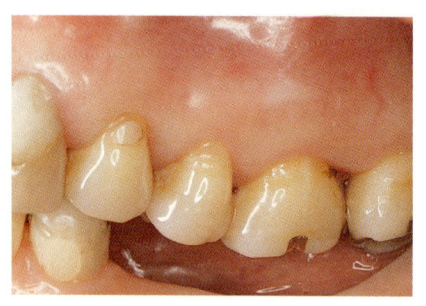

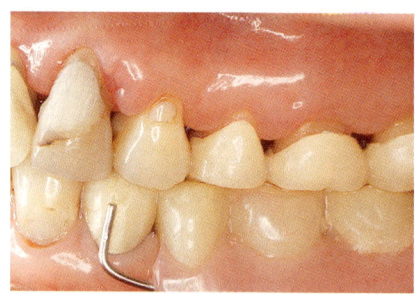

図1-8a｜図1-8b

図1-8a 初診時．
図1-8b 歯周外科後2か月半，咬合平面を基準にした歯冠延長手術により，必要十分な臨床歯冠長が確保された．

[７６５ 歯冠延長手術と interdental denudation technique による骨再生]

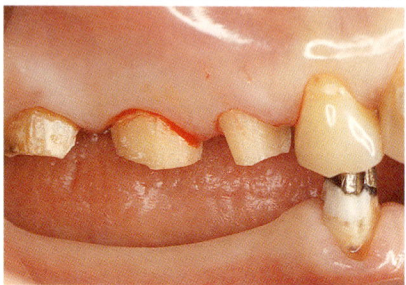

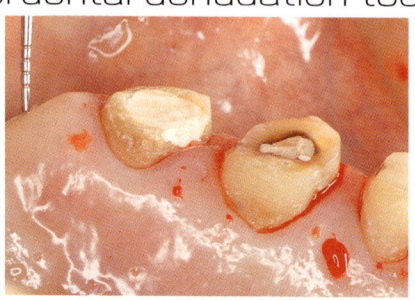

図1-9a,b 適切な咬合平面を回復するために咬合面を削除しているので，臨床歯冠長が短くなっている．６の近心5mm，遠心7mmの歯周ポケットを認める．

図1-10 設定された咬合平面を基準点として，最終的に必要な臨床歯冠長を考慮に入れ，歯肉縁から離して根尖側に一次切開を入れる．

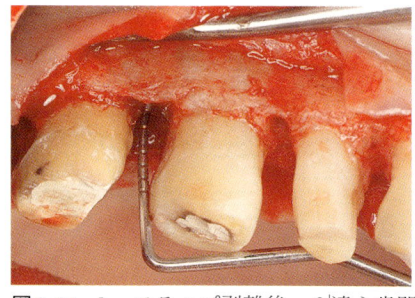

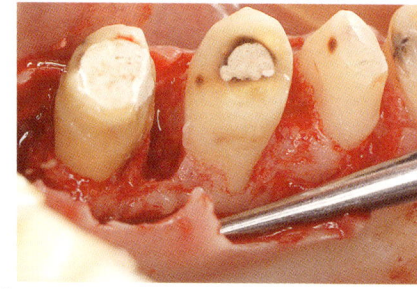

図1-11a,b フラップ剥離後，６遠心歯間部に深く広いクレーター状の二壁性骨縁下欠損を認める．歯根面のルートプレーニングと骨欠損部に残存する肉芽組織を徹底的に除去し，骨髄腔を露出させる．

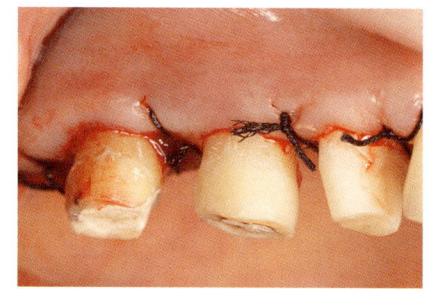

図1-12 必要な臨床歯冠長の確保と，歯間部の二壁性骨欠損の再生を目的として，interdental denudation technique[30〜32] を用いた．

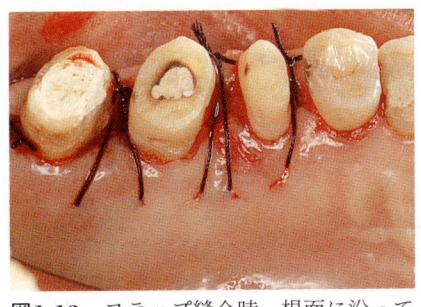

CASE 4-1：歯周疾患を伴った欠損症例

図1-13　フラップ縫合時，根面に沿って上皮の深行増殖が早期に生じるのを防ぐため，6|遠心歯間部の骨欠損の入口をフラップで被覆せず，開放状態にしているのに注意．

図1-14a,b　術後1週間目．

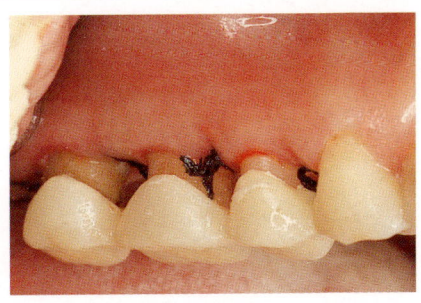

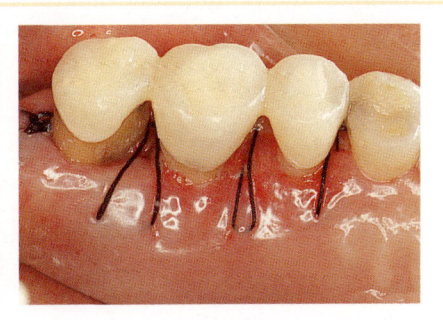

図1-15｜図1-16

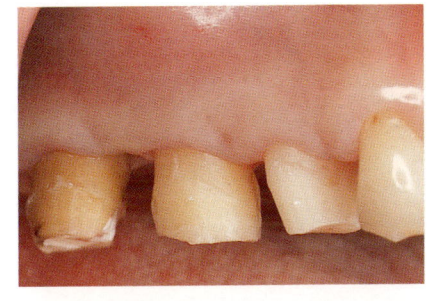

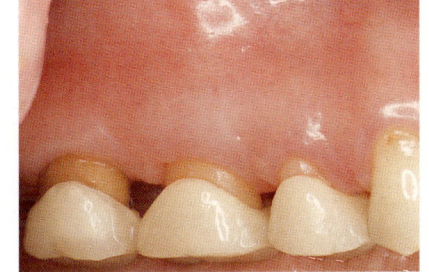

図1-15　術後17日目．
図1-16　術後3か月．

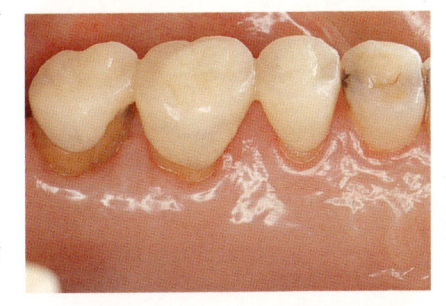

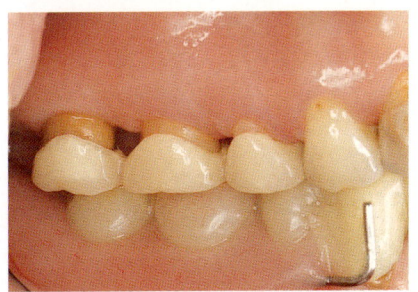

図1-17a｜図1-17b

図1-17a,b　術後8か月，十分な臨床歯冠長が確保された．

図1-18a｜図1-18b

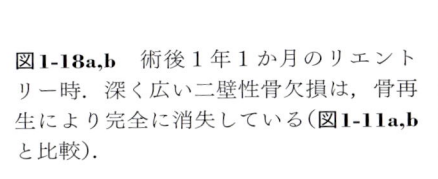

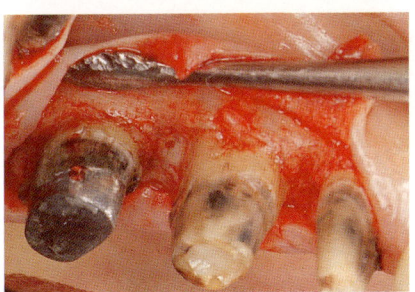

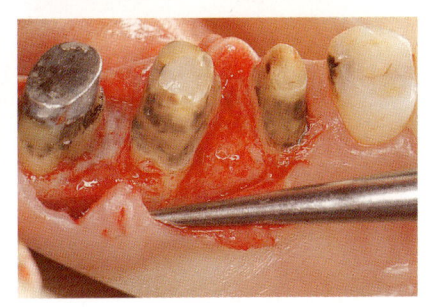

図1-18a,b　術後1年1か月のリエントリー時．深く広い二壁性骨欠損は，骨再生により完全に消失している（図1-11a,bと比較）．

[咬合平面を基準にした上顎前歯部の歯冠延長手術]

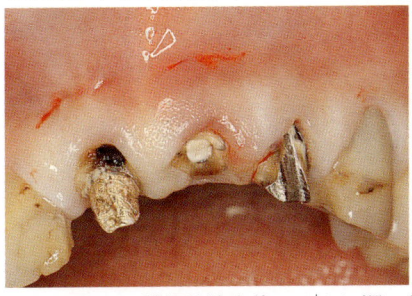

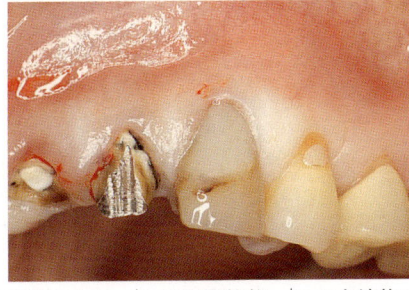

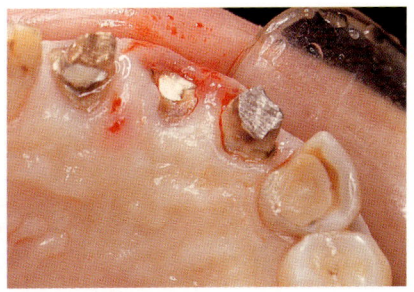

図1-19a〜c　補綴物除去後，1|2 に深い歯肉縁下う蝕，|1 は残根状態，|3 の充填物が歯肉縁下に及んでいる．また，|2 近心の充填物も歯肉縁に近接している．

SHILLA SYSTEM の概念とその臨床活用

Chapter 4
歯 周 補 綴

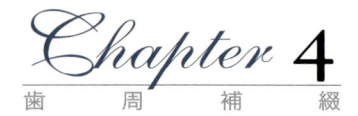

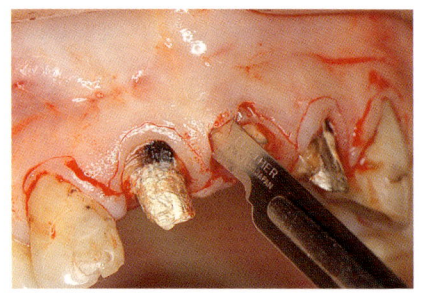

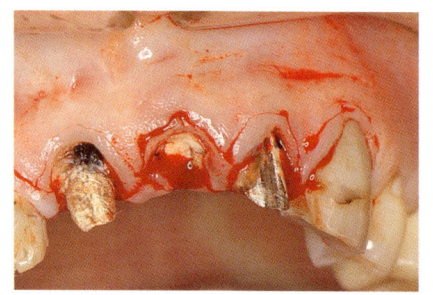

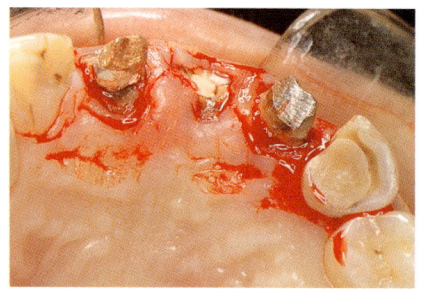

図1-20a～c 一次切開．術後歯肉縁上に十分な健全歯質が得られるように，歯肉縁から十分離して根尖側にスキャロップ状の一次切開を行う．厚さ1.5mmの一次弁を形成．

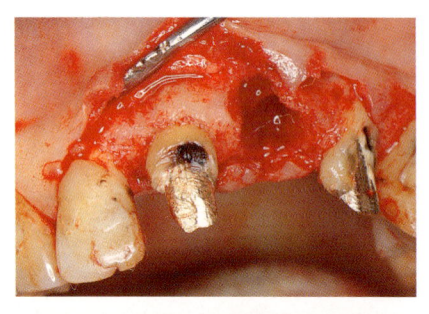

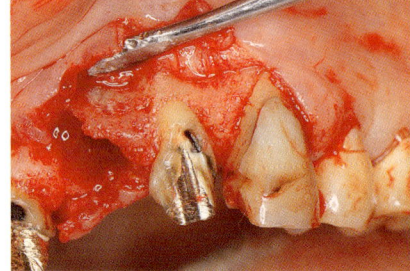

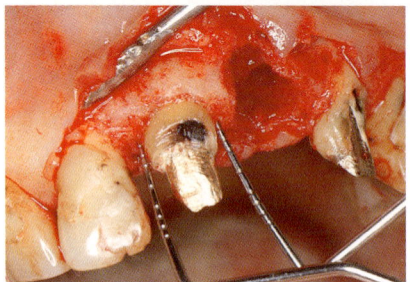

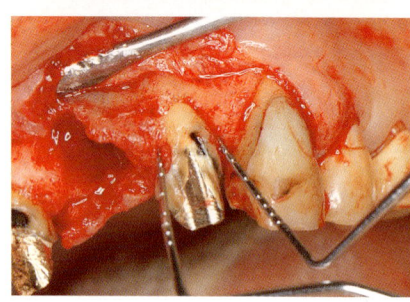

図1-21a 図1-21b
図1-21c 図1-21d

図1-21a～d osseous resection 前．フラップ剥離後，⎿1 は抜歯．1⏌の遠心を除いてう蝕の底部やプロビジョナル・レストレーションの支台歯のフィニッシングラインから歯槽骨頂までの距離は1〜2mmと生物学的幅径を得るのに不十分な歯質である(c,d)．

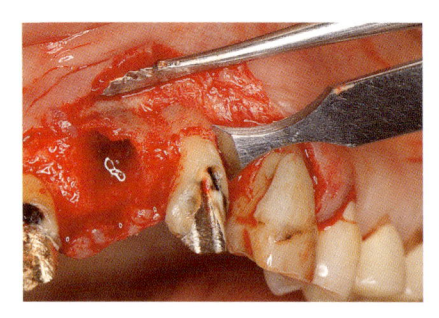

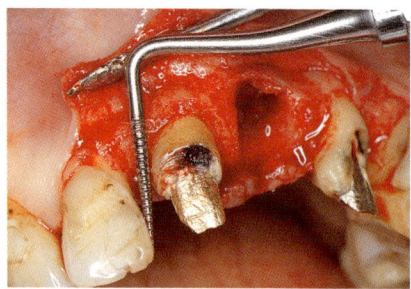

図1-22a 図1-22b

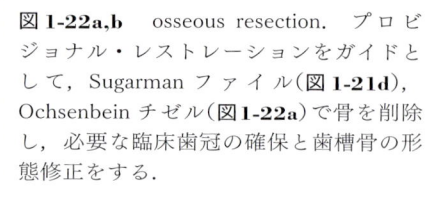

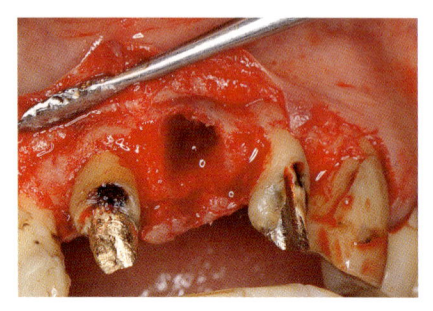

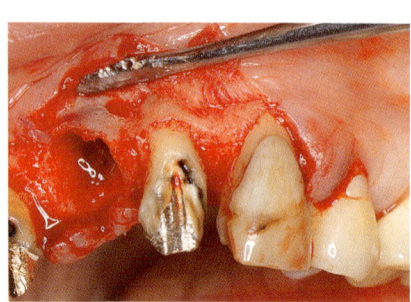

図1-22a,b osseous resection．プロビジョナル・レストレーションをガイドとして，Sugarman ファイル（図1-21d），Ochsenbein チゼル（図1-22a）で骨を削除し，必要な臨床歯冠の確保と歯槽骨の形態修正をする．

図1-23a 図1-23b

図1-23a,b osseous resection 後．

SHILLA SYSTEM の概念とその臨床活用

CASE 4-1：歯周疾患を伴った欠損症例

図1-24a,b　生物学的幅径を再構築するために，歯槽骨頂から歯の全周にわたって3～5mm以上の健全歯質を露出させた（図1-21c,dと比較）.

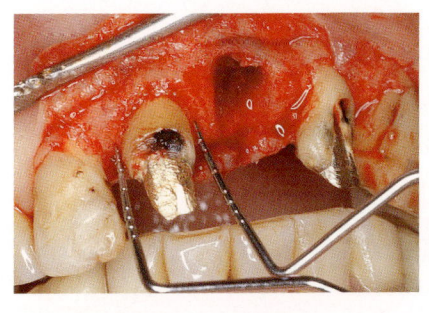

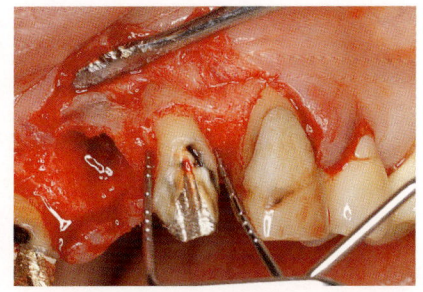

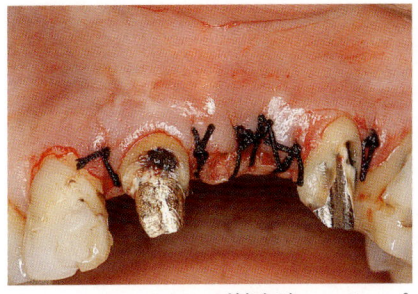

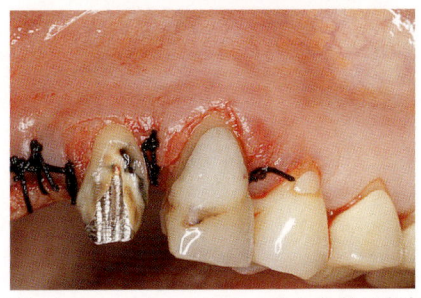

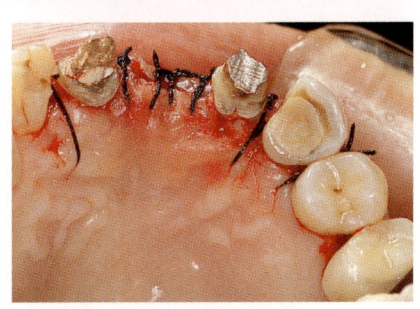

図1-25a～c　フラップ縫合時．フラップの辺縁から1～2mm以上の健全歯質が歯肉縁上に確保されているのに注意.

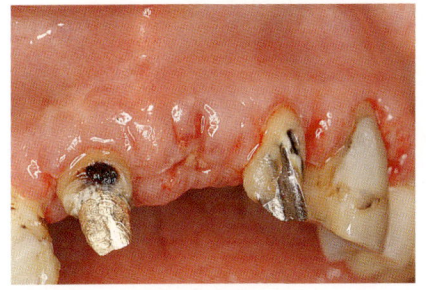

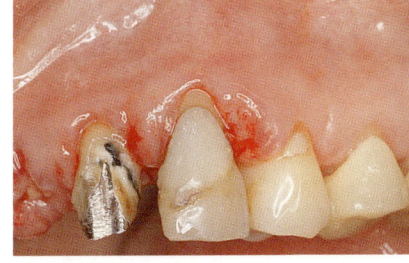

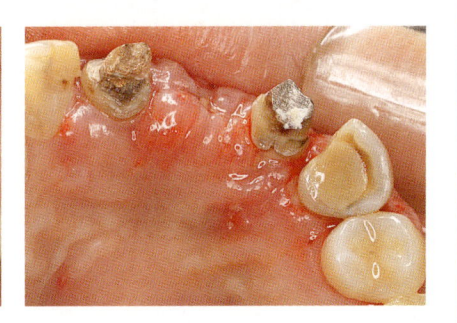

図1-26a～c　術後8日目.

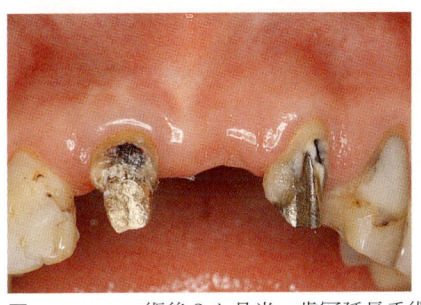

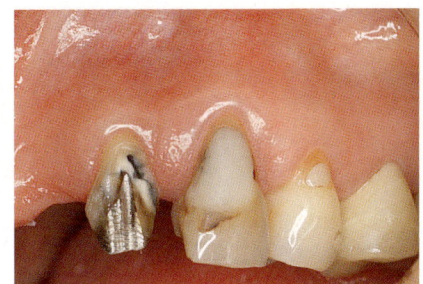

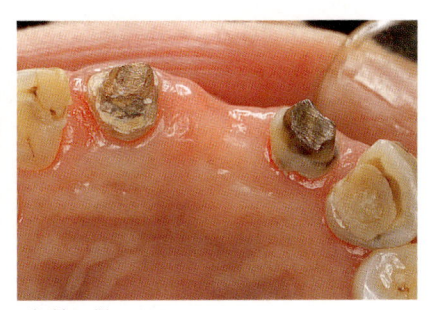

図1-27a～c　術後3か月半．歯冠延長手術により，歯肉縁上に修復処置上必要な十分な歯質が得られた.

手術時のアクセスが得られやすく，外科処置が行いやすい.
③歯周パックが保持しやすい.
④完成義歯と同じ設計の治療用義歯を装着できるので，完成義歯の予後と支台歯の評価があらかじめできる.
⑤治療中における動揺の著しい支台歯を二次固定できる.

［審美的な評価（前歯部）］

上顎前歯部の場合はまず，以下にあげる歯冠延長手術後の審美的な観点から，前歯部の咬合平面通過位置としての前歯部切縁の位置を決定する（図C）.
①上唇線と歯および歯肉の露出度との関係
②スマイルラインと上顎前歯切縁の位置関係および歯と歯肉の露出度の関係
③上顎前歯の切縁線と歯肉辺縁線と両瞳孔線との並

Chapter 4
歯周補綴

■上顎前歯部の歯冠延長手術■

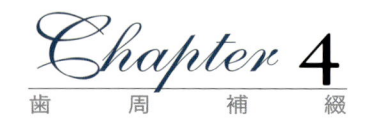

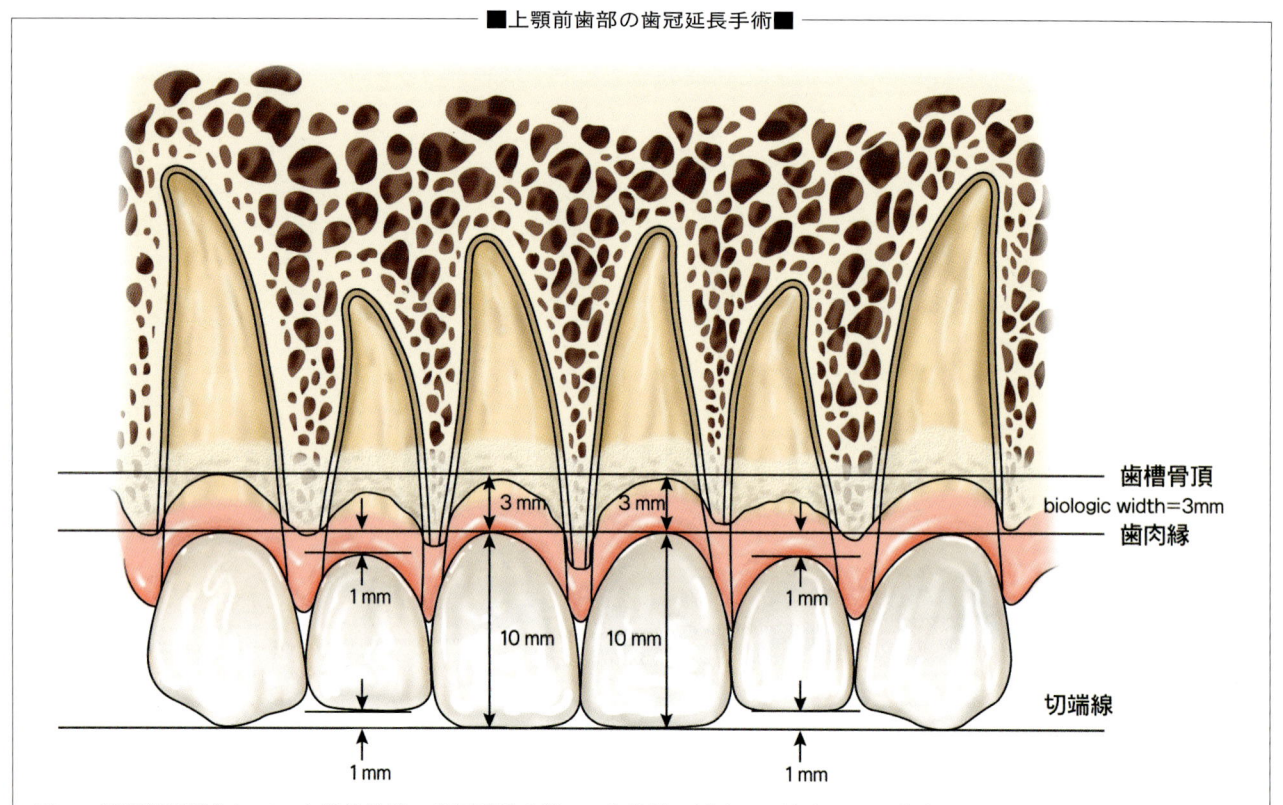

歯槽骨頂
biologic width=3mm
歯肉縁
切端線

図C 補綴前処置としての上顎前歯部の歯冠延長手術は,審美性の観点から決定された前歯部切縁の位置と,歯槽骨頂との関係を基準にして行う.

上顎前歯部の歯冠延長手術の要点は以下のとおりである.
①上顎前歯の平均的歯冠長＝10mm＋生物学的幅径3mmを確保するため,切縁の位置から歯槽骨頂まで約13mmになるように osseous resection する.

②歯の審美的な配列の観点から,上顎前歯の切縁線と歯肉縁が両瞳孔線と並行になるのが好ましいので, osseous resection は,術後歯肉縁線が前歯の切縁線,瞳孔線と並行になるように配慮する.

行関係
④上顎前歯部の歯肉辺縁の非対称性
⑤ SHILLA SYSTEM を用いて正中矢状面の分析に基づく左右の対称性

歯冠延長手術の前処置として,この審美的評価に基づいて作製したプロビジョナル・レストレーションを装着しておく.臼歯部の歯冠延長手術と同様に,前歯部の咬合平面通過位置であるプロビジョナル・レストレーションの切縁の位置と歯槽骨頂の関係が,必要な臨床歯冠長の長さを合理的に決定する基準となる(図1-19～27).

[歯周組織のバイオタイプ(biotypes of periodontal tissue)の評価]

正常な歯周組織では,歯肉形態はその直下の骨形態により影響を受け,互いに同じスキャロップ形態を呈している.解剖学的な歯槽骨の形態は,一般にセメント-エナメル境の外形線と一致している[14,15].

このため,天然歯の歯肉形態のスキャロップの程度が,歯の形と歯周組織のバイオタイプ(thick-flat／thin-scalloped)によって異なってくる.

上顎前歯の osseous scallop(唇側辺縁骨と歯間部骨のスキャロップの程度)は平均3mmである.唇側面では骨から平均約3mm歯冠側に唇側歯肉縁となり,歯肉のスキャロップ(唇側歯肉辺縁から歯間乳頭頂)は平均約4.5mmである[12,16].

しかし,厚いフラットタイプ(thick-flat periodontium)の場合,歯肉形態のスキャロップの程度が弱く,一般に,前歯部で3～4mm,臼歯部で1～2mmの歯肉のスキャロップ(唇・頬側歯肉縁から歯間

乳頭の距離)となる．一方，薄くスキャロップの強いタイプ(thin-scalloped periodontium)の場合，歯肉のスキャロップ(gingival scallop)は上顎中切歯では4～6mm，臼歯部では2～4mmと，フラットタイプよりもスキャロップの強い歯肉形態を呈する．

　歯冠延長手術後，歯肉は元の形態に戻ろうとするため，あらかじめ歯周組織の形態を評価して骨整形・骨切除により骨形態を修正し，歯槽骨上の健全歯質の露出量を考慮することが重要となる．とくに，著しいスキャロップの症例では，術後歯間乳頭の歯冠側の成長が顕著に起こるため，歯間部骨頂上に5mm以上の歯質の確保を目標として，歯冠延長手術を行う必要がある．

■ 歯冠延長手術時の健全歯質の確保

　それぞれの臨床状況のなかで，必要となる歯槽骨上の健全歯質については患者個人個人において診査を行い，歯の形と歯周組織の形態，前歯か臼歯か，唇・頬側面か隣接面か，最終補綴物のマージンを設定したい位置，治癒後の歯肉辺縁の位置など，これらすべてを考慮にいれて決定していく．

[マージンの設定位置と生物学的幅径の確保]

　修復処置によって上皮付着と結合組織線維が侵害されないようにし，支台歯のすべての歯面で修復物のマージンを健全歯質に設定し，歯冠修復物の維持の獲得と増加を得るためには，歯冠延長手術によって十分な量の歯槽骨上の健全歯質を確保できるようにしなければならない．

　歯冠延長手術時に必要な歯槽骨上の健全歯質の露出量は3～5.5mmである[2～5,12,13,17,18]．

　修復歯周囲の歯肉の健康を保持していくための修復物のマージンの設定位置は，支台歯の歯肉溝の深さを測定して遊離歯肉縁下での距離を模索するよりも，歯槽骨頂との位置関係を重視して，最終的な決定をすることが重要である[18,19]．生物学的幅径を侵害しないために，修復物の歯肉縁下のマージンは，歯槽骨頂から少なくとも2～2.5mm歯冠側の離れた位置に設定しなければならない．生物学的幅径を侵害しない修復処置を行うためには，歯槽骨縁の高さは支台歯形成のフィニッシングラインより少なくとも3mm以上根尖側の位置になっていることが大切である[1]．

　また，補綴物の維持として生物学的幅径の歯冠側に少なくとも1～3mmの長さの歯質量が必要とされる[3]．そのため，生物学的幅径を考慮した適切な修復処置を行うためには，生物学的幅径プラス修復処置のための2～3mmの歯質，すなわちう蝕や歯の破折ラインの根尖部から歯槽骨頂まで，少なくとも4～5mmの健全な歯質を，歯の全周にわたって確保できるように歯槽骨頂との関係を保つことが大切であり，必要に応じて，骨切除により歯槽骨を削除しなければならない．歯冠延長手術後の治癒期間中に歯肉組織が2～3mm歯冠側に増殖して歯根を覆ってくるので[20,21]，結果として歯肉縁上に修復処置上必要な1～2mmの歯質を確保することができる．

・ダウエルコアを必要とする症例の場合

　ダウエルコアを必要とする歯内療法歯の修復処置の場合，ダウエルコアを被覆する修復物マージンは，必ず健全な歯質に設定する．けっして支台築造体上に求めてはならない．修復処置において，ダウエルコアと装着した修復物の脱離を防止するフェルール効果(ferrul effect)を発揮するためには，ダウエルコアの根尖側部から修復物のマージンまで支台歯全周に1.5～2.0mmの健全な残存歯質の存在が必要である[22,23]．このフェルール効果によって，歯質が強化されて支台歯の破折やクラウンの維持能力が高まり，修復物の脱離によるう蝕の再発の頻度を減少させる．

　このように，歯槽骨頂から修復物のマージンの設定位置までの間に，最小限4mm以上の健全歯質(結合組織付着と上皮付着に必要な最小限2mmの歯質＋フェルール効果のために2mmの歯質)を確保することは，機能的な歯冠延長を行うためには不可欠の条件となる[24,25]．

■ 審美的な歯冠形態と歯肉形態

　歯冠延長手術時には，修復処置にて審美的な歯冠形態をもったクラウンが作製できるように，骨および歯肉形態を修正しておく必要がある．

　切歯唇面のもっとも審美的な形態は，両側切縁隅角部と歯冠歯頸部の最頂部に形成された三角形の頂点が，歯の中央よりわずかに遠心に位置する場合で

Chapter 4
歯周補綴

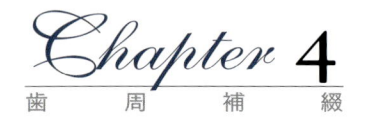

図 D-1 両側切縁隅角と歯冠前頚部の骨頂部により形成される三角形の頂点が，歯の中央よりやや遠心に位置する，もっとも審美的な切歯の唇面形態．最終補綴物の形態は，歯肉形態との関係で決定される．

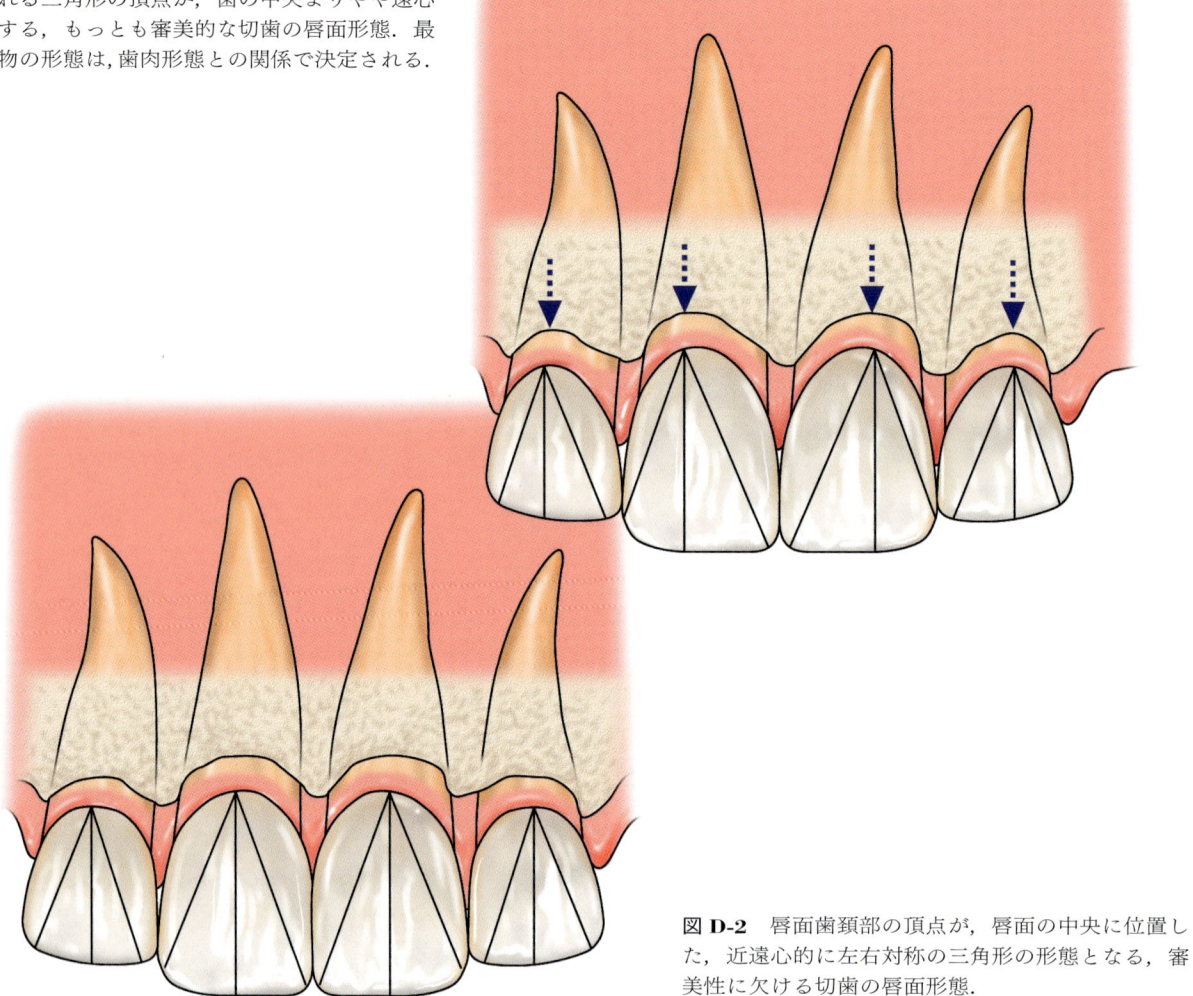

図 D-2 唇面歯頚部の頂点が，唇面の中央に位置した，近遠心的に左右対称の三角形の形態となる，審美性に欠ける切歯の唇面形態．

ある．すなわち，上顎前歯部の唇面の歯頚部のもっとも高い部分が唇側の遠心ラインアングルの位置となっているのがよい（**図 D-1**）．しかし，前歯の唇側の歯頚部の頂点が唇面の中央に位置していると，唇側歯頚線が近遠心的に左右対称な三角形の歯肉形態となり，同じ形態の歯が羅列しただけの，不自然で審美的ではない形態となってしまう（**図 D-2**）．そのため，osseous resection 時，唇側歯槽骨縁の頂点が歯根の中央よりもやや遠心に形成されるように骨切除する必要がある．歯肉形態は下部の骨形態に類似するため，それにより審美的に良好な歯肉形態を得ることができる（**図 E-5〜9**）．

このように，上顎前歯部の審美的に良好な修復処置を行うためには，歯肉・歯槽骨の形態と歯冠形態との一定の調和した関係が不可欠である．

■**歯冠延長手術後の修復処置の開始時期**

歯冠延長手術の処置後，修復処置は最低 4〜6 か月待ってから開始する．

外科処置によって生物学的幅径が確立されるまで，歯肉縁下の支台歯形成や暫間修復物のマージンによって治癒を阻害してはならない．歯周組織の健康が回復した歯肉の場合，遊離歯肉縁から歯肉溝底部までの距離は，頬側と舌側で 1〜2 mm，歯間部では 2〜3 mm と明らかに一定しているが，治癒が不十分で炎症が残っている場合には，遊離歯肉縁の位置は不安定で，どの位置に修復物のマージンを設定したらよいか見当がつかなくなってしまう．

［上顎前歯部（審美的な症例）の場合］

Wise[26]は，上顎前歯部に inverse bevel gingivec-

■上顎前歯部の歯冠延長手術による審美的改善（別症例）■

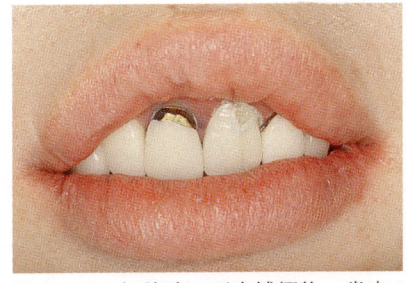

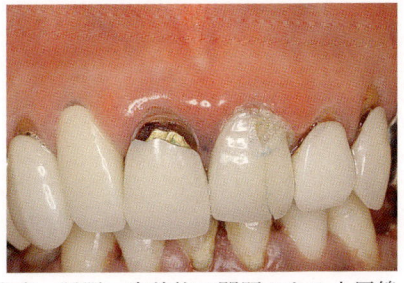

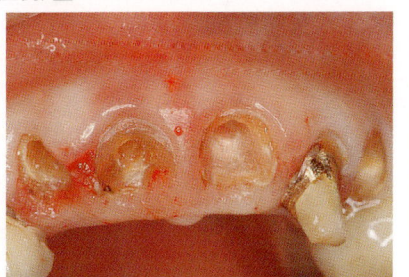

図 E-1,2 初診時の不良補綴物，歯肉の発赤・腫脹，審美的に問題のある上唇線の位置と歯の歯頸部や歯肉の露出状態．なお患者の主訴は歯ぐきがみえることと，前歯の冠の破折である．

図 E-3 補綴物除去後の歯肉縁下う蝕．

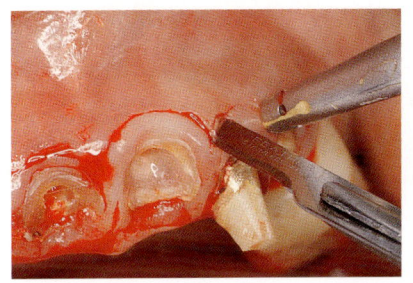

図 E-4 最終的に修復処置による審美性を考慮しながら，歯肉縁上に十分な健全歯質を確保するために一次切開を行う．

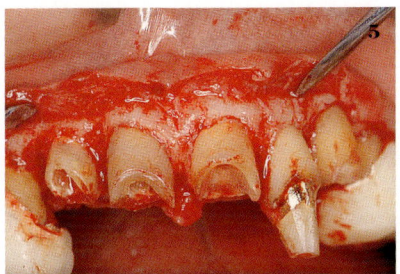

図 E-5,6 osseous resection 後，生物学的幅径の確保のために osseous resection により骨を削除し，骨縁上に少なくとも 4〜5 mm の健全な歯質を歯の全周にわたって確保する必要がある（**6**）．審美的な骨と歯肉形態を得るために，唇側歯槽骨縁の弓状彎曲の頂点が，歯根の中央よりもやや遠心に形成されるように osseous resection しているのに注意（**5**）．

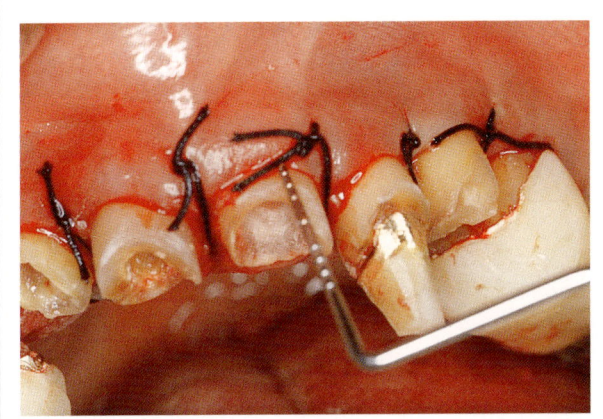

図 E-7 フラップ縫合時，歯肉縁上に 1〜2 mm の健全歯質が露出している必要がある．

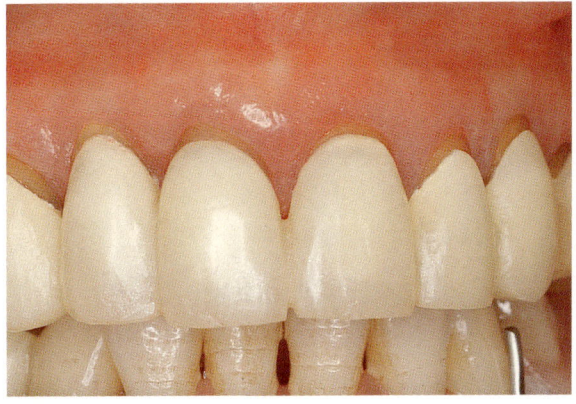

図 E-8 プロビジョナル・レストレーションのマージンは，治癒期間中に歯肉組織が 1〜2 mm 歯冠側に増殖してくるので，少なくとも術後 4〜5 か月以上は支台歯の再形成をせず，歯肉縁から離しておく．

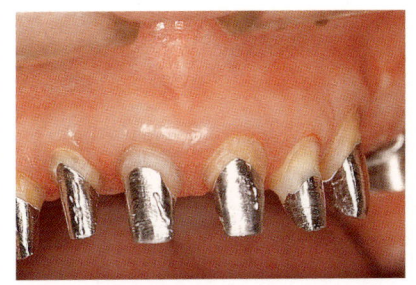

図 E-9 修復処置のための十分な歯質と，唇面の歯肉縁の彎曲の頂部が歯の中心より遠心に位置している審美的な歯肉形態に改善された．

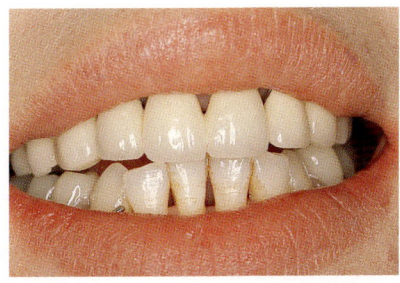

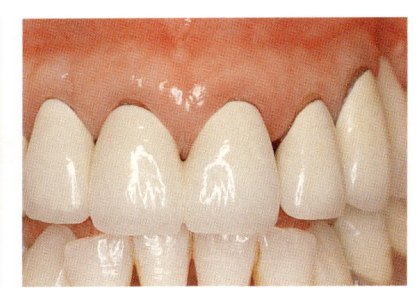

図 E-10,11 最終補綴物装着後 3 年半．

Chapter 4
歯周補綴

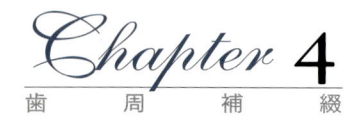

[再評価]

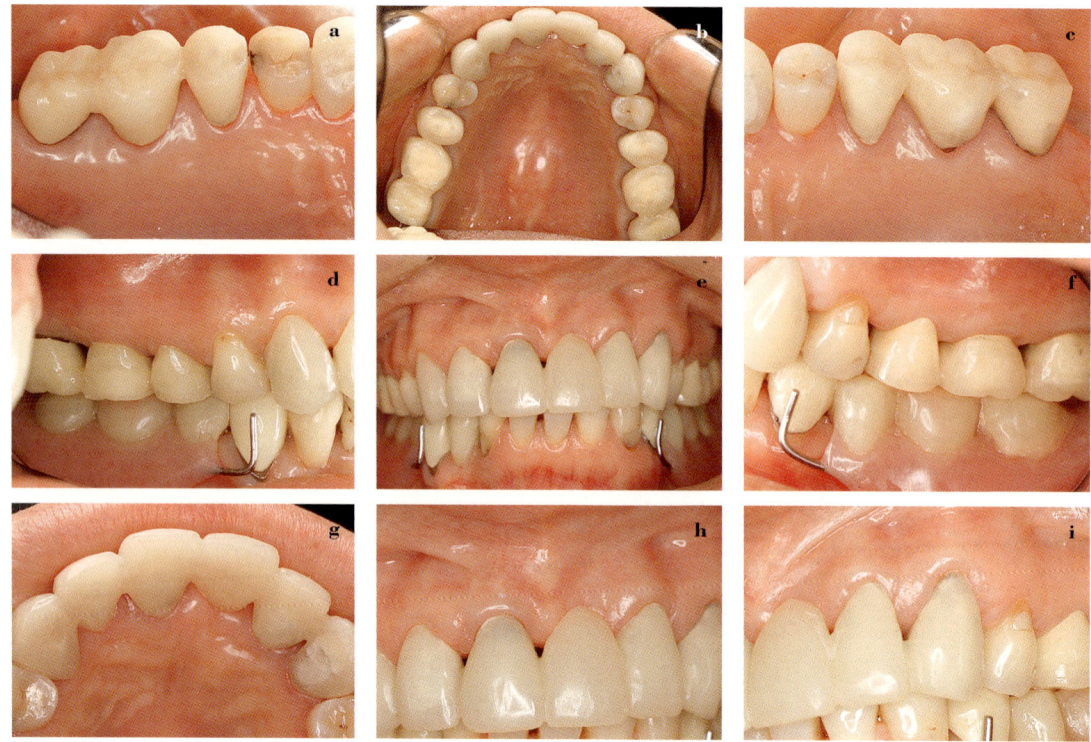

図1-28a〜i 初診から1年3か月後の歯周外科後の口腔内の状態.

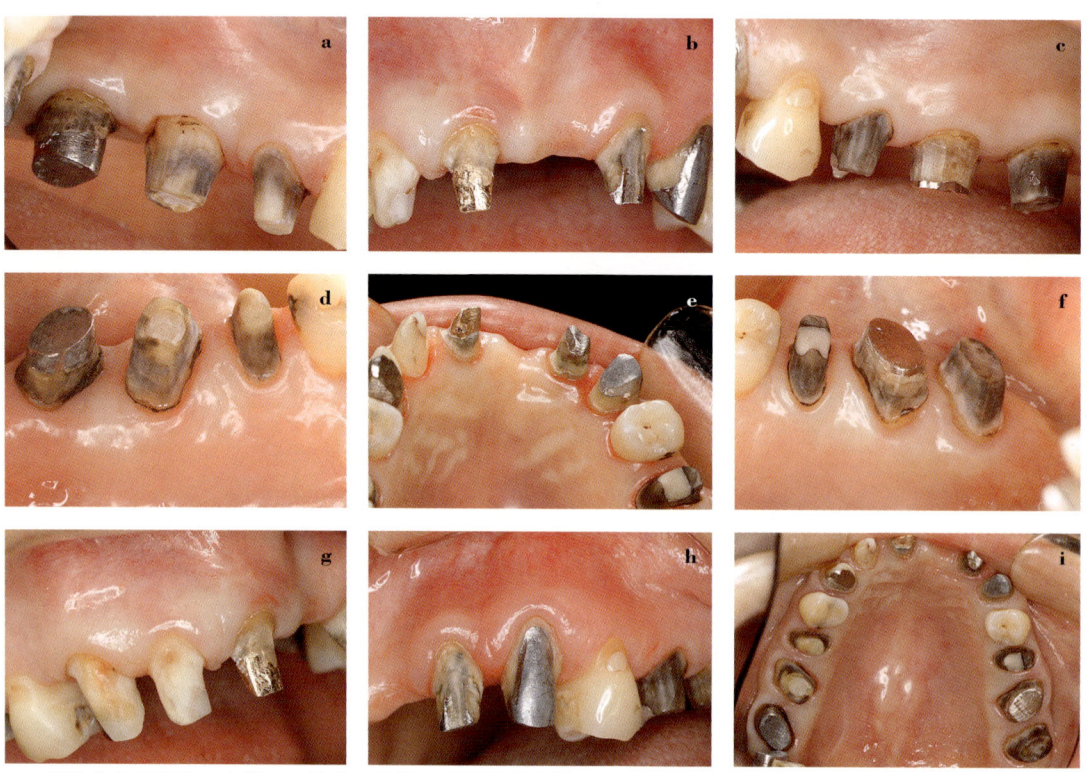

図1-29a〜i 初診から2年後の上顎の口腔内の状態.歯冠延長手術により,適切な支台歯の歯冠長の確保と生物学的幅の再構築により,修復処置を開始するのに最適で健康な歯肉組織になっている.

CASE 4-1：歯周疾患を伴った欠損症例

STEP 3　修復・補綴処置

[上顎最終補綴物作製]

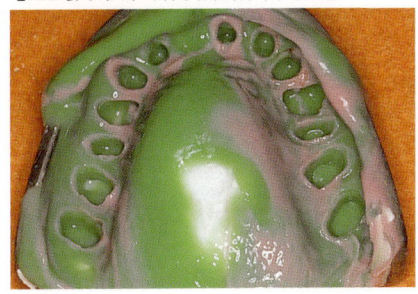

図1-30　ハイドロ・コロイド印象材による上顎の全顎印象.

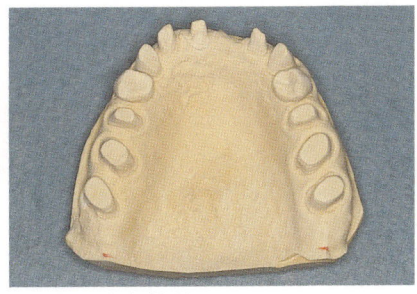

図1-31　印象模型.

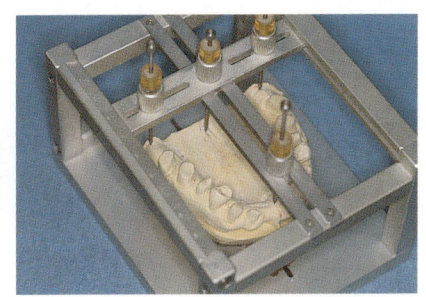

図1-32　正中矢状面分析器SHILLA Iにより，模型の正中矢状面を分析する.

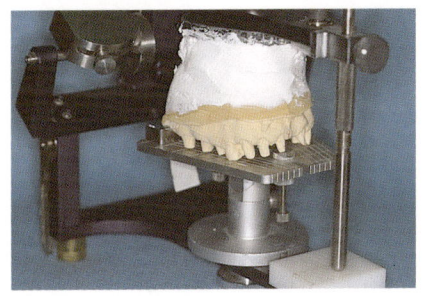

図1-33　上顎模型を，SHILLA IIを用いて正中矢状面を基準にし，エイブ咬合器に付着する.

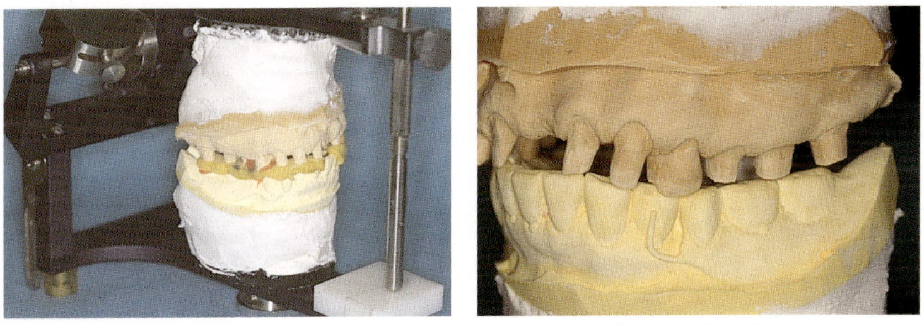

図1-34a,b　セントリック・チェック・バイトで下顎模型を咬合器付着する.

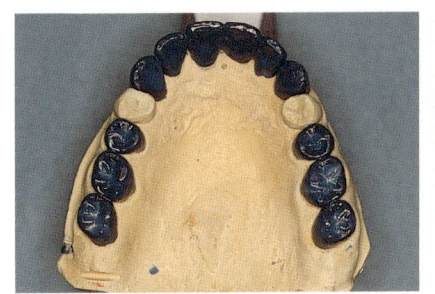

図1-35a,b　クラウンのワックスアップ後.

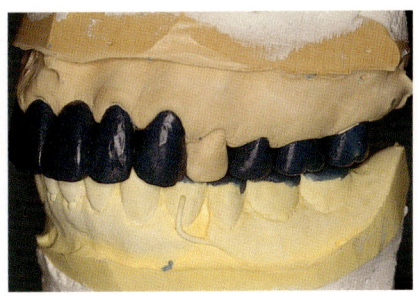

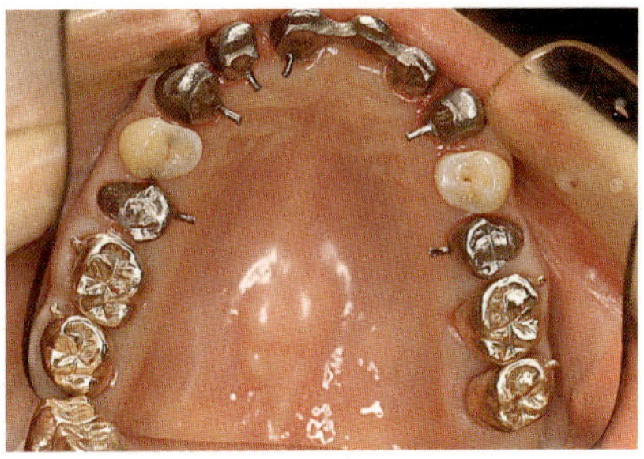

図1-36　鋳造後，鋳造体の口腔内試適.

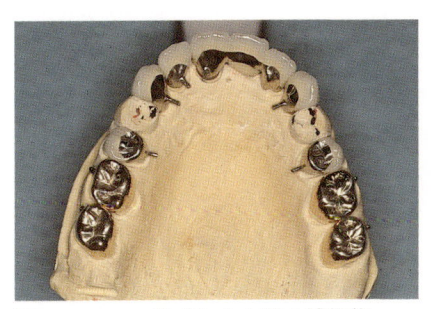

図1-37a～c　完成した上顎の補綴物.

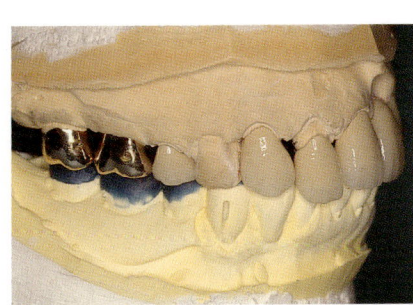

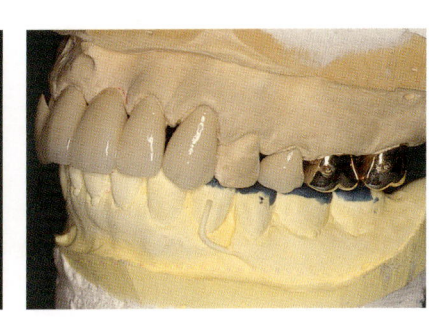

SHILLA SYSTEMの概念とその臨床活用

Chapter 4
歯周補綴

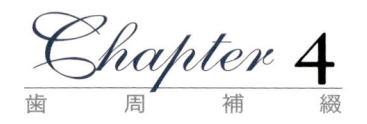

[上顎最終補綴物装着]

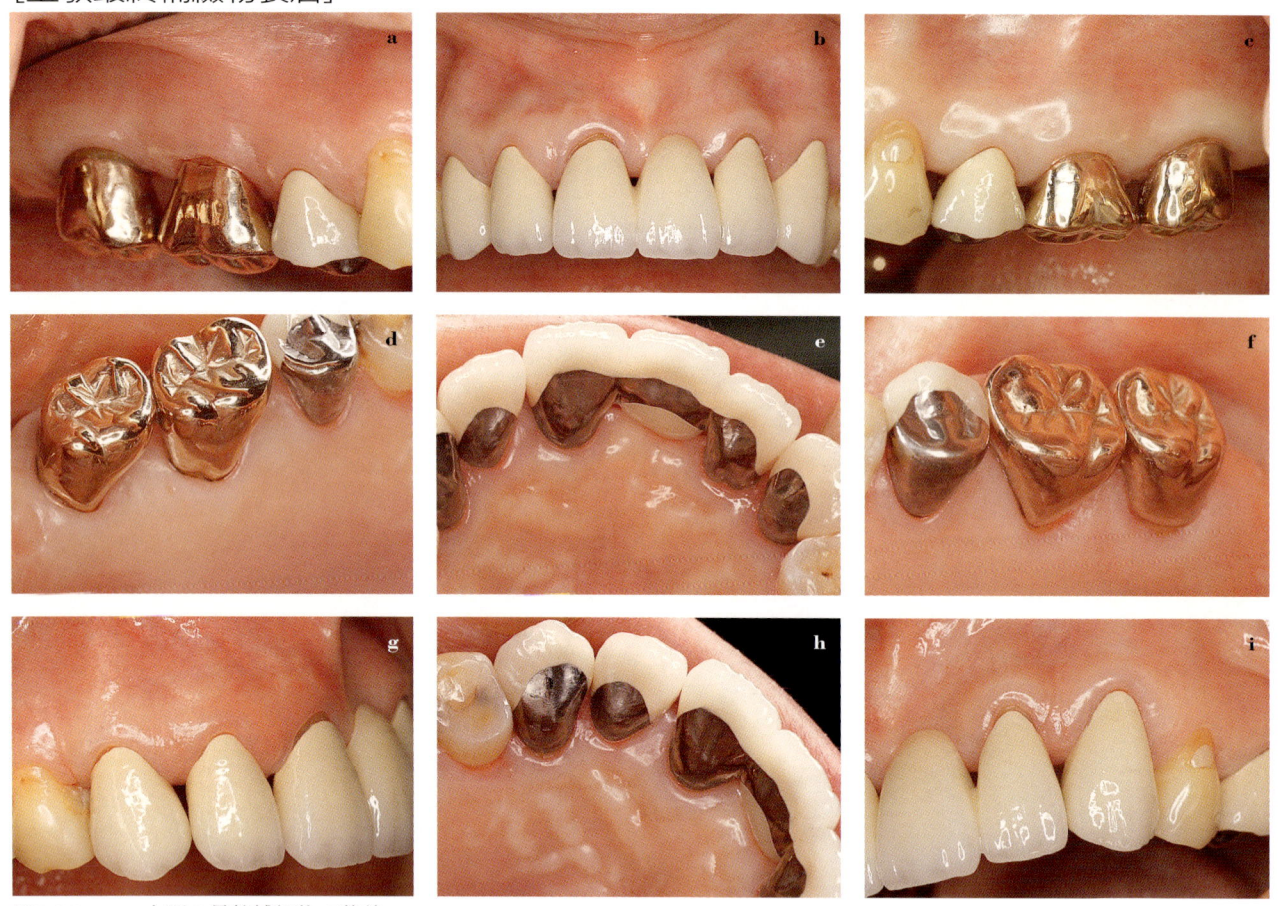

図1-38a〜i 上顎の最終補綴物の装着.
歯冠延長手術,骨再生,歯根の近接の改善により,メインテナンスに有利な歯周環境が得られている.

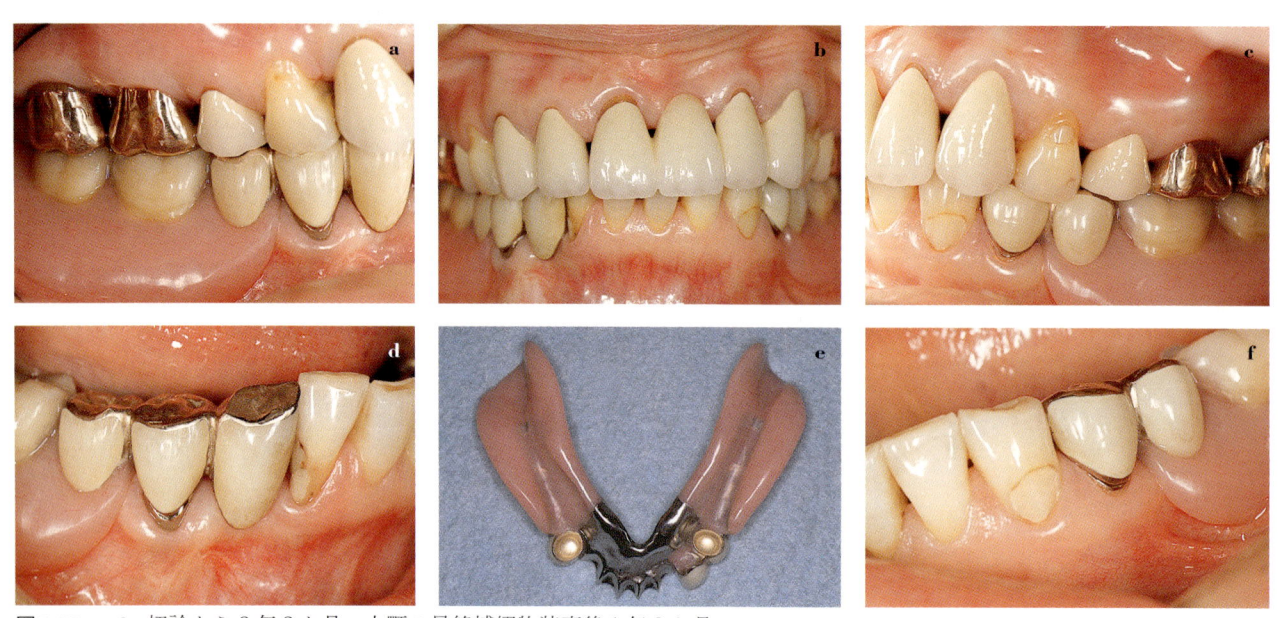

図1-39a〜f 初診から3年2か月,上顎の最終補綴物装着直後1年2か月.
下顎は4|4を支台としたCSCテレスコープによるパーシャル・デンチャーとした.

CASE 4-1：歯周疾患を伴った欠損症例

GOAL ▶ メインテナンス

[初診から6年8か月後の口腔内の状態と全顎エックス線写真]

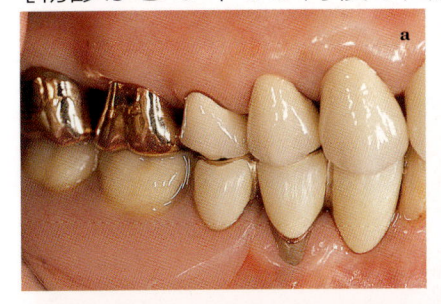

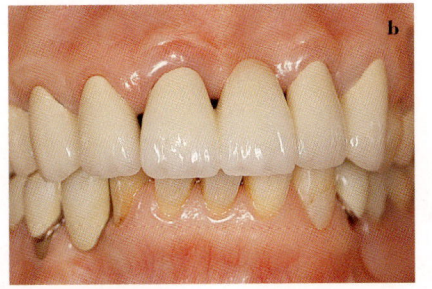

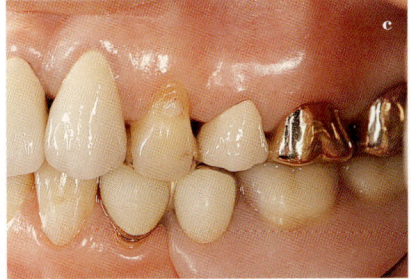

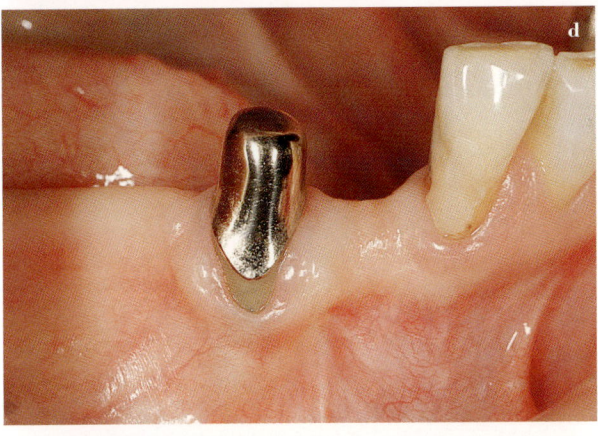

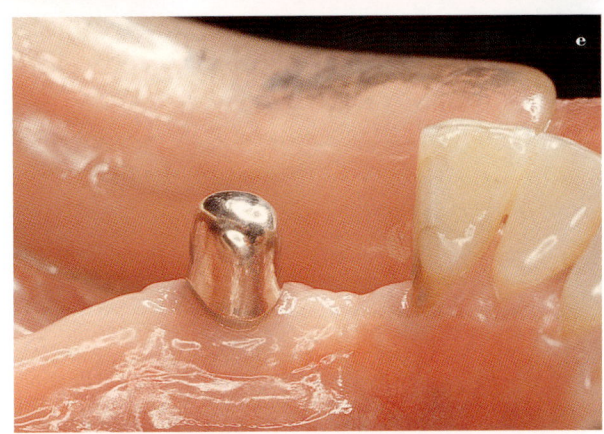

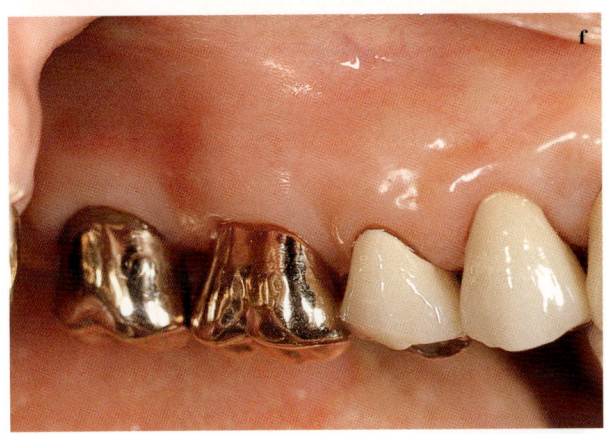

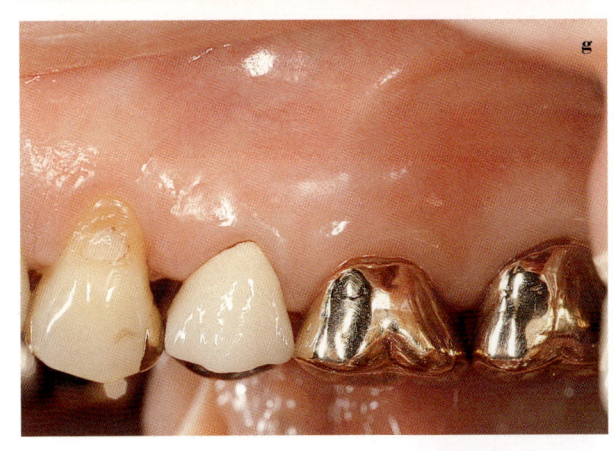

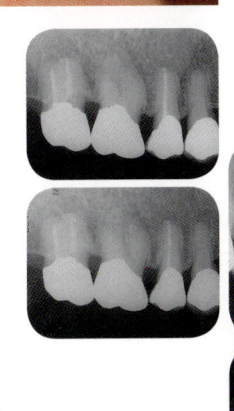

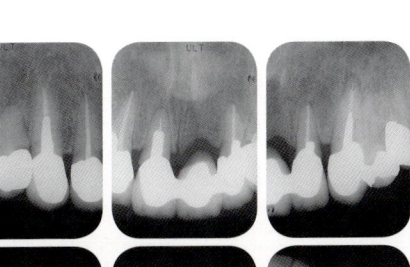

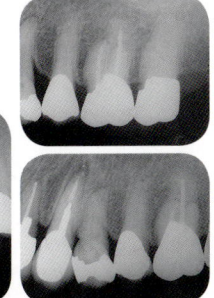

図1-40a〜h 患者の十分なプラーク・コントロールと6か月に1回の専門家による歯面清掃（professional tooth cleaning）により，歯周組織の健康は維持されている．ただ $\overline{4}$ の CSC の内冠の歯頸部で歯肉退縮による根面露出を認める（**図1-39d** と比較）．

SHILLA SYSTEM の概念とその臨床活用

Chapter 4 歯周補綴

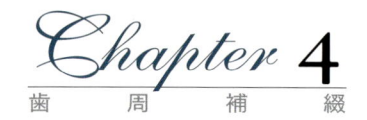

CASE 4-2 歯冠延長手術による咬合再構成

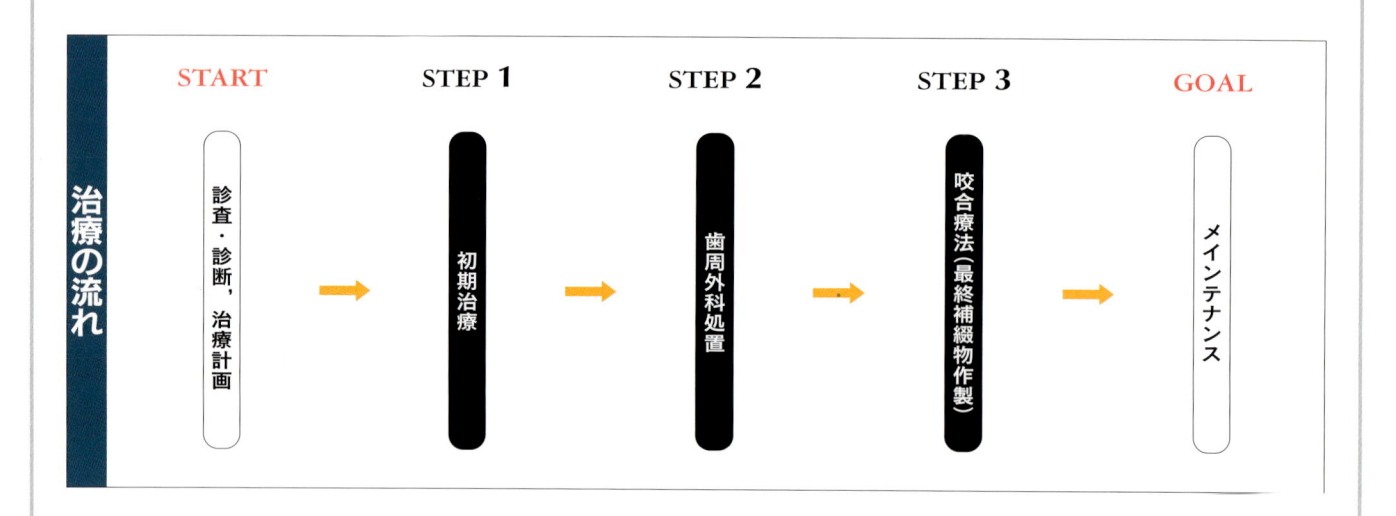

治療の流れ

START：診査・診断，治療計画 → STEP 1：初期治療 → STEP 2：歯周外科処置 → STEP 3：咬合療法（最終補綴物作製）→ GOAL：メインテナンス

　多数歯の欠損と残存歯の歯肉縁下う蝕および歯周疾患のために，著しく咬合機能が損なわれており，積極的な咬合療法を必要としている症例である．

　咬合の再構成のために下顎のすべての残存歯に補綴処置を行うこととした．補綴処置のための十分な健全歯質を歯槽骨頂上に確保するために，歯冠延長手術を行う必要がある．

START　診査・診断，治療計画

初診：1989年1月
性別：女性
年齢：56歳
職業：主婦

主訴：ものが咬めない．

- 残存歯：$\frac{6\ 5\ 4\ \ \ 2\ \ |\ \ \ \ \ \ \ \ \ \ \ }{\ \ \ 4\ 3\ 2\ 1\ |\ 1\ 2\ 3\ 4\ 5\ \ \ }$
- 欠損部：$\frac{7\ \ \ \ \ \ 3\ \ \ \ \ |\ 1\ 2\ 3\ 4\ 5\ \ \ \ }{\ \ \ \ \ \ 6\ 5\ \ \ \ \ \ |\ \ \ \ \ \ \ \ \ \ \ 6\ 7}$
- 不良補綴物：$\frac{6\ 5\ 4\ \ \ 2\ \ |\ \ \ \ \ \ \ \ \ \ \ }{\ \ \ 4\ 3\ 2\ 1\ |\ 1\ 2\ 3\ 4\ 5\ \ \ }$
- 二次う蝕および歯肉縁下う蝕：$\frac{6\ 5\ 4\ \ \ 2\ \ |\ \ \ \ \ \ \ \ \ \ \ }{\ \ \ 4\ 3\ 2\ 1\ |\ 1\ 2\ 3\ 4\ 5\ \ \ }$
- 失活歯：$\frac{7\ \ \ \ \ 3\ 1\ |\ 1\ 2\ \ \ \ \ \ }{\ \ \ \ \ \ \ \ \ \ \ \ \ \ |\ \ \ \ \ \ \ \ \ \ \ }$
- 歯周組織の状態：歯肉の発赤，腫脹とプラーク，歯石の沈着が著明．プロービング時の出血・排膿がみられる．プロービング値は4～6mm.
- 失活歯：$\frac{6\ 5\ 4\ \ \ 2\ \ |\ \ \ \ \ \ \ \ \ \ \ }{\ \ \ 4\ 3\ 2\ 1\ |\ 1\ 2\ 3\ 4\ 5\ \ \ }$
- 咬合状態：残存歯の挺出が著しく，咬合平面は乱れ，対合関係は不良で咬合高径も低下し，残存歯による咬合の支持は不安定．
- 歯周組織のタイプ：歯肉の厚いバイオタイプ．

CASE 4-2：歯冠延長手術による咬合再構成

[術前]

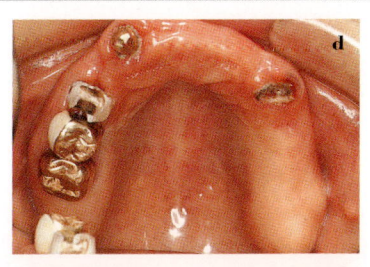

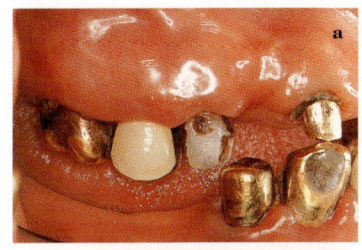

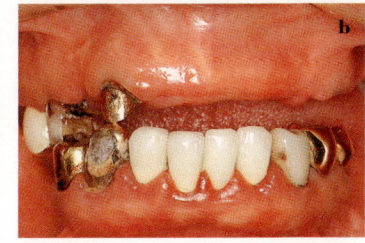

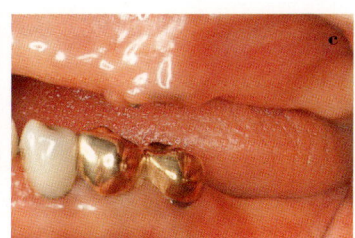

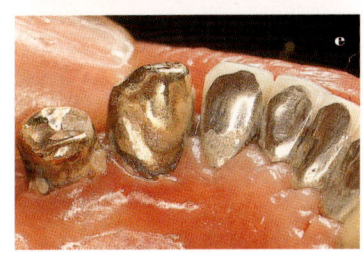

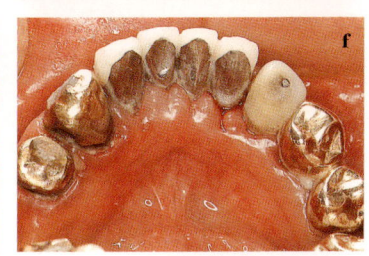

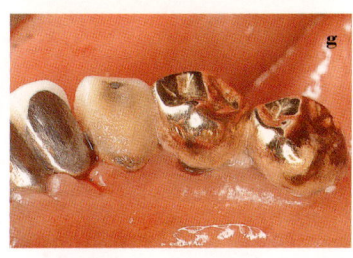

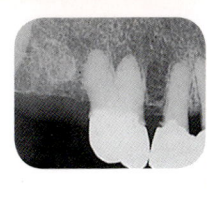

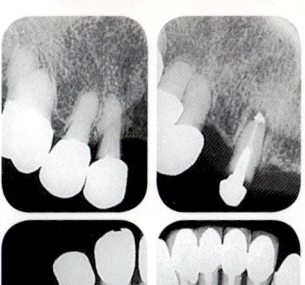

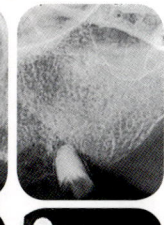

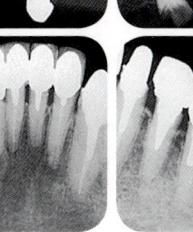

図2-a〜h 初診時．エックス線写真(h)では，歯間部歯槽骨の喪失，根尖病変を随所に認める．

〔治療計画〕

・初期治療：

　①口腔衛生指導，スケーリング，professional tooth cleaning

　②不良補綴物を除去し，暫間修復物を装着

　③上下顎の治療用義歯の作製

　④抜歯：$\overline{6\ 5\ 4\ 2}$

　⑤歯内療法

・歯周外科処置

　$\overline{4\ +\ 5}$ apically positioned flap surgery with osseous resection による歯冠延長手術

・咬合療法(最終補綴)

　①上顎は総義歯

　②下顎は ⓐ 支台歯の清掃が容易 ⓑ 強固な垂直支持 ⓒ 支台歯の側方圧軽減 ⓓ 支台歯の二次固定効果などを目的とした $\overline{4\ 3\ 2\ 1\,|\,1\ 2\ 3\ 4\ 5}$ を crown and sleeve coping (CSC) のテレスコープ・パーシャル・デンチャーにする

　③臼歯部の義歯の人工歯は，S-Aブレード臼歯を使用し，支台歯に垂直圧のみがかかるようにし，無理な側方圧が及ばないように配慮した

・メインテナンス

SHILLA SYSTEM の概念とその臨床活用

Chapter 4
歯周補綴

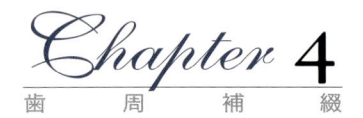

STEP 1　初期治療

図2-1,2　SHILLA SYSTEMによる治療用義歯とプロビジョナル・レストレーションの作製．SHILLA SYSTEMによる咬合診断に基づいて最終補綴の咬合関係を十分に考慮して，適正な咬合高径のもとで，咬合平面の高さ，矢状傾斜が設定されて具現化しているSHILLA IIの盤をガイドとして人工歯排列を行い，上下顎の治療用義歯とプロビジョナル・レストレーションを作製する．臼歯部には上顎にS-Aブレード臼歯と下顎はフラットテーブルを用いている．

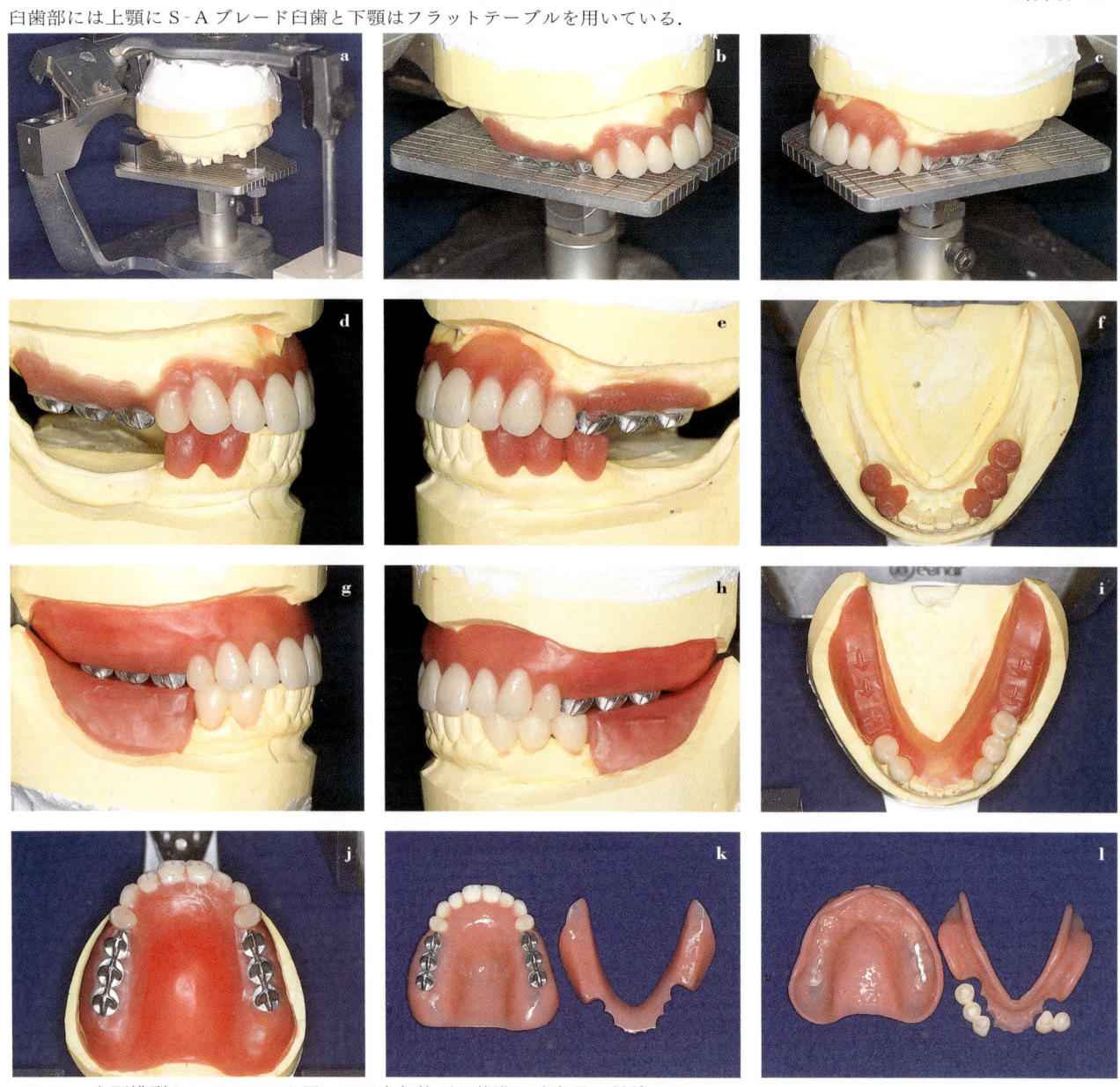

図2-1a　上顎模型をSHILLA IIを用いて正中矢状面を基準に咬合器に付着する．
図2-1b〜l　H-Aゴシック・アーチ・トレーサーでゴシック・アーチを描記して，チェック・バイト記録により下顎模型を咬合器にリマウントした．

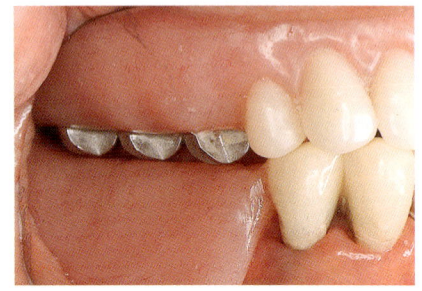

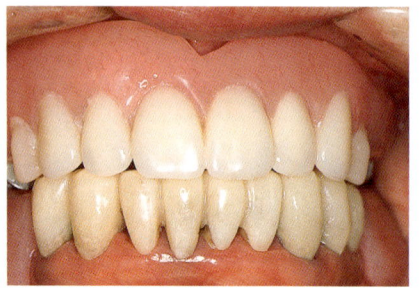

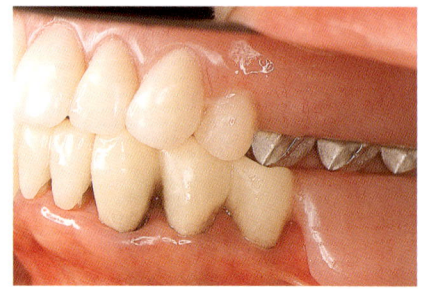

図2-2a〜c　テレスコープ型の治療用義歯の口腔内装着．

224　　SHILLA SYSTEMの概念とその臨床活用

CASE 4-2：歯冠延長手術による咬合再構成

STEP 2　歯周外科処置

[4┼2 歯冠延長手術]

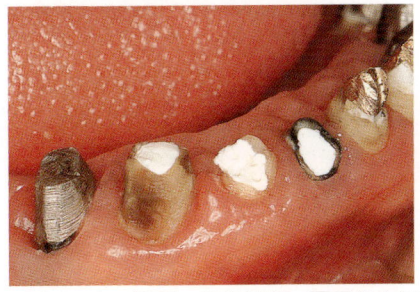

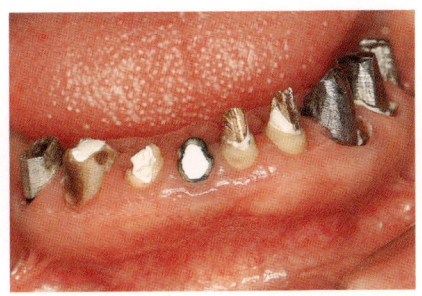

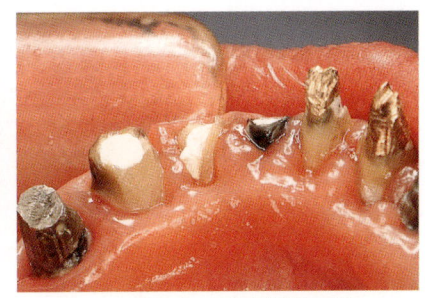

図2-3a～c　2 1|は残根状態，|4 3歯肉縁う蝕，歯周ポケットの深さ4～5mm，歯肉クレーターを認める．歯肉組織は厚い．

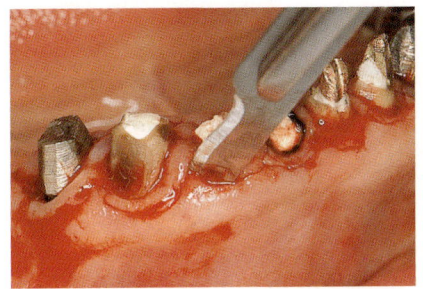

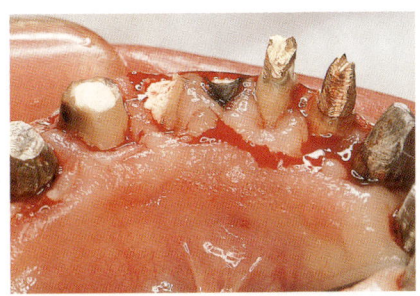

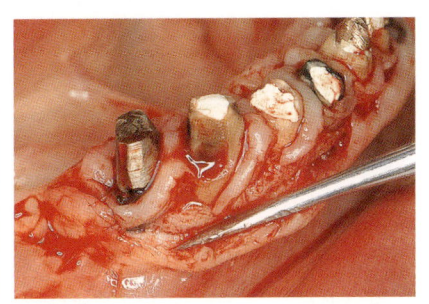

図2-4a～c　補綴処置に必要な十分な臨床歯冠長が得られるように，咬合平面が設定されているプロビジョナル・レストレーションをサージカルガイドとして，歯肉縁から根突側にスキャロップ状の一次切開を入れる．

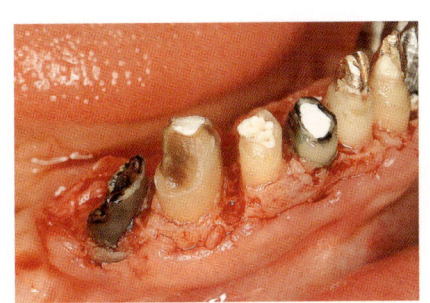

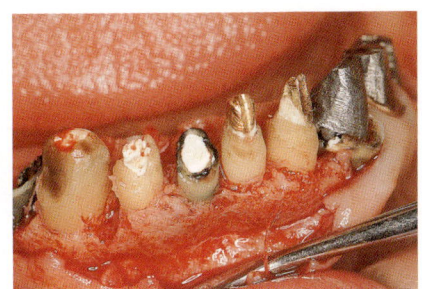

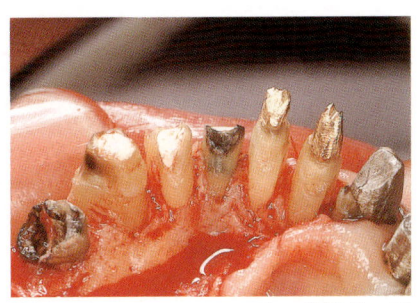

図2-5a～c　フラップ剥離後，不規則な歯槽骨縁をもった歯間部クレーター状骨欠損，|3の近心では，リバース状の歯槽骨の形態異常．

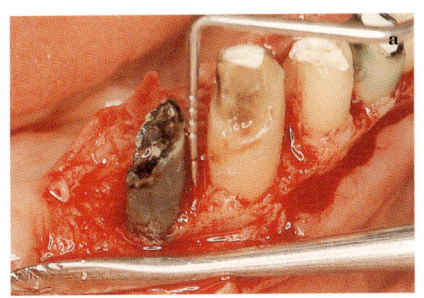

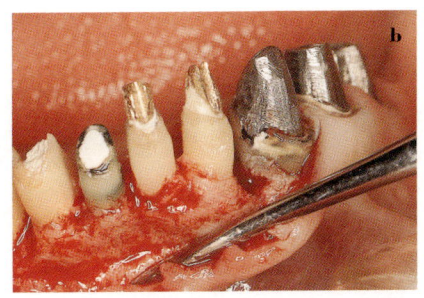

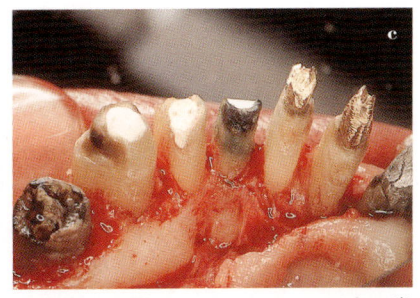

図2-6a～c　骨整形，骨切除により骨欠損を除去し，歯槽骨の形態を修正し，歯槽骨頂から歯の全周にわたって5mm以上の歯質を露出させた．2 1|1 2は歯根が細く短く歯周支持が十分でないので支持骨の骨切除を最小限にしたため，リバース状の骨形態になっている（b,c）．

SHILLA SYSTEMの概念とその臨床活用

Chapter 4
歯 周 補 綴

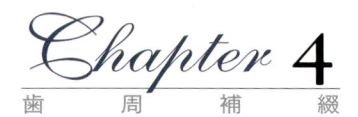

[3─5 歯冠延長手術]

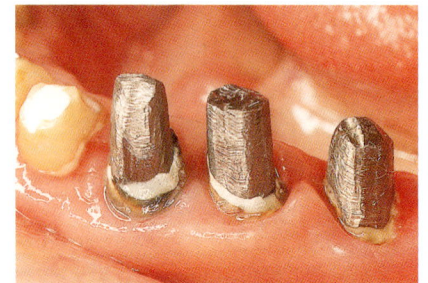

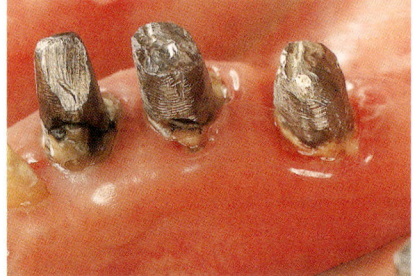

図2-7-a,b　術前，歯肉縁および歯肉縁下う蝕，歯肉クレーター．

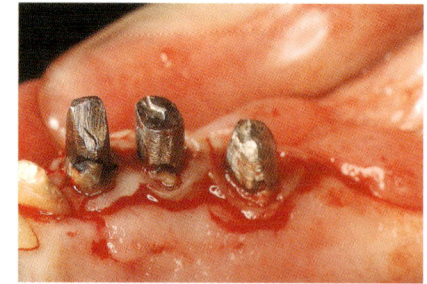

図2-8　歯肉縁から根尖側に十分離した一次切開．

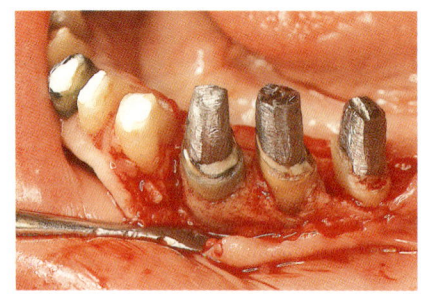

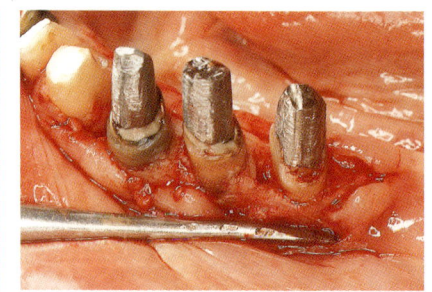

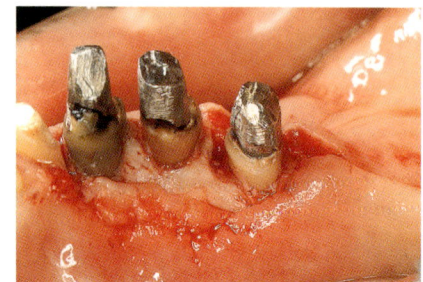

図2-9a～c　フラップ剥離後，歯間部にクレーター状骨欠損を認める．

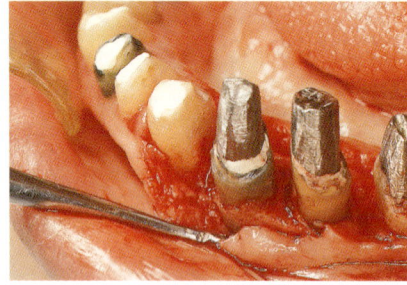

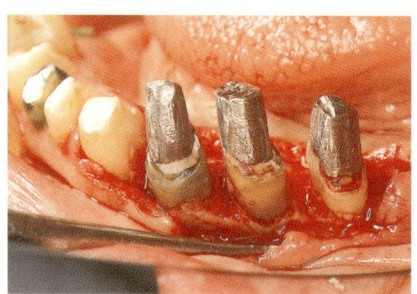

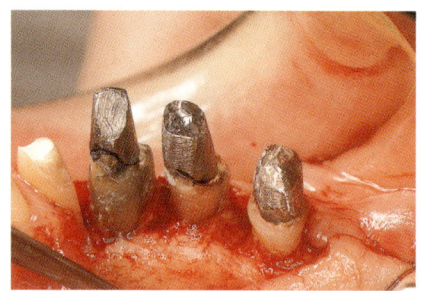

図2-10a～c　骨整形，骨切除後．骨欠損が除去されて平坦化し，生物学的幅径を得るための十分な歯質が，歯槽骨頂に確保された．

[術後再評価]

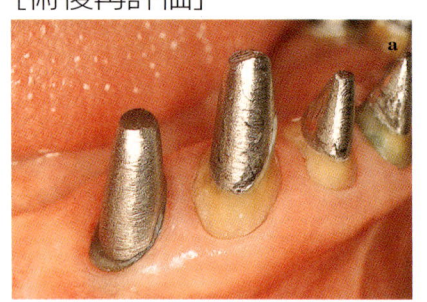

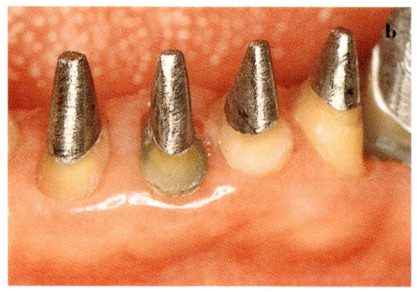

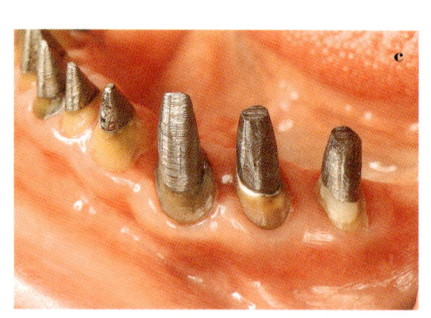

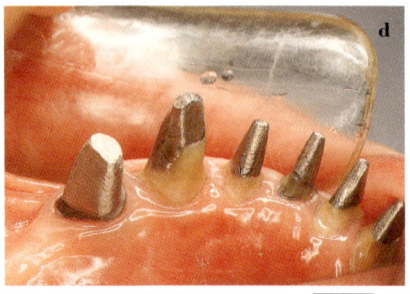

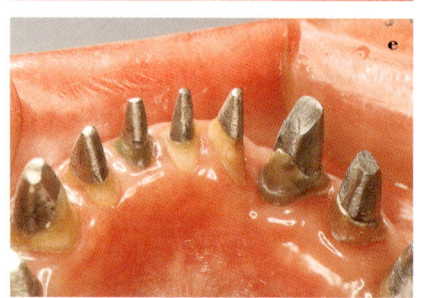

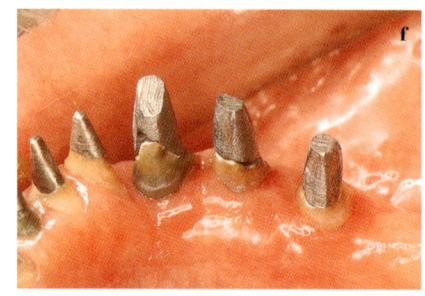

図2-11a～f　歯冠延長手術後．4┼2 術後5か月，3─5 術後2か月．
4┃以外の支台歯では，ダウエルコアの辺縁部から根尖側の支台歯全周にダウエルコア，装着した補綴物の脱離を防止するためのフェルール効果を発揮する十分な幅の残存歯質が存在している．4┃は歯冠延長手術後，着色歯質を除去したため，支台歯のマージンがさらに根尖側になった．このため健全歯質の幅が十分ではない．

図2-12a 術後6か月，4|に再手術を行う．フラップを剥離すると近心で支台歯のマージンから骨頂まで3mmしかない．この患者は，scalloped-thick な歯肉であるため，十分な生物学的な幅径が確保されているとはいえない．

図2-12b 再度骨切除を行い，頬側フラップを根尖側に移動し，骨膜縫合する(partial-thickness apically position flap surgery)．

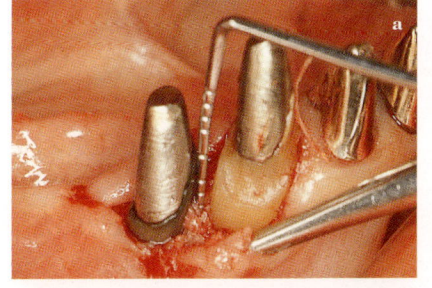

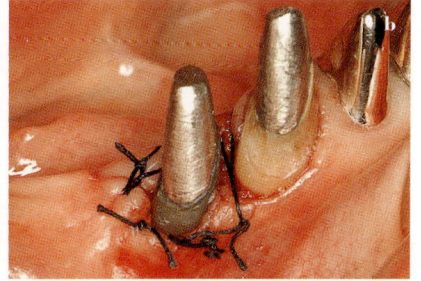

図2-13a 図2-13b

図2-13a,b 4|再度歯冠延長手術より3か月，支台歯全周にフェルール効果と補綴物のマージンを健全歯質上に設定するための十分な歯質が得られた(図2-11a,dと比較)．

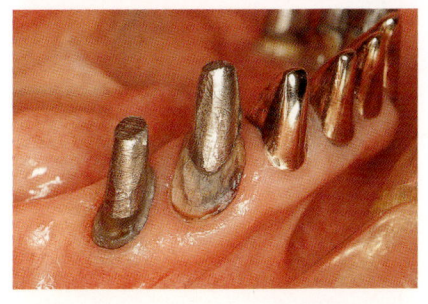

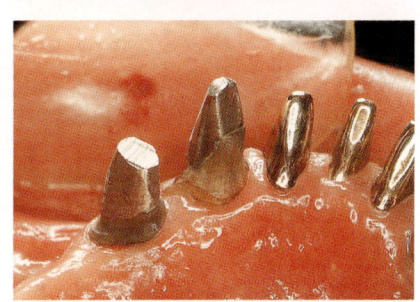

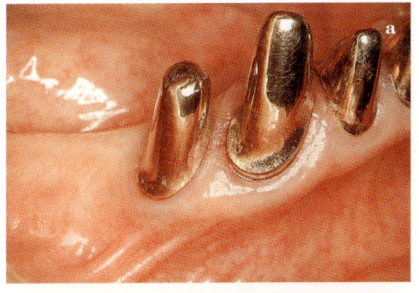

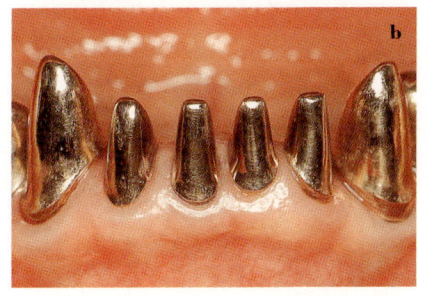

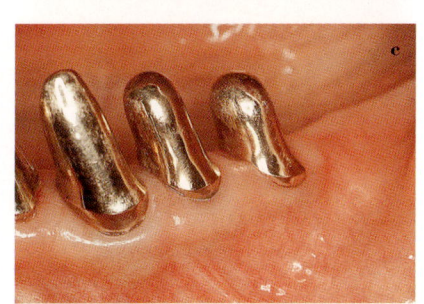

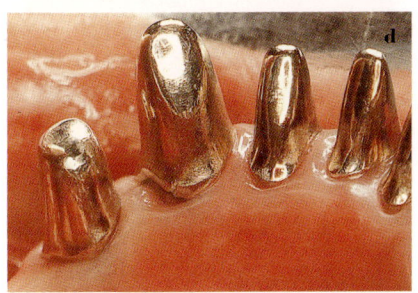

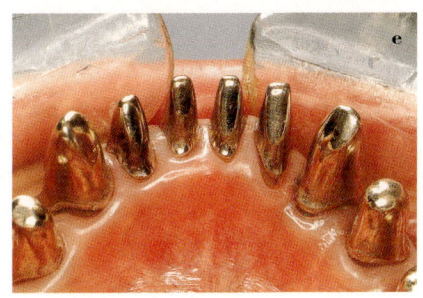

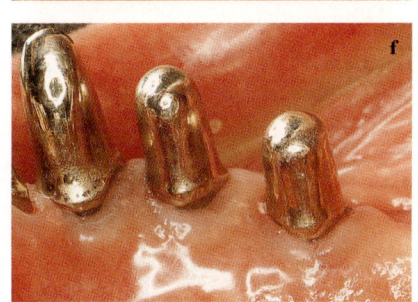

図2-14a～f 4|の再手術から5か月後，|3—5 の歯冠延長手術後8か月，CSC(crown sleeve coping)の装着．プロービング深さは2mm以内．

tomy と根尖側移動術(apically positioned flap surgery)を行い，歯周外科手術後4週から20週にかけて歯肉辺縁が約1mm根尖側に移動し，その後24週まではほとんど変化がなく歯肉辺縁が安定していたという結果を報告した．そのことから，最終的なクラウンの支台歯形成は，歯周外科後，少なくとも20週まで延長すべきであるとした．

また，Braggerら[27]は，骨切除を伴う根尖側移動術(apically positioned flap surgery with osseous resection)による歯冠延長手術を行い，術後6週から6か月の間に，33％の部位で1～3mm歯肉辺縁が歯冠側へ移動，29％の部位で歯肉辺縁が1～4mm根尖側へ移動し術後6か月までに歯肉辺縁に多くの変化が観察されることを報告した．このため審美的に重要な部位の修復物のマージンの決定は，歯冠延長手術後6か月は待機する必要があるとしている．

SHILLA SYSTEM の概念とその臨床活用

Chapter 4
歯周補綴

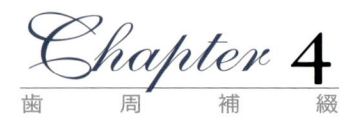

STEP 3　咬合療法（最終補綴物作製）

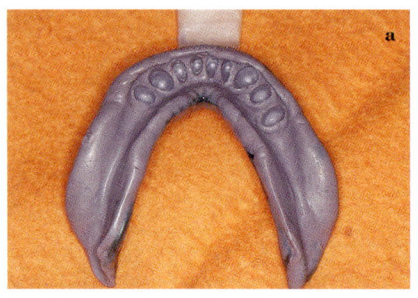

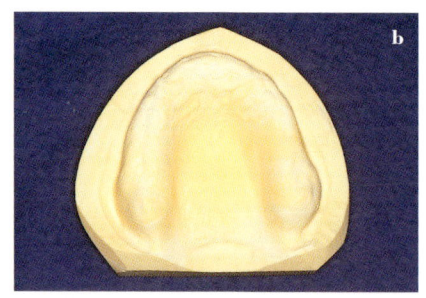

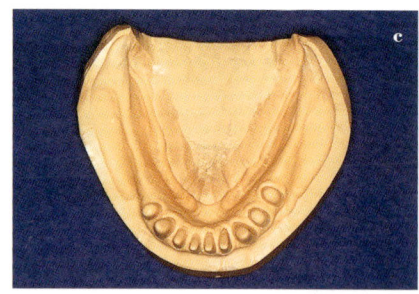

図2-15a～c　CSCテレスコープでは，支台歯だけでなく欠損部歯槽堤にも広く支持を求めるため，歯槽堤の粘膜機能印象を正確に採ることが大切である．各個トレーを用いての下顎の最終印象（**a**）と，上下顎の作業模型（**b,c**）．

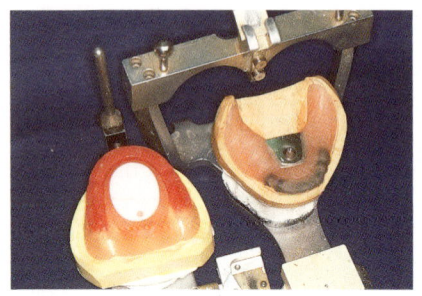

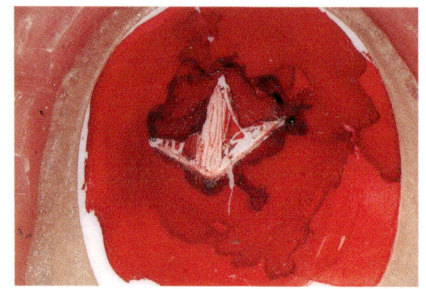

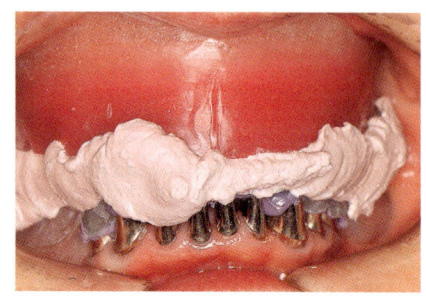

図2-16a～c　咬合器上でH-Aゴシック・アーチ・トレーサーを装着し，口腔内でゴシック・アーチを描記し，この症例では，治療用義歯により顎位が安定していたので，ゴシック・アーチ・アペックスにて速硬性プラスターによりセントリック・チェック・バイト記録を採得した．

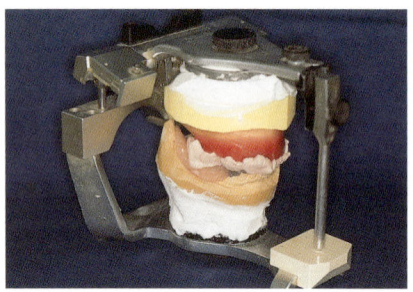

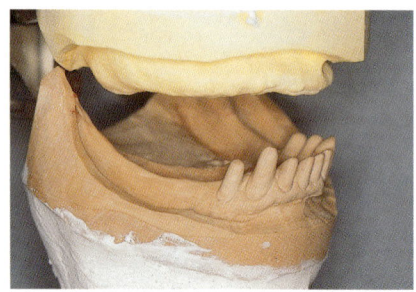

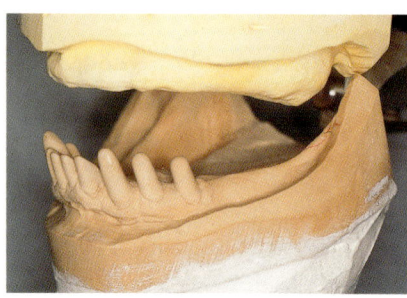

図2-17a～c　作業用模型を採得したプラスター・チェック・バイト記録を介し，咬合器にリマウントする．

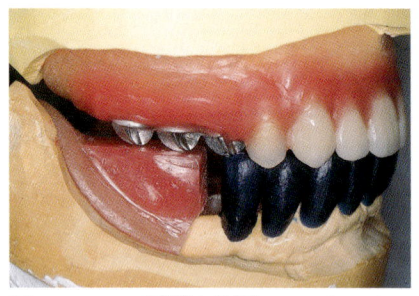

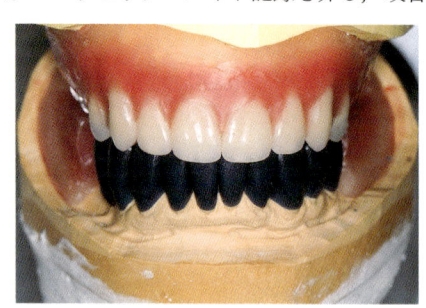

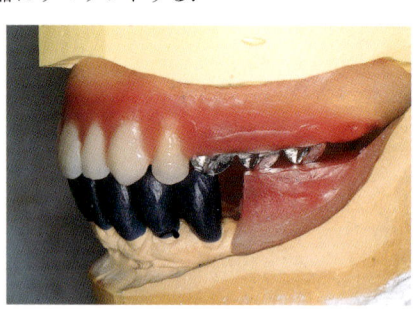

図2-18a～c　下顎の外冠のワックスアップと上顎義歯の人工歯排列．

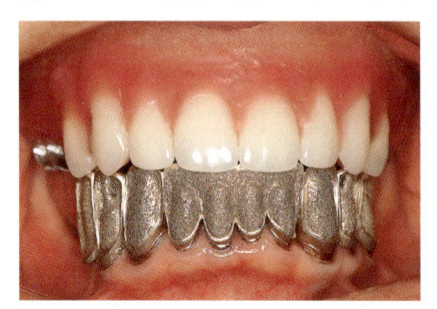

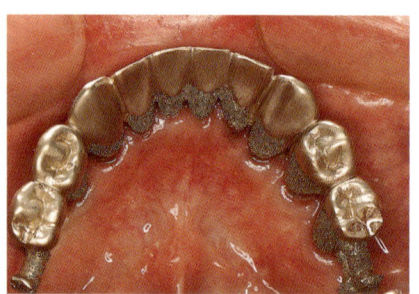

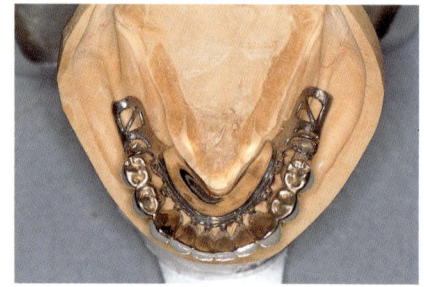

図2-19a～c　鋳造された外冠の口腔内の試適と外冠に対し模型上で金属床を設計して作製する．

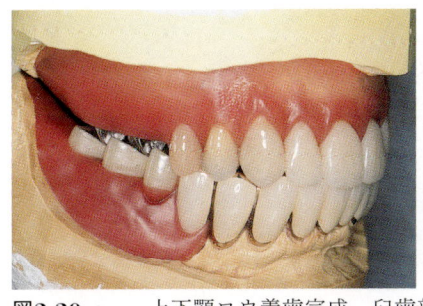

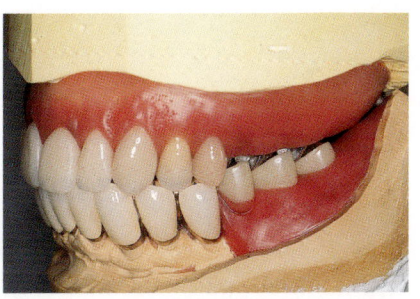

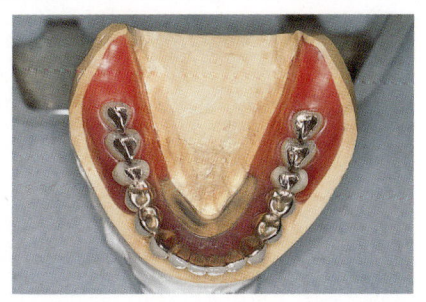

CASE 4-2：歯冠延長手術による咬合再構成

図2-20a〜c 上下顎ロウ義歯完成．臼歯部にはS-Aブレード臼歯を使用し，下顎のオクルーザル・テーブルは，人工歯の咬耗を考慮して，白金加金のメタルオクルーザルとした．

［最終義歯のリマウント］

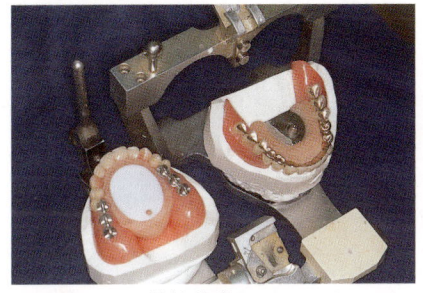

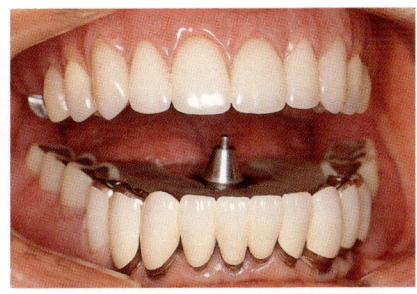

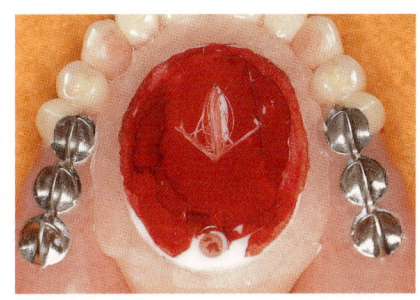

図2-21a〜c 最終義歯にH-Aゴシック・アーチ・トレーサーを設置し，ゴシック・アーチ・トレーシングを行った．

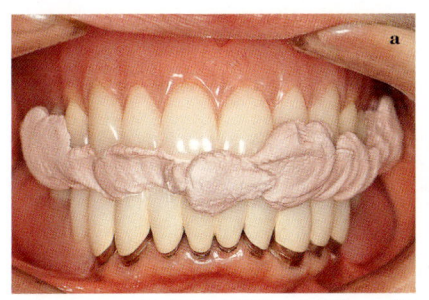

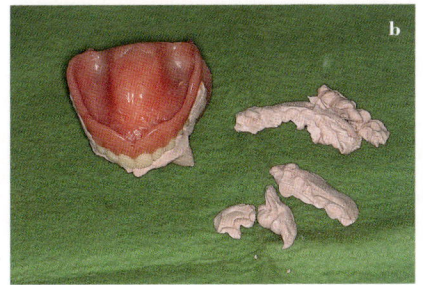

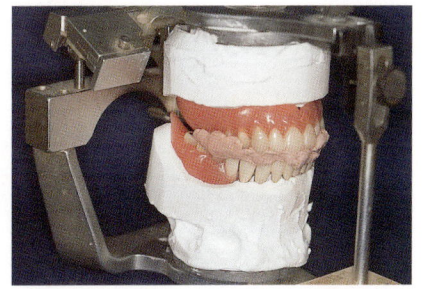

図2-22a,b 上下咬合面間に速硬性のプラスターを注入し，セントリック・チェック・バイト記録を採取（a）．この症例ではさらに両側性平衡咬合を与えるために左右側方位のチェック・バイト記録を上下顎犬歯の唇側面対唇側面のedge to edgeの位置関係を示す位置で採得し，有効顆路を記録した（b）．

図2-23 下顎模型のリマウンティング．

［歯肉縁下に修復物のマージンを設定する症例の場合］

　歯肉縁下に修復物のマージンを求めて遊離歯肉で被覆させようとするならば，少なくとも1.5〜2.0mmの歯肉溝の深さが必要である[28]．そのため歯肉縁下に修復物のマージンを設定する症例では，最終的な歯肉縁下の支台歯形成や印象採得は，歯周外科処置後，歯肉と歯との間に新しい付着関係が確立し，新たに歯肉溝が再形成されて遊離歯肉縁と歯間乳頭による歯肉辺縁の形態が安定する（治癒が完了する）まで待たなければならない．歯冠延長手術後，成熟した歯肉溝がまだ完成しないうちに修復処置を先行すると，セメント合着した修復物は，歯-歯肉結合部を破壊する原因となり，修復物の歯肉辺縁部周囲に炎症がいつまでも消退することなく存続し，ひいては上皮付着や歯槽骨上の結合組織線維にたえず障害を与えることとなり，やがて歯周ポケットの形成へと進行していく．

［歯周組織のバイオタイプ］

　歯冠延長手術後の修復処置の開始時期は，歯周組

Chapter 4
歯 周 補 綴

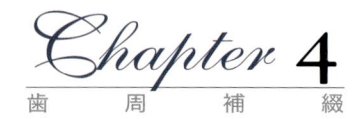

図2-24a～h 側方位のチェック・バイト記録により咬合器を調整し，咬合器上で咬合調整して義歯が完成する．優れた両側性平衡咬合が得られた．

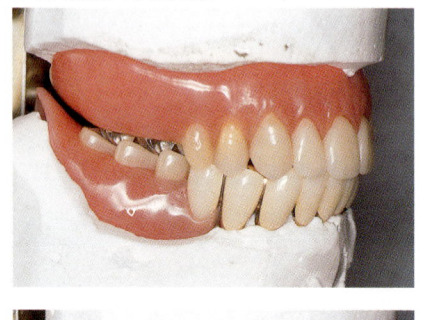

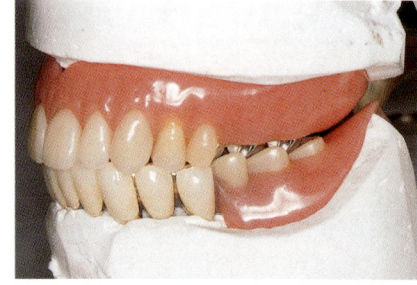

図2-24a	図2-24b

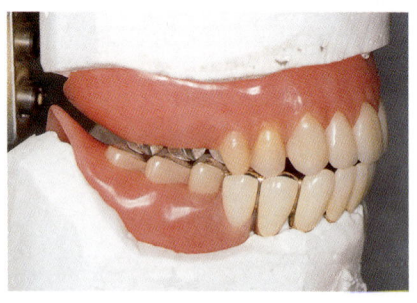

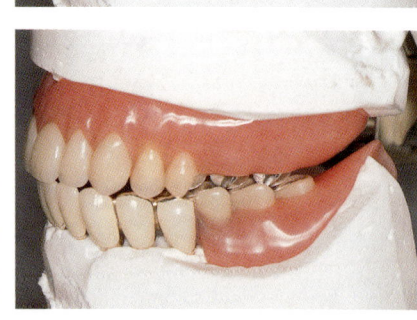

図2-24a,b 中心咬合位による咬合接触．

図2-24c	図2-24d

図2-24c,d 平衡側．

図2-24e	図2-24f

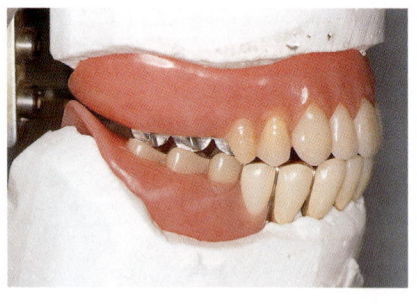

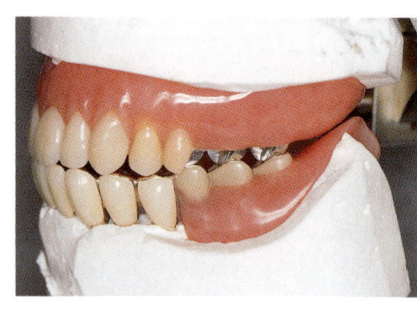

図2-24e,f 作業側．

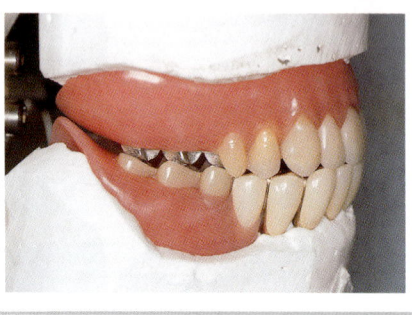

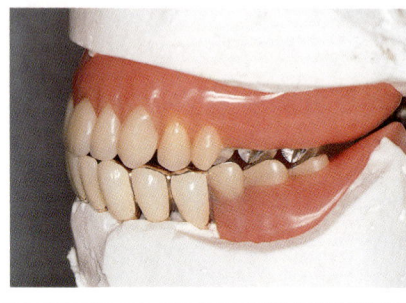

図2-24g	図2-24h

図2-24g,h 前方位．

織のバイオタイプも考慮する必要がある．

　歯肉が薄いスキャロップの強いバイオタイプ（thin-pronounced scalloped）の場合，手術直後の歯肉退縮が著しい．これは2か月で安定するが，さらに2～4か月の間，引き続き第二期の歯肉退縮を生じる患者もおり，このタイプの歯肉では，治療後約6か月まで最終的な修復処置を延期するのが賢明である[29]．

　また，歯肉の厚いバイオタイプ（thick-flat biotype）の症例では，歯冠延長手術後の12か月間の治癒期間中に，薄い歯肉の患者よりも遊離歯肉縁と歯間乳頭の組織の歯冠側への移動がより著しく起こる[21]．このタイプでは，プロビジョナル・レストレーションを装着したままで，術後により長い観察期間をおいて，安定した歯肉辺縁が得られてから修復物のマージンの位置を決定することが臨床上重要となる．

　とくにスキャロップが著しく厚い（pronounced or highly scalloped）歯周組織では，将来，歯肉辺縁がど

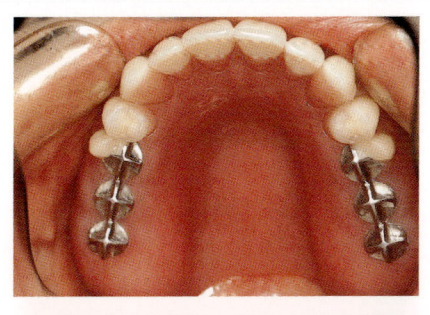

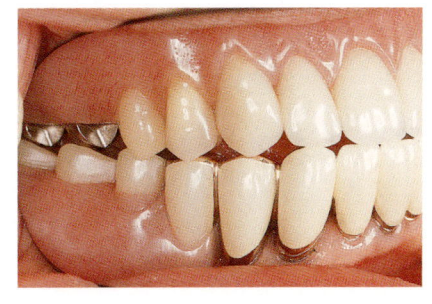

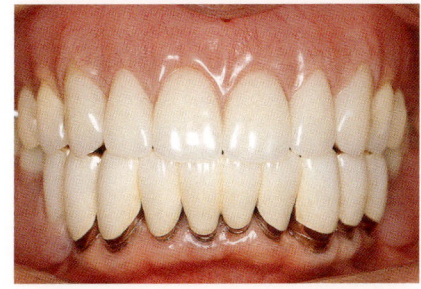

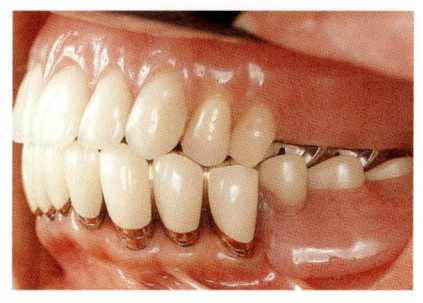

図2-25a〜e 咬合器上での咬合調整後の最終義歯の口腔内装着．CSCテレスコープの最小の維持力と強固な垂直支持の確保とS-Aブレード臼歯の使用により，支台歯に無理な側方圧が及ばないように意図した．S-Aブレード臼歯により両側性平衡咬合が付与され，優れた咀嚼機能が回復している．

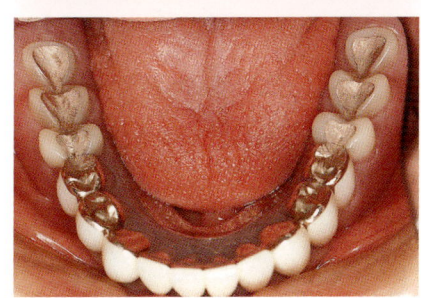

	図2-25d	
図2-25a	図2-25b	図2-25c
	図2-25e	

こにくるのか予想がつきにくいため，歯周外科後に十分に歯肉組織の成熟をまってから，修復処置を開始することが必要である（図F）．

　臨床的に，上皮は歯にのみ付着し，修復物には付着しない．同様に，結合組織付着のコラーゲン線維はセメント質にだけ付着し，修復物には付着しない．そのため，歯冠延長手術後の通常の修復・補綴処置の支台歯形成，歯肉圧排，印象採得や修復物の装着操作中においても，生物学的幅径としての上皮付着や歯肉線維を損傷しないよう，すなわち健康な歯周組織が維持されるように配慮することが大切である．

まとめ

　修復・補綴処置にかかわる歯周外科処置のなかで，臨床歯冠長を延長するために行う歯周外科手術，すなわち歯冠延長手術は，とくに利用価値の高い処置法である．歯冠延長手術を行う場合には，最終補綴を念頭において，修復・補綴処置の観点から施行しなければならない．そのため，歯冠延長手術を行う場合には，次の事項を考慮に入れて実施することが大切である．

① SHILLA SYSTEMを活用して，適切な咬合平面を設定する．

　咬合平面と歯槽骨頂との関係を基準に，修復・補綴処置に必要で，かつ審美性を回復するのに必要な臨床歯冠長を検討し，歯冠延長手術を行う．

② 修復物のマージンの最終的な設定位置と，歯槽骨頂の関係を考慮する（生物学的幅径の確保と維持）．

③ 前歯部の咬合平面通過位置としての上顎前歯切縁の位置を決定する．

　上顎前歯部においては，審美的な観点から上唇線

Chapter 4
歯周補綴

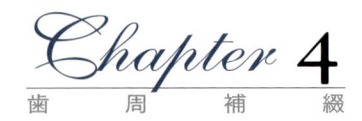

■ 厚い歯周組織のバイオタイプ（thick-flat periodontium）の治療例（別症例）■

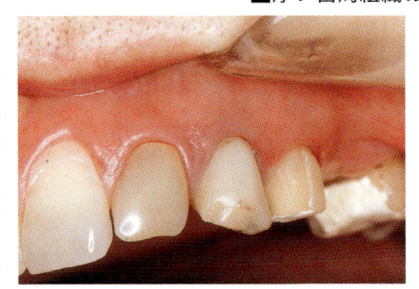

図 F-1　38歳，女性．歯間部歯肉と辺縁歯肉の高さの差が著しい歯肉のスキャロップ・タイプで歯肉組織は厚い．

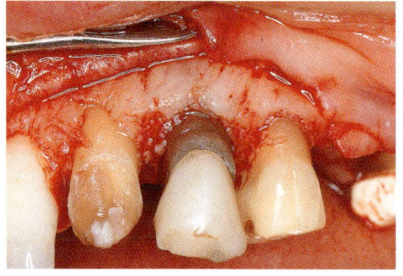

図 F-2　フラップ剥離後，骨切除前．頬舌的に厚い骨を認める著しいスキャロップ・タイプの歯槽骨形態が認められる．

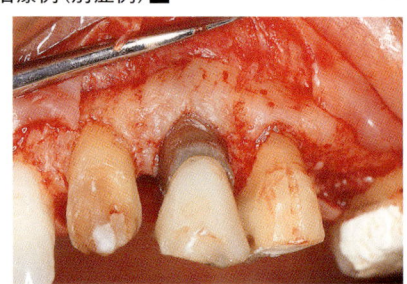

図 F-3　骨整形・骨切除後．

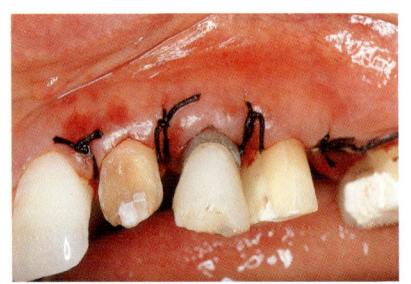

図 F-4　フラップの縫合．

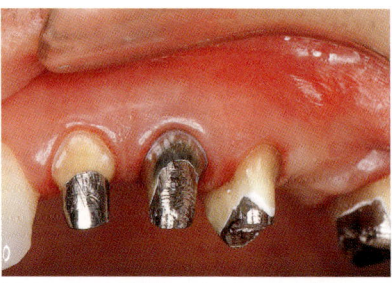

図 F-5,6　手術後3か月，歯肉縁上または歯肉縁と同じ高さに修復物のマージンを設定し，歯肉圧排せずに印象採得して最終補綴物を作製．

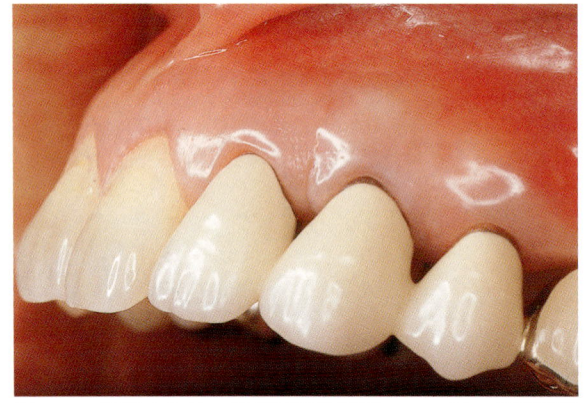

図 F-7　術後4か月．最終補綴物装着．この種の歯周組織では修復処置の開始が早すぎた．

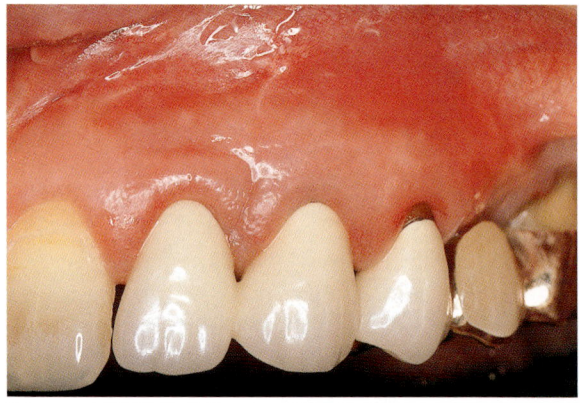

図 F-8　補綴物装着後2年．遊離歯肉縁および歯間乳頭が歯冠側に増殖．

と歯および歯肉の露出度，スマイルラインと上顎前歯切縁の位置関係，および歯と歯肉の露出度などから，決定した上顎前歯切縁と歯槽骨頂との関係を基準に考慮する．

その他，歯列内における歯の重要性や，う蝕除去後の修復物を支持するために残った残存歯質の量（強度），歯冠延長手術後の残存支持骨量，隣接歯への影響，歯根の長さと形態，メインテナンスが難しくなる根分岐部や根面溝の露出，骨切除後の歯の動揺度の増加，歯冠延長手術後の審美性，発音上の問題点，術者の能力など，種々の因子を考慮に入れて適応を選択する．

こうした歯周外科処置と修復・補綴処置が相互補完した総合的な治療によって歯列を維持し，口腔全体の健康や機能の回復，形態や審美性の回復を図ることは，より経過を重んじた予知性の高い歯科医療を可能にする．

GOAL メインテナンス

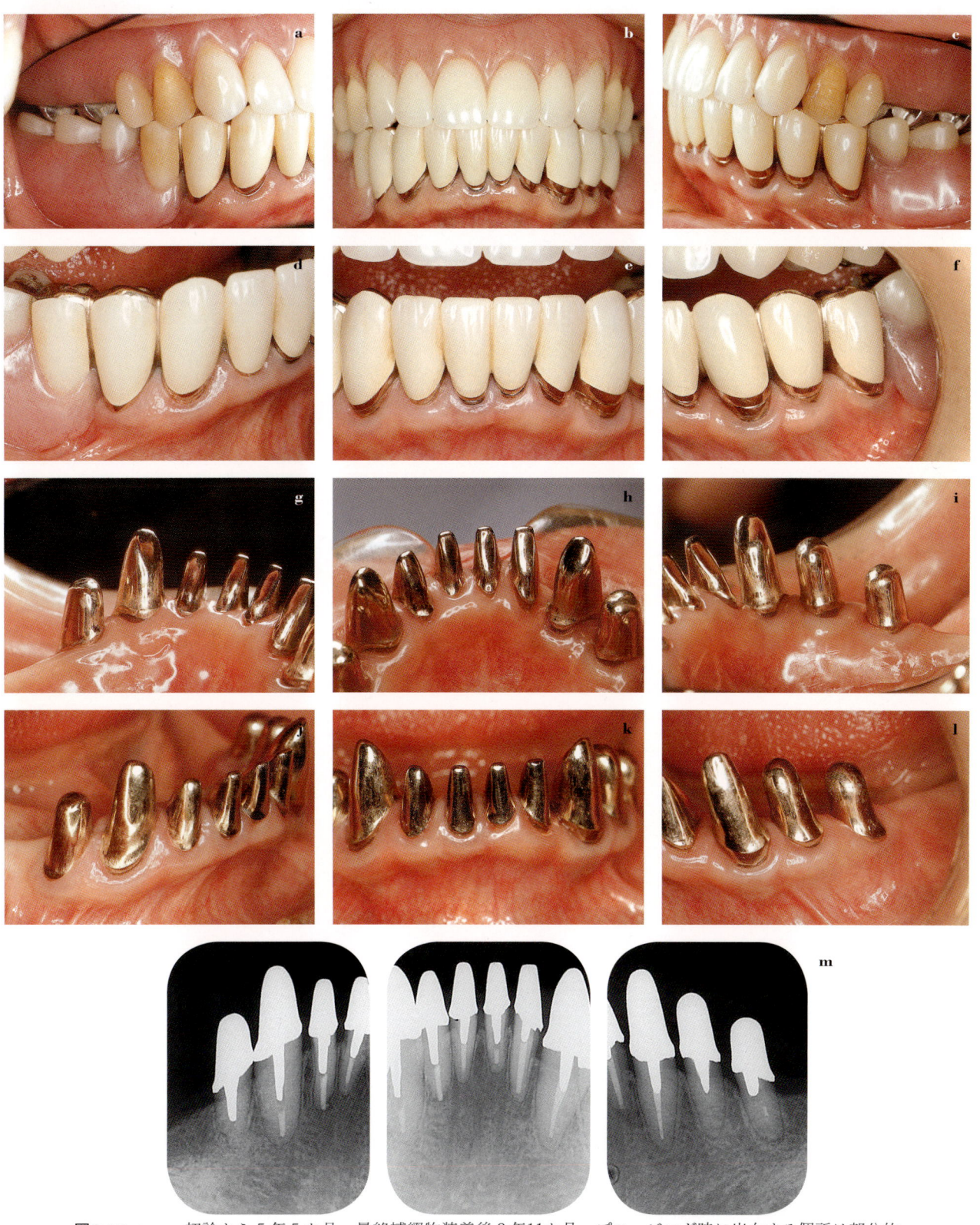

図2-26a～m 初診から5年5か月．最終補綴物装着後3年11か月．プロービング時に出血する個所は部分的にみられるが，歯肉溝の深さは3mmでエックス線で歯根膜腔の拡大もなく，歯槽骨頂レベルは維持され，進行性の動揺もなく，十分にパーシャル・デンチャーの支台歯として機能している．

Chapter 4
歯周補綴

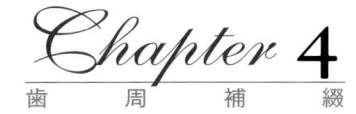

参考文献

1. Ingber JS, Rose LF, Coslet JG：The "biologic width"-A concept in periodontics and restorative dentistry. Alpha Omegan (Scientiffic Issue), 70：62-66, 1977.
2. Rosenberg ES, et al.：Tooth lengthening procedures. Compend Contin Educ Gen Dent, 1(3)：161-173, 1980.
3. Allen EP：Surgical crown lengthening for function and esthetics. Dent Clin North Am, 37：163-179, 1993.
4. 佐藤直志：歯周補綴の臨床と手技．東京，クインテッセンス出版，1992.
5. 佐藤直志：歯周外科の臨床とテクニック．東京，クインテッセンス出版，1997.
6. Ochsenbein Ross：A reevaluation of osseous surgery. Dent Clin North Am, 13：87-102, 1969.
7. Weisgold A：Contours of the full crown resutoration. Alphe Omegan, 70：77-89, 1977.
8. Olsson M, Lindhe J：Periodontal characteristics in individuals with varying form of the upper central incisiors. J Clin Periodontol, 18：78-82, 1991.
9. Becker W, Ochsenbien C, Tibbetts L, Becker BE：Alveolar bone anatomic profiles as measured from dry skulls. Clinical ramifications. J Clin Periodontol, 24(10)：727-731, 1997.
10. Gargiulo AW, Wentz FM, Orban B：Dimensions and relations of the dentogingival junction in humans. J Periodontol, 39：261-267, 1961.
11. Vacek JS, Gher ME, Assad DA et al.：The dimensions of the Human dentogingival junction. Int J Periodont Rest Dent, 14(2)：155, 1994.
12. Kois JC：Aletering gingival levels：The restorative connection Part 1. Biological variables. J Esthet Dent, 6：3-9, 1994.
13. Nevins M, Skurow HM：The intracrevicular restorative margin. the biologic width and the, maintenance of the gingival margin. Int J periodont Rest Dent, 4(3)：31, 1984.
14. Ritchey B, Orban B：The crests of the interdental alveolar septa. J Periodontol, 24：75-87, 1953.
15. O' Connor TW, Biggs NL：Interproximal bony contours. J Periodontol, 35：326-330, 1964.
16. Spear FM：Maintenance of the interdental papilla following anterior tooth removal. Pract Periodont Aesthet Dent, 11(1)：21-28, 1999.
17. Wagenberg BD, Eskow RN, Langer B：Exposing adeguate tooth structure for restorative dentistry. Int J Periodontol Rest Dent, 9(5)：321-331, 1989.
18. Kois JC：The restorative-periodontal interface：Biologic paramaters. Periodontol 2000, 11：29-38, 1996.
19. Kois JC：The gingival is red around my crown-a diffential diagnosis. Dent Econ, 4：101-105, 1993.
20. Herrero F, Scott JB, Maropis PS, Yukna RA：Clinical comparison of desired versus actual amount of surgical crown lengthening. J Periodontol, 66：568-571, 1995.
21. Pontoriero R, Carneyale J：Surgical crown Lengthening：a 12 month clinical wound healing study. J Periodontol, 72(7)：841-848, 2001.
22. Barkhordar R, Tadke R, Abbasi J：Effect of mental collars on resistance of endodontically treated teeth to root fracture. J Prosthetic Dent, 61：676-678, 1989.
23. Sorenson JA, Engelman MJ：Ferrule design and Fracture resistance of endodontically treated teeth. J Prothet Dent, 63：529-536, 1990.
24. Libman WJ, Nicholls JL：Load fatigue of teeth restored with cast posts and cores and complete crowns. Int J Prosthdont, 8(2)：155-161, 1995.
25. Gegauff AG：Effect of crown lengthening and ferrule placement on static load failure of cemented cast post-cores and crowns. J Prosthet Dent, 84(2)：169-179, 2000.
26. Wise MD：Stability of gingival crest after surgery and before anterior crown placement. J Prosthet Dent, 53：20-23, 1985.
27. Bragger U, Lauchenauer D, Lang NP：Surgical lengthening of the clinical crown. J Clin Periodontaol, 19(1)：58-63, 1992.
28. Wilson RD, Maynard：The relationship of restorative dentistry to periodontics. Chapter28. In：The diagnosis and treatment of periodontal disease. Edited by Prichard JF. Philadelphia, WB Saunders, 1979.
29. Seibert J, Lindhe J：Esthetics and Periodontal Therapy：In： Lindhe J(ed)：Textbook of clinical periodontology, 2nd edition, ch. 19 Copenhagen, Munksgaard, 1989.
30. Prichard JF：The infrabony technique as a Predictable Procedure. J Periodontol, 28：202-216, 1957.
31. Prichard JF：Present status of the interdental denudation procedure. J Periodontol, 48：566, 1977.
32. Kramer GM：Surgical alternatives in regenerative therapy of the periodontium. Int J Periodont Rest Dent, 12：11-31, 1992.

Chapter 4 歯周補綴

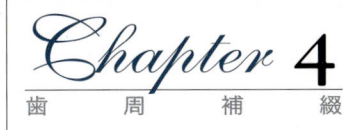

CASE 4-3 パーシャル・デンチャーを用いた歯周補綴

真島　徹
大竹秀一
廣田　健

　欠損歯列に対する補綴処置方法は，欠損部位・残存歯の状態・患者の要望（費用を含む）・術者の能力などにより異なったデザインとなるが，可撤性局部床義歯は今なお有効な補綴手段のひとつである．

　われわれが行う歯科治療において，適切な咬合関係を付与しつつ治療を進行していくことは重要である．その点から，機能的・審美的に満足のいく補綴物を作成するために，筆者は診査・診断・補綴物作成が一貫して行える SHILLA SYSTEM を用いている．

　特に，治療期間が長期化する，欠損歯列を伴った歯周疾患患者の治療においては，治療用義歯の作成，治療期間中の咬合管理，最終補綴物の作成と，長い治療期間をとおして適切な咬合関係を付与することができ，さらに最終補綴物のイメージング（治療のゴール）を見極めながら治療が行える SHILLA SYSTEM は，有効なシステムと考える．

　本症例は，上下左右第一小臼歯によりかろうじてバーティカル・ストップを保持しているが，残存歯は中等度から重度の歯周疾患に罹患していた．咬合機能の回復と咬合機能を維持しつつ歯周疾患に対する治療を行わなければ臼歯部咬合崩壊を起こし，咀嚼器としての機能を失うことが予想される例である．

[治療の流れ]

　筆者の診療室において，歯周疾患を有する患者に対しては，診査・診断を行い，治療計画の立案・提示を行い，委任・委託を受けた後，治療に入る．ただし，初期に挙げた治療計画は流動的であり，初期治療，歯周外科処置後それぞれ再評価を行い，その結果，治療計画の変更もありえることを患者に伝え了解してもらう．

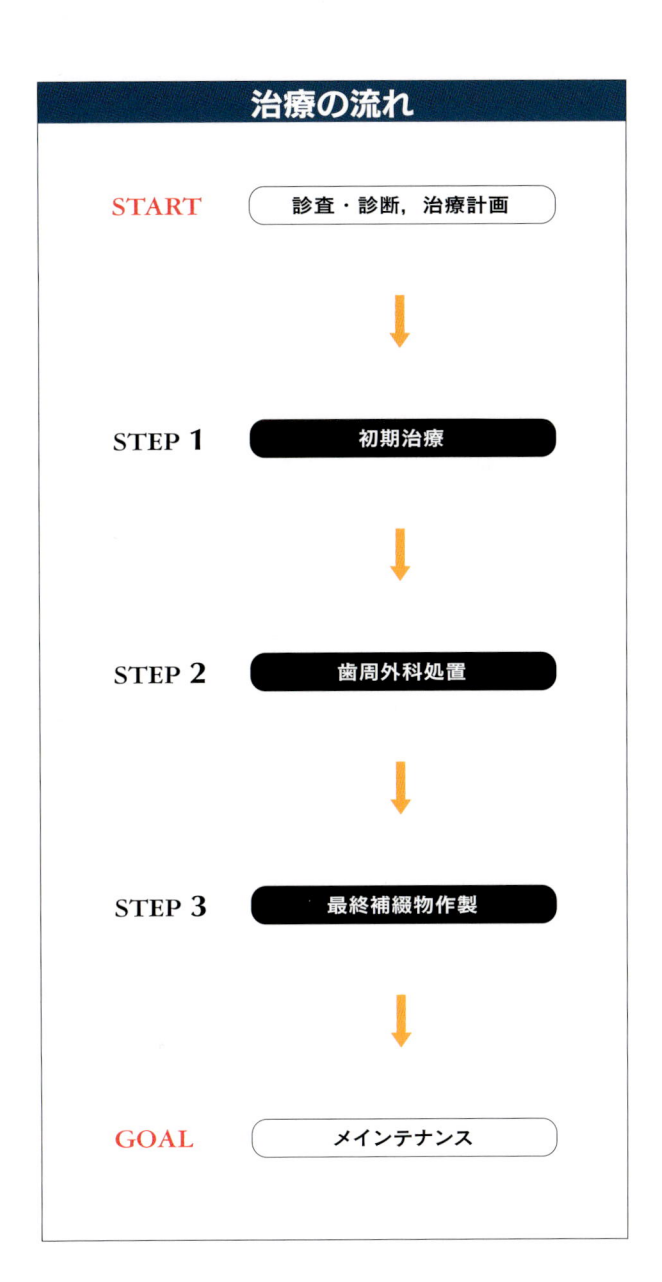

治療の流れ

- START：診査・診断，治療計画
- STEP 1：初期治療
- STEP 2：歯周外科処置
- STEP 3：最終補綴物作製
- GOAL：メインテナンス

　歯周治療の原則に従い，初期治療→歯周外科処置→補綴物の作製→メインテナンスと移行していく．各項目の治療内容は，それぞれの患者により必要とされる処置を行っていくこととなる．

Chapter 4
歯周補綴

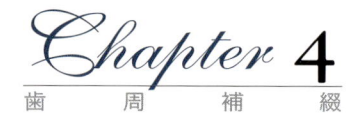

START ▶ 診査・診断，治療計画

初診：1998年5月20日
氏名：○井○之
性別：男性
年齢：58歳
特記事項：なし

主訴：入れ歯を入れたい．

- 残存歯： 8 6 5 4 3 2 1 | 1 2 3 4　　　中等度〜重度歯周疾患
　　　　　 4 3 2 1 | 1 2 3 4 5 6
- 欠損部： 7 | 5 6 7
　　　　　 7 6 5 | 7
- 補綴物： ⑧7⑥ |
　　　　　　　　| 6
- 失活歯： 8 3 2 |
　　　　　　　　| 6
- 保存不可能： 8 | 4

[術前]

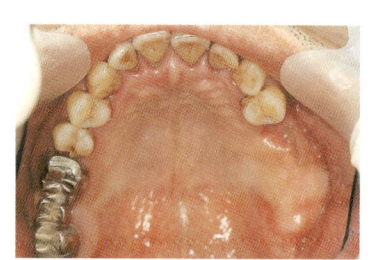

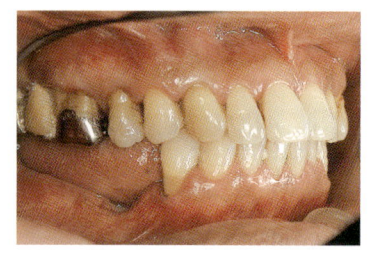

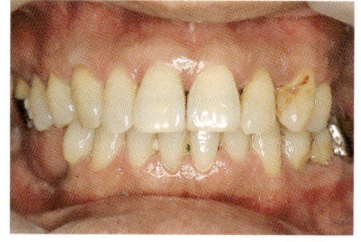

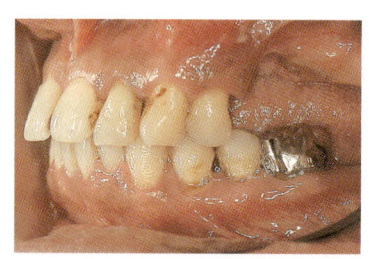

	図3-d	
図3-a	図3-b	図3-c
	図3-e	

図3-a〜e　初診時口腔内写真．左上，右下臼歯部の欠損，5遠心にう蝕，⑧7⑥にブリッジ，6にクラウンが装着されている．右下・左上第二小臼歯相当部は顎堤の吸収が著しい．上下正中の大きなずれはない．

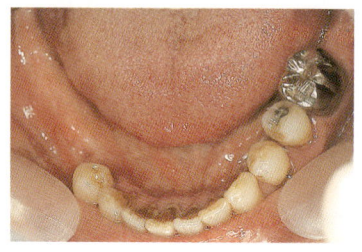

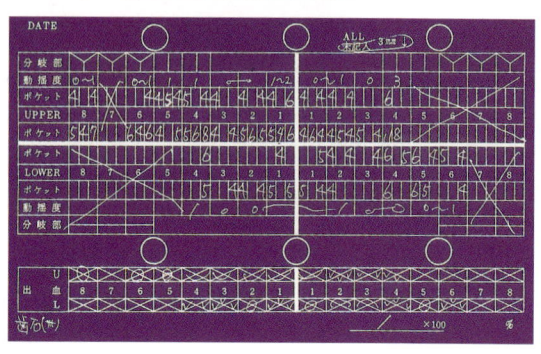

図3-f　初診時歯周組織診査．すべての歯に歯周ポケットの深さ4〜8mmとプロービング時の出血が認められる．4は動揺度3度．

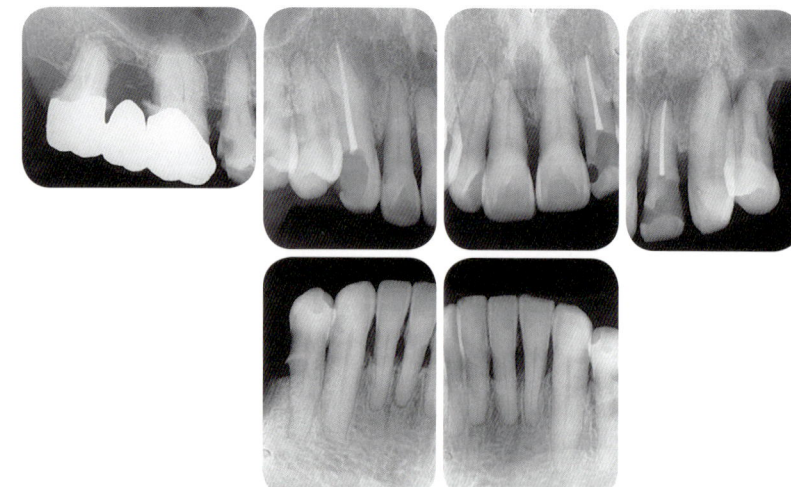

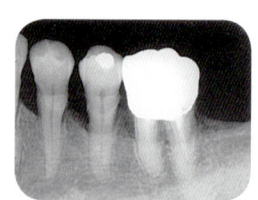

図3-g　初診時エックス線写真．8近心，6遠心部には水平性の骨吸収，5歯髄におよぶう蝕が認められる．3，2歯内療法が施されているが根尖病変は認められない．4は根尖部にまでおよぶ骨吸収像が確認できる．6歯根の離開度が小さい．4，4 5近心には垂直性骨吸収像，2+2は歯石の沈着を認める．

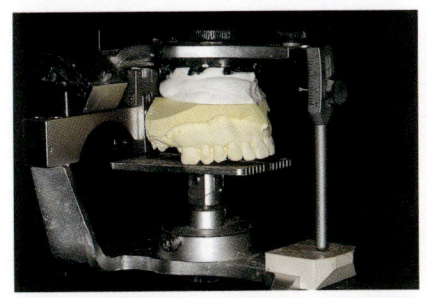

図3-h　SHILLA Iにて分析された上顎模型をSHILLA IIにて咬合器にマウントした．

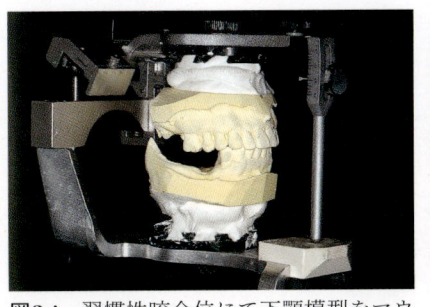

図3-i　習慣性咬合位にて下顎模型をマウントした．

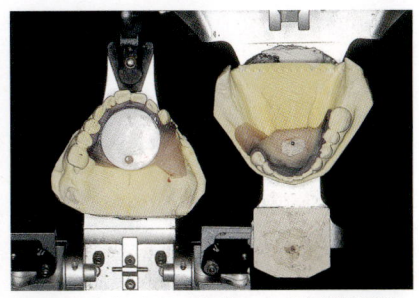

図3-j　咬合平面に合致した上顎描記板と下顎描記針．

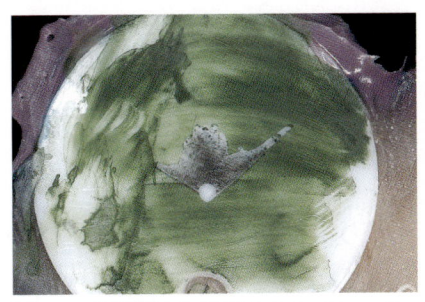

図3-k　描記板上に描記されたゴシック・アーチ．

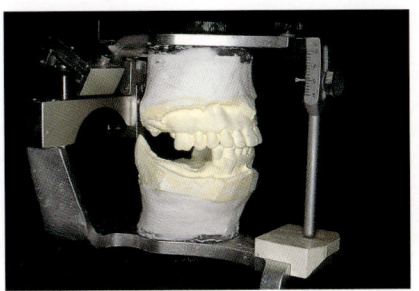

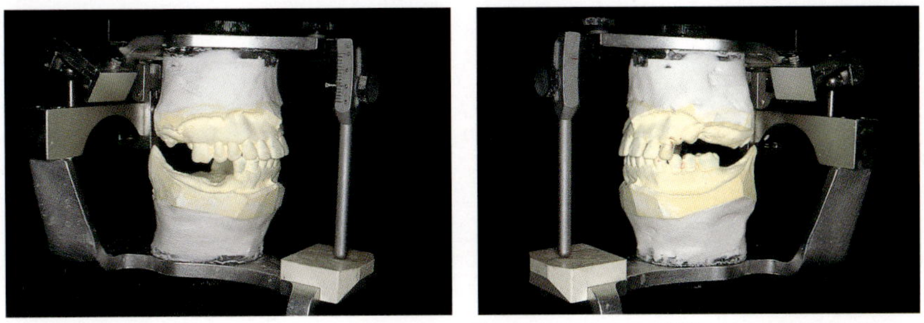

図3-ℓ,m　ゴシック・アーチ・トレーシングにより得られた顎位での下顎模型のリマウントを行った．

図3-ℓ | 図3-m

〔治療計画〕
- 初期治療：
  ① 抜歯　8|4
  ② 治療用義歯　4567／765
  ③ TBI，スケーリング・ルートプレーニング
  ④ 歯内療法　5|6
  ⑤ テンポラリー・クラウン　65／436
- 歯周外科処置：再評価後必要と認められる部位について行う
- 補綴物の作製と調整：
  ① クラウン　65 21｜123 56／43
  ② パーシャル・デンチャー　4567／765
- メインテナンス

■ START／診査・診断，治療計画

保存不可能と診断した8|4抜歯後，SHILLA SYSTEMによる咬合診査を行った(図3-h～m)．その結果，以下のような診査結果を得た．
① 咬合平面，顎位の大幅な修正は必要ない(図3-h～k)．
② 習慣性咬合位とゴシック・アーチの先端部が一致していた(図3-k)．
③ 咬合高径保持は右上下第一小臼歯のみ(図3-ℓ,m)．
④ 側方運動は犬歯誘導(図3-ℓ,m)．
⑤ 臼歯部は咬合崩壊の一歩手前である(図3-ℓ,m)．

以上より，本症例の治療計画として，早期に咬合機能を回復し，その後咬合機能の維持を図りつつ歯周疾患に対する治療を行い，歯周疾患の治療後，最終補綴物を作成し，メインテナンスへ移行することとした．

■ STEP 1／初期治療

[治療用義歯の作製]

SHILLA SYSTEMは，診査・診断より得られた情報を用いて，ただちに，咬合平面を修正した治療用義歯を作製し，同時に咬合面削合用ステントにより修正された口腔内に治療用義歯を装着できるという利点を有する(図3-1)．

本症例における治療用義歯の目的は，
① 咬合機能の早期回復(義歯の維持・安定，咬合支持)．
② 義歯の修理・改造が容易に行える形態を有する

Chapter 4
歯周補綴

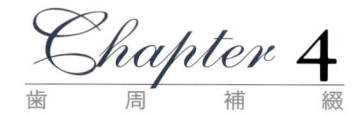

STEP 1　初期治療

図3-1　SHILLA IIにて咬合平面を修正後，口腔内での咬合平面用ステントを作製．次に咬合器上で咬合平面を修正された模型にてクラスプ・人工歯の排列などを行い治療用義歯を作製する．

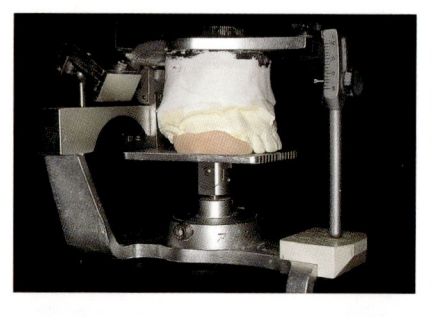

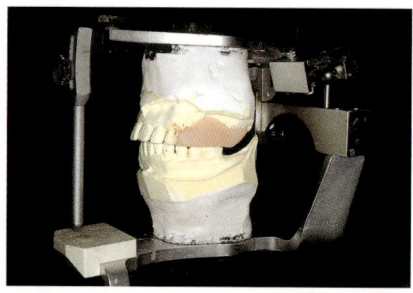

図3-1a｜図3-1b

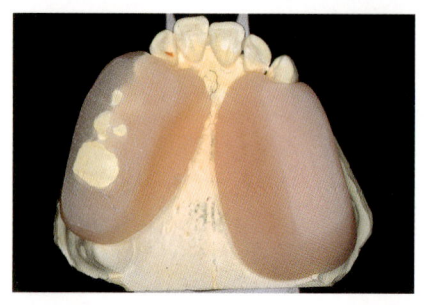

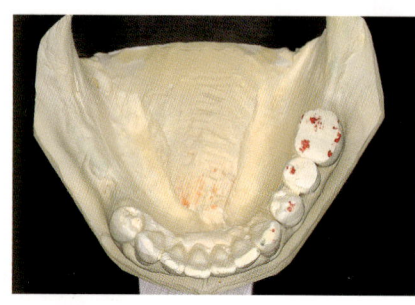

図3-1a　上顎咬合平面の修正．
図3-1b　下顎平面の修正．

図3-1c｜図3-1d

図3-1c　上顎咬合平面修正用のステント．
図3-1d　下顎平面の調整．

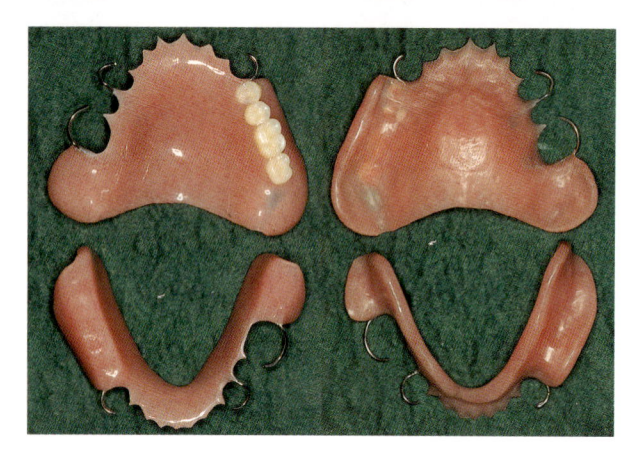

図3-2　完成した治療用義歯．咬合面(左)と粘膜面(右)．

（治療期間の長期化，歯周外科処置を行うため）．
の2点があげられる．これらの目的のため，治療用義歯の設計には，総義歯に準じた辺縁形態，義歯の維持安定に必要なクラスプの形態と設置位置，咬合管理を行いやすくするための人工歯の選択，長期間使用するための壊れにくい構造，修理・改造の容易さが求められる．

これらを考慮し，本症例では，上下前歯部の基底結節を覆うことと，床下粘膜面を最大限覆うことにより，義歯の沈下を防止し，咬合高径の保持を目指すこととした．また患者が受け入れられる床形態も模索していくこととした（図3-2, 4）．

クラスプは，単鉤とヘヤピンクラスプを配置した．上述のように鉤歯となる歯の予測は立つが，この時点では確定していなかったため，鉤歯がテンポラリー・クラウンになった場合でも，クラスプの印象，口腔内での調整などの煩雑な操作を回避し，クラスプの調整のみで修正できるようにしたものである．

咬合面は，この症例の場合，左上臼歯部は審美性を考慮し人工歯を排列し，右下臼歯部は右上臼歯部がテンポラリー・クラウンとなる予定のため，咬合管理を行いやすくするために，人工歯を排列せずフラットテーブルとした（図3-2）．

本症例では咬合平面の修正は少なくてすんだが，

CASE 4-3：パーシャル・デンチャーを用いた歯周補綴

図3-3 図3-1にて作成された咬合平面修正用ステントを用いての咬合平面の調整.

図3-3a｜図3-3b

図3-3a ６５４|部に咬合平面修正用ステントの試適.
図3-3b 咬合平面修正用ステントを用いて咬合平面より挺出している部位を削合. 治療用義歯装着後, |5 は歯内療法, |6 5 はテンポラリークラウンを装着.

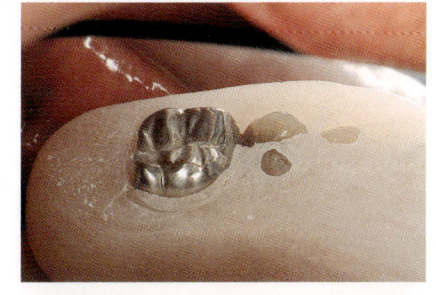

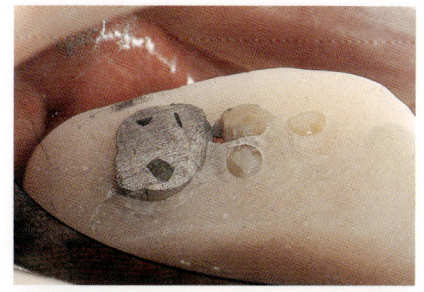

図3-3c｜図3-3d

図3-3c |5 6 部に咬合平面修正用ステントの試適.
図3-3d 咬合平面修正用ステントを用い, 挺出部を削合することにより適正な咬合平面が設定できる. この後, |6 は歯内療法後テンポラリー・クラウンを装着した.

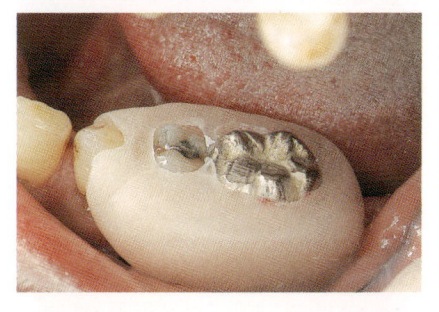

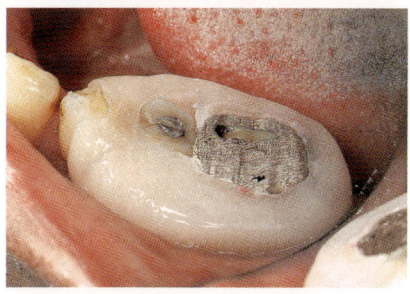

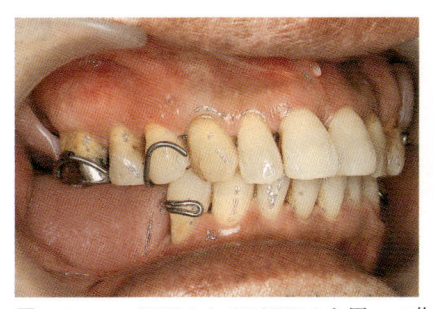

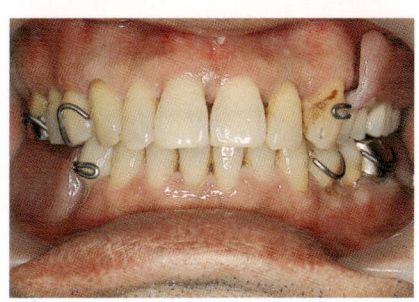

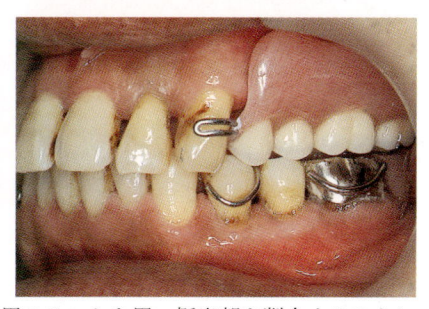

図3-4a〜c SHILLA SYSTEM を用いて作製された治療用義歯の装着. 咬合平面修正用ステントを用い挺出部を削合することにより, 適正に設定された咬合平面と優れた咬合関係を付与することができた.

図3-4a｜図3-4b｜図3-4c

[再評価]

図3-5 初期治療終了時点での歯周組織診査. 初期治療終了後, 基本的に歯周ポケットの深さが4mm以上の部位は歯周外科処置の対象となる. 特に初診時のエックス線写真にて垂直性骨欠損像の存在する部位, 根分岐部病変が疑われる部位は注意する必要があることより, 歯周外科処置を $\frac{654321|123}{4321|456}$ に行うこととした.

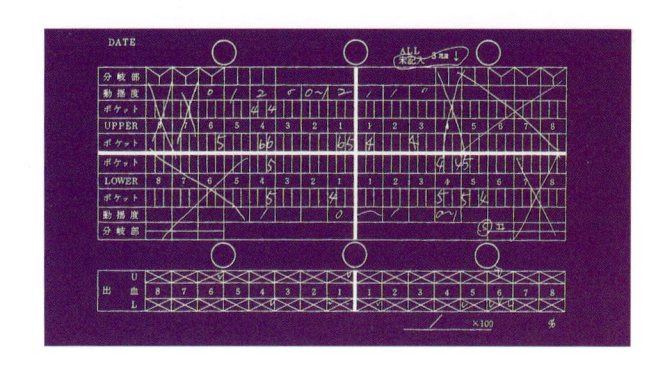

挺出が著しい場合には総合的に判断して抜歯となる症例もある（図3-3）.

　このように咬合関係を確立し，スケーリング・ブラッシング指導，歯内療法，テンポラリー・クラウンの装着などの処置を行っていく．

　本症例は初期治療に約7か月間を要したが，この他にMTMや歯内療法が必要な歯の本数，さらにはブラッシングの習得度，歯肉の反応などにより，初期治療期間は延長する．

[再評価]

　初期治療期間中にスケーリング・ルートプレーニングを行ったにもかかわらず，再評価の結果，多くの部位に歯周ポケットが残った（図3-5）．

　これらの部位について，歯周外科処置の計画を立案する．このとき以下の点を考慮する．

Chapter 4 歯周補綴

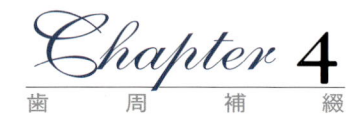

STEP 2 歯周外科処置

[3 2 1 | 1 2 3 部　フラップ手術]

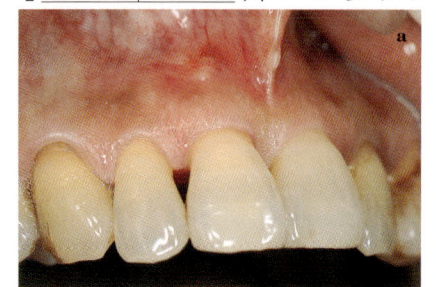

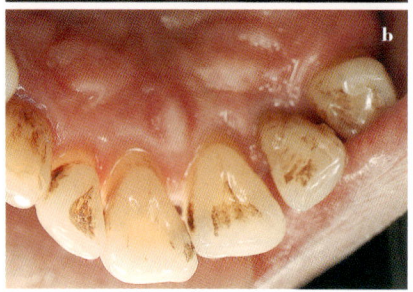

図3-6a,b　3+3 術前の状態．1|は初期治療中に急性歯槽膿瘍を起こし歯内療法を行ったが，根尖部歯肉にはロ孔のあとがみられる．歯肉の炎症症状は認められない．

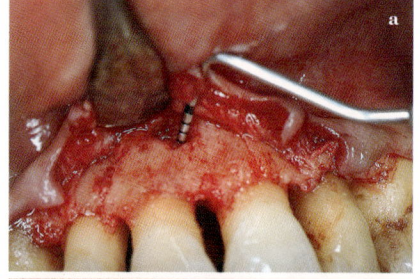

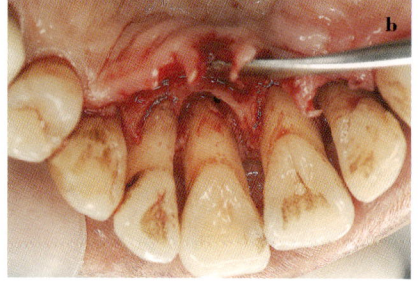

図3-7a,b　デブライドメント終了後．1|根尖部は頬側よりプローブを挿入すると口蓋側まで交通している．歯内－歯周病変と口蓋側の著しい骨欠損が認められ，デブライドメント後，1|は抜歯と判断し，術後6か月で抜歯を行った．

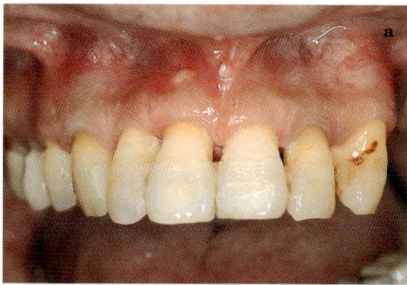

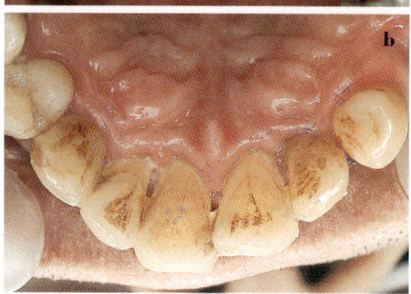

図3-8a,b　2か月後，術後ただちに暫間固定を行っている．治療用義歯が装着されていること，歯周外科処置を行うことによる歯肉の形態が変化したため，プラークコントロールもやや不良になっていた．そのためブラッシング指導を行い歯肉の治癒を待つ．

①外科処置後の治癒期間を考慮し，なるべく治療期間を短くする．

なぜなら，従来の術式でも歯周疾患の程度により数回の歯周外科処置が必要となることがあり，さらに再生療法を行った場合は，当然のことながら治癒・経過を観察する期間も長くなるからである．

②初めての歯周外科処置で強い不快症状が出ることが予想される部位や術式は避ける．

筆者の診療室に訪れる患者で，歯周外科処置の経験を有する患者はまれである．

③全顎にわたる中等度から重度の歯周疾患患者においては，複数部位または全顎に歯周外科処置を行なわなければならない場合もあり，隣り合う部位の歯周外科処置は期間を十分に空けて行いたい．

④術前も含めて，どこにどのような目的で歯周外科処置を行うかを検討する．

歯周疾患は部位特異性で，歯・歯面においてそれぞれ異なった術式を用いることが必要となり，また，骨欠損形態を明示することにより確定診断を行い，術式の変更をその場で決断しなければならないこともある．

以上のことを検討し，本症例では，

① 3 2 1 | 1 2 3 部　フラップ手術
② |4 5 6　骨移植を伴うフラップ手術
③ 6 5 4|　GTRを伴うフラップ手術
④ |4 3 2 1　フラップ手術

の順番に処置を行うこととした．

■ STEP 2／歯周外科処置

[3 2 1 | 1 2 3 部　フラップ手術]

右上中切歯は，初期治療期間中に歯内-歯周病変による急性膿瘍を形成したため，膿瘍切開と歯内療法を行い，病変の鎮静化と縮小化を期待したが，根管充填6か月後の術前エックス線写真上(後述図3-18a)では期待したほどの効果は得られなかった．唇側口蓋側歯肉には炎症症状は認められないが，同部には瘻孔の痕が残っている(図3-6)．浸潤麻酔後のプロービングの値は，近心唇側6mm，近心口蓋

[4̄5̄6̄部　骨移植を伴うフラップ手術]

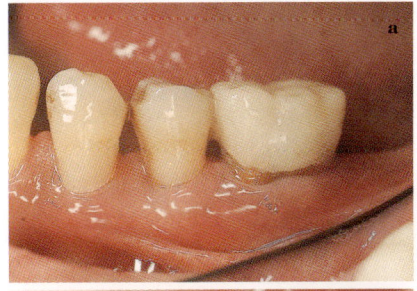

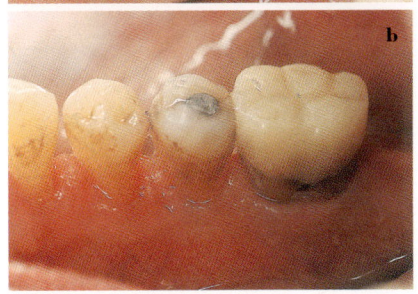

図3-9a,b 4̄5̄6̄術前の状態．6̄は咬合平面適正化のためクラウンを削合．感染根管治療後テンポラリークラウンを装着してあり，同部は根分岐部病変Ⅱ度，また4̄5̄近心には垂直性骨欠損が疑われる．

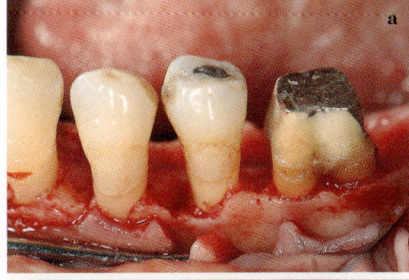

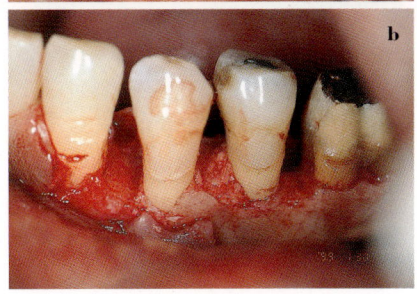

図3-10a,b 歯肉弁を形成後，デブライドメントを行うと，4̄5̄近心には深い垂直性骨欠損，6̄には根分岐部病変Ⅱ度が認められた．4̄近心は歯槽骨整形，5̄近心は自家骨移植，6̄はデブライドメントのみを行った．

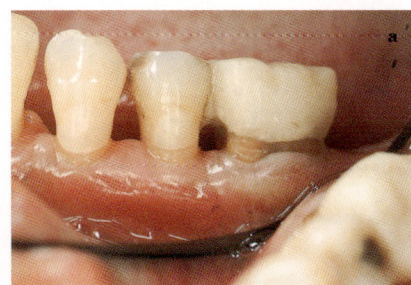

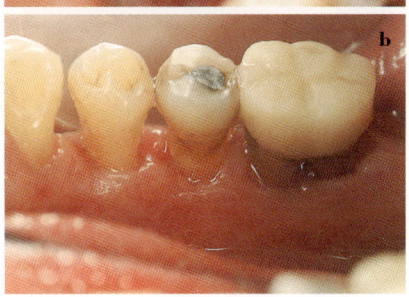

図3-11a,b 2か月後．歯肉の炎症症状は認められず，6̄部の根分岐部も露出していないが，まだ歯肉の陥凹が認められる．

側6mm，口蓋側中央部5mmであった．

一般的に，上顎前歯部口蓋側歯肉は厚く，ブラッシング・スケーリングの効果が得られにくく，また，歯周病変を見逃すことがある．本症例においても，再評価時点で右上側切歯以外には歯周ポケットは測定できなかった．歯肉溝内切開による全層歯肉弁を形成し剥離してみると，口蓋側の歯根面には歯肉縁下歯石が付着していた．右上中切歯唇側面の根尖瘻孔部は口蓋側根尖部の骨欠損と交通し，重度の歯内-歯周病変が認められ，口蓋側の骨吸収も著しかった（図3-7）．

デブライドメントを行ったところ，唇側の歯槽骨の形態不良と口蓋側には浅い垂直性骨欠損が認められたため，歯槽骨整形を行った．特に前歯部唇側面における骨整形は，調和のとれた歯肉と歯槽骨の関係を作り，なおかつ審美性を考慮し慎重に行う必要がある．

フラップの縫合は，8の字縫合，垂直マットレス縫合を用いて創面の完全閉鎖を行った．術後歯の動揺度が増したため，Fiber-Sprint®（POLYDENTIA社）を用いて暫間固定を行い治癒を待った．2か月後，肉眼的な歯肉の炎症症状は認められないものの，唇側歯肉の形態は安定せず，口蓋側は歯肉形態の変化に伴い歯垢の付着が認められた．この後，再度ブラッシング指導を行った（図3-8）．

歯周外科処置中の所見より，口蓋側の著しい骨吸収と，右上中切歯が重度の歯内-歯周病変から右上中切歯の抜歯，右上側切歯から左上犬歯までのブリッジによる修復を計画した．

このように，フラップ手術は，歯周疾患の改善のみならず確定診断の手段として用いることもある．なお，歯周外科処置中に抜歯と判断されても，その時点では抜歯せずに，数か月間隔を置き，フラップ手術による創面の治癒を待ち抜歯する場合の方が筆者の臨床では良い結果を得ている．

[4̄5̄6̄部　骨移植を伴うフラップ手術]

左下小臼歯は歯周ポケット4〜5mm，左下第一大臼歯は舌側根分岐部水平垂直5mmの歯周ポケットがあり（図3-9），エックス線写真でも小臼歯近心部に垂直性骨欠損像，大臼歯根分岐部はⅡ度の根分岐部病変が疑われた（後述図3-18b）．

Chapter 4 歯周補綴

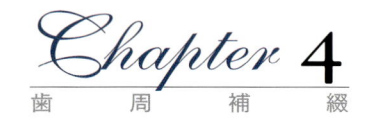

[6̲ 5 4̲|部　GTRを伴うフラップ手術]

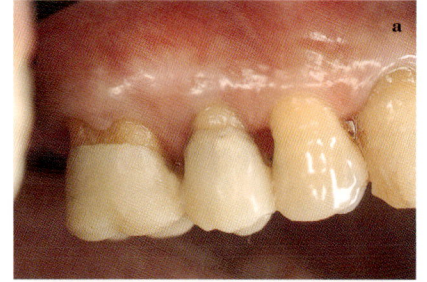

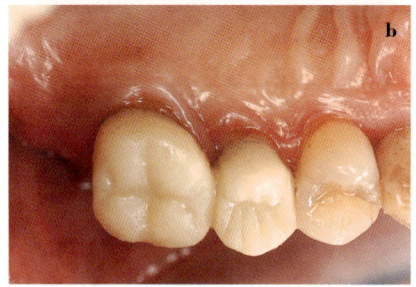

図3-12a,b　6̲ 5 4̲|術前．初期治療中に6̲は咬合平面適正化のため削合．5̲は歯内療法後連結のテンポラリー・クラウンを装着してある．6̲の近心にはⅡ度の根分岐部病変，4̲近心には深い垂直性骨欠損が疑われる．

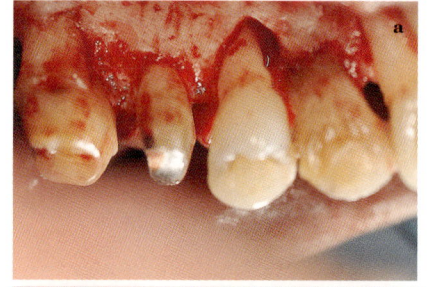

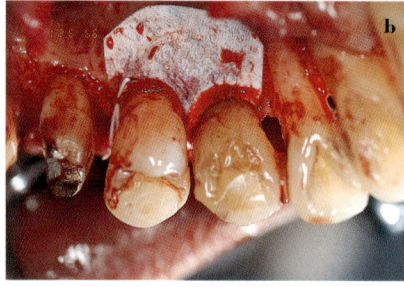

図3-13a,b　デブライドメントを行ったところ．6̲近心には根分岐部病変Ⅱ度が認められた．またルートトランクが長く，歯根の離開度も狭いため歯槽骨整形を行う．4̲近心には深い垂直性骨欠損が認められたため，スペースメイキングを目的とした自家骨移植を行い，メンブレンを設置した．

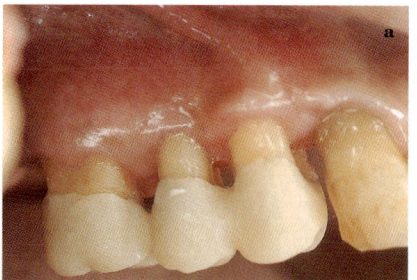

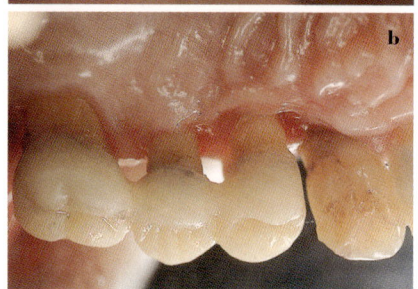

図3-14a,b　歯肉切除より1か月，GTRより10か月経過の状態．GTR後，4̲の動揺度が増加したため暫間固定．7週間メンブレンを維持し，二次外科処置を行った．二次外科後5か月後，6̲ 5 4̲|に連結のテンポラリークラウンを装着．さらに3か月後，歯肉形態修正の目的で歯肉切除術を行っている．

　浸潤麻酔後，歯肉溝内切開による全層弁にて歯肉弁を剥離形成した．第一小臼歯の近心には浅い一壁性骨欠損，第二小臼歯近心には3〜4mmで一壁性・二壁性の混在した深い骨欠損，第一大臼歯にはⅡ度の根分岐部病変が認められ，ルートトランクが短く，歯根の離開度も小さかった（**図3-10a**）．

　前述のように，同一手術部位であっても各歯牙歯面により病態は異なるため，それぞれ違った対応をする必要がある．デブライドメント終了後，第二大臼歯相当部より自家骨を採取，第一小臼歯は歯槽骨整形，第二小臼歯には自家骨移植，第一大臼歯はデブライドメントのみを行った（**図3-10b**）．自家骨移植を行った部位は，歯肉弁を戻したときに裂開が生じないように，必要であれば骨膜減張切開を行う．ただし再生療法を行う部位に関しては術前に予想を立て，歯肉組織を十分に保存した，より慎重な一次切開を行うことが重要である．縫合は垂直マットレス，第一大臼歯舌側は懸垂縫合により，根分岐部の露出を防ぐ．

　術後2か月，自家骨移植を行った部位の歯肉形態はまだ良くないが，開裂も生じず，第一大臼歯頬舌面の分岐部も露出していない（**図3-11**）．

　このように，歯周外科処置を行う場合，術前の診断が重要で，どの部位にどのような処置をなぜ行うかを明確にしていないと期待した効果が得られなくなる．

[6̲ 5 4̲|部　GTRを伴うフラップ手術]

　右上臼歯部については，初期治療時に第二小臼歯には根管治療を行い，第一大臼歯はブリッジの支台歯となっており，さらに咬合平面の適正化を図るために，テンポラリー・クラウンとしてある．初期治療後の再評価では，右上第一大臼歯近心口蓋側には5mmの歯周ポケットからⅡ度根分岐部病変が疑われ，第一小臼歯近心舌側には6mmの歯周ポケット，さらにエックス線写真（後述**図3-18c**）から，近心部に深い垂直性骨欠損の存在が認められた．このことより，第一小臼歯にはGTR，第二小臼歯，第一大

CASE 4-3：パーシャル・デンチャーを用いた歯周補綴

[4321 部　フラップ手術]

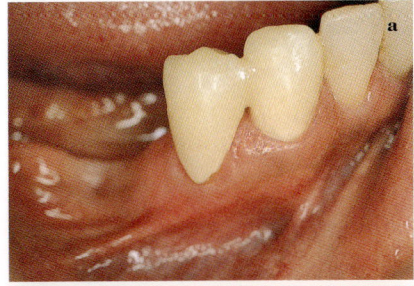

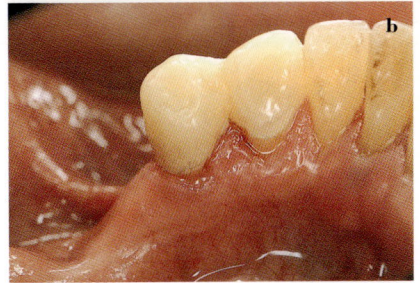

図3-15a,b　術前の状態．舌側にはまだ炎症症状が認められるが，切除療法による治癒を期待し，フラップ手術を行った．

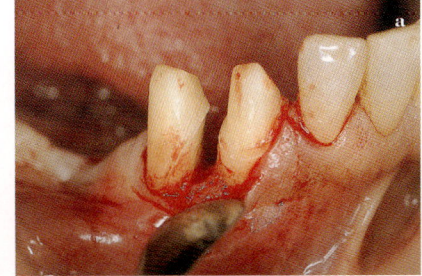

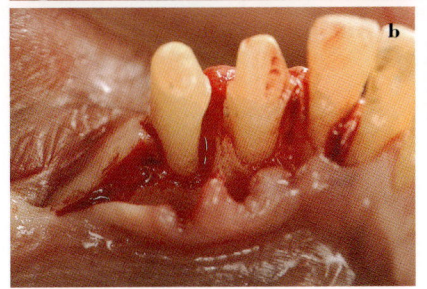

図3-16a,b　頬側は歯肉溝切開，舌側は内側切開による歯間乳頭部歯肉の切除を行い，フラップを形成した．4近心舌側に浅い垂直性骨欠損が認められ，デブライドメントを行った．

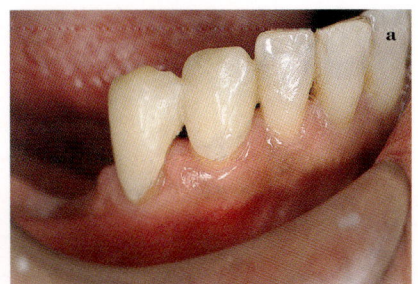

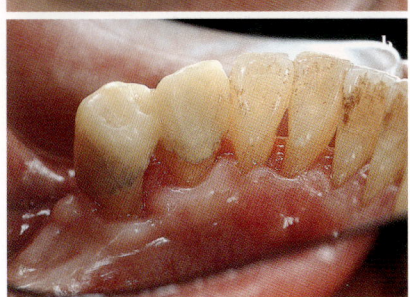

図3-17a,b　4か月後．舌側歯肉の炎症症状は認められなかった．歯間乳頭部歯肉を切除したことにより，歯肉辺縁の位置が変化し，プロービングの値も 3 mm 以下となっている．

臼歯はフラップ手術を行う予定とした（図3-12）．

浸潤麻酔後，GTR による再生療法を意図していたため，歯肉溝内切開と歯間部では歯間乳頭を最大限に保存した切開線にて歯肉弁を剥離形成し，デブライドメントを行い骨欠損形態の確定診断を行った．

第一小臼歯近心から口蓋側にかけて 3〜4 mm の二壁性骨欠損が認められ，さらにセメントーエナメル境より 8 mm の支持歯槽骨が喪失していた．第一大臼歯近心にはⅡ度根分岐部病変と近心から口蓋側にかけて辺縁歯槽骨の形態不良が認められた．

第二小臼歯，第一大臼歯周囲の歯槽骨整形を行い，削除した骨は第一小臼歯近心骨欠損部にスペースメイキングの目的で使用するため保存しておく．その後，interproximal type（GTI1,W.L.GORE）のメンブレンにて骨欠損部を被覆したが，採取した骨片を第一小臼歯近心骨欠損部に骨移植することによりスペースメイキングを行い，メンブレンを陥没させることなく設置することができた（図3-13）．

設置されたメンブレンは，フラップにより完全に閉鎖することが大切なため，頬側フラップ底部に骨膜減張切開を加えることと，モディファイドマットレス縫合によりメンブレンの被覆を行っている．

第一小臼歯は術前には動揺度2度であったが，術後動揺度が増加したため，ただちに Fiber-Splint® にて暫間固定を行った．義歯床部内面を削合し，ティッシュコンディショナーを填入後，クラスプを削除し，フラップになるべく負荷がかからないように配慮したが，早期にメンブレンの露出が起こった．原因は，頬側歯肉が薄かったこと，また上顎にはパーシャル・デンチャーを装着しなければならず，十分な血液供給が確保できなかったためと考えられる．OPEGO ブラシ®（パナテックス社）とコンクールF®（ウェルテック社）を用いて 7 週間維持した後，メンブレンを除去すると新生組織が認められたが，除去したメンブレンは露出したために汚染されていた．歯周組織の再生量には，二次外科処置時に新生組織を歯肉弁で完全に被覆することが重要であるが，この症例の場合，口蓋側歯肉の伸展性，頬側歯肉の退縮により十分な被覆ができないため，再生量に関しては妥協せざるを得なかった．

右上臼歯部は二次外科処置後，歯肉の治癒を待ち，3歯連結のテンポラリー・クラウンを装着し，マー

Chapter 4
歯 周 補 綴

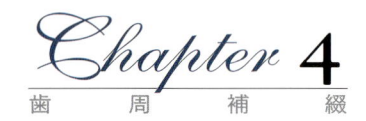

[再評価]

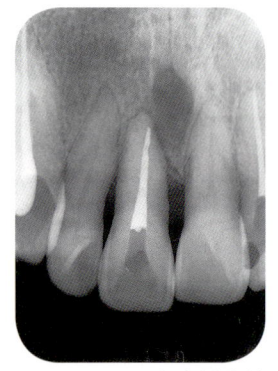

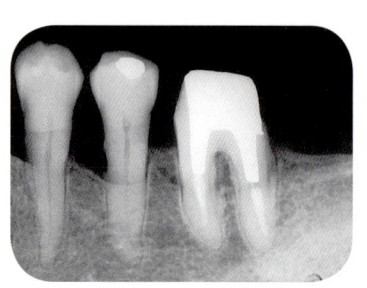

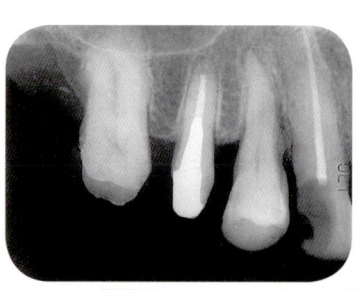

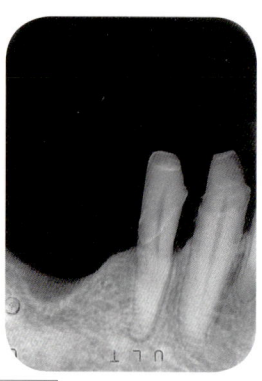

図3-18a〜d 各歯周外科処置部位術前のエックス線写真．(**a**) 3⎯3，(**b**) 4 5 6，(**c**) 6 5 4，(**d**) 4 3 2 1．

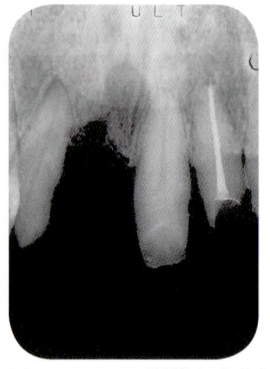

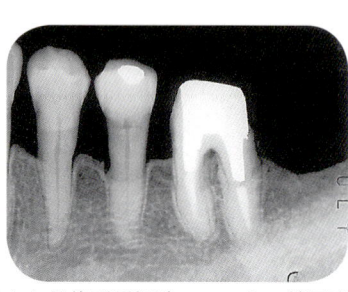

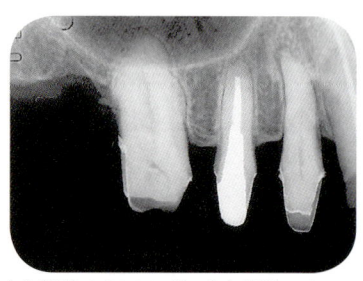

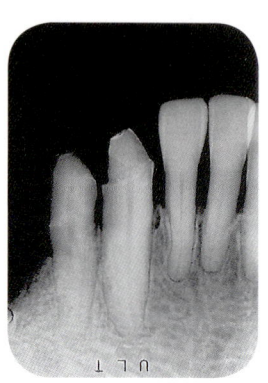

図3-19a〜d 初診より2年1か月後再評価時のエックス線写真．(**a**) 術後1年5か月，(**b**) 術後1年3か月，(**c**) 一次外科後11か月，(**d**) 術後4か月．プロービング値は3mm以下であった．骨縁下欠損が著しい部位や再生療法を目的とした部位の治癒期間を十分に取る必要がある．

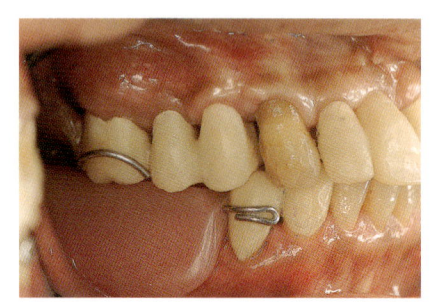

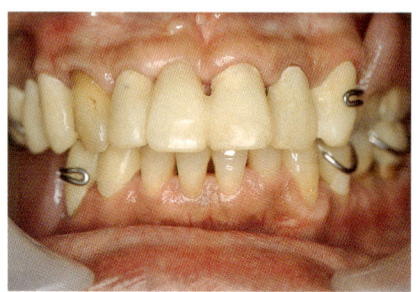

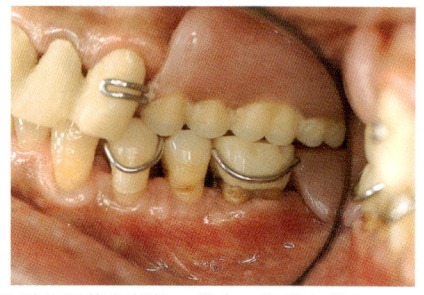

図3-20a〜c 歯周外科処置後（初診より2年1か月後），再評価時の口腔内写真．歯周外科処置後各部位の歯肉の治癒を待ちテンポラリークラウン・ブリッジのリマージンや治療用義歯粘膜面のリライニング，咬合調整などを行い，最終補綴物作製の準備をする．5はこの後，舌側根面う蝕により歯内療法を行い，クラウンとした．

ジンの設定位置は術後変化するために最終補綴物作成の直前まで歯肉縁上とした．二次外科処置後8か月経過しても第一小臼歯部の歯肉形態不良が認められたため，浸潤麻酔後，歯肉切除により形態修正を行った．術後1か月経過で歯肉形態は唇側は良好となり，口蓋側はまだやや不良だがブラッシングにより経時的に変化し良好な形態となった（図3-14）．

[4 3 2 1 部　フラップ手術]

右下第一小臼歯近心5mmの歯周ポケットの深さが認められることや，術前のエックス線写真（図3-18d）からも浅い垂直性骨欠損が疑われる．最終的に第一小臼歯は鉤歯となり，強固な支持を要求されるために．初期治療時に犬歯と連結したテンポラリークラウンを装着している（図3-15）．

浸潤麻酔後のプロービングの値は，犬歯遠心部4mm，第一小臼歯近心6mmであった．

CASE 4-3：パーシャル・デンチャーを用いた歯周補綴

STEP 3　最終補綴物作製

表3-1　補綴物作製手順

1. 654|56 印象
2. SHILLA I による上顎模型分析と SHILLA II を用いての平面の設定
3. 咬合採得
4. 654|56 完成
5. 654|56 取り込み印象と ②1|①②③ の印象
6. 金属床と咬合堤の作製
7. 機能印象と咬合採得
8. パーシャル・デンチャーの完成
9. 口腔内装着

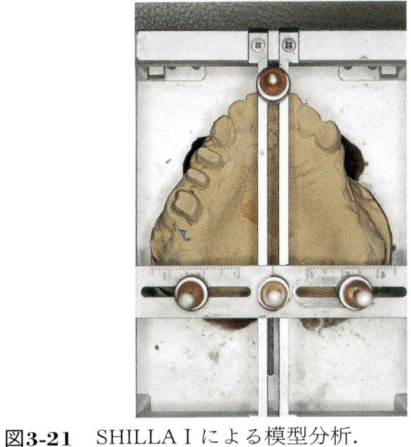

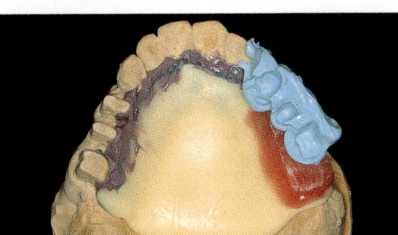

図3-21　SHILLA I による模型分析.

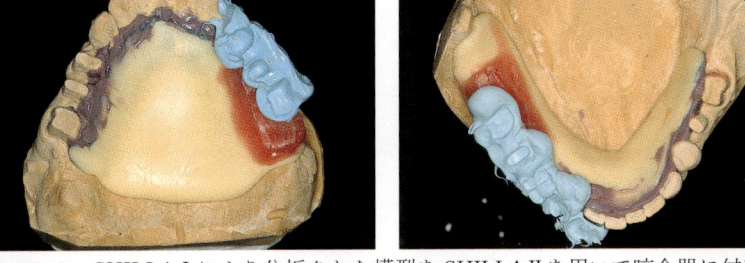

図3-22a,b　SHILLA I により分析された模型を SHILLA II を用いて咬合器に付着し，欠損部の咬合堤を作製し，咬合採得を行う.

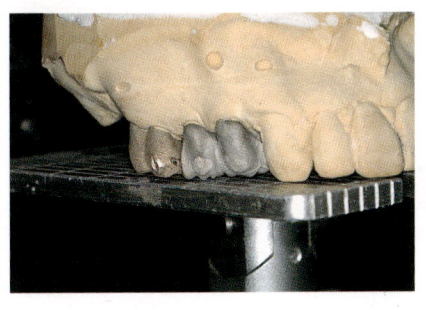

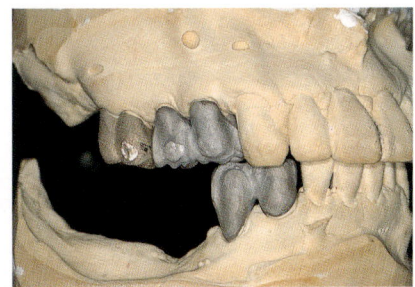

図3-23a,b　SHILLA II を用いて，具現化された咬合平面上で上顎臼歯部のクラウンを作成し，上顎に合わせて下顎も作成する.

　切開は，第一小臼歯遠心は直線状切開によるwedge operation，犬歯第一小臼歯舌側は歯間乳頭部歯肉を除去するための内側切開，それ以外は歯肉溝切開とし，全層歯肉弁を形成した．二次，三次切開にて犬歯と第一小臼歯歯間乳頭部歯肉を切除し，不良肉芽を除去すると，歯根面には歯肉縁下歯石の沈着，第一小臼歯近心舌側には 1～1.5mm の浅い一壁性骨欠損が認められた（図3-16）．徹底的なデブライドメントを行い，犬歯小臼歯間は垂直マットレス縫合，それ以外の部位は単純縫合を用いて，頬側と舌側フラップの完全閉鎖による治癒を目指した．

　術後4か月，歯肉辺縁の位置が変化しているが，切除療法による治癒を目指したため，期待どおりの治癒が得られている（図3-17）．このように，切除療法においては，再生療法に比べ治癒過程が短い特徴がある．

［再評価］

　以上のように，ほぼ全顎にわたる歯周外科処置が必要とされる症例では，歯周外科処置後の治癒期間を十分に取る必要があり，この期間にテンポラリー・クラウン，義歯の改造，修正が余儀なくされる．しかし，本症例では最初の段階においてSHILLA SYSTEM による咬合平面，顎位の適正化が図られていたため，修正量も少なく，安定した顎位にて治療を進行することができた．

　右下臼歯部のフラップ手術後約4か月で，再評価を行った．歯周ポケットは3mm以下となり，エッ

Chapter 4
歯 周 補 綴

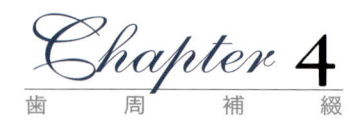

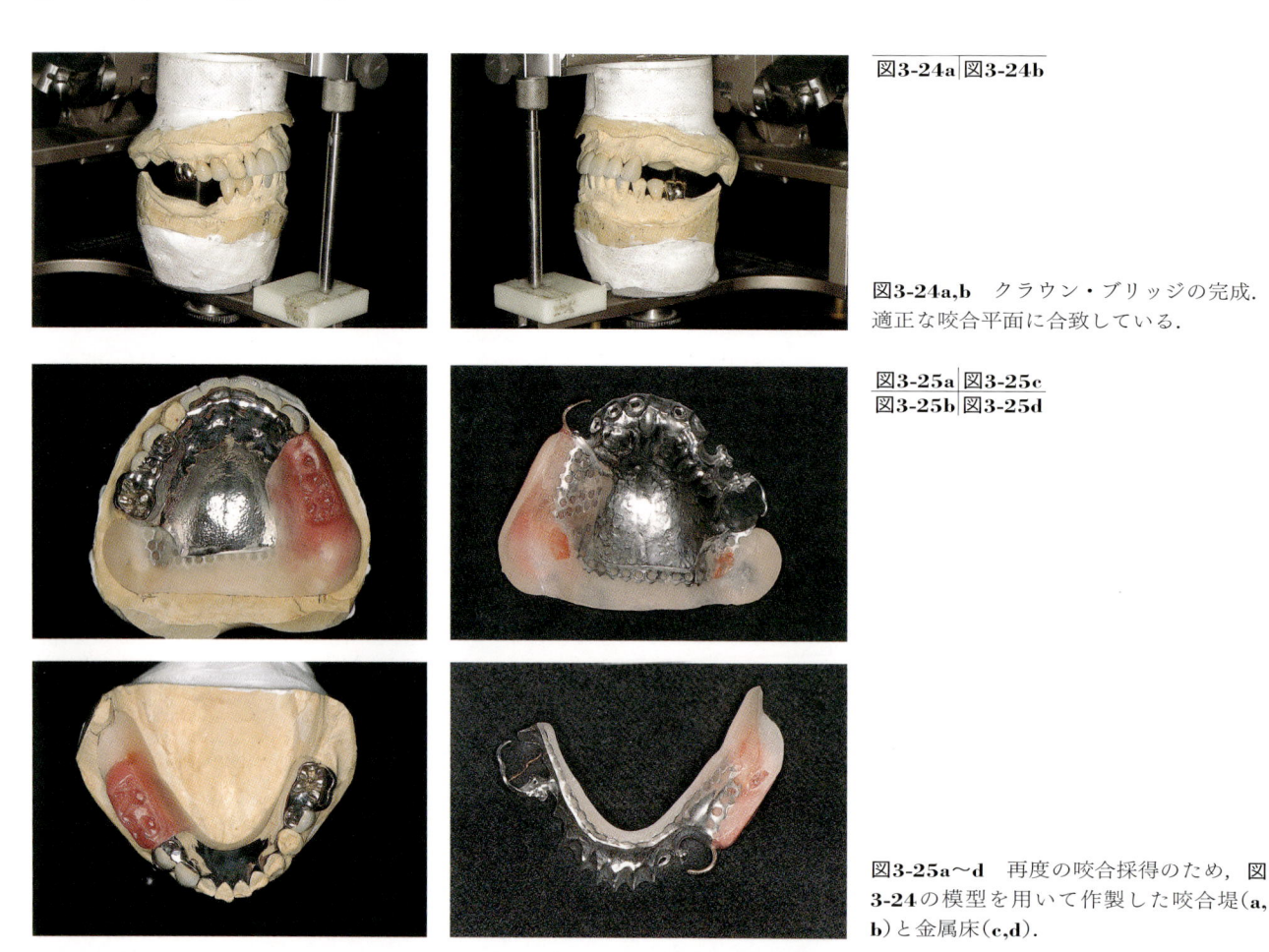

図3-24a,b　クラウン・ブリッジの完成．適正な咬合平面に合致している．

図3-25a～d　再度の咬合採得のため，図3-24の模型を用いて作製した咬合堤（a,b）と金属床（c,d）．

図3-26a～c　リプレースメント・ジグを用いて床粘膜面にティッシュコンディショナーを填入してあるため，優れた咬合関係を保ちつつ機能印象が行える．この後取り込み印象を行い人工歯排列し，歯肉形成を行ってパーシャル・デンチャーを完成させる．

クス線写真（図3-19）からも良好な結果が認められた．

最初の歯周外科処置（上顎前歯部）から最後（右下臼歯部）の歯周外科処置までは，患者の仕事の都合などにより約2年を要した．この期間中，右上中切歯は外科処置中に抜歯と判断され，外科処置6か月後に抜歯し，テンポラリー・クラウンに置き換えた．最初のテンポラリー・クラウンは歯肉の反応をみるため歯肉縁上マージンとし，数か月間隔で支台歯の再形成マージンの調整を行った．これは，他の部位も同様である．また，パーシャル・デンチャー内面のリライニング，咬合調整，H-Aゴシック・アーチ・トレーサーを用いての下顎位の確認，歯肉の形態の変化に伴う再ブラッシング指導などを行った（図3-20）．

左下第二小臼歯はこの後，舌側根面う蝕により歯内療法を行い，クラウンとなった．

■ STEP 3／最終補綴物作製

［印象採得とSHILLA SYSTEMを用いた模型分析］

上下臼歯部に対し，副歯型による印象採得を行っ

CASE 4-3：パーシャル・デンチャーを用いた歯周補綴

図3-27 口腔内に調整されたクラウン，ブリッジ，パーシャル・デンチャーを装着した，正中矢状面に直交した適正な咬合平面と審美製に優れた補綴物．
図3-27a 最終補綴装着口腔内．
図3-27b,c 機能印象より得られた床辺縁形態と，優れた適合性を有する床粘膜面．口腔内での調整も少量で済む．

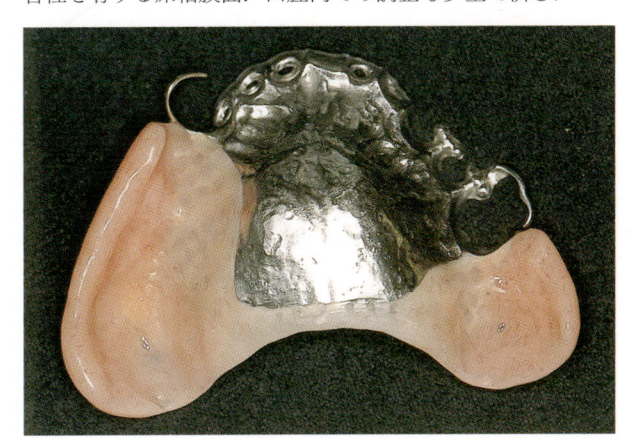

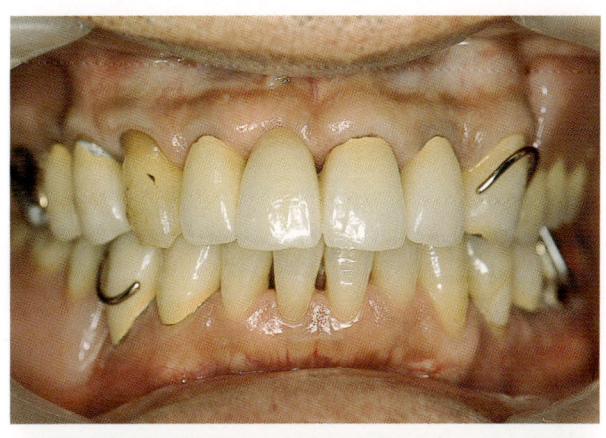

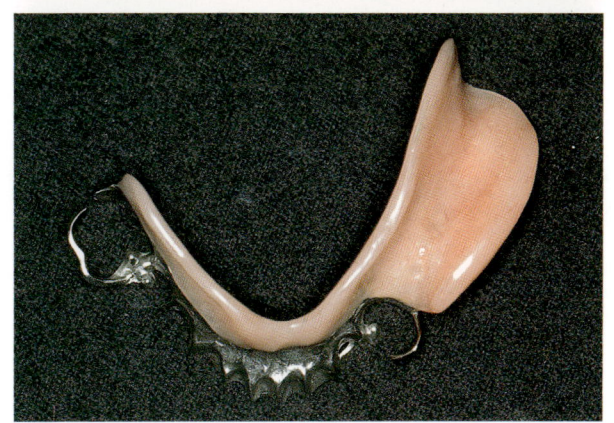

た．上顎前歯部は前方基準点となるため，臼歯部作製後に印象採得した．

上顎模型はSHILLA Iを用いて分析し（図3-21），SHILLA IIにより咬合器に装着した．咬合関係は，初診より約3年間確認と調整を行った顎位を受け入れた．咬合高径の保持が右側第一小臼歯のみのため，咬合堤を作成し（図3-22），再度咬合採得を行い，下顎模型の咬合器付着を行った（図3-22）．

［補綴物作製］

SHILLA I，IIを用いて適正な咬合平面が設定されているため，SHILLA IIを用いて右上臼歯部のメタルを作成し，上顎に合わせて下顎も作成していく（図3-23）．

上下臼歯部メタル作製・調整後，臼歯部クラウンを取り込んだ上顎前歯部の印象採得を行い，前述と同様に咬合器に装着した．前歯部のブリッジをSHILLA IIを用いて作製後，クラウン・ブリッジを完成させ（図3-24），口腔内で調整した．その後，同模型を用いて金属床を作製し，口腔内試適し，パー

シャル・デンチャーを作製していった．また，再度の咬合採得のためにロウ堤も咬合器上にて作製し，床下粘膜および床辺縁の印象採得の準備を行った（図3-25）．

［最終機能印象］

患者の来院前に，リプレースメント・ジグにてティッシュコンディショナーを填入し，機能印象に備える．ティッシュコンディショナーを填入された金属床・咬合堤を用いて口腔内にて辺縁形成し，内面のウォッシュを行い機能印象を行った（図3-26）．

最終的に，口腔内には調整されたクラウン・ブリッジとパーシャル・デンチャーにより優れた適合と咬合関係が構築された（図3-27）．

■ GOAL／メインテナンス

補綴物装着後1年後，エックス線写真（図3-28c）からも全顎的に歯槽硬線の再現が認められ，歯肉の状態も健康に保たれている（図3-28a,b）．さらに安定した咬合関係を示し，床内面も調整を必要として

Chapter 4
歯 周 補 綴

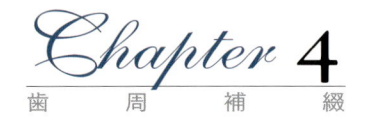

GOAL　メインテナンス

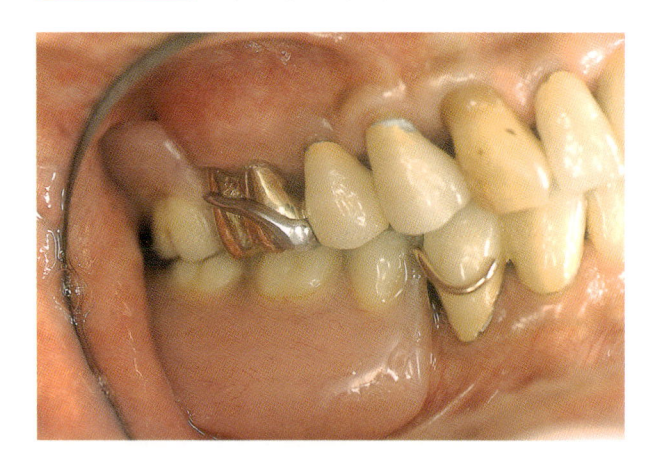

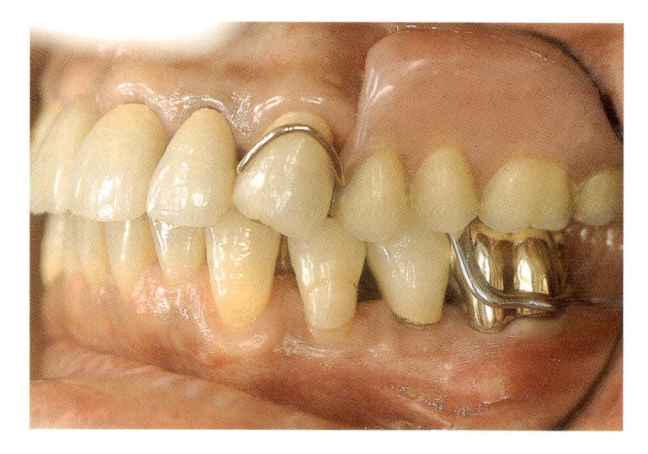

図3-28a｜図3-28b
図3-28c

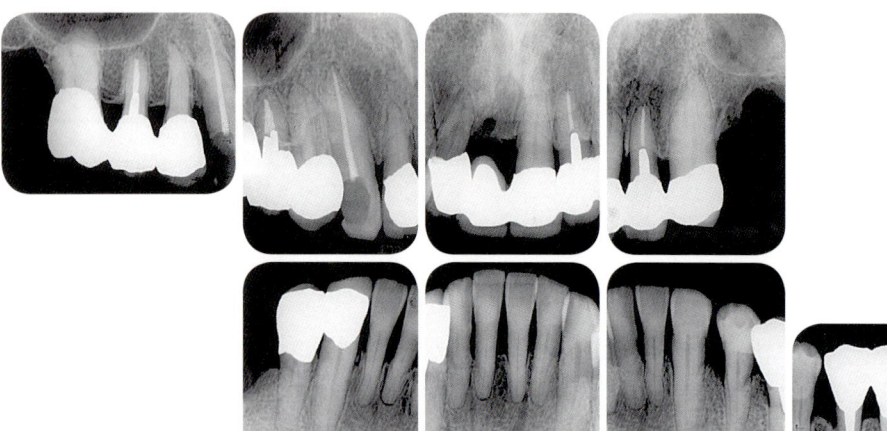

図3-28a〜c　最終補綴物装着1年後の口腔内状況．全顎的に歯槽硬線の再現が認められ(c)，歯肉の状態も健康に保たれている(a,b)．安定した咬合関係を示し，床内面も調整を必要としていない．

いない．

さらに4年後の口腔内状況を図3-29に示した．当初リコール期間は1〜3か月としていたが，患者の都合により1年ほど来院がなかった．左下第一小臼歯は根面う蝕となり歯内療法を行い，クラウンを装着した．右上第一大臼歯，右上第一小臼歯，左下第一大臼歯に歯周ポケット深さ4〜5mmが認められたため，歯周ポケット掻爬を行った．他の部位は，補綴物装着時より歯肉の退縮もなく，金属床，床粘膜面の適合性，咬合関係などは良好な結果を得ている．

まとめ

本症例は，患者来院の時期や治療方法が一歩違っていたら，臼歯部咬合崩壊を招き，より複雑な治療方法を選択しなければならなかったと思われるが，これを未然に防ぎ，なおかつ機能的な咀嚼器の回復が行えた．

本症例のみならず，われわれが行う歯科治療において，適切な咬合関係を付与しつつ治療を進行することは重要なことであり，この問題を解決する手段として，私は診査・診断・補綴物作製が行える，阿部により開発されたSHILLA SYSTEMを用いることにより良好な結果を得ている．

以下に，筆者の考えるSHILLA SYSTEMの利点を列挙してみる．

①診査・診断・補綴物の作製が固定性，可撤性を問わず行える．

②正中矢状面を基準として咬合平面を設定し，さら

248　　SHILLA SYSTEMの概念とその臨床活用

CASE 4-3：パーシャル・デンチャーを用いた歯周補綴

[術後]

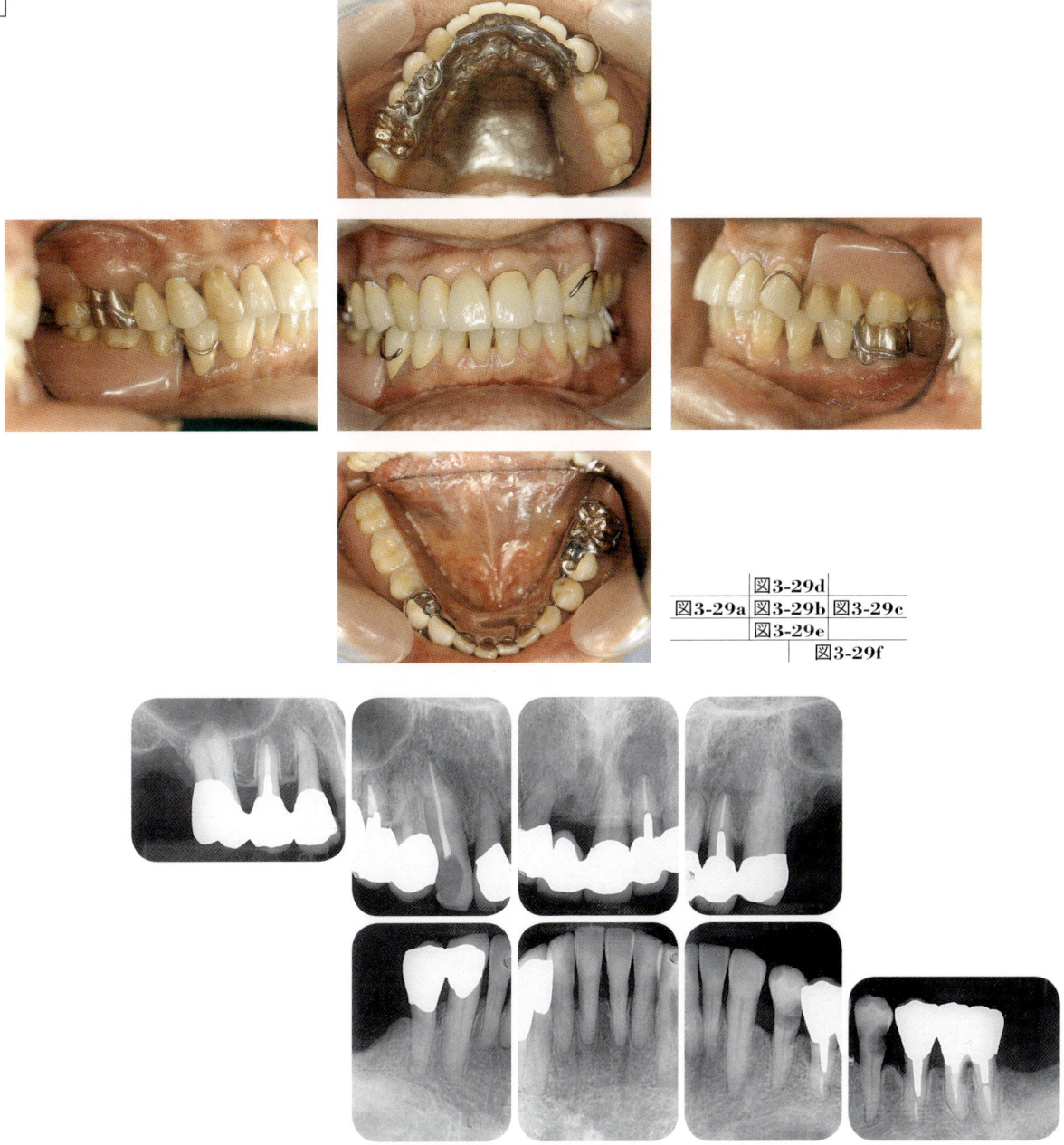

図3-29a～f　最終補綴物装着4年後の口腔内状況（初診より7年）．|4は根面う蝕により歯内療法を行い，クラウンを装着した．6 4|6の歯周ポケットの深さが4～5mmとなっていたため，歯周ポケット掻爬を行った．他の部位は，補綴物装着時より歯肉の退縮もなく，金属床，床粘膜面の適合性，咬合関係などは良好な結果を得ている．

に咬合平面を具現化することができる．
③ SHILLA Iがあることで重度の動揺歯があっても平面が設定，咬合器付着が行える．
④ 診査・診断より最終的な補綴物のイメージングが行える．
⑤ H‐Aゴシック・アーチ・トレーサーにより再現性のある下顎位採得が行える．
⑥ 上記の項目を組み合わせることにより治療期間が長期化しても安定した顎位にて治療が進行できる．

Chapter 5

全顎補綴
―フルマウス・リコンストラクション―

上川明久，津田幸夫

　歯科医療は，過去の主訴的な個歯を治療する時代から，全身の健康保持を第一目的とする，優れた咀嚼器を意図した咬合再構築を行う医療が要求される時代へと変換してきている．そして，歯科臨床における究極目的は，機能・審美的に優れた咀嚼器を確立することにほかならない．そこで，咀嚼器理想像の診査・診断・構築を目的として考案されたシステムが，SHILLA SYSTEM であり，この活用は上記の最終目的到達への最短手段と考える．

　SHILLA SYSTEM の最大の特徴は，THA を後方基準点とし，上顎模型を咬合器に付着するフェイス・ボウ・トランスファーではなく，生体の正中矢状面を基準に，それを咬合器の正中矢状面と合致させる模型付着方法にある．これにより，生体の垂直座標，水平座標，矢状座標，前後・側方座標を咬合器上で具現化することができ，その結果として，診査・診断や技工操作において起こりがちな錯覚を招くことなく，術者の勘だよりではない，フルマウス・リコンストラクションにおける咀嚼器の理想像を診査・診断・構築することを可能とした．

　全顎補綴治療においても，正中矢状面を基準とする SHILLA SYSTEM の使用により，診査・診断から最終補綴物作製までシステマティックにフルマウス・リコンストラクションの治療が進められる．その概要を以下にまとめてみる．

診査・診断

　まず，初診時に資料として口腔内所見，エックス線所見を得る．研究模型をエステティック・フェイス・ボウまたは SHILLA I を活用して，上顎は正中矢状面を基準に，下顎は中心位にて咬合器にマウントする．

　次に，上下顎歯列がそなえる歯列弓，咬合平面，咬合高径，咬合接触状態に対する診査・診断を行う．

　残存歯列に対する歯列弓・咬合平面の診査・診断は，統計的な数値を参考に(CHAPTER 2-6 p.101 表 6-1 参照)，SHILLA II，SHILLA III を活用して，理想的な咬合平面，咬合高径を設定する．結果として，

咬合構築の診査・診断のためのワックスアップ

図1a | 図1b

図1a,b 咬合平面調整のための上顎前歯部の築盛．設定された咬合高径の下で，模型咬合平面の高さ，矢状傾斜が設定・具現化された SHILLA II の盤を基準に，審美性，機能性を考慮し，上顎前歯部のワックスアップを行う．

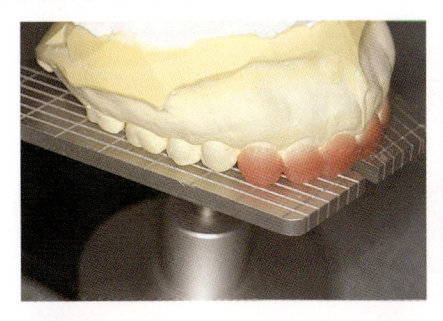

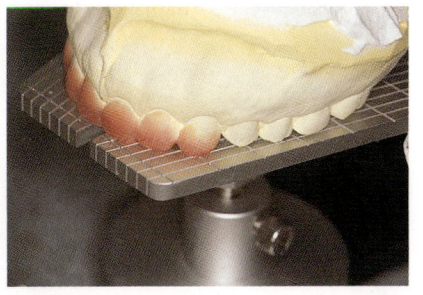

図2a | 図2b

図2a,b 咬合平面調整のための上下顎臼歯部の築盛と咬合の付与．模型咬合平面の高さ，矢状傾斜が設定・具現化された SHILLA II，SHILLA III の盤の高さ，矢状傾斜を参考基準に，即時重合レジン，インレー・ワックスなどによる添加・築盛を試行錯誤的に行う．

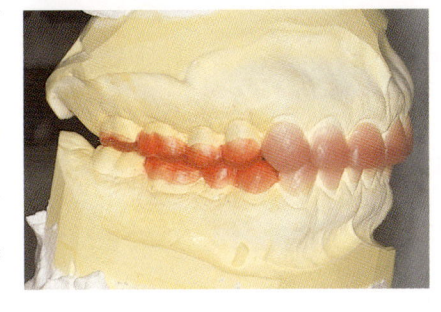

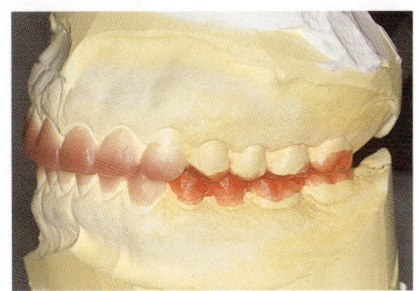

スプリントの作製

図3a | 図3b

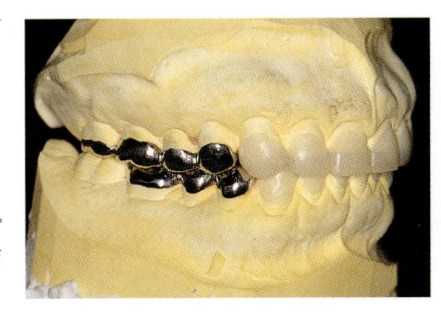

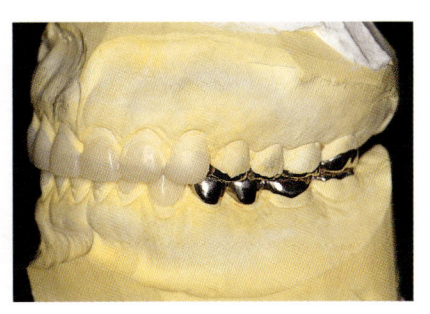

図3a,b 咬合器上における完成したスプリントの中心咬合位における左右側面観．

前歯部切縁の位置やスマイルラインの適否はもとより，前歯部の歯軸方向，歯列弓の左右対称性，挺出歯・圧下歯を，理想とする咀嚼器像の見地から診査・診断を行うことが可能となる．これは，咬合器上で正中矢状面を基準に SHILLA II，SHILLA III が垂直的高さ，矢状傾斜を具現化できるからにほかならない．

[咬合構築の診査・診断のためのワックスアップ]

診査・診断の結果より，挺出歯は，SHILLA II の平面盤を介してサンドペーパーなどにより試行錯誤的に挺出量分の削除をする．咬耗・圧下が生じている歯や，植立位置の変更が必要な歯に対しては，適切な垂直・側方位置を呈するように，即時重合レジン，インレー・ワックスなどによる築盛を行う（図1,2）．

理想とする咬合平面をそなえた歯列を構築し，意図する咬合様式の下で，上下顎歯列に対して通法的に cusp to fossa, cusp to ridge（または1歯対1歯，1歯対2歯）の咬合接触を付与し，これをもとに第一次スプリントの作製へと移行していく．

[スプリントの作製]

オクルーザル・スプリントは，咬合由来の顎関節異常，下顎位症候群といった顎関節症の場合に有効であるのはいうまでもない．SHILLA SYSTEM においては，有歯顎補綴としてのフルマウス・リコ

Chapter 5
全顎補綴

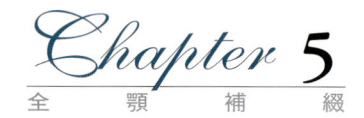

スプリントの装着による咬合調整

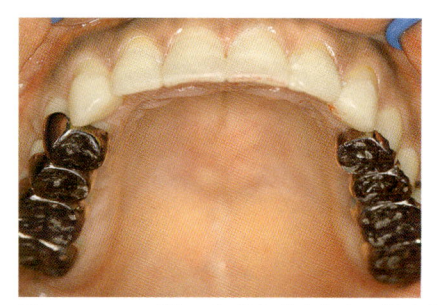

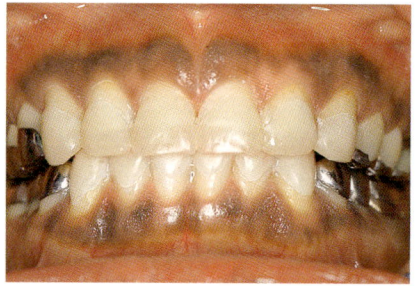

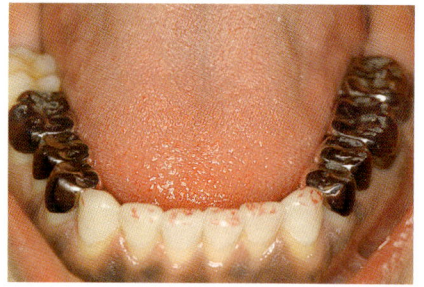

図4a～c　スプリントが合着された口腔内所見前方面観と上下顎咬合面観．咬耗した部分は調和した歯冠長径に構築された．

ンストラクションのケースであっても，すぐプレパレーションに入るのではなく，オクルーザル・スプリントを装着し，咀嚼機能の改善が得られたのを確認してから，その情報を糧として最終補綴としてのフルマウス・リコンストラクションに入ることが一つの特徴といえる．

　スプリントは，前歯部などの審美性を要する場合，歯冠色レジンを用いる．臼歯部においては，はじめ着脱可能なクラスプ付きのメタルで作製しておき，咬合調整後に接着していくケースや，短期間使用させるような場合にはレジンを活用するケースもある．
　完成したオクルーザル・スプリントを口腔内に試適装着し（図3），適正下顎位にこぎつけるよう，スプリント療法を開始する．その際，口腔内で挺出歯を適切に削除するには，SHILLA IIを用いてテンプレートを作製し，ガイドに従い削除する．

スプリントの装着による咬合調整

　調和した咬合高径，左右同高で的確な矢状傾斜をそなえた咬合平面，左右対称的な上下顎歯列といった理想的な咀嚼器像を目指して調製されたオクルーザル・スプリントは，口腔内装着後，5日～1週間に一度の咬合調整，予後観察を繰りかえす．その結果，患者が受容する歯列，咬合高径，咬合平面での中心咬合位における均衡な咬合接触，下顎骨体が真前方，左右対称に滑走できるコンディラー・ガイダンス，歯牙誘導面を持つアンテリア・ガイダンスを具備した咀嚼器像へ近づくことになる．この際，咬合器に左右同値な顆路角，メカニカル切歯指導板に左右同値な側翼角を処方してオクルーザル・スプリントを調製することが肝要であり，臨床上効果的である．

　以上のような咀嚼性のオクルーザル・スプリントを装着・調整することにより，優れた顎位保持による経時的咀嚼機能改善が得られ，術前に存在した愁訴・症状も癒え，スプリントによる咬合治療の目的が達成される（図4）．

FGPの記録採取

　そこで，オクルーザル・スプリントにより満足の得られた咬合関係のFunctional Generated Path（機能運動路，FGP）の記録採取を行う．

① スプリントが装着された上下顎の中心咬合位の関係については，ラバー系記録材を用いてマッシュ・バイトを記録する．この時，咬合面上に顎位記録材を載せて咬合させると，その顎位がはたして正しい中心咬合位にあるか迷いやすい．そのため，咬合面上になにも介在させない状態で中心咬合位をキープさせ，その状態の側方からラバー系記録材で記録することが重要である（図5）．

② 次に，患者に左右側の上下犬歯，あるいは第一小臼歯がedge to edgeをとる距離まで側方滑走運動させ，その位置を記録するため，上下顎歯牙唇面に油性ペンを用いて連続した直線をマークする（図6）．

③ 患者口腔内上下顎咬合面間に軟化したワックスな

CHAPTER 5：全顎補綴―フルマウス・リコンストラクション―

FGPの記録採取

図5 スプリントが装着された上下顎の中心咬合位をラバー系記録材を用いてマッシュ・バイトを記録する．咬合面上に顎位記録材をのせて咬合させると，その顎位がはたして正しい中心咬合位なのか迷いやすいので，咬合面上になにも介在させない状態で中心咬合位をキープさせ，その状態を側方から記録することが望ましい．

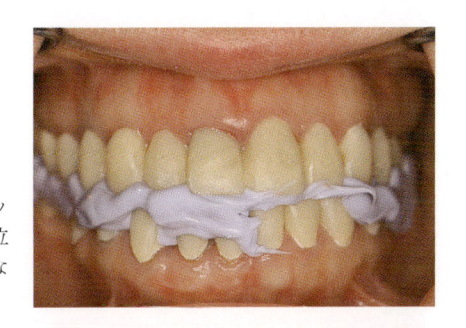

図6a｜図6b

図6a,b 左右側上下犬歯，あるいは第一小臼歯が edge to edge をとる距離まで側方滑走運動させ，その位置を記録するため上下顎歯牙唇面に油性ペンを用い，連続した直線をマークする．

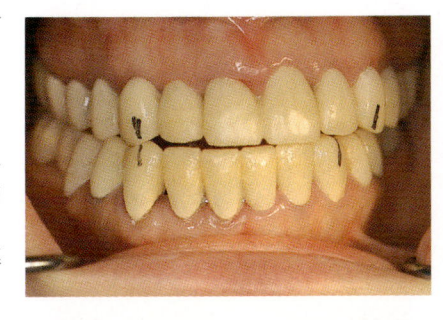

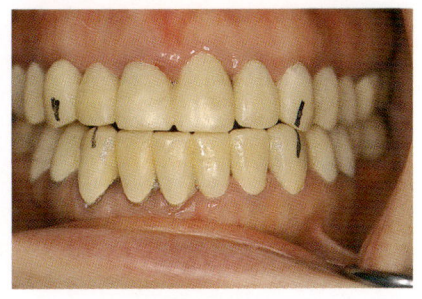

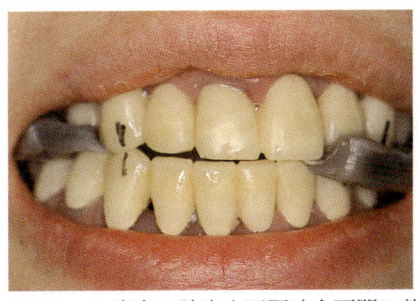

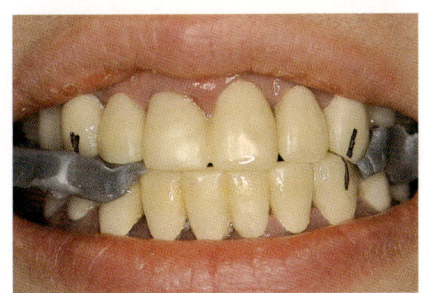

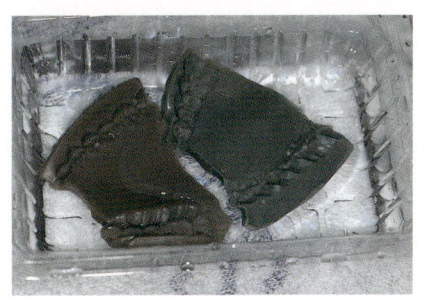

図7a～c 患者口腔内上下顎咬合面間に軟化したワックスを装着し，患者に手鏡を持たせて口腔内のマーク位置を見せ，その位置で咬合するよう命じる．以上で，左右側側方位におけるFGPの記録採取を完了する．

どを装着し，患者に手鏡を持たせて口腔内のマークの位置を見せ，その位置で咬合するように命じる(図7a,b)．

以上で左右側方位におけるFGPの記録採得を完了する(図7c)．もし，患者がその位置をキープするのが難しい場合は，光重合レジンなどで位置固定装置を作製・装着して保持した状態で，咬合面間に顎間記録材を挿入するとよい．前方位の記録は，側方顆路の記録が不可能であり，また側方位の記録よりも矢状顆路傾斜度が緩く表れるため，付与する咬合様式いかんによって選択する．

コンディラー・ガイダンスのインプット

次に，FGPの記録をもとに，咬合器に対する下顎運動の後方決定要素(顆路，コンディラー・ガイダンス)のインプットを行う．

①スプリントが装着された口腔内上下顎模型を予備印象して研究模型を作製し，上顎模型は生体の正中矢状面と咬合器のそれと合致したマウントを行い，下顎模型は中心咬合位のマッシュ・バイトを介してマウントする(図8)．

②右側側方運動の後方決定要素を調節する．咬合器のセントリック・クラッチを外し，インサイザル・ポールを挙上し，上下顎研究模型咬合面間に右側側方位におけるFGPの採得記録を介在させる(図9a)．非作業側(平衡側)である左側における矢状顆路調節機構を顆頭球と接触するまでプラス側に回転傾斜していき，接触した位置を非作業側矢状顆路傾斜度とする(図9b)．同じく左側における側方顆路調節機構を顆頭球と接触するまでマイナス

253

Chapter 5 全顎補綴

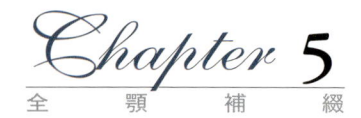

コンディラー・ガイダンスのインプット

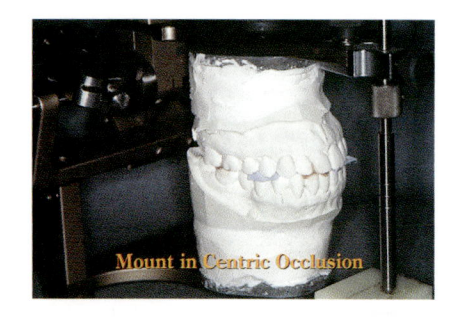

図8　患者口腔内上下顎咬合面間に軟化したワックスを装着し，患者に手鏡を持たせて口腔内のマーク位置を見せ，その位置で咬合するよう命じる．以上で，左右側側方位におけるFGPの記録採取を完了する．

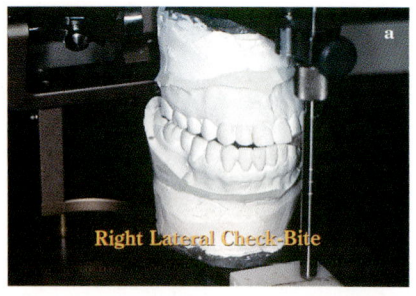

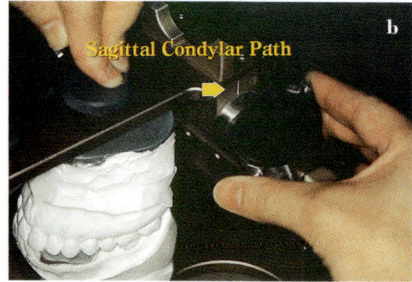

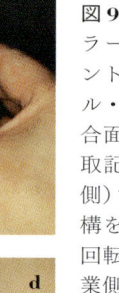

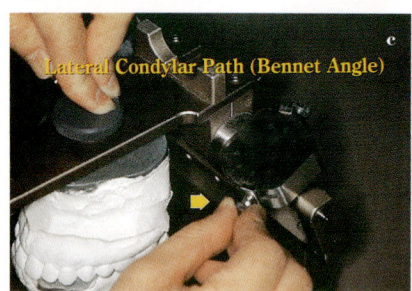

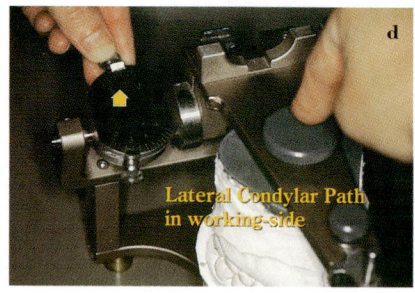

図9a～d　右側側方運動のコンディラー・ガイダンスの調節．咬合器のセントリック・ラッチを外し，インサイザル・ポールを挙上し，上下顎研究模型咬合面間に右側側方位におけるFGPの採取記録を介在させる．①非作業側（平衡側）である左側における矢状顆路調節機構を，顆頭球と接触するまでプラス側に回転傾斜していき，接触した位置を非作業側矢状顆路傾斜度とする．②同じく左側における側方顆路調節機構を，顆頭球と接触するまでマイナス側に回転していき，接触した位置を非作業側側方顆路傾斜度（ベネット角）とする．③作業側である右側における側方顆路調節機構を，顆頭球と接触するまでプラス側に回転していき，接触した位置を作業側側方顆路傾斜度（ベネット・シフト）とする．

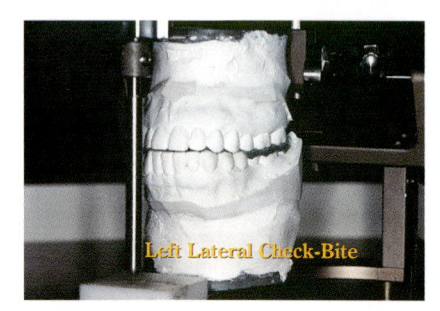

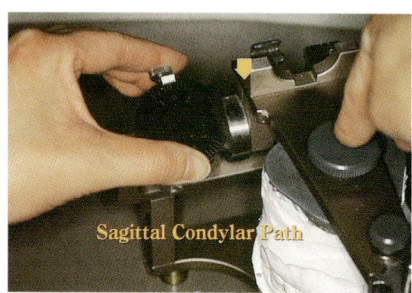

図10a	図10b
図10c	図10d

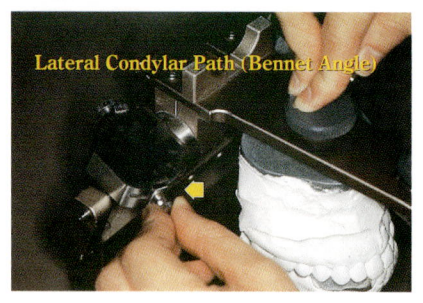

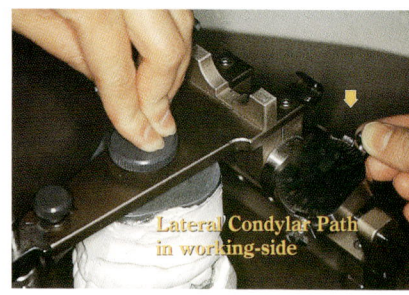

図10a～d　左側側方運動のコンディラー・ガイダンスの調節．左側側方位におけるFGPの採取記録を介在させ，非作業側（平衡側）である右側における矢状顆路と側方顆路（ベネット角），作業側である左側における側方顆路（ベネット・シフト）の調節を行う．以上で，咬合器に対する左右側の後方顎運動決定要素のインプットが完了する．

側に回転していき，接触した位置を非作業側側方顆路傾斜度（ベネット角）とする（図9c）．また，作業側である右側における側方顆路調節機構を顆頭球と接触するまでプラス側に回転していき，接触した位置を作業側側方顆路傾斜度（ベネット・シフト）とする（図9d）．

③左側側方運動のコンディラー・ガイダンスを調節する．左側側方位におけるFGPの採取記録を介

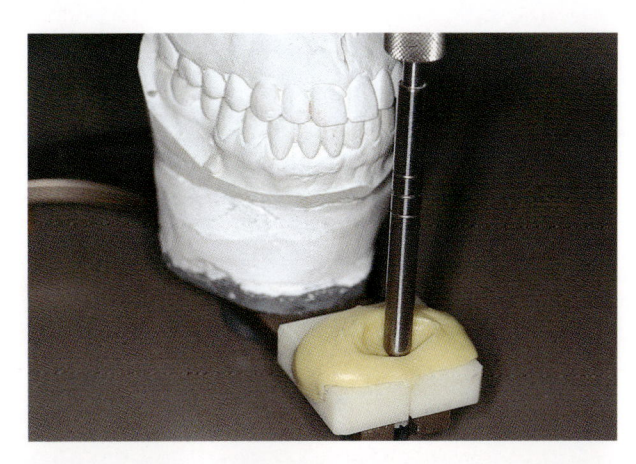

図11 インサイザル・ガイダンスのインプットが完了し，コンディラー・ガイダンスとともにスプリントから得られた機能運動路 FGP が咬合器上に再現された．

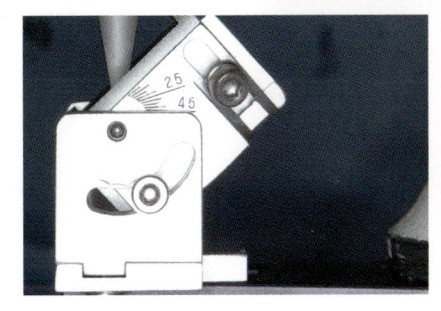

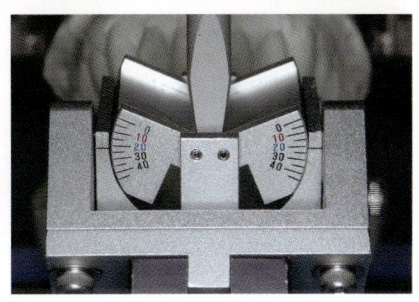

図12a,b メカニカル切歯指導板．

在させ（図10a），非作業側（平衡側）である右側における矢状顆路と側方顆路（ベネット角），作業側である左側における側方顆路（ベネット・シフト）の調節を行う（図10b〜d）．

以上で，咬合器に対する左右側の後方顎運動決定要素のインプットが完了する．

インサイザル・ガイダンスのインプット

咬合器に対する下顎運動の前方決定要素（切歯指導路，インサイザル・ガイダンス）のインプットを行う．

下顎運動の前方決定要素は，下顎運動の後方決定要素としての顆路に匹敵する重要性を持っている．前方決定要素のインプットには，即時重合レジンを用いて各個調整する方法とメカニカル切歯指導板を設定する方法とがある．

■即時重合レジンを用いて各個調整する方法（図11）

①咬合器にマウントされた上下顎模型の前歯部の垂直被蓋，水平被蓋は，調整され，機能・審美的に受け入れられた状態とする．
②即時重合レジンを適量練和し，インサイザル・テーブルの上に盛る．
③インサイザル・ポールにワセリンを塗布する．
④模型の磨耗を防止するため咬合面間に薄いポリビニールを介在させ，先にインプットした後方決定要素としての顆路ならびに前歯部の垂直・水平被蓋に沿った運動を行う．
⑤咬合高径に変化をきたさないように，インサイザル・ポール先端がインサイザル・テーブルに接するよう，咬合器を中心位で閉じる．
⑥中心位から切端位まで顎前方運動を，中心位から側方位まで顎側方運動を行う．
⑦レジン硬化後，重合歪みが生じていることが多いので，表面を若干削除し，新たにレジンを追加してウォッシュを行い，正確な切歯指導路を形成する．

■メカニカル切歯指導板を設定する方法（図12）

下顎骨体が真前方，左右対称に滑走できるコンディラー・ガイダンス，歯牙誘導面を持つアンテリア・ガイダンスを具備した咀嚼器像を理想とするSHILLA SYSTEM において，メカニカル切歯指導板は，正中矢状面を基準として，下顎運動が動的に左右対称，真前方に滑走運動できるアンテリア・ガイダンスを評価・設定するための器具である．正中

Chapter 5 全顎補綴

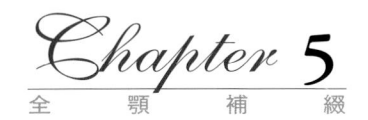

矢状面を基準とするため，メカニカル切歯指導板には，咬合器の正中矢状面とメカニカル切歯指導板のそれとを合致させる調節機構が備わっていることを特長とする．

メカニカル切歯指導板の正中矢状面と咬合器のそれとを合致させ，インサイザル・ポールを矢状切歯路面上のラインと一致させてゼロセッティングを行い，その後，前方位，左右のFGPの採得記録を介在させ，切歯指導板の矢状傾斜度と側翼角を測定する．

FGPによりインプットされた切歯路角を検討し，左右対称・真前方に滑走できる意図した咬合様式が得られるよう設定する．

いずれの方法においても，以上でインサイザル・ガイダンスのインプットが完了し，コンディラー・ガイダンスとともにスプリントから得られた機能運動路FGPが咬合器上に再現され，最終補綴物の作製へと移行される．

まとめ

SHILLA SYSTEMにおけるフルマウス・リコンストラクションの特長は，調和した咬合高径，左右同高で的確な矢状傾斜をそなえた咬合平面，左右対称な上下顎歯列といった理想的な咀嚼器像を目指し，十分な診査・診断を行うところにある．そして，重要なことは，それに基づいた咀嚼器像をスプリントといったもので一度構築を試み，その状態の予後を十分に診査・診断し，優れた臨床結果を得てから，最終的なオクルーザル・リコンストラクションに入るといった行程を踏むことにある．

本章では，SHILLA SYSTEMによるフルマウス・リコンストラクションの3ケースを，スプリント療法を経て，最終補綴まで行ったもので解説していくことにする．

Chapter 5 全顎補綴

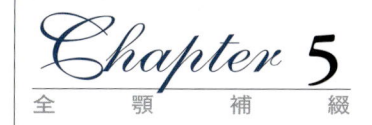

下顎偏位・咀嚼器機能の改善を行った症例

CASE 5-1

上川　明久
横峯　吉昭
長谷川　望
上林　健

　臨床家にとって，初診症例に対して，術者自身の持つ技量内での対応能力の是非を自覚，分別することは重要である．

　さらに対応できると判断すれば，どのような対処法で挑むべきかを術前に熟慮する必要がある．これらは綿密な診査・診断の上に成り立っている．

　日常臨床において，有歯顎咬合再構築の咬合診断として，咬合干渉の有無，下顎の垂直・水平的偏位，アンテリア・ガイダンスの診断はもとより，咬合平面，歯列弓の左右対称性における診査・診断をSHILLA SYSTEMの活用によりシステマティックに実践している．

　本稿では，プロビジョナル・レストレーションを経て最終補綴まで行った一つの症例を通して，SHILLA SYSTEMによるフルマウス・リコンストラクションのケースを解説していくことにする．

[治療の流れ]

　SHILLA SYSTEMに基づき，診査・診断を行い，咀嚼性スプリント→プロビジョナル・レストレーションを経て，咬合平面，アンテリア・ガイダンスの改善と適正な下顎位・咬合接触を確認後，最終補綴に置換し，オクルーザル・リコンストラクションを完了する．

■ START／診査・診断，治療計画

　有歯顎，無歯顎を問わず，研究模型，エックス線写真，下顎位記録，口腔内写真などを基礎資料として問題のリストアップを行い，それに基づいて治療計画を立案することがすべてのスタートとなる．

治療の流れ

- START：診査・診断，治療計画
- STEP 1：咬合平面の改善（咀嚼性スプリントの作製）
- STEP 2：プロビジョナル・レストレーション装着
- STEP 3：経過観察
- STEP 4：最終補綴物作製
- GOAL：メインテナンス

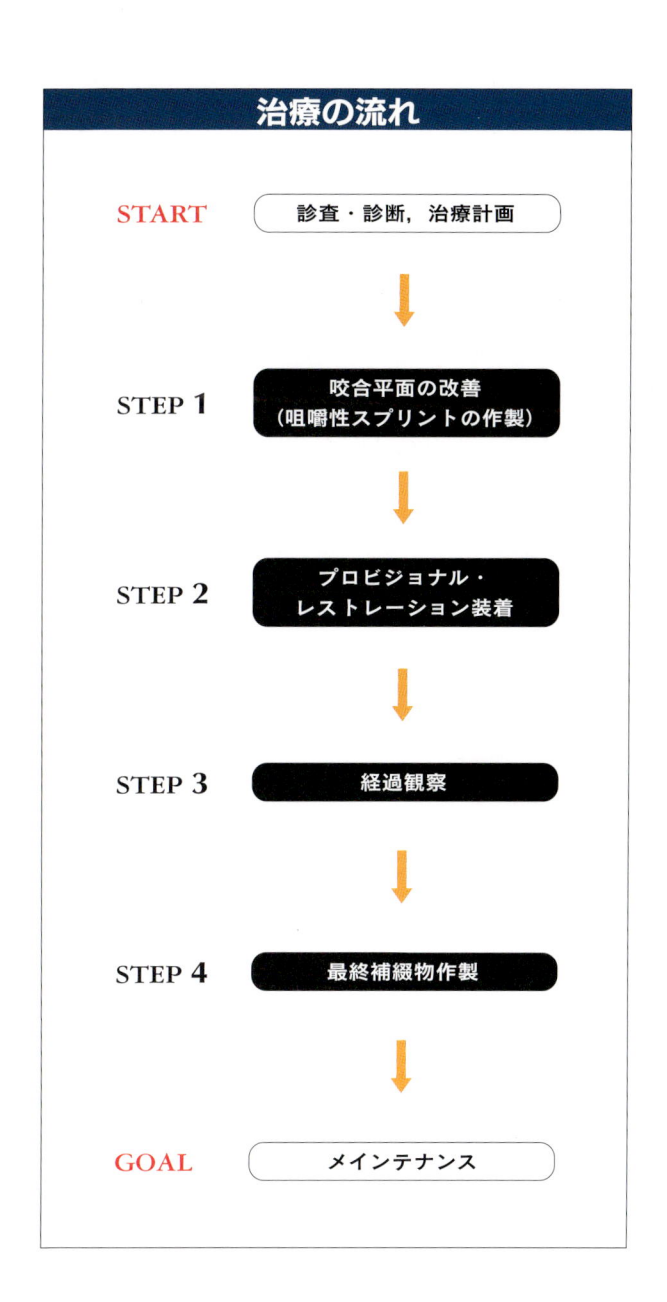

[エックス線写真所見]

　矯正装置が装着された状態であるが，歯内療法を施された歯もなく，歯の支持骨量にも異常は認められない（図1-d）．

Chapter 5
全顎補綴

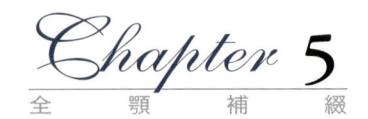

START 診査・診断，治療計画

初診：1996年8月1日
氏名：○ 秀○
性別：男性
年齢：30歳
既往歴：特記事項なし

主訴：矯正科より依頼，審美性と咀嚼機能の向上．

・咬合平面の乱れ．
・アンテリア・ガイダンスの不正により，下顎位左側偏位を認める．また，適正な下顎位でないため，不規則な咬頭嵌合位を示す．
・全顎にわたり，う蝕を認める．

[術前]

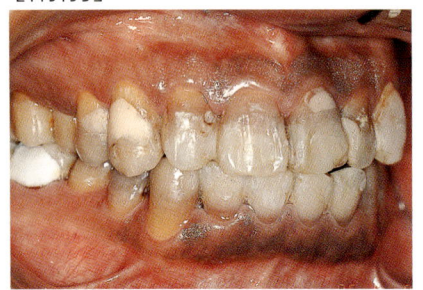

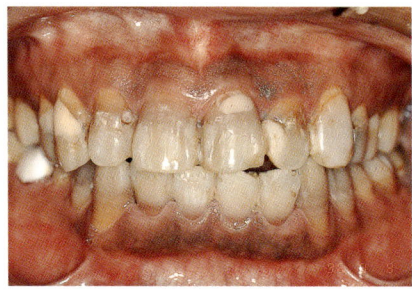

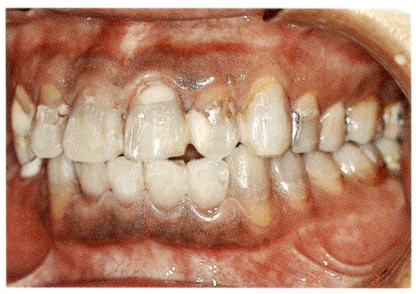

図1-a～c 口腔内所見．上下顎とも欠損はなく，保存修復処置がなされている．また，下顎左側偏位を認め，審美的な問題を呈している．

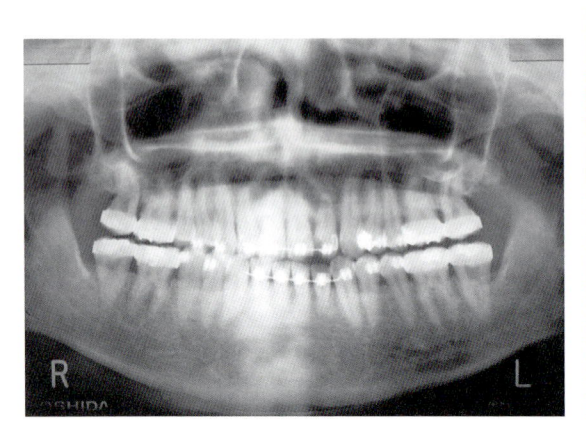

図1-d 初診時のオルソパントモ写真．

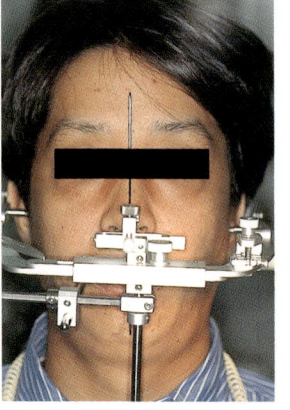

図1-e エステティック・フェイス・ボウによる生体の正中矢状面のトランスファー．

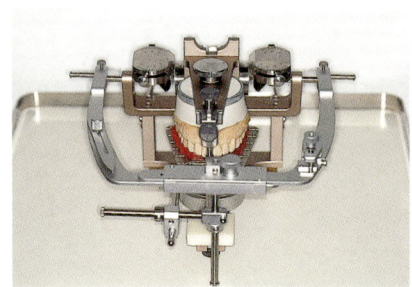

図1-f 咬合器の正中矢状面と生体の正中矢状面を合致させた上顎模型の咬合器付着を行う．

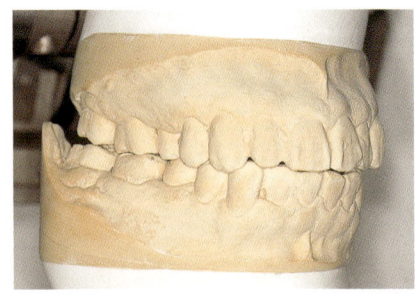

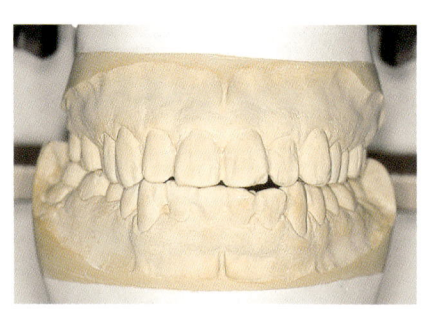

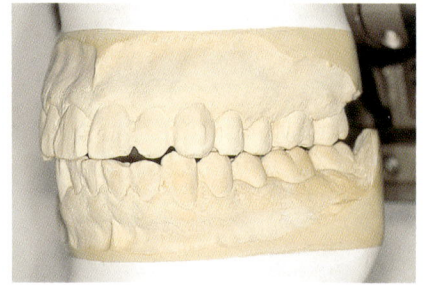

図1-g～i 下顎模型はDIRECT CHECK BITE TECHNIQUEによるセントリック・チェック・バイト記録を介して，通法に従い咬合器付着を行う．その結果，咬合面接触による下顎偏位と右側最後臼歯における早期接触があることがわかった．しかし，咀嚼器再構築を行うにあたり，基準となる適正な咬合平面の指標は不明である．すなわち，この咬合器上の上下顎模型だけでは，たとえ実際の口腔内と照合して観察しても，SHILLA ⅡやSHILLA Ⅲによる基準が具現化されなければ，どの歯がどのくらい挺出・圧下しているか，左右側の高さ的差異，歯軸といった咬合平面の是非に対する評価は不可能である．

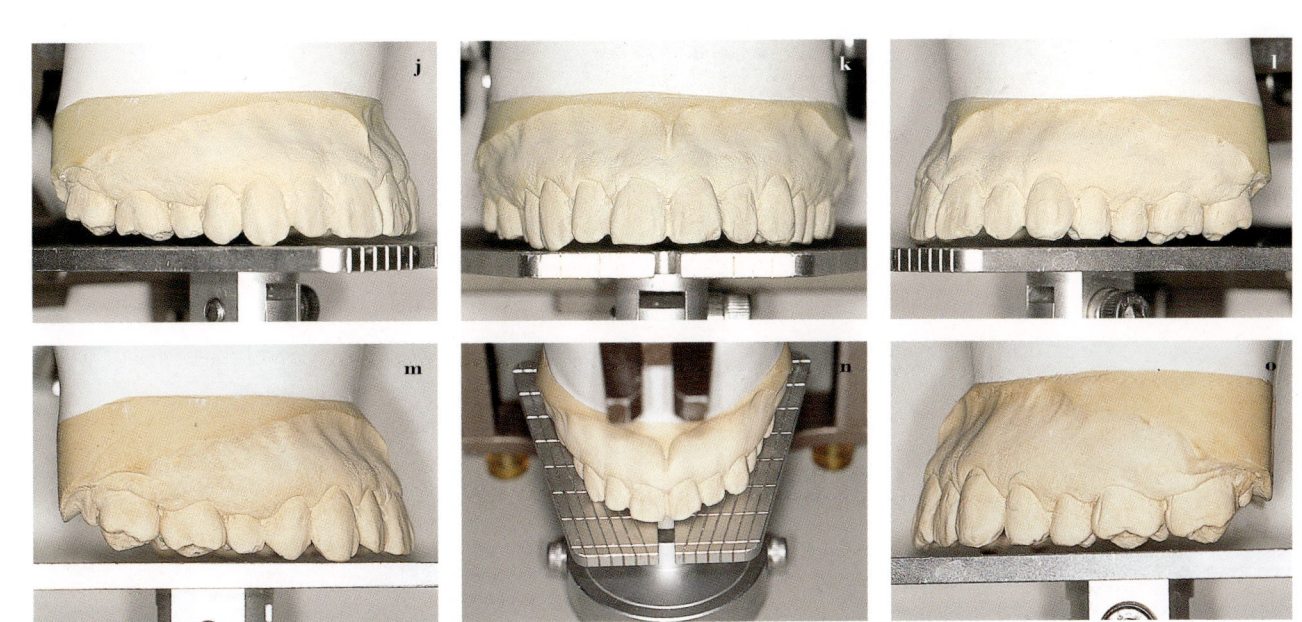

図1-j〜o この咬合器付着方法の特長は，現存する歯に関係なく，総義歯作製における咬合平面設定に関する知見を活用するとともに，SHILLA Ⅱ の高さ，矢状傾斜を試行錯誤的に理想と思われる咬合平面の垂直的・矢状的通過位置に合わせて調節・設定することである．したがって SHILLA Ⅱ 上に具現化された左右対称性，左右同高性，矢状傾斜を基準に，模型歯列に対する左右対称性，そなえる咬合平面の挺出・圧下・歯軸に対する評価が簡単に可視でき，先に進む診療計画との連携性を持つシステマティックな診断が可能となる．

〔治療計画〕
- 診査・診断：
    - 研究模型作製
    - エックス線写真（デンタル，オルソパントモグラフィー）
    - 正中矢状面の分析・トランスファー（エステティック・フェイス・ボウ）
- INDIRECT CHECK BITE TECHNIQUE（ゴシック・アーチ・トレーシング）
- 診査・診断的ワックスアップ
- プロビジョナル・レストレーション：診断結果に基づいた SHILLA SYSTEM による咀嚼器再構築
- 経過観察
- 最終印象
- SHILLA SYSTEM による治療評価

[研究模型作製]

　研究模型は，診査・診断，それに基づく治療計画の立案に活用される．さらに治療途中における診療効果の評価，治療計画の再立案や，診療操作のための各個トレー，咬合床，各種スプリントの作製などにも活用される．

　このように研究模型の果たす役割は大きい．研究模型の条件として，研究対象となる口腔内領域がすべて正確に包含されていることが求められる．また，有歯顎模型は，精度にすぐれた低膨張のプラスターを材料とし，観察しやすい模型にするため，模型辺縁の口腔前庭溝，舌側歯槽溝の最深部を残すトリミングを行う．

[正中矢状面の分析・トランスファー，咬合平面，歯列弓の評価]

　研究模型を咬合器に付着し，残存歯列の咬合平面，咬合高径，歯列弓に対する診査・診断を行う．上顎模型の咬合器付着は，SHILLA Ⅰ により正中矢状面を分析・記録する方法と，エステティック・フェイス・ボウによりトランスファーする方法とがある．本症例では後者による方法で行い，SHILLA Ⅱ を介して生体の正中矢状面と咬合器の正中矢状面とを合致させる咬合器付着を行った（図1-e,f）．

　さらに，SHILLA Ⅱ の高さ，矢状傾斜を，試行錯誤的に理想と思われる咬合平面の垂直的・矢状的通過位置に合わせて調節・設定する．そこで，SHILLA

Chapter 5
全顎補綴

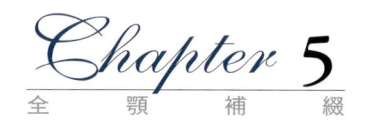

STEP 1　咬合平面の改善（咀嚼性スプリントの作製）

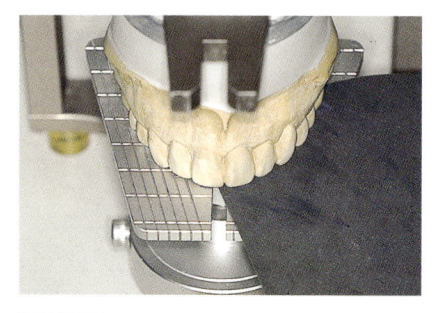

図1-1a～f　咬合平面の改善処置の模索．診査・診断結果に基づき，挺出歯と認められた歯は試行錯誤的に挺出量をバー，紙やすりなどで削除する．この操作により，歯肉マージンの左右同高性，骨レベルから考慮した補綴物の歯冠長径，支台歯の高さを具体的に考慮することが可能となる．また，本ケースにおいては意図する咬合平面に対して左下歯の不足分を即重レジンにて築盛し，固定性の咀嚼性スプリントを作製し口腔内に接着する準備をした．

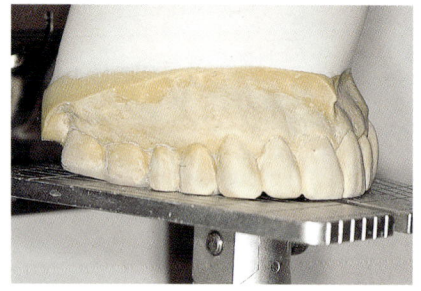

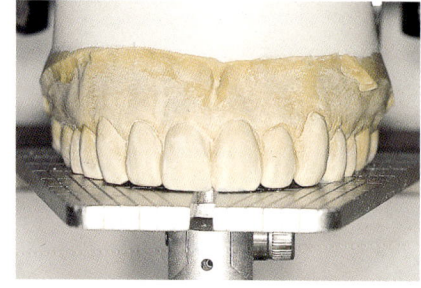

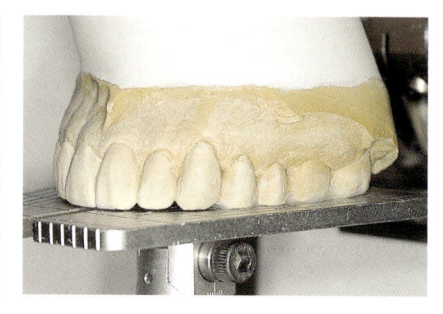

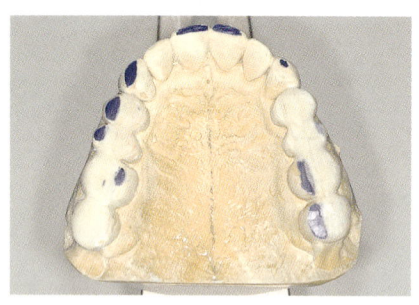

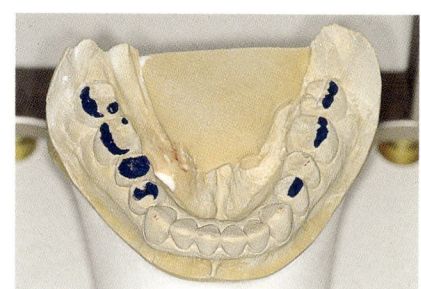

図1-1a		
図1-1b	図1-1c	図1-1d
図1-1e	図1-1f	

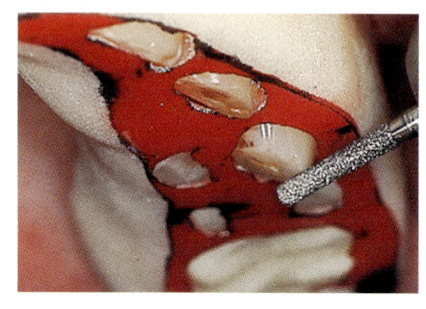

図1-2　SHILLA IIの平面板を活用して，テンプレートを作製し，口腔内歯列に装着すれば，挺出歯は挺出量だけ露出するのでその分を削除することができる．

II上に具現化された三次元的座標により模型歯列に対する左右対称性，そなえる咬合平面の挺出・圧下に対する評価をする．

分析・評価の結果，本症例では，右側犬歯，右側第一小臼歯の挺出，前歯部の歯軸の乱れを認めた（図1-j～o）．

■ STEP 1／咬合平面の改善（咀嚼性スプリントの作製）

診査・診断結果に基づき，挺出と認められた歯は，咬合器上弓の上顎模型において審美的見地ならびにカンペル氏平面，平均的咬合面通過位置に対する統計的数値を参考にし，現存する歯にこだわらないで，理想的な咬合平面に合わせてSHILLA IIの昇降・矢状傾斜機構を調節する．その結果，挺出量をサンドペーパーで削除する（図1-1a）．この操作により，歯肉マージンの左右同高性，骨レベルから考慮した補綴物の歯冠長径，支台歯の高さを想定できる．また，圧下歯があれば即重レジンにより築盛し，意図する咬合平面を呈するように設定し，固定性の咀嚼性スプリントを作製する（図1-1b～f）．

CASE 5-1：下顎偏位・咀嚼器機能の改善を行った症例

STEP 2 プロビジョナル・レストレーション装着

[プロビジョナル・レストレーションの口腔内装着]

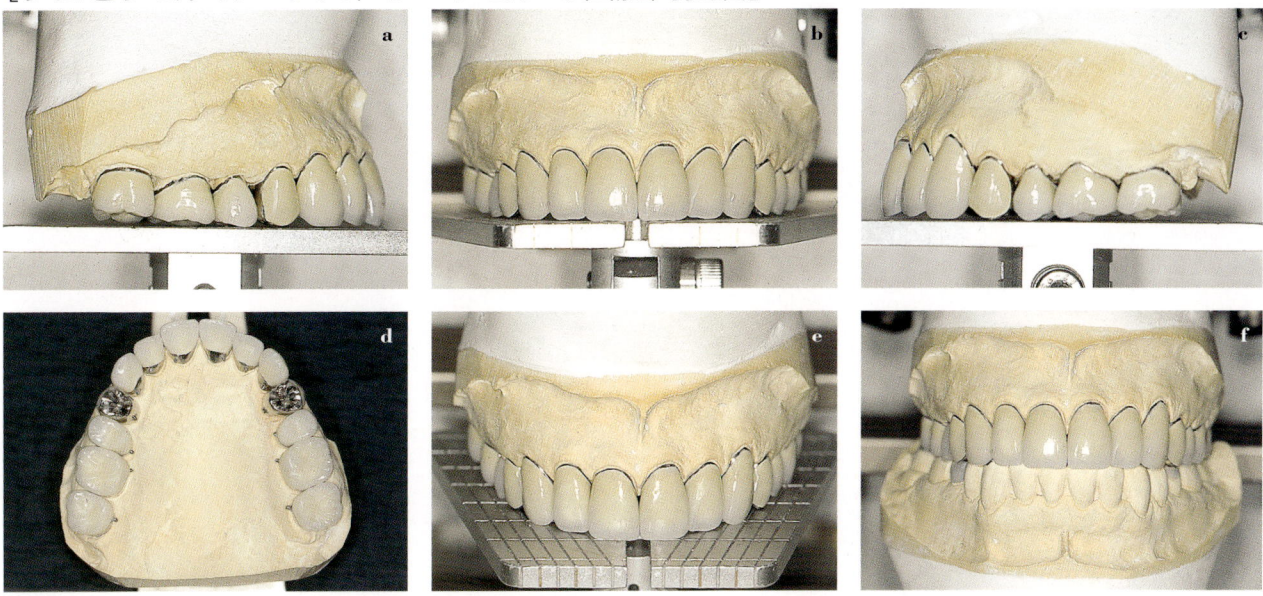

図1-3a〜f　SHILLA Ⅱにより具現化された適切な咬合平面，解剖学的咬合面，均衡な咬合接触関係を付与して2回目の上顎のプロビジョナル・レストレーションを作製する．

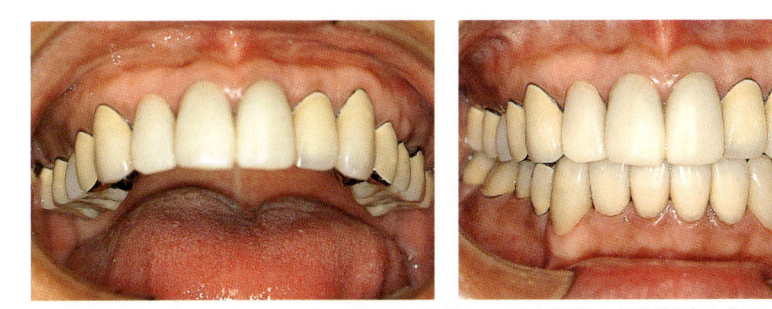

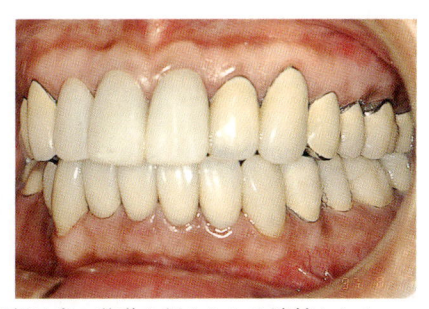

図1-4a〜c　プロビジョナルを口腔内に仮着し，咬合調整と経過観察を行う．上顎前歯部は歯の移動を認めたため連結とした．

　さらにSHILLA Ⅱの盤上で即重レジンなどを圧接し，咬合平面に対して咬合器を閉じテンプレートを作製する．これを口腔内歯列に装着すれば，挺出歯は挺出量だけ露出するのでその分を削除することができる（**図1-2**）．

　上顎の修正された咬合平面に対してダイレクト・チェック・バイトにより付着された下顎模型を対合させ，同じく下顎の挺出歯は削合，圧下歯は即重レジンにて咀嚼性スプリントを作製する．そして，まずは偏位の改善を意図したフラットな咀嚼性スプリントを装着し，筋肉や顎関節などの症状軽減を期待する．

　スプリントを接着性レジンで合着するにあたりまず試適し，咬合関係，咬合平面をチェックしたとこ
ろ，満足な結果が得られた．

　その後，口腔内で作製した1回目のプロビジョナル・レストレーションに咀嚼性スプリントを接着性セメントにて合着し，咬合平面の改善とする．また，審美的な観点よりメラニン除去を施した．

■ STEP 2／プロビジョナル・レストレーション装着

　咀嚼性スプリントをセットした1回目のプロビジョナル・レストレーションを外し，SHILLA Ⅱにより具現化された適切な咬合平面，解剖学的咬合面，咬合接触関係を付与して2回目の上顎のプロビジョナル・レストレーションを作製した（**図1-3**）．

　プロビジョナル・レストレーションを装着することにより，症例の主目的である咬合関係の改善によ

SHILLA SYSTEMの概念とその臨床活用

Chapter 5
全顎補綴

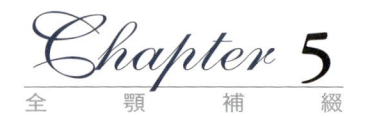

[Indirect Check Bite Technique]

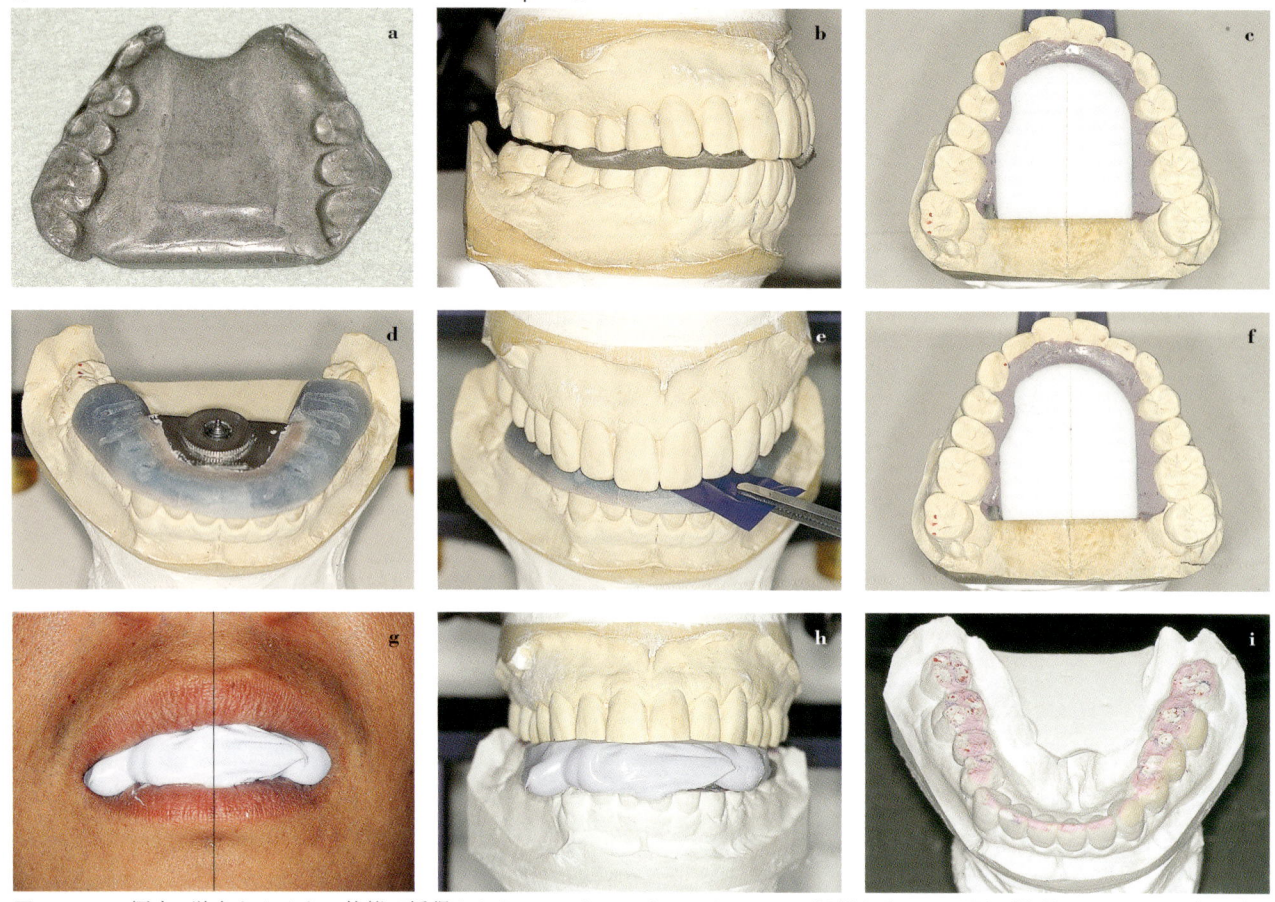

図1-5a〜i 極力,挙上をさせない状態で採得された,ワックス・チェック・バイト記録を介して下顎の模型をマウントし(**a〜c**),H-Aゴシック・アーチ・トレーサーを通法に従い設置する.その際,上顎トレーシング・プレートに正中線を付与し,下顎トレーシング・ピンが正中線上にくるように設定する(**d〜f**).トレースされたアペックスが適切に描記されているか否か,またその位置での顔面上顎体における正中矢上面と下顎体とのそれの一致性,ゴシック・アーチの対称性,真前方への運動性を観察し,診査・診断する(**g**).口腔内における咬合調整は,適正なアペックスでのセントリック・チェック・バイトを採得し,下顎模型をマウントし,咬合面をポスターカラーなどで塗り,口腔内と照らし合わせながら行っていくと,削去量の過不足の点で安全であり,良好な結果が得やすい(**h,i**).

STEP 3 経過観察

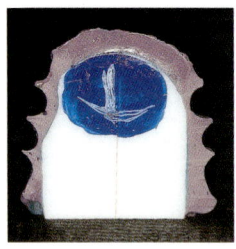

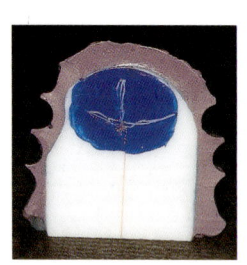

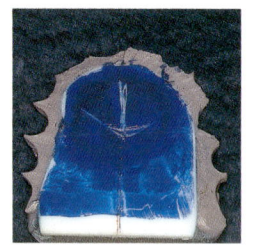

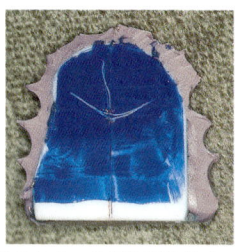

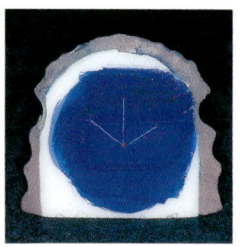

図1-6a〜e 約2か月間の咬合調整により筋肉の緊張がとれ,下顎が真前方・左右対称にスムーズに動き,改善が認められた.**a**:初診時,**b**:5日後,**c**:15日後,**d**:1か月後,**e**:2か月半後.

る顎関節の安定,症状の軽減,改善のチェックを行う.さらに,審美性の向上,構音機能などのほか,歯周組織の反応,プラーク・コントロール,咬合高径,アンテリア・ガイダンスを評価した(図1-4).

[INDIRECT CHECK BITE TECHNIQUE](ゴシック・アーチ・トレーシング)

模型上でH-Aゴシックアーチ・トレーサーを適切に設定し,口腔内でゴシック・アーチを描記させ,

CASE 5-1：下顎偏位・咀嚼器機能の改善を行った症例

> **STEP 4**　最終補綴物作製

［最終補綴物作製・調整］

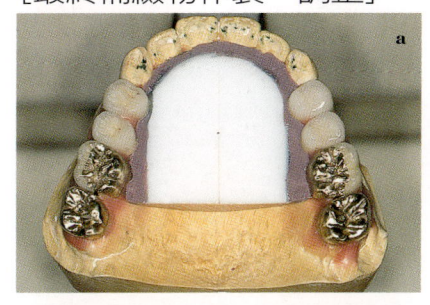

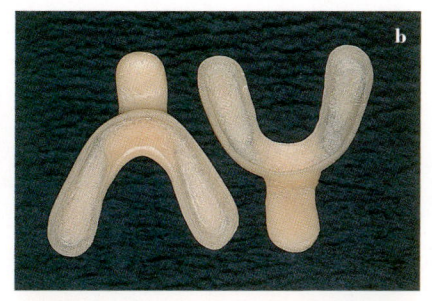

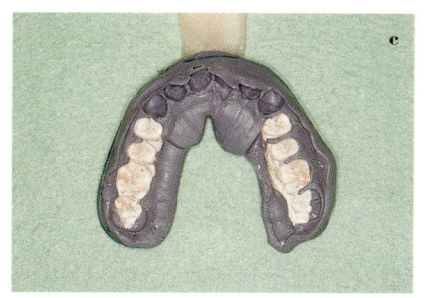

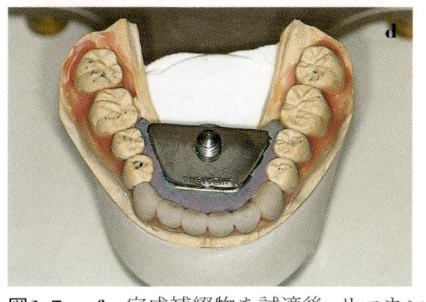

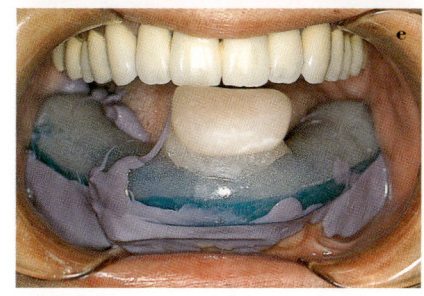

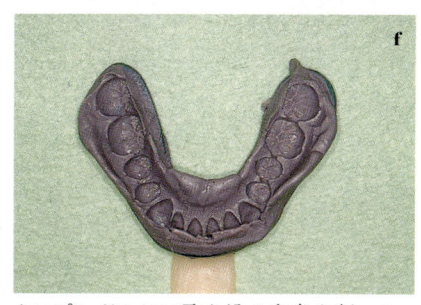

図1-7a〜f　完成補綴物を試適後，リマウント模型作製のために各個トレーを使用して，インプレガムにて取り込み印象を行った．この際，口腔内において石膏を活用した咬合面のオクルーザル・コアを採得することは，リマウントテクニックの精度を高めるためには重要な工程と考えている．完成した模型にH‑Aゴシック・アーチ・トレーサーを設置し，関接法で咬合調整する準備を完了した．

それを併用したINDIRECT CHECK BITE TECH-NIQUEにより中心位を記録した．

　ゴシック・アーチを観察することにより，下顎運動機能状態の診査・診断を行う．

　本症例のように長期間下顎偏位を示していた場合，ゴシック・アーチ記録を介してセントリック・チェック・バイトを採得した結果，アペックス位置が必ずしも中心位ではなく，偏位した下顎位を示すことを認識すべきである．そこで，下顎偏位を認めた場合，顔面上顎体における正中長軸と下顎における正中長軸とが直線として合致する位置をゴシック・アーチ上で探索して，ピン嵌入孔を設定し，チェック・バイトを採得することが重要であり，ここを顎位修正のスタートとする．

　スプリント装着により症状の軽減がなされ，2回目のプロビジョナル・レストレーションを装着し，日を追ってインダイレクト・チェック・バイトによる顎間関係での咬合調整を繰り返し，適正顆頭位へと漕ぎ着ける（図1-5）．

　症例におけるチェック・バイト記録を以上の観点から評価すると，ゴシック・アーチの観察結果より，真前方，左右対称に移動できる下顎体へと改善された．

　多くの場合，長きにわたる咬合の問題により，上顎骨・側頭骨の変形・偏位，上顎骨や歯列に歪を生じている可能性があり，緊張の取れた筋肉でタッピングできる安定した咬頭嵌合が優先され，主に硬組織で構成される顎関節は，新たな位置に順応すると考えられる．

■ STEP 3／経過観察

［プロビジョナル・レストレーションから最終補綴物への置換］

　ゴシック・アーチ・トレーシングにより咬合調整を繰り返し，経過観察を行い（図1-6），口腔内・外の症状が軽減・改善され，予知性を有した経過が確認されたため，プロビジョナル・レストレーションを模範として最終補綴物へと移行した．

■ STEP 4／最終補綴物作製

　最終補綴物の作製は，SHILLA Ⅱ，SHILLA Ⅲを

Chapter 5
全顎補綴

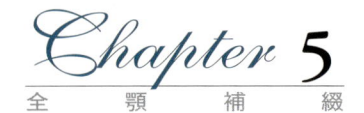

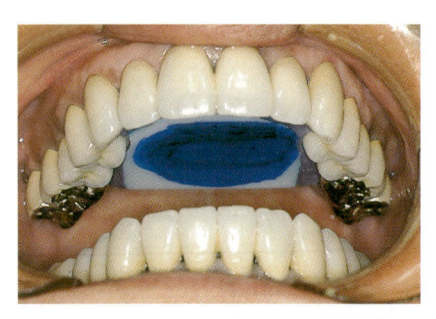

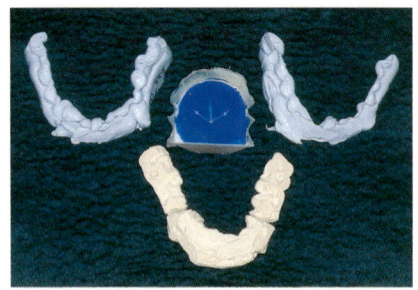

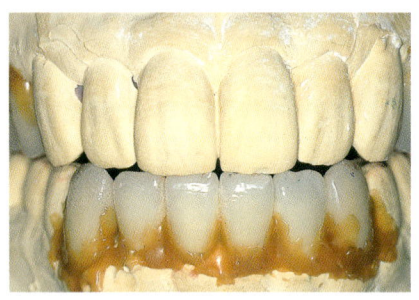

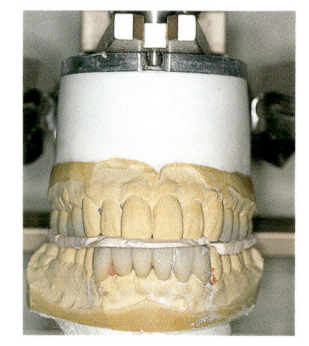

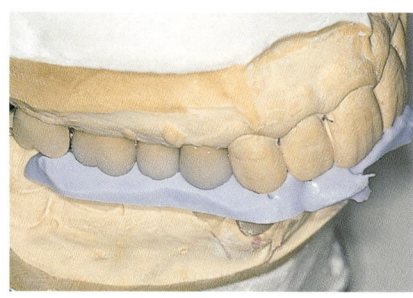

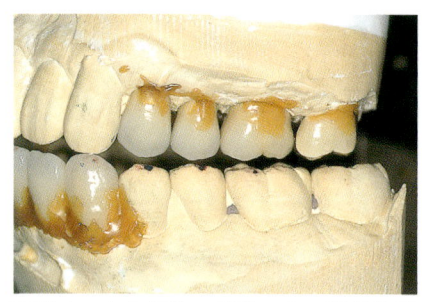

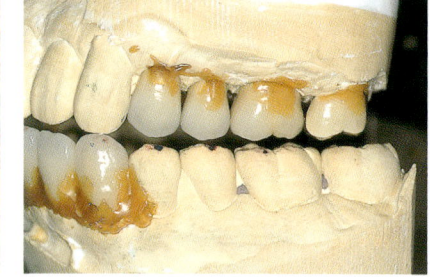

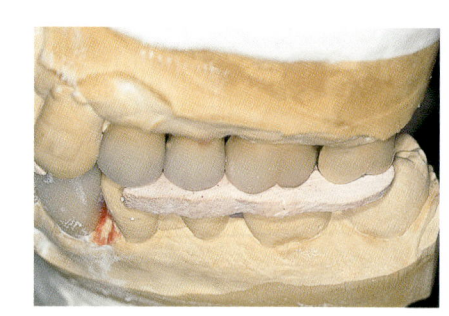

| 図1-8a | 図1-8b | 図1-8c |
| 図1-8d | 図1-8e |

図1-8a～e　H-Aゴシック・アーチ・トレーサーを活用した INDIRECT CHECK BITE TECHNIQUE にて，セントリック・チェックバイト，前方チェックバイト，左右側方チェックバイトを採得し，測定した顆路角を参考に左右同値のコンディラー・ガイダンスを咬合器に付与した．

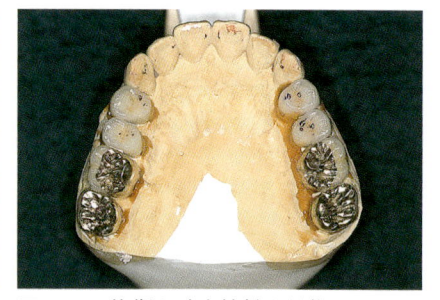

図1-9a,b　下顎骨体が正中矢状面に対して真前方，左右対称の移動できる理想的咀嚼器像を目指して調整をし，完成補綴物の合着後，さらに口腔内にて調整を行った．

図1-10　均衡な咬合接触を目指した．

活用し，プロビジョナル・レストレーションによる歯列弓，咬合平面，咬合高径を再現し，完成補綴物を試適後，間接法による咬合調整のためのリマウント模型を作製し，H-Aゴシック・アーチ・トレーサーを活用した INDIRECT CHECK BITE TECHNIQUE にて，セントリック・チェック・バイト，前方チェック・バイト，左右側方チェック・バイトを採得し，測定した顆路角を参考に左右同値のコンディラー・ガイダンスを咬合器に付与した（図1-8）．次に，均衡な咬合接触と下顎骨体が正中矢上面に対して真前方，左右対称の移動できる理想咀嚼器像を目指して完成補綴物の最終調整を行った（図1-9）．咬合様式として有機咬合を付与し，優れた咬合状態に仕上げた（図1-10）．

[SHILLA SYSTEM による治療評価]

最終補綴物が装着された咬合関係を診査，咬合調整するため上下顎歯列を印象し，研究模型を作製した（図1-11）．正中矢状面を基準にエステティック・フェイス・ボウで上顎模型を咬合器にトランスファーし，咬合平面の左右同高性，歯列の左右対称性を SHILLA II，SHILLA III を活用してチェックしたところ，優れた結果が得られた．

下顎模型は，ゴシック・アーチ・トレーシングによりゴシック・アーチを描記し，INDIRECT CHECK BITE TECHNIQUE による中心位のチェック・バイトを採得し，咬合器に付着した．

また，習慣性咬合位との誤差を検査するため，ラミテックにてマッシュ・バイトを適合させて観察した．その結果，両者には誤差がないことが確認された．

CASE 5-1：下顎偏位・咀嚼器機能の改善を行った症例

[最終補綴物の評価]

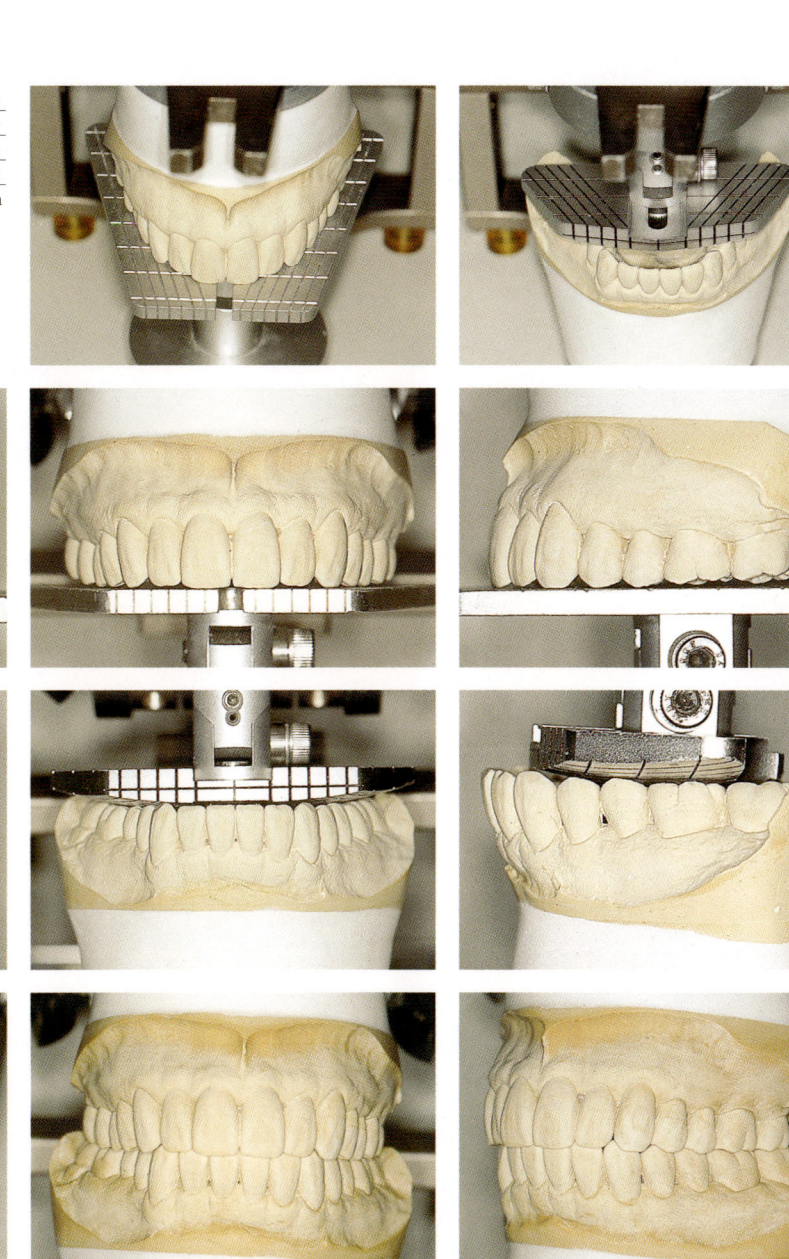

図1-11a	図1-11b
図1-11c	図1-11d	図1-11e
図1-11f	図1-11g	図1-11h
図1-11i	図1-11j	図1-11k
図1-11l	図1-11m

図1-11-a～m 最終補綴物が装着された咬合関係を診査，咬合調整するため上下顎歯列を印象し，研究模型を作製した．正中矢状面を基準にエステティック・フェイス・ボウで上顎模型を咬合器にトランスファーし，咬合平面の左右同高性，歯列の左右対称性をSHILLA II，SHILLA IIIを活用してチェックしたところ，優れた結果が得られた．

■ GOAL／メインテナンス

　最終補綴装着後，10年が経過したが，補綴物咬合面に大きなファセットは認められない．歯周組織，咬合平面，歯列弓，咬合高径，顎間関係にも変化を認めず，安定を示していた．

　最後に，最終補綴物が装着された機能性ならびに

SHILLA SYSTEMの概念とその臨床活用

Chapter 5
全顎補綴

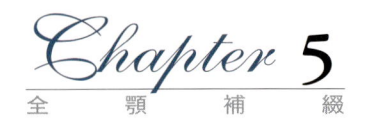

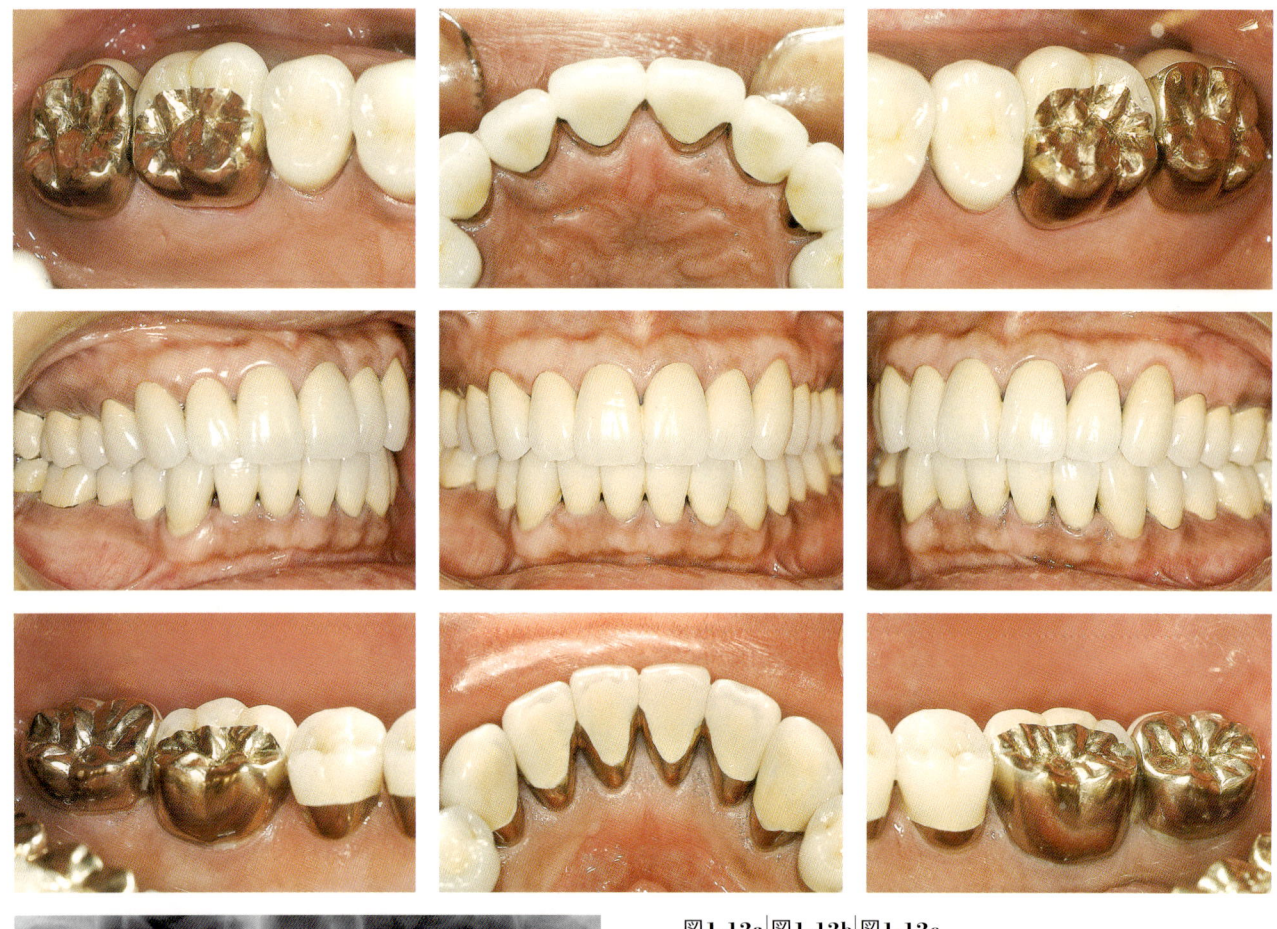

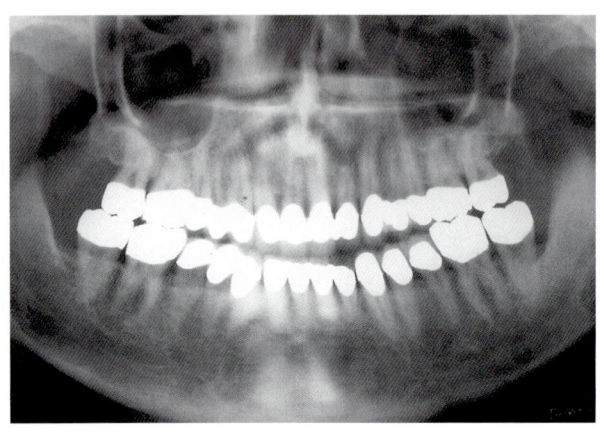

図1-12a	図1-12b	図1-12c
図1-12d	図1-12e	図1-12f
図1-12g	図1-12h	図1-12i
	図1-12j	

図1-12a〜j 最終補綴物装着時の口腔内所見とエックス線写真.

審美性の改善効果と，10年後の口腔内全体における状態を呈示するので，初診時[**図1-a〜d**]，最終補綴物セット時[**図1-12**]と比較されたい（**図1-13**）.

[まとめ]

SHILLA SYSYEMにおけるフルマウス・リコンストラクションの手順をまとめると，以下のようになる.

①生体の正中矢状面と咬合器の正中矢状面を合致させた模型付着によって具現化される理想的な咀嚼像を目指すために診査・診断を行う.

②診査・診断に基づいて，咀嚼性スプリントにて理想的構築を施し，咬合調整を繰り返し，経過観察を行い，口腔内・外の症状が改善され，今後の予知性を確認する.

③本来，最終補綴物の作製は，FGPの記録からコ

CASE 5-1：下顎偏位・咀嚼器機能の改善を行った症例

GOAL　メインテナンス

[術後（10年後の口腔内所見）]

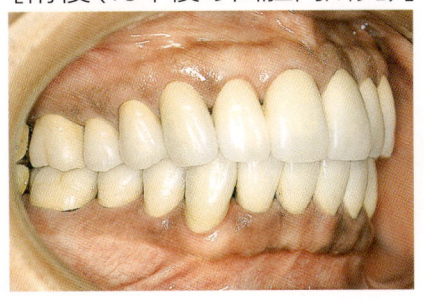

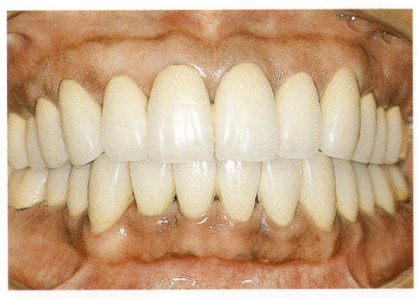

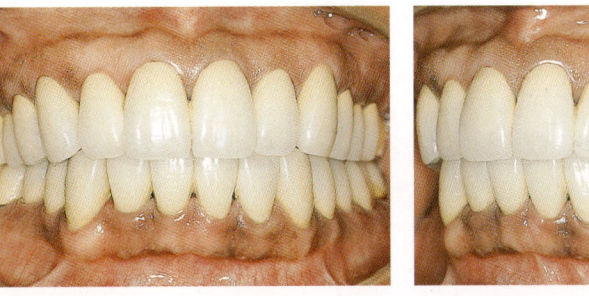

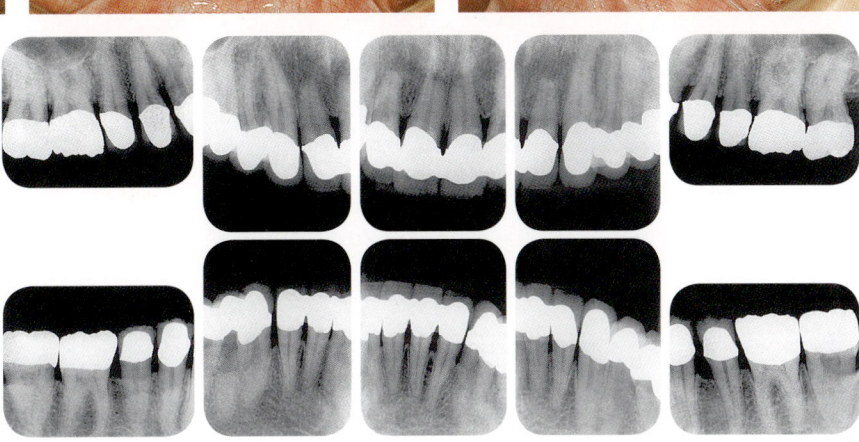

図1-13a｜図1-13b｜図1-13c
　　　　図1-13d

図1-13a〜d　10年後の口腔内所見とエックス線写真．

ンダイラー・ガイダンスを咬合器に，インサイザル・ガイダンスをメカニカル切歯指導板にインプットし，プロビジョナル・レストレーションによる咬合高径はもとより，咬合平面，歯列弓を

SHILLA Ⅱ，Ⅲを活用して再現し作成する．

④最終補綴物による，オクルーザル・リコンストラクションへと移行し管理していく．

SHILLA SYSTEM の概念とその臨床活用

Chapter 5 全顎補綴

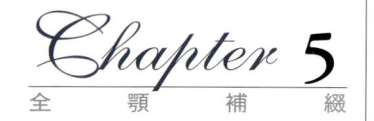

CASE 5-2 メカニカル切歯指導板を用い、正中矢状面を基準に真前方、左右対称の下顎運動を付与した咀嚼器再構築

大澤一茂
大熊一徳
後藤修司
安部 均
斉藤 肇

　理想の咀嚼器像の具備条件を考えると，
①左右同傾斜を有する咬合平面
②均衡な咬合接触
③正中矢状面に対して左右対称な歯列
④真前方，左右対称に移動できる下顎骨体
⑤調和したスマイルライン
⑥有機咬合
が挙げられる．

　これらの条件を満たしているかどうかを評価するには，具現化された基準軸が必要である．生体の正中矢状面と咬合器の正中矢状面を合致させ，その正中矢状面を基準軸にすることにより，三次元的(垂直，水平，矢状，側方，前後座標)な座標を具現化できる．

　SHILLA SYSTEM は，咀嚼器の診査・診断はもとより，咀嚼器の再構築に至るまでシステマティックな臨床を可能とする．咀嚼器の再構築を行った症例を通じて，以上のことを解説したいと思う．

[治療の流れ]

　初診時の咬合関係を保ったまま補綴物の除去を行い，保存可能な歯と廃用歯とを分別し，廃用歯の抜歯を行った後に，SHILLA SYSEM を活用して理想とする咀嚼器像を目指して再構築することにした．

　正中矢状面を基準に診査・診断を行い，上顎は磁性アタッチメントを活用したオーバー・デンチャー，下顎は欠損部をインプラント，残存歯を被覆冠で咀嚼器を再構築した．

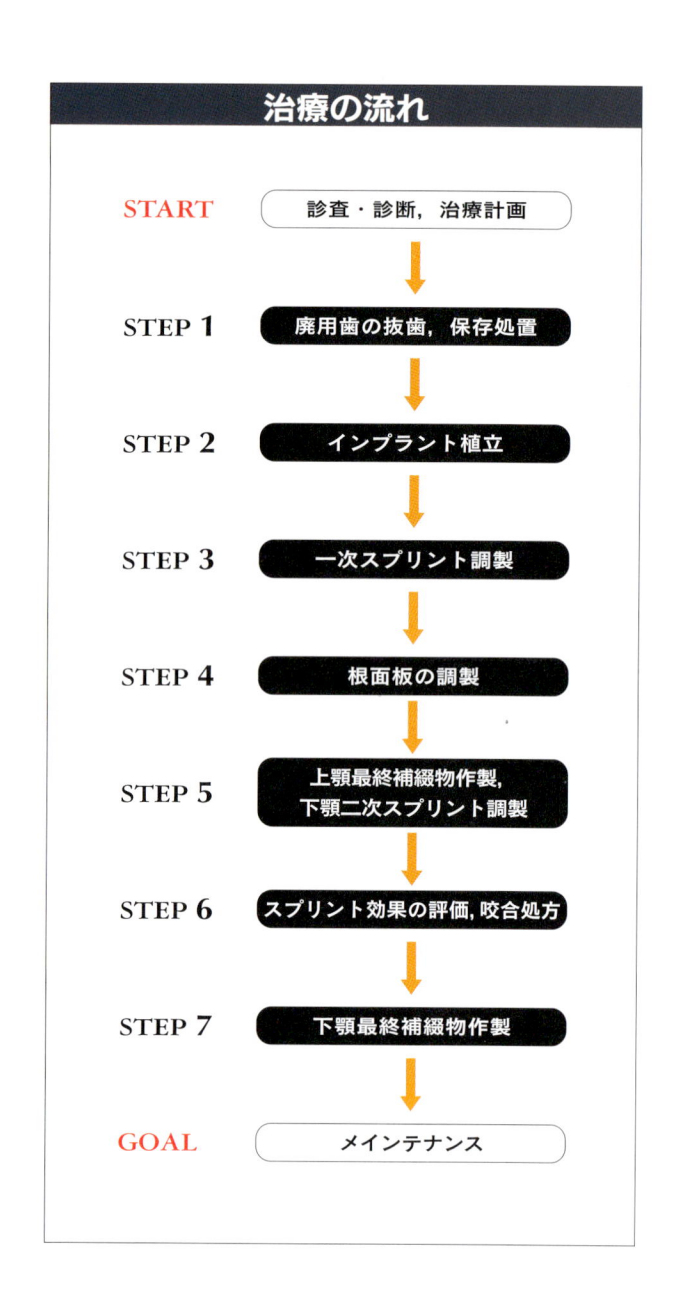

治療の流れ

START	診査・診断，治療計画
STEP 1	廃用歯の抜歯，保存処置
STEP 2	インプラント植立
STEP 3	一次スプリント調製
STEP 4	根面板の調製
STEP 5	上顎最終補綴物作製，下顎二次スプリント調製
STEP 6	スプリント効果の評価，咬合処方
STEP 7	下顎最終補綴物作製
GOAL	メインテナンス

■ START／診査・診断，治療計画

　本症例は初診時には機能的にも審美的にも問題のある状態であった．顎間関係が3級であり，咬合高

CASE 5-2：メカニカル切歯指導板を用い，正中矢状面を基準に真前方，左右対称の下顎運動を付与した咀嚼器再構築

START 診査・診断，治療計画

初診：2003年8月6日
氏名：○山○子
性別：女性
年齢：33歳
特記事項：全身的には特記事項はなく，歯科的には他院にてインプラント処置を受けた．

主訴：ものが咬みづらい．

- 残存歯：$\frac{7\ 6\quad\ \ 3\quad\ |1\ 2\ 3\ 4\ 5\ 6\ 7}{\quad 5\ 4\ 3\ 2\ 1|1\ 2\ 3\ 4\ 5\ 6}$
- 歯周病：$\frac{7\ 6\quad\ \ 3\quad\ |1\ 2\ 3\ 4\ 5\ 6\ 7}{\quad 5\ 4\ 3\ 2\ 1|1\ 2\ 3\ 4\ 5\ 6}$
- 補綴物：$\frac{⑦⑥5\ 4\ 3\ 2\ 1|①2\ 3\ 4\ 5\ 6\ 7}{\quad 5\ 4\ 3\ 2\ 1|1\ 2\ 3\ 4\ 5\ 6}$
- 失活歯：$\frac{7\ 6\quad\ \ 3\quad\ |1\ 2\ 3\ 4\ 5\ 6\ 7}{\quad 5\ 4\ 3\ 2\ 1|1\ 2\ 3\ 4\ 5\ 6}$
- 欠損歯：$\frac{\qquad\qquad\ |\qquad\qquad}{7\ 6\ \ 5\ 4\ 2\ 1|\ \ \ \ \ 7\ \ \ \ }$
- インプラント：$\overline{7\ 6\ |7\ 8}$

［術前］

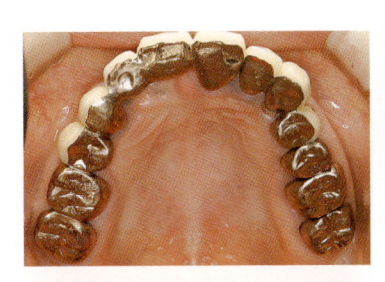

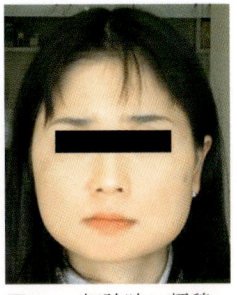

図2-a　初診時の顔貌．

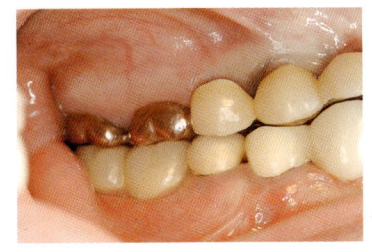

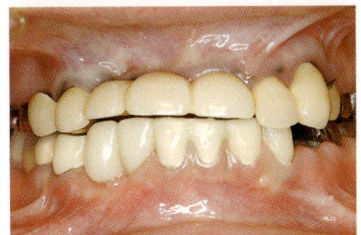

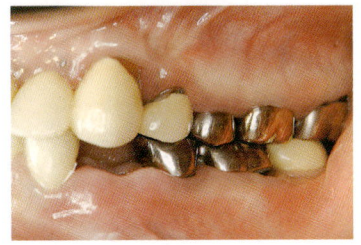

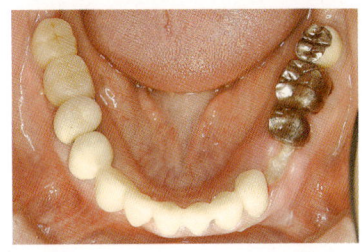

	図2-e	
図2-b	図2-c	図2-d
	図2-f	

図2-b〜f　初診時の口腔内状態．咬合高径が低く，インサイザル・ガイダンスの喪失，中心咬合位での咬合接触は大臼歯部のみで認められる．

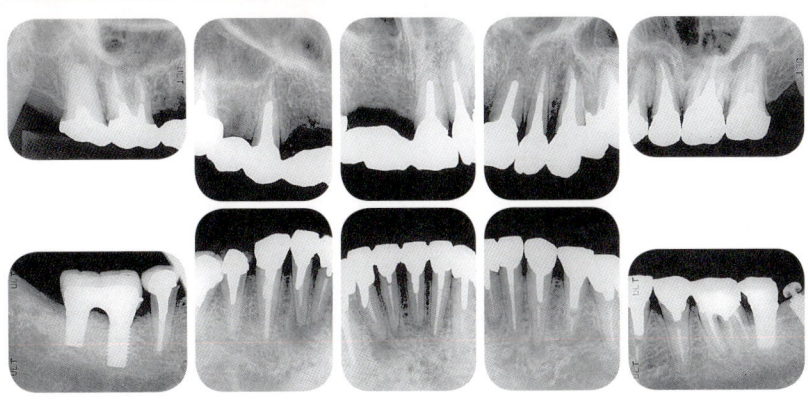

図2-g　初診時のエックス線写真．

〔治療計画〕

- 抜歯：$\frac{\quad\ |3\quad 6}{3\ 2|\ \ 4\quad\ }$
- 根管治療：$\frac{7\ 6\quad\ \ \ \ \ |\quad\ \ 4\ 5\ 7}{\quad\ \ \ \ \ 1|1\ 2\ 3\quad 5\ }$
- 歯周外科：$\frac{7\ 6\quad\ \ 3|1\ 2\ 4\ 5\ 7}{\quad\ 5\ 4\ \ \ |\qquad\qquad}$
- スプリント：$\frac{7\ |\ 7}{7\ |\ 7}$
- 補綴物：$\frac{7\ |\ 7}{7\ |\ 7}$
- インプラント：$\overline{3\ 2\ |4\ }$

Chapter 5 全顎補綴

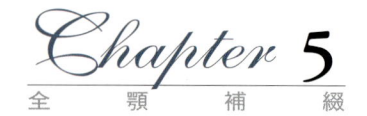

STEP 1 廃用歯の抜歯，保存処置

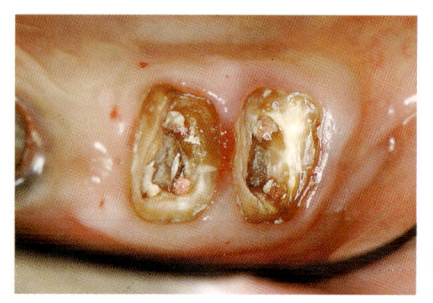

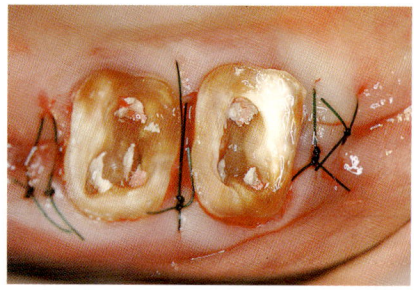

図2-1a　図2-1b

図2-1a,b　保存可能な歯（7 6⏌）の歯周処置．（a）術前，（b）術後．歯肉縁下カリエスのため flap operation を行った．

STEP 2 インプラント植立

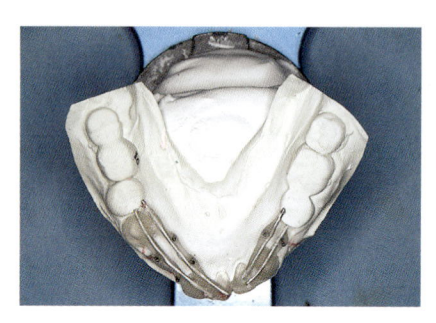

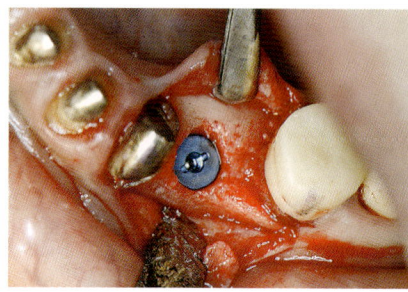

図2-2a　図2-2b

図2-2a　サージカルステントの作製．天然歯の存在している位置へインプラントを植立することを考慮したステント．
図2-2b　⏌4 インプラント植立時の状態．

径の低下，インサイザル・ガイダンスの欠如，二次う蝕などの問題が認められた．

すべての残存歯は失活歯であり，根管治療も不十分で，二次う蝕を呈していたため，廃用歯の抜歯を行い，保存可能な歯の保存処置を行った後に，治療計画を提示することとした．

■ STEP 1／廃用歯の抜歯，保存処置

患者の主訴を満足させるためにどのような下顎位で再構築を行い，どのような補綴物で再構築を行うかは，治療計画を立案する上で重要な項目である．

本症例は，患者が固定性の補綴物による治療を希望しているが，現在補綴物が装着されている歯がほとんど二次う蝕を呈しているため，まず保存可能な歯かどうかを診査・診断することにした．その結果，重度のう蝕のため，3 2⏋⏌3 6／4 は抜歯とし，この時点での咬合は初診時と同じ状態とし，保存不可能な歯の抜歯，根管処置，歯周処置を行った（図2-1）．

■ STEP 2／インプラント植立

下顎は残存歯数，残存歯の位置，歯周組織の状態から，インプラントを植立し，固定性の補綴物で再構築を行うことができると診断し，天然歯の植立されている位置にステントを作製し，インプラントを植立した（図2-2）．

■ STEP 3／一次スプリント調製

本症例の咬合関係は3級であった．固定性の最終補綴物では，審美的にも，咬合関係においても満足する結果を得ることができないと判断し，上顎は可撤性補綴物を介して再構築を行うこととした．しかし，患者の希望は固定性補綴物による再構築であるため，可撤性補綴物を装着して，患者が受容するか否かを評価することにした．

下顎は，残存歯を支台とる固定性のスプリントとした．スプリントの調製にあたり，エステティック・フェイス・ボウによる正中矢状面を基準としたフェイス・ボウ・トランスファー，ゴシック・アーチ・トレーシングによる顎関節の診断，水平的下顎位の設定は必要不可欠な工程である．

CASE 5-2：メカニカル切歯指導板を用い，正中矢状面を基準に真前方，左右対称の下顎運動を付与した咀嚼器再構築

STEP 3　一次スプリント調製

[予備印象]

図2-3a｜図2-3b

図2-3a,b　予備印象．歯列，下顎位，咬合高径，歯冠長径などの検査・診断を行うために，研究対象となる口腔領域を包含した．

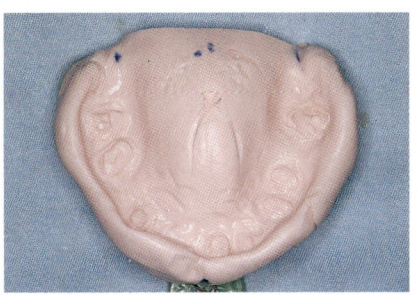

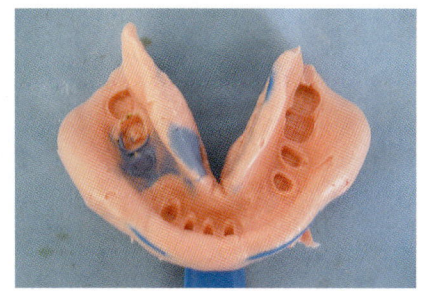

[上顎咬合平面設定可否の診査・診断]

図2-4a〜c　上顎の残存歯は挺出がなく，上顎の咬合平面を設定することが可能であった．

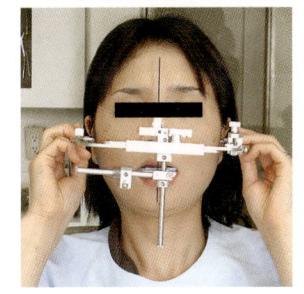

図2-4a　フェイス・ボウ・トランスファー．

図2-4b　正中矢状面を基準とする咬合器への模型付着．

図2-4c　正中矢状面を基準とした，左右対称，同傾斜を有する咬合床．

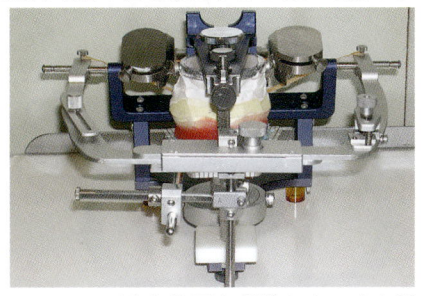

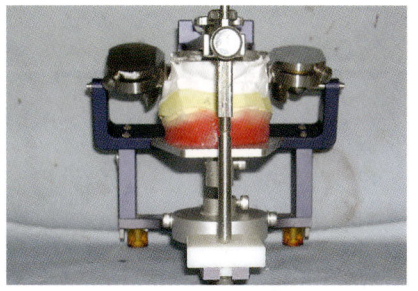

図2-5a〜e　ゴシック・アーチ・トレーシング．

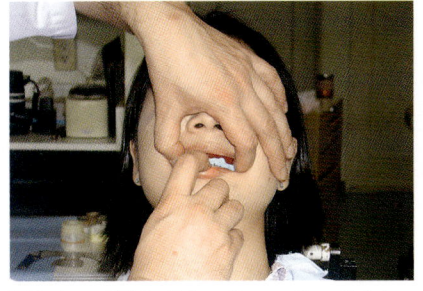

図2-5a　ダイレクト・チェック・バイト．

図2-5b　下顎模型付着．

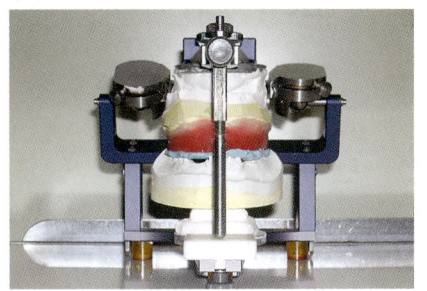

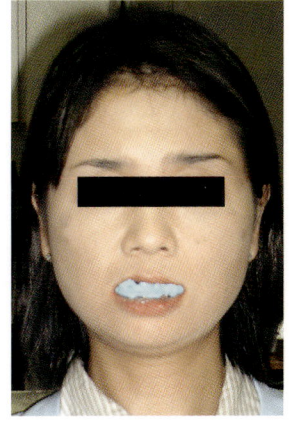

図2-5c　H-Aゴシック・アーチ・トレーサー付着．

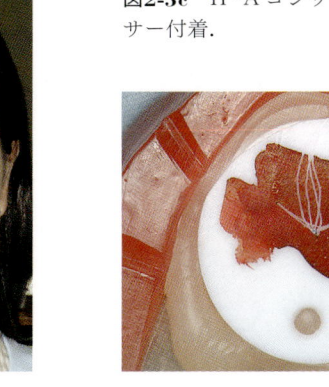

図2-5d｜図2-5e

図2-5d　上下顎正中の合致性の確認とチェック・バイト記録の採得．

図2-5e　描記されたゴシック・アーチ．若干ではあるが，サイドシフトを有する顎関節であることを呈している．

SHILLA SYSTEMの概念とその臨床活用

Chapter 5
全顎補綴

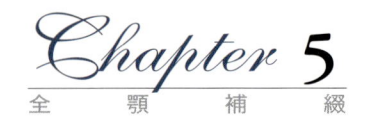

[一次スプリントの調製および試適]

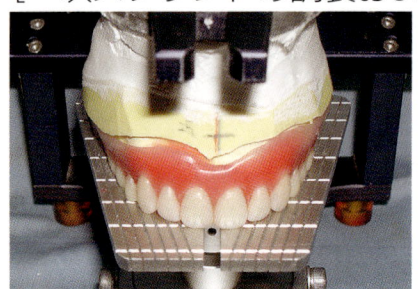

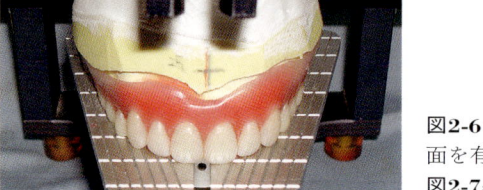

図2-6 SHILLA Ⅱを活用して正中矢状面を基準として左右対称，左右同高の咬合平面を有する上顎ワックスデンチャー．

図2-7a～c 正中矢状面を基準とした上下顎スプリント．下顎のスプリントは上顎に均衡接触するように調製した．

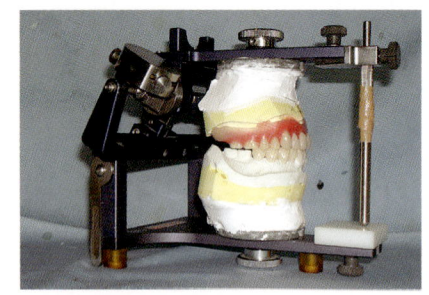

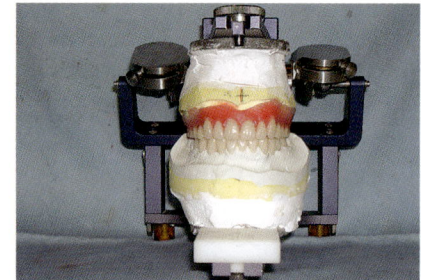

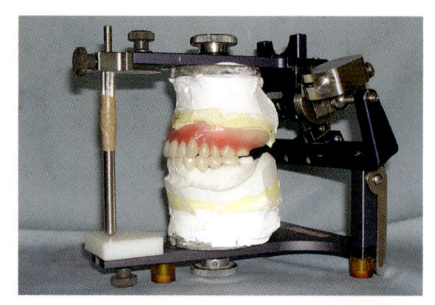

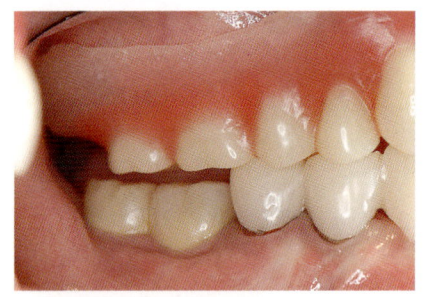

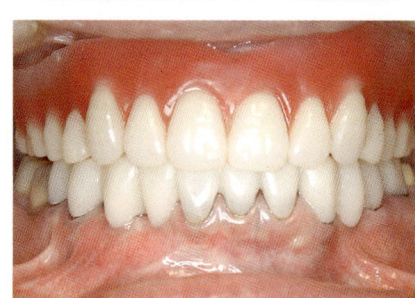

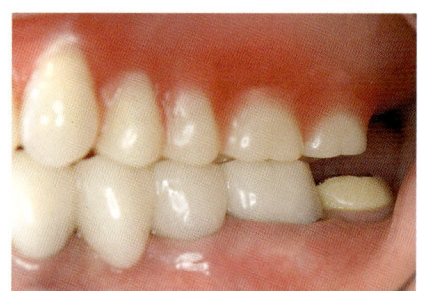

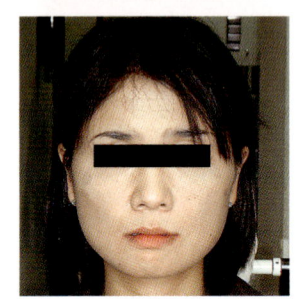

図2-8a～c スプリント試適．
図2-8d スプリント試適時の顔貌．

[予備印象]

スプリントの調製をするにあたって，まず予備印象を行う（**図2-3**）．予備印象は，研究対象となる口腔領域を包含することが必須である．すなわち，歯の正確な印象はもちろんであるが，上顎においては後方ではハミュラーノッチ，唇・頬側では口腔前庭溝全域，口蓋側では口蓋小窩を含む口蓋面全域を包含しなければならない．下顎においては，後方では後臼歯三角後縁，唇・頬側では下顎骨外斜線を含んだ口腔前庭溝全域，舌側では顎骨筋窩を含んだ舌側歯槽全域を包含しなければならない．このことは，歯列，下顎位，咬合高径，歯冠長径などの適否の診査・診断を的確に行うために必要なことである．

[上顎咬合平面設定可否の診査・診断]

咬合床作製後，エステティック・フェイス・ボウによる正中矢状面を基準としたフェイス・ボウ・トランスファーを行い（**図2-4a**），SHILLA Ⅱの正中と咬合器の正中を合致させ，上顎模型は正中矢状面を基準として咬合器付着した（**図2-4b**）．咬合器上で，

CASE 5-2：メカニカル切歯指導板を用い，正中矢状面を基準に真前方，左右対称の下顎運動を付与した咀嚼器再構築

図2-9a～c　左右同値の顆路角，切歯路角を処方したスプリント．　　　　　　　　　　　　　　　図2-9a｜図2-9b｜図2-9c

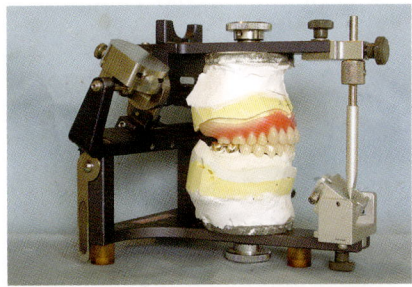

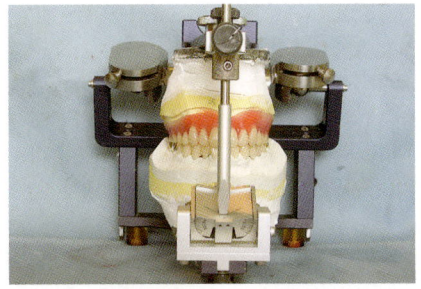

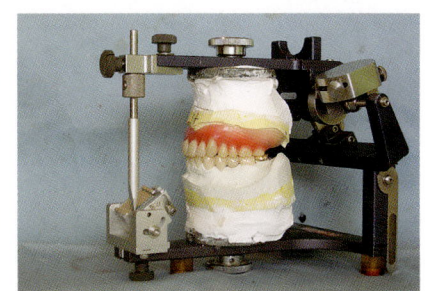

表2-1　Occlusal Prescription

	右側	左側
前方矢状顆路角	20°	20°
平衡側側方顆路角	10°	10°
作業側側方顆路角	0°	0°

メカニカル切歯指導板の矢状傾斜度	側翼角（右側）	側翼角（左側）
35°	10°	10°

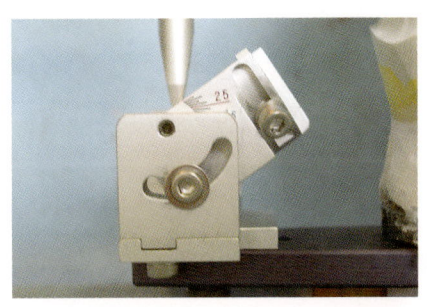

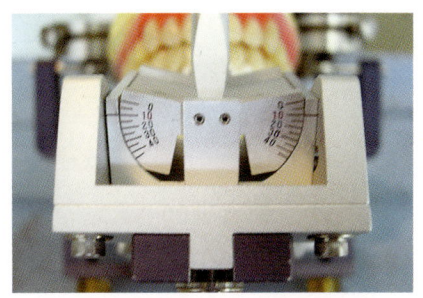

図2-10a｜図2-10b

図2-10a,b　前方切歯路を処方したメカニカル切歯指導板．

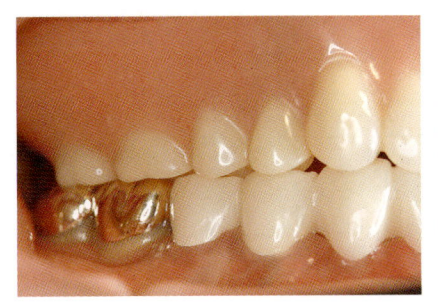

図2-11a｜図2-11b｜図2-11c
図2-11d｜図2-11e

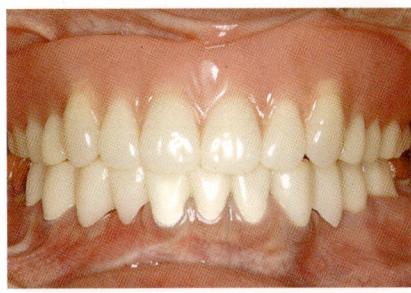

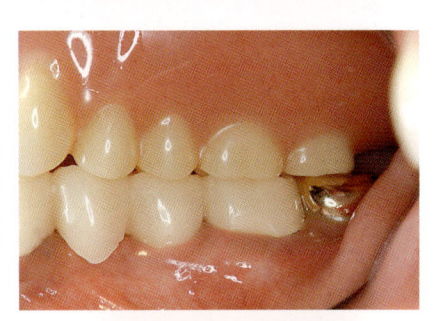

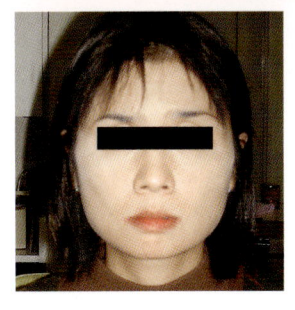

図2-11a～d　正中矢状面を基準とした一次スプリントの装着．
図2-11e　一次スプリント装着時の顔貌．

設定した咬合高径において，上顎咬合平面の前方基準点と後臼歯三角の2/3を通過するSHILLA II上で調製した咬合堤が下顎の歯と接触しないことから，上顎の残存歯は挺出がなく，上顎の咬合平面を設定することが可能と診断した（図2-4c）．
　垂直的顎位は，上下顎間にH-Aゴシック・アー

チ・トレーサーを介在させ，
・トレーシング・ピンを眼角口角間距離と尾翼下縁オトガイ下縁間距離，またはナジオン前鼻棘間距離と前鼻棘ポゴニオン距離が等しい
・上下中切歯根尖相当部間距離38mm
・顔貌

SHILLA SYSTEMの概念とその臨床活用

Chapter 5 全顎補綴

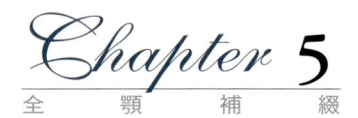

STEP 4 根面板の調製

図2-12 8本の残存歯のある上顎の無口蓋義歯作製にあたり，根面板と磁性アタッチメントを利用する．根面板と磁性アタッチメントは咬合平面と平行に設置することが肝要で，SHILLA II 上に歯列のコアを記録し（**a〜c**），SHILLA II を活用して，ダイ模型に置換し（**d,e**），咬合平面と平行に調製する（**f**）．

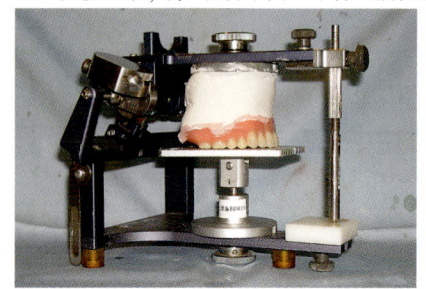

図2-12a 歯列模型の印象．

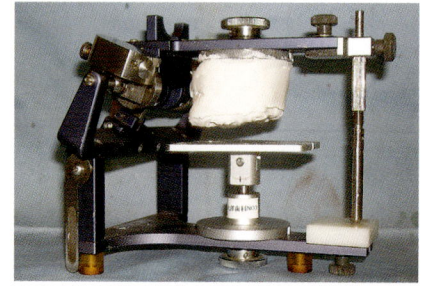

図2-12b 正中矢状面を基準として咬合器に付着された上顎歯列模型．

図2-12c 歯列のコアの採得．

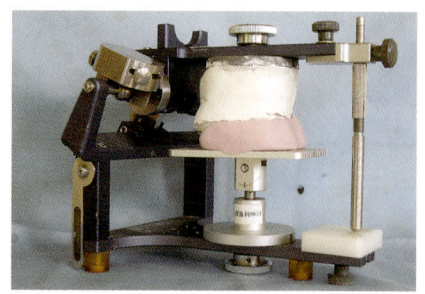

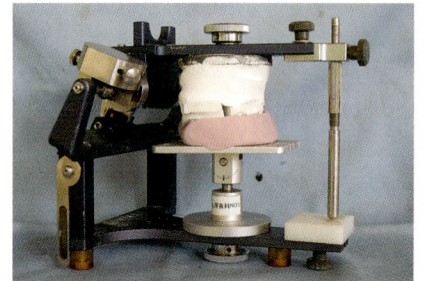

図2-12d ダイ模型への置換．

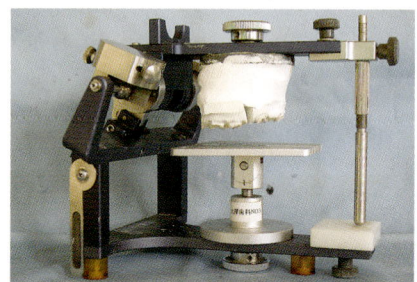

図2-12e 置換したダイ模型．

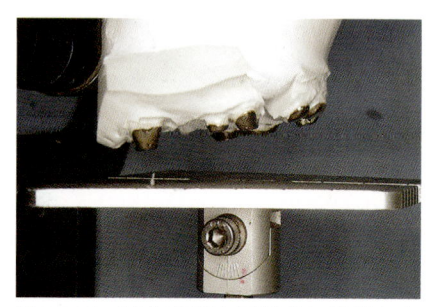

図2-12f 咬合平面と同傾斜に設置した根面板と磁性アタッチメント左側．

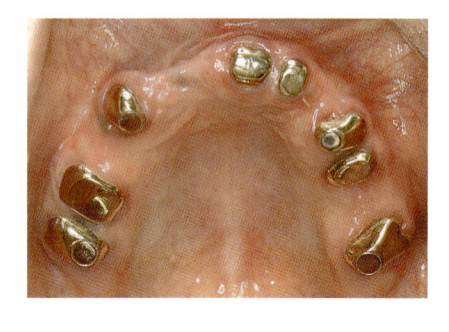

図2-12g 装着された根面板と磁性アタッチメント．

などを考慮して，ほどよい咬合高径と思われる高さに調節する．

ゴシック・アーチ・トレーシング（**図2-5**）の描記を観察すると，若干ではあるが，サイドシフトを有する顎関節であることを呈しており（**図2-5e**），顔面上顎の正中矢状面と下顎の正中矢状面とが直線と観察できる位置で水平的顎位を設定した．

[一次スプリントの調製および試適]

下顎模型はチェック・バイト記録を介して，咬合器に付着し，上顎は SHILLA II を活用して左右同傾斜を有する咬合平面，正中矢状面に対して左右対称な歯列に人工歯排列を行い，下顎のスプリントは上顎に均衡接触するように調製し，試適した（**図2-6〜8**）．

7̄6̄，7̲に植立されていたインプラントの上部構造は合着されており，患者が撤去を希望しなかったため，メタルスプリントを調製した．スプリントを調製する上で重要なことは，どのような顎位で，どのような下顎運動を付与するかである．咀嚼器の理想像から考察すると，真前方，左右対称に移動できる下顎骨体を有機咬合によって付与することが肝要と思う．

よって咬合器上で左右同値の顆路角，左右同値の切歯路角を付与し（**図2-9，表2-1**），咬合器の正中矢状面とメカニカル切歯指導板の正中矢状面を合致させ，メカニカル切歯指導板を活用し（**図2-10**），下顎

CASE 5-2：メカニカル切歯指導板を用い，正中矢状面を基準に真前方，左右対称の下顎運動を付与した咀嚼器再構築

STEP 5 　上顎最終補綴物作製，下顎二次スプリント調製

[上顎最終印象，下顎二次スプリント印象]

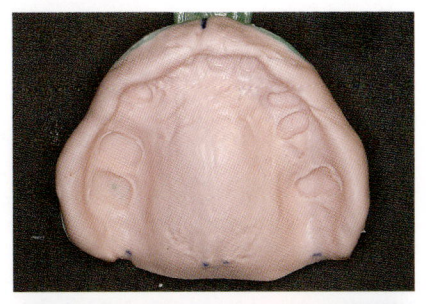

図2-13　上顎最終印象．

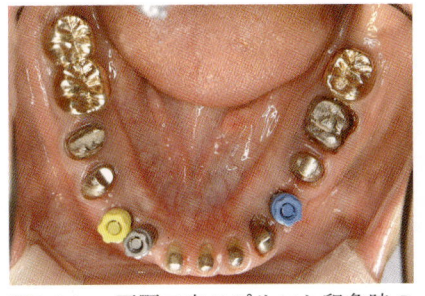

図2-14a　下顎二次スプリント印象時の口腔内の状態．

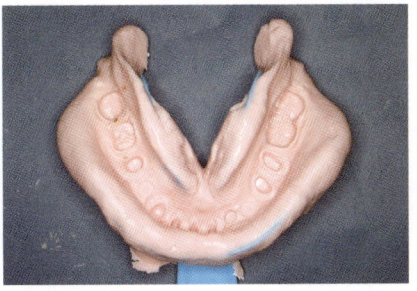

図2-14b　ゴシック・アーチ・トレーサー付着用模型作製のための下顎印象．

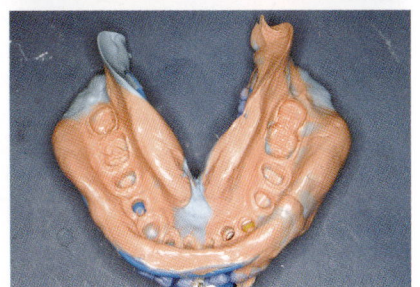

図2-14c　下顎二次スプリント調製のための印象．

骨体が真前方，左右対称に移動できる下顎運動を犬歯誘導で付与し，装着した（図2-11）．その後，咬合調整を行い，審美・機能的に患者が満足してスプリントを受容していることを確認し，最終補綴物の調製に移行することとした．

■ STEP 4／根面板の調製

上顎は8本の歯が残存し，患者が無口蓋義歯を希望したため，根面板と磁性アタッチメントを利用することにした．

根面板，磁性アタッチメントは咬合平面と平行に設置することが肝要で，SHILLA II 上に歯列のコアを記録し（図2-12a〜c），SHILLA II を活用してダイ模型に置き換え（図2-12d,e），咬合平面と平行に調製し（図2-12f），装着した（図2-12g）．

■ STEP 5／上顎最終補綴物作製，下顎二次スプリント調製

上顎は最終補綴物を作製し，下顎はスプリント調製を行う．

[上顎最終印象，下顎二次スプリント印象]

まず，上顎の最終印象を採得した（図2-13）．下顎（図2-14a）はゴシック・アーチ・トレーサー付着用模型，二次スプリント調製のための印象採得を行い（図2-14b），咬合床を調製した．

[ゴシック・アーチ・トレーシングによる下顎位設定]

エスティック・フェイス・ボウにより，正中矢状面を基準としたフェイス・ボウ・トランスファー，顎関節の診査・診断，下顎位の設定のためのゴシック・アーチ・トレーシングを行った（図2-15a〜d）．

ゴシック・アーチ・トレーシングの描記は病的ではなく，サイドシフトを呈する状態は消失し，アペックスの下顎位で顔面上顎の正中矢状面と下顎の正中矢状面が合致していたため，この下顎位を受け入れることにした（図2-15e〜h）．咬合高径は，一次スプリントと同じく付与した．

[上顎最終義歯の人工歯排列，スプリント調整]

上顎は SHILLA II を活用して，左右同傾斜を有する咬合平面，正中矢状面に対して左右対称な歯列に

SHILLA SYSTEM の概念とその臨床活用

Chapter 5
全顎補綴

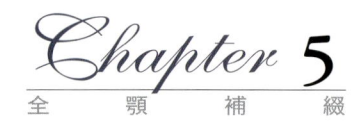

[ゴシック・アーチ・トレーシングによる下顎位設定]

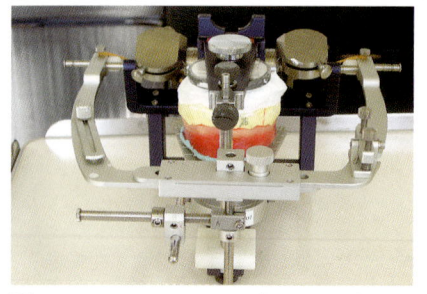

図2-15a　エステティック・フェイス・ボウを活用した正中矢状面を基準にした上顎模型付着.

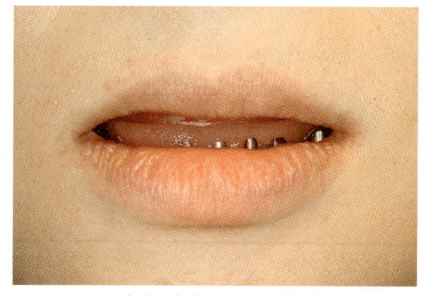

図2-15b　上顎咬合平面の前方通過点の確認.

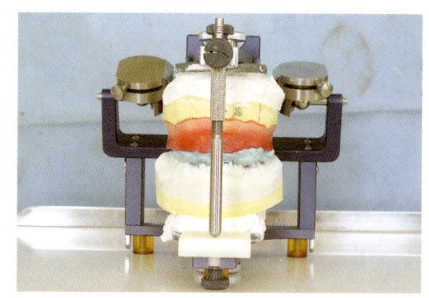

図2-15c　ダイレクト・チェック・バイト記録による下顎模型付着.

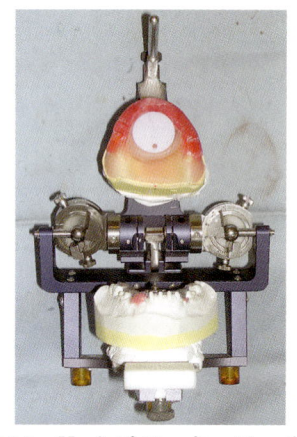

図2-15d　H-Aゴシック・アーチ・トレーサー付着.

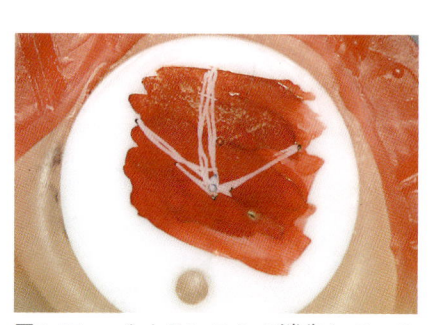

図2-15e　サイドシフトが消失しているゴシック・アーチ.

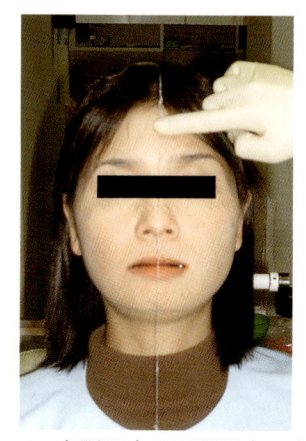

図2-15f　上顎正中と下顎正中の合致性の確認.

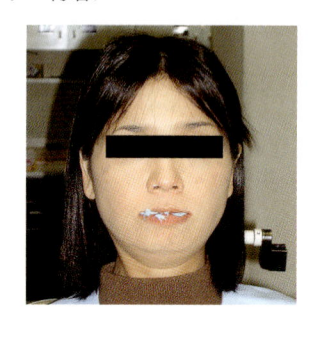

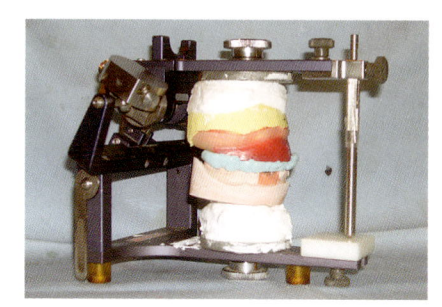

図2-15g｜図2-15h

図2-15g　チェック・バイト記録の採得.
図2-15h　インダイレクト・チェック・バイト記録による下顎模型付着.

人工歯排列を行った(図2-16～18).

下顎のスプリントは上顎に均衡接触するように調製し,かつ真前方,左右対称な下顎運動ができるように,エイブ咬合器に表2-2に示すとおりに処方し(図2-19,20),咬合様式は犬歯誘導とし装着した(図2-21).

■ STEP 6／スプリント効果の評価,咬合処方
[チェック・バイト記録の採得]

患者の評価はもとより,術者の行った咬合調整によって理想とする咀嚼器にこぎつけているかどうか評価し,最終補綴物の調製を行うことは大切な工程である.理想とする咀嚼器にこぎつけていれば,その下顎運動の決定要素をそのまま咬合器へインプットして最終補綴物を作製すればよいし,理想とする咀嚼器からかけ離れた場合は,もう一度,咬合調整を行うべきである.

また,理想とする咀嚼器に近い場合は,顎関節のリモデリングを期待して,下顎運動の決定要素を処方して,最終補綴物の作製に移行している.評価する方法として,筆者は,簡便・有用なDIRECT CHECK BITE TECHNIQUEを採用している.SHILLA II を

CASE 5-2：メカニカル切歯指導板を用い，正中矢状面を基準に真前方，左右対称の下顎運動を付与した咀嚼器再構築

[上顎最終義歯の人工歯排列，スプリント調製]

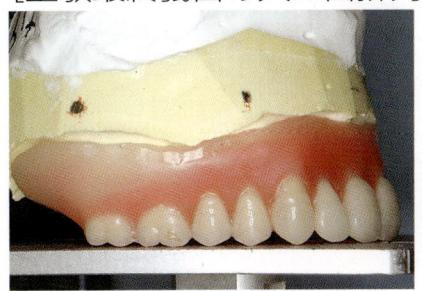

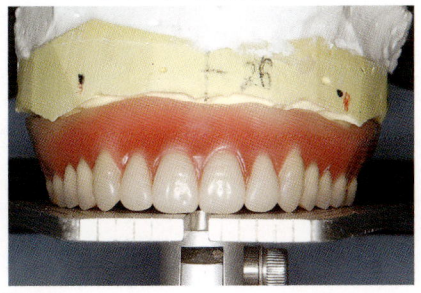

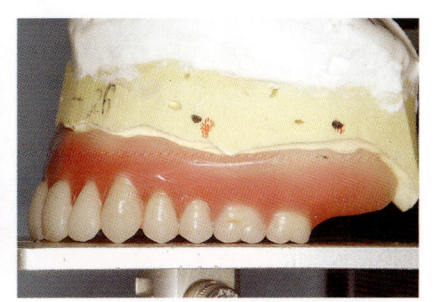

図2-16a～c　SHILLA IIを活用した人工歯排列.　　　　　　　　　　　　　図2-16a|図2-16b|図2-16c

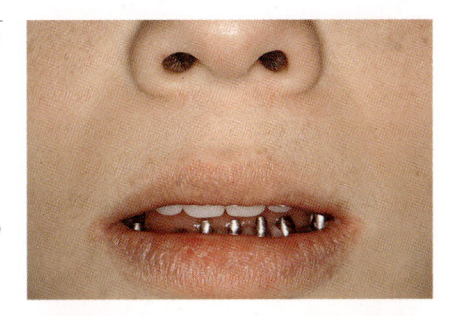

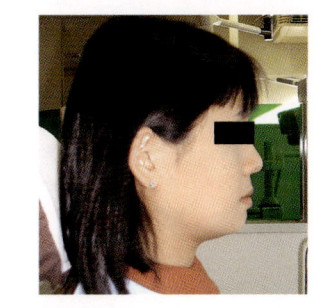

図2-17a|図2-17b

図2-17a　上顎咬合平面の前方通過点の確認.
図2-17b　上顎最終義歯試適時の側貌.

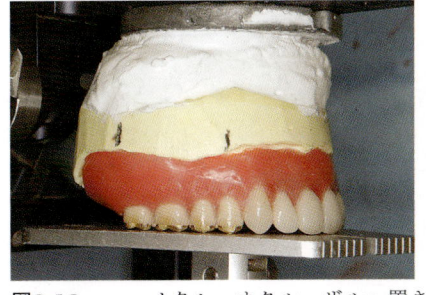

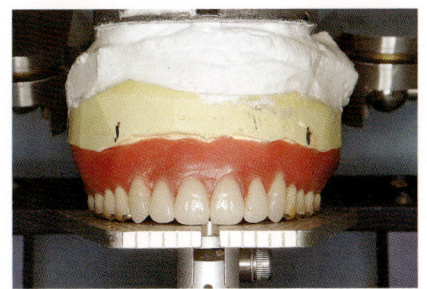

図2-18a～c　メタル・オクルーザルへ置き換える.　　　　　　　　　　　　図2-18a|図2-18b|図2-18c

表2-2　Occlusal Prescription

	右側	左側
前方矢状顆路角	20°	20°
平衡側側方顆路角	10°	10°
作業側側方顆路角	0°	0°

メカニカル切歯指導板の矢状傾斜度	側翼角（右側）	側翼角（左側）
25°	10°	10°

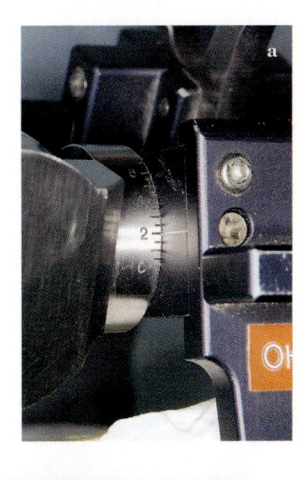

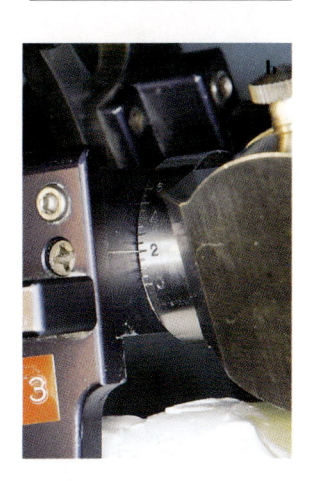

図2-19a,b　処方した前方顆路角.

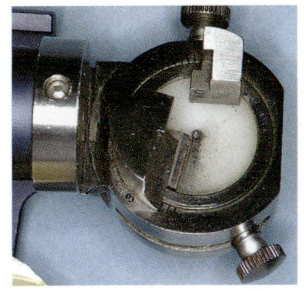

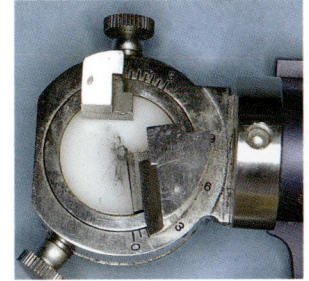

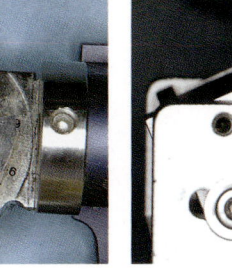

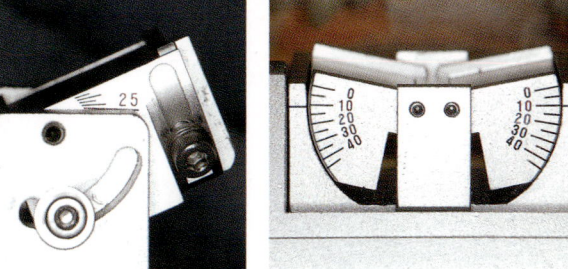

図2-19c,d　処方した作業側水平顆路角と平衡側水平顆路角.　図2-19e,f　処方した切歯路角.

SHILLA SYSTEMの概念とその臨床活用

Chapter 5
全顎補綴

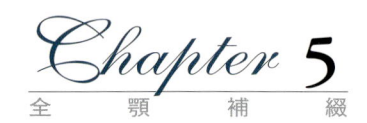

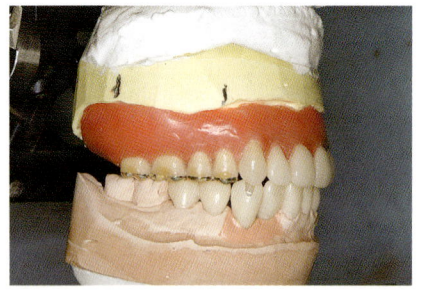

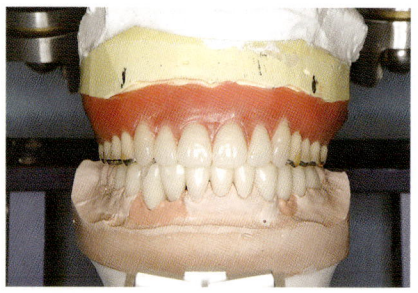

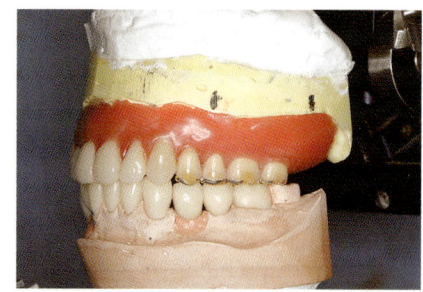

図2-20a〜c 左右同値の顆路角，切歯路角を処方したスプリント．

図2-20a 図2-20b 図2-20c

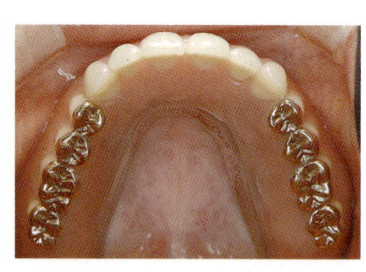

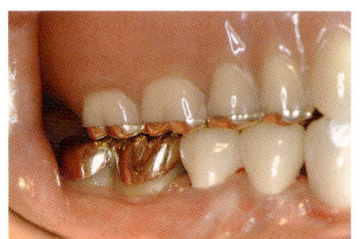

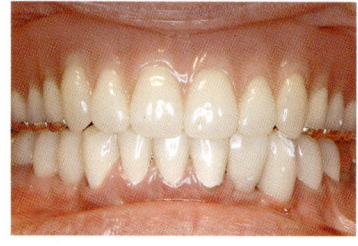

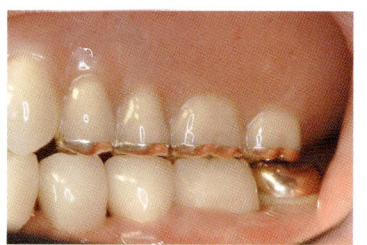

	図2-21d	
図2-21a	図2-21b	図2-21c
	図2-21e	

図2-21a〜e 装着した正中矢状面を基準とした最終義歯，下顎二次スプリント．

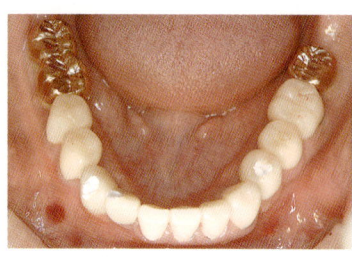

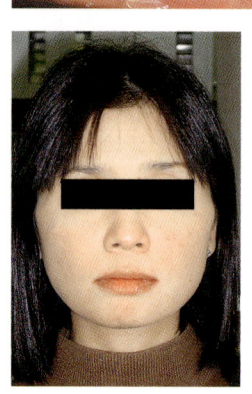

図2-21f 上顎最終義歯，下顎二次スプリント装着時の顔貌．

介して正中矢状面を基準に上顎模型を，下顎模型を咬頭嵌合位でチェック・バイト材を介して咬合器付着し，DIRECT CHECK BITE TECHNIQUE にて下顎運動の決定要素を測定，評価して，最終補綴物の作製に利用する（図2-22,23）．

[顆路角，切歯路角の測定]

咬合器の下顎運動の決定要素を測定した（図2-24,25）．

測定値は表2-3のとおりであった．前方運動におけるインサイザル・ピンの位置も若干右側に位置していた（図2-25j）．このことにより，下顎は正中矢状面を基準に真前方，左右対称に移動していないことがわかった．

[顆路角，切歯路角の処方]

測定の結果を受け，下顎運動の決定要素の平均値，測定値を参考に，真前方，左右対称な下顎運動ができるように左右同値の顆路角，切歯路角を処方する．

今回は，表2-4に示した値に咬合処方して最終補綴物を作製した（図2-26,27）．

278　SHILLA SYSTEM の概念とその臨床活用

CASE 5-2：メカニカル切歯指導板を用い，正中矢状面を基準に真前方，左右対称の下顎運動を付与した咀嚼器再構築

STEP 6　スプリント効果の評価，咬合処方

[チェック・バイト記録の採得]

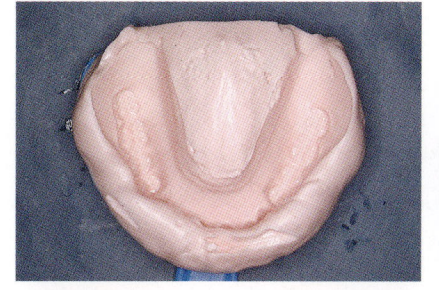

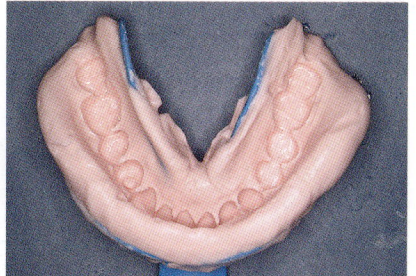

図2-22a,b　チェック・バイト記録を採得するための印象採得．

図2-23a～d　記録を採得する顎位．

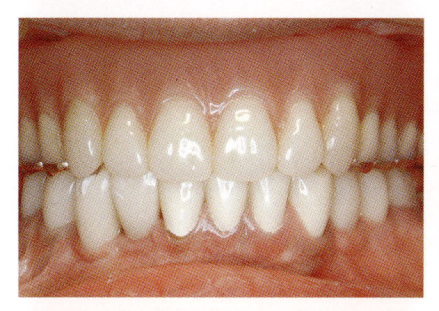

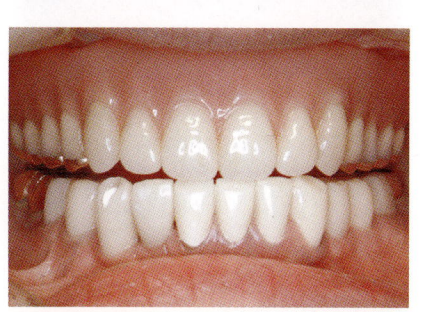

図2-23a　中心咬合位．
図2-23b　前方位．
図2-23c　右側方位．
図2-23d　左側方位．

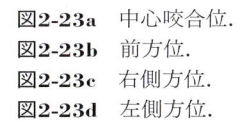

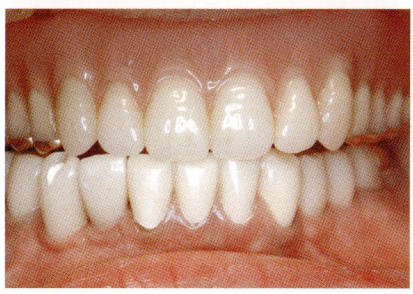

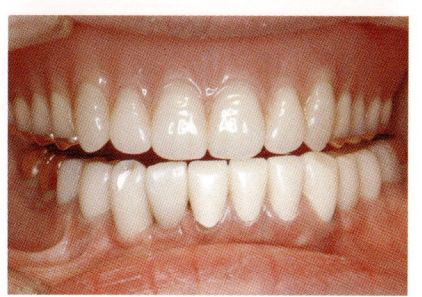

[顆路角，切歯路角の測定と処方]

図2-24　SHILLA Ⅱを活用した正中矢状面を基準とする上顎模型付着，中心咬合位での下顎模型付着を行い，こぎつけた中心咬合位がチェック・バイト記録の出発点になる．

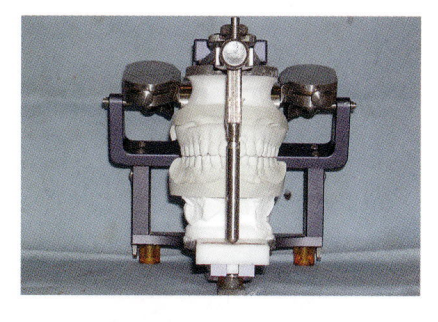

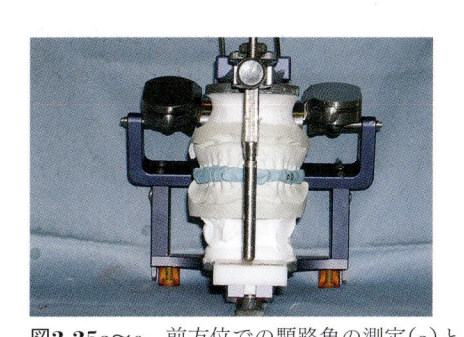

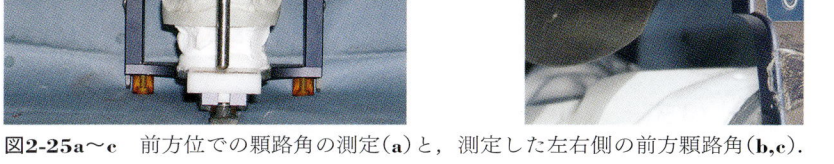

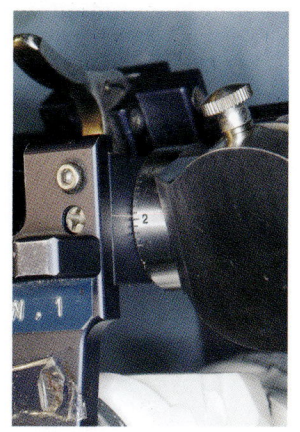

図2-25a～c　前方位での顆路角の測定(a)と，測定した左右側の前方顆路角(b,c)．

SHILLA SYSTEM の概念とその臨床活用

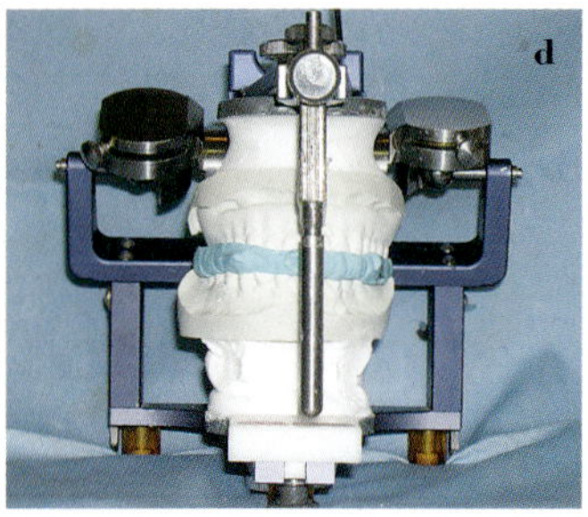

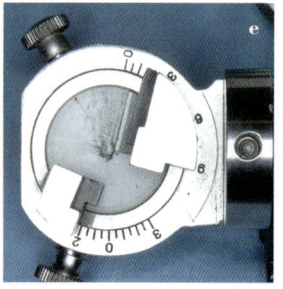

Chapter 5
全顎補綴

図2-25d,e 作業側水平顆路角および平衡側水平顆路角の測定（d）と，測定結果（e）．左右両側でそれぞれ行う．

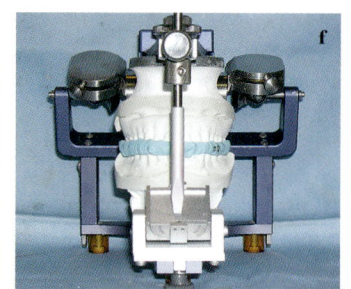

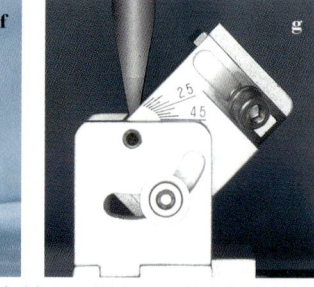

図2-25f,g 前方切歯路角の測定（f）と，測定した前方切歯路角（g）．

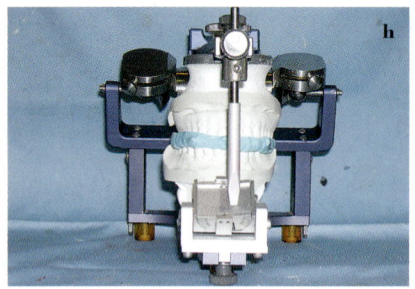

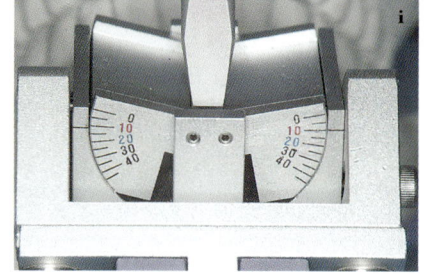

図2-25h,i 左側側翼角の測定（左側）と，測定した左右側方切歯路角．右側でも同様に測定を行う．

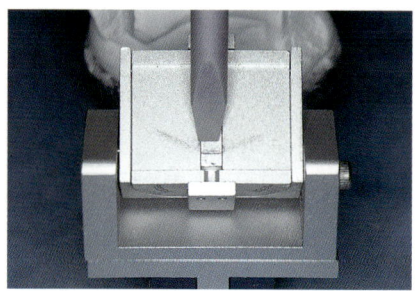

図2-25j 下顎の前方運動は真前方ではなく，左前方に移動している．

表2-3 Measuring the Inclination of Condylar and Incisal Path

	右側	左側
前方矢状顆路角	32°	23°
平衡側側方顆路角	20°	27°
作業側側方顆路角	前外側22°	前外側10°

メカニカル切歯指導板の矢状傾斜度	側翼角（右側）	側翼角（左側）
45°	11°	10°

表2-4 Occlusal Prescription

	右側	左側
前方矢状顆路角	30°	30°
平衡側側方顆路角	12°	12°
作業側側方顆路角	前外側10°	前外側10°

メカニカル切歯指導板の矢状傾斜度	側翼角（右側）	側翼角（左側）
45°	11°	11°

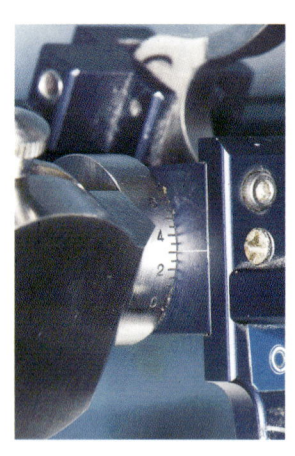

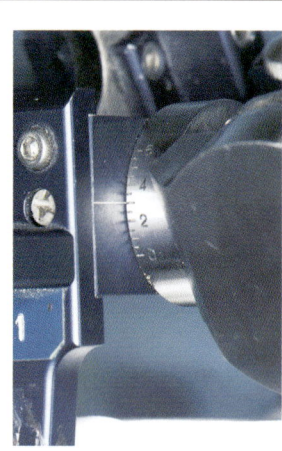

図2-26a 図2-26b 図2-26c 図2-26d

図2-26a,b 処方した前方顆路角．
図2-26c,d 処方した作業側水平顆路角および平衡側水平顆路角．

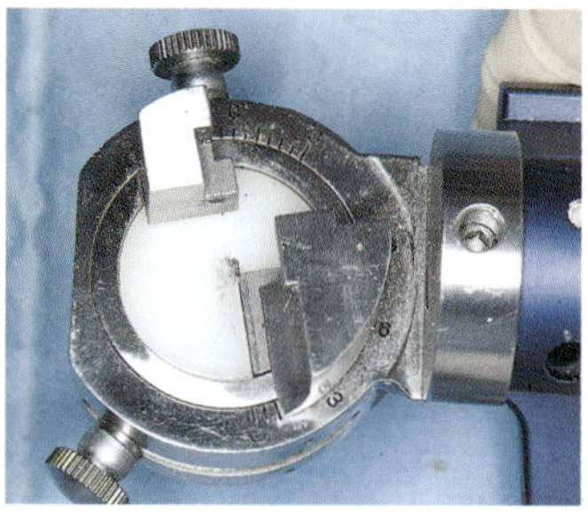

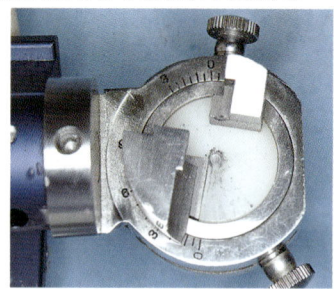

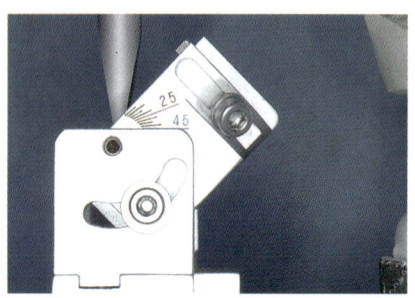

図2-26e 処方した前方切歯路角． 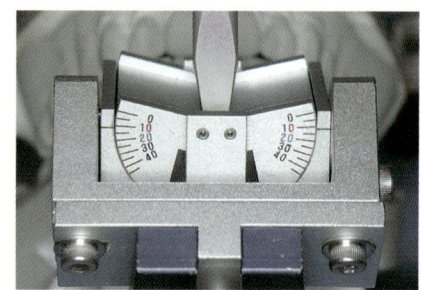　　図2-26f 処方した左右側翼角． 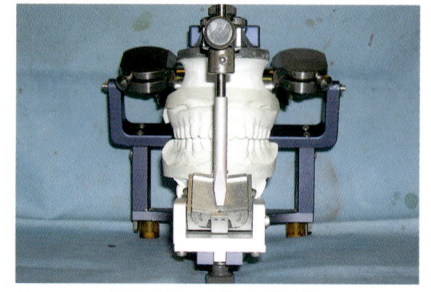　　図2-27 咬合処方された咬合器．

CASE 5-2：メカニカル切歯指導板を用い，正中矢状面を基準に真前方，左右対称の下顎運動を付与した咀嚼器再構築

STEP 7　下顎最終補綴物作製

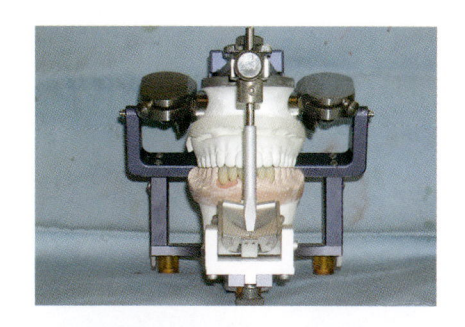

図2-28　最終調整のため，下顎前歯部の印象採得を行う．

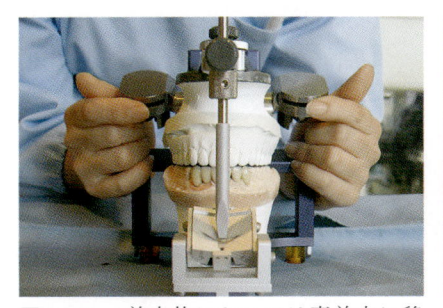

図2-29a　前方位においては真前方に移動できるファセットを調整した．

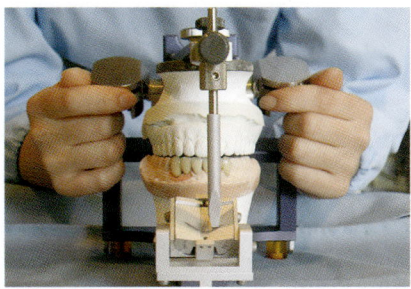

図2-29b　右側方位は左側方位と左右対称に移動できるファセットを調整した．

図2-29c　左側方位は右側方位と左右対称に移動できるファセットを調整した．

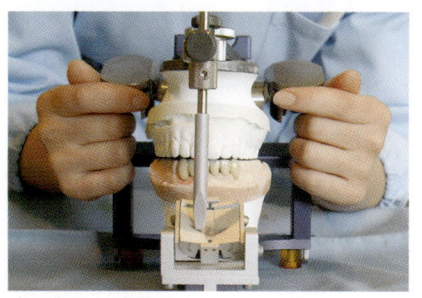

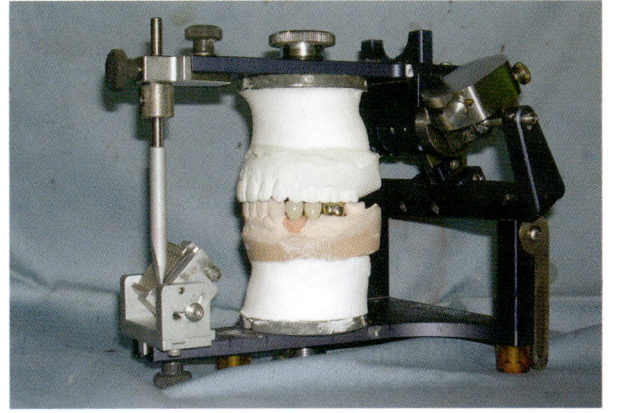

図2-30a,b　下顎臼歯部の最終補綴物．

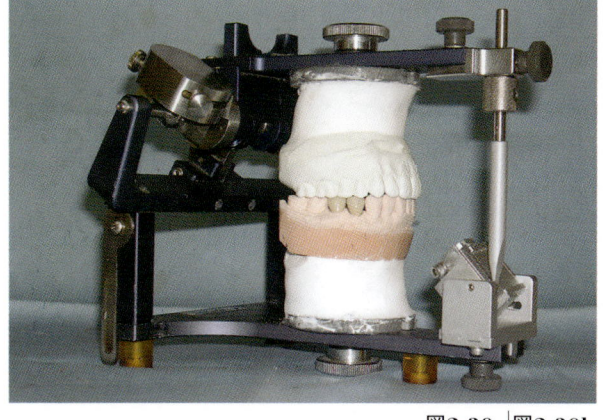

図2-30a｜図2-30b

■ STEP 7／下顎最終補綴物作製

　下顎最終補綴物は，下顎模型をチェック・バイト材を介して咬頭嵌合位で咬合器付着を行い，処方した顆路，切歯路で犬歯誘導を付与して，前歯部，左側臼歯部，右側臼歯部に分けて作製・調整し，装着した（図2-28〜30）．

■ GOAL／メインテナンス

　最終補綴物を装着12か月後．患者はメインテナンスにも応じ機能的にも審美的にも満足しているようすであった（図2-31）．

まとめ

　下顎運動は，ファセットにしたがった運動であり，健全な習慣性咬合・咬交位をもつ場合はそのものを，障害がある場合には，それぞれの問題を解決し，健全な習慣性咬合・咬交位を確立した後に，その状態を咬合器に記録し補綴物を調製することが必要になる．それゆえ，スプリント治療によってたどりついた習慣性咬合・咬交位の評価は，最終補綴物を作製する上で必ず行う必要がある．

Chapter 5
全顎補綴

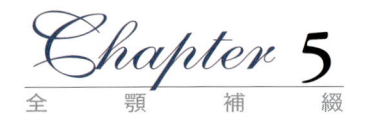

GOAL ▶ メインテナンス

［術後］

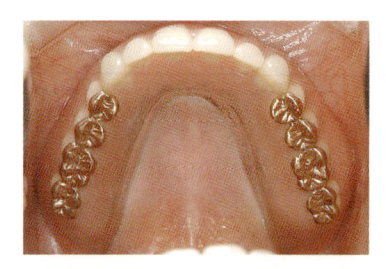

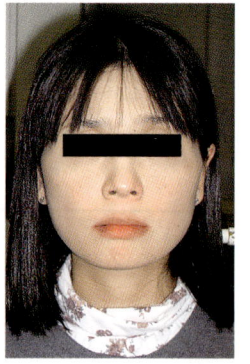

図2-31a 上下顎最終補綴物装着時顔貌.

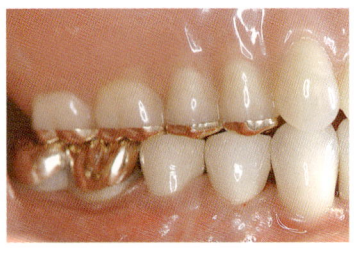

	図2-31e	
図2-31b	図2-31c	図2-31d
	図2-31f	

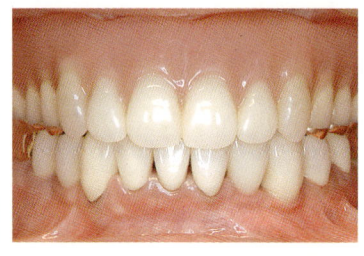

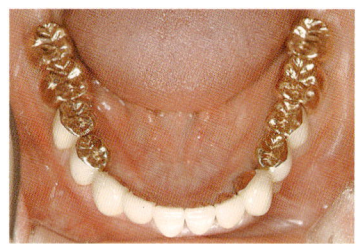

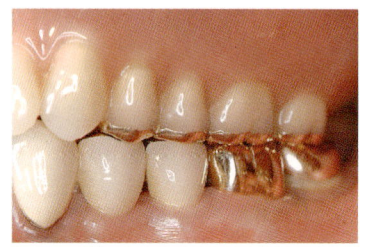

図2-31b～f 最終補綴物装着時の口腔内所見.

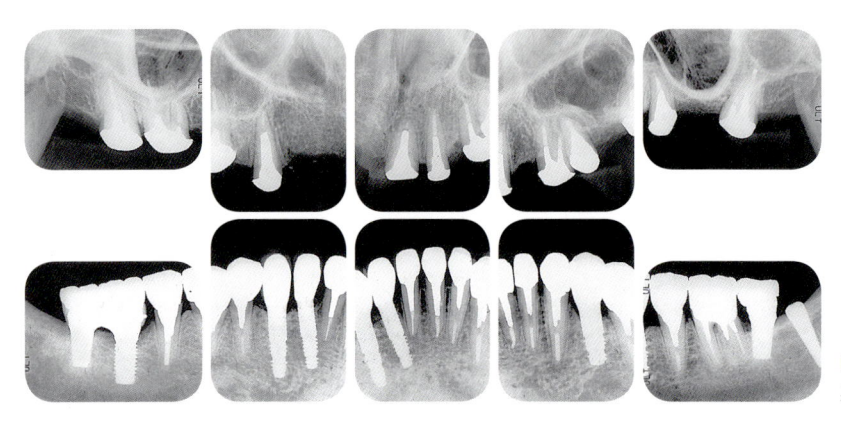

図2-31g 最終補綴物装着時のエックス線写真.

　SHILLA SYSTEM は正中矢状面を基準とするため，結果として五つの軸を具現化でき，正中矢状面に対して左右対称な歯列，左右同傾斜を有する咬合平面かどうか，下顎位変位の有無などの診査・診断，また下顎運動を評価する場合には，顔面上部機構の正中矢状面に対して顔面下部機構の正中矢状面が真前方に移動でき，顔面上部機構の正中矢状面に対して顔面下部機構の正中矢状面が三次元的に左右対称に移動できるか否かの診査・診断が可能となり，具現化された五つの軸を活用し，理想とする咀嚼器の再構築をシステマティックに遂行することができる.

Chapter 5 全顎補綴

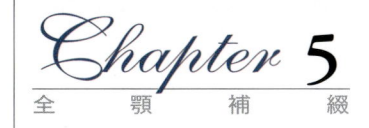

CASE 5-3 セントリックストップの確保により咬合改善を行った症例

藤井万弘
原　俊哉

「咬めない，前歯が見えない」という主訴で来院された症例である．

左右臼歯部が互い違いに欠損しており，欠損部対合歯は挺出し，粘膜面と接するほどである．臼歯部セントリックストップはなく，この状態で長期にわたり放置していた代償は大きく，前歯部が激しく咬耗している．前歯が咬耗し下顎前突気味であるため，反対咬合を呈しているような顔貌に見える（図3-a）．また，笑ってもほとんど前歯が見えない状態である（図3-b）．とはいえヒトの咀嚼はネズミやビーバーのようにはいかないので，患者は前歯部だけの食事にいささか疲れ果て，当院へ来院したようすにもみられた（図3-c〜g）．

治療の流れ

本症例におけるSHILLA SYSTEMの最大の利点は，最初の段階で模型分析を行い，最終補綴物の咬合平面通過位置を具現化できる点にある．このため，従来のように，抜髄しなければテンポラリー・デンチャーが入らない，メタルコアの高さが低すぎたなどのトラブルが一切なく，すべて有髄のまま補綴できた．

■START／診査・診断，治療計画
［SHILLA II への付着］

挺出歯があるため，今回は12mmのバーを使用してSHILLA II へ付着する（図3-j〜l）．

7］は粘膜ギリギリまで挺出している（図3-m）．67］は骨も一緒に挺出しており，下顎は対合歯が欠損してからかなりの年月が経過していると思われる（図3-o）．

治療の流れ

START	診査・診断，治療計画
STEP 1	プロビジョナル・レストレーション作製
STEP 2	プロビジョナル・レストレーション装着
STEP 3	MTMを伴う下顎左偏位の修正
STEP 4	挺出歯の削合
STEP 5	最終補綴物作製
GOAL	メインテナンス

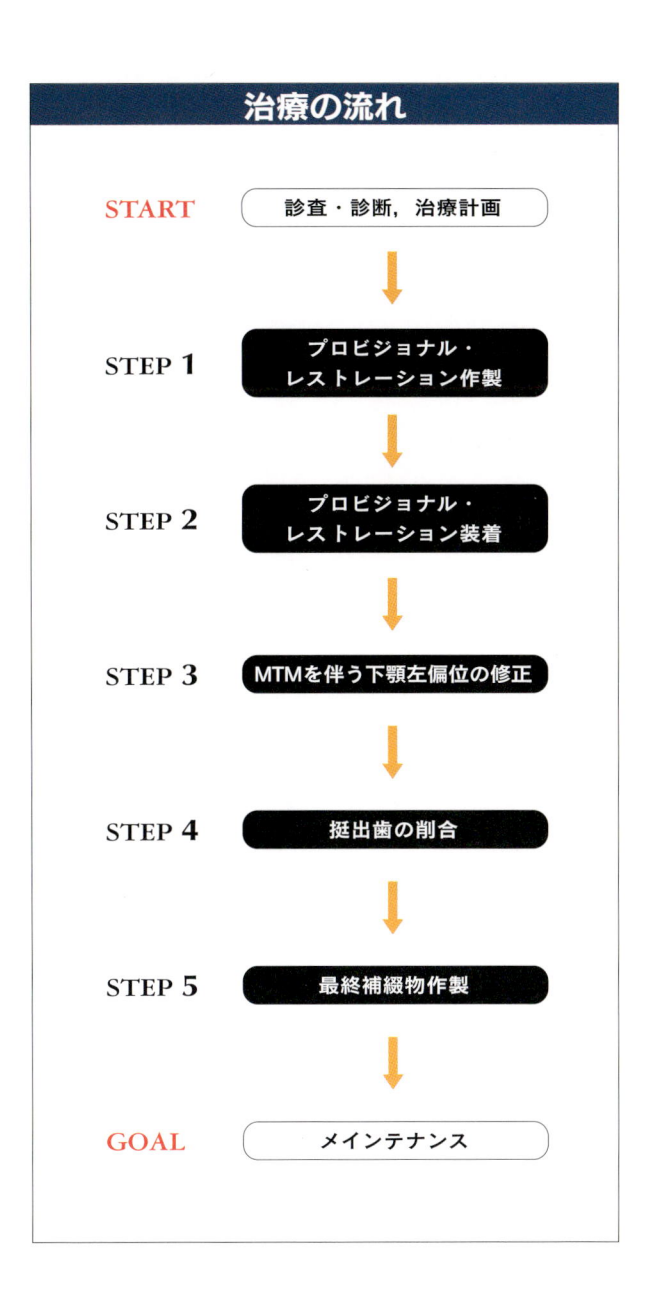

［ゴシック・アーチによる咬合採得］

SHILLA II 上でゴシック・アーチ・トレーシングが可能な量のバイトを上げ，ゴシック・アーチ・ト

Chapter 5
全顎補綴

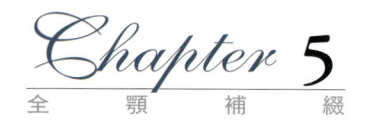

START 診査・診断，治療計画

初診：1999年12月14日
氏名：○田○代
性別：女性
年齢：62歳
既往歴：
全身状態：極度の肩こり，週に一度の割合で片頭痛

主訴：咬めない，前歯が見えない．

・残存歯：7 6 5　　3 2 1 | 1 2 3 4
　　　　　5 4 3 2 1 | 1 2 3 4 5 6 7
・補綴物：3│3
　　　　　　│6 7
・失活歯：│5 6
・欠損歯：　　　4│5 6 7
　　　　　7 6　　│

[術前]

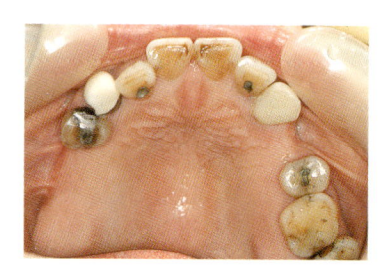

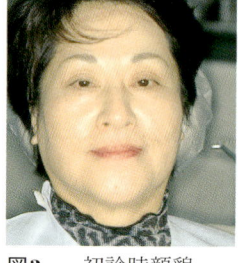

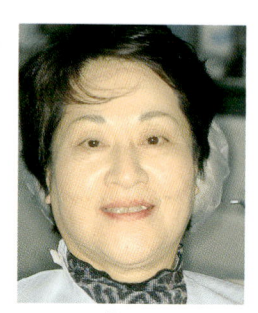

図3-a　初診時顔貌．
図3-b　笑ってもほとんど前歯が見えない状態である．

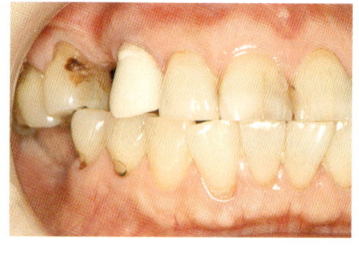

図3-f	
図3-c	図3-d	図3-e
図3-g	

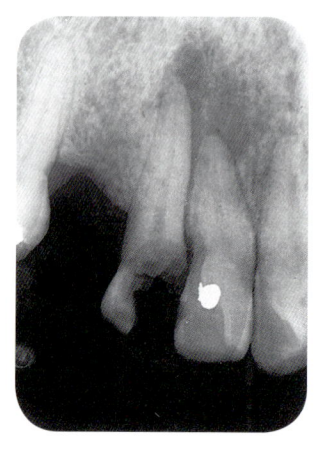

図3-c〜g　初診時の口腔内．

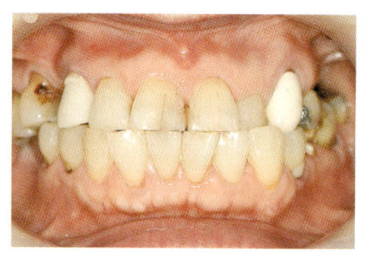

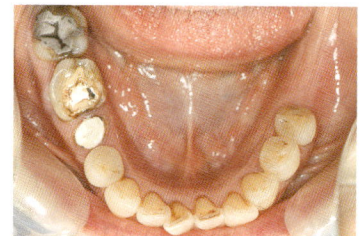

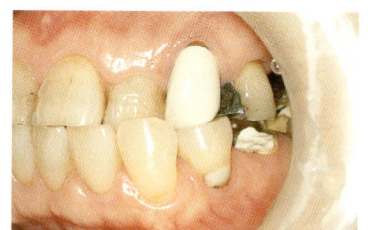

図3-h │ 図3-i

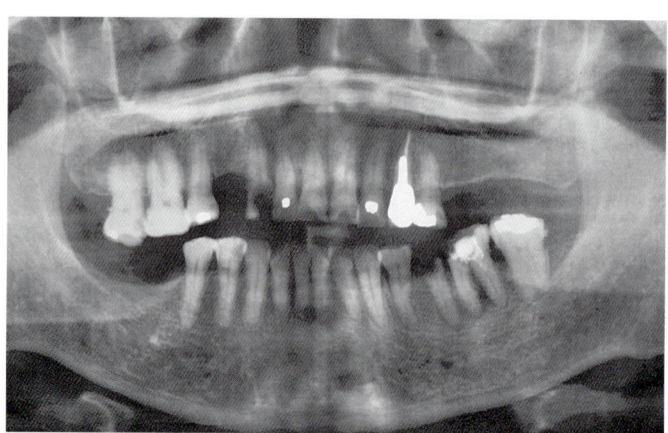

図3-h　初診時のエックス線写真．│3に根尖病巣が認められた．
図3-i　初診時のパノラマ．

284　　　　SHILLA SYSTEMの概念とその臨床活用

CASE 5-3：セントリックストップの確保により咬合改善を行った症例

[咬合器への付着]

図3-j	
図3-k	図3-l

図3-j～l 本症例のように挺出歯が存在する有歯顎症例や，無歯顎でも上顎歯槽結節に挺出が認められる場合には，SHILLA II の高さを54mmで活用すると挺出部が54mm以下にきて先に衝突してしまうため，上顎模型を支持することが不可能となる．このような症例では，SHILLA II の高さを49mmの高さに5mm下げた状態で，前方における咬合平面通過位置がSHILLA II の盤の高さを調節するとともに，水平基準点支持バーも12mmの高さのバーを活用する方法をとる．

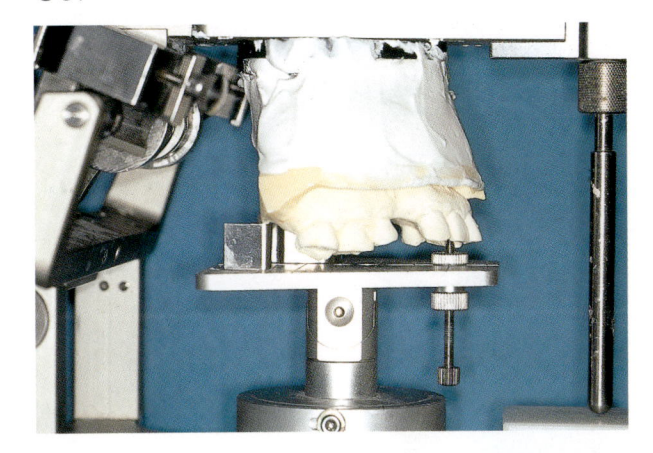

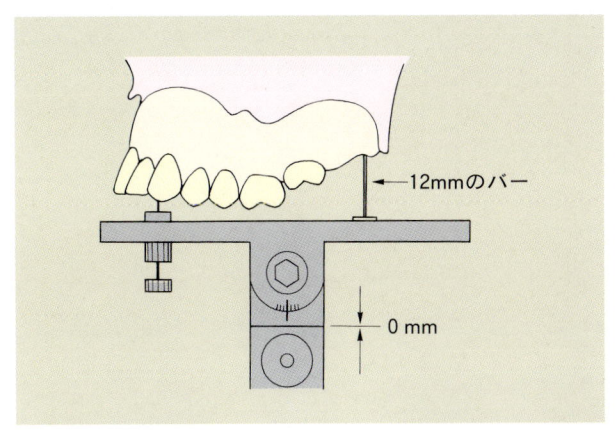

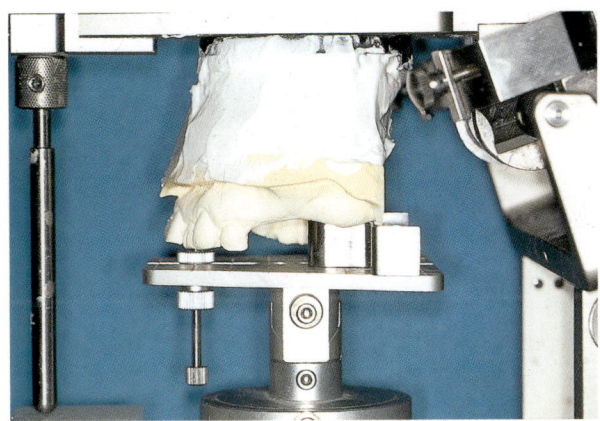

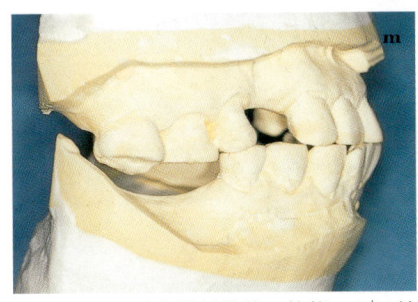

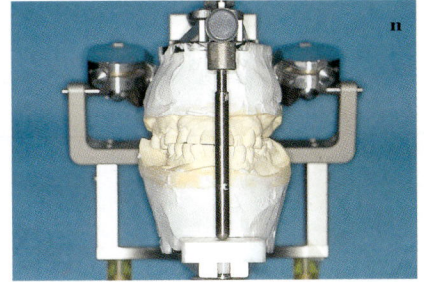

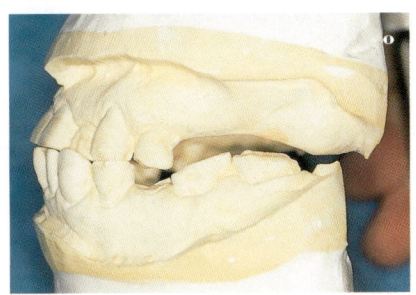

12mmのバー
0 mm

図3-m～o 咬合器付着後の状態．7̄|は粘膜ぎりぎりまで挺出している(**m**)．|6̄ 7̄は骨も一緒に挺出している．上顎が欠損してからかなりの年月が経過していると思われる(**o**)．

[ゴシック・アーチによる咬合採得]

図3-p	図3-q

図3-p ゴシック・アーチ・トレーシング後，きれいにアペックスが描記されている．TMJに機能的異常がないことがうかがえる．

図3-q ブルームースにて咬合採得．

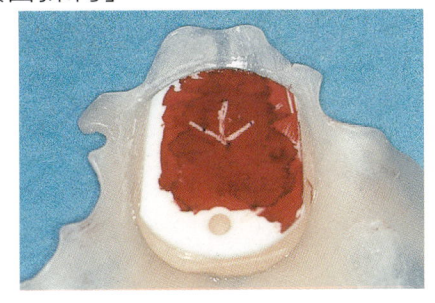

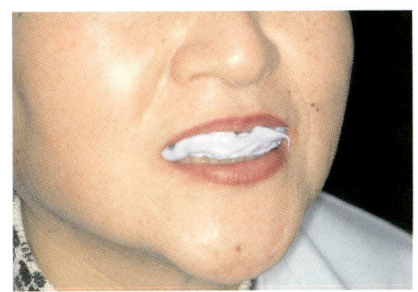

〔治療計画〕

- 抜歯なし，抜髄なし
- プロビジョナル・レストレーション：$\frac{5\ 3\quad\ 4}{5\quad\quad 5}$
- MTM：$|\underline{2}$
- 歯内療法：$\frac{3|3}{\ \ |5\ 6}$
- 補綴物：$\frac{7\quad\ |\ 7}{6\quad\ |5}$

SHILLA SYSTEM の概念とその臨床活用

Chapter 5 全顎補綴

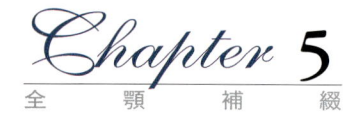

STEP 1　プロビジョナル・レストレーション作製

図3-1〜3　採得した咬合に基づき，プロビジョナル・レストレーションを作製する．

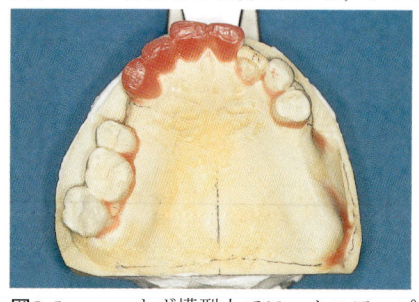

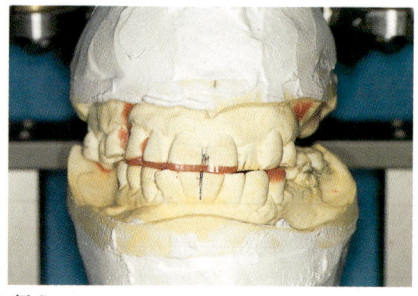

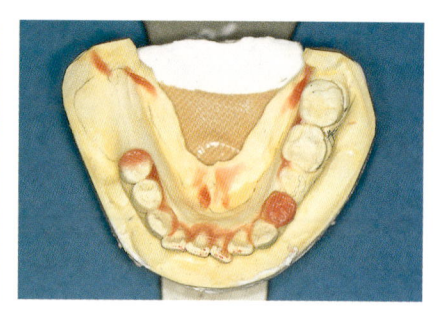

図3-1a〜c　まず模型上でワックスアップを行う．

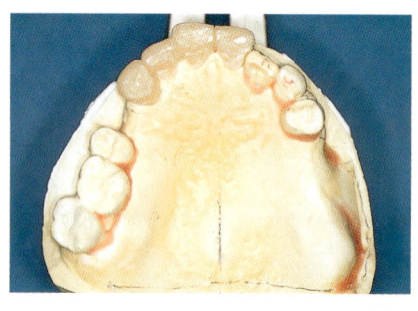

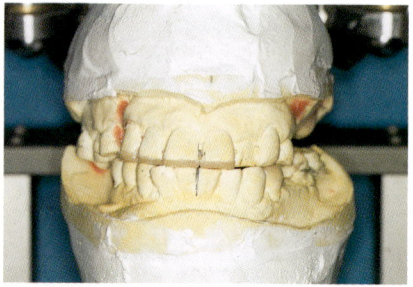

図3-2a｜図3-2b
図3-2c｜図3-2d

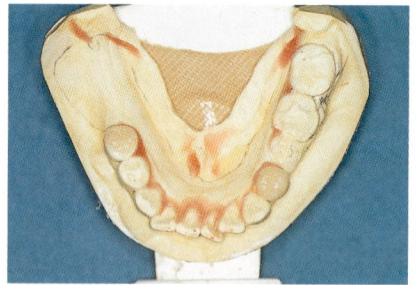

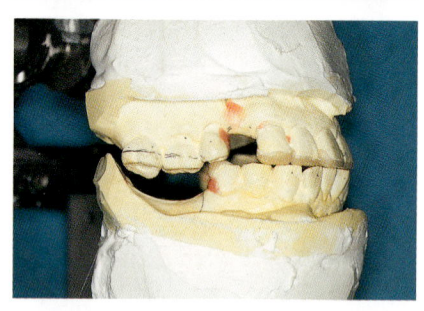

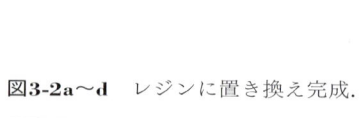

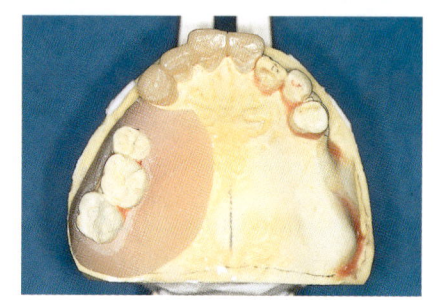

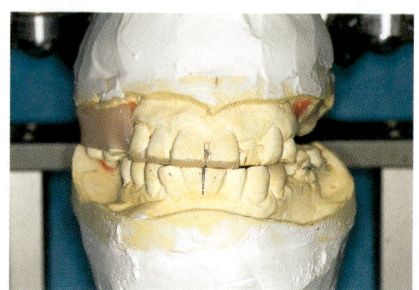

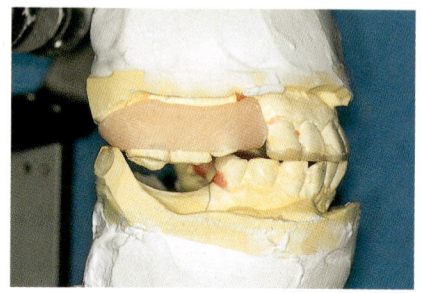

図3-2a〜d　レジンに置き換え完成．

図3-3a〜c　同時に，挺出歯削合用のレジンステントもこの時点で作製しておく．

レーシングを行う．ゴシック・アーチ・トレーシング後，きれいにアペックスが描記されていることがわかる（図3-p）．TMJ に機能的異常がないことがうかがえる．その後，ブルームースを用いて咬合採得を行った（図3-q）．

■ STEP 1／プロビジョナル・レストレーション作製

SHILLA SYSTEM による模型分析の結果，約2 mm のバイトアップ，MTM を用いた $\underline{2|}$ の下顎左偏位の修正，挺出歯 $\frac{7\ 6|}{|6\ 7}$ の削合を行うこととした．

採得した咬合に基づき，プロビジョナル・レストレーション（レジンシェル）を作製する．まず，模型上でワックスアップを行い（図3-1），レジンに置き換え完成した（図3-2）．同時に挺出歯削合用のレジンステントもこの時点で作製しておく（図3-3）．

■ STEP 2／プロビジョナル・レストレーション装着

MTM により $\underline{2|}$ のロックを解除し，右偏位を修正

CASE 5-3：セントリックストップの確保により咬合改善を行った症例

STEP 2　プロビジョナル・レストレーション装着

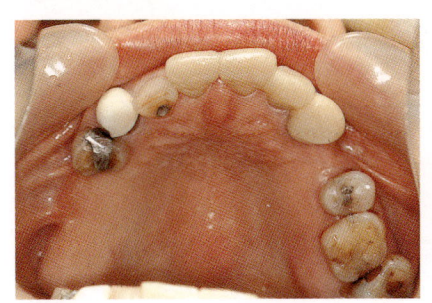

図3-4a　レジンシェルの試適. 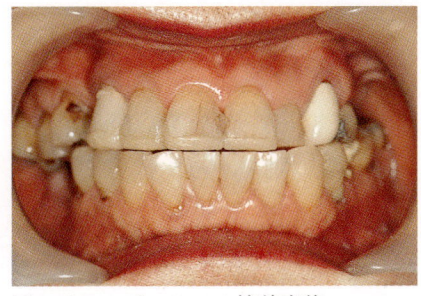　　図3-4b　レジンシェル接着直後. 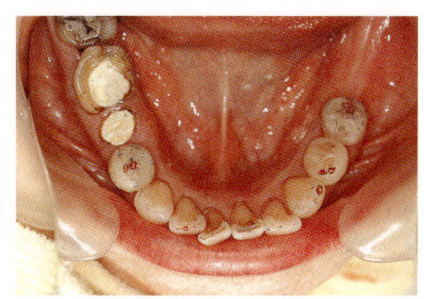　　図3-4c　咬合調整中の口腔内.

する予定であるため，あらかじめ|2の切端をジャンプしやすいように削合してから，シェルをスーパーボンドにて接着する(図3-4).

また，この時点で4┼5までがきちんと咬合し，臼歯部セントリックストップも小臼歯部まで回復したため，患者の「奥歯で咬めない」という主訴の改善が行われた(図3-4c).

治療後，患者が
「先生！何年か振りに奥歯で物が咬めました．食事が楽しいし，おいしいです．ありがとうございます．」
と話してくれた．まさに歯科医冥利に尽きる瞬間であった．

■ STEP 3／MTMを伴う下顎左偏位の修正
[歯内療法]

|3の根尖部に小さな病巣が認められたため(図3-h)，補綴治療前に歯内療法を行った．

通法通り根管長測定を行い(図3-5a)，形成拡大終了時に根管充填(オピアンキャリアー法)を行った(図3-5b)．この時点ですでに病巣の縮小を確認できたため，早速次のステップへ進み，メタルコアを装着する．コア装着直後のエックス線上で，ほぼ病巣の消失を確認できた(予後良好)(図3-5c).

[MTM]

治療のスタートは歯内療法と同時期である．術前の状態では，|2が舌側に転位していた(図3-6a)．ブラケットを装着した，MTM開始時の口腔内を図3-6bに示す．

ブラケット装着開始より2週目，|2は切端咬合付近まで移動した(図3-6c)．その後約1週で，正常咬合で補綴可能な位置まで移動した(図3-6d)．左側にはすでに⑤④③にテンポラリー・クラウンが装着されている．

矯正治療後は固定を行うのが通法であるが，本症例ではあえて固定は行わなかった．なぜならば，図3-6eのように唇面にシェルを装着し，対合歯と咬ませておくことによって，また反対咬合に戻ってしまうことはあり得ないからである．

■ STEP 4／挺出歯の削合
[挺出歯の削合]

挺出歯の削合は，歯内療法およびMTMで患者が来院した際に，レジンステント(図3-3)を無麻酔で患者が疼痛を感じるところまで，2週に1回程度の割合で数回に分けて行った．削っては二次象牙質の形成を待ち，削っては待つといった具合である．

図3-7aは削合前の状態である．図3-7b,cの７６|を見ると，レジンステントを入れ，シャンファー形成用ダイヤモンドバーを横にして削った痕がはっきりと確認できる．図3-7dの時点で，SHILLA Ⅱによって具現化された咬合平面とほぼ一致したところまで削合が終わっている．

■ STEP 5／最終補綴物作製
[上下顎臼歯部]

補綴の順番は，左右上顎臼歯部を補綴し，上顎咬合平面が完成した時点で，下顎臼歯部→上顎前歯の順に行った．|3の根尖病巣も縮小し，経過も良好であるので，まず，⑤④③ブリッジより補綴を開始し

SHILLA SYSTEMの概念とその臨床活用

Chapter 5
全顎補綴

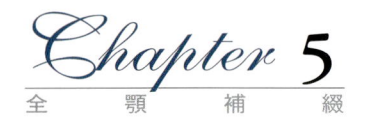

STEP 3　MTMを伴う下顎左偏位の修正

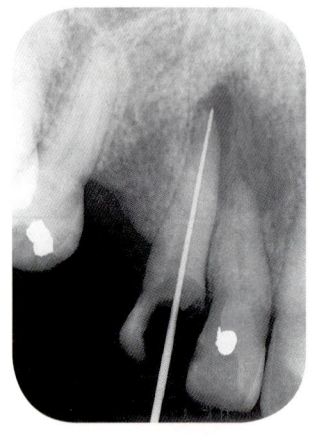

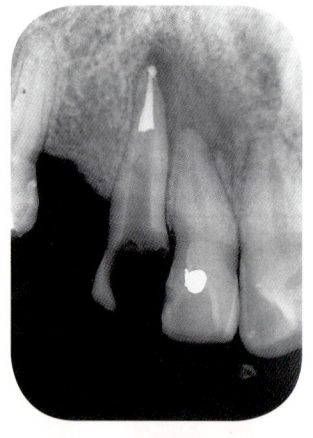

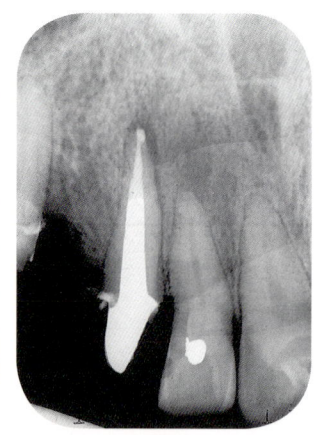

図3-5a｜図3-5b｜図3-5c

図3-5a　|3 のEMR.
図3-5b　|3 の根管充填.
図3-5c　|3 のメタルコア装着.

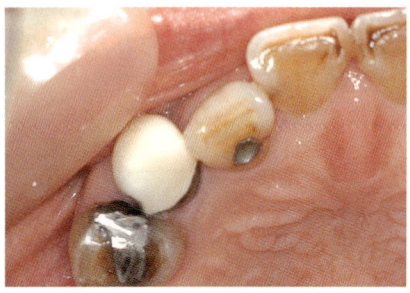

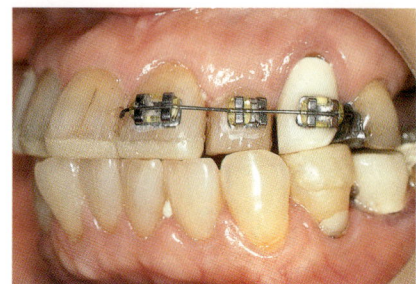

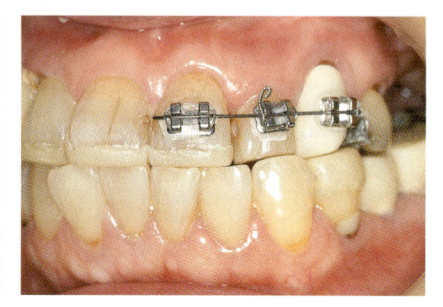

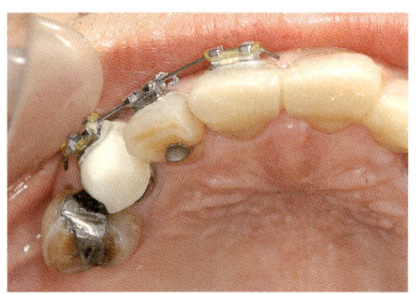

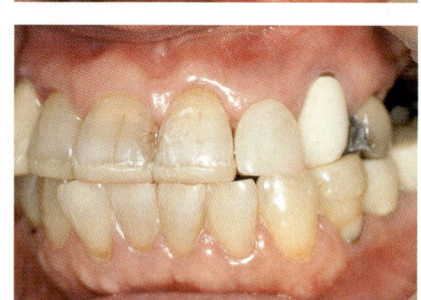

図3-6a｜図3-6b｜図3-6c
図3-6d｜図3-6e

図3-6a　|2 のMTM術前の状態.
図3-6b　MTM開始時.
図3-6c　MTM開始2週目.
図3-6d　MTM開始3週目.
図3-6e　唇面にプロビジョナル・レストレーション（レジンシェル）を装着.

た（図3-8a〜h）.

続いて|5 6 7 欠損部には，|3 がもともと無髄歯であったということも考慮し，|3 4 支台のキースライドリーゲルを用いた義歯を作製した（図3-9a〜c）．リーゲルによる補綴処置を行ったのは，リーゲルはコーヌスと違い，内外冠で維持力を発生させず，支台歯に優しいという利点を活かそうと考えたからである．

|5 6 に関しては，歯内療法終了後にメタルコアを入れ，あらかじめ具現化された咬合平面に合わせたテンポラリー・クラウンが装着されているが，|4 の一部と|7 に関しては削合が必要であるため，義歯装着前にステントを用い（図3-10），ある程度削合を行っておき，最終的な調整は義歯装着直後すべて下顎で行った．

二次象牙質の形成を待ちながらステントを用い，削合途中である 7 6| を除き，この時点で，上顎左右臼歯部の補綴が完了した．

続いて下顎臼歯部の補綴に入る．4 5 6 7| はすでに形成し，テンポラリー・クラウンが装着されている状態である（図3-11a,b）ので，後はマージンを最終仕上げして印象を行い，補綴物を作製し（図3-11c〜f），口腔内で試適調整し，仮着を行った（図3-11g,h）．

7 6| は当初上顎と同様に 5 4| 支台のリーゲルによる補綴処置を予定していたが，「下顎はなんとか固定式でやってほしい」という患者の強い希望により，長期の予後は期待できないことを説明し，納得された上で，不本意ながら 6 ⑤ ④| 延長ブリッジによる補綴処置を施した（図3-12）．

CASE 5-3：セントリックストップの確保により咬合改善を行った症例

STEP 4　挺出歯の削合

図3-7a｜図3-7b｜図3-7c

図3-7a　挺出歯削合前の状態．
図3-7b　挺出歯の削合後の状態．
図3-7c　唇面にプロビジョナル・レストレーション（レジンシェル）を装着．

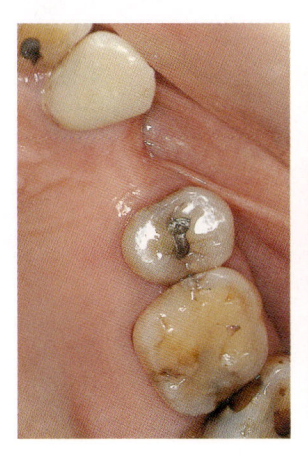

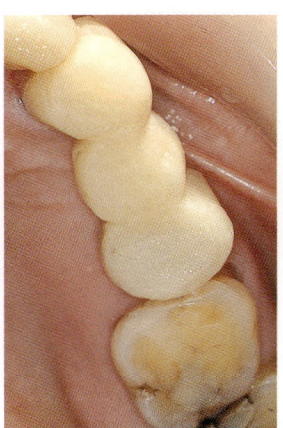

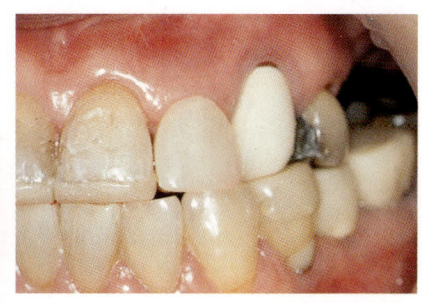

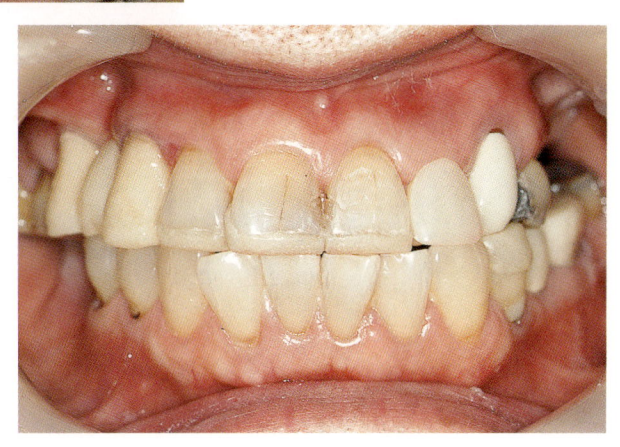

図3-7d　MTMおよび挺出歯の削合終了時．

［上顎前歯部］

　2+2に対して仮形成を行い，テンポラリー・クラウンを装着した（図3-13）．

　形成時，外形は形成したものの，切端部に関してはほとんどレジンシェルを削合したのみで，歯質の削合は行わずに済んだ．まさに，SHILLA SYSTEMのお陰であるといえよう．

　全顎の最終補綴を終えた時点で初診時の顔貌（図3-b）と比較してみると，その効果は一目瞭然，なんと別人のようになっているのが分かる（図3-14）．特に顔色を見ると，以前は白く，決して良いとは言えない状態だが，血色も良く健康そうな顔色になってきた（下顎偏位が修正されたことにより，オトガイ部のホクロの位置が移動した点にも注目）．

　歯軸の方向をそろえ最終仕上げを行い（図3-15a），印象採得を行う（図3-15b）．完成した補綴物2+2

（図3-16）を口腔内に装着した．その後7 6|を最終形成し（図3-17），補綴物を仮着したところ，7 6|はKey & Keywayを用いて連結固定を行った（図3-18）．

■ GOAL／メインテナンス

　図3-19は治療完了後の正面観である．術前（図3-a,b）と比べると劇的な変化を遂げている点に注目していただきたい．

［まとめ］

　本症例において特筆すべき点は，すでに無髄歯であった歯以外の歯内療法は一切行わなかったこと（便宜抜髄も含む），極度に挺出していた|7，|6 7に関してもSHILLA SYSTEMの使用と二次象牙質の形成を待ちながらの削合法により有髄のまま補綴で

Chapter 5
全顎補綴

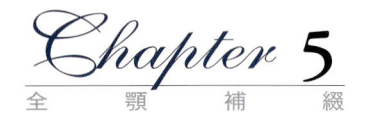

> **STEP 5** 最終補綴物作製

[上下顎臼歯部]

図3-8 ⑤④③ブリッジの最終補綴.

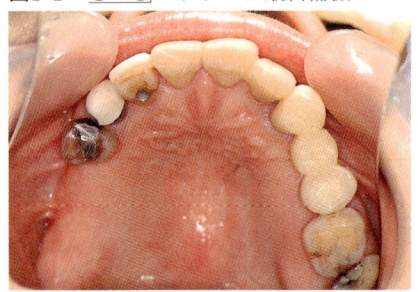

図3-8a テンポラリー・クラウンの状態.
図3-8b 形成終了時. 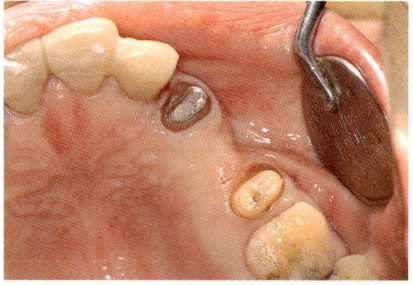
図3-8c 歯肉圧排時. 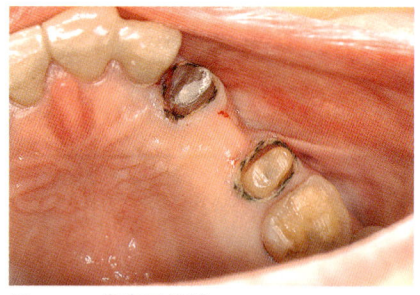
図3-8d 採得した印象面. 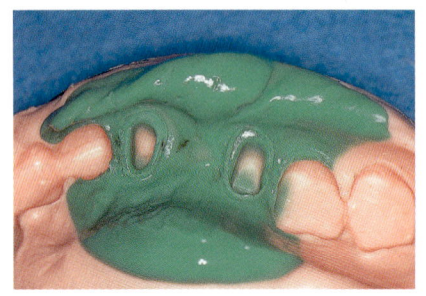
図3-8e 咬合採得時. 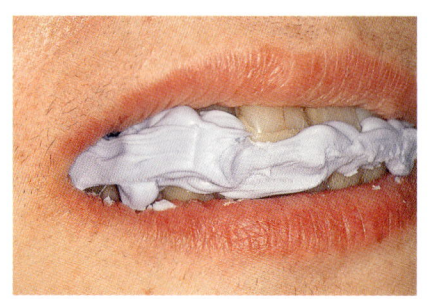
図3-8f 石膏模型面. 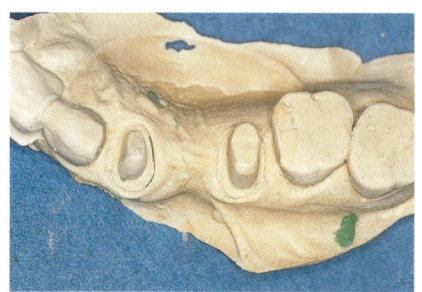
図3-8g,h 完成した⑤④③ブリッジの口腔内装着のようす. 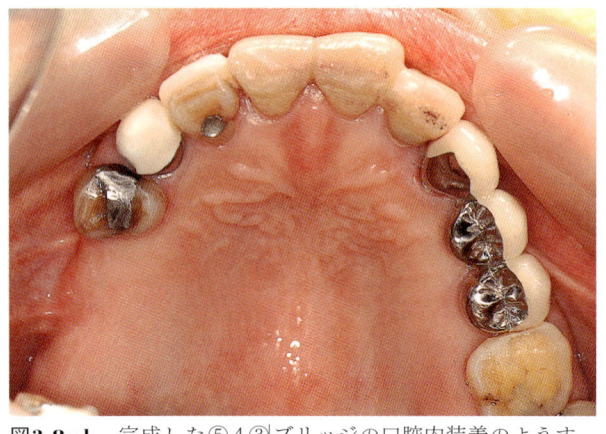 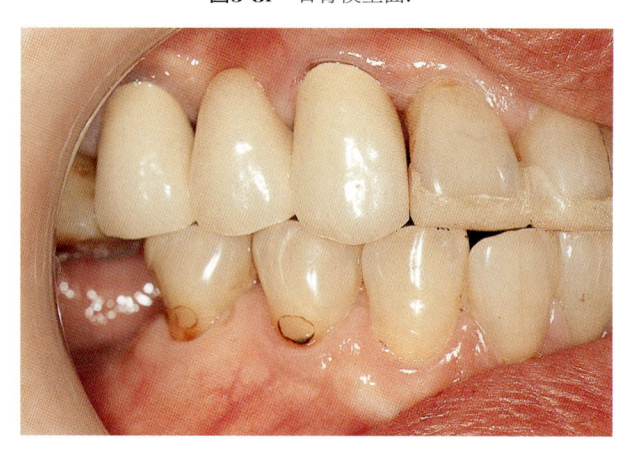

図3-9 |567欠損部には，|3がもともと無髄歯であったということも考慮し，|34支台のキースライドリーゲルを用いた義歯を作製した.

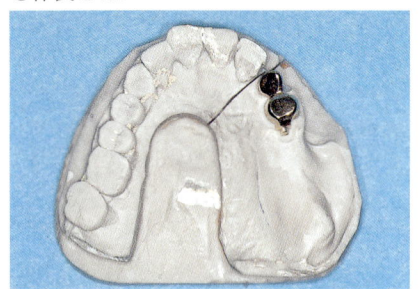

図3-9a キースライドリーゲル内冠.
図3-9b 完成義歯. 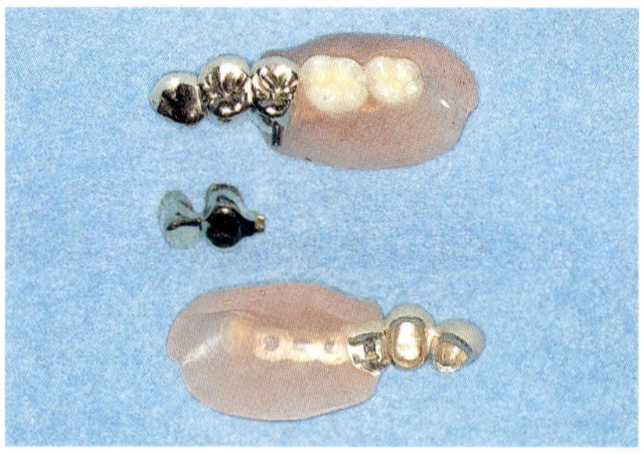
図3-9c 口腔内装着のようす. 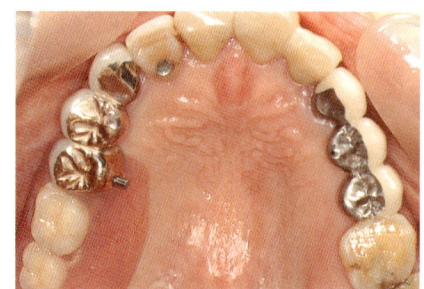

きたこと，残存歯数の減少（抜歯）もなく，すべての歯を保存できたという点である．さらには，プロビジョナルを装着してすぐに消失した「肩こり」，「片頭痛」といった全身状態の改善も含め，トータルバランスという意味での治療において成功例であろうと考える．治療計画を立てる上で，「咬めない」とい

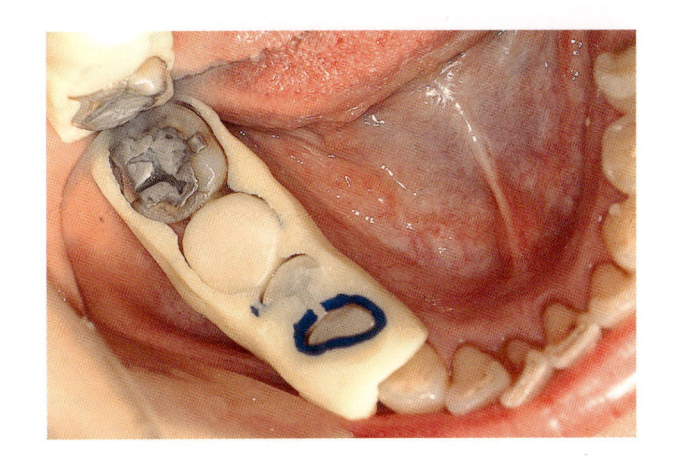

CASE 5-3：セントリックストップの確保により咬合改善を行った症例

図3-10 歯内療法終了後にメタルコアを入れ，あらかじめ具現化された咬合平面に合わせたテンポラリー・クラウンが装着されている．̄5 ̄6に関しては，̄4の一部と ̄7に関しては削合が必要であるため，義歯装着前にステントを用い，ある程度削合を行っておき，最終的な調整は義歯装着直後すべて下顎で行った．

図3-11a	図3-11b	図3-11c
図3-11d	図3-11e	図3-11f
	図3-11g	図3-11h

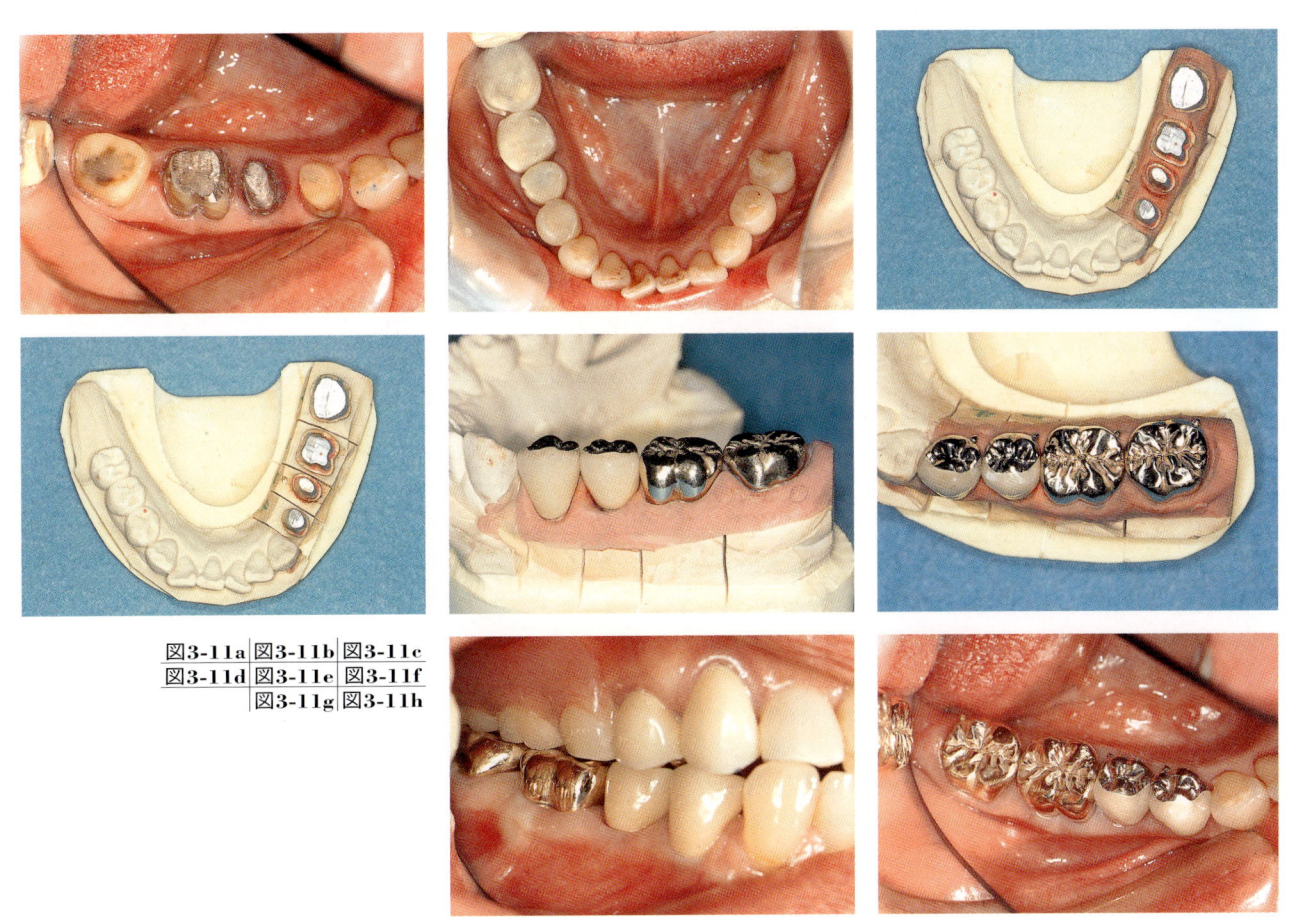

図3-11a,b ̄4 5 6 7はすでに形成し，テンポラリー・クラウンが装着されている状態である．
図3-11c〜f　マージンを最終仕上げして印象を行い，補綴物を作製する．
図3-11g,h　口腔内で試適調整し，仮着を行った．

| 図3-12a | 図3-12b |

図3-12a,b ̄7 ̄6は当初上顎と同様に ̄5 ̄4支台のリーゲルによる補綴処置を予定していたが，「下顎はなんとか固定式でやってほしい」という患者の強い希望により，長期の予後は期待できないことを説明し，納得された上で，不本意ながら ̄6⑤④延長ブリッジによる補綴処置を施した．

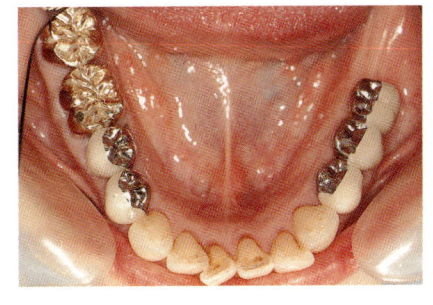

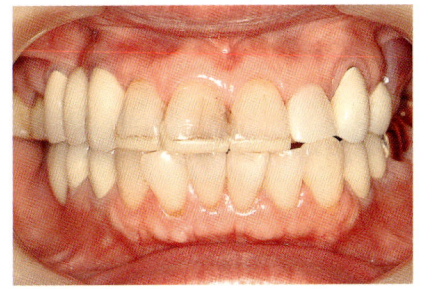

SHILLA SYSTEM の概念とその臨床活用

Chapter 5
全顎補綴

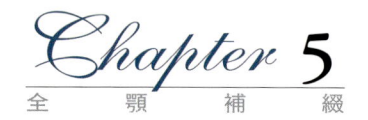

[上顎前歯部]

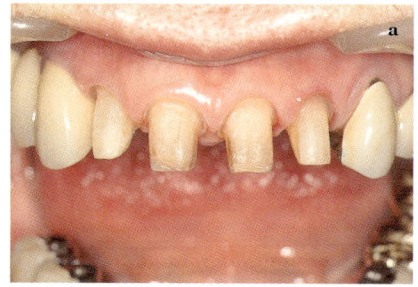

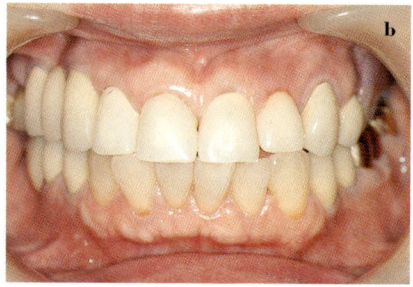

図3-13a,b 2+2 に対して仮形成を行い(a),テンポラリー・クラウンを装着した(b).外形は形成したものの,切端部に関してはほとんどレジンシェルを削合したのみで,歯質の削合は行わずに済んだ.

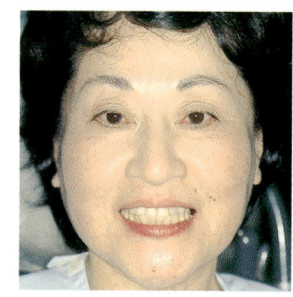

図3-14 最終補綴終了時の顔貌.初診時の顔貌(図3-b)と比較してみると,別人のようになっている.血色も良く健康そうである.下顎偏位が修正されたことにより,オトガイ部のホクロの位置が移動した点にも注目.

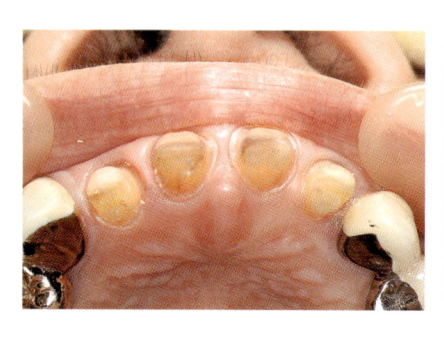

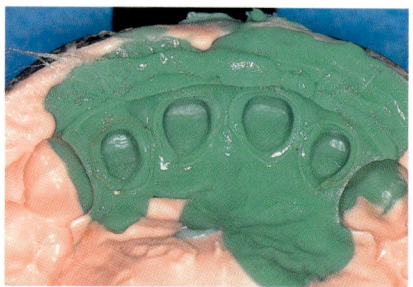

図3-15a | **図3-15b**

図3-15a,b 歯軸の方向をそろえ最終仕上げを行い(a),印象採得を行う(b).

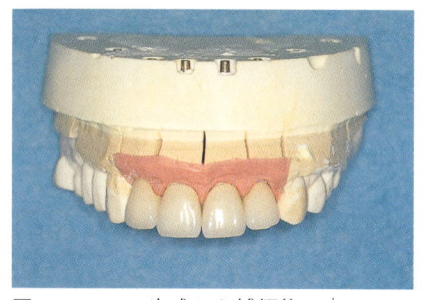

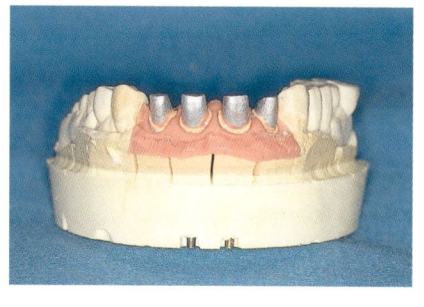

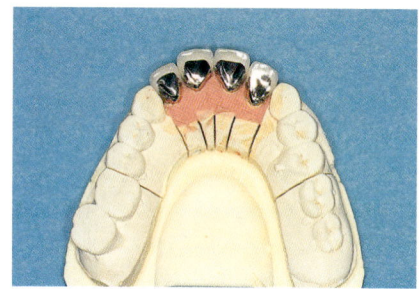

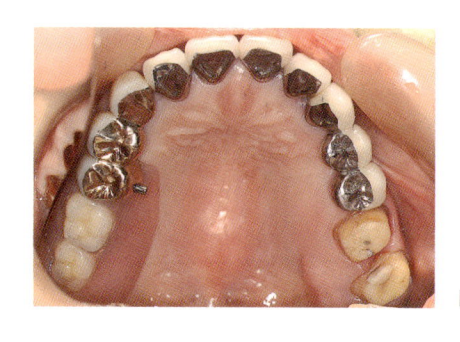

図3-16a〜c 完成した補綴物 2+2.

図3-17 7 6| の最終形成終了時.

う患者の主訴をまず第一に考え主訴の回復を最初に行ったことにより,患者は来院するたびごとに良くなっていくことを身をもって体験していくために,患者の全面協力が早期に得られ,エンド,MTMといったさまざまな治療がスムースに行えたことも成功の要因であろう.

患者の顔貌の変化は著しく,周囲の人から「少しやせた?」,「歯を治したの?」,「若返ったみたいね!」という言動があったことも,患者を励ます一つの要因ではなかっただろうか.

ある日の治療中,患者さんから「先生のところに来る予約の日が毎日毎日待ち遠しくて」という言葉

CASE 5-3：セントリックストップの確保により咬合改善を行った症例

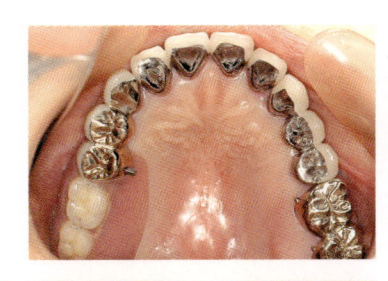

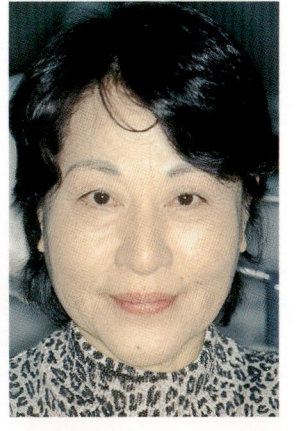

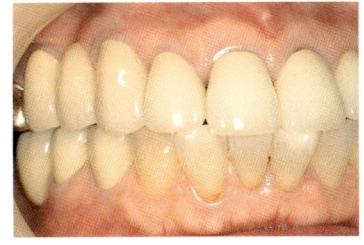

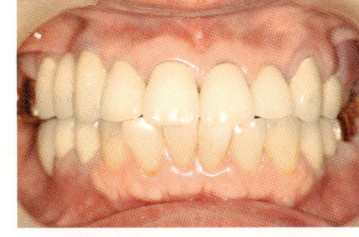

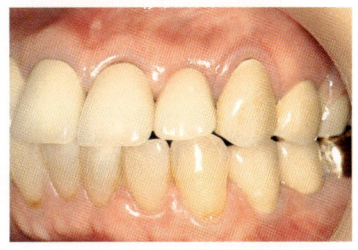

[術後]

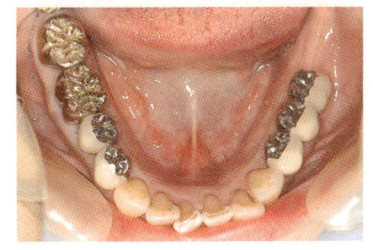

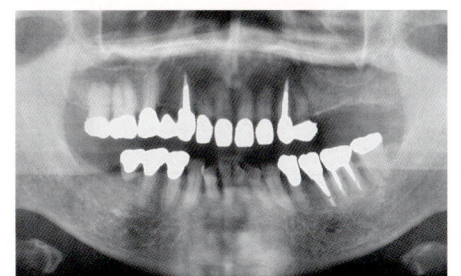

図3-18a〜g　最終補綴物装着時．補綴物を仮着したところ，7 6⏌は Key & Keyway を用いて連結固定を行った．

図3-18e	図3-18a
図3-18b	図3-18c	図3-18d
図3-18f	図3-18g

GOAL　メインテナンス

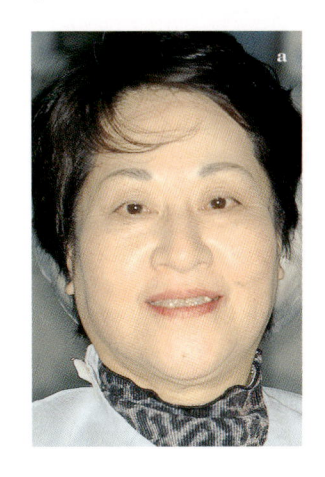

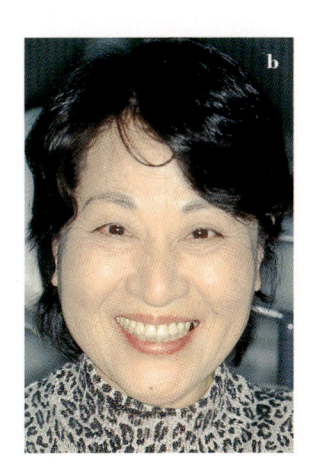

図3-19a,b　咬合の改善による術前(a)・術後(b)の顔貌の変化．

をもらったことを思い出す．そんな一言が術者にとって何よりの「ご褒美」である．最良の医療は患者と術者の限りない信頼関係の上に成り立つと私は考える．

謝辞

稿を終えるにあたり，技工協力いただいたギース　岩沢隆氏，オーティス　金井道夫氏，エクセレント　平沼光三氏に深甚なる感謝を表します．

SHILLA SYSTEM の概念とその臨床活用

Chapter 5 全顎補綴

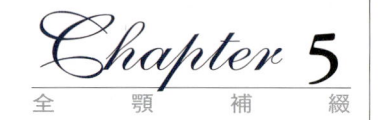

CASE 5-4 SHILLA SYSTEMを応用した前歯部審美補綴

荒木秀文

　ターミナル・ヒンジ・アキシスを基準に採る通法的フェイス・ボウ・トランスファーによれば，咬合器に付着された模型上には生体の正中，垂直軸は喪失されることが多く，本稿で取りあげている，特に上顎前歯部の審美治療には適さない結果を招くことが多い．

　筆者は，この誤差を改善すべくSHILLA SYSTEMの基本である正中矢状面を基準に上顎模型の付着を行った．今回は，紙面の都合上この工程に対する本文ならびに図説明を省き，要点のみで解説させていただく．

治療の流れ

　研究模型の印象採得を行い，エステティック・フェイス・ボウを用いて咬合器にトランスファーする．マウントされた模型を用いて，矢状面方向と水平面方向の診査を行う．矢状面に対しては，上顎前歯の正中のずれや傾斜，歯の大きさなどを診査し，また，水平面に対しては，切縁のラインや歯肉ラインが瞳孔線と平行かどうかなどを診査する．安静時の歯の露出量，談笑時の歯肉の露出量も合わせて確認する．もし，談笑時に過度に歯肉が露出している場合，いわゆるガミースマイルであるが，その原因が歯肉の増殖によるものなのか，歯の挺出によるものなのか，上顎骨の過形成によるものなのかなどを総合的に診査し，矯正や歯周外科などの補綴前処置が必要かどうか診断する（場合によっては形成外科手術も必要になる）．

　これらから得られた情報を基に，診断用ワックスアップを行い，ファイナルを予想し，プロビジョナルを作製する．患者の希望を聞きながら，最終補綴へと進んでいく．

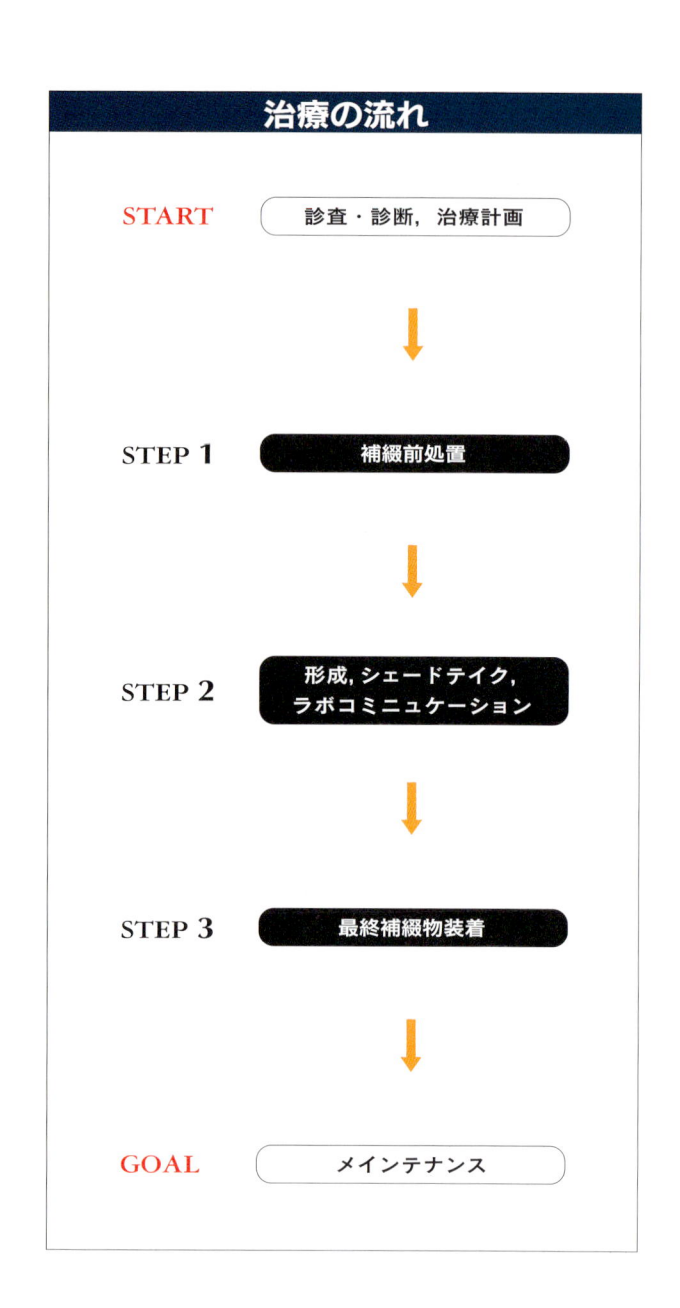

治療の流れ

- START　診査・診断，治療計画
- STEP 1　補綴前処置
- STEP 2　形成，シェードテイク，ラボコミュニケーション
- STEP 3　最終補綴物装着
- GOAL　メインテナンス

■ START／診査・診断，治療計画

　「すべての歯を真っ白にしたい」という主訴で来院された．初診時の顔貌は，叢生があるものの咬合平面に大きな乱れはなく，正中矢状面に対する1|1の正中の位置はほぼ正常であった．ただし，1|1の重なりによる正中方向の傾斜と主訴にあった黄色味を

CASE 5-4：SHILLA SYSTEM を応用した前歯部審美補綴

START 診査・診断，治療計画

初診：2001年11月26日
氏名：小○○○子
性別：女性
年齢：54歳
既往歴：特になし

主訴：真っ白い歯にしたい．

・前歯部カリエス，変色，不良充填
・叢生，オーバーバイト，オーバージェット

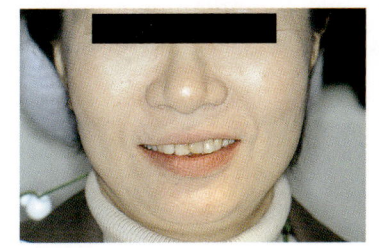

図4-a~c　初診時の顔貌．

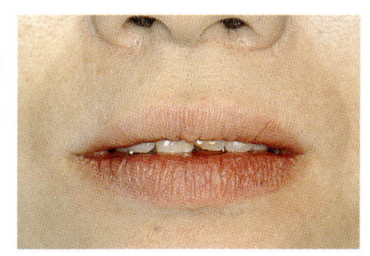

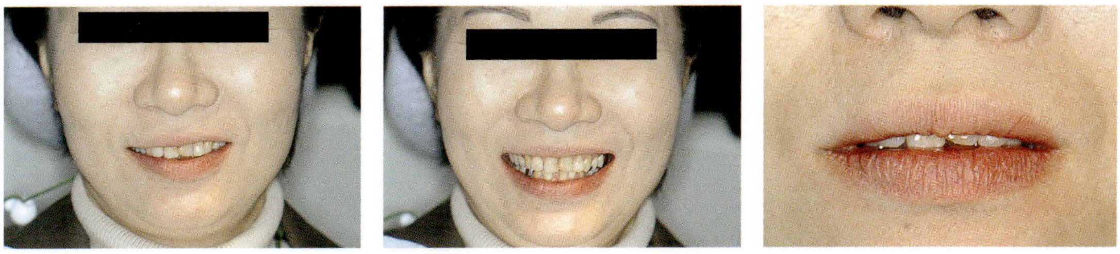

[術前]

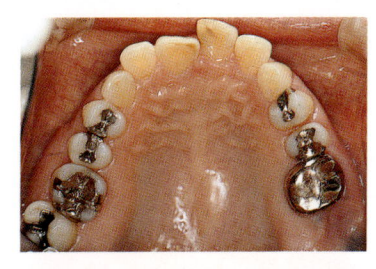

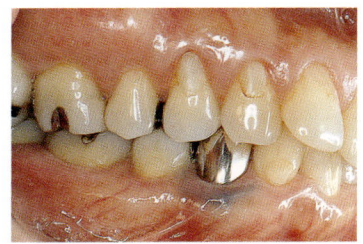

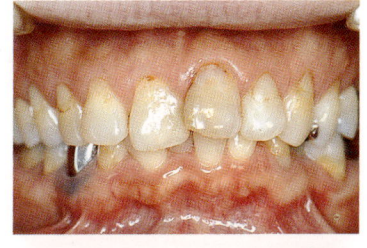

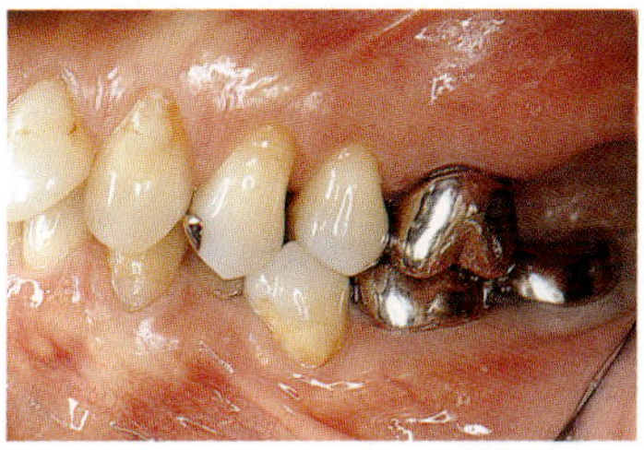

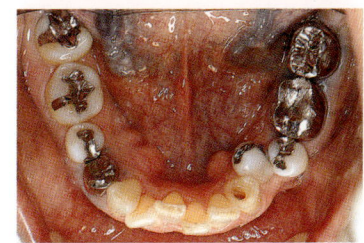

	図4-g	
図4-d	図4-e	図4-f
	図4-h	

図4-d~h　初診時口腔内状況．

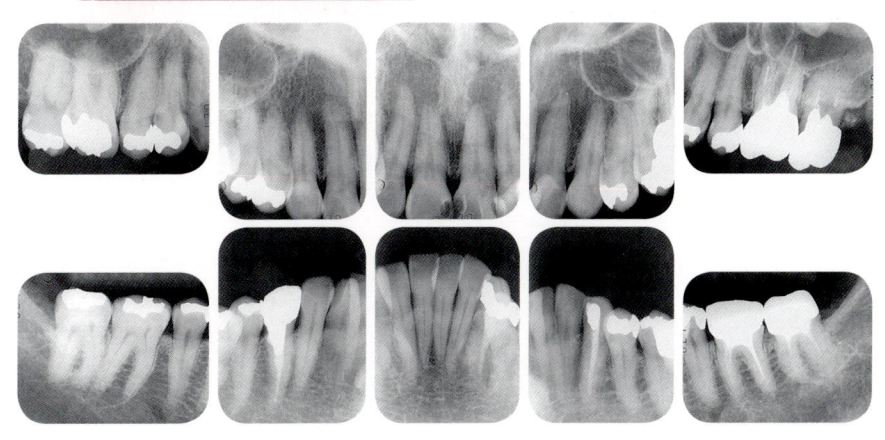

図4-i　初診時エックス線写真．

SHILLA SYSTEM の概念とその臨床活用

Chapter 5
全顎補綴

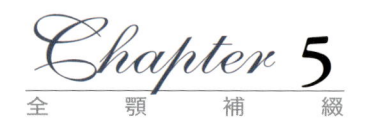

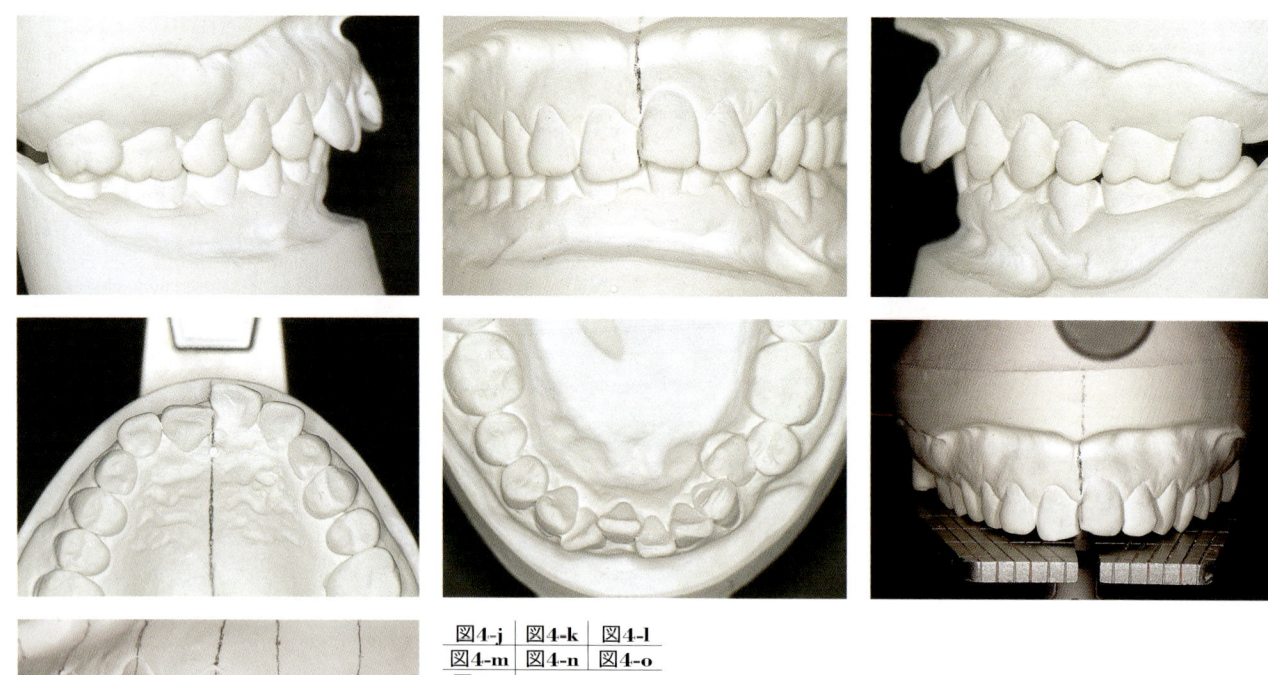

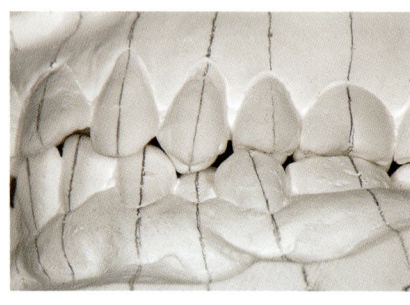

図4-j	図4-k	図4-l
図4-m	図4-n	図4-o
図4-p		

図4-j~p 上下前歯部の叢生・7/7̄ および 4̄/4̄ の交叉咬合．下顎前歯は上顎歯肉に咬み込んでいる状態である．SHILLA II にマウントすることにより 2̄+2̄ の低位を確認することができた．

表4-1 研究模型のチェックポイント

- **顔貌・歯・口唇との調和**
- **正中矢状面との関係**
  正中矢状面に対する歯列の正中の位置，左右的なズレ，傾斜は？
- **正中矢状面と直交する水平面との関係**
  水平面が瞳孔線や咬合平面，上顎前歯の歯肉縁とほぼ平行かどうか？
- **リップライン**
  安静時の歯の露出量，談笑時の歯肉縁の位置は？

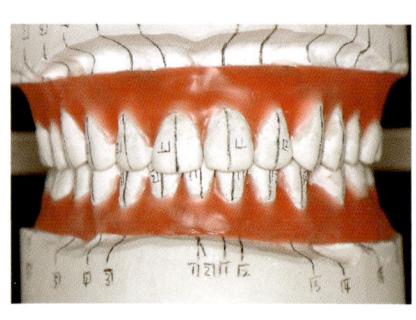

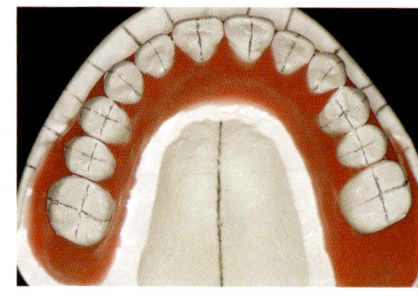

図4-q	図4-r
図4-s	図4-t

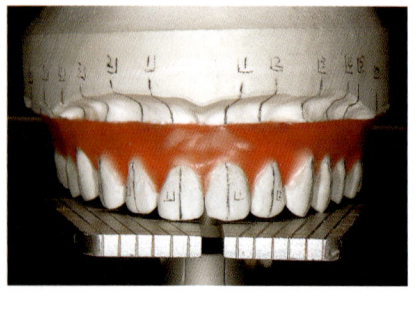

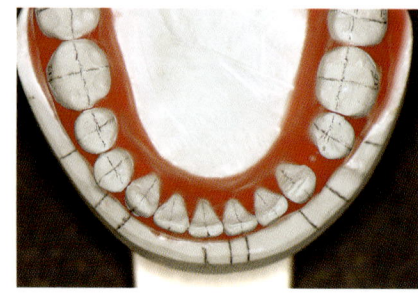

図4-q~t ファイナルを見据えたセットアップ模型を作成した．正中に対しシンメトリーに排列する．水平面に対しても，さらに調整した．下顎前歯を抜歯し，3 inciser で正中を合わせる方法も考えられる．

CASE 5-4：SHILLA SYSTEM を応用した前歯部審美補綴

〔治療計画〕
- 抜歯：$\frac{7|7}{|4}$
- 矯正：$\overline{6+6}$，$\overline{7+3567}$
- ディスキング：$3+3$
- ポーセレン・ラミネートベニア：$3+3$
- ハイブリッド・インレー：$\frac{5\ 4|4\ 5}{5|\ 5}$
- PFM：$\frac{\ \ \ \ 6|\ \ 6\ \ \ }{⑦⑥③④⑤⑥⑦}$

STEP 1　補綴前処置

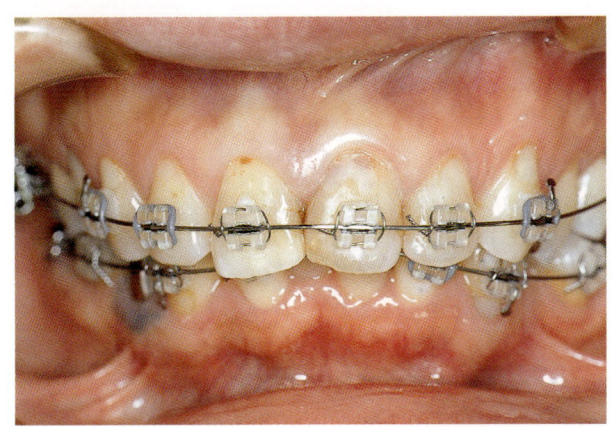

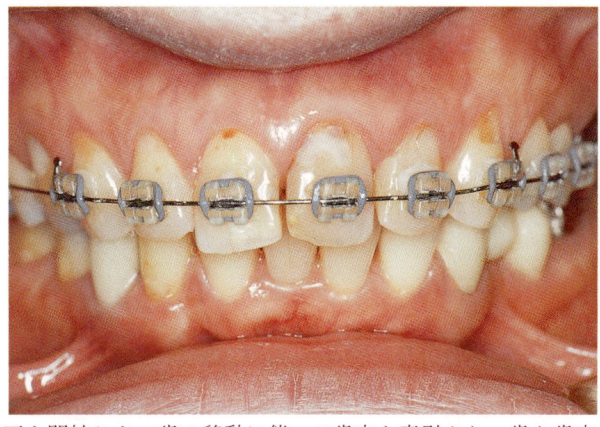

図4-1a,b　叢生の改善のため，また歯の切削量を少なくするため矯正を開始した．歯の移動に伴って歯肉も牽引され，歯と歯肉ラインが調和し，正中矢状面に対して正中の位置や方向も改善されてきたことがわかる．

図4-2a｜図4-2b

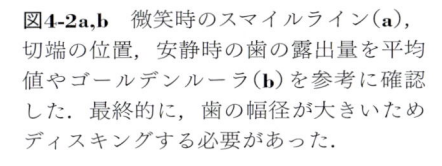

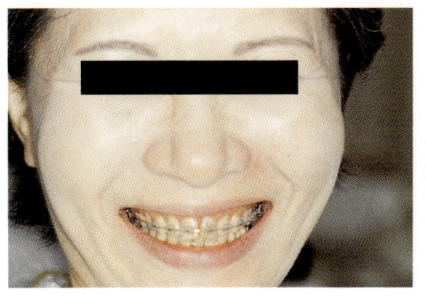

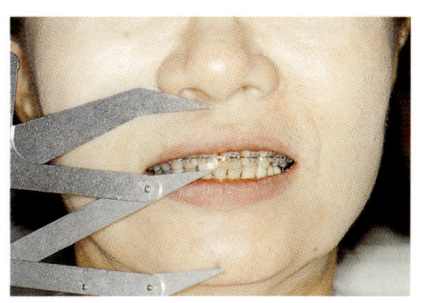

図4-2a,b　微笑時のスマイルライン(a)，切端の位置，安静時の歯の露出量を平均値やゴールデンルーラ(b)を参考に確認した．最終的に，歯の幅径が大きいためディスキングする必要があった．

帯びた歯の変色・不良充填物などが気になった(図4-c)．談笑時のリップラインはミディアムリップラインであり，安静時の上顎切歯の露出量は，平均より少ないように感じた(成人女性の平均は3～4mm)．また口腔内所見では，上下顎前歯部，左側下顎小臼歯部に叢生があり，また$\frac{|4}{|4}$，$\frac{7|}{7|}$は交叉咬合を認めた(図4-d～h)．

研究模型をSHILLA Ⅱにマウントし診断を行う．実際に，瞳孔線に対する咬合平面はほぼ平行であった．4前歯がフレアーしているぶん，平面より低位になっている．初診時の診査で，安静時の歯の露出量が少なく感じたことが，SHILLA Ⅱで物理的に確認できた．大臼歯関係はアングルのCL Ⅱであった．本来，患者さんは上顎前突であるはずだが，特に

そう感じないのは，前歯部の叢生によりカモフラージュされているからである．また，オーバーバイト，オーバージェットはともに過大(図4-i,l)で，特にオーバージェットは上顎前歯部舌側歯肉を咬むほどであった．

上下顎前歯部の叢生を改善するための方法としては，アーチの拡大，ディスキングや抜歯などがある．本症例の場合，上顎は抜歯による叢生の改善を行えばスペースが余ることが容易に予測できる．そのため，やや前突気味ではあるが，上顎の歯列を拡大してみてスペースが足りない場合はディスキングで対応することにした．一方，下顎は前歯が上顎歯肉に咬みこんでいることや，$\frac{|4}{|4}$が交叉咬合があることから，歯列を拡大し，その後スペース不足分を$\overline{|4}$を抜

SHILLA SYSTEMの概念とその臨床活用

Chapter 5
全顎補綴

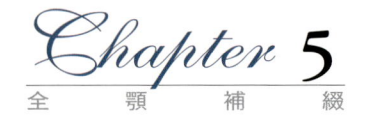

STEP 2　形成，シェードテイク，ラボ・コミュニケーション

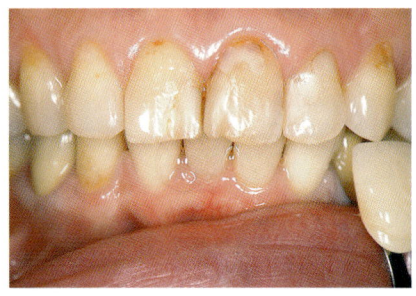

図4-3　ほぼ計画（**図4-q**）通りの位置に歯の移動を行うことができた．

図4-4a,b　さらにファイナルをイメージするため診断用ワックスアップを行った．

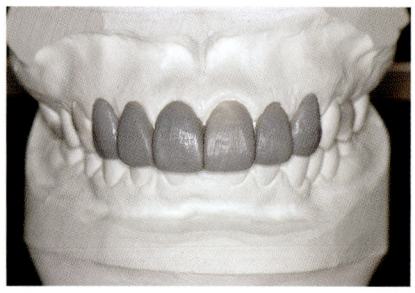

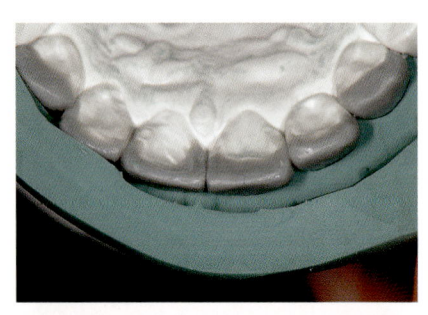

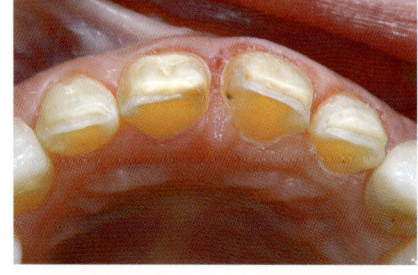

図4-5a｜図4-5b
図4-5c｜図4-5d

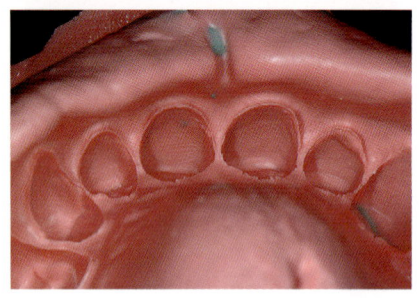

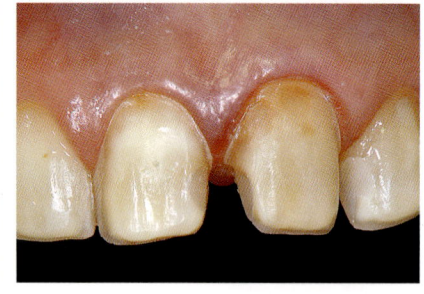

図4-5a〜d　3+3 のラミネートベニアの形成．形成に先立ち，診断用ワックスアップ模型の唇面をシリコンコアで印象採得し（**a**），それをガイドに，均一で最小限の形成を行う（**b**）．

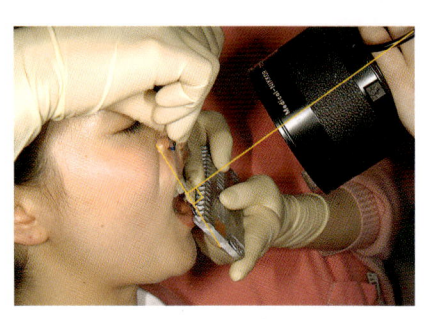

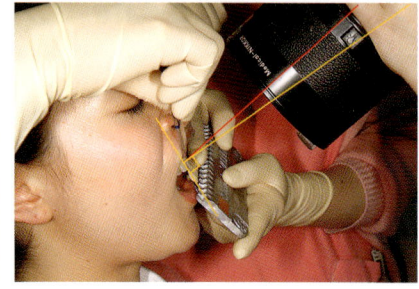

図4-6a｜図4-6b

図4-6a　シェードについては，カメラを歯面に平行に撮影し，乱反射を少なくする．

図4-6b　テクスチャーについては，カメラを歯面よりやや上方より撮影することで捉えるようにする．ただし，乱反射により，色情報には欠ける．

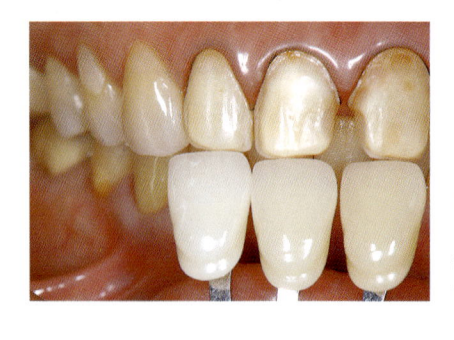

図4-6c　天然歯にもっとも近いものをシェードガイドより一つ選択し，その前後のシェードも合わせて選択する．次に，切端に対して切縁が向かい合うように排列し撮影する．乾燥状態では，本来の色より明るくなる傾向にあるため，歯が乾燥する前にすばやく撮影することが大切である．

歯することで調整することにした．

　研究模型の診断だけではイメージがつかめなかったため，これらの考えを基に，ファイナルを見据えてセットアップ模型（**図4-q〜t**）に具現化した．

　また，患者さんの「歯を白くしたい」「歯を削りたくない」という想いに応えるため，3+3 はポーセ

CASE 5-4：SHILLA SYSTEM を応用した前歯部審美補綴

STEP 3　最終補綴物装着

■水平面方向の微調整が必要な場合（別症例）■

図4-7a｜図4-7b

図4-7a,b　ラミネートベニアを試適して，水平方向の微調整が必要な場合，いきなり削るのではなくて，フェルトペンでマーキングし，ブラックバックをいれ，擬似的に修正したイメージを得る（a）．イメージをつかんだら，マーキングした部分をカーボランダムポイントなどで削除する（b）．

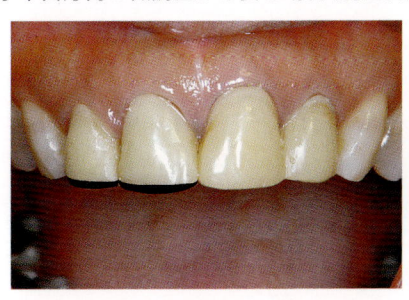

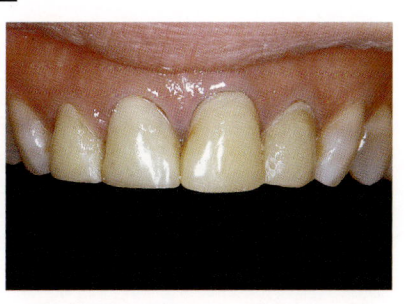

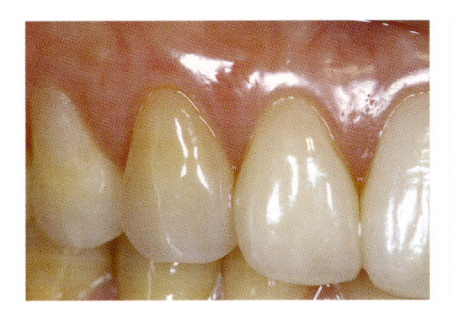

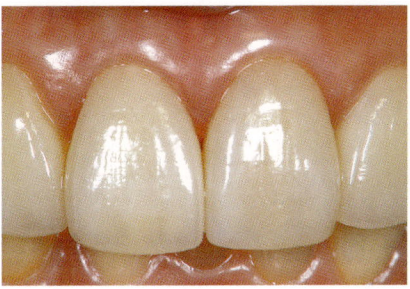

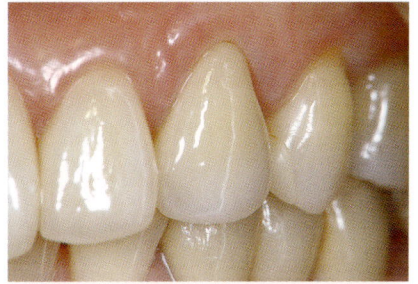

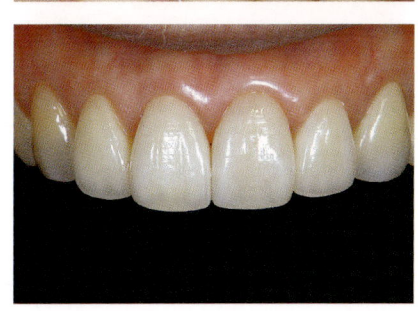

図4-8a｜図4-8b｜図4-8c
図4-8d

図4-8a〜d　最終補綴物装着時．切縁のラインと歯頚ラインが調和しているのがわかる．メタルフリーのため，歯頚ラインが明るく自然な仕上がりとなった．

レンラミネートベニア，$\overline{3+2}$ はホワイトニングにする計画を立てた．

■ STEP 1／補綴前処置

叢生の改善のため，また歯の削除量を少なくするため，矯正を開始した．

歯の移動に伴い歯肉も牽引され，また歯と歯肉ラインが調和し，正中矢状面に対して正中の位置や方向も改善されてきたのがわかる（図4-1）．

また，微笑時のスマイルライン（図4-2a），切端の位置，安静時の歯の露出量を平均値やゴールデンルーラを参考に確認した（図4-2b）．

最終的に，歯の幅径が大きいためディスキングする必要があった．

■ STEP 2／形成，シェードテイク，ラボ・コミュニケーション

補綴前処置（矯正治療）が終了し，術前に行ったセットアップ模型と現在の口腔内を比較し再評価した．

経過は良好で，ほぼ計画通りの位置に歯の移動を行うことができた（図4-3）．ここで現在の歯の位置，形態を考慮し，最終的な診断用ワックスアップを行った（図4-4）．これを参考に $\overline{3+3}$ のラミネートベニアの形成を行った（図4-5）．形成に先立ち，診断用ワックスアップ模型の唇面をシリコンコアで印象採得し，それをガイドに，均一で最小限の形成を行った（図4-5a,b）．最終印象採得後，エステティック・フェイス・ボウを用いて正面観は瞳孔と並行に，側面観はカンペル平面に並行になるようモデリング

Chapter 5
全顎補綴

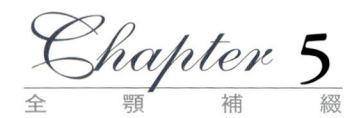

GAOL　メインテナンス

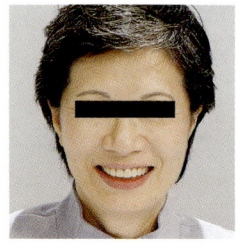

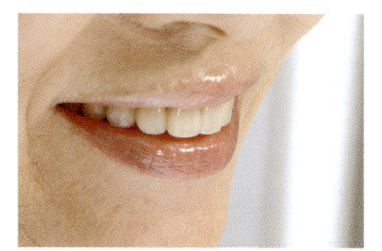

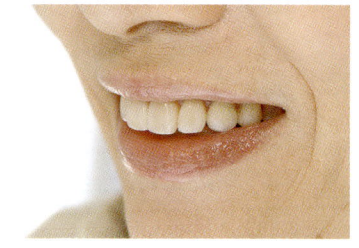

図4-9a〜c　術後顔貌.

[術後]

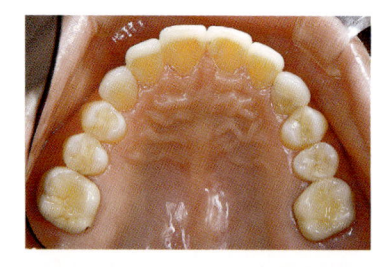

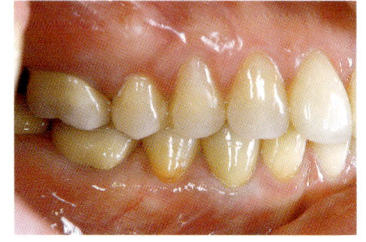

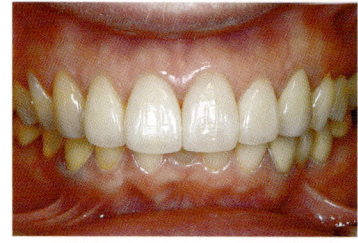

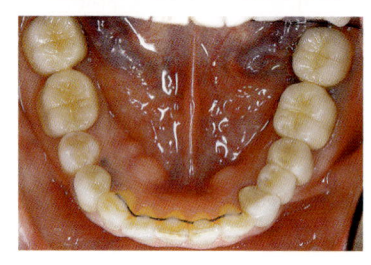

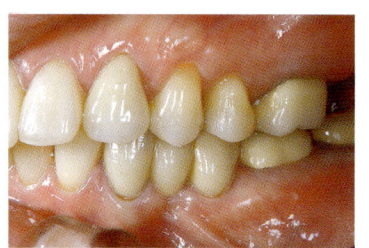

	図4-9g	
図4-9d	図4-9e	図4-9f
	図4-9h	

図4-9d~h　2年後の口腔内状態（技工協力：愛歯）.

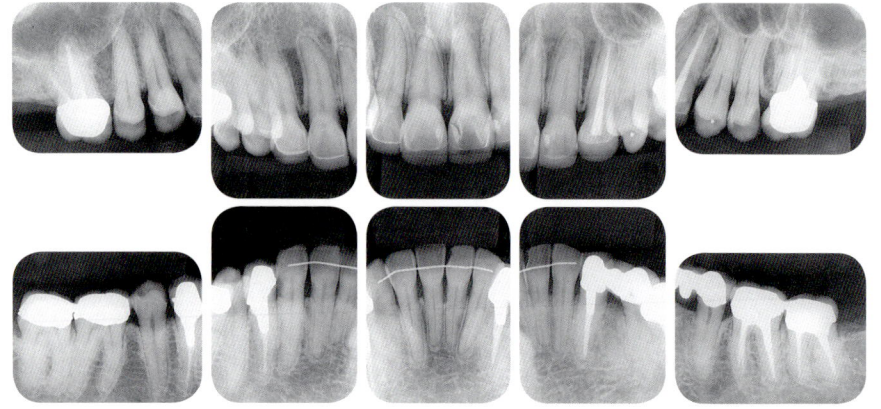

図4-9i　術後エックス線写真.

コンパウンドに印記し，エイブ咬合器にマウントする．
　その後，ラボへの情報伝達は，ラボが遠隔地にあるため，デジタルカメラで撮影したデータ（シェードやテクスチャーなど）を用いた．なるべく正確な情報を歯科技工士に伝達するために，撮影条件もくふうした．
　シェードについては，天然歯にもっとも近いものをシェードガイドより一つ選択し，その前後のシェードも合わせて選択する．次に，切端に対して切縁が向かい合うように排列し撮影する．デジタル

カメラのF値(22～29)の調整を行い，歯面に平行にハレーションしないように撮影する(図4-6a)．テクスチャーについては，カメラを歯面よりやや上方より撮影することで，乱反射により，色情報には欠けるが，テクスチャーを捉えるようにする(図4-6b)．

大切なことは，歯が乾燥する前にすばやく撮影することである．乾燥状態では，本来の色より明るくなる傾向にある(図4-6c)．もし，撮影に手間取り歯が乾燥した場合，本来の湿潤した色の状態に戻るまでかなりの時間を要すため，面倒でも次回にもう一度撮り直す必要がある．

■ STEP 3／最終補綴物装着

最終補綴物装着の手順を示す．まず，一歯ずつ試適をし，適合を確認後，コンタクトの調整を行う．次に正中矢状面やそれに直行する水平面との関係，その他，上記の診査事項を再確認し，問題なければ接着性セメントにて接着する．

ここで，水平面方向の微調整が必要なことがある．その場合には，修正したい部分をフェルトペンなどでマーキングし，ブラックバックを用いて，擬似的に修正したイメージを得る．イメージ通りであれば，マーキングした部分をカーボランダムポイントなどで削除する(図4-7)．

接着操作には，ラバーダム防湿が推奨されるが，個人的には，簡易防湿でも可能であると考えている．

■ GOAL／メインテナンス

矯正治療後は後戻り防止のため，保定を行うのが一般的であるが，その後の隣接部の清掃不良により，う蝕や歯肉炎・歯周炎を併発することをたびたび経験する．今回，上顎においては，ポーセレン・ラミネートベニアをセットしていることもあり，迷ったあげく，清掃性を優先し，保定なしとした．ただし，後戻り防止のため，隣接部のコンタクト付与には十分注意を払った．現在，セット後約2年になるが，幸い後戻りは起こっていない(図4-9)．セラミックスは他の修復材に比べプラークが付着しにくく，比較的メインテナンスが楽である．リコール間隔は3か月とし，「真っ白い歯」を持続するため，定期的にPMTC(セラミックスは研磨剤の粒子の細かいものを使用)を行っている．

まとめ

フルマウス・リコンストラクションケースにおいてフェイス・ボウ・トランスファーを用いた咬合器付着が有用であることはもちろんであるが，従来のシステムにおいて前歯部で切縁と瞳孔線が平行でなかったり，顔貌の正中矢状面に対して補綴物の正中が合わないことを経験した．この点を改善し，顔貌における正中矢状面を再現できるように改善されているエステティック・フェイス・ボウ・トランスファーによるSHILLA SYSTEMにおいては，容易に審美的側面からの診断が可能であり，また，その情報をラボサイドへ伝達できる，いわゆる，咬合器上における審美のvisualization(具現化)が可能となっている．

今回のケースにおいても，研究模型のマウントの段階からエステティック・フェイス・ボウを使用し，かつSHILLA IIを応用することで，咬合器上で水平基準面，垂直基準面を正確に再現でき，正中のずれや切縁ラインの乱れなどを容易に診断することが可能となった．さらに，これらを最終補綴物に反映することで，顔貌と調和のとれた(審美的な)口元を実現できた．

Chapter 6

インプラント補綴
―適切なインプラント植立のための SHILLA SYSTEM―

元　永三

インプラントの発展と現在

　近年，従来の欠損補綴であるクラウン・ブリッジ，パーシャル・デンチャーそして総義歯に加え，インプラント補綴が欠損補綴処置の一手段として数多く用いられるようになった．この結果，補綴設計が多様化し，より多く患者のニーズに対応できるようになったことは非常に喜ばしいことである．
　ブローネマルクにより「オッセオインテグレーション」という概念が確立してから約半世紀が経過した．そのあいだに混沌としていたフィクスチャーの材質・形状・表面性状が多くの研究開発者の努力によって改善され，その概念は整理され，確実なオッセオインテグレーションが可能となり，安心してインプラントを使用できるようになった．また術式に関しても適応症に合わせて一回法・二回法の植立法が可能となり，上部構造においても，症例に応じてセメント合着・ネジ固定が選択可能となり，各種インプラントシステム間にシステム格差がなくなった

ことも，臨床家にとっては非常にありがたいことである．
　また，インプラントの材料や術式の発展と平行して，再生療法の進歩がインプラント補綴の適応症の拡大と質の向上，そして予知性においても多大なる貢献をもたらしたことは言うまでもない．元来，骨が存在する部位にしか用いることができなかったインプラントが，骨が存在しない部位にも植立が可能となり，現在ではインプラントが植立できない部位がなくなってしまうほど骨の再生が可能となった．この結果，理想的なインプラント補綴を行うための骨幅や骨高を理想的に補うことができるようになり，本来の機能の回復だけではなく，予知性や快適性，そして審美性に至るまで，理想的な天然歯列の理想的な天然歯形態に近づくことができるようになった．
　このようなインプラント療法に関するさまざまな発達により，インプラントの需要が高まり，今までインプラントに否定的な意見や消極的な意見を持っていた人々にも受け入れられるようになった．インプラント補綴が，可撤式装置からの解放や，健全歯

ステント作製の具備条件

表1 ステント作製の具備条件

1. 理想的なクラウン・ブリッジルールが基準となる（図1a）	5. 植立されるフィクスチャーの本数とサイズ（径と長さ）がわかる
2. 1歯欠損に対して1本のフィクスチャー（図1b,c）	6. 植立の位置，方向そして深度がわかる
3. 植立位置は歯冠形態の中央（図1d）	7. 手術時の確実なガイドとなる（図1f）
4. 植立方向は隣在歯根軸に平行（図1e）	8. エックス線写真によって確実に診断できる（図1g）

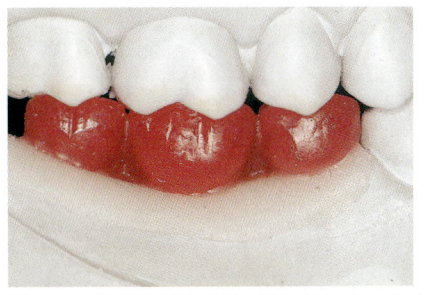

図1a 理想的なクラウン・ブリッジルールが基準となる．

図1b,c 1歯欠損に対して1本のフィクスチャーを用いる．

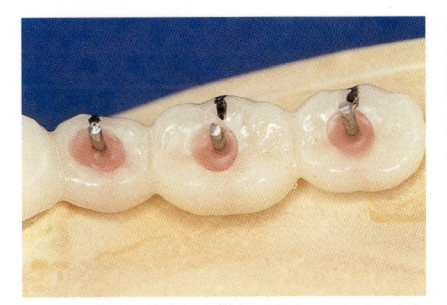

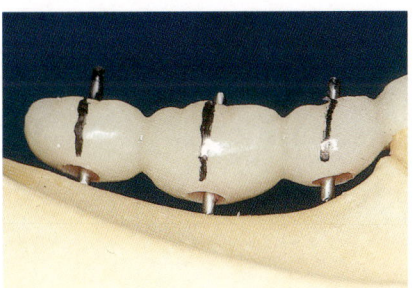

図1d 植立位置は歯冠形態の中央である．

図1e 植立方向は隣在歯根軸に平行である．

図1f 手術時の確実なガイドとなる．

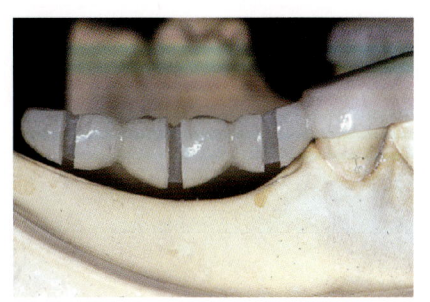

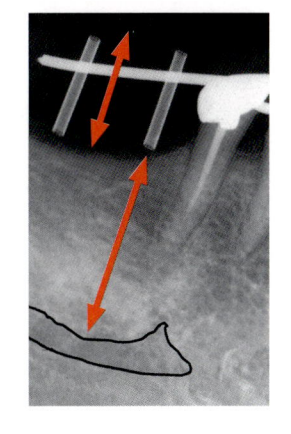

図1g エックス線写真によって確実に診断できる．

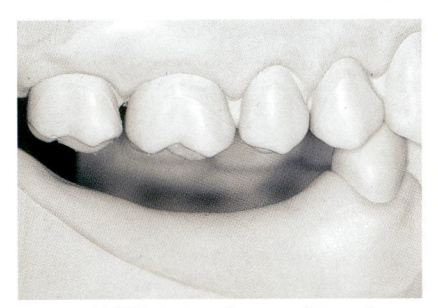

の保護，そして咬合支持の確保などの利点に加え，審美性の回復や予知性の確立まで兼ね備えていることを考えると，今後はますますインプラントの需要が増加することは必至であり，個人的には，近い将来，インプラントは一般歯科診療科目の一つとして歯科医であれば誰でも行うことができる分野になるであろうと推測する．

しかしその反面，インプラント補綴に関するトラブルも増加しており，同時にインプラントに否定的な意見が今なお存在することも事実であるが，トラブルの原因をインプラントそのものに責任転嫁するのは本末転倒である．これだけインプラント療法が確立された現在，インプラントの是非に無駄な時間を割くより，いかにしてインプラント補綴が失敗しないかということを考えるべきであろう．

Chapter 6
インプラント

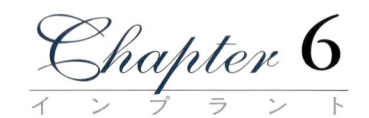

■ステント各種■

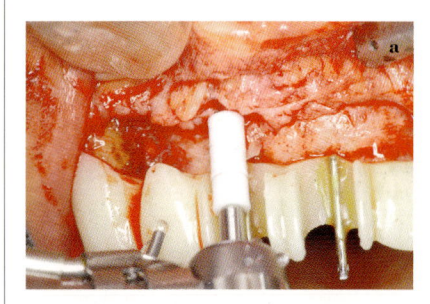

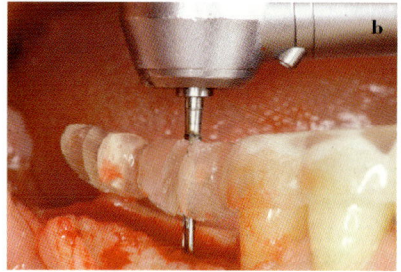

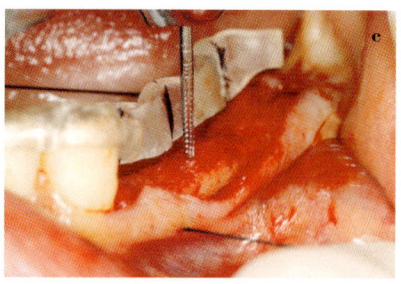

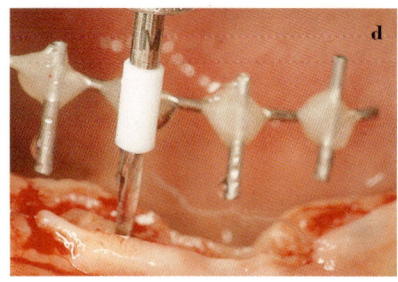

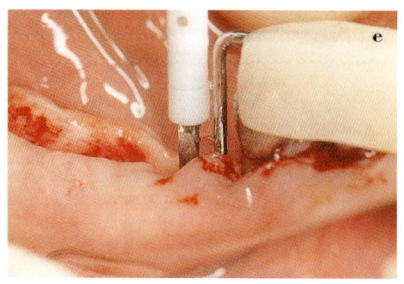

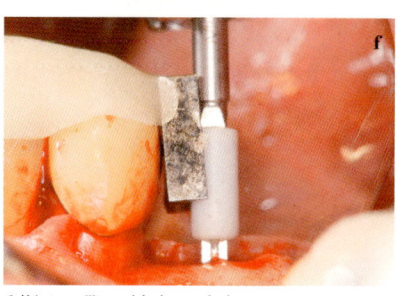

図2a～f　ステント作製の考え方は図1で示したとおりであるが，形状に関しては，手術する際に植立の確実なガイドとなり術者が確実にそのステント通りに植立できればどのようなものでも構わない．形状ごとに長所短所はあるが，それを踏まえた上で使いこなすことが重要である．現在筆者がもっとも推奨できるのがfの形状である．

術前処置を必要としない場合

図3a～f　下顎右側第二小臼歯，第二大臼歯欠損部位に隣在歯と対合歯を基準に修復物形態に準したステントを作製し，ステント通りに位置と方向に植立することによって，天然歯が存在していた時と同様の咬合を付与することができる．また，顎堤の状態を基準に植立深度と接合部の位置を決めることによって，審美性や清掃性も付与できる．

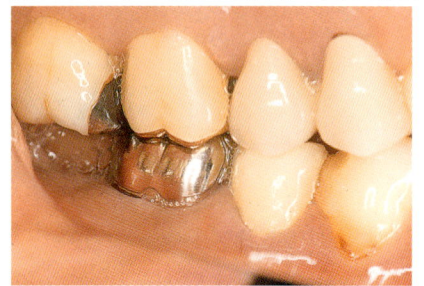

図3a　術前の右側側方面観．

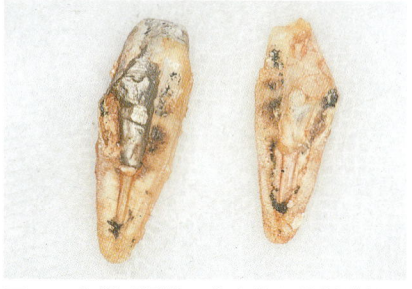

図3b　右側下顎第二小臼歯を歯根破折により抜歯．

図3c　術後6か月後の右側側方面観．

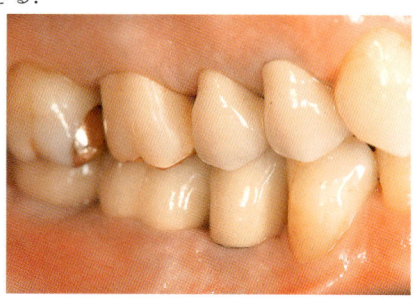

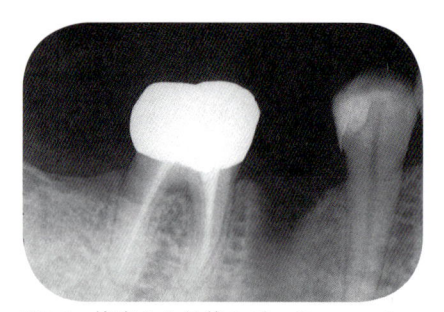

図3d　抜歯1か月後のデンタルエックス線写真．

図3e　植立後3か月のデンタルエックス線写真．

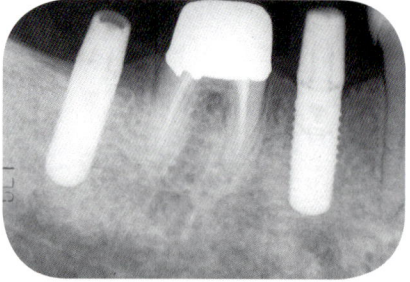

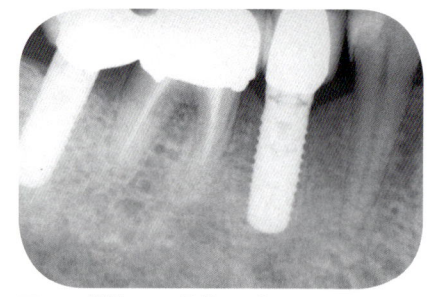

図3f　術後6か月後のデンタルエックス線写真．

インプラント補綴で失敗しないために

　失敗しないための条件は多々あるが，基本的に「インプラントはあくまでも欠損部補綴修復の一手段であって，口腔機能回復のすべてではない」ということを認識した上で，インプラントの特性を十分理解し，その術式と再生療法を含めた技術の習得を行い，

CHAPTER 6：インプラント補綴―適切なインプラント植立のための SHILLA SYSTEM―

術前処置を必要とする場合

表2 植立部位に適切な骨が存在しない場合の対処法

①オトガイ孔や下顎管との距離が短い場合	②上顎洞底や鼻腔底との距離が短い場合	③頬舌幅の不足時（頬舌的に1.5mm以上残存骨が必要）
a．径の太いサイズのフィクスチャー選択 b．植立本数の増加 c．下歯槽神経移動術 d．歯槽堤増大術（垂直） e．ディストラクション・オステオジェネシス	a．径の太いサイズのフィクスチャー選択 b．植立本数の増加 c．上顎洞底の挙上（ソケットリフト，サイナスリフト） d．歯槽堤増大術（垂直） e．ディストラクション・オステオジェネシス	a．歯槽堤増大術（水平） b．スプリットクレスト c．リッジ・エクスパンジョン

［植立部位に問題がある場合］

図4a〜d 重度の歯周疾患により上顎左側犬歯，第一小臼歯を抜歯した．抜歯前の上顎左側犬歯の歯頸線がかなり上方に位置している上重度の歯周疾患により相当量の骨吸収が予測される．

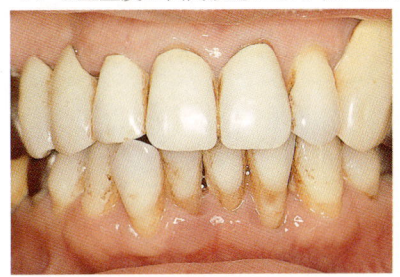

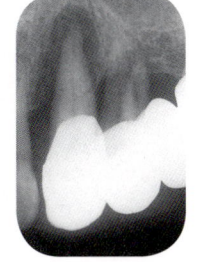

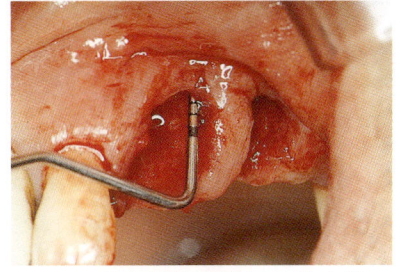

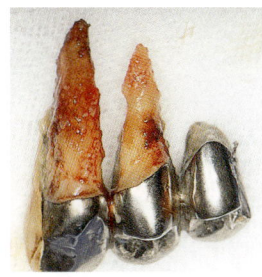

図4a,b 術前の正面観と，上顎左側犬歯，第一小臼歯のデンタルエックス線写真．　**図4c,d** 抜去直後の口腔内と抜去歯．

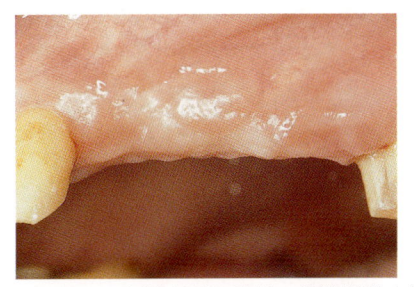

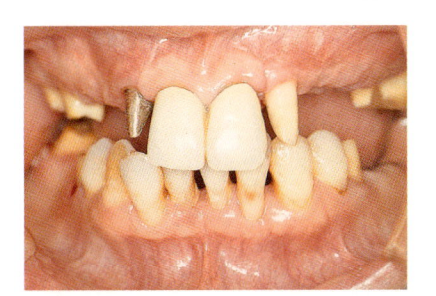

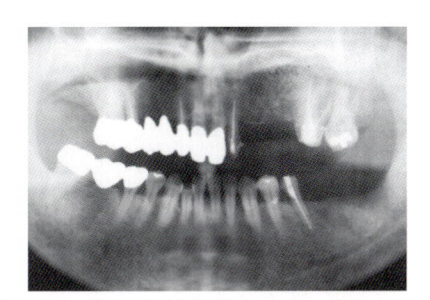

図5a〜c 左側上顎臼歯部の歯槽堤増大術後2か月の口腔内とパノラマエックス線写真．インプラント植立前に，インプラント支持骨増大と審美性の回復を目的とした歯槽堤増大術と上顎洞底挙上術を，上顎左側犬歯，第一・第二小臼歯相当部位に行った．また上顎左側第一大臼歯には重度の骨欠損を改善するためにGTRを行った．

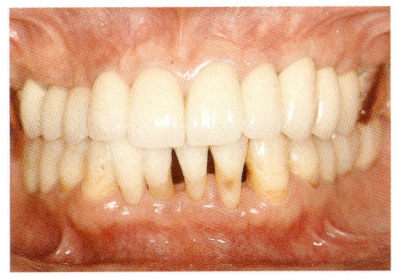

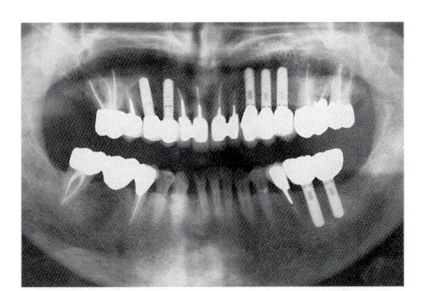

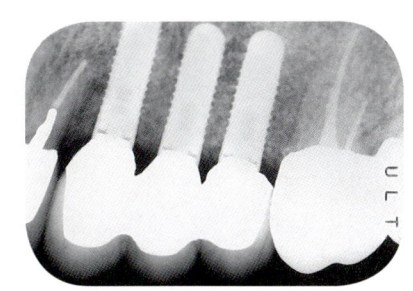

図6a〜c 術後（補綴物装着後）2年．左側上顎犬歯，第一小臼歯部位の骨の安定と歯頸線の審美性が確保されている．

口腔機能回復の一手段として適材適所に用いることが大事である．とくに有歯顎欠損症例においては残存歯と調和しつつ機能できるような補綴設計や咬合の付与が必要であり，インプラントを用いない補綴処置に比べて，治療計画や補綴設計においてより細心の配慮が要求される．

■**術前処置を必要としない症例**

インプラント補綴が正しく行われるためには，植立されたインプラントにどのような補綴物を施すの

Chapter 6
インプラント

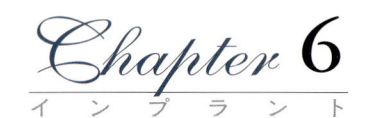

■オーバーデンチャー各種■

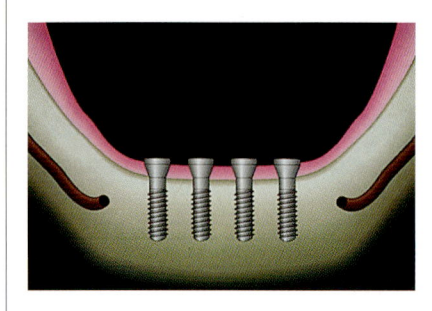

図7 オーバーデンチャーのためのインプラント植立図．フィクスチャー間の適切な距離（最低3mm以上）とアタッチメントの種類に合わせた適切な位置関係が必要である．できるかぎり平行に植立し，左右対称に4本植立されることが望ましい．

図7	図8a	図8b
	図8c	図8d
	図8e	図8f

図8a〜f 現在オーバーデンチャーに用いられる代表的なアタッチメント各種．**a,b**：O-ring attachment（Oリングタイプ），**c,d**：Dolder's bar attachment（バータイプ），**e,f**：magnetic attachment（磁石タイプ）．どのタイプで作製を行うかは適応症と技量による．

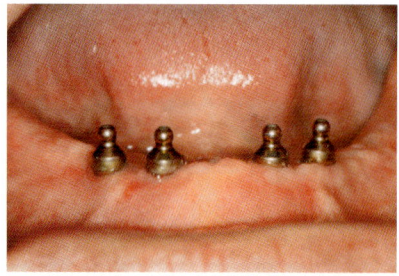

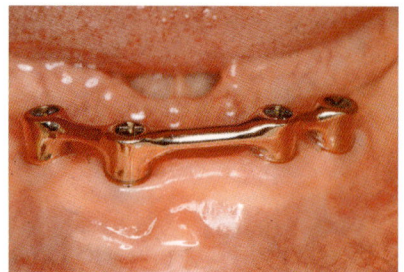

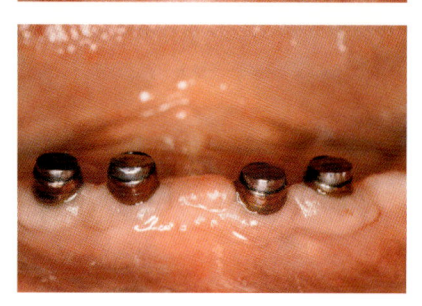

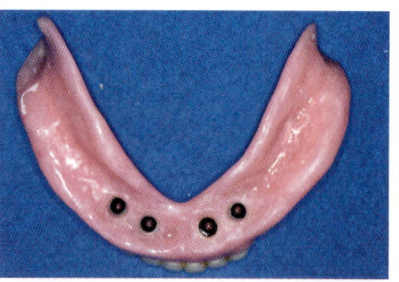

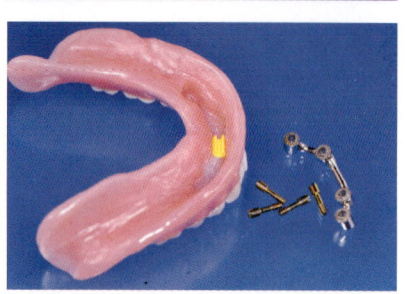

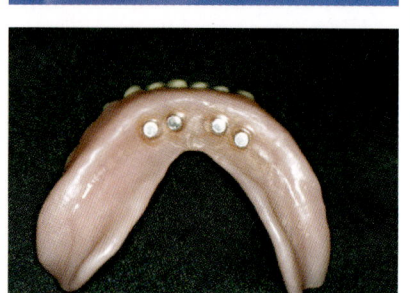

［咬合に問題がある場合①　プロビジョナル・レストレーション］

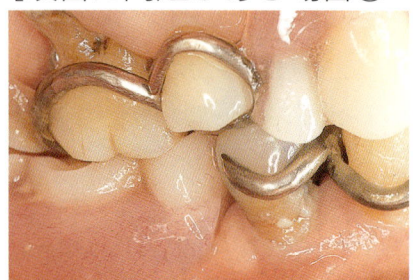

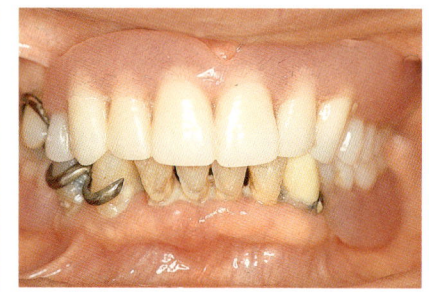

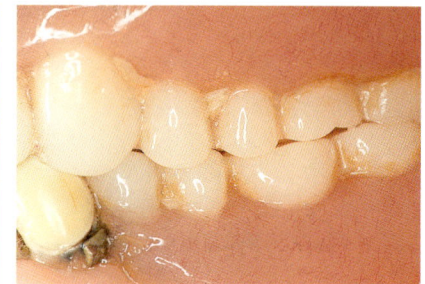

図9a〜c 術前の口腔内．上下義歯の長期使用のため咬合高径が減少している．

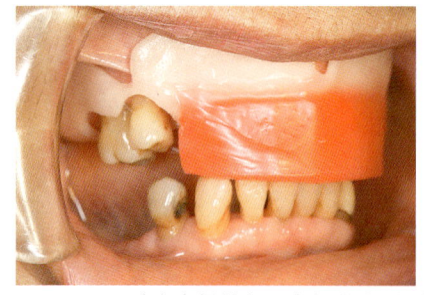

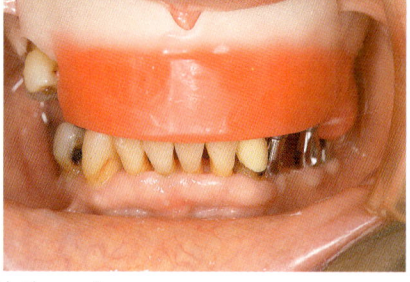

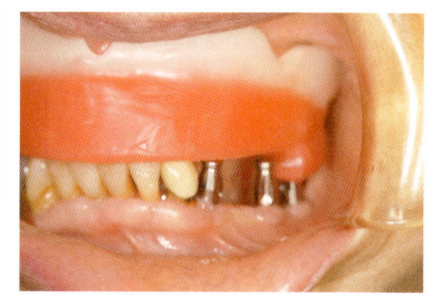

図10a〜c 咬合高径挙上と咬合平面の設定とチェック．

CHAPTER 6：インプラント補綴──適切なインプラント植立のためのSHILLA SYSTEM──

図11a,b 設定された咬合高径，咬合位，咬合平面に合わせて作られた下顎臼歯部インプラントのプロビジョナル・レストレーション．

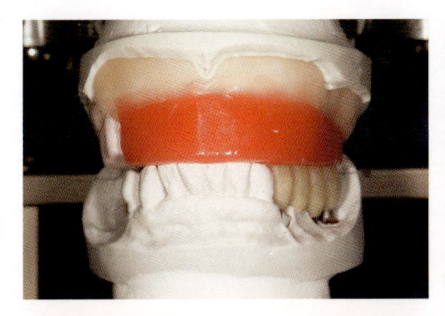

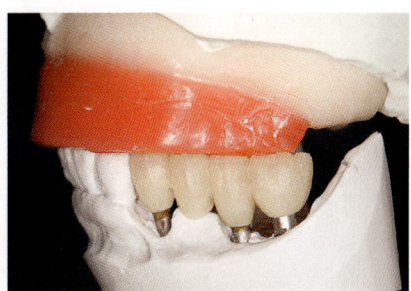

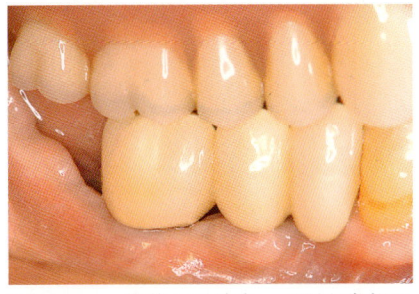

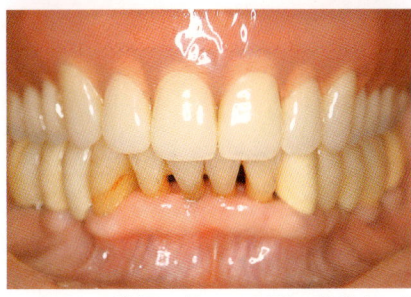

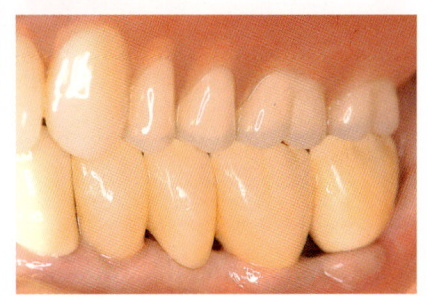

図12a〜c 術後の口腔内．下顎臼歯部のインプラント補綴を行い，上顎は残根上に総義歯を装着した．

[咬合に問題がある場合② 矯正治療]

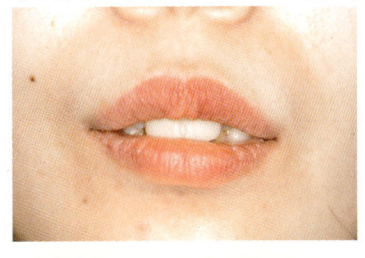

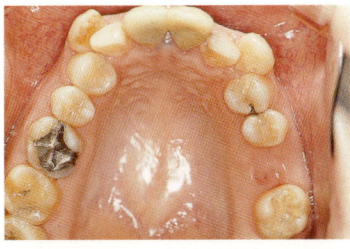

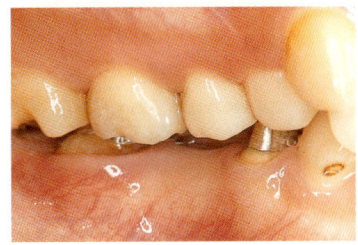

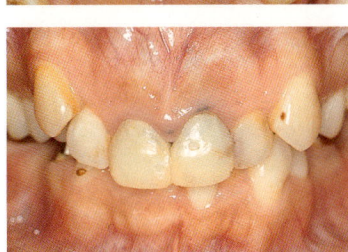

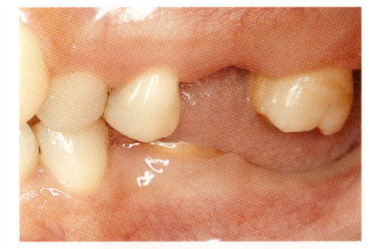

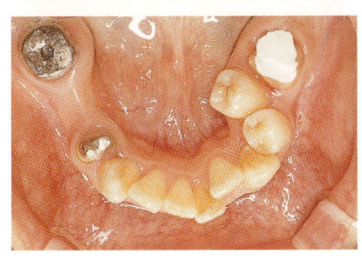

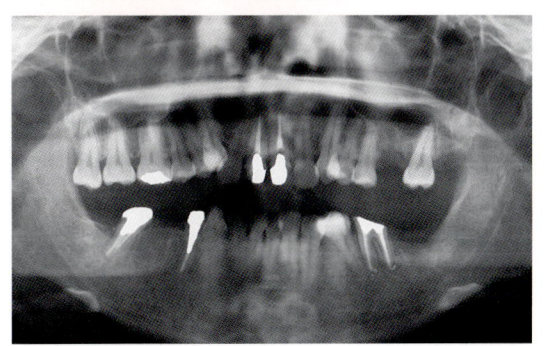

図13a〜g 歯列不正，咬合不全のため術前処置として矯正・咬合治療が必要な症例．術前．

かを考えるのではなく，一口腔単位として口腔機能を回復するという目的のもとに設計された最終補綴物の維持のための支台歯として，どの位置にどれだけのインプラントがどのように植立されるべきかを考えるべきである．これを確実に行うためには，正確な診断のもと，著者の考えるある一定の具備条件

SHILLA SYSTEMの概念とその臨床活用

Chapter 6
インプラント

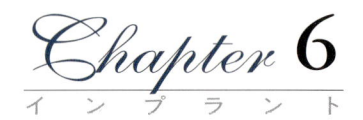

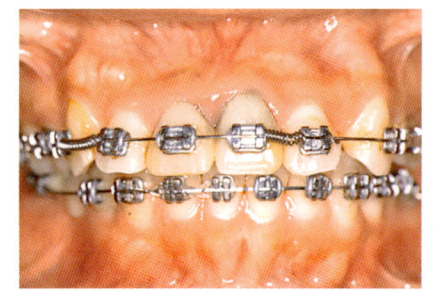

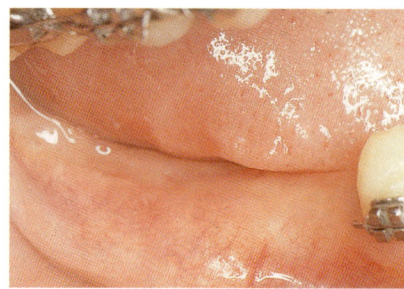

図14a 図14b

図14a,b 矯正治療により歯の位置，咬合の改善を行った．

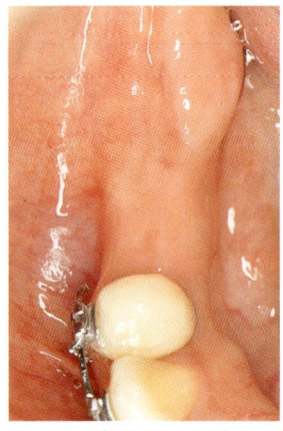

図14c 歯の位置と咬合の改善が行われた下顎右側臼歯部．

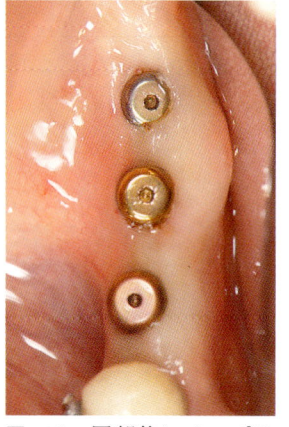

図14d 同部位にインプラントを3本植立．

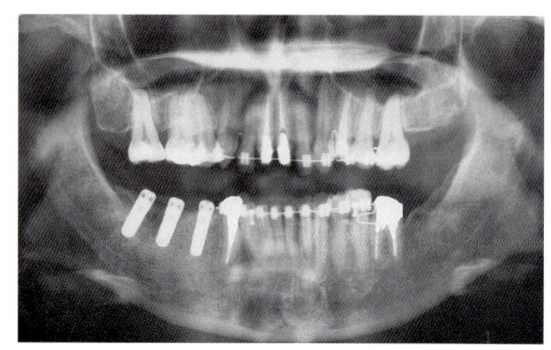

図14e 矯正治療終了後にインプラント植立時のパノラマエックス線写真．

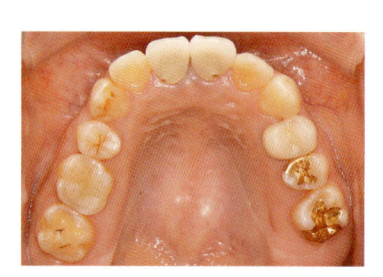

図15d		
図15a	図15b	図15c
	図15e	図15f

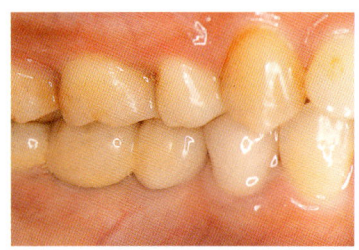

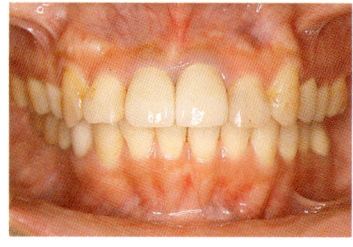

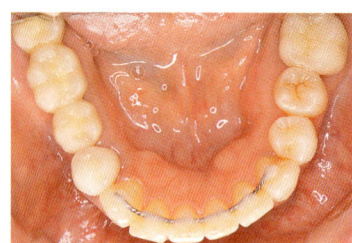

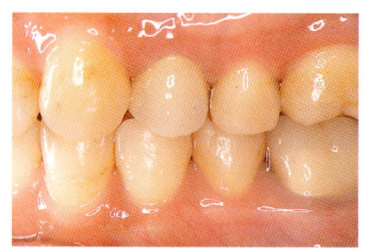

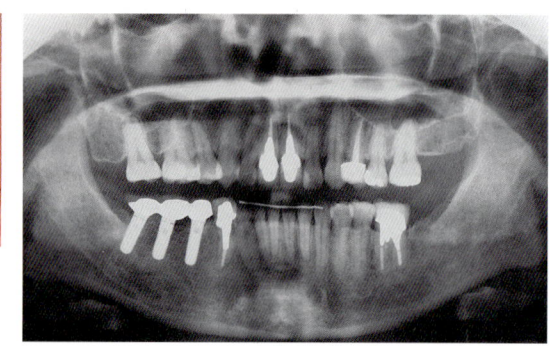

図15a〜f 術後の口腔内とエックス線写真．

308　SHILLA SYSTEMの概念とその臨床活用

[咬合に問題がある場合③　スプリント療法]

	図16d	
図16a	図16b	図16c
図16e	図16f	

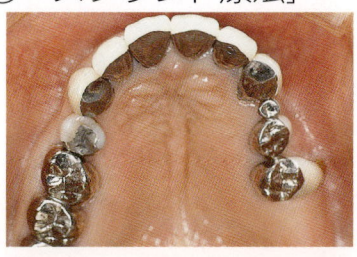

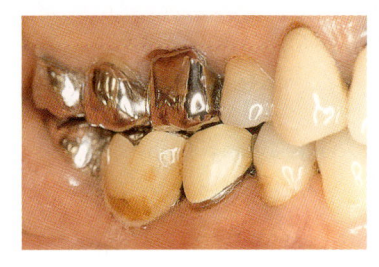

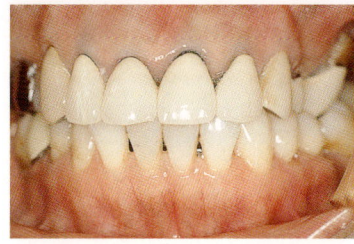

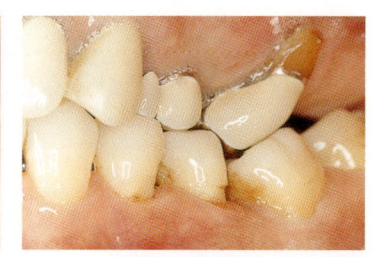

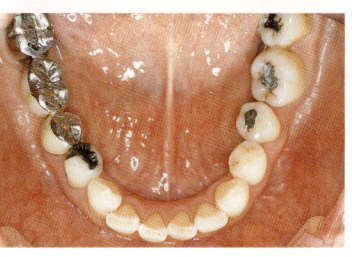

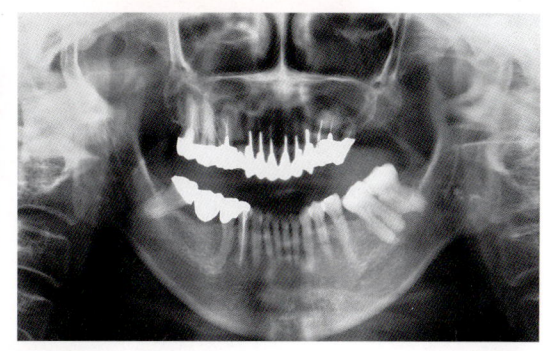

図16a〜f　顎関節症症例．術前．

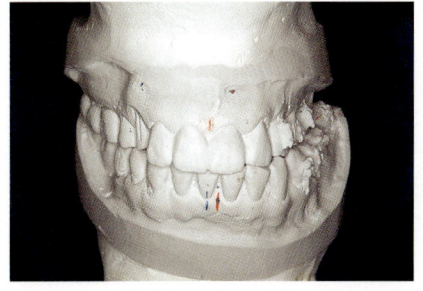

図17a　上下顎の正中を記録し現在の咬合状態をギルバッハの咬合器に付着した状態．

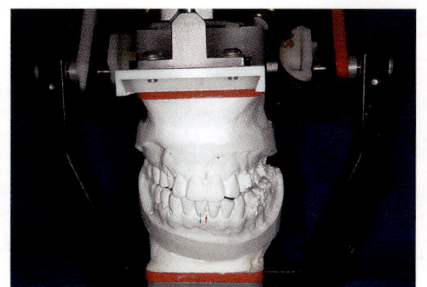

図17b　下顎を左側を2mm前方に動かした咬合状態で上下顎の正面から見た正中を一致させた．

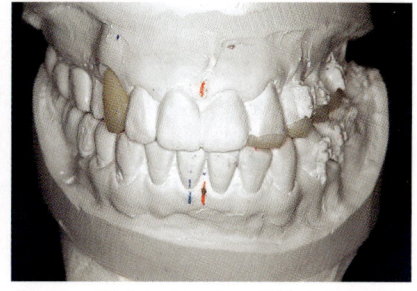

図17c　咬合していない部分のところにレジンアップして埋めたスプリントを作製し患者に装着した状態で咬合の改善を行う．

（表1）を兼ね備えたステントが必要となる．

　ステント作製の原則は，「インプラントのための補綴」ではなく，「補綴のためのインプラント」である．表1の条件を満たして作られたステントであれば，形や材質は術者が使いやすいものでよい（図2）．

■術前処置を必要とする症例

　インプラント植立を設計する時に，咬合や残存歯，そして顎堤にまったく問題がない場合には，残存隣在歯や対合歯を基準として，欠損部に植立するインプラントの位置や数などを前述したステントで決定すれば理想的なインプラント補綴が行えるが，咬合や残存歯，顎堤に問題があり，これを変えようとする場合には，術前処置として改善しておかなければならない．なぜなら最終補綴物が設計できる状態に口腔内を整備した後でなければ，インプラントの正しい植立位置や数を決定することはできないからである（図3）．

Chapter 6
インプラント

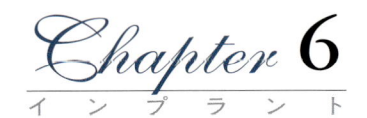

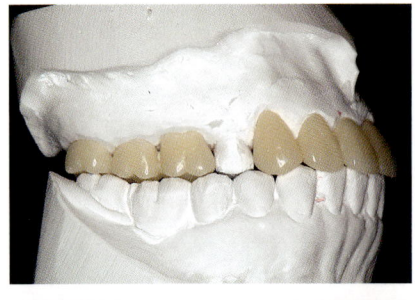

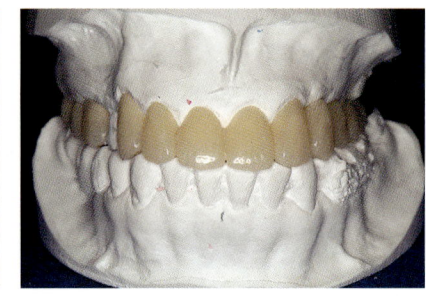

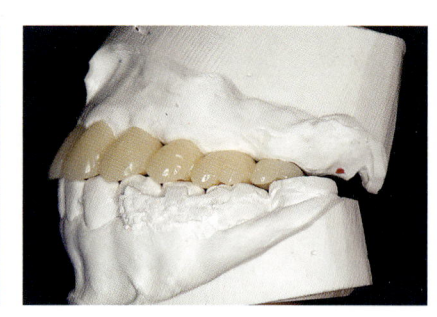

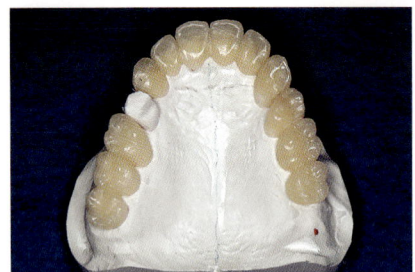

図18a│図18b│図18c
図18d

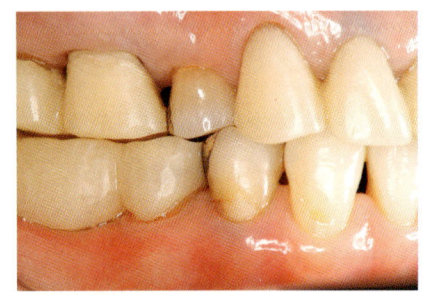

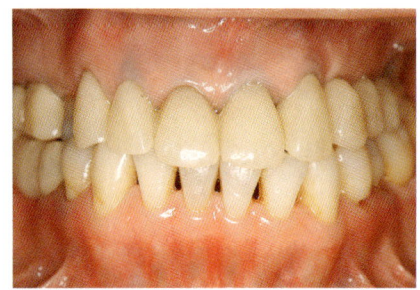

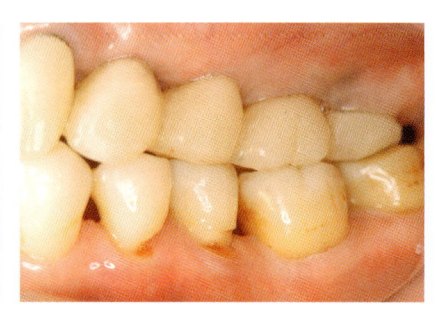

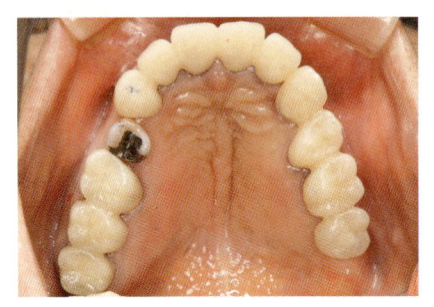

図18a〜d 咬合が改善したところでプロビジョナル・レストレーションを作製した.

図19a│図19b│図19c
図19d

図19a〜d 作製されたプロビジョナル・レストレーションが口腔内に装着された状態. ここから調整を繰り返しながら最終咬合位を確立する.

[植立部位に問題がある場合]

通常,フィクスチャーの長さは,天然歯の歯冠／歯根長比と同様に,フィクスチャーの骨内長が歯冠長より長いことが理想である.しかし,歯槽骨の著しい吸収や上顎洞底からの吸収,そして鼻腔底骨の位置や神経の位置(特にオトガイ神経)によって十分な骨内長を確保できない場合がある.同時に頬舌的な骨吸収により理想的な修復物のための適切な位置に(特に頬舌的)植立できない場合がある.

これらに対するインプラント植立の術前処置として,表2にあげる方法が考えられる.これらの方法を単独もしくは複合的に用い,理想的インプラント植立のための場を確保することが大切である(図4〜6).

[咬合に問題がある場合]

インプラント植立の術前処置として,抜歯や埋入部位における骨の改善や,骨内の異物除去などの外科処置,残存歯の初期治療,植立部位の角化歯槽粘膜の確保や植立に必要な歯槽骨の確保などの環境整備が必要であることは周知のとおりである.しかし,咬合に何らかの問題がある場合は,術前処置としてこれ以外にも咬合の改善が必要となってくる.

ただしフローティング・デンチャーやオーバー・

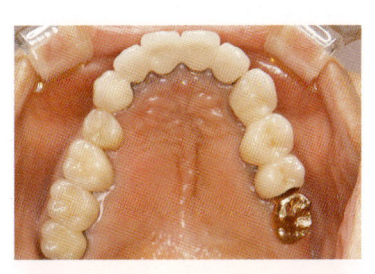

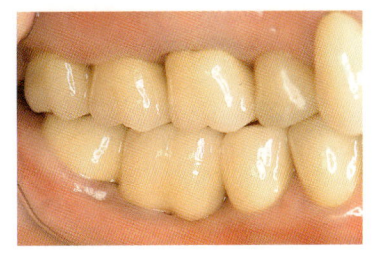

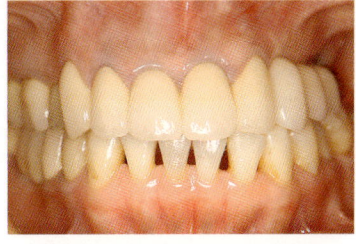

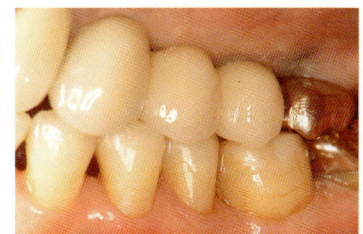

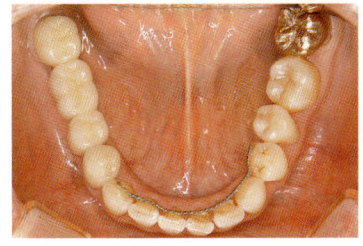

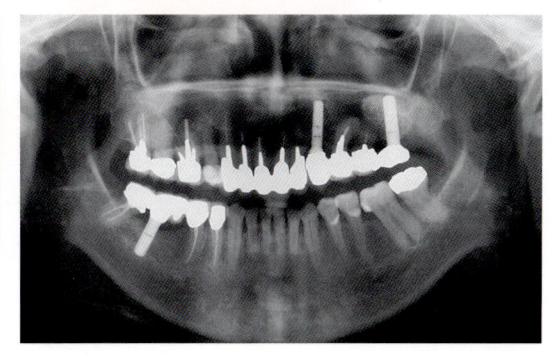

図20a~f 術後の口腔内とエックス線写真.

デンチャーなどのように，義歯によって最終補綴を行う場合には，インプラント体（フィクスチャー）同士の適切な距離や，解剖学的制約に合わせた植立位置や深度などに気をつけて植立するだけでよい．なぜならインプラントには補綴物（義歯）を支える維持としてのみの役割しか要求されないからである．咬合の改善・回復は義歯によって行われるために，インプラント体自体が上部構造の形態や咬合関係にあまり大きな影響を及ぼさない（**図7,8**）．

しかし，部分欠損症例においては，顎位，咬合高径，咬合平面などはもちろん，隣在歯や対合歯なども，最終補綴が装着される状態のシミュレーションができていないと，残存歯や歯列と調和のとれた位置にインプラントを植立することができなくなる．またこのために機能的で審美的なインプラント補綴が行い難くなる．これは，インプラント補綴にかぎらず，咬合に問題のある症例の咬合再構築を行う時，咬合の改善なしにいきなり最終補綴を作製することができないのと同じことである．

顎偏位や低位咬合や咬合平面の乱れなどの諸問題に対しては過去にいろいろな改善法が紹介されている．しかし，その多くは術者の勘や経験をもとに試行錯誤しながら口腔内で削合や添加を行い，患者の意見（症状の有無）をたよりに改善を行うために，術者や症例によってバラツキが多く，労力や時間の浪費を痛感せざるを得ない．そこで，これらをより簡便化するために，SHILLA SYSTEMによる生体の正中矢状面とこれと直行する水平平面（咬合平面）を具現化する方法を用いて，インプラント植立の術前処置としての咬合の改善を行い，適切な位置に植立できる方法を用いている．

その後の改善にはプロビジョナル・レストレーション（もしくはプロビジョナル・デンチャー）（**図9～12**）や矯正治療（**図13～15**），そしてスプリント療法（**図16～20**）などが主に用いられるが，症例によってはこれらを組み合わせた方法が必要となる場合もある．

Chapter 6 インプラント

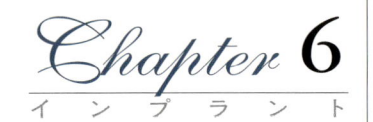

CASE 6-1 インプラントを含む全顎修復におけるSHILLA SYSTEMの活用

崔 眞

多数の歯を修復したり全顎機能回復しなければならない場合，SHILLA SYSTEMには多くの利点がある．特に咬合平面を診断し設定しなければならない場合，非常に有用な基準として活用することができる．全顎治療を必要とする患者においては，咬合平面の診断と設定，臼歯部咬合支持（vertical stop）の確保，アンテリア・ガイダンス，arch integrityなどを考慮しなければならない．特に咬合平面を診断し決定するにあたっては，SHILLA SYSTEMを利用することが，診断時において非常に助けになる．

インプラントは歯科治療の予知性を高めるにあたって多大に寄与し，臼歯部歯牙が喪失した場合，咬合支持を得るための第一の治療法として選択できる．以下の症例はインプラントを含む全顎治療にSHILLA SYSTEMを利用した症例である．

[治療の流れ]

患者の来院にあたって，主訴に対応した総合的診断と治療計画を設定した．治療順序は以下に記述する．

インプラント植立は2回に渡って行う．免荷治癒期間後，プロビジョナル・レストレーションを用いて設定した咬合平面を確認し，咬合調整をくり返しながら最終的な咬合状態を確保する．

最終補綴物は下顎臼歯，上顎臼歯，下顎前歯，上顎前歯の順にプロビジョナル・レストレーションの状態から変更していく方法を採用し，補綴物を完成させていく．

以上のように全般的な診断または治療計画を立て，患者のインフォームド・コンセントを得ながら臼歯部のインプラント植立と全顎治療の方向を決定した．

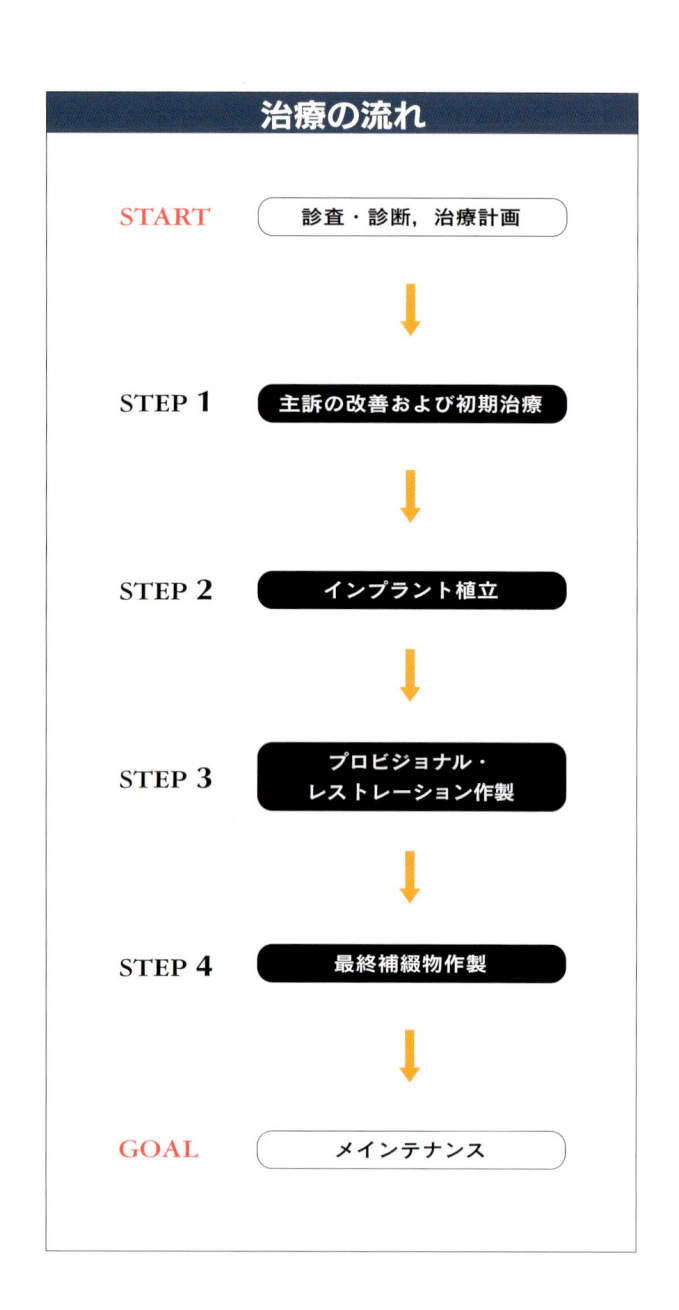

治療の流れ

- START ― 診査・診断，治療計画
- STEP 1 ― 主訴の改善および初期治療
- STEP 2 ― インプラント植立
- STEP 3 ― プロビジョナル・レストレーション作製
- STEP 4 ― 最終補綴物作製
- GOAL ― メインテナンス

■ START／診査・診断，治療計画

疼痛を訴える患者の要求に対応しながら，全体的な検査と診断を行い総合的な治療計画を立てた．患者の来院回数の関係上，できるかぎり治療期間と治

CASE 6-1：インプラントを含む全顎修復における SHILLA SYSTEM の活用

START　診査・診断，治療計画

初診：2003年9月
性別：男性
年齢：62歳
既往歴：特になし．

主訴：歯が痛い（2｜），咬めない．
　　　使用中の入れ歯の紛失，全般的な治療を希望．

・残存歯：$\frac{2\ 1|1\ 2\ 3\ 4\ 5\ 6\ 7}{5\ 4\ 3\ 2\ 1|1\ 2\ 3\ 4}$
・補綴物：$\frac{6\ 7}{5\ 4\ 3\ 2\ 1|1\ 2\ 3\ 4}$（不適合）
・歯髄感染または根端病変：$\frac{|2}{2|}$
・歯髄疾患または補綴物下の二次う蝕：$\frac{4\ 6\ 7}{5\ 4\ 3\ 2\ 1|1\ 2\ 3\ 4}$
・喪失歯：$\frac{7\ 6\ 5\ 4\ 3|}{7\ 6|5\ 6\ 7}$

[術前]

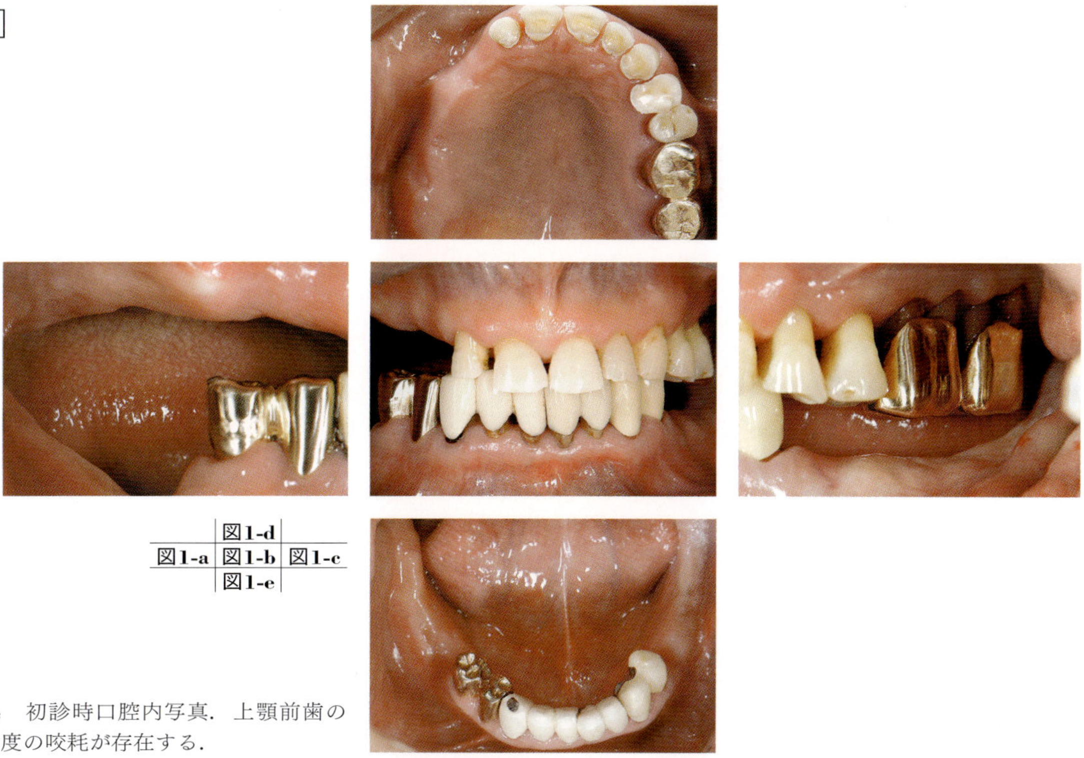

	図1-d	
図1-a	図1-b	図1-c
	図1-e	

図1-a〜e　初診時口腔内写真．上顎前歯の舌側に重度の咬耗が存在する．

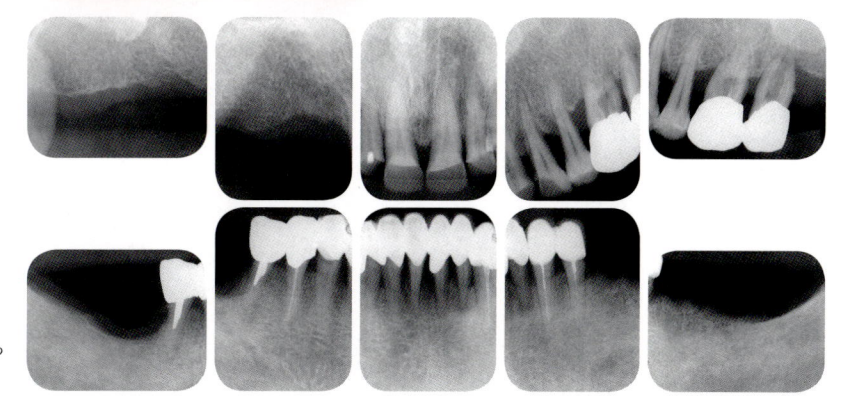

図1-f　初診時エックス線写真．全顎にわたって重度の骨吸収がみられる．

〔治療計画〕
・抜歯：$\frac{6\ 7}{1\ 2}$
・歯内療法：$\frac{2\ 1|1\ 2\ 3\ 4\ 5}{5\ 4\ 3\ 2\ 1|1\ 3\ 4}$
・治療用義歯：$\frac{7\ 3|6\ 7}{7\ 6|5\ 6\ 7}$
・インプラント：$\frac{7\ 6\ 5\ 4\ 3|6\ 7}{7\ 6|5\ 6\ 7}$
（76部位は ridge augmentation を並行）
・垂直的咬合高径の増加
・プロビジョナル・レストレーション：$\frac{2|5}{5|4}$

Chapter 6
インプラント

STEP 1 主訴の改善および初期治療

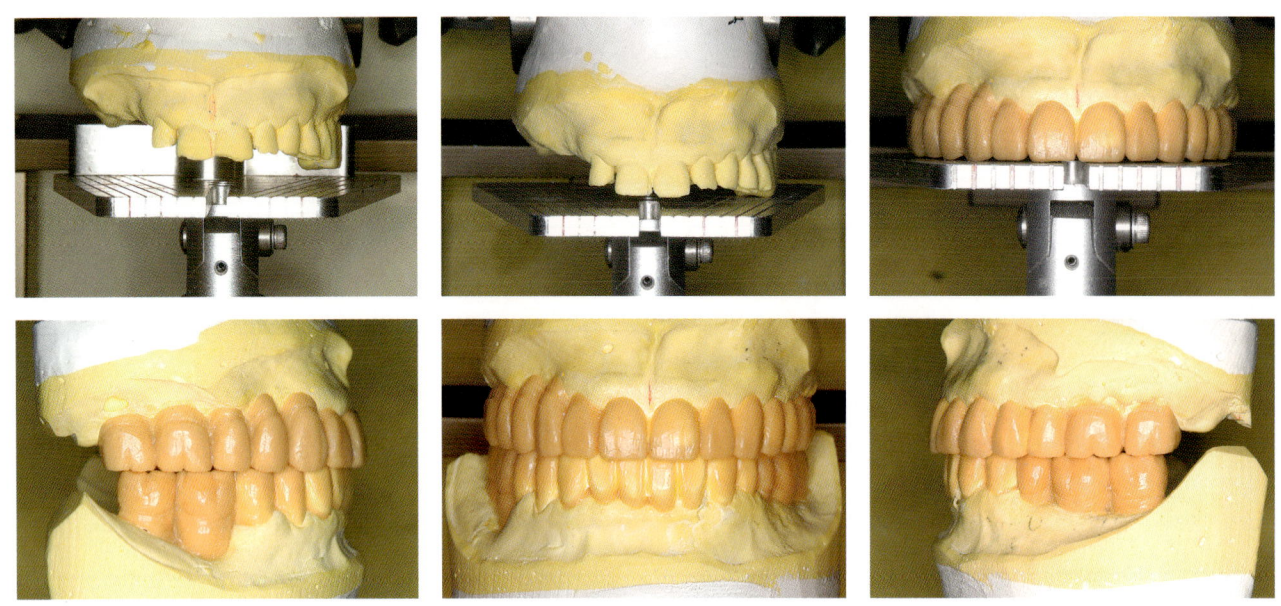

図1-1a〜f　診断用ワックスアップ．咬合高径を挙上した上下顎模型を正中と咬合平面に合わせて理想的咬合状態の形態をワックスで再現した．

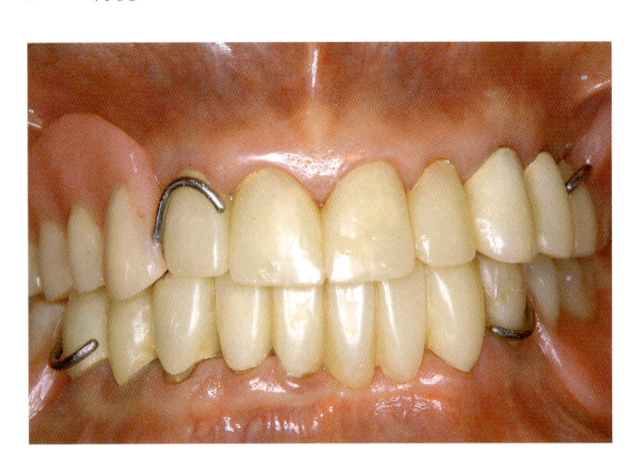

図1-2　診断用ワックスアップを基準に作製されたプロビジョナル・レストレーションとプロビジョナル・デンチャーを口腔内に装着．

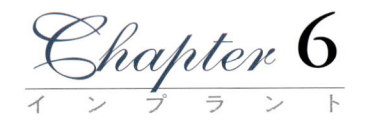

療回数を短縮するよう努力した．

　まず疼痛がある歯の根管治療を行い，SHILLA SYSTEMの原理を利用した咬合平面分析を行い最適な咬合平面を設定し，これを基準として暫間修復物を装着することにした．

　咬合平面を分析した結果，上顎右側臼歯の挺出がみられた．臼歯部支持の喪失に伴い前歯部歯牙の磨耗が進行し，その結果咬合高径が減少したと診断した．口腔内から得た上下顎関係を利用し，模型上から咬合高径を増加させた状態で診断用ワックスアップを行った（図1-1）．そして下顎右側部位はインプラントを伴うridge augmentationを行うことにし，予知性を考慮して3か所のインプラントを植立することにした．上顎右側部と下顎左側部位は若干の水平・垂直的骨量の不足がみられるが，患者の年齢などを考慮し，再生治療は行わず治療を続けることにした．

■ STEP 1／主訴の改善および初期治療

　まず第一に，疼痛がみられる上顎前歯根管治療を行った．抜歯した部位を除いては歯周的に急性炎症がみられず，プラークコントロールを確認すること以外には特別な歯周初期治療は行わなかった．深い歯周ポケットがある上顎右側小臼歯部位は，臼歯部

CASE 6-1：インプラントを含む全顎修復における SHILLA SYSTEM の活用

STEP 2　インプラント植立

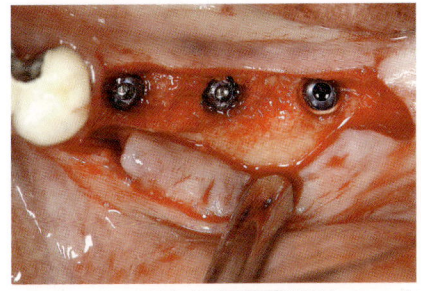

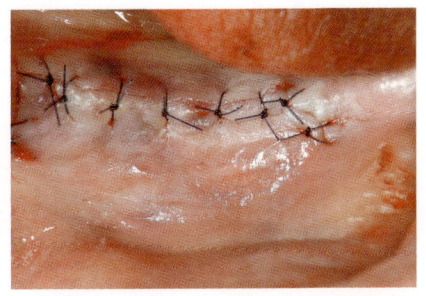

図1-3a,b　下顎左側（|5 6 7 部位）インプラント植立一次手術．a：植立時，b：縫合時．　図1-4　同部位二次手術．

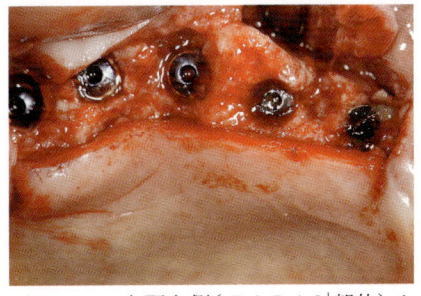

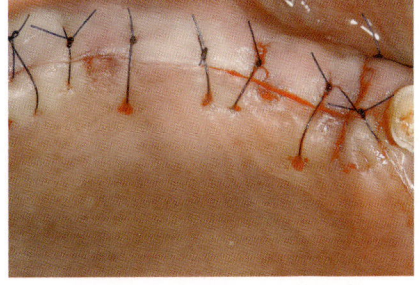

図1-5a,b　上顎右側（7 6 5 4 3|部位）インプラント植立一次手術．a：植立時，b：縫合時．　図1-6　同部位二次手術．ヒーリングキャップを装着．

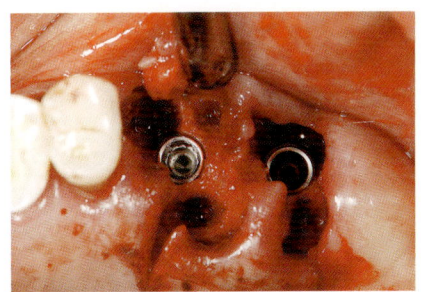

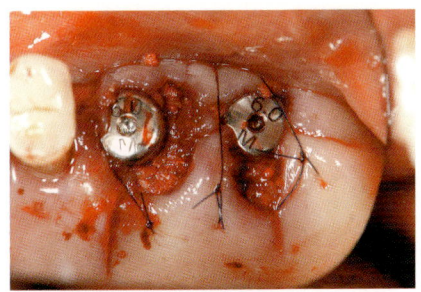

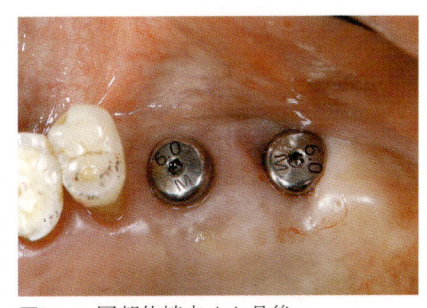

図1-7a,b　上顎左側（|6 7 部位）抜歯後即時植立インプラント．a：植立時，b：縫合時．　図1-8　同部位植立4か月後．

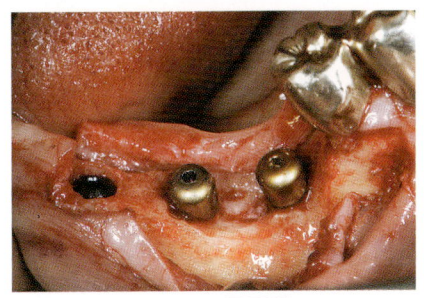

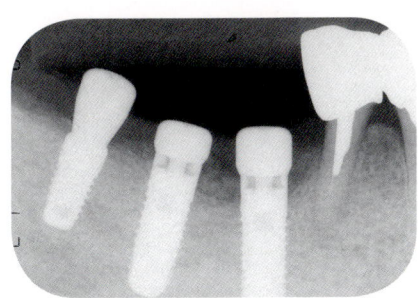

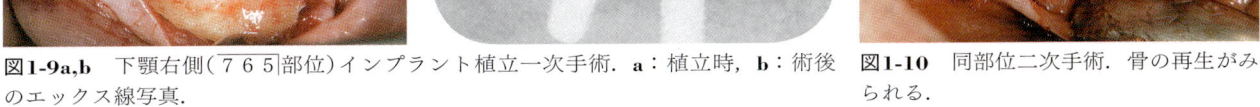

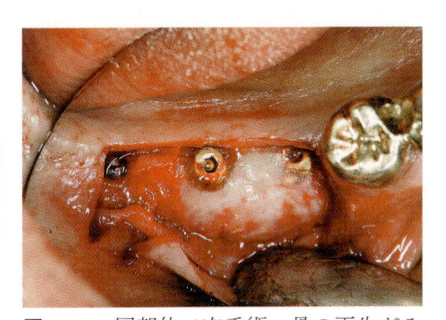

図1-9a,b　下顎右側（7 6 5|部位）インプラント植立一次手術．a：植立時，b：術後のエックス線写真．　図1-10　同部位二次手術．骨の再生がみられる．

処置後，再評価することにした．診断過程を通じ，暫間修復物を新たな咬合平面に合わせて作製した．作製された暫間修復物と治療用義歯を口腔内に装着し，咬合調整を行った（図1-2）．多数の歯の喪失にもかかわらず，患者は治療用義歯で咀嚼時，特に不便な点はみられなかったが，治療期間を最大に短縮するため早期にインプラント植立を行った．

■ STEP 2／インプラント植立

研究模型を用いてインプラント植立の位置を決定し，可能なかぎりの治療期間短縮のため，上顎両側と下顎左側はインプラントを同時に植立した（図

Chapter 6 インプラント

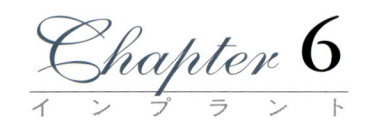

STEP 3 ▶ プロビジョナル・レストレーション作製

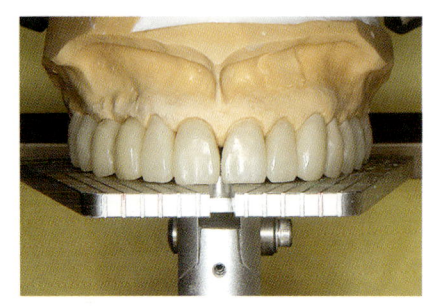

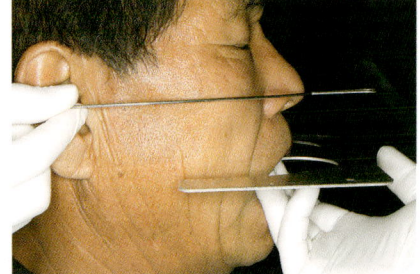

図1-11a 図1-11b

図1-11a,b プロビジョナル・レストレーションの作製．口腔内においてプロビジョナルの咬合平面を確認する．

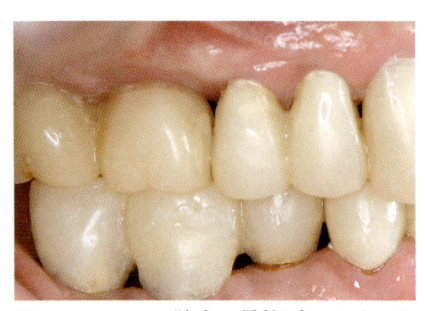

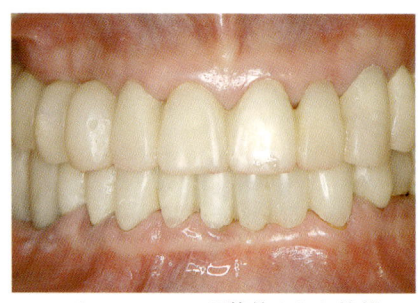

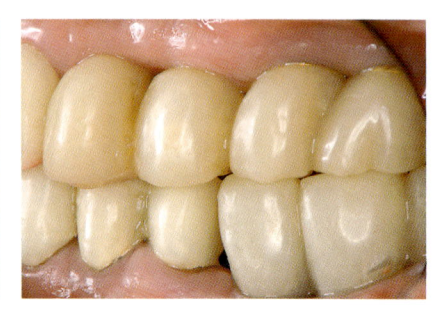

図1-12a〜c 口腔内に最終プロビジョナル・レストレーションが装着された状態．

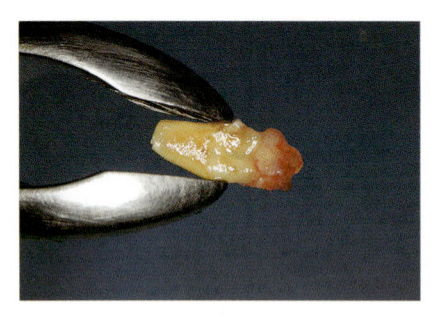

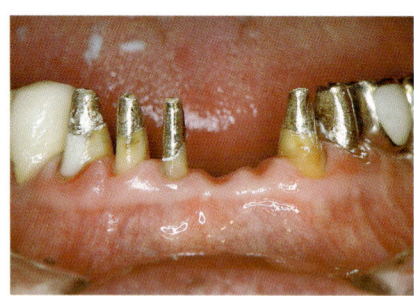

図1-13a 図1-13b

図1-13a,b 治療過程において下顎右側中切歯と側切歯は治癒が良好でなかったため，抜歯を行った．

1-3〜6)．

　下顎左側(図1-3,4)と上顎右側(図1-5,6)には通法通りに二回法のインプラント植立とし，それぞれ治癒期間約4か月後二次手術を行った(図1-4,6)．上顎右側部位に対しては，再生術式を用いずインプラント植立を行った(図1-5)．その結果，補綴修復時に歯冠の位置と形態を付与するにあたって，多少の苦労を伴った．

　上顎左側(図1-7,8)は抜歯後即時植立インプラントを行った．この部位には若干の自家骨とallograft材を用いて欠損部胃の補填を行い，ヒーリングアバットメントを装着した状態で治癒を待った．術後の経過は良好ではあったものの，抜歯後即時インプラントは多少不安の残る治療法であり，反省しなければならない術式であったと思われる．

　約3週間後，下顎右側部位にridge augmentationを併用したインプラント植立を行った(図1-9)．この時は圧がかからないように，治療用義歯を外した状態で治癒を待った(図1-10)．

■ STEP 3／プロビジョナル・レストレーション作製

　軟組織治癒後，最終補綴物を想定したプロビジョナル・レストレーションを装着した(図1-11,12)．この時，再度SHILLA SYSTEMで咬合平面の再チェックを行った．この治癒過程において下顎右側中切歯と側切歯は治癒が良好でなかったため，抜歯を行った(図1-13)．

■ STEP 4／最終補綴物作製

　プロビジョナル・レストレーションを調節しながら最終補綴物の位置と形態などを予測した(図1-14)．修復物は下顎臼歯部から作製した．インプラント部

CASE 6-1：インプラントを含む全顎修復におけるSHILLA SYSTEMの活用

STEP 4　最終補綴物作製

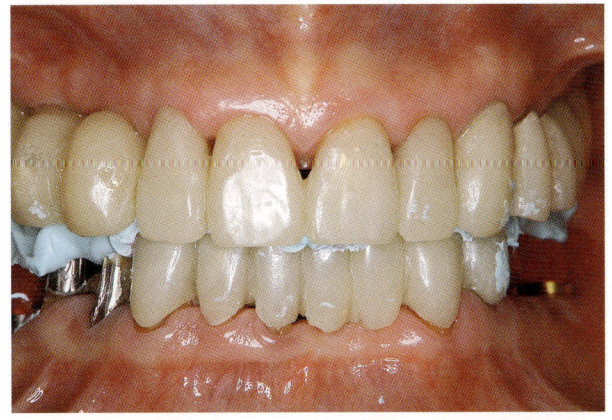

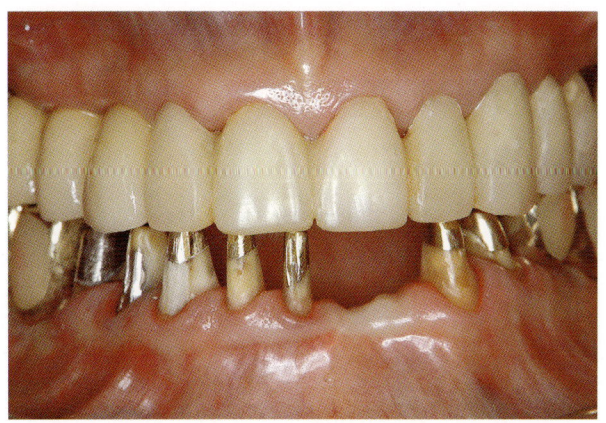

図1-14a,b　下顎臼歯によるバイト採取と上下臼歯完成後，咬合高径を安全に維持した状態で下顎前歯部補綴物の印象採得を行う．プロビジョナル・レストレーションを維持し，段階的に最終補綴に移行することにより，容易な補綴物作製が可能となる．

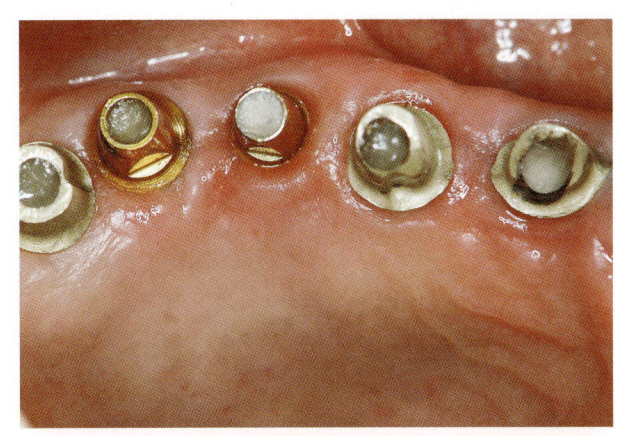

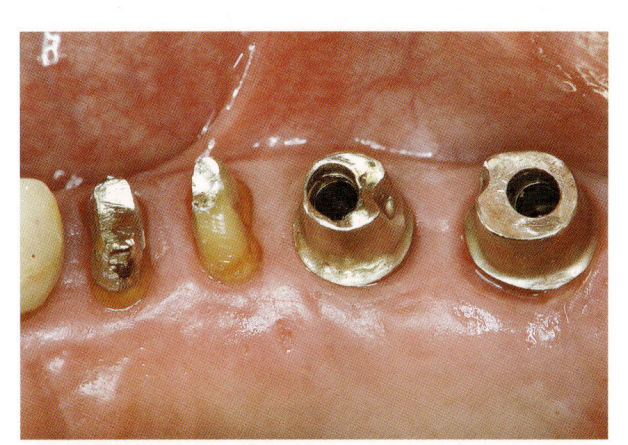

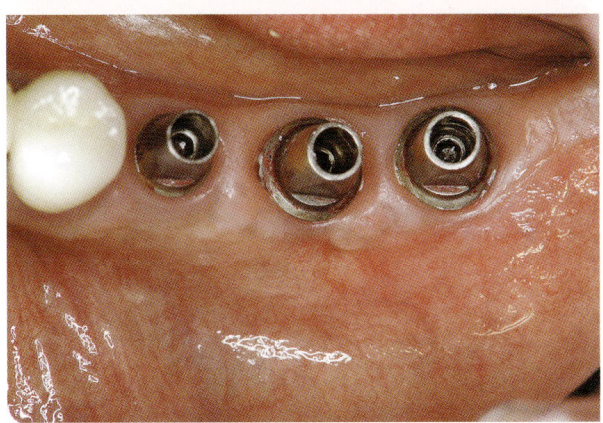

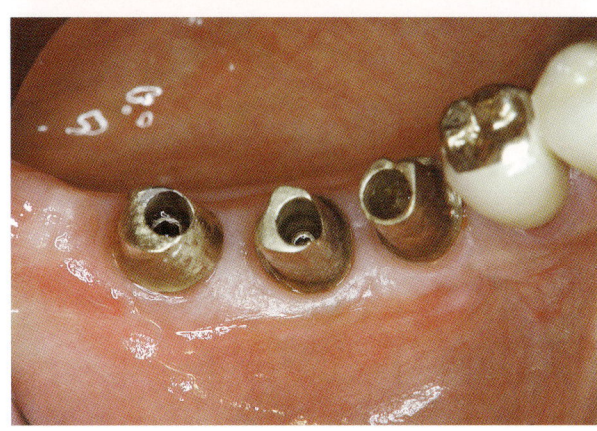

図1-15a〜d　最終修復物装着時インプラント部位．a：上顎右側，b：上顎左側，c：下顎右側，d：下顎左側．

位である下顎両側臼歯部，上顎両側臼歯部，自然歯部位である下顎前歯または上顎前歯の順で，最終補綴物に交換し治療を終了した（図1-15）．

■ GOAL／メインテナンス

本症例の患者は診断または治療過程において SHILLA SYSTEMを利用し容易に咬合平面を設定し治療を行うことができた．咬合高径の喪失にもかかわらずTMDなどの問題もなく，比較的容易に顎位を設定することができた．術後の咬耗状態からみて，この患者はかなり強いブラキシズムを有していたため，ナイトガードの必要は感じているが，現在

Chapter 6 インプラント

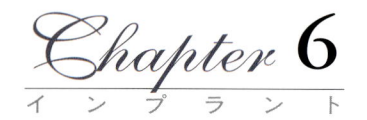

> **GOAL** メインテナンス

［術後］

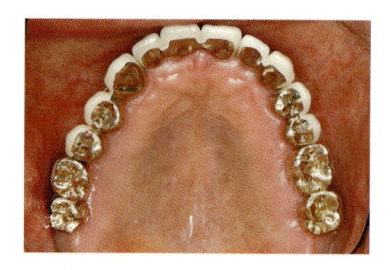

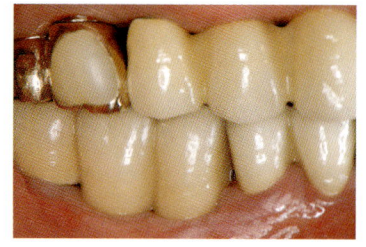

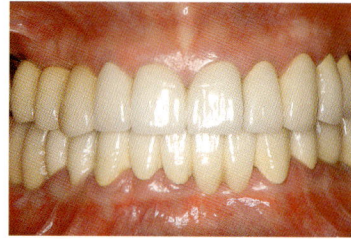

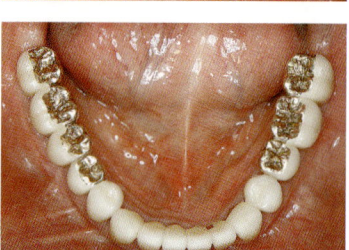

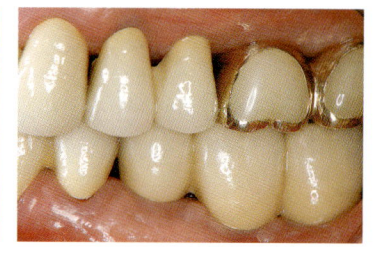

図1-16a〜e　最終補綴後6か月時の口腔内写真．

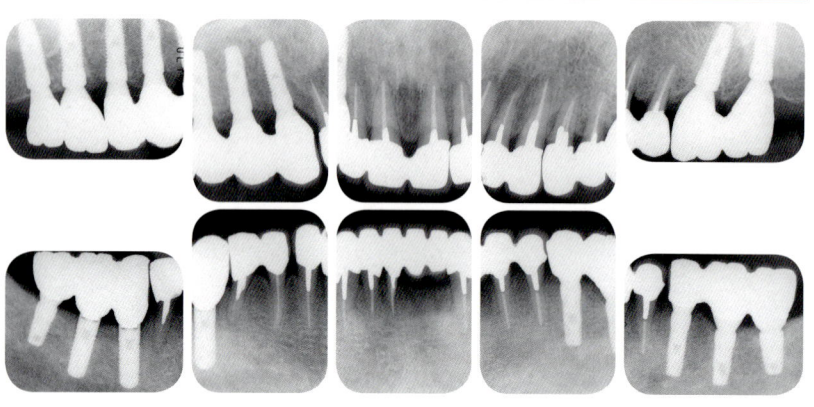

図1-16f　最終補綴後6か月時のエックス線写真．

は経過観察中であり，6か月間隔のフォローアップを行っている（図1-16）．

まとめ

　　本症例の患者においては，これから長期間に渡る予後観察が必要となるが，咬合維持においてインプラントを利用したことによって正確な支持が確保できることを期待する．

　再生術式の予後に確実な予知性が期待できるならば，結果的に下顎右側のインプラントを2か所ほど利用して咬合面の形態をより調和の取れた状態にすることが可能であったと思われる．今回は患者の来院回数の関係上，多少無理のある治療計画を立てて行ったが，SHILLA SYSTEMの概念を活用したことで困難なく治療を終えることができたと思われる．

　全顎治療にもかかわらず，SHILLA SYSTEMが咬合平面に対する基準などを容易に設定できることは，非常に大きな長所であると思われる．もちろんどんなに優れた理論と概念であったとしても，より確実に臨床応用されるには術者の努力を通して持続的な研究と実践が必要となるであろう．

CASE 6-2

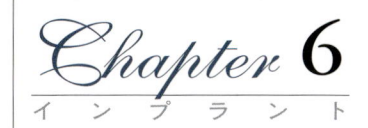

重度骨吸収を伴った多数歯欠損症例に対し，SHILLA SYSTEM を基準に骨造成を行ったインプラント補綴

林　美穂

咬合崩壊をきたした多数歯欠損症例に対し，審美性を考慮し，咬合部位を確保しながら，できるだけ短期間で最良の結果を得るにはどうすればよいかということに悩まされているのは筆者だけではないはずである．

そこで今回，重度骨欠損を伴った症例に対し，SHILLA SYSTEM を用い診査・診断を行った後，骨造成，インプラント植立を行い，咬合再構築を行った症例を提示してみたい．

治療の流れ

診査・診断を行い，ある程度の治療計画を立てた上で，まず患者の主訴を改善する必要がある．本症例の場合，左下のブリッジが動揺し，歯根破折，排膿などがあるため，抜歯，治療用義歯の装着を最初に行った．その後に，改めて SHILLA SYSTEM を用いて診査・診断を行い，骨造成の必要な部位や造成量，インプラントの植立部位，補綴設計を決定した．

また，治療期間をできるだけ短縮するため，インプラント植立順序には配慮した．治療過程において，最終プロビジョナル・レストレーションの段階で，エステティック・フェイス・ボウを用いて最終確認を行い，最終補綴物作製へと移行した．

■ START／診査・診断，治療計画

術前の上下顎を比較すると，上顎より下顎のアーチが大きく，上下顎の歯を喪失する前は臼歯部反対咬合であったことが推察された．また，上下の歯の咬耗状態から，かなりのブラキサーであると診断できる．このパラファンクションなどの力により前歯部の咬耗を惹起し，アンテリア・ガイダンスが喪失し，臼歯部の咬合性外傷を誘発し，臼歯部の喪失を引き起こしたのではないかと推察した．

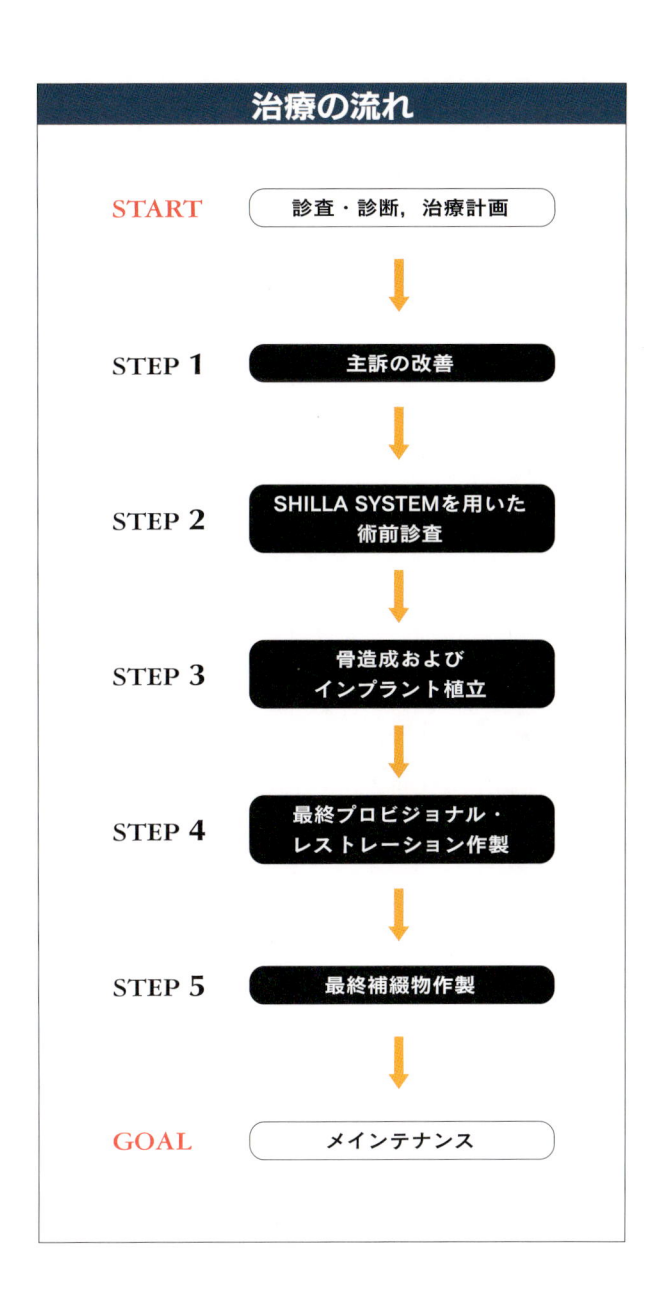

治療の流れ

- START：診査・診断，治療計画
- STEP 1：主訴の改善
- STEP 2：SHILLA SYSTEM を用いた術前診査
- STEP 3：骨造成およびインプラント植立
- STEP 4：最終プロビジョナル・レストレーション作製
- STEP 5：最終補綴物作製
- GOAL：メインテナンス

Chapter 6 インプラント

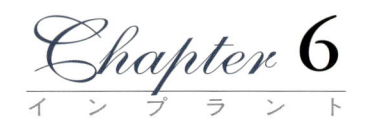

START 診査・診断，治療計画

初診：2001年12月
氏名：○原○枝
性別：女性
年齢：65歳
既往歴：特記事項なし

主訴：咬めない，歯茎から膿が出る，歯を入れて欲しい（インプラント希望）．

- 残存歯：$\frac{3\ 2\ 1\ |\ 1\ 2\ 3\ 5}{6\ \ \ \ \ \ |\ 2\ 3\ \ \ 7}$
- 重度の歯周病：$\frac{\ \ \ |\ \ \ \ }{2\ 3\ \ \ 7}$
- 補綴物：$\frac{\ \ \ \ \ |\ 3\ \ 5}{5\ |\ 2\ 3\ \ \ 7}$
- 失活歯：$\frac{\ \ \ \ |\ 3\ \ 5}{\ \ \ \ \ |\ \ \ \ \ 7}$
- 欠損歯：$\frac{7\ \ \ \ \ -4\ |\ 4\ \ \ \ 6\ 7}{7\ \ \ \ \ \ \ |\ \ \ 4\ 5\ 6\ }$

[術前]

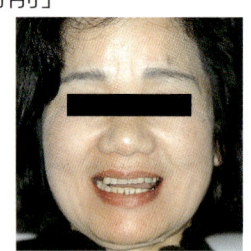

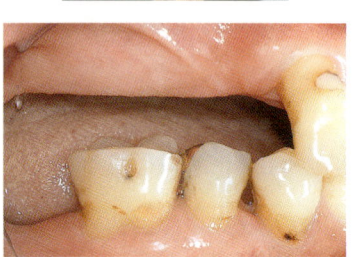

図2-a	図2-f	図2-b
図2-c	図2-d	図2-e
	図2-g	

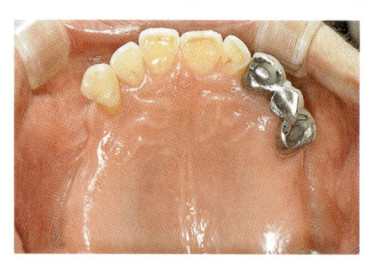

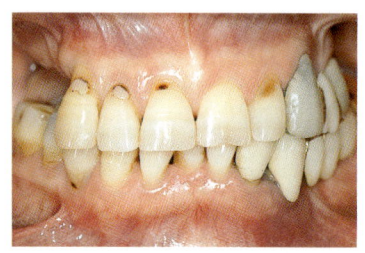

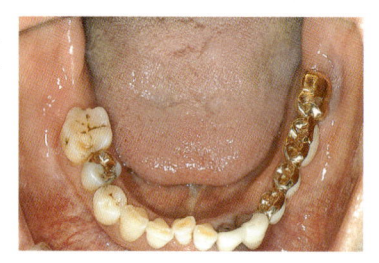

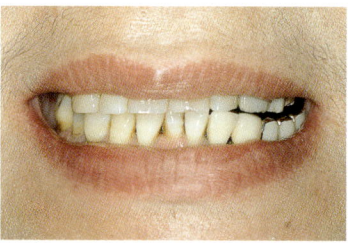

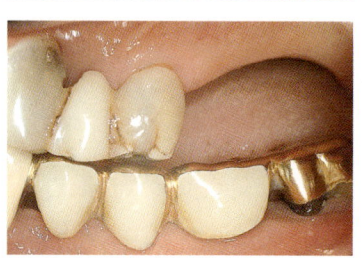

図2-a 初診時の顔貌．顔面に対して歯列の状態が左右非対称である．
図2-b 初診時の口元．白歯部でのバーティカルストップがなく，前歯部のみで咬合している状態の口元である．
図2-c〜g 初診時の口腔内の状態．

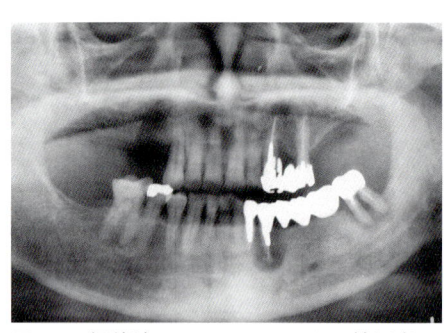

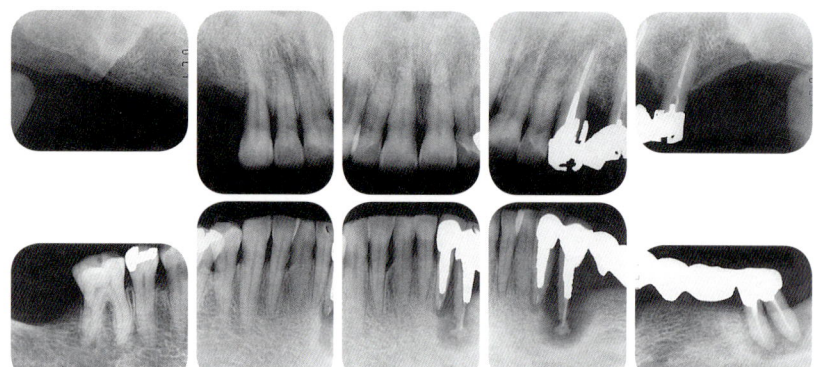

図2-h 初診時のパノラマエックス線写真．
図2-i 初診時のデンタルエックス線写真．

〔治療計画〕
- 抜歯，ソケット・プリザベーション：$\frac{\ \ \ |\ \ \ \ }{2\ 3\ \ \ 7}$
- 治療用義歯：$\frac{7\ 6\ 5\ 4\ |\ \ \ \ \ \ 6\ 7}{\ \ \ \ \ \ \ \ \ \ |\ 2\ 3\ 4\ 5\ 6\ 7}$
- 初期治療
- インプラント植立（GBR）：$\frac{7\ 6\ 5\ 4\ |\ \ \ \ \ \ 6\ 7}{\ \ \ \ \ \ \ \ \ \ |\ 2\ 3\ 4\ 5\ 6\ }$
- プロビジョナル・レストレーション：$\frac{7\ \ \ \ \ \ \ \ \ |\ \ \ \ \ \ \ \ \ 7}{\ \ \ \ \ \ \ 1\ |\ 1\ 2\ 3\ 4\ 5\ 6\ }$
- 歯内療法：$\frac{3\ 2\ 1\ |\ 1\ 2\ 3\ 5}{\ \ \ \ 1\ |\ 1\ \ \ \ \ \ }$
- 歯周形成外科：$\frac{\ \ \ \ |\ \ }{1\ |\ 1}$
- MTM：$\frac{\ \ |\ \ }{\ \ |\ 3}$
- 補綴物（セラミック冠）：$\frac{7\ \ \ \ \ \ |\ \ \ \ \ \ \ 7}{\ \ \ 6\ 1\ |\ 1\ 6\ \ \ }$
- ハイブリッドインレー：$\frac{\ \ |\ \ }{5\ |\ }$

320 SHILLA SYSTEM の概念とその臨床活用

CASE 6-2：重度骨吸収を伴った多数歯欠損症例に対し，SHILLA SYSTEMを基準に骨造成を行ったインプラント補綴

STEP 1　主訴の改善

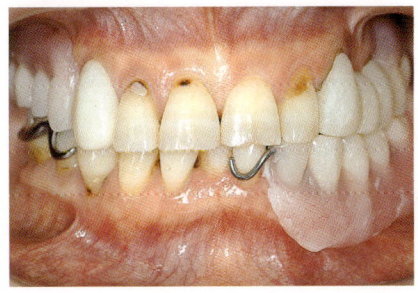

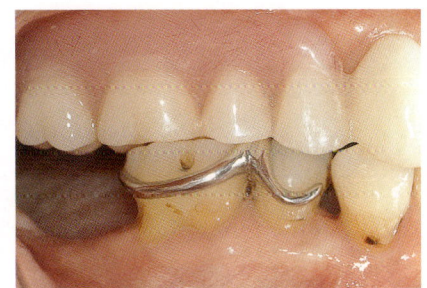

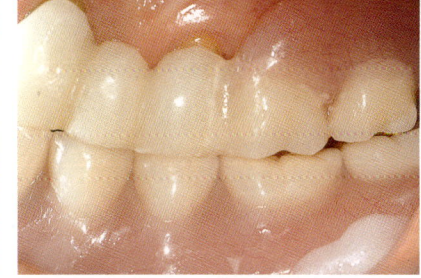

図2-1　上下の即時義歯を装着した状態．

図2-2a,b　下顎の義歯にティッシュコンディショナーを用い，抜歯窩の保護を行った．

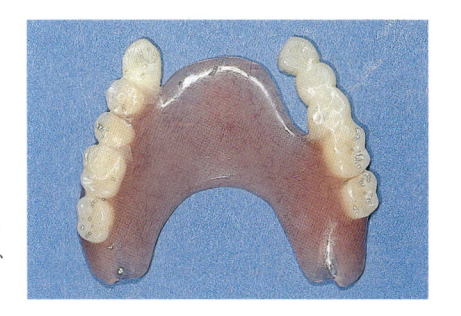

図2-3　コーヌスタイプのプロビジョナル・デンチャーを装着．義歯とテンポラリー・クラウンを連結し，クラスプを用いない形とすることで，患者の審美的不快感を少なくすることができた．

 2 3 7 は重度の骨吸収があり，排膿，動揺もあったため抜歯は免れないと診断した．また， 2 3 においては歯根破折も存在した．その他の残存歯においては，初期から中程度の歯周病が存在した．

患者の要望によりインプラントを用いて咬合の再構築を行っていくが，抜歯を行う予定の 2 3 部に，重度垂直性の骨吸収が存在した．SHILLA SYSTEMで診断した結果，この部位にGBRを行わないままインプラントを植立することは困難であり，審美性の面から考えても垂直的な骨造成は必須であると判断した．

よって，SHILLA SYSTEMを用いて最終的な補綴物のワックスアップを行い，どの程度の骨造成が必要であるかを診断し，この診断をもとにGBRを行い，インプラントの植立を行うこととした．

■ STEP 1／主訴の改善

まず保存不可能な歯を抜歯するが，その前に治療用義歯を装着するために上下の印象採得を行い，抜歯時には治療用義歯が装着できる状態にしておく（図2-1）．下顎抜歯部の義歯にはティッシュコンディショナーを用い（図2-2）抜歯窩の保護に配慮した．上顎においては，審美性を考慮し，クラスプを用いず，テンポラリー・クラウンと義歯をつないだ形（コーヌスタイプ）の義歯とすることで患者の満足を得ることができた（図2-3）．

初診からここまで，わずか2回の来院を要するだけであった．早期に患者の主訴を改善することにより，治療に対する希望を持たせることができた．

■ STEP 2／SHILLA SYSTEMを用いた術前診査

咬合崩壊をきたした全顎的な咬合再構築にあたっては，トップダウントリートメントの考えのもとに治療を進めていく必要がある．最終ゴールを見据えたインプラント植立と補綴設計を行うために，SHILLA SYSTEMを用いて術前の診査を行った．

まず，SHILLA Iを用いて上顎における正中矢状面の分析を行う（図2-4）．次にエイブ咬合器にSHILLA IIを装着し，SHILLA Iで分析した上顎模型を咬合器に付着した（図2-5）．下顎を付着し，上下顎の術前の顔面に対する位置を再現した（図2-6）．その後，SHILLA IIIを用い，咬合平面に対する下顎の位置関係を診断した（図2-7）．

その結果， 2 3 欠損部は垂直的骨吸収が大きく，

Chapter 6 インプラント

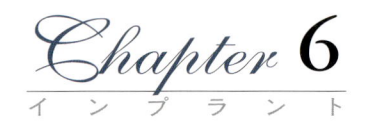

STEP 2 SHILLA SYSTEM を用いた術前診査

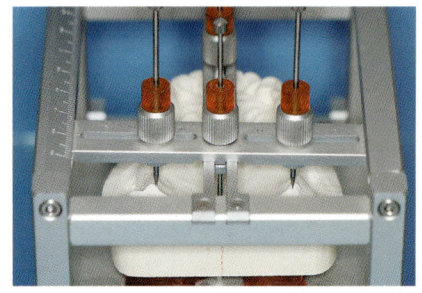

図2-4　SHILLA I を用い上顎の分析を行う．

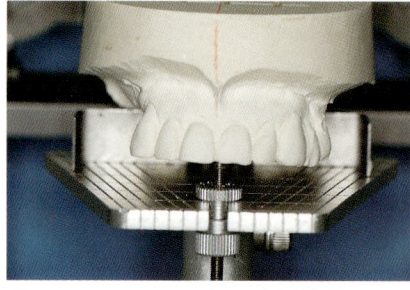

図2-5　SHILLA II を用い上顎模型をエイブ咬合器に付着した．

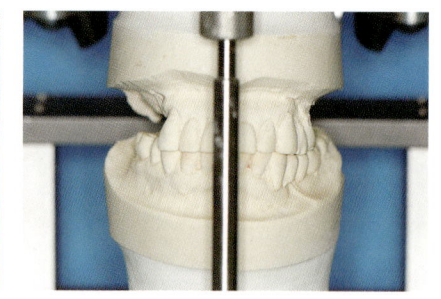

図2-6　上下の術前模型を咬合器に付着した状態．

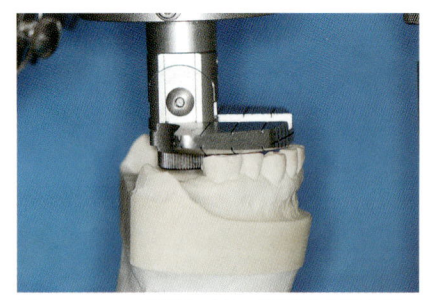

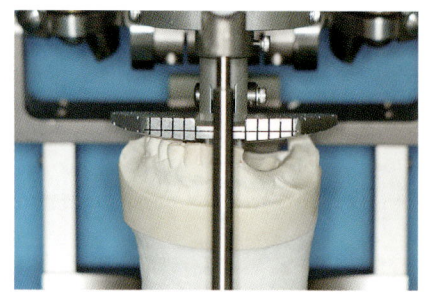

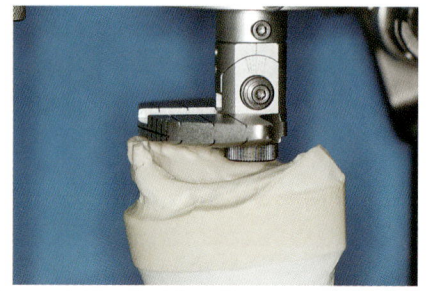

図2-7a〜c　下顎に対し SHILLA III を用い，下顎の咬合平面に対する位置関係を診断する．左顎の骨吸収が著しいことが確認できる．

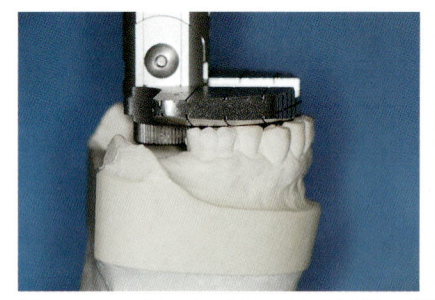

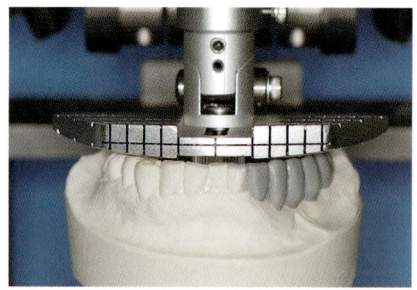

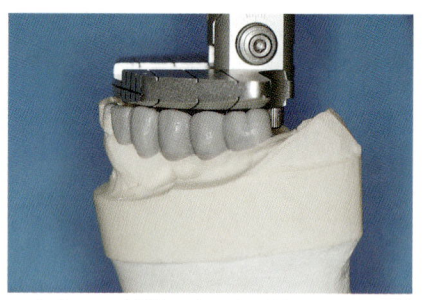

図2-8a〜c　ワックスアップした状態．模型上で $\overline{65}$ は削合している．$\overline{6\,5|}$ は挺出していたため，補綴しなければならないと判断した．

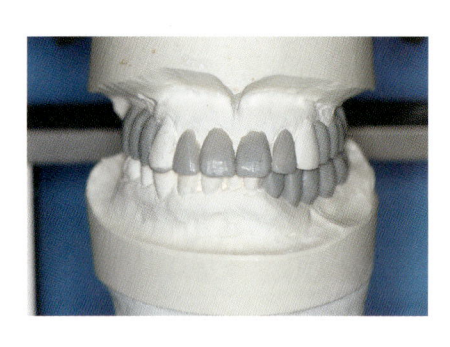

図2-9　上下顎のワックスアップが終了した状態．この状態より，最終的なクラウンの位置を想定し，サージカル・ステントを作製したうえで，GBR，インプラント植立を行っていく．

垂直的な骨造成を行わずにこの部位にインプラントを植立することは不可能であると診断した．もしこの状態でインプラントを植立したならば，歯冠：インプラント比から考えても予後に大きく影響するだけでなく，左右対称性からいっても審美性に問題が残ってしまう．そこで，$|2\,3|$ においては垂直的な骨造成を行った後にインプラント植立を行うこととした．

また，前歯部の咬耗状態から，かなりのブラキサーであることがわかる．前歯部咬耗によりアンテリア・ガイダンスが崩壊し，臼歯部に咬合性外傷をきたし，臼歯部の歯牙喪失に至ったものと推測した．

CASE 6-2：重度骨吸収を伴った多数歯欠損症例に対し，SHILLA SYSTEM を基準に骨造成を行ったインプラント補綴

STEP 3 　骨造成およびインプラント植立

[7654 部位]

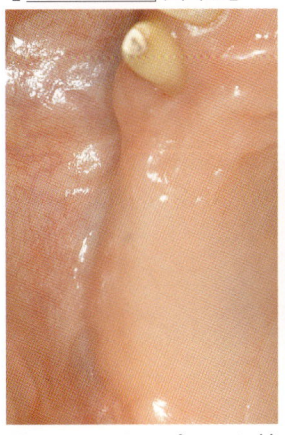

図2-10a　インプラント植立前の歯槽堤の状態．

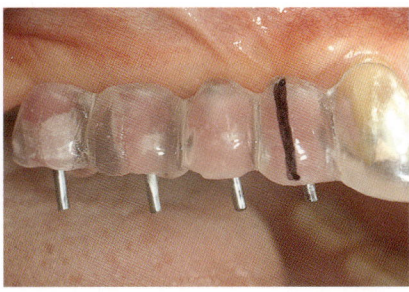

図2-10b　サージカル・ステント試適．

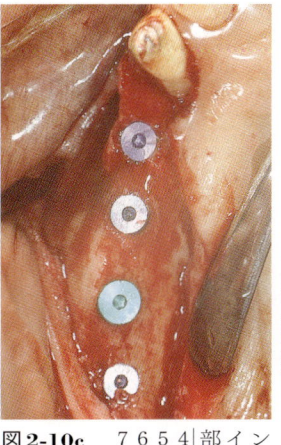

図2-10c　7654 部インプラント植立時．4 部はリッジ・エクスパンジョンを行い，骨幅を増大した．

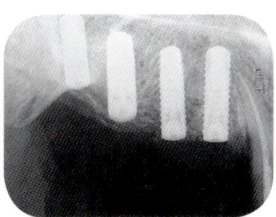

図2-10d　インプラント植立後のデンタルエックス線写真．

[67 部位]

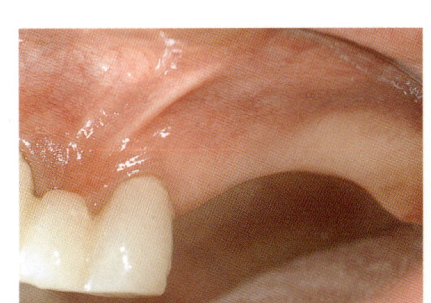

図2-11a　67 部インプラント植立前．歯槽堤の垂直的吸収が顕著である．

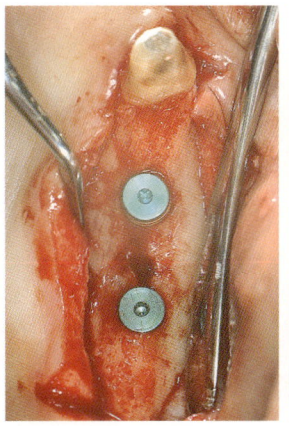

図2-11b　67 部インプラント植立．

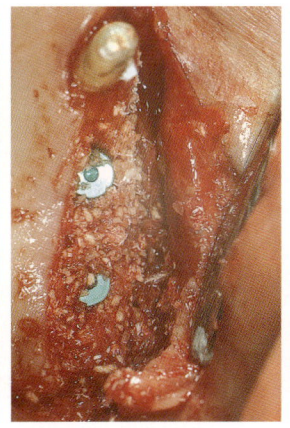

図2-11c　アンダーにインプラントを植立し垂直的に GBR を行った．

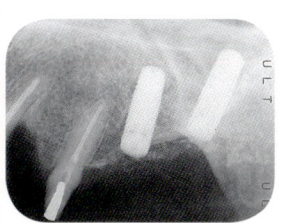

図2-11d　インプラント植立後のデンタルエックス線写真．

よって前歯部の補綴的修復を行うことは必要であると考えた．

上下顎にワックスアップを行い（図2-4〜9），最終補綴物の形態を予測し，これに基づき GBR，インプラント植立部位を決定した．インプラント植立後に順次プロビジョナル・レストレーション装着へと移行し，最終補綴物作製へと進めていった．

■ STEP 3／骨造成およびインプラント植立

インプラントの植立順序は，治療期間をできるだけ短縮することに配慮した．

まず，7654 部の一次外科手術を行った（図2-10）．4 部の骨幅が狭小なため，リッジ・エクスパンジョンを行った（図2-10c）．骨造大部位には吸収性メンブレンを使用した．

次に，67 部の一次植立手術を行った．67 相当部の歯槽骨は，垂直的な吸収が生じていた（図2-11a）．よって，インプラントをアンダーに植立しスレッドを露出させ，骨補填材を用い，GBR を併用した（図2-11b,c）．

その後，左下のインプラント植立を行うが，SHILLA SYSTEM による分析の結果，23 相当部のもっとも骨吸収の大きい箇所で，約 8 mm の垂直的骨造成が必要であると判断した（図2-12a）．よっ

Chapter 6
インプラント

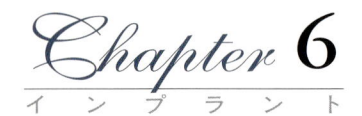

[2 3 4 5 6 部位]

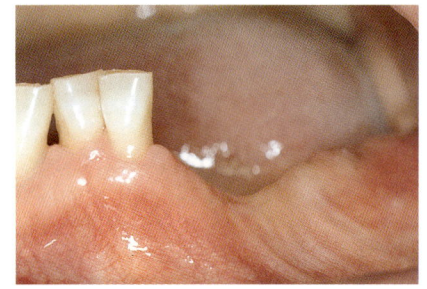

図2-12a ｜2 3 4 5 6 部植立前の状態. 抜歯時に歯槽堤の吸収を最小限に抑えるため, ソケット・プリザベーションを行ったが, 相当量の垂直性骨吸収が存在した.

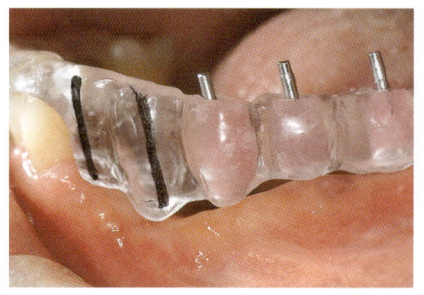

図2-12b サージカル・ステント試適.

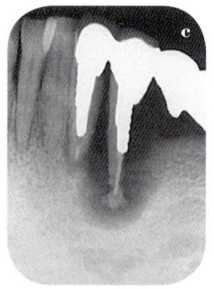

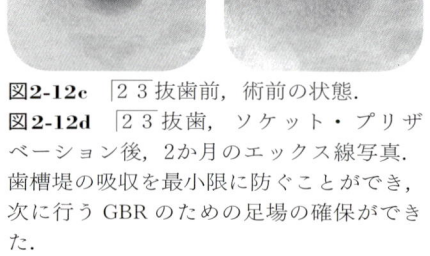

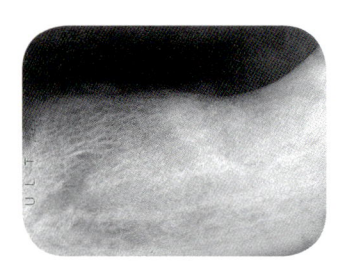

図2-12c ｜2 3 抜歯前, 術前の状態.

図2-12d ｜2 3 抜歯, ソケット・プリザベーション後, 2か月のエックス線写真. 歯槽堤の吸収を最小限に防ぐことができ, 次に行うGBRのための足場の確保ができた.

図2-12e ｜4 5 6 部のインプラント植立前の状態. 下歯槽管の走行がはっきりとわかる.

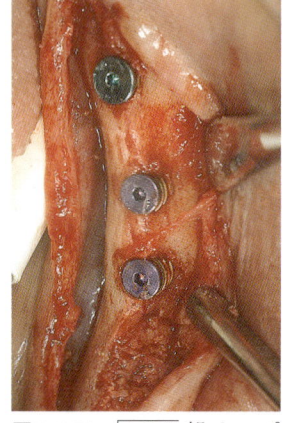

図2-12f ｜4 5 6 部インプラント植立.

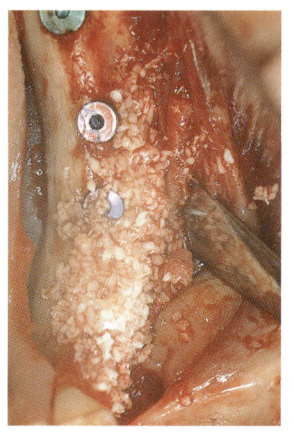

図2-12g ｜2 3 部, 骨補填材を用い, 骨造成(GBR)を行った.

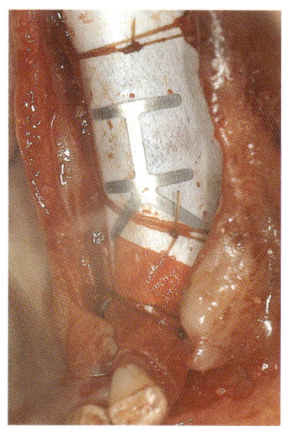

図2-12h 非吸収性チタン入りメンブレン, 吸収性メンブレン併用.

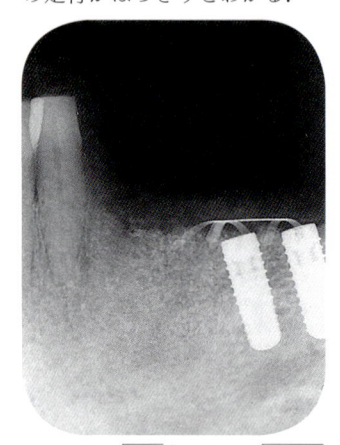

図2-12i ｜2 3 部GBR, ｜4 5 6 部インプラント植立後のエックス線写真.

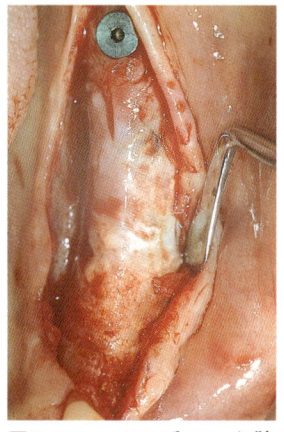

図2-12j メンブレンを除去した状態. 骨の増大が確認できる.

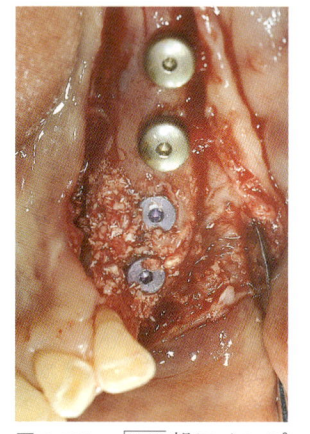

図2-12k ｜2 3 部にインプラント植立および再度GBRを行った.

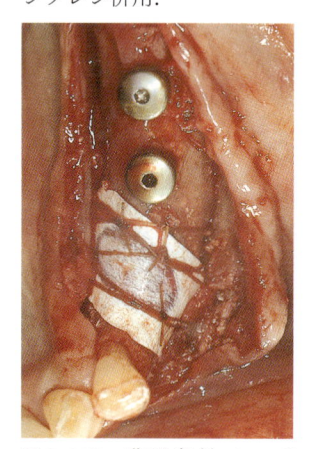

図2-12l 非吸収性メンブレンを用いた.

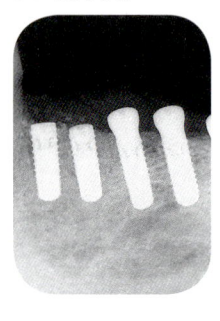

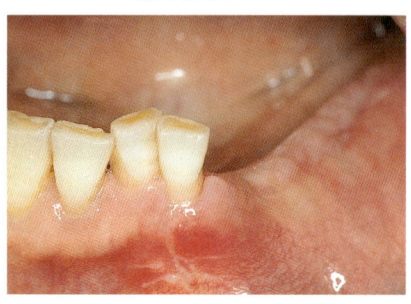

図2-12m ｜2 3 部インプラント植立, ｜4 5 6 部二次手術後のエックス線写真.

図2-12n 術前と比較して, ｜2 3 部歯槽堤の垂直的増大が確認できる.

CASE 6-2：重度骨吸収を伴った多数歯欠損症例に対し，SHILLA SYSTEM を基準に骨造成を行ったインプラント補綴

STEP 4 最終プロビジョナル・レストレーション作製

図2-13a|図2-13b

図2-13a,b　下顎前歯部の舌側にプロビジョナル・レストレーションよりワイヤーを伸ばし，$\overline{2\,3}$ は粘膜を圧迫しないポンティック形態とした．

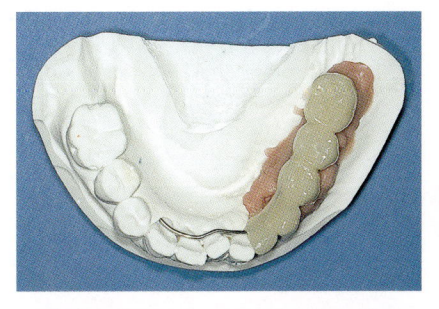

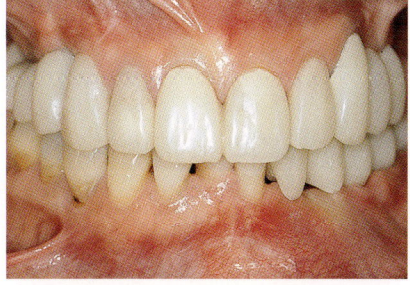

図2-14a|図2-14b

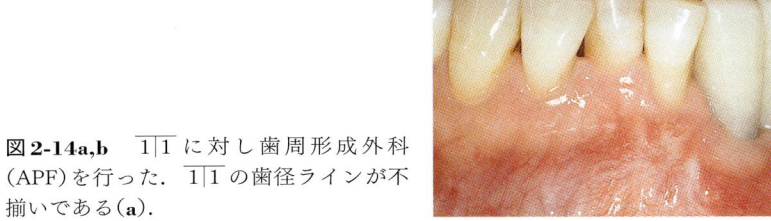

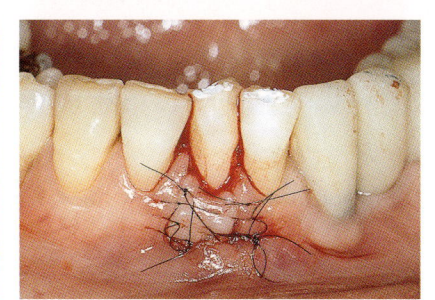

図2-14a,b　$\overline{1|1}$ に対し歯周形成外科（APF）を行った．$\overline{1|1}$ の歯径ラインが不揃いである（a）．

図2-15a|図2-15b

図2-15a,b　最終確認のため，エステティック・フェイス・ボウにて再度フェイス・ボウ・トランスファーを行った．

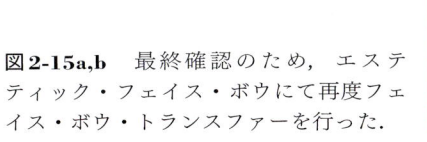

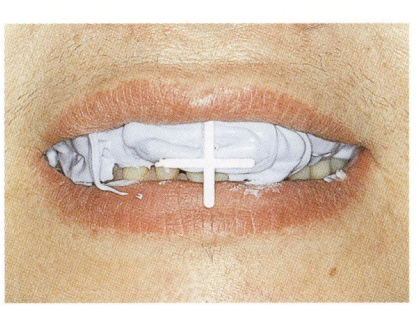

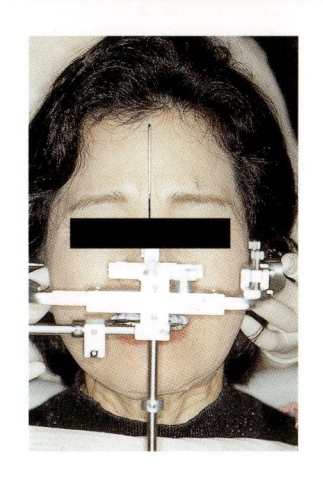

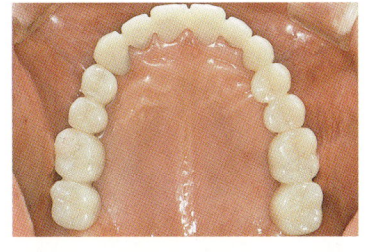

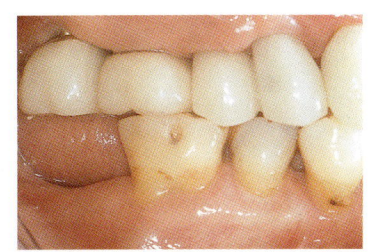

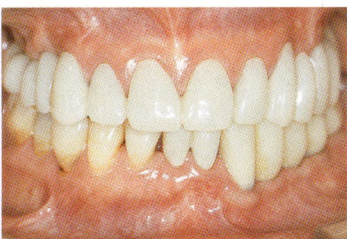

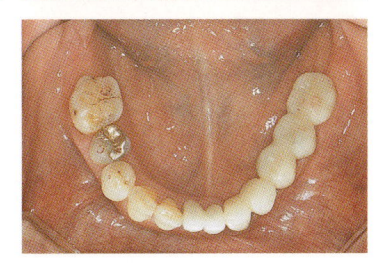

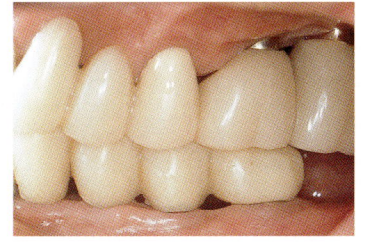

図2-16d
図2-16a|図2-16b|図2-16c
図2-16e

図2-16a〜e　最終プロビジョナル・レストレーション装着．

SHILLA SYSTEM の概念とその臨床活用

Chapter 6 インプラント

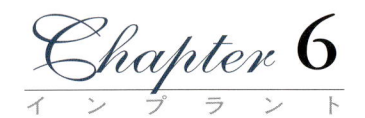

STEP 5 最終補綴物作製

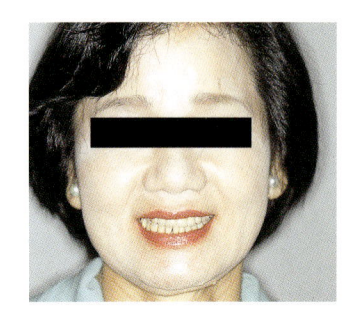

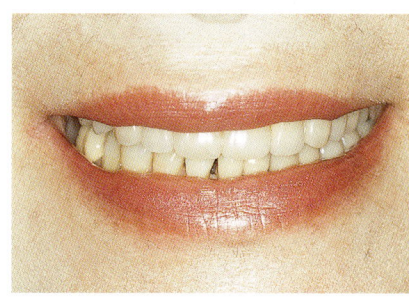

[術後]

図2-17a　術後の顔貌.
図2-17b　術後の口元.

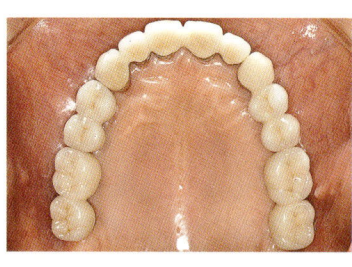

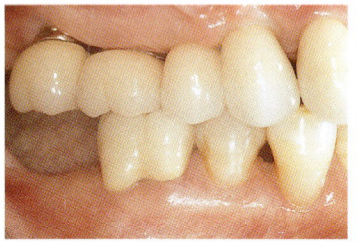

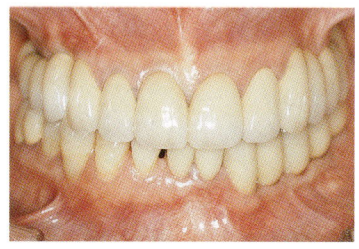

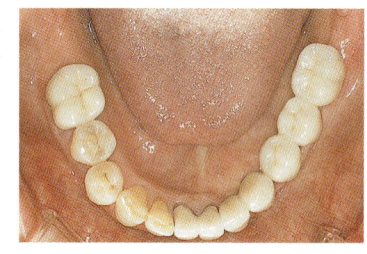

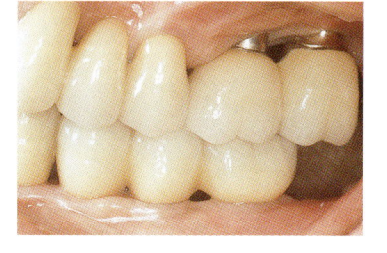

図2-17c〜g　最終補綴物装着.

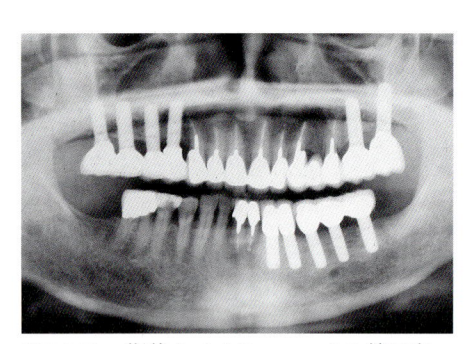

図2-17h　術後のパノラマエックス線写真. 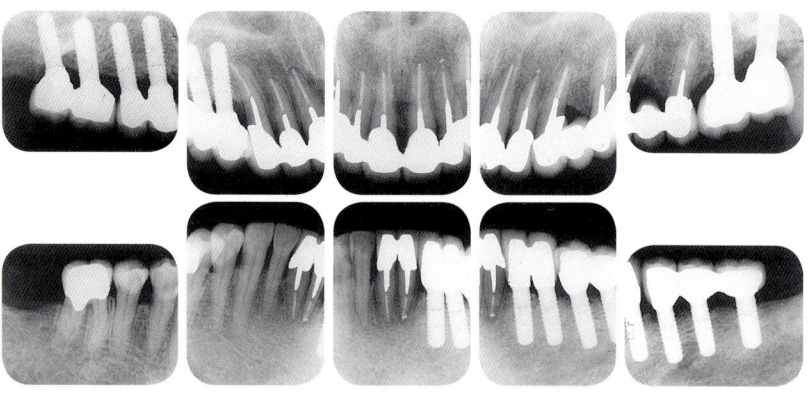　図2-17i　術後のデンタルエックス線写真.

て段階的アプローチを行うこととし，まず4̄5̄6̄部に一次植立手術（図2-12f）および2̄3̄部に骨造成（GBR）を行った（図2-12g,h）．

免荷治癒期間を経て，上顎7̄6̄5̄4̄部の二次手術，4̄5̄6̄部の二次手術および2̄3̄部一次植立手術を行った（図2-12j）．この時，2̄3̄部に再度GBRを行った（図2-12k）．その後，6̄7̄部の二次手術を行い，最後に2̄3̄部の二次手術を行った（図2-12m,n）．

326　　SHILLA SYSTEMの概念とその臨床活用

■ STEP 4／最終プロビジョナル・レストレーション作製

インプラントを植立し，免荷治癒期間を経た後，徐々にプロビジョナル・レストレーションへと移行していく．

インプラント植立までにもっとも時間の要した下顎の$\overline{2\,3}$部においては，$\overline{4\,5\,6}$部の二次手術後に，$\overline{4\,5\,6}$支台の$\overline{2\,3④⑤⑥}$テンポラリー・ブリッジとし，$\overline{3\,2\,1|1}$の舌側にワイヤーを延長させ，早期に義歯から解放できる形態とした(図2-13)．$\overline{2\,3}$部の二次手術後，下顎前歯歯茎ラインの整合性を図るための歯周形成外科手術を$\overline{1|1}$に行った(図2-14)．

最終プロビジョナル・レストレーション作製時には，エステティック・フェイス・ボウ(図2-15)を用いて再度咬合確認を行った(図2-16)．

■ STEP 5／最終補綴物作製

全顎治療における最終補綴物の作製においては，最終プロビジョナル・レストレーションを基準に，下顎より作製していく．このような全顎に及ぶケースでは，顎位がずれないように，慎重に印象・咬合採得を行わなければならない．筆者は下顎臼歯部より片顎ずつ印象採得を行い，顎位のずれが生じることのないよう配慮した．また，片顎ずつ印象し補綴物を作製することで，咬合調整も容易となり，何より歯科技工士の精神的負担，作製時のエラーを少なくすることができた．

本症例においては，術前の診査の段階でSHILLA SYSTEMを用いることにより，GBRやインプラント植立を基準を持って行うことができ，プロビジョナル・レストレーションの作製から最終補綴への移行もスムーズに行うことができた．結果として，正中矢状面を考慮した審美的な補綴物作製を行うことができたと考えている(図2-17)．

■ GOAL／メインテナンス

前歯，小臼歯部においては審美，機能性に配慮し，正中矢状面に対し左右対称性に注意しながら補綴物の作製を行った．インプラント植立を行った大臼歯部においては，機能性，清掃性を重視した．

また，審美性を考慮したインプラント部においては，補綴物を仮着とし，メインテナンス来院時に補綴物を外し，清掃できるようにしている．

まとめ

本症例は，インプラントが天然歯を保護し，天然歯がインプラントを保護する形の最終補綴物を擁している．インプラントが脱落する大きな原因の一つに咬合の問題が挙げられるが，もしSHILLA SYSTEMのようなシステムを用いずに，基準のないままインプラント植立を行い，最終補綴物へ移行していたならば，早期にインプラントの脱落，あるいは天然歯の喪失に至ったのではないかと考えている．特に，垂直的な骨吸収が著しかった本症例においては，インプラント植立前の診査の段階でSHILLA SYSTEMを用いることで骨造成の量を前もって診断できただけでなく，後のインプラント植立においても予後を大きく左右する結果となったことは言うまでもない．

また，歯科技工士に患者の状態を具現化して伝達することができ，歯科技工士側も基準を持って補綴物作製を行うことができた．結果的に治療の短縮にも繋がり，審美，機能，予後においてもより良い結果をもたらすことができたと考えている．

Chapter 6 インプラント

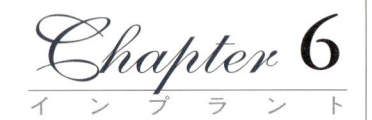

CASE 6-3 SHILLA SYSTEM と K-7を併用して咬合の改善を行った症例

吉村理恵

インプラント補綴を行う際に，残存歯の咬合平面の乱れや顎位の偏位などが残ったままであれば，インプラントや残存歯の寿命を短くしてしまったり，顎関節に問題を起こすことになりかねない．補綴物の永続性のためには，できうるかぎり顎位のずれや咬合平面の乱れを取り除いた状態で最終補綴を行うことが必要であると考える．

治療の流れ

顎位のずれが疑われたり，全顎的治療を行う際に適切な顎位に咬合再構成されているかの判断は，一般的には術者の技量に負うところが大きい．

そのために筆者は下顎位や顎口腔機能を客観的に評価しながら治療を進めることができるK-7ダイアグノスティックシステム（マイオトロニクス社，以下K-7）を用いている．K-7は，Dr. Bernard Jankelsonの提唱するニューロマスキュラー・コンセプトに基づき臨床応用されるもので，歯科用TENS（マイオモニター）により筋のスパズムを排除したあとの生理的下顎安静位を適正な下顎位の基準としている．これは，いわゆる筋肉位と一致すると考えられる．

本症例では，K-7を用いてできるだけ筋肉位に近づけた後に，SHILLA SYSTEMを用いて，プロビジョナル・レストレーションを作製し，左右同高，左右同矢状傾斜，左右対称な最終補綴を作製するようにした．

■ START／診断・診断，治療計画

この患者は，当院に来院する数か月前まで他院にて治療を受けており，右下，左上，左下のブリッジは補綴されたばかりとのことであった．当院に来院された主訴は，右上にインプラント植立を行ってほしいとのことであった．

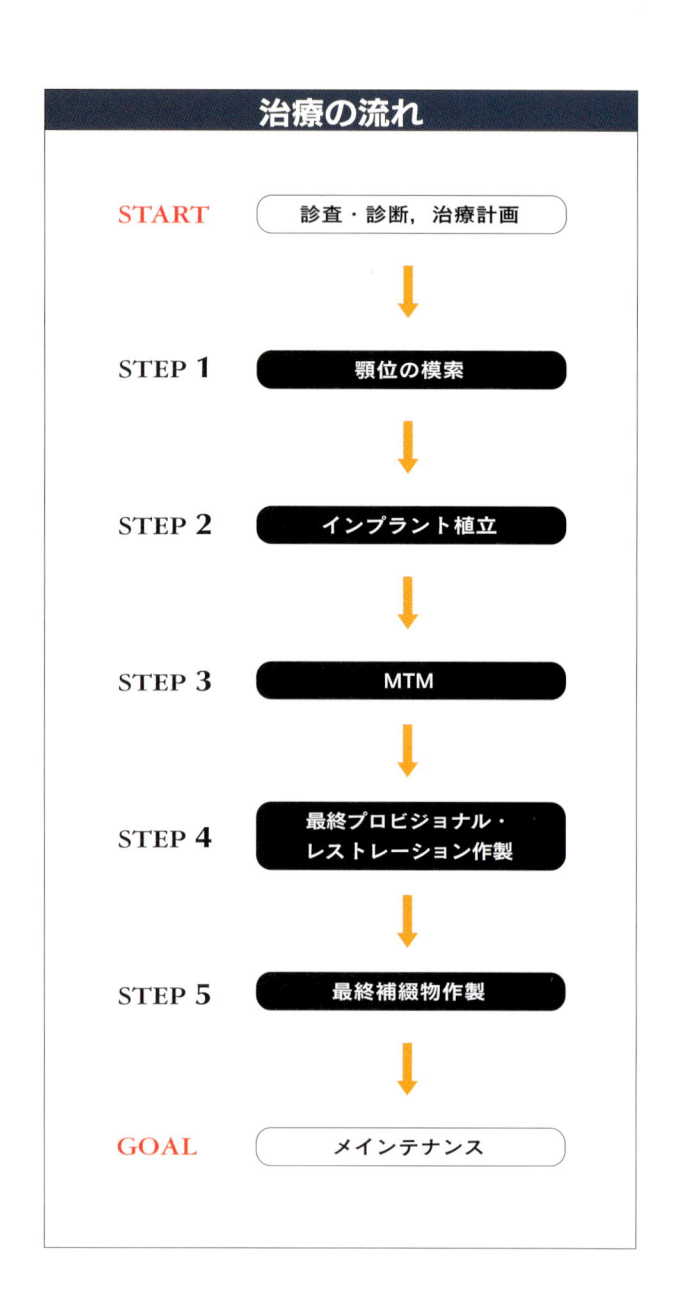

治療の流れ

START	診査・診断，治療計画
STEP 1	顎位の模索
STEP 2	インプラント植立
STEP 3	MTM
STEP 4	最終プロビジョナル・レストレーション作製
STEP 5	最終補綴物作製
GOAL	メインテナンス

CASE 6-3：SHILLA SYSTEM と K-7 を併用して咬合の改善を行った症例

START　診査・診断，治療計画

初診：2002年11月27日
性別：○川○枝
年齢：62歳
既往歴：数か月前まで他院にて治療していたが，咬み合わせが悪く，どこで咬んでいいかわからない．肩こり，顎関節痛などもある．

主訴：欠損部インプラント希望．

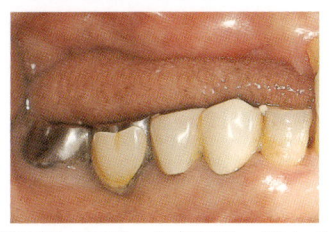

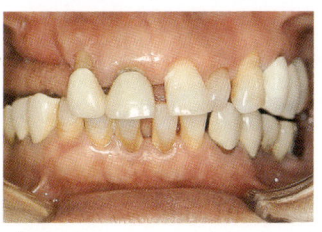

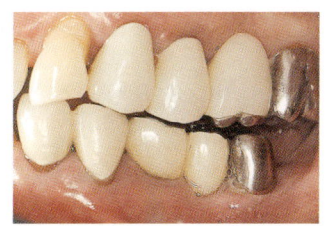

・残存歯：$\frac{21\,|\,1234 57}{7 54 321\,|\,1234}$
・歯周病：$\frac{21\,|\,1234 57}{7 54 321\,|\,1234}$
・補綴物：$\frac{21\,|\,④⑤⑥⑦}{⑦⑥⑤④\,|\,34⑤⑥⑦}$
・失活歯：$\frac{1\,|\,4 57}{7 54\,|\,34}$

図3-a～c　術前口腔内写真．臼歯部は，咬んでいない．

［術前］

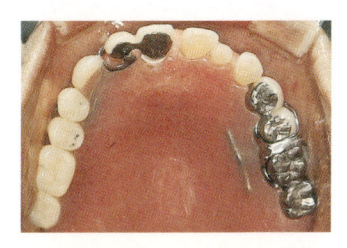

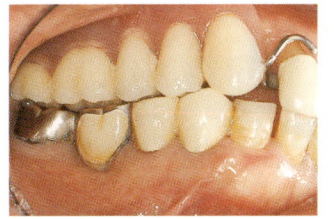

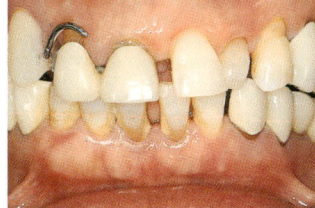

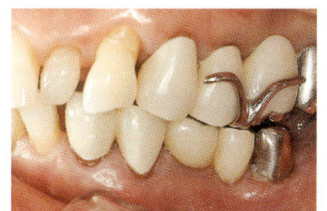

	図3-g	
図3-d	図3-e	図3-f
	図3-h	

図3-d～h　義歯をいれてようやく，義歯と反対側のクラスプで咬合する．

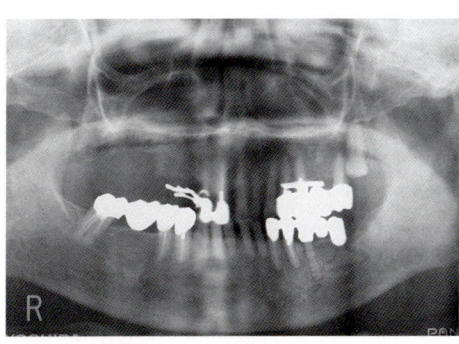

図3-i,j　術前エックス線写真．

〔治療計画〕
・オーソシス
・インプラント：$\frac{7653\,|}{|\,57}$
・根管治療：$\frac{\,|\,4 57}{7 54\,|\,34}$
・MTM：$\frac{3\,|\,3}{3\,|\,3}$
・補綴物：$\frac{⑦⑥⑤④321\,|\,123④⑤⑥⑦}{⑦⑥⑤④\,|\,34⑤⑥⑦}$

SHILLA SYSTEM の概念とその臨床活用

Chapter 6 インプラント

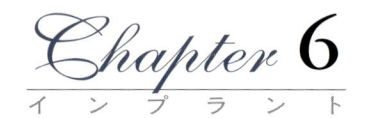

STEP 1　顎位の模索

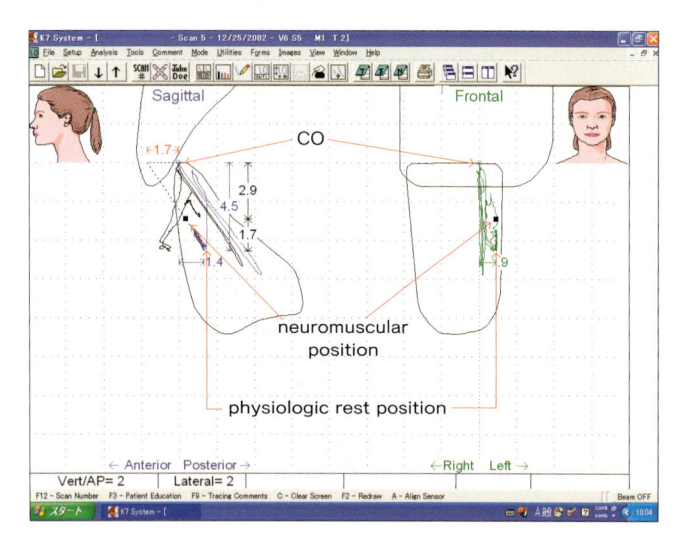

図3-1　マイオモニターを45分間かけた後，K-7のScan 5を採得した画面．生理的下顎安静位は，既存の咬頭嵌合位より1.7mm前方，0.9mm左側に認められた．生理的下顎安静位の延長線上で約1.7mm上方を現時点での筋肉位とみなし，Scan 5の画面上において下顎の動きをモニターしながら，咬合採得を行った．

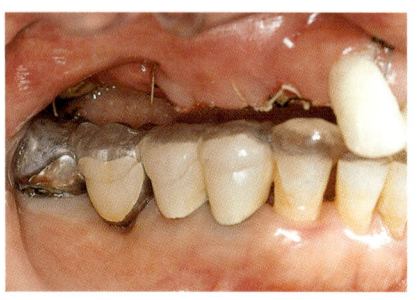

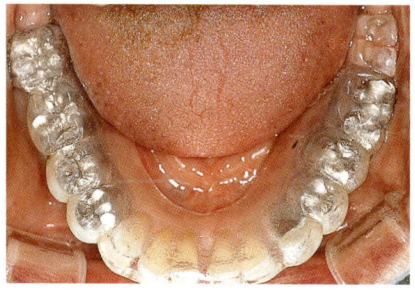

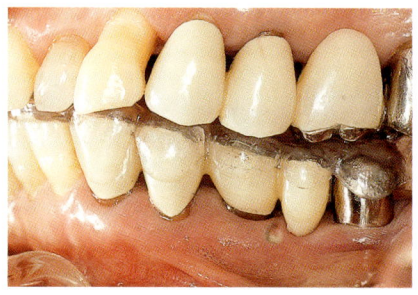

図3-2a〜c　ニューロマスキュラー・ポジションで作製したオーソシスを口腔内に装着．

　口腔内所見では，臼歯部の咬合平面は後ろ下がりで咬んでおらず，上顎前歯は咬むたびに動揺する状態であった（図3-a〜c）．義歯を入れてようやく左側もクラスプ部分で咬合するが（図3-d〜f），義歯は装着感が悪く使用していない．最近は，肩こり，顎関節痛などもあり，どこで咬んでいいかわからない状態であった．

　患者にこのままの状態ではインプラント治療は行えないことを説明し，十分なコンサルテーションのもとに，全顎的な咬合再構成を行うこととした．

　まず，K-7を用いた下顎位の診断をもとにオーソシス（バイトプレーン）を作製し，顎位の模索を行った．また，できるだけ早期に両側での顎位の模索を行いたかったため，同時に右上インプラント植立を行った．エンド，ペリオ治療を行いながら，インプラントのオッセオインテグレーションを待って，プロビジョナル・レストレーションを作製した．前歯のMTMを行い，SHILLA SYSTEMを用いて最終プロビジョナル・レストレーションを作製し，最終補綴へと移行することとした．

■ STEP 1／顎位の模索

　まず，顎位の模索を行うため，マイオモニターにより筋のスパズムを排除し，筋のリラクゼーションがはかられた後に，K-7のScan 5にて咬合採得を行い（図3-1），作製したオーソシスを装着した（図3-2）．オーソシスは，食事時も使用していただくようにした．

　上顎の義歯は受け入れてもらえなかったが，オーソシスは抵抗なく受け入れていただき，食べやすくなったとのことであった．上顎右側にインプラントと同時にGBRを行いたかったため，あえて右側は咬合しないようにした．

■ STEP 2／インプラント植立

　オーソシスを使用していただき顎位の模索を行う

CASE 6-3：SHILLA SYSTEM と K-7 を併用して咬合の改善を行った症例

STEP 2　インプラント植立

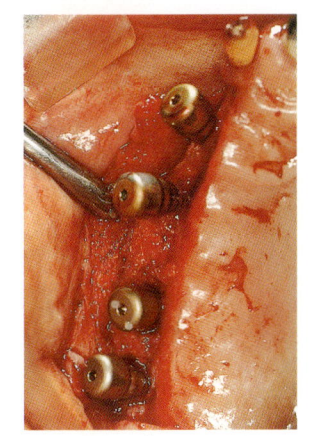

図3-3　⌊7 6 5 3 部インプラント二次手術時の状態.

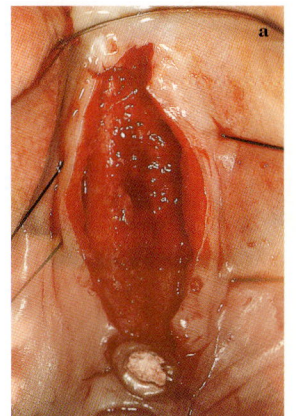

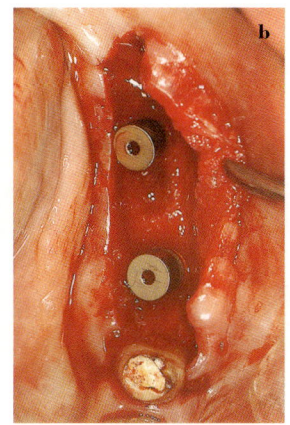

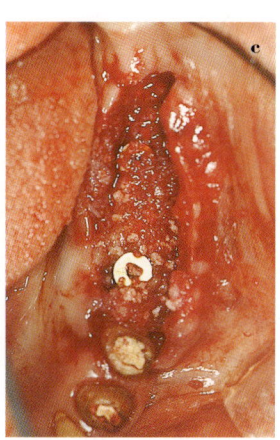

図3-4a〜c　⌊5 7 部のインプラント除去 5 か月後．5 か月待ったにもかかわらず，骨は再生していなかった（**a**）．幅だけでなく高さも再生させたかったため，浅めの植立を行い（**b**），骨補填材と TR メンブレンによる GBR を行った（**c**）．

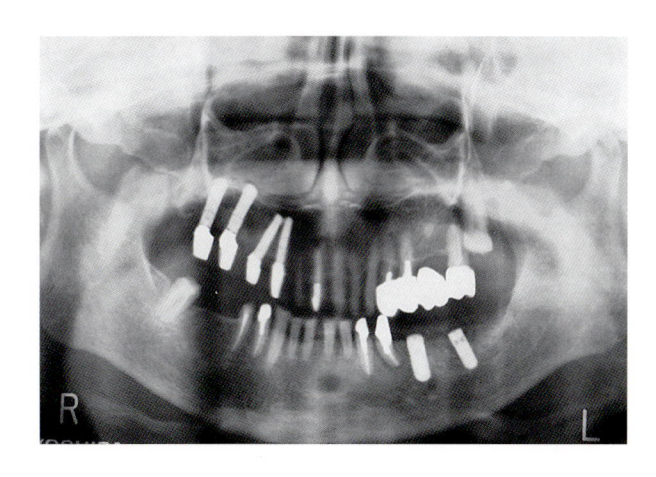

図3-4d　⌊5 7 部インプラント植立時のエックス線写真.

STEP 3　MTM

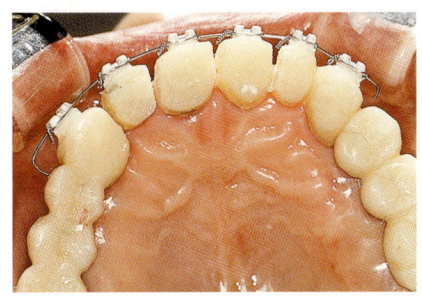

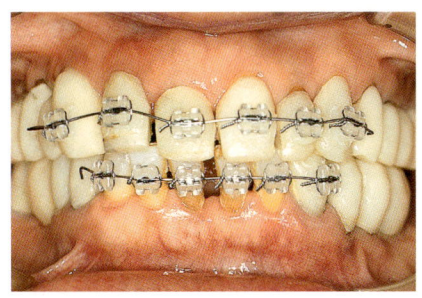

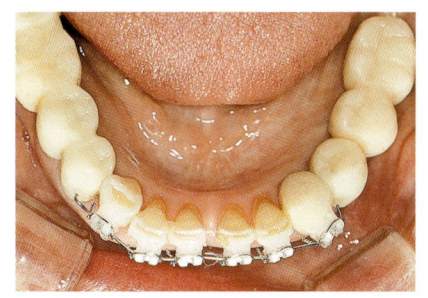

図3-5a〜c　上顎は，できるだけ歯頸ラインもあわせられるようにブラケットポジションを移動させながら，舌側を削合していく．また，最終歯冠幅径を考慮しながら歯の移動を行う．

と同時に，⌊7 6 5 3 部に早期にインプラント植立を行った．これは，できるだけ早く両側での顎位の模索を行いたかったためである（図3-3）．

また，⌊5 7 部のバイオセラムインプラントはオッセオインテグレーションしていなかったため，イン

プラント撤去 5 か月後，GBR と同時のインプラント植立を行った（図3-4）．

ただし，⌊3 4 には根尖病巣が認められ，バイオセラムインプラント部の確実な掻爬だけでなく，確実な根管治療により，根尖部からの感染の可能性も除

Chapter 6
インプラント

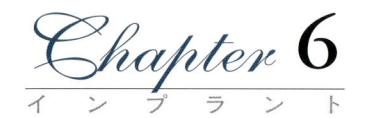

STEP 4　最終プロビジョナル・レストレーション作製

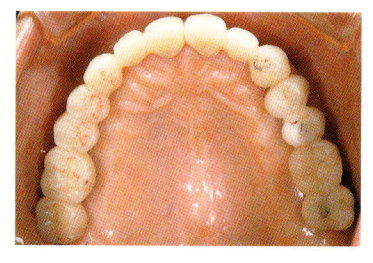

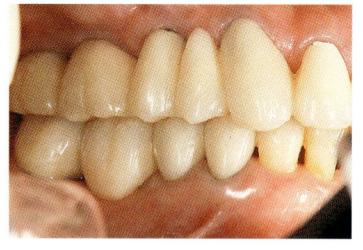

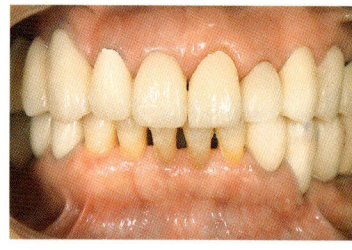

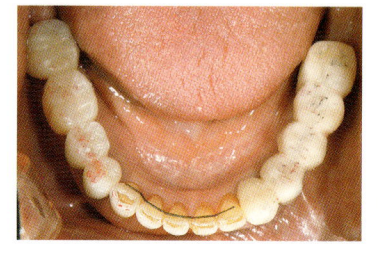

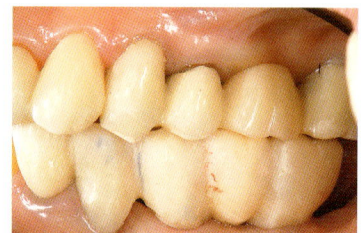

図3-6d		
図3-6a	図3-6b	図3-6c
	図3-6e	

図3-6a〜e　最終プロビジョナル・レストレーション．

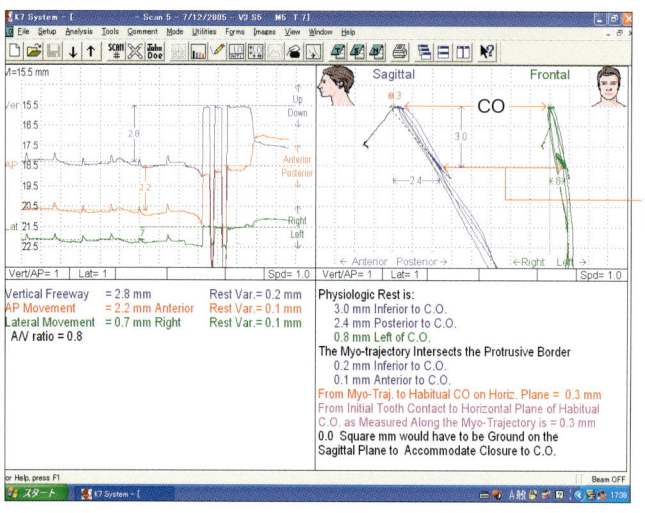

図3-7　K-7にて確認．中心咬合位と生理的下顎安静位が一致している．

去しておく必要がある．

■ STEP 3／MTM

　インプラントの免荷治癒期間を待って，アバットメントを装着し，アングルポストを作製した．エステティック・フェイス・ボウで上顎模型を咬合器にトランスファーし，SHILLA SYSTEMを用いてプロビジョナル・レストレーションを作製した．バイトは，オーソシスを分割しながら採得した．

　その後に前歯部の歯軸傾斜とスペース改善を目的としたMTMを行った（図3-5）．上顎はできるだけ歯頚ラインもあわせられるように，つまり2|や|1はブラケットを低位につけ，挺出させることによって，できるだけ歯頚ラインの調和を得るようにした．挺出した歯は舌面や切縁を削合していく必要がある．

　また，最終歯冠幅径を考慮しながらスペースク

CASE 6-3：SHILLA SYSTEM と K-7 を併用して咬合の改善を行った症例

STEP 5　最終補綴物作製

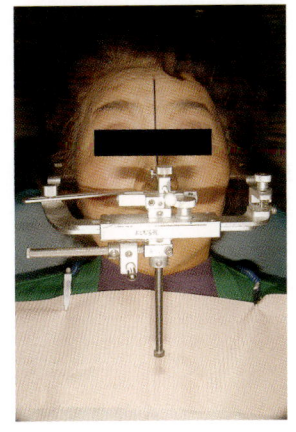

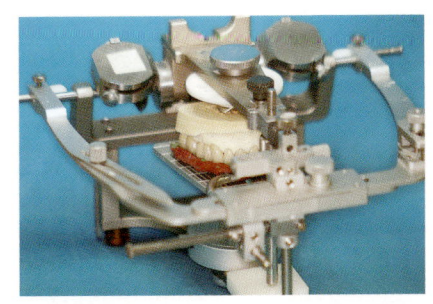

図3-8a	図3-8b	
図3-8c	図3-8d	図3-8e
図3-8f	図3-8g	図3-8h

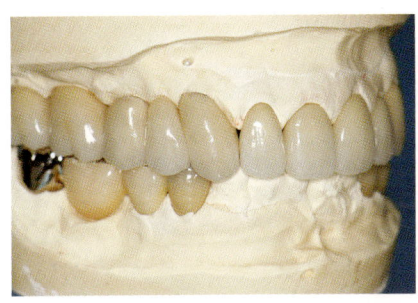

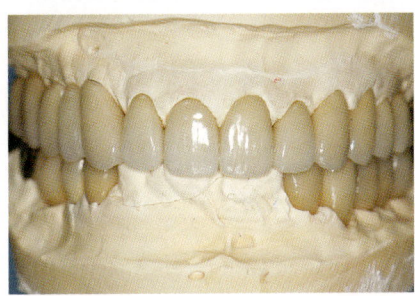

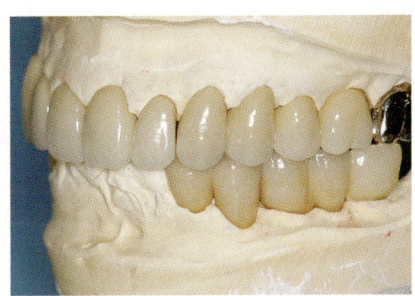

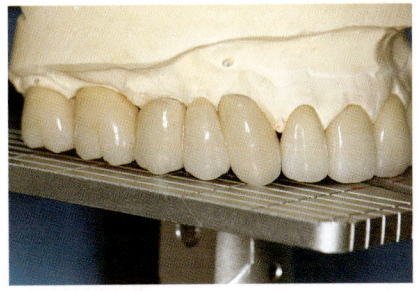

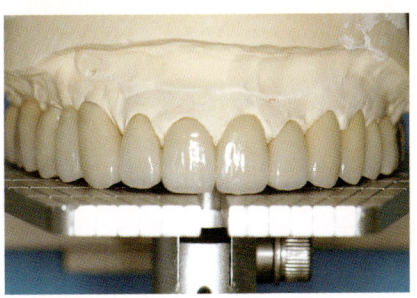

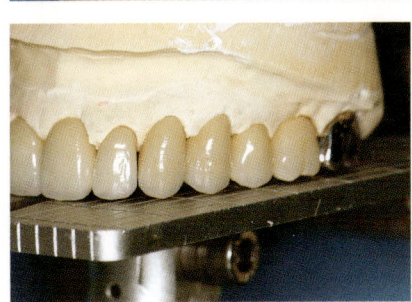

図3-8a〜h　正中矢状面を基準にエステティック・フェイス・ボウで上顎模型を咬合器にトランスファーし(a,b)，咬合平面の左右同高性をSHILLA IIを活用しチェックしてみたところ，すぐれた結果が得られた(c〜h)．

ローズを行っていった．

■ STEP 4／最終プロビジョナル・レストレーション作製

顎位の安定が得られたことを確認した後，再びエステティック・フェイス・ボウで上顎模型を咬合器にトランスファーし，SHILLA SYSTEM を用いて最終プロビジョナル・レストレーションを作製した（図3-6）．

K-7で咬合位がニューロマスキュラー・ポジションに一致していること，つまり生理的下顎安静位から閉口した位置に中心咬合位が存在することを確認した（図3-7）．

■ STEP 5／最終補綴物作製

最終補綴は，各パートに分けて印象採得を行い，作製していった．プロビジョナル・レストレーションは SHILLA SYSTEM を用いて作製されているため，正中矢状面と水平座標の具現化されたほぼ理想的な咬合平面が再現されていると考えられる．

すべての補綴物を作製した後に，再度取り込み印象を行い，正中矢状面を基準にエステティック・フェイス・ボウで上顎模型を咬合器にトランスファーし，再度咬合関係を診査し，咬合調整を行った（図3-8a〜h）．

Chapter 6 インプラント

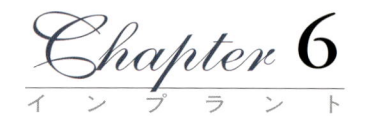

GOAL メインテナンス

[術後]

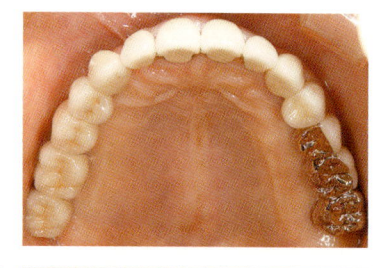

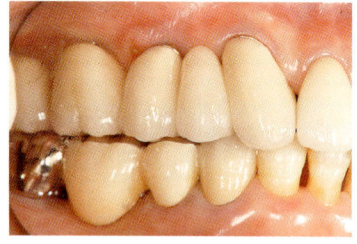

	図3-9d	
図3-9a	図3-9b	図3-9c
	図3-9e	

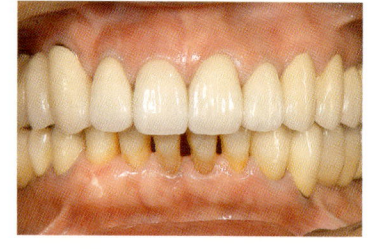

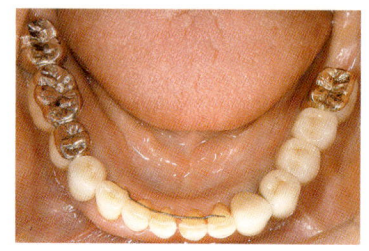

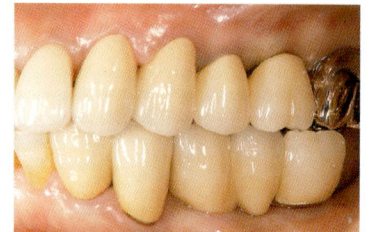

図3-9a〜e　術後1年の口腔内.

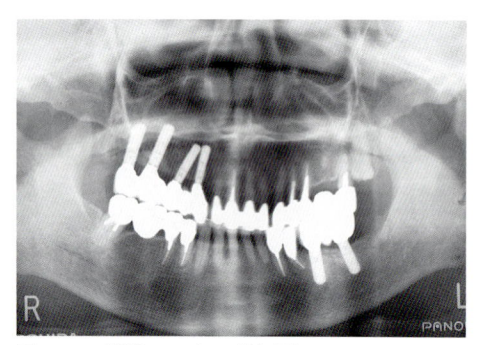

図3-9f　術後エックス線写真.

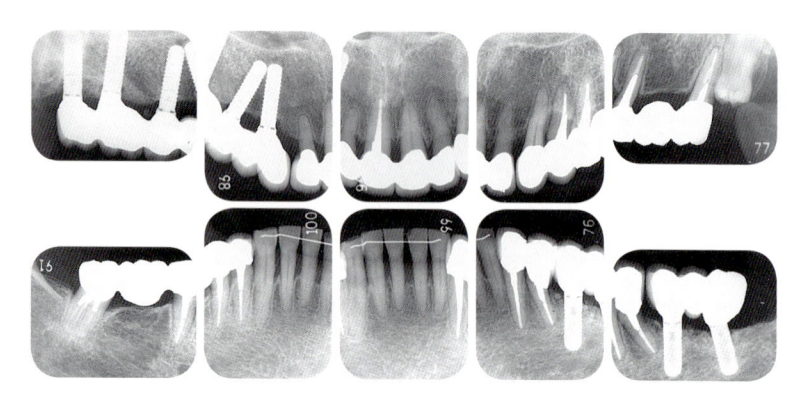

■ GOAL／メインテナンス

　審美的にも機能的にも患者さんには十分満足していただいた．治療期間が長期間になってしまい，これ以上の外科手術を希望されなかったため，骨レベルのふぞろいなど不完全な部分も残ってしまったが，これらについてはメインテナンスによりフォローアップしていこうと思っている（図3-9）．

[まとめ]

　SHILLA SYSTEMを用いることにより，咬合器上に垂直・正中矢状座標，水平・側方座標などの基準が具現化されるため，模型歯列に対して正中，左右同高，左右同矢状傾斜，左右対称という見地から，咬合崩壊症例に対しても容易に咬合の再構築が可能となる．

Chapter 6 インプラント

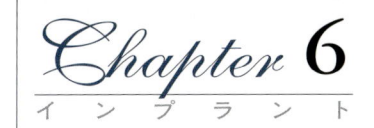

CASE 6-4
サイナスリフト後のインプラント治療における最適な咬合再構成

高橋　徹次
清水　治彦
柏尾　達也
植野　芳和
佐々木順市

近年，インプラント治療は技術的進歩によりその適応症がますます拡大されてきた．しかし，インプラント治療は欠損補綴の一つのオプションであり，歯科臨床における究極目的は機能・審美的に優れた咀嚼器を確立することにほかならない．すなわち，インプラントを応用して咬合の再構築を行う場合，インプラントを応用していかに優れた咀嚼器を構築していくかをまず考えることが大切である．

SHILLA SYSTEM では，生体の正中矢状面と咬合器の正中矢状面を一致させることにより，咬合器研究模型上における上下顎歯ならびに欠損部歯槽堤に対する左右同高的位置関係，左右対称的位置関係，前歯部歯軸に対する垂直的位置関係の診査・診断を行うことができる．さらに，それに基づく診療計画に従った咬合構築を具現化して実践することをもできる．

本症例は骨格性の 3 級，低位咬合，歯列不正，歯の欠損を伴う咬合再構成の必要な難症例であった．しかし，SHILLA SYSTEM を用いることにより，理想的な咀嚼器の条件である，①左右同矢状傾斜を有する咬合平面，②均衡な咬合接触，③正中矢状面に対して左右対称な歯列，④真前方，左右対称に移動できる下顎骨体，⑤調和したスマイルライン，⑥有機咬合を目指した咀嚼器作りがシステマティックに行えた．

治療の流れ

START	診査・診断，治療計画
STEP 1	インプラント一次手術
STEP 2	インプラント二次手術
STEP 3	プロビジョナル・レストレーション作製
STEP 4	最終補綴物作製
GOAL	メインテナンス

診査・診断から治療計画を立案し，サイナスリフトを応用してインプラントを植立し，SHILLA SYSTEM を活用して咬合の再構築を行った．

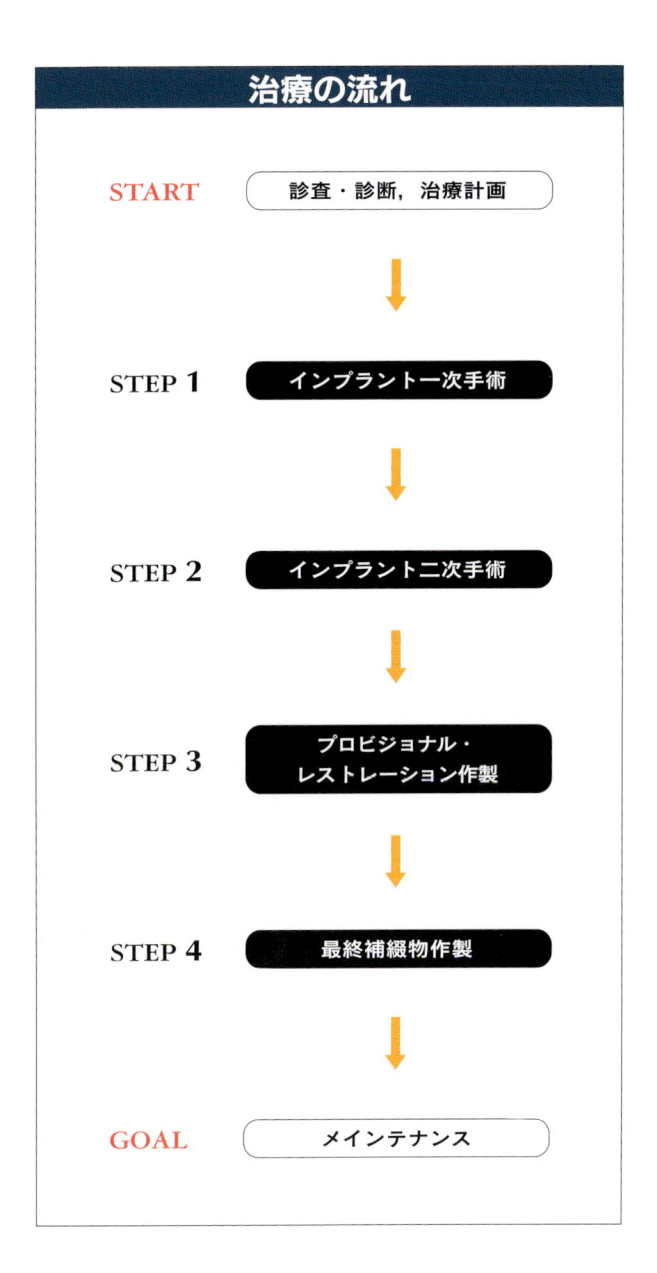

Chapter 6 インプラント

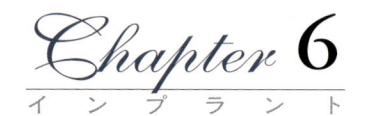

START 診査・診断，治療計画

初診：2003年8月
氏名：高○雅○
性別：男性
年齢：45歳
特記事項：なし

主訴：咀嚼時の顎関節痛

・残存歯： $\dfrac{4321｜123\ 56}{7654321｜12345}$

・補綴物： $\dfrac{④○③②245\ 6}{6\ ④○③}$

・失活歯： $\dfrac{5｜356}{\ \ 43}$

・欠損歯： $\dfrac{76｜4\ \ \ 7}{\ \ \ \ 67}$（ $\underline{5}$ 埋伏）

[術前]

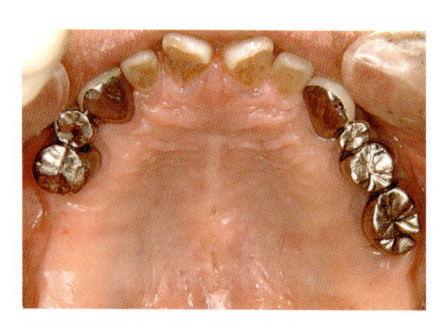

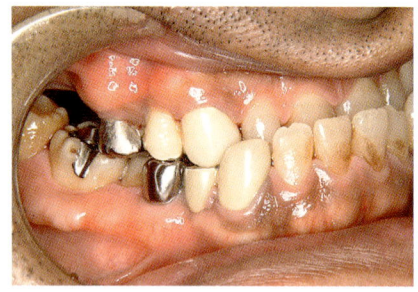

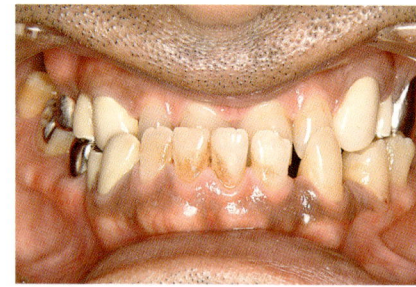

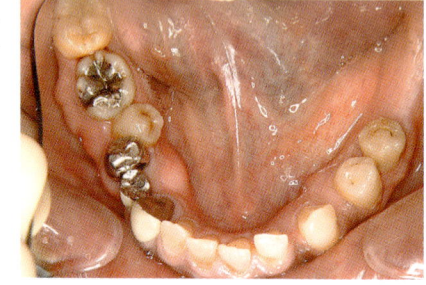

	図4-d	
図4-a	図4-b	図4-c
	図4-e	

図4-a〜e 初診時口腔内写真．

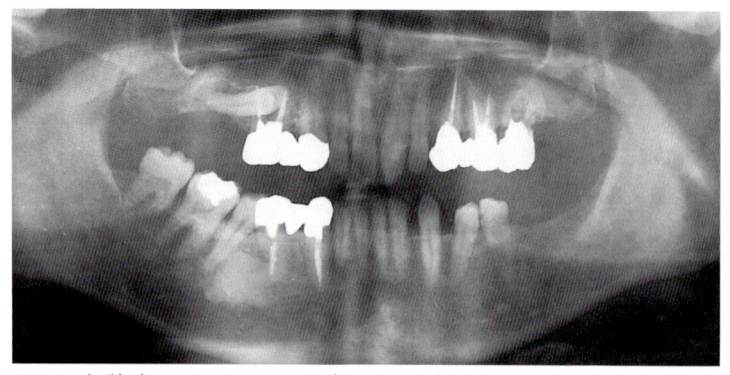

図4-f 初診時オルソパントモ写真．上顎右側臼歯部に水平埋伏歯が観察される．

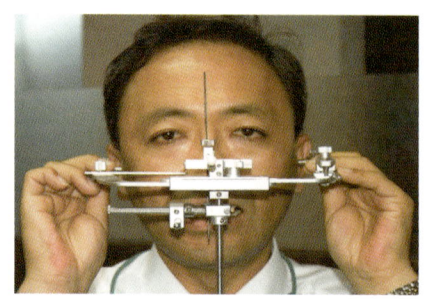

図4-g 生体の正中矢状面と咬合器の正中矢状面を一致させるために，エステティック・フェイス・ボウを用いてフェイス・ボウ・トランスファーを行った．

CASE 6-4：サイナスリフト後のインプラント治療における最適な咬合再構成

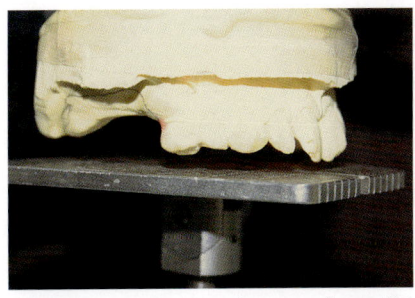

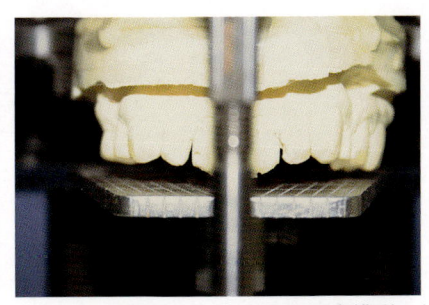

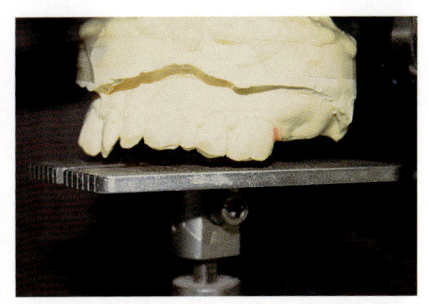

図4-h〜j エステティック・フェイス・ボウとSHILLA II を用いて咬合器に研究模型を付着した．SHILLA SYSTEM を活用すると，歯列の左右対称性・左右同高性などが一目瞭然，ミリ単位で具現化してわかる．

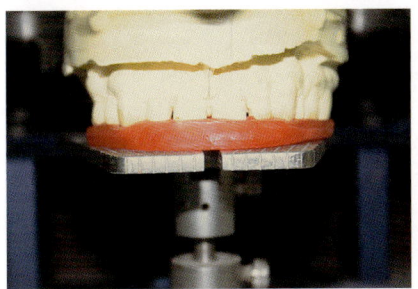

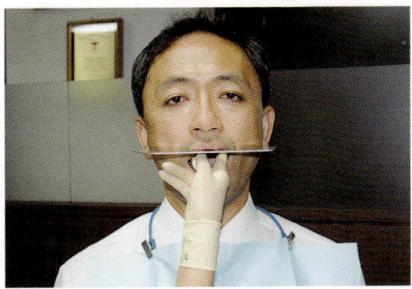

図4-k,l エステティック・フェイス・ボウを用いた場合も，SHILLA I で分析を行った場合も，正中矢状面の分析結果の評価を行うため生体上で確認することが重要である．無修正で生体の正中矢状面と咬合器の正中矢状面が一致していた．

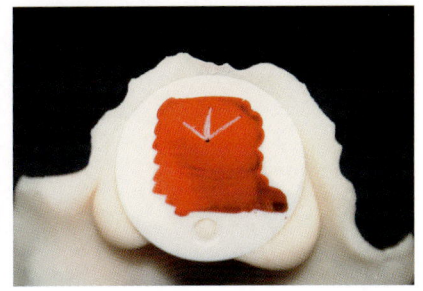

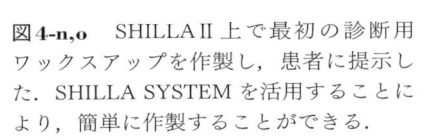

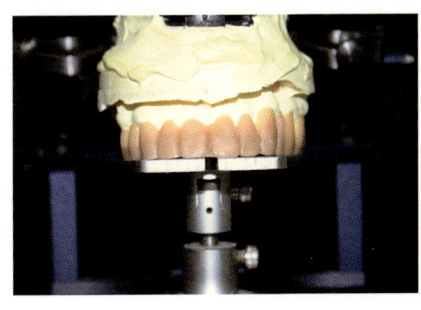

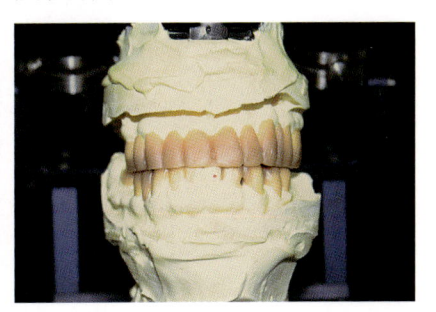

図4-m セントリック・バイト採得のため，S-Aゴシック・アーチ・トレーサーで，インダイレクト・チェック・バイト記録を採取した．

図4-n｜図4-o

図4-n,o SHILLA II 上で最初の診断用ワックスアップを作製し，患者に提示した．SHILLA SYSTEM を活用することにより，簡単に作製することができる．

〔治療計画〕
- 抜歯：5̅｜（埋伏）
- 歯周初期治療：4 3 2 1 ｜ 1 2 3 ・ 5 6 / 7 6 5 4 3 2 1 ｜ 1 2 3 4 5
- インプラント：7 6 ｜ 6 7 部（7 6 サイナスリフト）
- プロビジョナル・レストレーション：7 ｜ 6 / 7 6 5 4 3 ｜ 1 3 4 5 6 7
- 補綴物：7 ｜ 6 / 7 6 5 4 3 ｜ 1 3 4 5 6 7

■ START／診査・診断，治療計画

　口腔内の状態から，患者にまず矯正治療を薦めたが，患者は希望しなかった．そこで，補綴処置を用いて咬合の再構築を行った場合どうなるか，SHILLA SYSTEM を活用して診査・診断を行い，患者に提示することにした．

　通法に従い上下顎の研究模型を採得し，エステティック・フェイス・ボウを用いて正中矢状面の記録採得を行った（図4-g）．その後 SHILLA II を装着したエイブ咬合器にエステティック・フェイス・ボウをセットし，上顎研究模型をエイブ咬合器に付着した．碁盤割りされている SHILLA II 盤上では，上顎歯列の左右対称性，左右同高性を一目瞭然にミリ単位で具現化して知ることができる（図4-h〜j）．

　エステティック・フェイス・ボウを用いた場合でも，SHILLA I で正中矢状面を分析した場合でも，正中矢状面の分析結果に対する是非の評価を行うため，SHILLA II 上でワックスプレートなどを作製し，

Chapter 6 インプラント

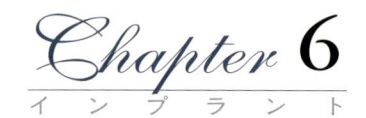

STEP 1　インプラント一次手術

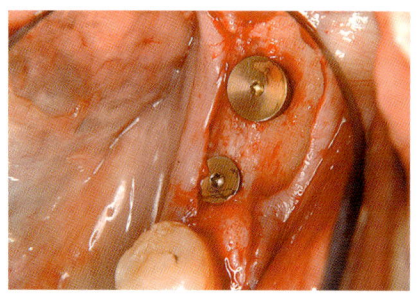

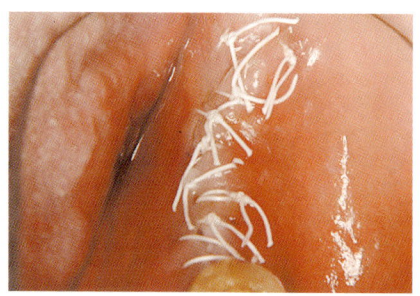

図4-1a,b　⌐7⌐相当部には直径5.5mm 長さ10mm のワイドタイプインプラント（HAC 55‐10Y‐W／JMM）を植立し，⌐6⌐相当部は骨幅が少し狭かったため，直径4.2mm 長さ8 mm のツーピースタイプ（HAC 42‐08NN／JMM）を10mm の深さで植立した．4.2mm の直径のインプラントを植立できるのであれば，よほどの理由がない限り GBR をしてワイドタイプを植立する必要はないと考える．PRP を用いると軟組織の治癒は早い（手術翌日）．

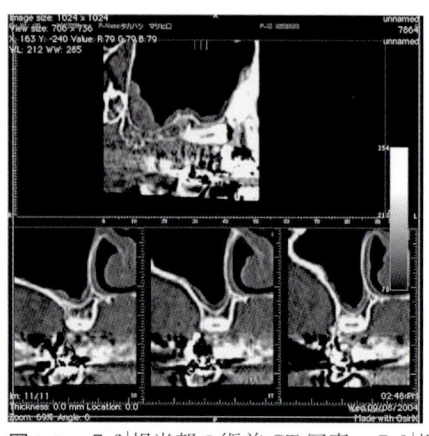

図4-2　⌐7 6⌐相当部の術前 CT 写真．⌐7 6⌐相当部は埋伏歯を慎重に抜歯すると上顎洞底部は保存可能と判断し，埋伏歯の抜歯とサイナスリフトとインプラント植立を同時に行うことにした．

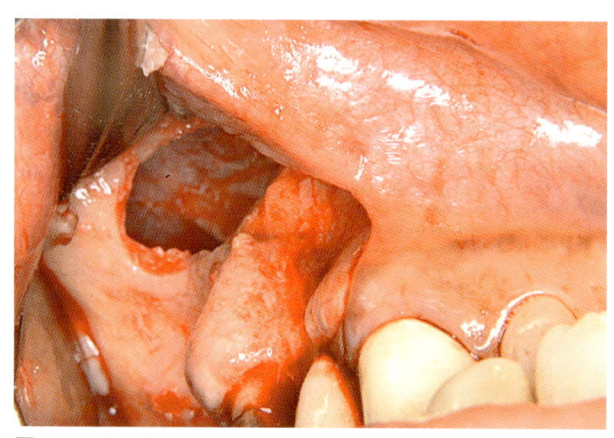

図4-3　サイナスリフトはウォール・オフ法を適応した．直径55mm のワイドタイプ，長さ12mm のインプラント（HAC 55‐12Y‐W／JMM）を，初期固定を確認して2 本同時植立した．

生体上で確認することが必要である．エステティック・フェイス・ボウを用いた場合，修正を必要とすることが少ない．本症例でも無修正で生体の正中矢状面と咬合器の正中矢状面が一致した（図4-k,l）．

また，下顎模型は H‐A ゴシック・アーチ・トレーサーを用いて INDIRECT CHECK BITE TECHNIQUE でいわゆる中心位を採得し，咬合器に付着した（図4-m）．

エイブ咬合器に付着された上下顎研究模型で，前述の理想的な咀嚼器の条件具備を目標とした最初の診断用ワックスアップを作製した．正中矢状面に直交する面は水平面であり，SHILLA II を活用することにより簡単に歯列の左右対称・左右同高を具備した診断用ワックスアップを作製することができる（図4-n,o）．

下顎前歯部を補綴することにより歯軸や歯冠長を変えることができ，より審美的に補綴することもできたが，下顎前歯部は健全歯であったため，患者と相談の結果，健全なエナメル質を極力保存することとした．当然ではあるが，治療行為は患者を包括的にとらえ，治療結果が治療行為によって患者にかかるさまざまな負担を上回るものでなければならないと考える．患者から治療計画に対する同意を得た．

■ STEP 1／インプラント一次手術
[⌐6 7⌐相当部]

診断用ワックスアップ[1]をもとに作製したステントをガイドとし，多血小板血漿[2]（以下 PRP）を併用し，⌐6⌐相当部には直径42mm 長さ8 mm のツーピースインプラント（HAC 42‐08NN／ジャパンメディカ

STEP 2　インプラント二次手術

図4-4a,b　7̄6̄相当部二次手術前（a），術後（b）．7̄6̄相当部は角化粘膜の幅が5mm弱と狭かったので incisional technique を用いて角化粘膜の増大処置を行った．患者が清掃しやすい口腔内環境の構築も術者の責任である．

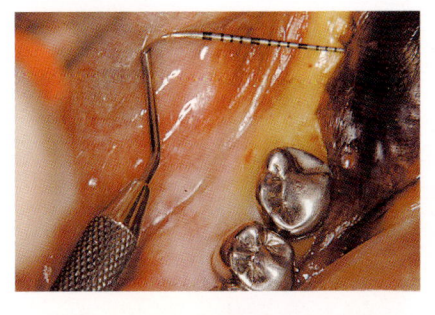

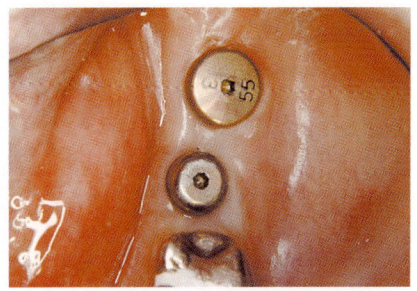

図4-5a,b　7̄6̄相当部二次手術前（a），術後（b）．頬側の角化粘膜が欠如していたため，インプラントヘッド部の厚い角化粘膜を頬側に移植した．大臼歯部でもあり，インプラント周囲は清掃性を考慮して最低限の粘膜の厚みとした．

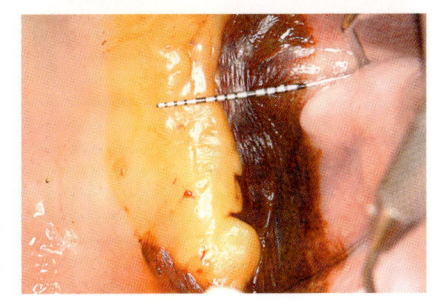

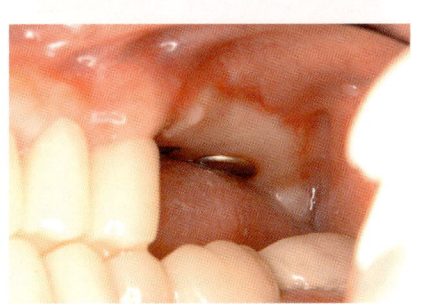

ルマテリアルズ［以下JMM］）を10mmの深さで植立し，7̄部には直径55mm長さ10mmのワイドタイプインプラント（HAC 55-10Y-W／JMM）を植立した．PRPを用いると軟組織の治癒は明らかに早い（図4-1）．

[7̄6̄相当部]

7̄6̄相当部は，術前のエックス線所見およびCT所見より，埋伏歯を慎重に抜歯すれば上顎洞底部は保存できると判断した（図4-2）．術前診査の結果，埋伏歯の抜歯，サイナスリフト，インプラントの植立を同時に行うことにした．

口蓋側の骨削除を慎重に行い，埋伏歯を抜歯した．その後ウォール・オフ法[3]で十分に上顎洞粘膜の挙上を行い，抜歯窩と上顎洞内にPRPを混ぜた骨補填材を填入し，直径55mm長さ12mmのワイドタイプインプラント（HAC 55-12Y-W／JMM）を2本，初期固定を確認して同時植立した（図4-3）．その後，ウォールを戻し，吸収性メンブレンで被った．

■ STEP 2／インプラント二次手術

健全な口腔内の長期維持には口腔内の「炎症と力」をいかにコントロール，メインテナンスしていくかが大切である．それゆえ，患者が清掃しやすい口腔内を構築していくことも術者の大切な仕事となる．

[7̄6̄相当部]

二次手術時，7̄6̄相当部は角化粘膜の幅が5mm弱と少なかったので，切開を歯槽頂より舌側に入れ，フラップ弁を根尖側に移動し，開放創部には吸収性コラーゲンを入れ，角化粘膜の増大処置を行った[4〜6]（図4-4）．

[7̄6̄相当部]

7̄6̄相当部の頬側粘膜部は大きく角化粘膜を喪失していたので，二次手術時にPRPを使用した遊離歯肉移植を行った．上顎大臼歯部は審美性より清掃性を重視する部位であるため，インプラント体ヘッド部が最低限の粘膜の厚みとなるよう，インプラント体ヘッド部の角化粘膜を頬側に移植した（図4-5）．

■ STEP 3／プロビジョナル・レストレーション作製

理想的な咀嚼器の要件を具備したプロビジョナル・レストレーションの調製を行う．

インプラントを応用して咀嚼器の再構築を行う場合，インプラントを欠損補綴のオプションとしてどのように咀嚼器の中に位置づけるかが大切である．

Chapter 6 インプラント

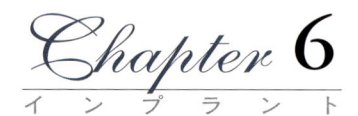

STEP 3 プロビジョナル・レストレーション作製

表4-1 エイブ咬合器をこの値に設定し，動的左右対称性も考慮したプロビジョナル・レストレーションを作製した

	顆路調節値		切歯指導板調節値	
	矢状顆路傾斜度	ベネット角	矢状傾斜度	側翼角
前歯「なし」	25	15	25	10
前歯「あり」	40	15	45	20

（保母[7]より引用）

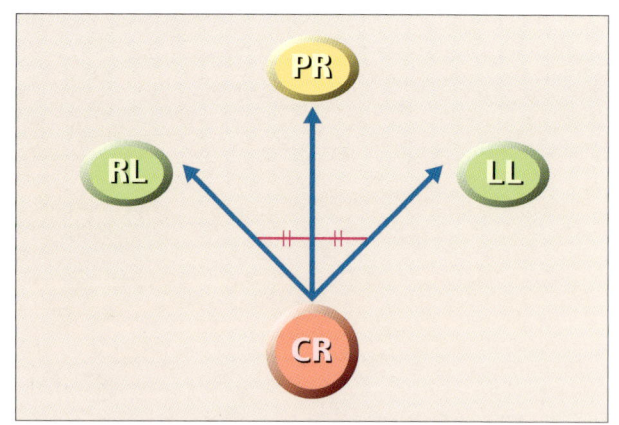

図4-6 静的な左右対称，左右同高だけではなく動的にも真前方，左右対称に動く下顎骨体が咀嚼器の理想である．

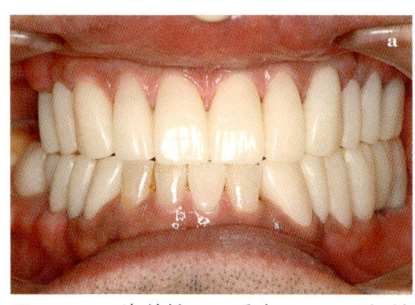

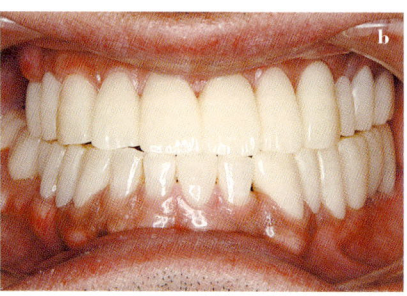

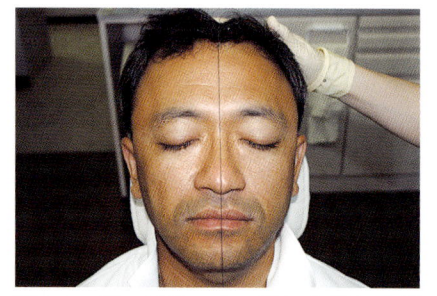

図4-7a,b 審美性は一番良かったが切端咬合になってしまい，十分な前歯部誘導と側方誘導を与えることができない(**a**)．十分な前歯部誘導と側方誘導を与えると審美性は損なわれるが，機能性を重視し，このプロビジョナルを参考に最終補綴物の作製にとりかかった(**b**)．

図4-8 プロビジョナル時にも常に上顔面と下顔面の正中の一致性の確認が必要である．

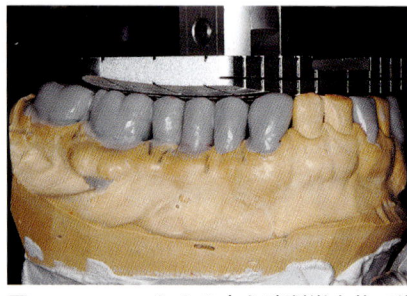

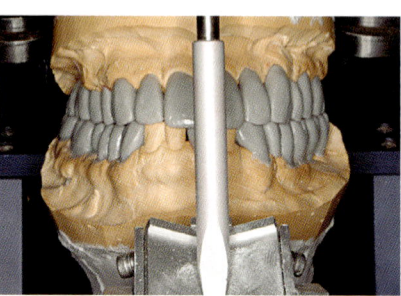

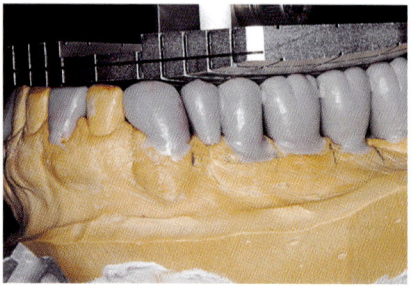

図4-9a〜c いわゆる中心咬頭嵌合位で嵌合し，正中矢状面に対し左右対称・左右同高な歯列を有し，下顎運動も前方運動は真前方に出て，側方運動は左右対称に動く咀嚼器構築を求めて，SHILLA SYSTEMを活用して最終補綴物を作製した．

下顎骨体が動的にも真前方，左右対称に移動するために，咀嚼器構築にあたってはエイブ咬合器を**表4-1**の値に処方し，静的な歯列の左右対称性，左右同高性だけではなく，動的左右対称性も考慮した(図4-6)．

この患者は咬合異常・歯列不正を伴っていたため，補綴的アプローチだけでは限界があった．しかし，その中で極力理想的な咀嚼器を構築するため，いくつかのプロビジョナルを調製し，最終補綴部に移行した(図4-7)．プロビジョナル・レストレーション装着時にも，常に上顔面と下顔面の正中の一致性の確認を行うことが大切である(図4-8)．

プロビジョナル・レストレーションを参考に，SHILLA SYSTEMを活用した最終補綴物のワックスアップを行った(図4-9)．

CASE 6-4：サイナスリフト後のインプラント治療における最適な咬合再構成

STEP 4　最終補綴物作製

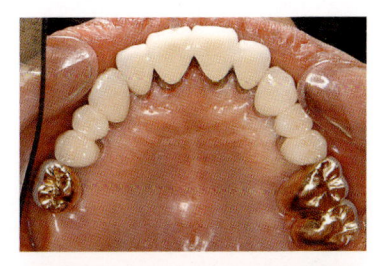

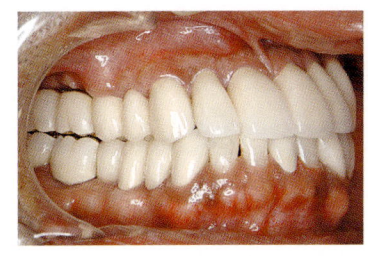

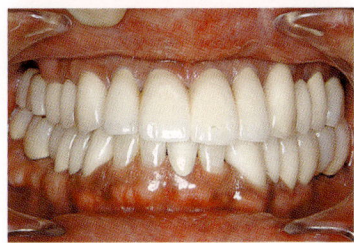

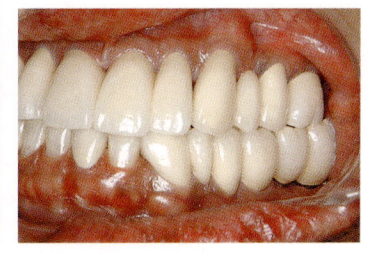

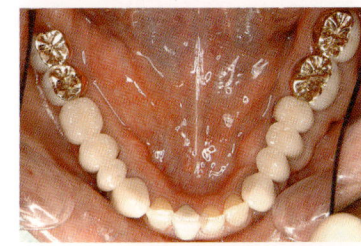

[術後]

図4-10a～e　最終補綴物装着時口腔内写真（技工担当：（株）モダン・デンタルラボラトリー　佐々木順市）．

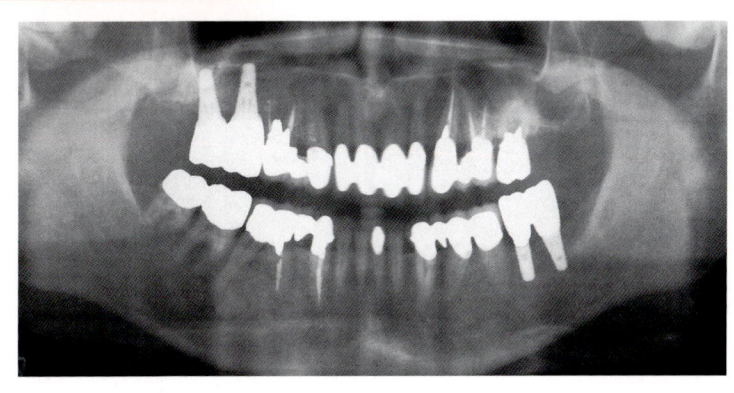

| 図4-10d |
| 図4-10a | 図4-10b | 図4-10c |
| 図4-10e |

図4-10f　治療終了時パノラマエックス線写真．

■ STEP 4／最終補綴物作製

　静的のみならず動的にも左右対称，真前方に移動することを求めた最終補綴物を作製した．数回の試適，リマウントを経て最終補綴物を口腔内に装着した（図4-10）．顎運動を例えると，車のホイールハウスが関節窩内で，ハンドルが歯である．顎（タイヤ）を誘導するのは歯の接触であると考える．歯の形態は重要である（図4-11～13）．

　SHILLA SYSTEMを活用することにより，前述の理想的な咀嚼器像を目指した最終補綴物をシステマティックに完成することができた．

■ GOAL／メインテナンス

　現在，患者は3か月ごとのメインテナンスに来院しており，経過は良好である．

　患者は機能的，審美的にも満足しており，動的にも左右対称，真前方に移動することを目指した最終補綴物を「顎の動きが気持ちいい」という言葉で表現した．

　今回の治療の反省点としては，プロビジョナル・レストレーション装着時の評価が甘く，最終補綴物との連携に課題を残したと考えている．

SHILLA SYSTEMの概念とその臨床活用

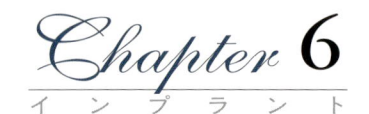

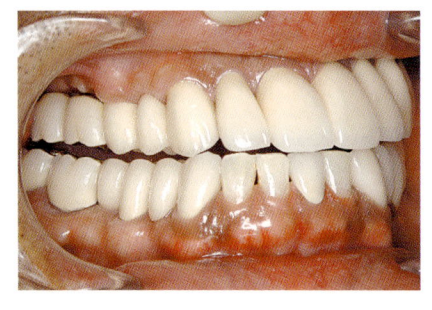

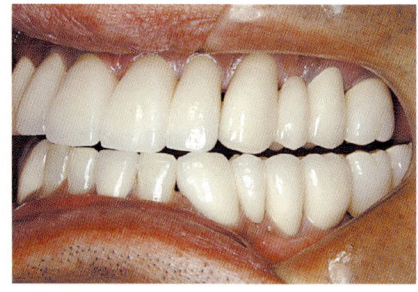

Chapter 6
インプラント

図4-11a,b　動的左右対称性を求めた作業側面観.

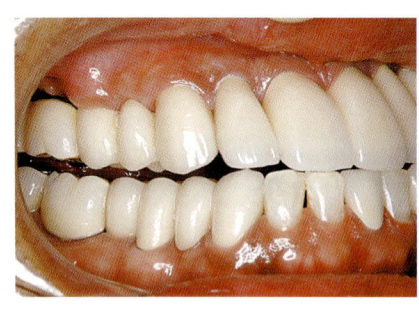

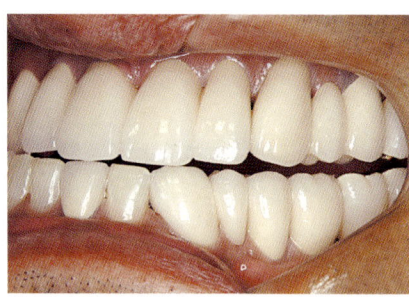

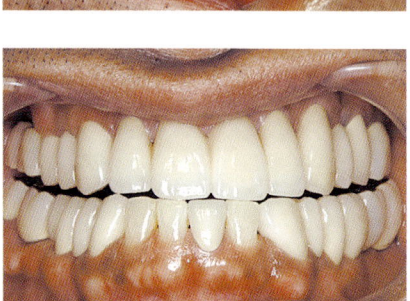

図4-12a,b　動的左右対称性を求めた非作業側面観.

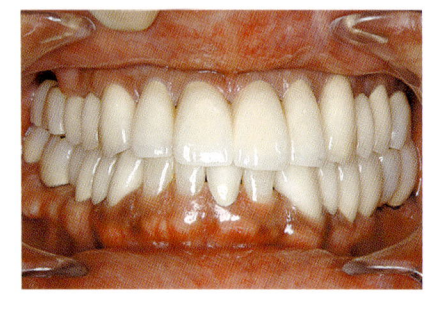

図4-13a,b　下顎骨体が真前方に移動することを求めた前方面観.

[まとめ]

　近年，サイナスリフトはきわめて予知性の高い効果的な治療法であると認められた[8]．

　しかし，上顎洞内の移植骨が初め脆弱であり既存骨が薄いため，インプラントに対してわずかな固定力しかないことが考えられる．また，力（咬合）のコントロールがされず炎症が付加されると，インプラント周囲の骨吸収が急速に進行することがいわれている[9]．このようなことからも，サイナスリフトを行った症例では，通常の方法でインプラントを植立した場合よりもより細心な咬合の付与が必要である．

　これまで述べてきたように，正中矢状面を基準とするSHILLA SYSTEMは，システマティックに咬合器上に生体の口腔内を具現化できるため，サイナスリフトを用いる症例にも的確な審査・診断による咬合治療が行え，有効なシステムであると考える．

参考文献

1. 元　永三，糸瀬正通，張　在光，水上哲也，林　美穂：POI SYSTEMの臨床，東京，クインテッセンス出版，2001．
2. 山道信之，林　佳明，牧角新蔵，河原三明，水上哲也：インプラントイマジネーション　さらなる適応症拡大への技，東京，クインテッセンス出版，2004．
3. 山道信之：インプラント治療に必要な骨環境改善について―診断　治療計画　術式を考える-第2回上顎編，Quintessense Dental Implant, 8(2): 109-119, 2001．
4. Hertel RC, Blijdorp PA, Kalk W, Baker DL : Stage 2 surgical techniques in endosseous implantation, Int. J. Oral Maxillofac. Implants, 9 : 273-278, 1994.
5. 佐藤直志：歯周外科の臨床とテクニック，東京，クインテッセンス出版，1997．
6. 佐藤直志：インプラント周囲のティッシュ・マネージメント，東京，クインテッセンス出版，2001．
7. 保母須弥也：咬合学，東京，クインテッセンス出版，1995．
8. Jensen OT, Shulman LB, Block MS, Iacono VJ : Report of the Sinus Conference of 1996, Int J Oral Maxillofac Implants, 13 : 11-45, 1998.
9. Celletti R, Pameijer CH, Bracchetti G, Donath K, Persichetti G, Visani I : Histologic evaluation of osseointegrated implants restored in nonaxial functional occlusion with preangled abutments, Int J periodontics Restorative Dent, 15(6) : 562-573, 1995.

Chapter 7

矯正治療
―矯正を伴う補綴症例でのSHILLA SYSTEMの活用―

呉　賢

　日常の臨床でわれわれは患者の咬合状態が局所的にまたは全顎的に崩壊した症例に多々遭遇する．

　補綴治療を行う予定の患者に不正咬合が存在する場合，一般的には補綴治療や歯周外科的処置で対応する．しかしこのような症例にて矯正的な術式を導入し治療計画を立案すれば，より理想的でより保存的な歯科治療が可能となるであろう．近年，過去に比べて患者が歯を削る方法よりも天然歯の保存を望むようになったことや，成人矯正に対する認識の肯定的な転換に伴い，歯周補綴の過程において矯正治療が施行されるようになり，その効果は高く評価されている．

　補綴治療における補助的な矯正治療とは，他の歯科治療を容易に行うための歯の移動である．すなわち，保存または補綴治療や歯周治療だけでは不正咬合による損傷を治療し調整することが困難な場合や，歯の位置の変化がなければ病的状態が誘発されると予想される場合，矯正的な歯の移動は治療計画において重要なステップとなる．

　補助的な矯正治療の目標は次の通りである．
①より理想的で保存的な治療法の選択が可能になるような歯の移動を行い，補綴治療を容易に行えるようにする．
②プラークが沈着しやすい部位を除去し，歯の隣接形態を改善してコントロールしやすい状態に整える．
③歯冠／歯根長比率の改善やbiologic widthの確保を可能にし，咬合力が歯の長軸にそって伝達されるような位置に歯を移動する．

矯正分野における SHILLA SYSTEMの活用

　歯や歯周組織に加わる咬合力は，歯の長軸に平行な時にもっともよく耐えられるとされている．理想的な咬合関係を形成するには，個別の歯の長軸だけでなく，顎弓内の歯の位置や上下顎の顎関係などを総合的に判断しなければならない．

　不正咬合を診断する矯正診断法としては，患者の上下顎の研究模型や顔貌，セファロ，パノラマエックス線写真などを利用するものがあるが，これら診断法のほかに，SHILLA SYSTEMを活用する方法がある．SHILLA SYSTEMはとりわけ簡単に歯の移動量を測定して矯正治療の目標設定ができるため，各段階における評価に有効であると思われる．特に，左右歯列の非対称や不適切な咬合平面を有する場合，

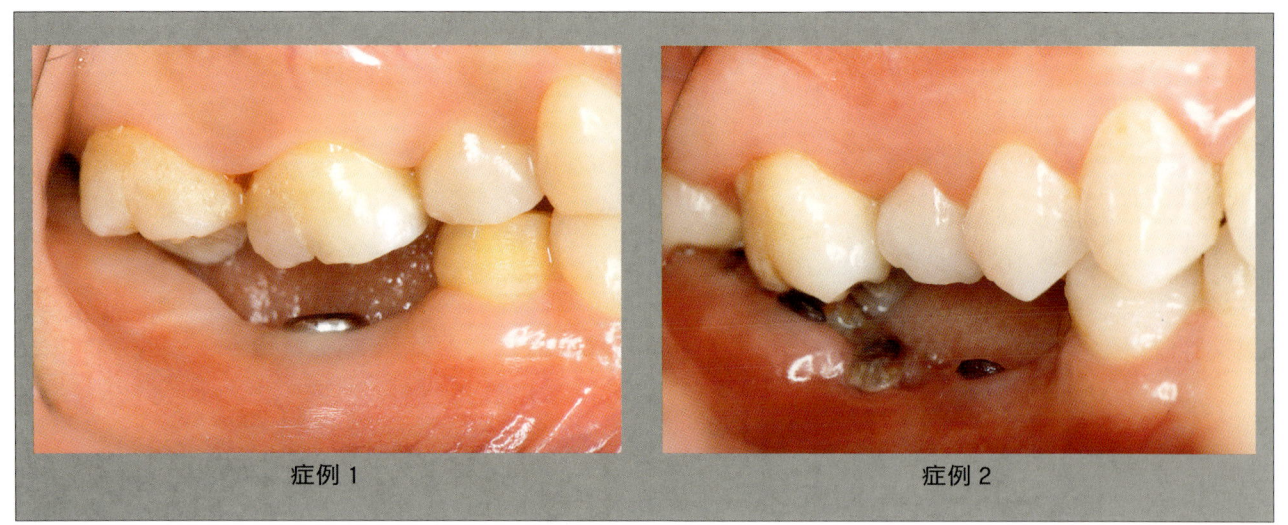

Chapter 7
矯正治療

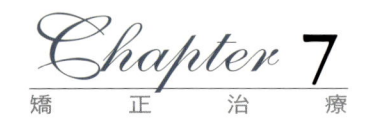

症例1　　　　　　　　　　　　　　　症例2

図1 それぞれ右側下顎臼歯部の欠損（症例1）と歯冠崩壊部位（症例2）にインプラント植立を希望して来院したが，歯を修復する部分のスペースが不足している．

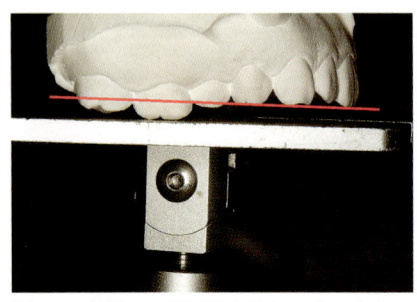

図2a 症例1．SHILLA II にマウントし，挺出の量を測定した．補綴のみで修復するには削除量が非常に過多であることが確認される．

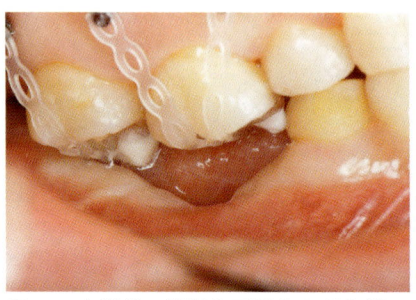

図2b 自然歯の損傷を可能なかぎり抑えるにあたって，mini-screw を歯根の周辺に植立し，これを固定源として圧下を行う．

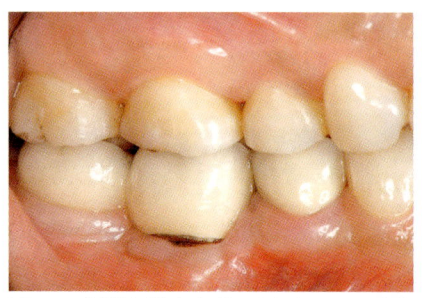

図2c 上顎右側大臼歯の圧下により咬合平面が改善し，下顎補綴空間が確保された後に，インプラント補綴物を装着．

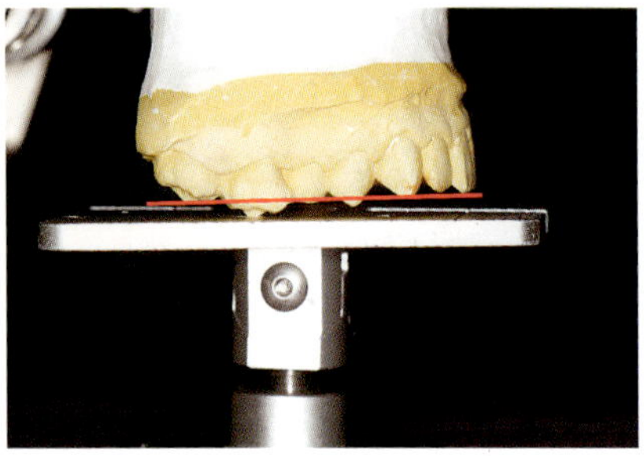

図3a 症例2．SHILLA II を利用して分析した結果，上顎第一大臼歯が若干挺出しており，第二大臼歯部位の下顎歯槽骨の挺出の量が過多であることがわかった．

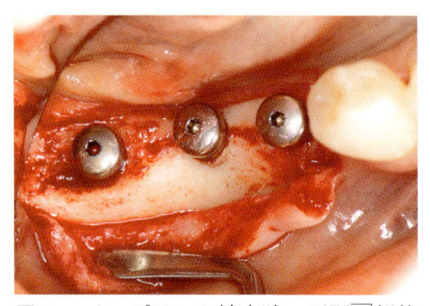

図3b インプラント植立時，下顎⑦部位の歯槽骨を削除．

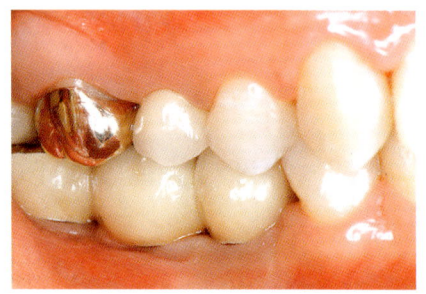

図3c 治療完了の状態．上顎第二小臼歯と第一大臼歯に補綴を施行し，下顎にはインプラント補綴を行った．

そして挺出，圧下などの診断にも有効である．

具体的には，SHILLA SYSTEM は以下のような場面で有効に活用される．

1. 矯正的な診断において非常に有効である．
2. 患者の中心線の位置と左右歯列のズレが簡単に確認できる．
3. 咬合平面の左右同高性や矢状傾斜度を把握するのに容易であり，これらを矯正診断と治療方向の決定に活用することができる．
4. 矯正を進行する過程で患者の curve of Spee や Wilson curve の評価が必要な場合にわかりやすい．

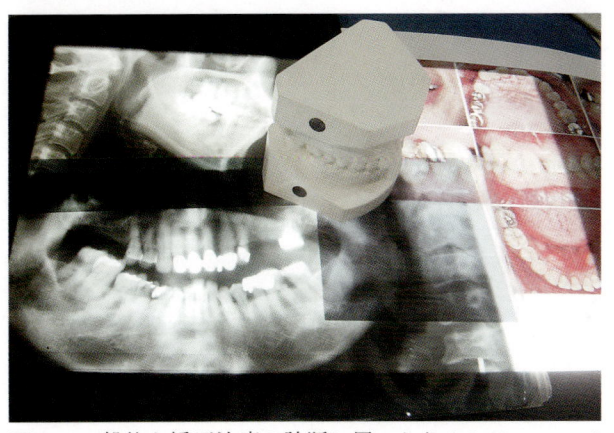

CHAPTER 7：矯正治療—矯正を伴う補綴症例でのSHILLA SYSTEMの活用—

図4a　一般的な矯正治療の診断に用いられるセファロ，パノラマ，診断模型など．

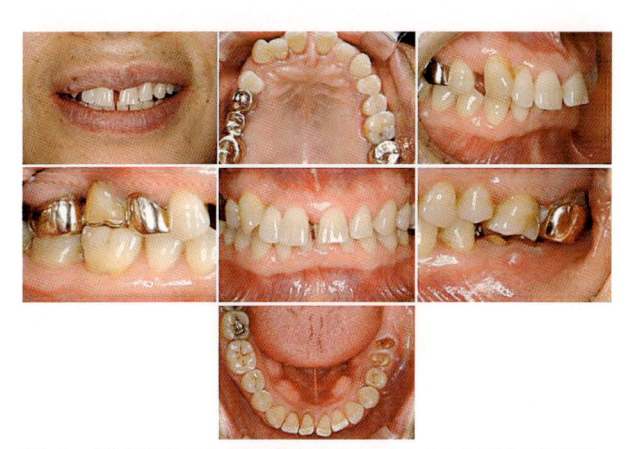

図4b　矯正治療のための患者のスマイルと口腔内写真撮影．

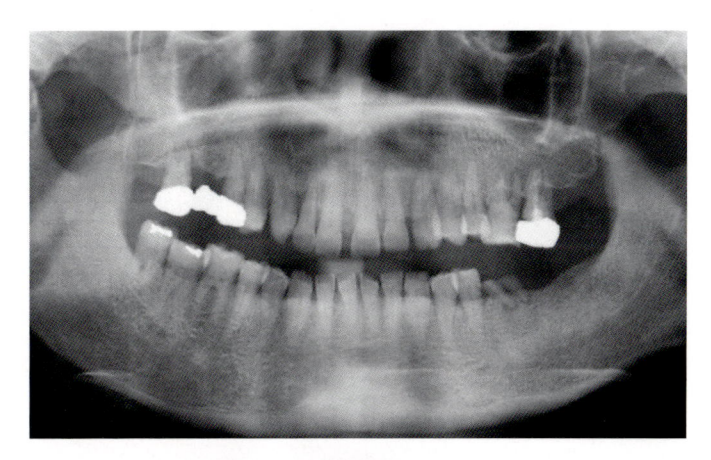

図4c　患者の初診パノラマ．

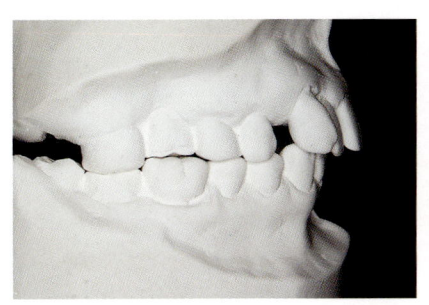

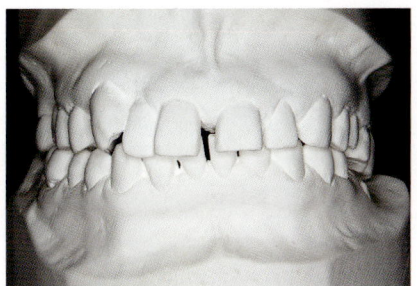

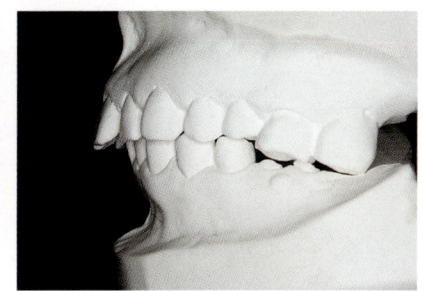

図4d～f　診断模型の右側側方面，正面，左側側方面．

■矯正的な診断

　図1に示す二つの症例はどちらも，下顎歯牙のインプラント植立のために来院したが，歯を修復する部分のスペースが不足しているケースである．一見，二つの症例の状況は同じようにみられる．しかし，SHILLA SYSTEMで分析した結果では，それぞれ違った治療法が必要であることが認められた．

　症例1の場合は，補綴のみで解決するには上顎歯牙の挺出の量が過多であった．したがって矯正により圧下する術式を選択した(図2)．

　症例2の場合は，上顎の挺出は意外と少なく，下顎歯底骨の挺出が過多であることが確認された．したがって，上顎第一大臼歯に対しては咬合平面をわずかに調整する程度に治療を施し，下顎のインプラント植立時に下顎骨の過多を削合して補綴空間を確保することとした(図3)．

　これら二つの症例では，SHILLA SYSTEMで分析を行うことにより，矯正治療の可否の決定が可能となった．

■中心線の位置および左右歯列の対称性の確認

　一般的な矯正診断模型や咬合器にマウントされた

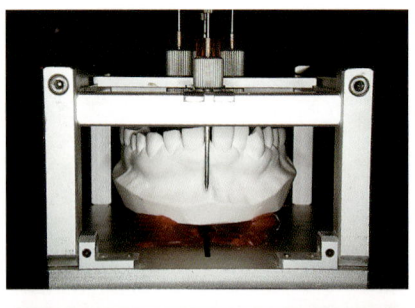

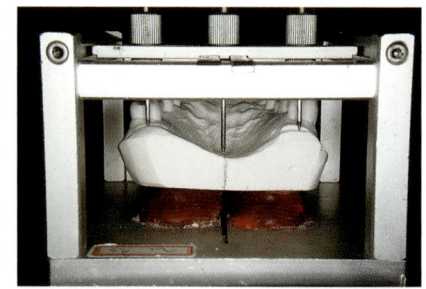

Chapter 7
矯正治療

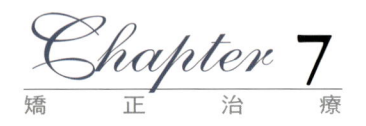

図5a,b　矯正患者のモデルをSHILLA Iにて正中と左右同高の分析を行う.

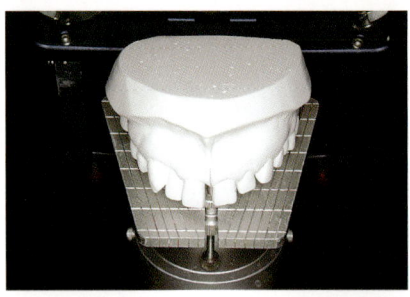

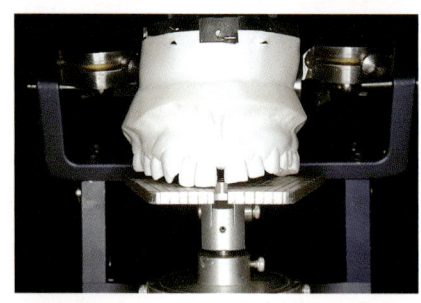

図5c,d　SHILLA IIにて分析された診断模型をSHILLA IIにマウントすれば,中心線の偏位や歯列の対称性などを正確に計測することが可能である.特に左右咬合平面に対して中心線の偏位した量や前歯の歯軸角を考慮し,矯正の目標と矯正力の大きさと方向を決定できる.

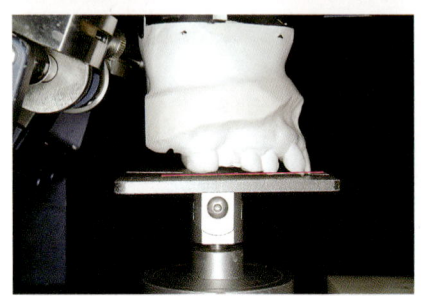

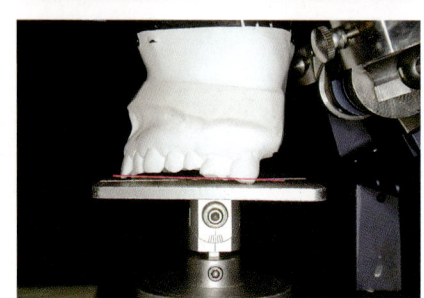

図5e,f　SHILLA IIによる矯正のための診断過程.図4d～fのような一般診断模型からは臼歯部の挺出が過多であると判断されやすいが,SHILLA SYSTEMにより診断した結果では,前歯部と臼歯部の挺出の量がほぼ同量であることが観察できる.

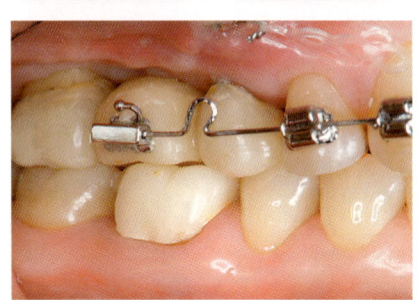

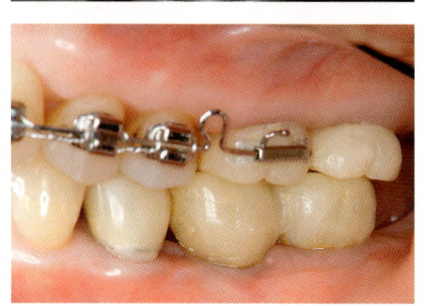

図5g,h　これらの診断をもとに矯正治療を行う.前歯部は上方と後方に牽引を行い,小臼歯は若干の挺出を施行し,大臼歯は圧下を目標にした矯正を進行している.

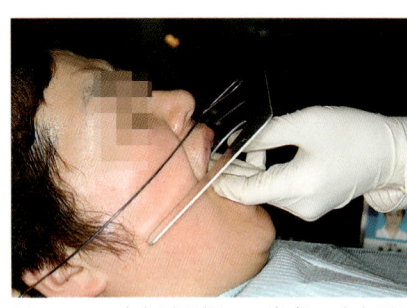

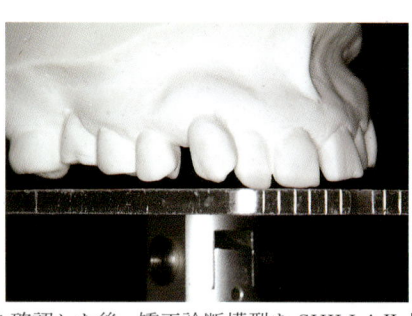

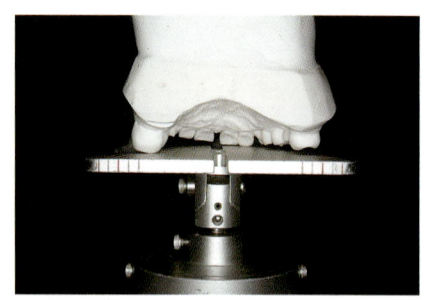

図6a～c　咬合平面板にて患者の咬合平面を確認した後,矯正診断模型をSHILLA II上にマウントし観察した.後方からみると,上顎歯牙の歯軸方向と頬舌側の咬頭傾斜の程度を観察するのが容易である.

模型だけでは,患者の中心線が左右どちらに偏位したのか,さらに左右歯列の対称性の関係などを正確に測定することは難しい(図4).患者の口腔内を直接観察しながら中心線の偏位や左右の対称性についての問題点はある程度確認することが可能であるが,患者のいない状態で,模型やエックス線写真のみでこれらを確認することは困難である.

しかし,SHILLA SYSTEMはこれらを肉眼で確

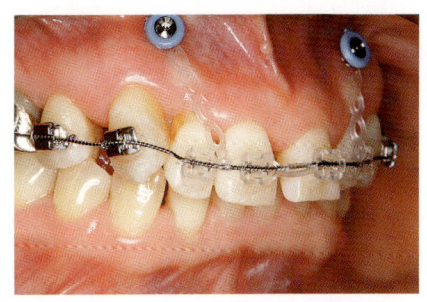

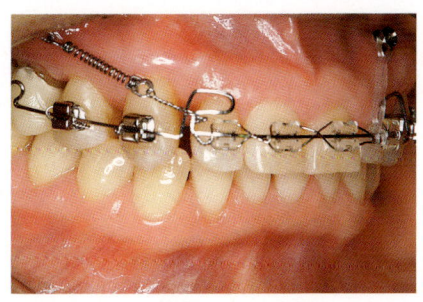

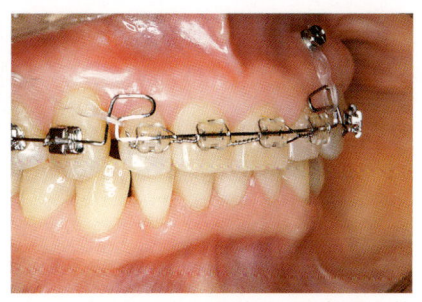

CHAPTER 7：矯正治療―矯正を伴う補綴症例での SHILLA SYSTEM の活用―

図6d～f　患者の上顎前歯部の歯列を後方に牽引している状態．この症例のように SHILLA SYSTEM により診断した結果，前歯部の牽引が必要であると確認され，特に右側部の後方移動が必要であることが観察される．これにより初期には前歯部上方に mini-screw を植立し前歯部を上方に牽引し，後期には小臼歯部に mini-screw を植立し，後上方に矯正力を加えるように調節した．

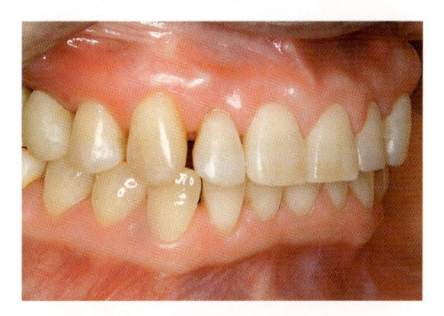

図6g　上顎歯列に対する矯正が完了した状態．上顎前歯は歯肉整形術を施行した．

図7a｜図7b

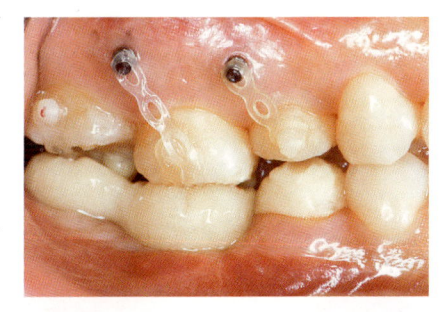

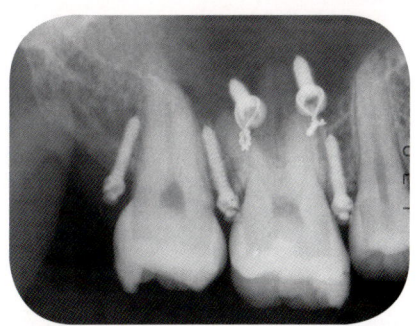

図7a,b　上顎右側歯牙の圧下のため mini-screw を植立した状態の口腔内写真とエックス線写真．

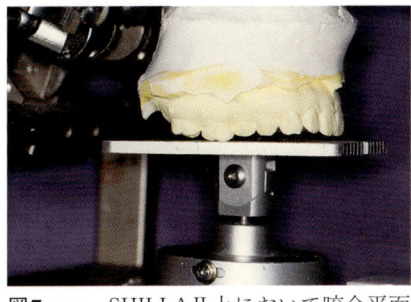

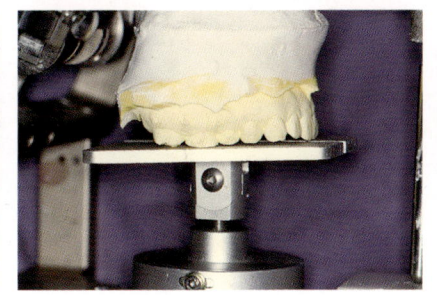

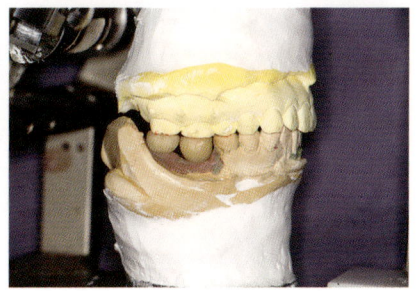

図7c～e　SHILLA II 上において咬合平面を分析し，これを基準としてプロビジョナル・レストレーションを作製した．

認することができる．すなわち，SHILLA SYSTEM を利用すると，咬合器にマウントされた状態で観察することができる．これにより矯正の診断や治療方針の決定が容易になり，患者との話し合いでも非常に有効であると思われる（図5）．

■ 咬合平面の左右同高性，矢状傾斜度の把握および矯正診断，治療方向の決定

SHILLA I またはエステティック・フェイス・ボウを利用して咬合平面を設定し，咬合器上に SHILLA II や SHILLA III を利用してマウントすれば，矯正的に歯をどの方向にどの程度移動させなければならないのかを決定するのに有用である（図6）．

■ curve of Spee や Wilson curve の評価

図7に示す患者のように，局所矯正を施行する場合，SHILLA SYSTEM を活用すると非常に有効である．すなわち，矯正治療の進行中歯の移動が困難

SHILLA SYSTEM の概念とその臨床活用

347

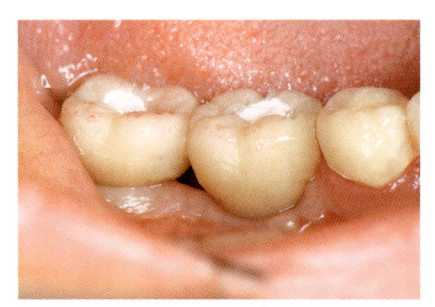

Chapter 7
矯　正　治　療

図7f SHILLA Ⅲ の咬合彎曲に合わせて理想的に作製されたプロビジョナルを口腔内に装着したようす.

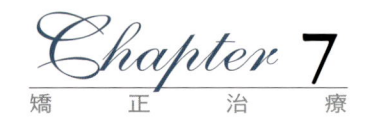

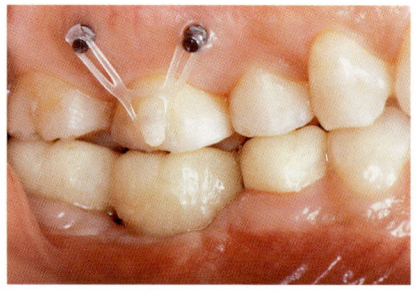

図7g 下顎に装着されたプロビジョナルを基準として上顎歯牙の矯正時 intrsion force の方向を調整することができる. すなわち, 下顎咬合平面に合う理想的なプロビジョナルを装着すれば上顎歯牙との対合関係を容易に観察できる.

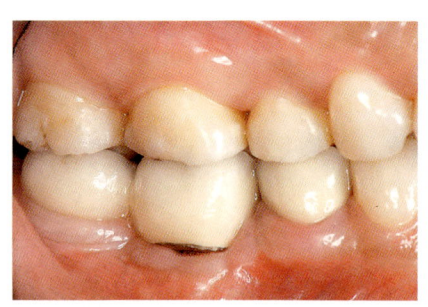

図7h 矯正治療が完了し, 下顎にインプラント補綴を装着した写真.

な場合, 対合歯の咬合平面をまず整えると, 矯正する個歯の intrusion force の方向を決定することができる.

これは矯正を施行する歯の歯軸に対する基準が存在せず矯正方向が決まらない場合, 下顎歯牙を理想的な状態にワックスアップし, プロビジョナルを作製, 装着することによりこれを基準として矯正を施行する術式である.

以上の例からみられるように, SHILLA SYSTEM は咬合を診断し再構築することのできる一種のナビゲーションである. 今回紹介した患者のように咬合平面が崩壊し, 歯列が正常でない場合, 矯正的な診断と治療方針を決定するにあたり, SHILLA SYSTEM は非常に有効であると思う.

（日本語訳／高　修）

Chapter 7 矯正治療

CASE 7-1

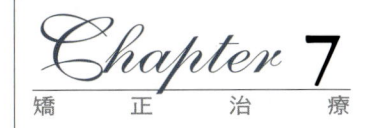

不適切な咬合平面改善のためのSHILLA SYSTEMの活用

呉 賢

歯科治療にインプラントが導入されて以来，歯科施術の容易性と予知性は大きく向上した．インプラント治療を受ける患者の大部分が，天然歯が喪失していく過程での来院であり，単一インプラントから全顎インプラントに至るまで，その適応範囲は非常に幅広い．

しかし，インプラント治療を受ける患者が抱えるさまざまな複合的問題の中でも，特に，歯列不正により咬合平面に問題が起きている場合，これに対応する治療が行われなければ正常な歯列の回復は非常に困難になるであろう．不安定な咬合平面にインプラントが埋入されると，上部補綴の形態が不安定な位置に置かれ，予後に不安が残るものとなるであろう．

そのような残存歯列の複合的な問題を解決するには，歯周，補綴，矯正の総合的な治療を行うための的確な診断と総合的な治療計画が立案されなければならない．本稿では，非正常的な残存歯列と不適切な咬合平面を有するインプラント予定患者における，健康的な歯列の回復とインプラントの良好な予後のための矯正を伴う症例をまとめた．

[治療の流れ]

患者が複合的な問題を抱えているため，全顎的診査・診断のための10枚法，パノラマエックス線写真，全顎の口腔内写真の撮影と研究模型の作製を行った．患者と相談し合意を得たもとで治療計画を立てた後，患者の主訴の改善に取り掛かった．ある程度の咀嚼が可能になるまで治療を行った後に，もっとも時間を要するインプラント治療に取り掛かった．

まず上顎左側部は上顎洞底挙上術と同時にインプラントを植立し，次に下顎右側臼歯部のインプラントを植立した．インプラント植立後，上顎全顎に対する矯正治療を行い，咬合平面の改善と審美性の回復を図った．上顎矯正の治療期間中にインプラント植立部位にポストとプロビジョナルを装着し，最終

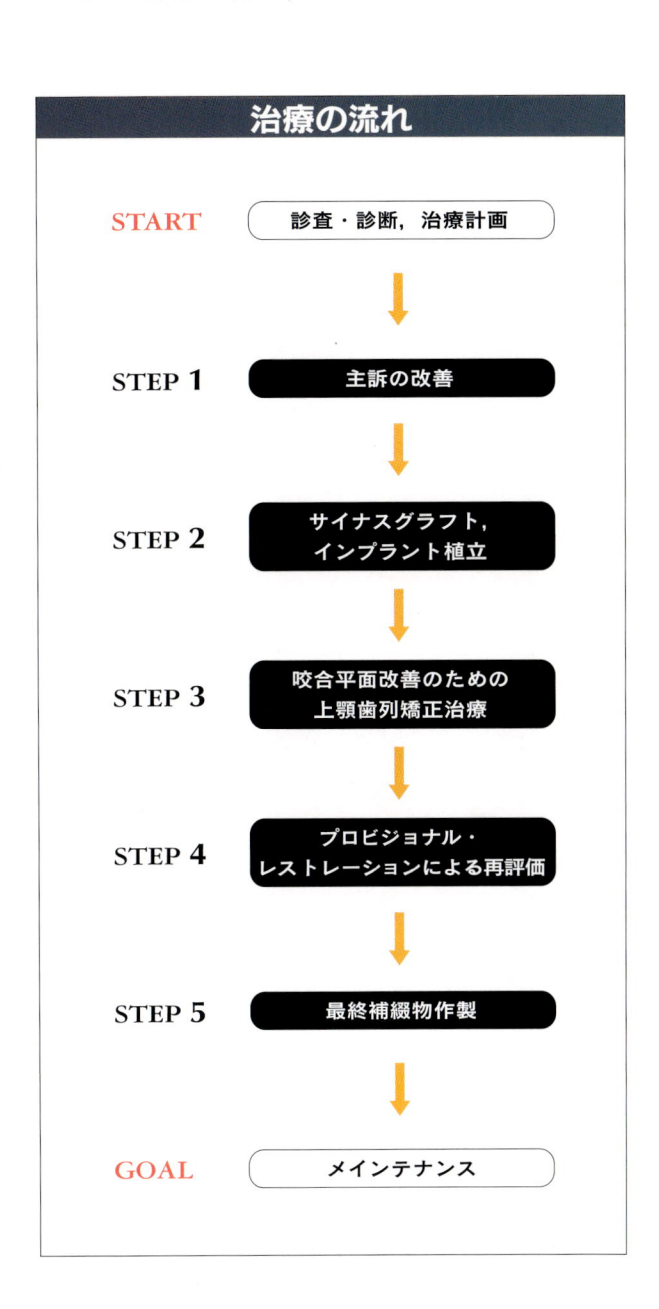

治療の流れ

- START：診査・診断，治療計画
- STEP 1：主訴の改善
- STEP 2：サイナスグラフト，インプラント植立
- STEP 3：咬合平面改善のための上顎歯列矯正治療
- STEP 4：プロビジョナル・レストレーションによる再評価
- STEP 5：最終補綴物作製
- GOAL：メインテナンス

Chapter 7 矯正治療

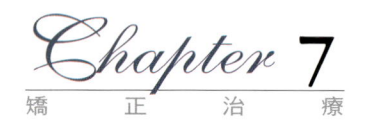

START 診査・診断，治療計画

初診：2002年11月9日
性別：女性
年齢：26歳
既往歴：2001年から再生不良性貧血のため全南大学病院に通院中．臼歯部補綴物は約10年前に，前歯部補綴は4年前に装着された．

主訴：上顎前歯部の不快感，咀嚼障害があり，全顎的な診断を希望．

- 残存歯： $\frac{8\ 7\ 6\ 5\ 4\ 3\ 2\ 1\ |\ 1\ 2\ 3\ \ \ \ 6\ 7\ 8}{7\ \ \ \ \ \ 4\ 3\ 2\ 1\ |\ 1\ 2\ 3\ 4\ \ \ \ 7}$
- 残存歯根： $5|$
- 補綴物： $\frac{1\ 2}{3\ 4\ -\ 7}$
- 失活歯： $|1\ 2$
- 欠損歯： $\frac{\ \ \ 4\ 5}{6\ \ \ 5\ 6}$
- う蝕： $4\ 3|$
- 不適切な咬合平面

[術前]

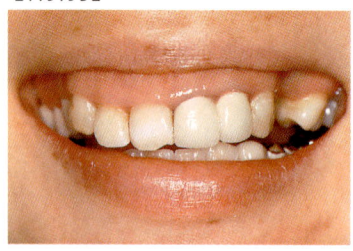

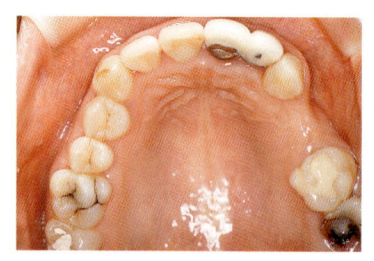

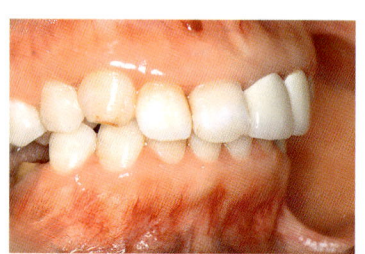

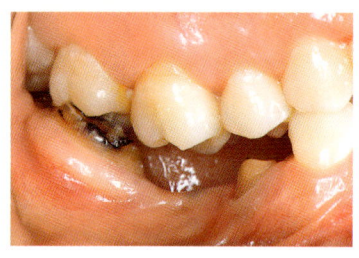

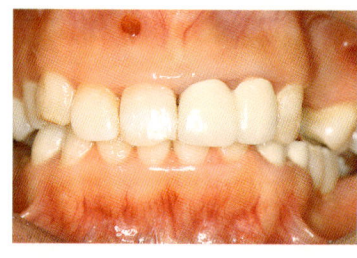

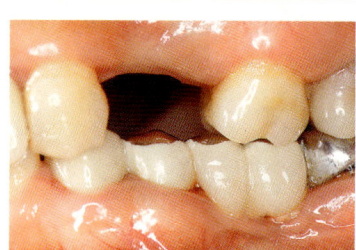

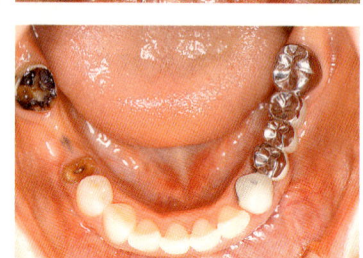

図1-a	図1-b	図1-c
図1-d	図1-e	図1-f
	図1-g	

図1-a 初診時のスマイルライン．
図1-b〜g 初診時の口腔内状況．

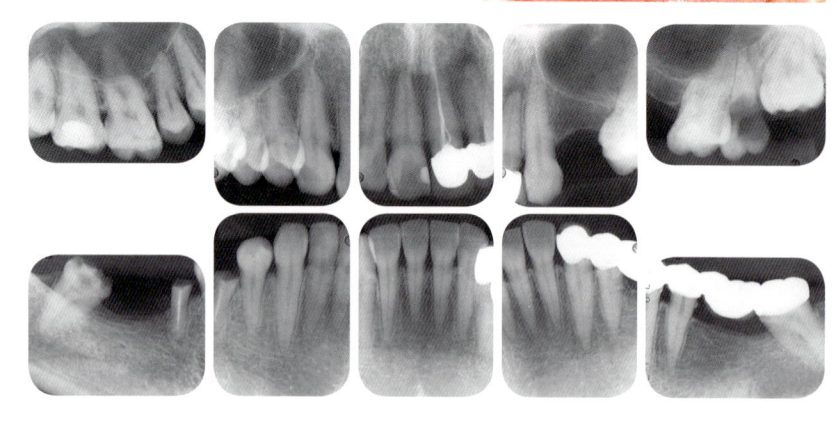

図1-h 初診時の10枚法エックス線写真．

〔治療計画〕
- 抜歯： $\frac{\ \ \ 7}{5|}$
- 歯内療法： $1|1\ 2$
- レジン，インレーなど： $\frac{7\ 6\ 5\ 3\ 2|3\ 6}{}$
- インプラント（上顎洞底挙上術，歯槽堤増大術）： $|4$
  （歯槽堤増大術）： $\overline{6\ 5|}$
- 矯正：上顎咬合平面の修正
- 補綴： $\frac{1\ |\ 2\ \ \ \ \ 4}{7\ 6\ 5\ |\ \ \ \ \ 3\ 4\ 〜\ 7}$

SHILLA SYSTEM の概念とその臨床活用

CASE 7-1：不適切な咬合平面改善のための SHILLA SYSTEM の活用

STEP 1　主訴の改善

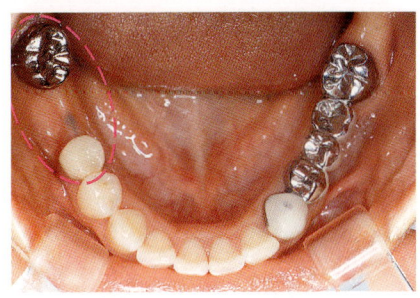

図1-1a　7⏌のう蝕は抜髄を施行し金属のテンポラリークラウンを作製し，咀嚼の補助のため5⏌は抜歯せず同じくテンポラリークラウンを作製した．

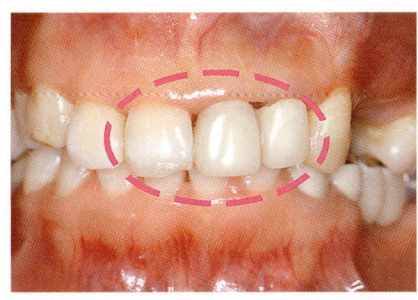

図1-1b　不快感を訴える上顎前歯補綴物を除去し，歯内療法を行った．

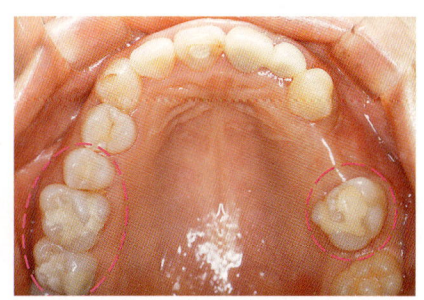

図1-1c　疼痛を訴える⏋7は抜歯し，⏋7 6 5のう蝕は応急処置を行った．

補綴に移行するための再評価を行った．また下顎左側部の補綴物のための結合組織移植も行った．矯正治療完了後，約6か月間の評価期間を経て最終補綴に移行した．

■ START／診査・診断，治療計画

欠損歯の長期放置による咬合の異常，1⏌2の歯内療法不良による感染根管，⏋4 5／6⏌ 5 6欠損部の顎堤異常と角化粘膜不足などに対する処置を，咀嚼と審美性の付与を考慮しながら行う．

■ STEP 1／主訴の改善

患者の主訴を解決することで患者から医師への信頼感がもたらされることは明確な事実である．主訴というのは疼痛と不快感，そして社会生活を阻害する審美的な問題が発生した場合の患者の主観的な要求である．どんなに優れた治療があろうとも，まず患者が訴える問題に耳を傾けることが重要であり，その問題点から解決していくことが治療の第一段階であることはいうまでもないことであろう．

本患者の主訴は上顎前歯の不快感と⏋7と7⏌の重度のう蝕による咀嚼障害であった．患者本人も口腔が深刻な状態にあることを理解している状態であり，全顎的な治療を希望し来院に至った．

そして治療初日，診断準備と主訴部位に対する治療を行った．

不快であると訴える前歯部補綴物を除去し，歯内治療を行い，⏋7は抜歯した（図1-1a,b）．7⏌は抜髄した後，咀嚼の補助のためいったん金属による暫間被覆冠にて修復した（図1-1c）．5⏌は抜歯予定であったが，インプラント植立の直前まで保存し，咀嚼の補助になるように保存した．

■ STEP 2／サイナスグラフト，インプラント植立［⏋4 上顎洞底挙上術と GBR を伴うインプラント植立（POI）］

できるかぎり治療期間を短縮するため，植立後に長期間待たなければならない上顎左側部からインプラント植立を行った．本患者の場合，再生不良性貧血の血液癌を患っており，抜歯や手術などの治療時には非常に注意を有するため，大学病院内科と連携をとりながら治療を行った．

上顎左側部は上顎洞底までの距離が短く植立深度が十分に確保できないため，またインプラント植立予定部位の残存骨の状態も好ましくなかったため，上顎洞底挙上術と GBR を同時に行った．

この部位には治療計画では2本のインプラントを植立することになっていたが，植立空隙の不足により，⏋4に該当する部位に優先的にインプラントを植立した．そして⏋5に該当する残りの空隙は矯正治療によって閉塞することとした．

インプラント植立時，上顎洞底挙上術と GBR を同時に施行し，患者は手術当日に内科にて血小板濃縮液の受血治療を受けた状態にて手術を行った（図1-2,3）．

Chapter 7
矯正治療

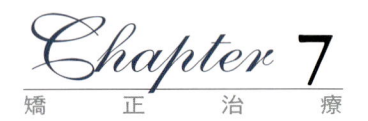

STEP 2　サイナスグラフト，インプラント植立

[4 上顎洞底挙上術とGBRを伴うインプラント植立（POI）]

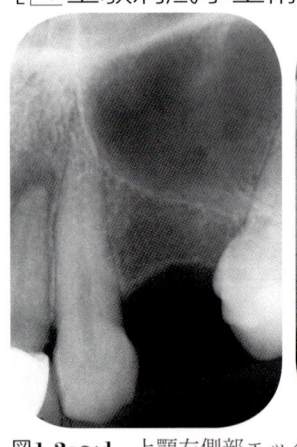

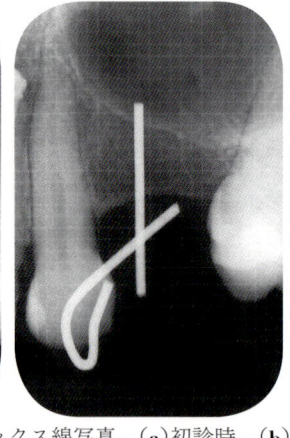

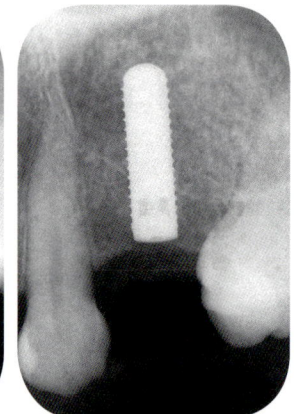

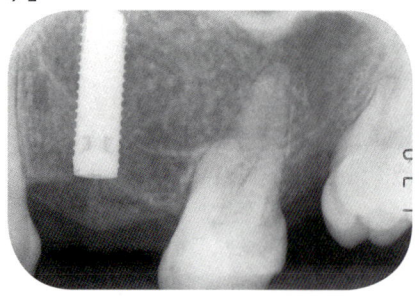

図1-2a 図1-2b 図1-2c 図1-2d

図1-2a〜d　上顎左側部エックス線写真．(a)初診時，(b)ステント装着時，(c,d)上顎洞底挙上と同時のインプラント植立時．

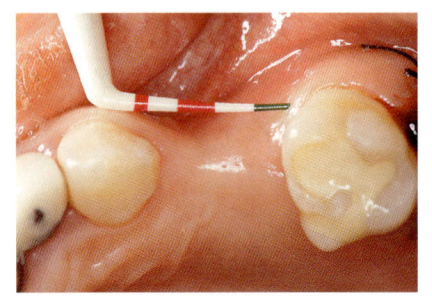

図1-3a　初診時の咬合面．

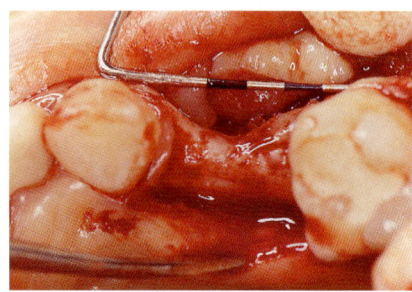

図1-3b　手術部位のフラップ形成．

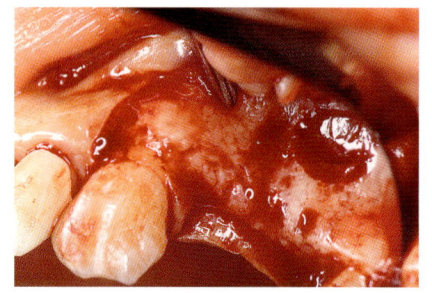

図1-3c　上顎洞部位のwindow形成．

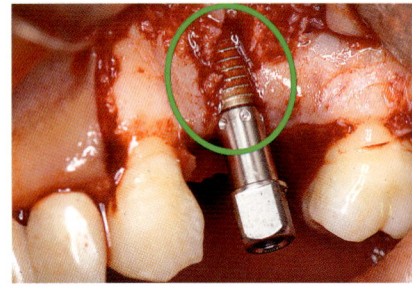

図1-3d　インプラント（POI42-12F）植立時の露出状態が見られる．

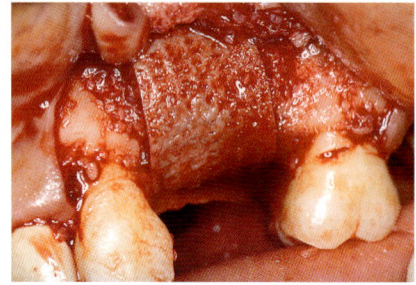

図1-3e　合成骨を移植しメンブレンを設置した状態．

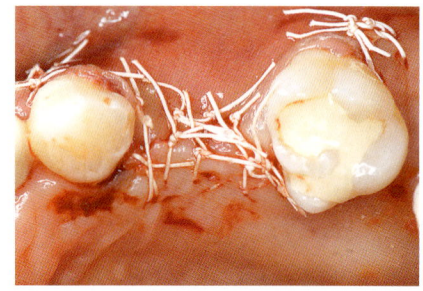

図1-3f　手術部位の縫合．

[6 5 インプラント植立（自家骨移植を伴う）]

　上顎左側部インプラントを植立した後，下顎右側臼歯部のインプラント植立を行った．

　骨幅が不足し付着歯肉の量も少なく，GBRと結合組織移植が必要であったが（図1-4a），サイズの小さなインプラントを植立し，骨が露出した部分はトレフィンバーで自家骨を採取し，露出部位を補強し最小限の手術とした（図1-4b,c）．

　現在，患者の口腔管理状態はよく，手術部位の維持には特に問題はみられない．

[6 5 インプラント二次手術，プロビジョナル・レストレーション]

　6 5 部位のインプラント一次手術より3か月後，付着歯肉の量を最大に得るため舌側から切開を行い，フラップを形成し縫合した（図1-5,6）．

■ STEP 3／咬合平面改善のための上顎歯列矯正治療

　左右両側のインプラント手術を終えた時点で，咬合平面の改善のための診断を行った．

　まずSHILLA Iにて分析を行い，SHILLA IIにマウントした．本症例の場合，補綴治療のみで改善す

CASE 7-1：不適切な咬合平面改善のためのSHILLA SYSTEMの活用

[6̄5̄ インプラント植立（自家骨移植を伴う）]

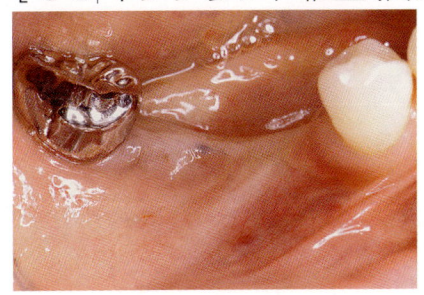

図1-4a　手術前の患部.

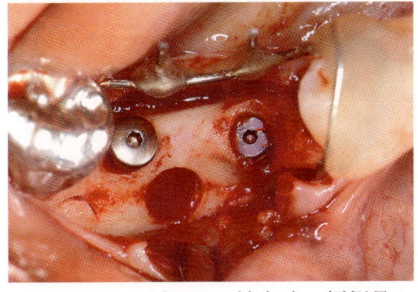

図1-4b　インプラント植立時，頬側骨から自家骨採取を行う.

図1-4c　手術部位縫合.

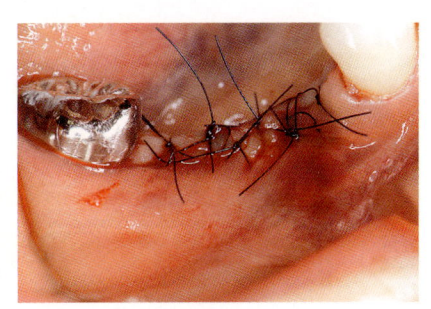

[6̄5̄ インプラント二次手術，プロビジョナル・レストレーション]

図1-5a｜図1-5b｜図1-5c

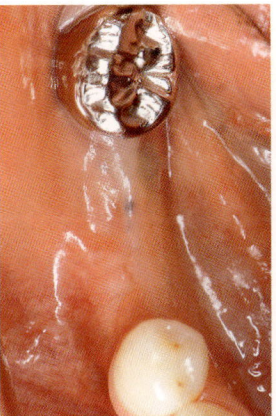

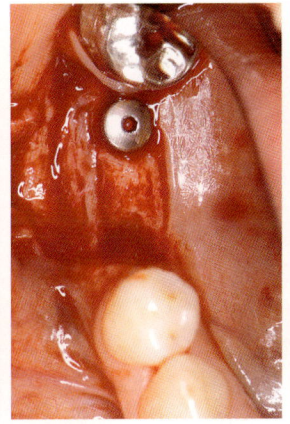

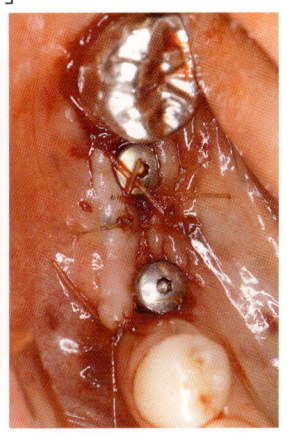

図1-5a　インプラント植立後，二次手術前.

図1-5b,c　付着歯肉の量を最大に得るため，舌側から切開を行いフラップを形成し縫合する.

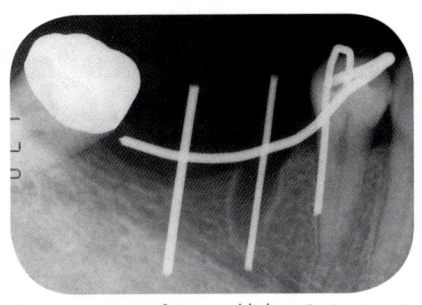

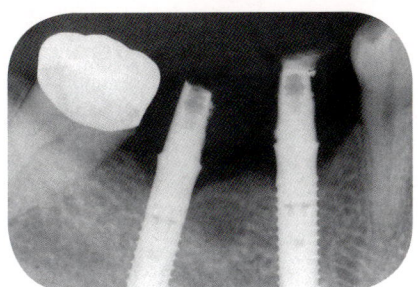

図1-6a　インプラント植立のためのステント装着時.

図1-6b,c　ポスト装着時と最終補綴物装着時.

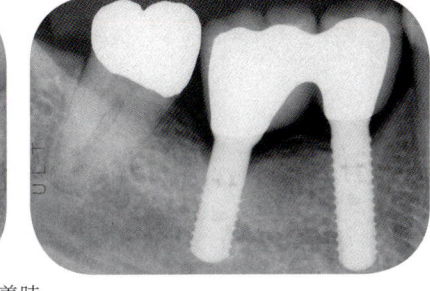

るには歯の切削量が非常に多くなることが予想された．矯正治療を行わなければ最良の補綴物の装着は難しいことを患者に再度説明し，前歯部の咬合とスマイルラインの改善のためにも矯正治療を行う方が好ましいことを強調して，治療進行中ではあったが，今後の治療計画に上顎歯列に対する矯正治療を加えることの合意を得た．

研究模型の分析により上顎の中心線が左側に約1.5mm偏位しており，犬歯ではclass II keyが確認され，臼歯keyは喪失した状態であることがわかっ

た．上顎左側第一，第二小臼歯は喪失しており，実際に必要な約10mmの空間に対して5mmほど不足している状態であることが確認された．さらに急激なcurve of Speeが見られ，前歯部のオーバージェットは約5mm，オーバーバイトは約6mmであった（図1-7）．

したがって，上顎前歯部歯列を最大限に後方へ牽引してオーバージェットが増加するのを抑え，不適切な咬合平面を回復させ，患者の正中線を調節し，犬歯keyをできるかぎりI級咬合が形成されるよ

Chapter 7 矯正治療

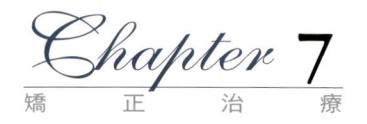

STEP 3 咬合平面改善のための上顎歯列矯正治療

[咬合平面の診断]

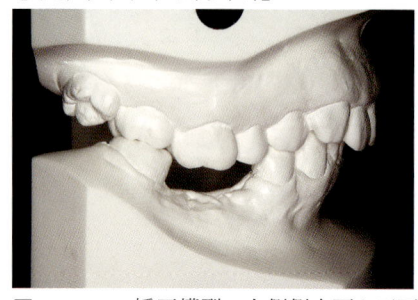

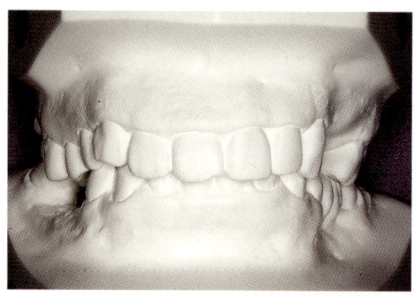

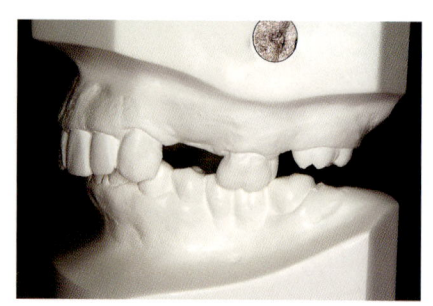

図1-7a〜c 矯正模型の右側側方面と正面, 左側側方面.

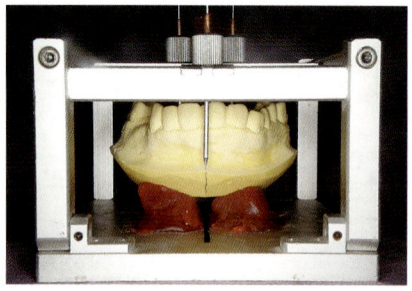

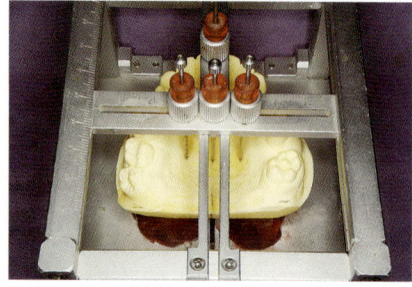

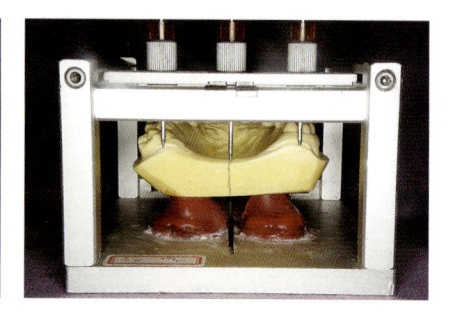

図1-8a〜c 矯正診断によりSHILLA I上で患者の左右同高を模索している過程.

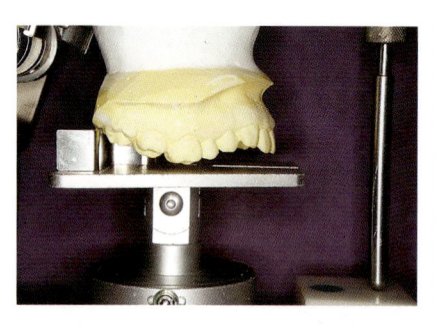

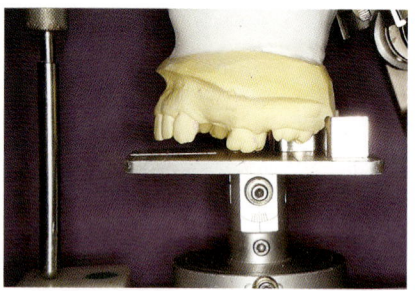

図1-9a | 図1-9b

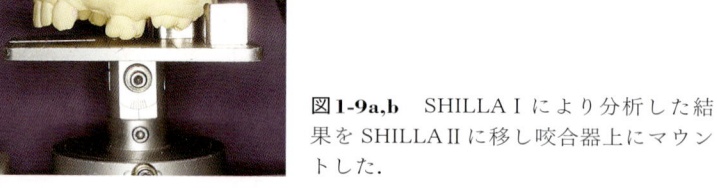

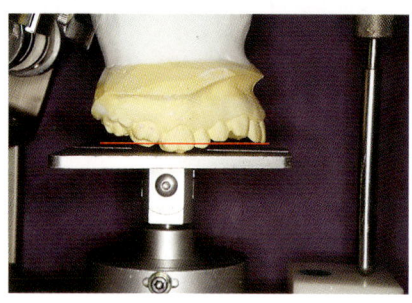

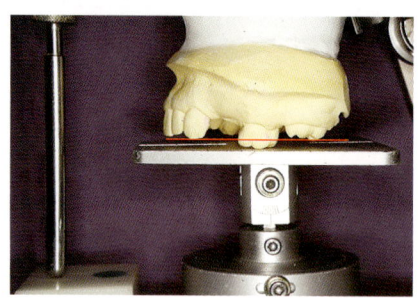

図1-9a,b SHILLA I により分析した結果をSHILLA II に移し咬合器上にマウントした.

図1-10a | 図1-10b

図1-10a,b SHILLA II 上にて圧下が必要なおよその数値を測定し, 咬合平面の状態を正確に判断することができれば, 咬合力が加えられる方向を決定することが可能となる.

うに矯正治療計画を立てた.

初期の治療計画では４５部の空間に２本のインプラントを植立し修復する予定であったが, 埋伏第三大臼歯を７の位置に牽引し５の空隙を閉鎖する治療計画に変更した.

SHILLA SYSTEMを活用し, 矯正治療に入る直前の歯列状態の分析を試みた.

エステティック・フェイス・ボウの使用はせずSHILLA I と咬合平面を利用して左右同高を模索してSHILLA II 上にマウントした(図1-8〜10). 本症例のように挺出が過多であったり咬合平面に問題がある場合には, SHILLA SYSTEMを使用することで困難なく診断できるようになり, 矯正方向を決定するのに非常に有意義である.

CASE 7-1：不適切な咬合平面改善のためのSHILLA SYSTEMの活用

［SASによる上顎歯列矯正治療］

図1-11～13 上顎歯列にのみ装置を装着し上顎両側にSASを植立し矯正を行った．左側部には2か所にインプラント植立を予定し，その空隙を確保中であったが患者の健康上の問題のため第三大臼歯を前方移動させ空間を閉鎖した．

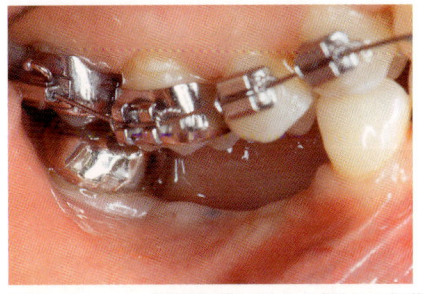

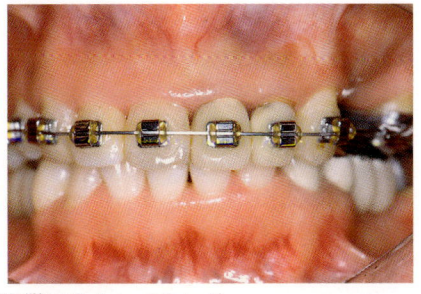

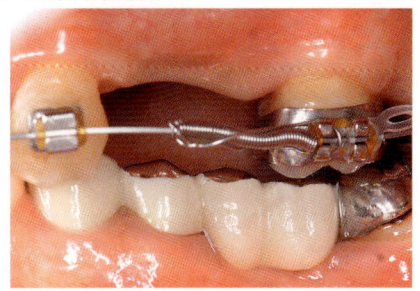

図1-11a～c 上顎歯列に対する矯正の初期段階であるレベリング．

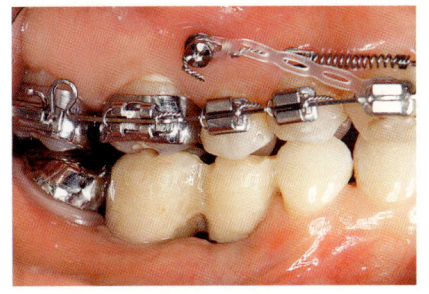

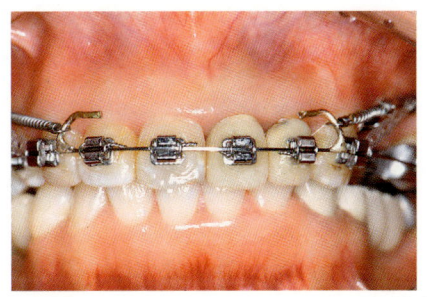

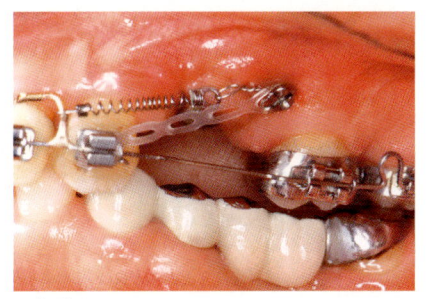

図1-12a～c 前歯部の前突を防ぐため，上顎両側にSAS，すなわちmini-screwを植立し牽引する．

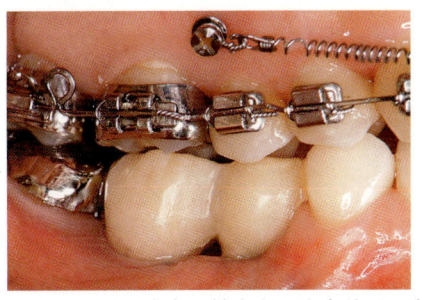

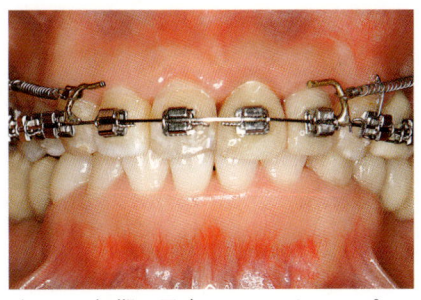

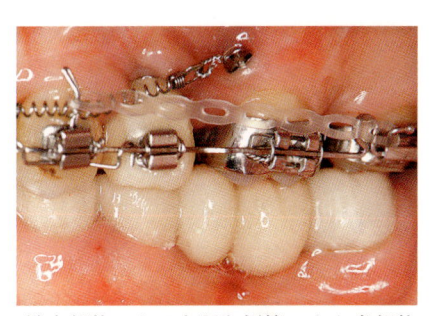

図1-13a～c 患者の健康上，治療計画が変更され，初期に予定されていたインプラント植立部位である上顎左側第二小臼歯部位の空間を矯正的に閉鎖するため，第二大臼歯と第三大臼歯の牽引を行った．

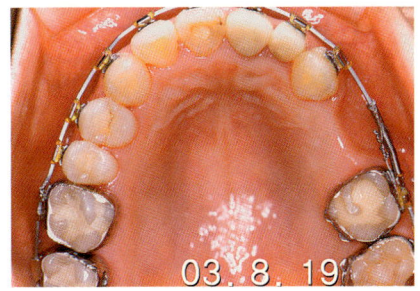

図1-14a 矯正治療前．

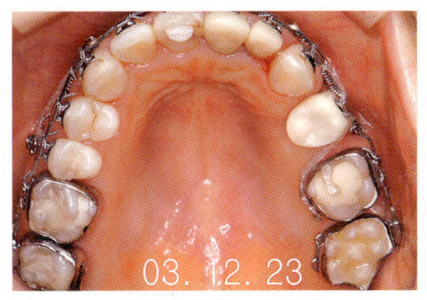

図1-14b 上顎左側第一小臼歯のインプラントとプロビジョナルが装着された状態から第二小臼歯のスペースを除去する．

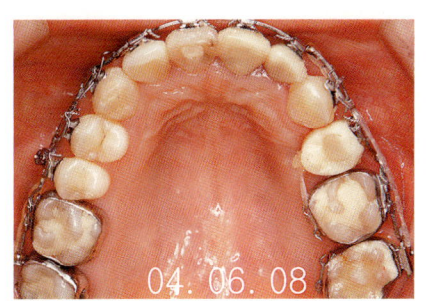

図1-14c 上顎歯の矯正治療が完了に近い状態．

［SASによる上顎歯列矯正治療］

矯正治療の技術的な部分はSAS(skeletal anchorage system)を応用した(図1-12～15)．上顎だけに矯正装置が入るため，下顎歯列の力を借りることなく歯を後方に牽引することや患者の中心線を左右どちらか一方に(今回のケースでは右側)移動させることは従来の矯正では非常に困難な治療であったが，現在ではSASという非常に効率的な矯正維持装置を利

Chapter 7
矯正治療

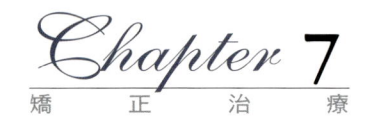

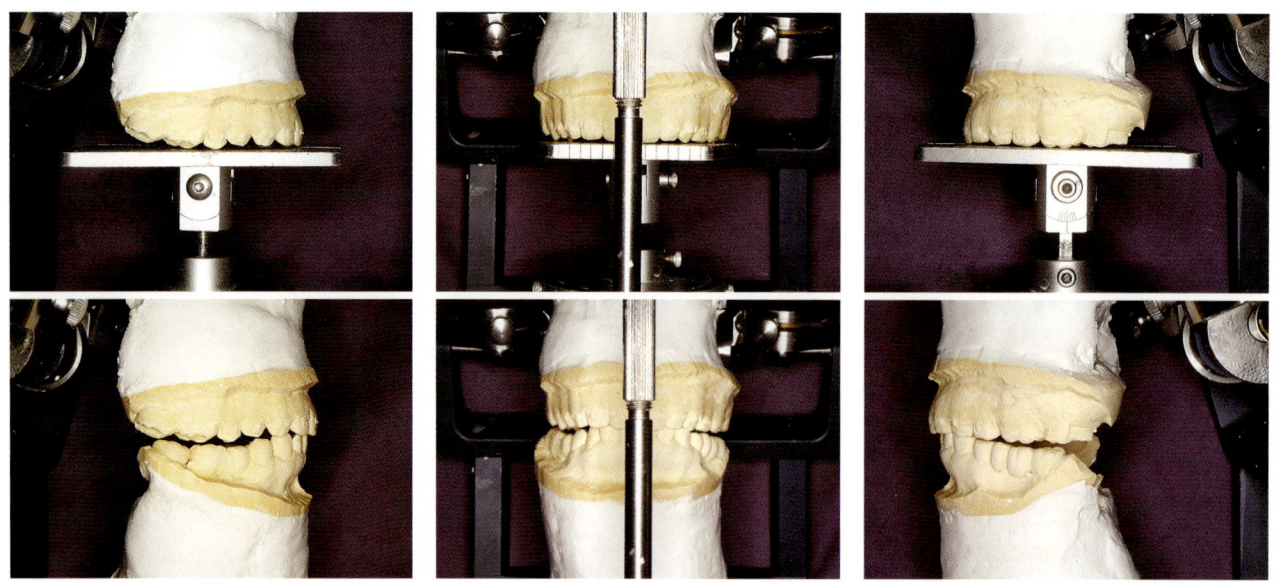

図1-15a〜f　矯正治療を完了する前に，咬合平面の回復状態を確認するためSHILLA IIにマウントした．咬合平面の改善が不足している部分は補綴により解決を試み，過蓋咬合とオーバージェットの改善のため患者の口腔内での下顎の前方運動時の咬合を採取した後，リマウントした．

[過蓋咬合，オーバージェット改善のためのレジン製スプリント]

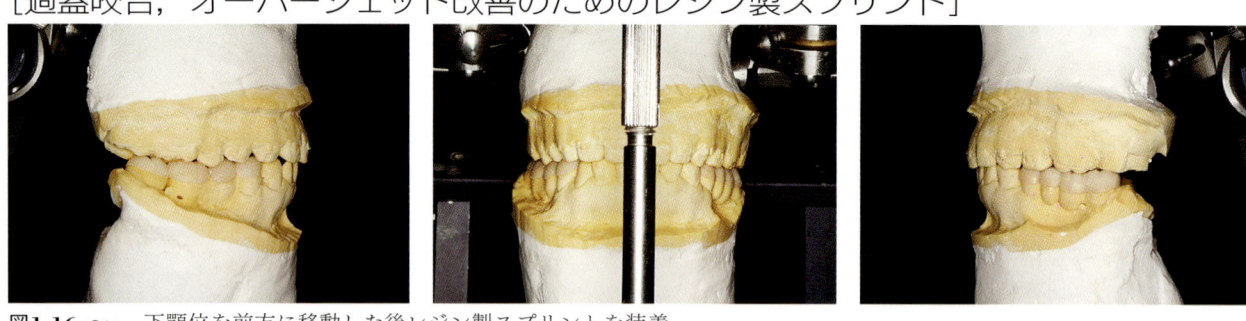

図1-16a〜c　下顎位を前方に移動した後レジン製スプリントを装着．

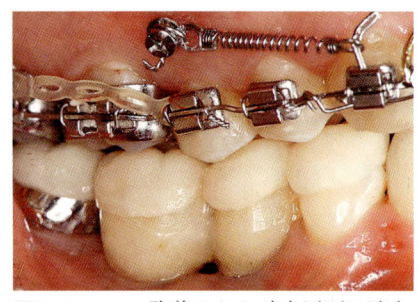

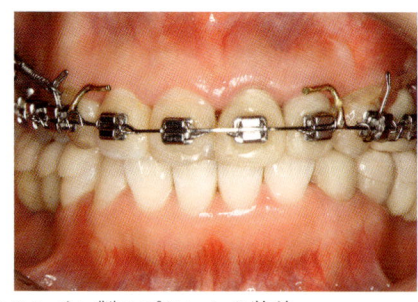

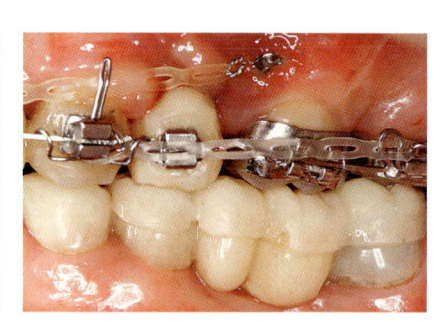

図1-17a〜c　改善された咬合平面に適合するレジン製スプリントを装着．

用することによって容易になった．

　診断の初期には患者が矯正治療を望んでいなかったため，上顎左側部のインプラントの空隙確保のための部分矯正（MTM）のみを予定したが，理想的な咬合平面を得るためには，上顎左側部の部分矯正（MTM）だけでは非常に困難な治療になり得ることが想定された（図1-9,10）．そのため治療を進めるな

かで患者と再合意を得，上顎歯列に矯正治療を施行することになった（図1-11〜13）．治療の進行中ではあったが上顎全歯列の矯正を通して咬合的な問題点をより簡潔にまとめ，患者のスマイルラインなどの審美的な部分も向上させることが可能になった．

　SASには本症例ではDual Top Anchor System（JEIL Medical）を使用した．

STEP 4　プロビジョナル・レストレーションによる再評価

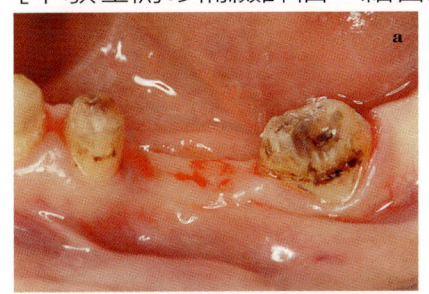

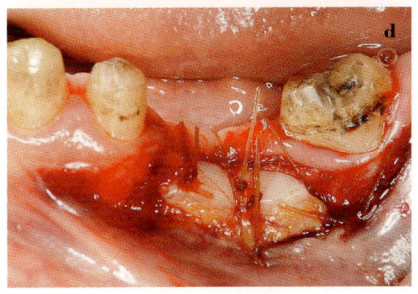

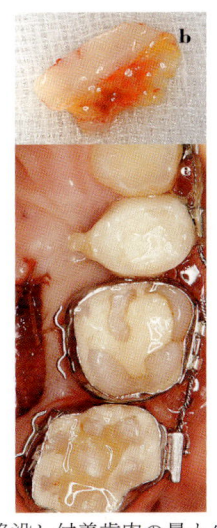

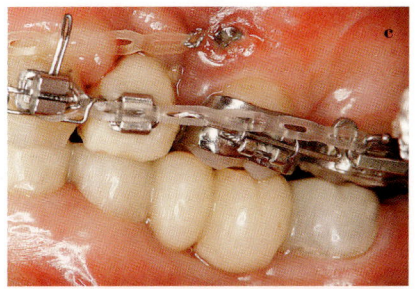

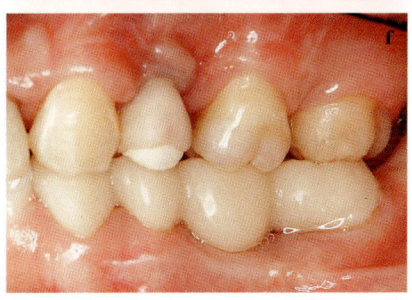

[下顎左側の補綴評価：結合組織移植]

図1-18a～f　下顎左側の補綴物ポンティック部位が陥没し付着歯肉の量も少ないため，結合組織移植を行った．a：術前，b：移植片，c：供給側部位，d：移植片縫合，e：移植前左側側方面，f：術後．

[プロビジョナルを通した前歯補綴物の再評価]

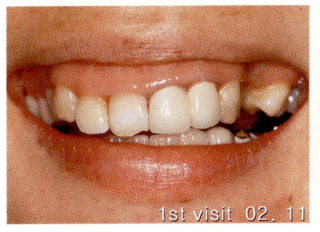

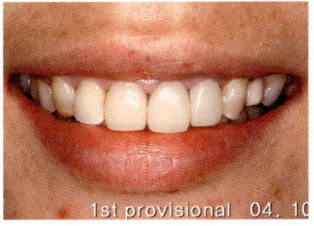

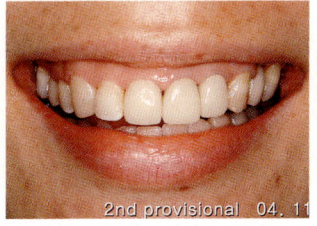

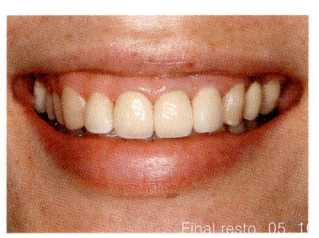

図1-19a～d　患者のスマイルラインの変化過程．前歯の対象性と正中線の位置の確保に努力した．

矯正治療を完了する前に，咬合平面の回復状態を確認するため SHILLA II にマウントした．咬合平面の改善が不足している部分は補綴により解決を試み，過蓋咬合とオーバージェットの改善のため患者の口腔内での下顎の前方運動時の咬合を採取した後，リマウントした（図1-15）．

[過蓋咬合，オーバージェット改善のためのレジン製スプリント]

矯正治療のみでは患者の過蓋咬合とオーバージェット改善の治療期間が非常に長期になると判断されたため，咬合平面の改善を行い，患者の下顎位を前方に移動させて適切なオーバーバイト，オーバージェットを誘導し，上下顎にレジン製スプリントを作製した（図1-16）．口腔内で約4か月に渡って咬合調整を行った後（図1-17），最終プロビジョナル作製に移行した．

■ STEP 4／プロビジョナル・レストレーションによる再評価

プロビジョナル・レストレーションは最終補綴物を前もって予測することができ，治療目標とその過程に対する修正，再評価を可能とする．すなわち，プロビジョナル・レストレーションは最終補綴物を作製するための咬合の評価や再構築過程などに有用であり，その他，咬合高径，発音，咀嚼機能を再評価することによって補綴治療を容易に行えるようにする．

Chapter 7
矯正治療

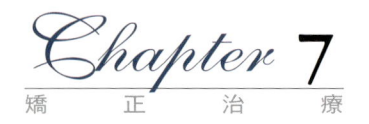

[プロビジョナルを通した咬合再評価]

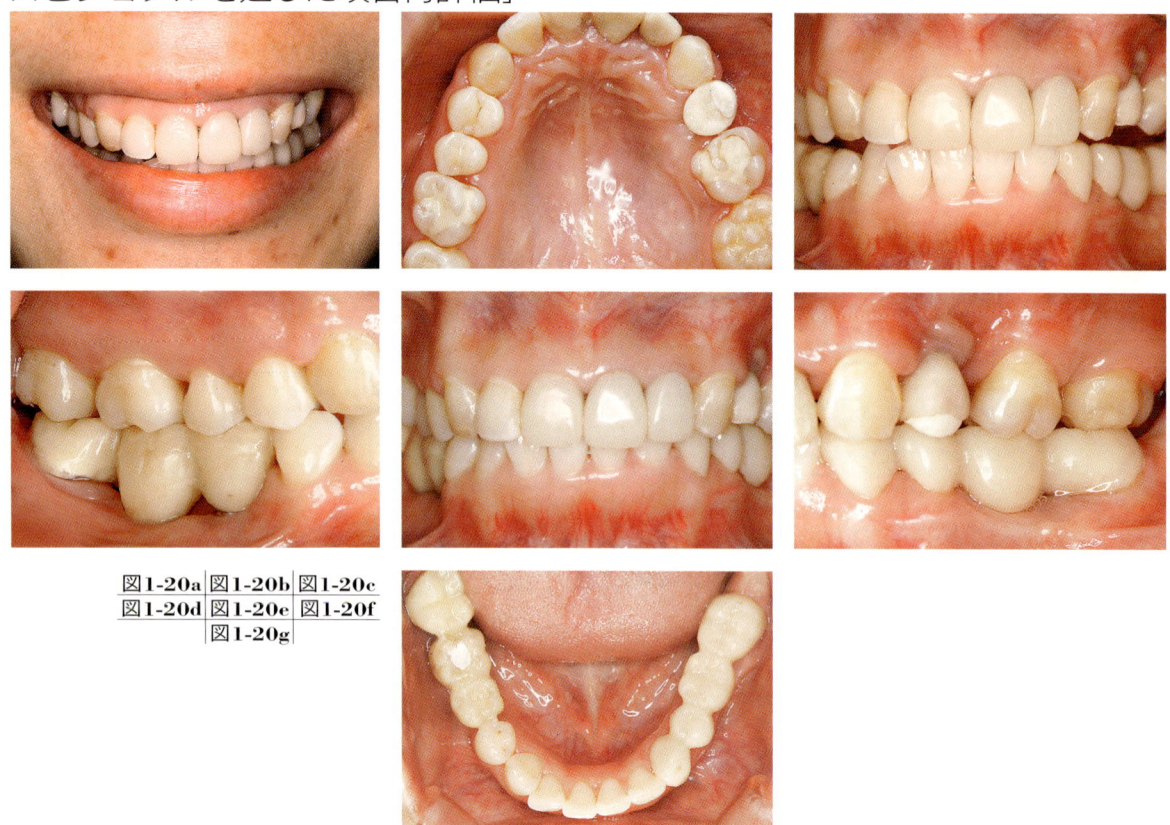

図1-20a	図1-20b	図1-20c
図1-20d	図1-20e	図1-20f
	図1-20g	

図1-20a～g 矯正治療終了直後の一次プロビジョナル・レストレーション．この状態から前歯ガイダンスと一次咬合点検などを行った．

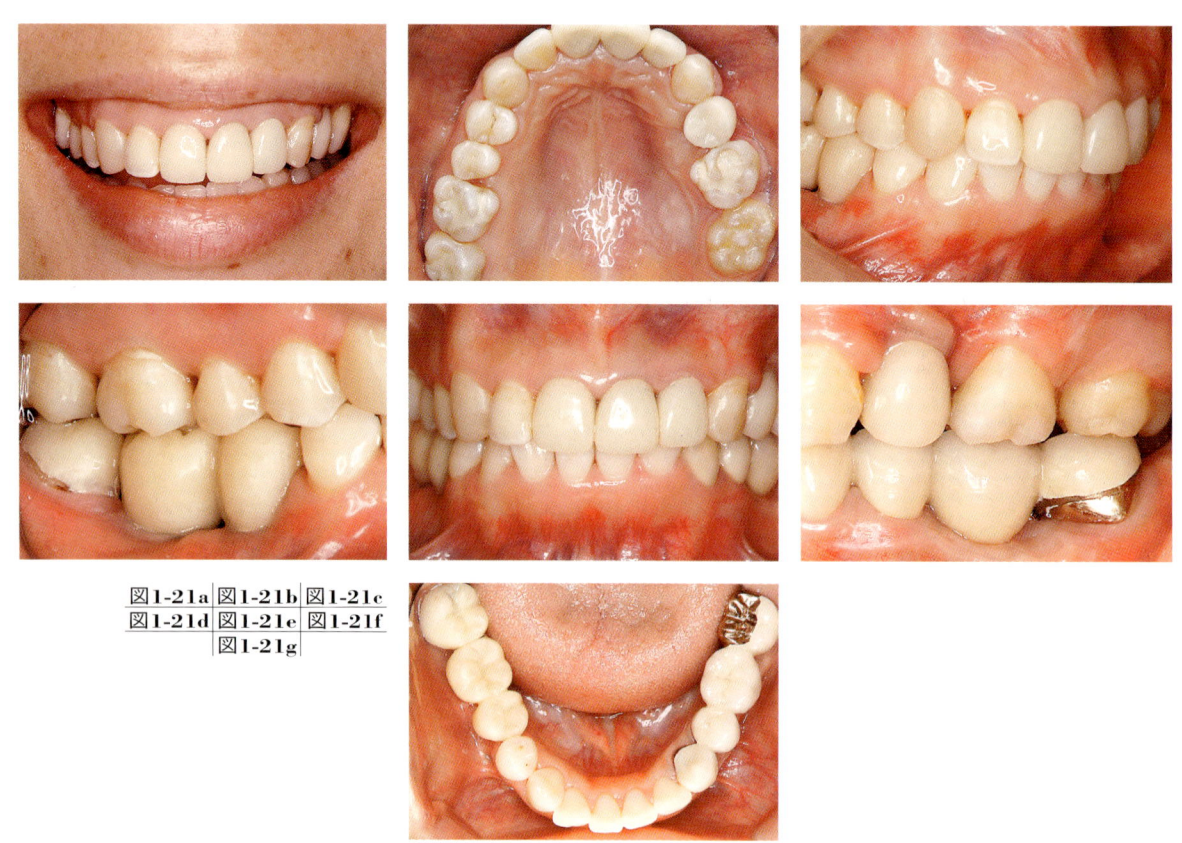

図1-21a	図1-21b	図1-21c
図1-21d	図1-21e	図1-21f
	図1-21g	

図1-21a～g 二次プロビジョナル・レストレーション．これらは犬歯の形態修正と臼歯の歯間部空隙などの調整をした後の写真である．上顎左側の小臼歯部は同大臼歯を前方移動させたため，いまだに組織の scaffold が残った状態が見られる．

CASE 7-1：不適切な咬合平面改善のための SHILLA SYSTEM の活用

STEP 5　最終補綴物作製

［術後］

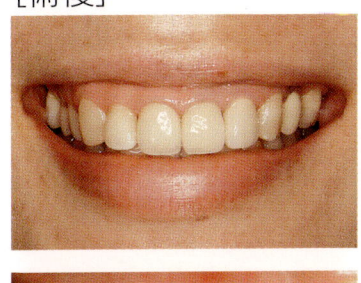

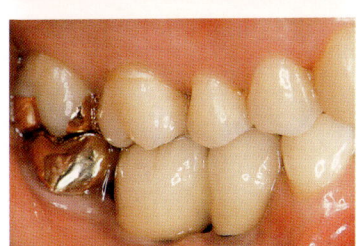

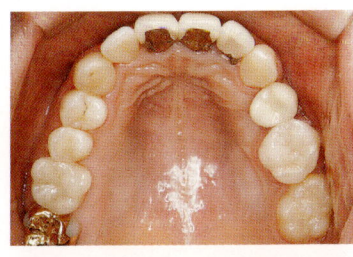

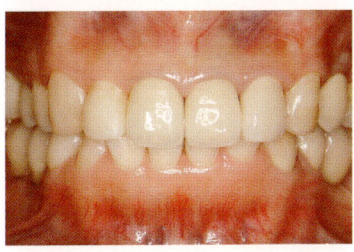

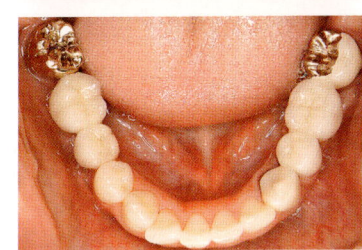

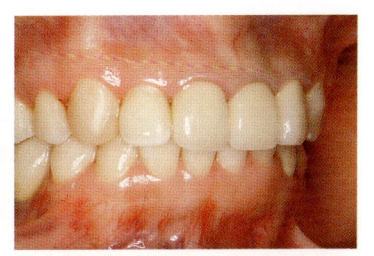

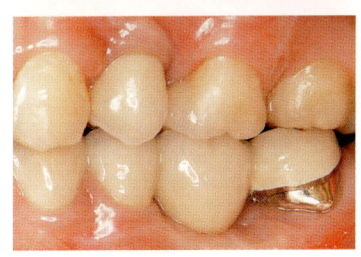

図1-22a	図1-22b	図1-22c
図1-22d	図1-22e	図1-22f
	図1-22g	

図1-22a〜g　最終補綴物装着時の口腔内とスマイル．

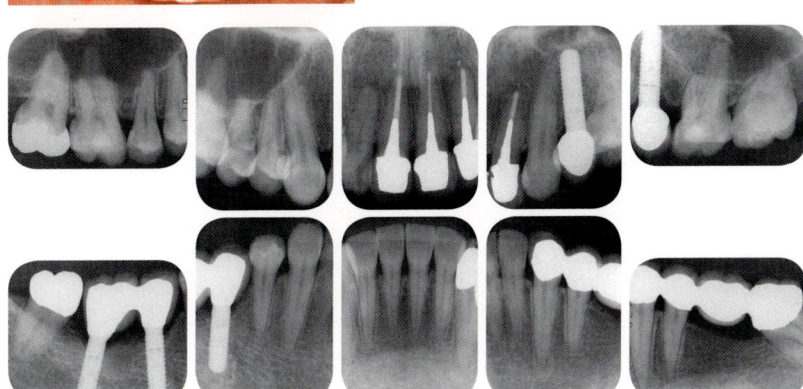

図1-22h　最終補綴物を装着した状態の10枚法エックス線写真．

［下顎左側の補綴評価：結合組織移植］

　患者の経済的な理由でインプラント治療が不可能になったため，下顎左側部はブリッジで対応することにした．概存の補綴物のように歯を修復しようとすると正常な歯の形態を審美的に作製することができないと判断し，小臼歯の数を減らし，ポンティック部位の陥没が深い部位に歯周管理を容易に行いやすくするために結合組織移植を行った（図1-18）．

［プロビジョナルを通した前歯補綴物の再評価］

　正中線は矯正を通して最大限に修復し，左右対称と歯冠の幅と長径は歯肉形成術にて修復した．プロビジョナル装着状態でアンテリア・ガイダンスが確立されるように調整し，スマイルラインは上顎前歯切端が形成する曲線が下唇の上縁と調和がとれるように努力した（図1-19）．

［プロビジョナルを通した咬合再評価］

　最終補綴物作製に移行する前に，プロビジョナル・レストレーションの状態にて咬合平面や左右対称性などの再評価を試みた（図1-20,21）．

　一次プロビジョナルの評価を通して，二次プロビ

Chapter 7
矯正治療

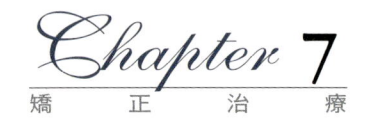

> **GOAL** メインテナンス

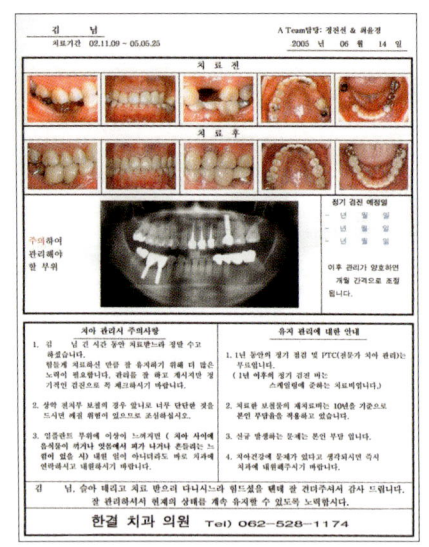

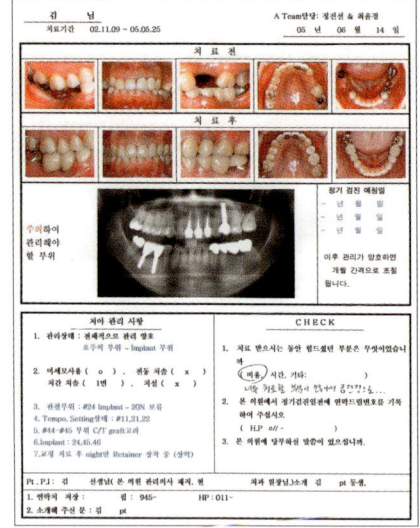

図1-23a 図1-23b

図1-23a,b 治療の終了に伴いメインテナンスに移行する前にメインテナンス・チャートを作成する．患者用の案内文(a)は患者に預け，歯科保管用(b)は歯科にて保管し以後のメインテナンス時の参考にする．

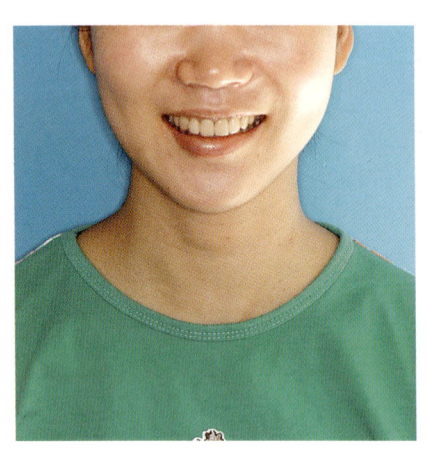

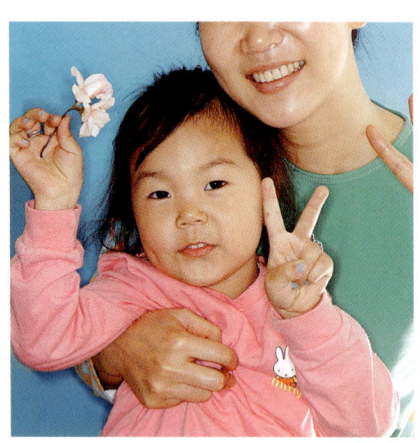

図1-24a 図1-24b

図1-24a,b 治療終了の記念に撮影した患者と子どもの写真．長期間に渡った治療を終え，明るい笑顔で撮影に応じてくれた．

ジョナルの作製時には上顎両犬歯の形態修正を通じて犬歯誘導を付与し，上顎左側第一小臼歯部のインプラントも咬合に関与させた．また，下顎両側の補綴物の歯間空隙を調節し，補綴物の清掃性の改善も試みた．そして咬合面の形態を修正し，デンタルアーチの調和にも注意を払った．

患者のプロビジョナルの状態から，前歯部の審美，ガイダンスなどや咀嚼の効率性，顎関節の異常の有無などを確認し，特に異常が見受けられなかったため，最終補綴に移行した．

■ STEP 5／最終補綴物作製

初診より2年半後．最終補綴物はプロビジョナル・レストレーションで決定された咬合関係を維持しながら作製された．

上顎両側第一大臼歯は，患者の咬合力が適正で，かつスマイル時に口腔外から確認されるため，ポーセレンインレーで作製した．最大限，補綴物装着時に上下顎が同じ材質で咬合するように配慮し，前歯部は矯正後の観察が必要であると判断し，仮着を行った（図1-22）．

■ GOAL／メインテナンス

治療後の1年間は患者の口腔内の清掃とメインテナンスを習慣化するのに非常に重要な時期である．したがって通常は治療終了後1か月後にリコールし，患者の管理能力をチェックし，口腔内に問題がなければ3か月後に再度リコールして点検を行う．以後，管理が困難な歯周患者を除いて，6か月間隔のリコールを施行する．

本症例での患者においてはプラークコントロールも良好で，現在6か月間隔のリコールを終えた状態で，比較的良好な口腔衛生を維持していた．特別な問題もなく，下顎位の再設定に伴う顎関節疾患などの症状も見られなかった．さらに，患者の健康状態が良好であれば，後に下顎右側部位にも結合組織移植を予定している．

図1-23はメインテナンスのための案内文である．筆者は，治療の終了に伴いメインテナンスに移行する前にメインテナンス・チャートを作成して患者用の案内文は患者に預け，歯科保管用は当院にて保管し以後のメインテナンス時の参考にしている．

[まとめ]

今回のケースでは可能な限りの治療をしたが，咬合平面の左右対称性などが正確に確保できず，左側上下顎の咬合関係がⅡ級にて終了したことに悔しさが残った．

しかし困難な中でも，患者さんはいつも明るい笑顔を失わず治療に専念し続けてくれた．図1-24は治療終了の記念で撮影した患者さんと彼女の娘さんの姿である．患者さんの明るいほほ笑みが，臨床医である筆者にとっては苦労を重ねた努力に対する最大の報酬となったように思われる．

（日本語訳／高　修）

Chapter 7 矯正治療

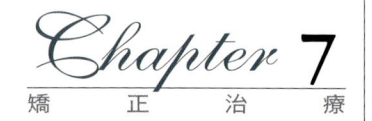

CASE 7-2 過多な挺出を伴う症例の矯正治療におけるSHILLA SYSTEMの活用

呉 賢

　SHILLA SYSTEMは，咬合を診断し再構築するにあたって，ナビゲーション的な役割を果たしてくれるシステムである．特に本症例のような深刻な挺出による不適切な咬合平面を保有する患者に対しては，挺出の量を測定し，矯正的圧下の量を決定するのに効率的である．

[治療の流れ]

　初診時，患者のインプラント治療の希望を受け，10枚法エックス線写真とパノラマエックス線写真，そして全顎の口腔内写真を撮影し，研究模型作成のため印象を採取した．

　これらをもとに全顎的診断を行い，治療計画立案後，ただちにインプラント植立とMTMを導入した．

　矯正治療の間はインプラント植立部位にポストを装着し，下顎インプラント部位にプロビジョナルを装着させ，咀嚼の補助となるようにした．

　矯正治療後にSHILLA SYSTEMを利用して咬合平面に適合するプロビジョナル・レストレーションを作製し，装着した後，再評価を通し最終補綴へと移行した．

■ START／診査・診断，治療計画

　本症例の患者の場合，若い頃から義歯を使用しており，これ以上義歯を装着したくないと，インプラント治療を希望して来院した．

　咬合平面を分析した結果，左右上顎臼歯部の挺出が深刻で治療が困難であることがうかがえた．また，SHILLA Ⅱにて上顎右側の挺出の量を測定した結果，小臼歯部で約2mm，大臼歯部位では約4mmであり（図2-k, l），これと同量の圧下が必要であると考えられた（※この数値は咬合平面の角度を少し修正して得た値である）．上顎左側においても挺出が非常に深刻で，歯周補綴だけでは咬合平面の改善は非常に困難と考えられた．

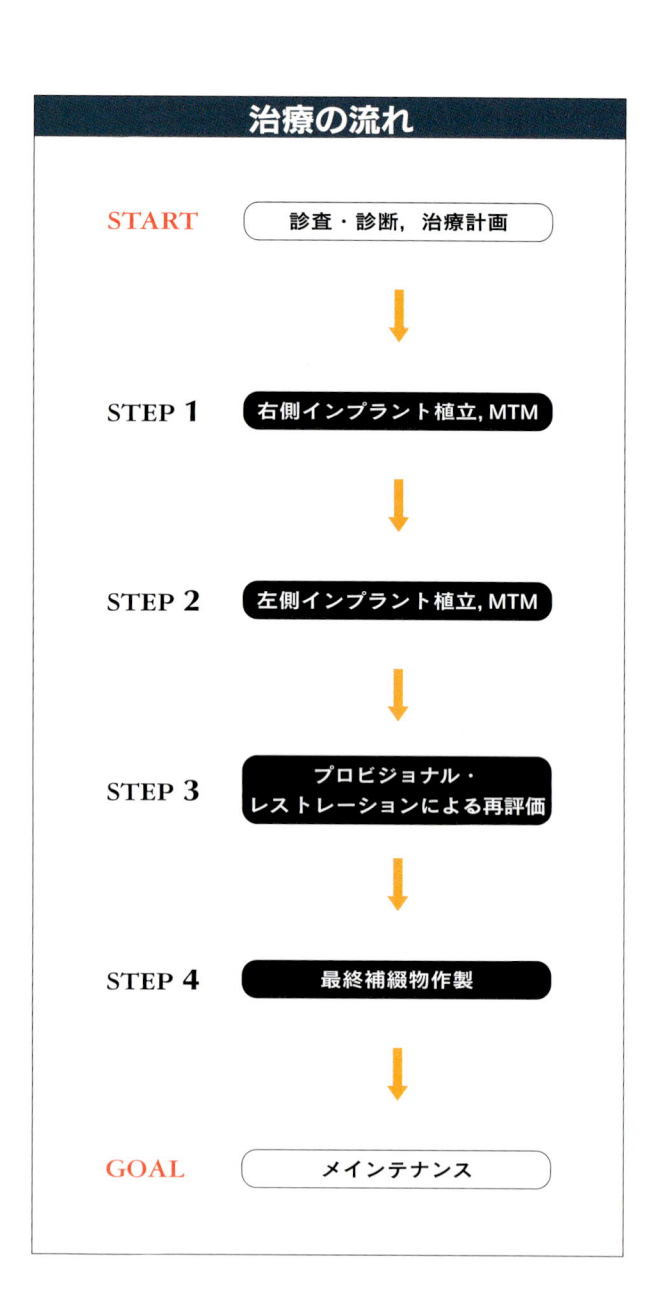

　これらの結果より，咬合平面の改善のためには全

治療の流れ

- START → 診査・診断，治療計画
- STEP 1 → 右側インプラント植立，MTM
- STEP 2 → 左側インプラント植立，MTM
- STEP 3 → プロビジョナル・レストレーションによる再評価
- STEP 4 → 最終補綴物作製
- GOAL → メインテナンス

CASE 7-2：過多な挺出を伴う症例の矯正治療における SHILLA SYSTEM の活用

START　診査・診断，治療計画

初診：2003年4月15日
性別：女性
年齢：35歳
既往歴：約8〜9年前にアタッチメントデンチャーを作製したが，現在使用不可能．

主訴：全体的な診断とインプラントを希望．

・残存歯：$\frac{6\ 5\ 4\ 3\ 2\ 1\ |\ \ \ \ \ \ \ 4\ 5\ 6\ 7}{4\ 3\ 2\ 1\ |\ 1\ 2\ 3\ 4\ \ \ \ \ \ }$
・残存歯根：$\frac{8\ |\ \ }{\ \ \ \ }$
・補綴物：$\frac{8\ 7\ 6\ 5\ \ \ \ \ \ |\ \ \ \ \ \ \ 5\ 6\ 7}{\ \ \ \ \ \ \ \ 4\ 3\ |\ 3\ 4\ \ \ \ \ \ \ }$
・感染根管：$6\ |\ 6$
・欠損歯：$\frac{7\ \ \ \ \ \ \ \ \ |\ \ \ \ \ \ \ \ \ }{7\ 6\ 5\ |\ 5\ 6\ 7}$
・う蝕：$4\ \ 3\ |\ \ $
・不適切な咬合平面と下顎前歯の空隙

[術前]

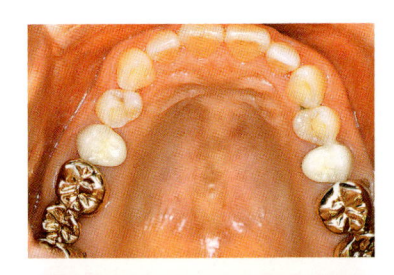

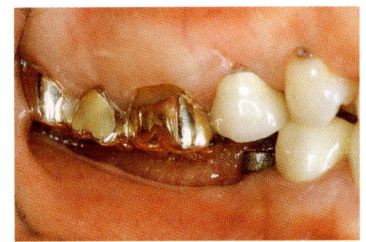

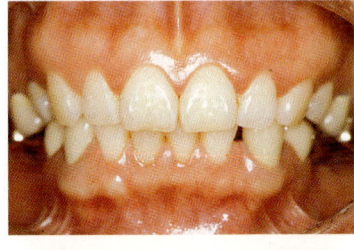

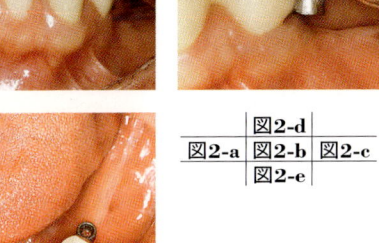

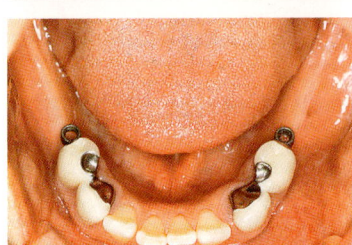

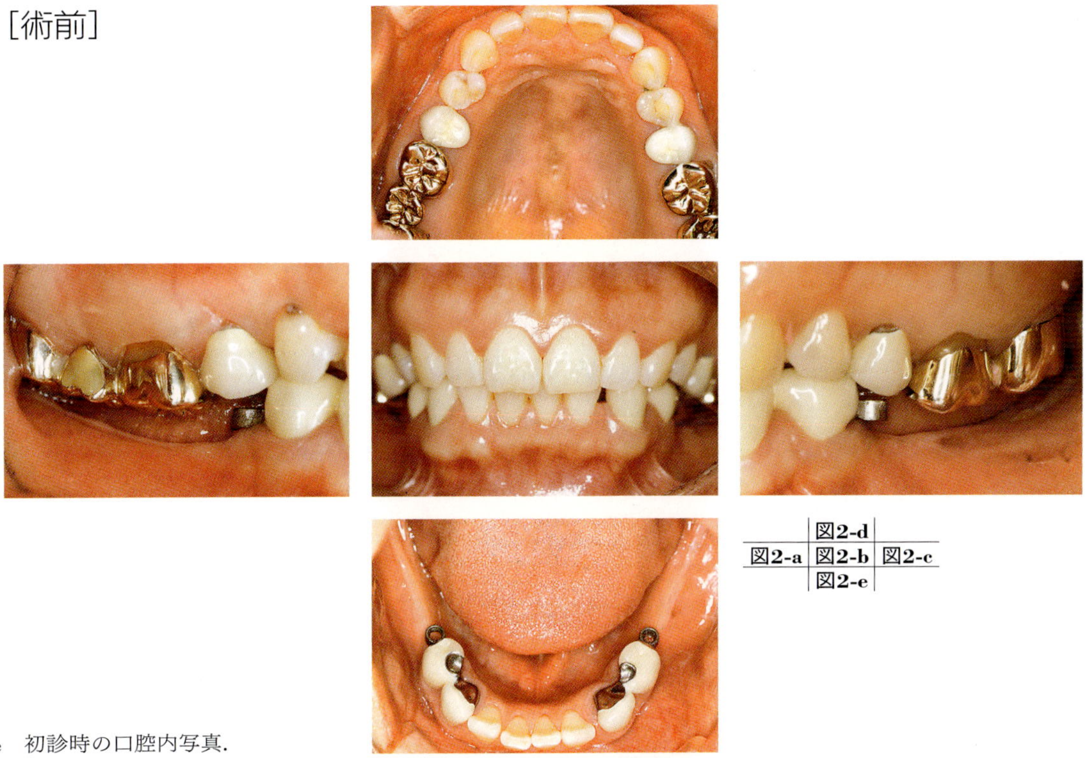

	図2-d	
図2-a	図2-b	図2-c
	図2-e	

図2-a〜e　初診時の口腔内写真．

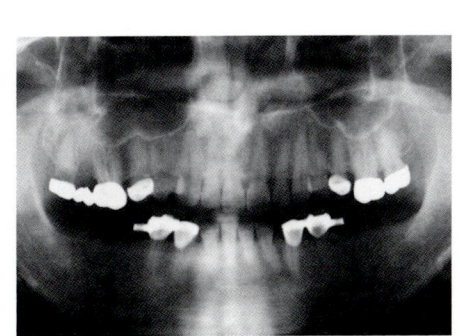

図2-f　初診時のパノラマエックス線写真． 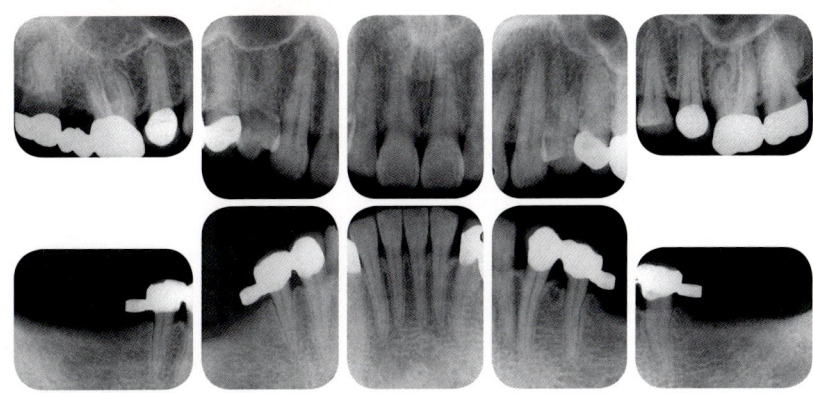　　図1-g　初診時の10枚法エックス線写真．

SHILLA SYSTEM の概念とその臨床活用

Chapter 7
矯正治療

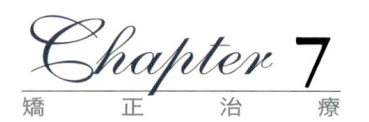

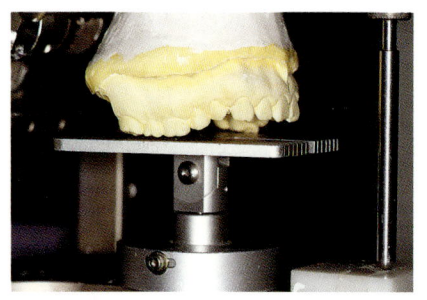

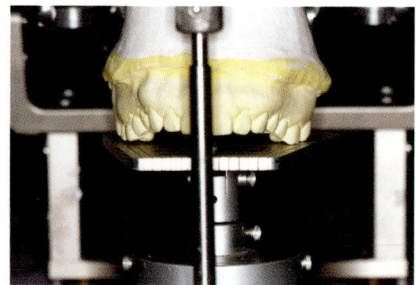

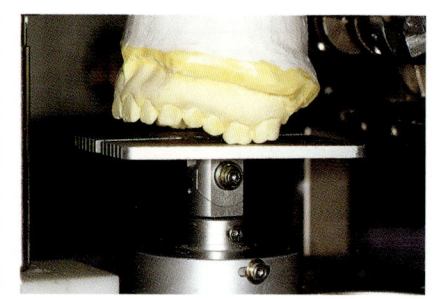

図2-h〜j　患者の上顎模型をSHILLA IIにマウントした．右側側方面，正面，左側側方面．

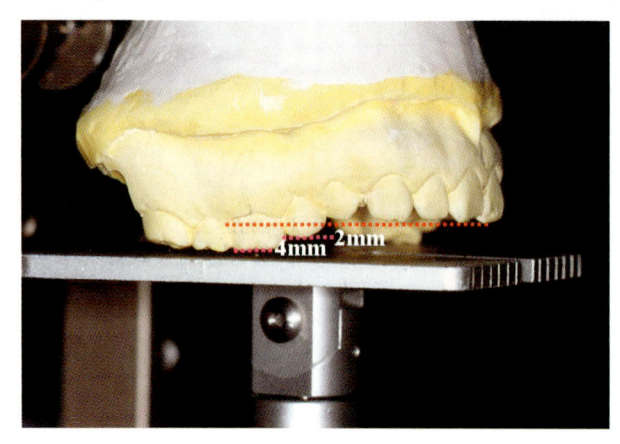

図2-k　挺出した量をSHILLA IIによって分析し測定．

〔治療計画〕
- 抜歯：8|
- 歯内療法：6|6
- レジン，インレー修復：3 4|
- インプラント：7|　／7 6 5 | 5 6 7
- 矯正：上顎咬合平面の修正のためのMTM（圧下）
- 補綴：7 6 5　　　 5 6 7／7 6 5 4 3 | 3 4 5 6 7

STEP 1　右側インプラント植立，MTM

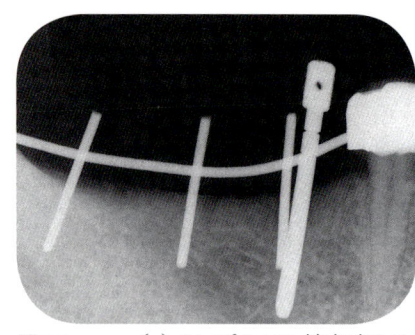

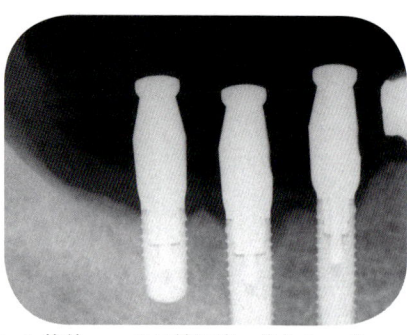

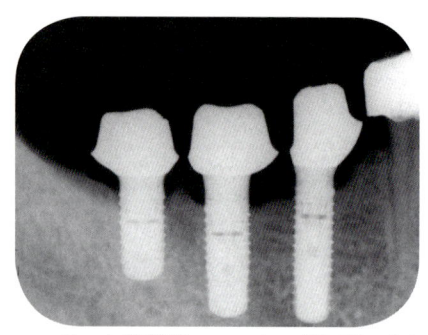

図2-1a〜c　(a)インプラント植立時のステント装着エックス線写真，(b)インプレッションポスト装着時のエックス線写真，(c)カスタムポスト装着後のエックス線写真．

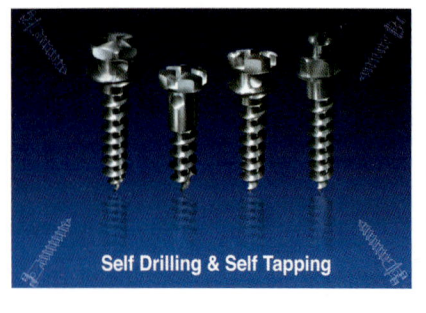

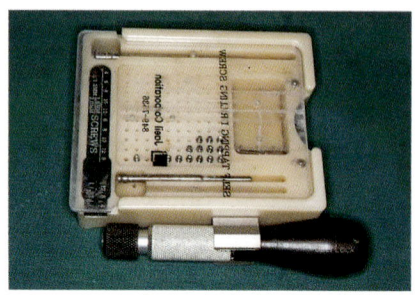

図2-2a　図2-2b

図2-2a,b　矯正用インプラント（mini-screw）の種類は多様であるが，本症例ではDual Top Anchor System（JEIL Medical）を用いた．

CASE 7-2：過多な挺出を伴う症例の矯正治療における SHILLA SYSTEM の活用

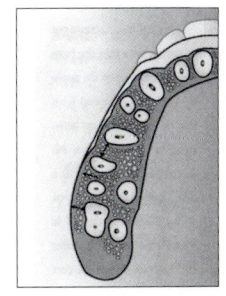

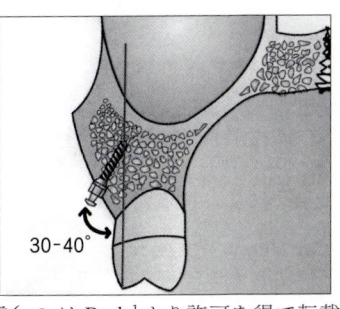

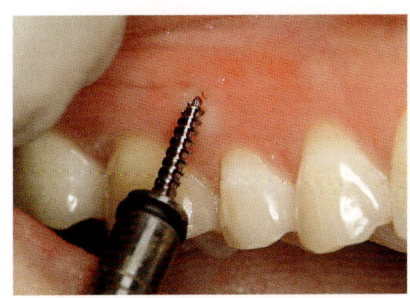

図2-3a｜図2-3b｜図2-3c

図2-3a〜c　上顎頬側臼歯部に植立時の解剖学的考慮（a,b は Park[1] より許可を得て転載）．矯正用インプラントの植立時，歯根の損傷に注意し，矯正的移動を妨害しないよう位置を設定することが重要である．患者の CT から観察されるように，他の部位に比べ，小臼歯と大臼歯の間のスペースは平均的に広い．そのため，この部位を利用すれば安全である．しかし，歯根間のスペースを考慮するのと同時に，若干の傾斜を与え植立することにより，頬側骨の厚みを利用できる．この術式を試みる方がより有利であると考えられる．

図2-4a｜図2-4b

図2-4a,b　上顎舌側部への植立時の考慮点と植立の例．
①上顎口蓋部の歯槽骨への植立時には greater palitine neurovascular bundle と mx.Sinus に損傷を与えないように注意する．
②alveolar bone crest と歯根端の間にインプラント植立したが，軟組織が急激に厚くなる部位よりも歯根端側に植立するのは好ましくないであろう．咬合面に30〜45°ほど傾斜させ植立すると，palate 部位はスロープ状になっている関係で皮質骨に直角に植立することになる．

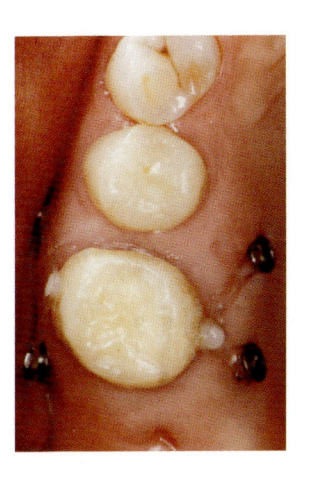

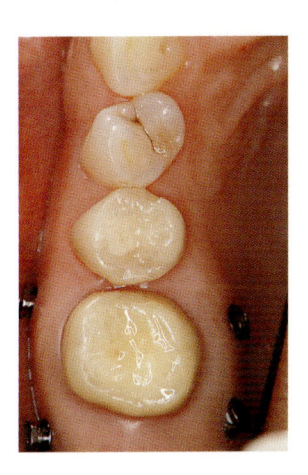

図2-5a〜c　矯正用インプラントを利用し圧下を施行している咬合面．elastic の使用方法により矯正力を多少調節することが可能であり，圧下を進行させる過程で矯正的なベクトルを変化させて歯の移動方向を定める．

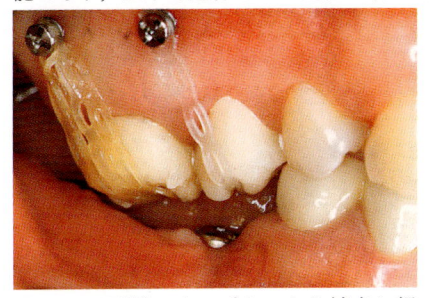

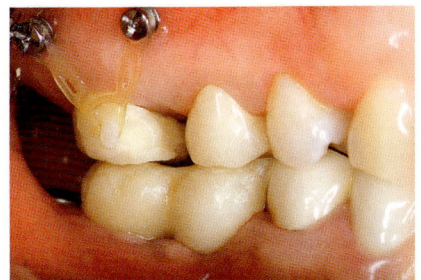

図2-5a　下顎のインプラントを植立し経過を待つ間，上顎歯の圧下を開始した．

図2-5b　下顎のインプラントに暫間被覆冠が装着された後，患者の咀嚼を考慮し圧下しなければならない歯の両側に hook を作り矯正を行った．

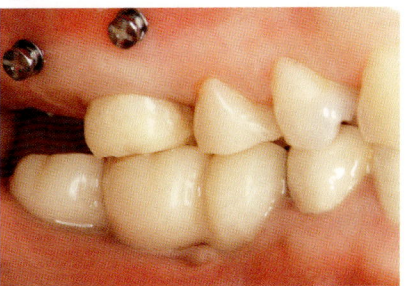

図2-5c　ある程度圧下が進行したと判断され，下顎に咬合表面を考慮したプロビジョナルを装着し，微細である矯正的な調節を加えている．

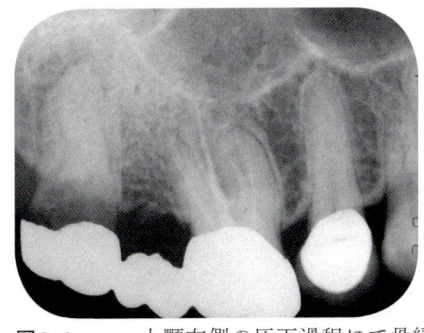

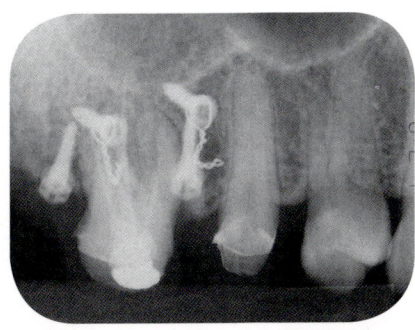

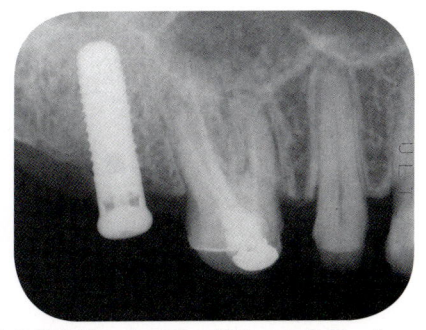

図2-6a〜c　上顎右側の圧下過程にて骨縁下う蝕がみられた第三大臼歯は抜歯し，小臼歯と第一大臼歯の矯正のみを行った．MTM 進行時に上顎右側第二大臼歯にインプラントを植立した．

SHILLA SYSTEM の概念とその臨床活用

Chapter 7 矯正治療

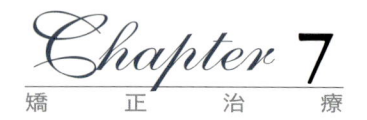

STEP 2　左側インプラント植立，MTM

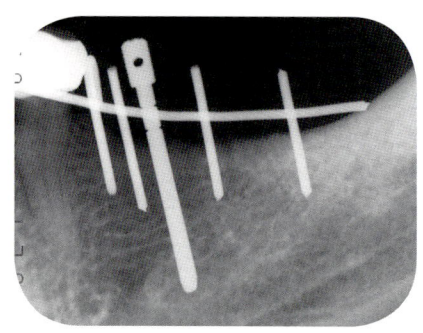

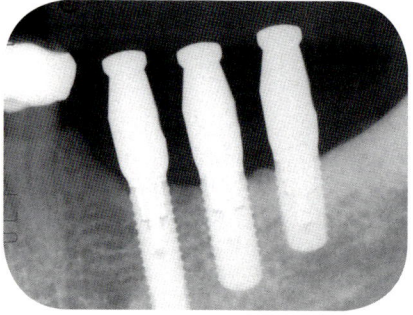

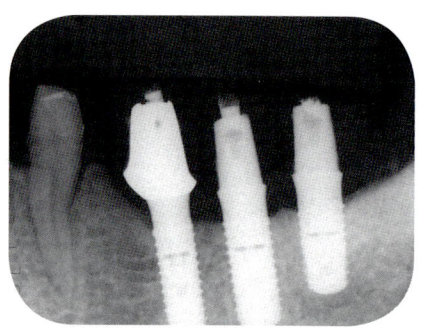

図2-7a～c　下顎右側部．(a)インプラント植立時のトライアルピン装着時，(b)インプレッションポスト装着の確認時，(c)カスタムポスト装着後．

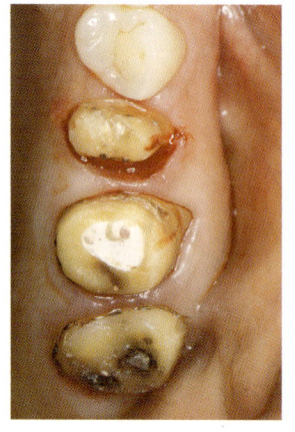

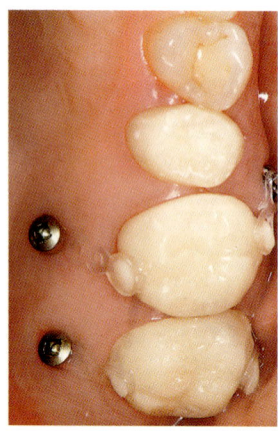

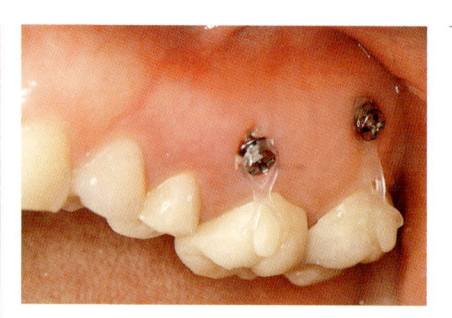

図2-8a｜図2-8b｜図2-8c

図2-8a～c　既存の補綴物を撤去した直後，上顎左側部に暫間被覆冠を装着し矯正装置を付着させた状態．

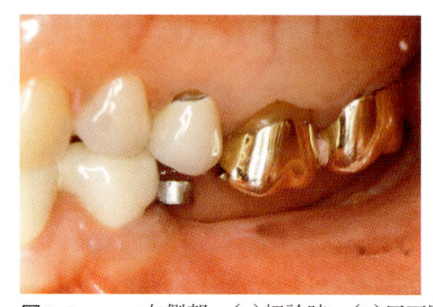

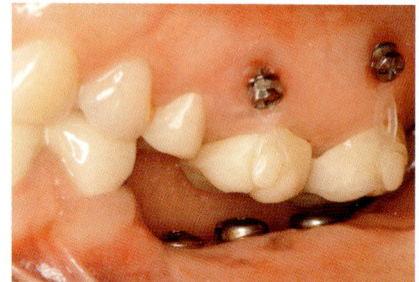

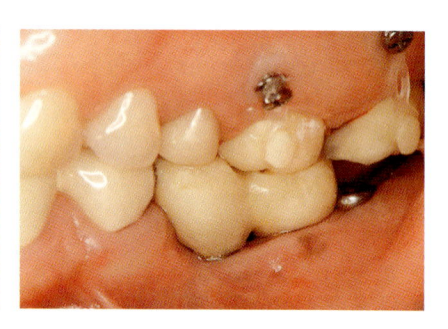

図2-9a～c　左側部．(a)初診時，(b)圧下開始時，(c)治療完了前．

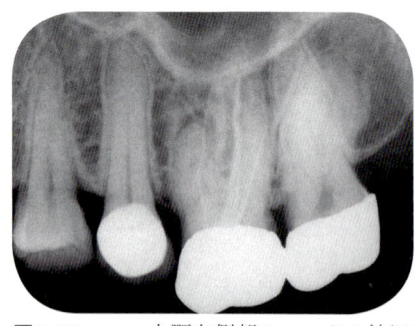

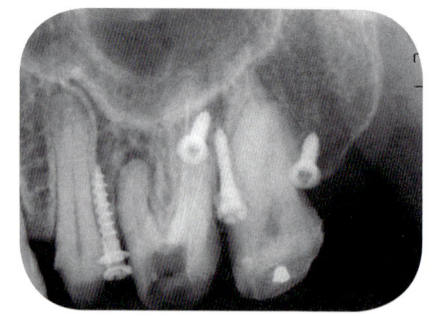

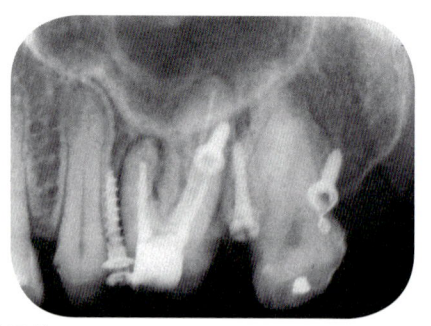

図2-10a～c　上顎左側部のエックス線写真．(a)初診時，(b)圧下の開始時，(c)治療完了前．

顎の矯正治療が必要と判断したが，患者の矯正治療への同意が得られなかった．そのため，治療期間が多少長くはなるが，臼歯部だけに矯正装置を装着することで同意を得て，臼歯部の圧下を施行することとなった．

■ STEP 1／右側インプラント植立，MTM

まず初めに右側部のインプラント植立とMTMを

CASE 7-2：過多な挺出を伴う症例の矯正治療における SHILLA SYSTEM の活用

STEP 3 プロビジョナル・レストレーションによる再評価

図2-11a 図2-11b

図2-11a,b　矯正装置を撤去し治療を終了する前に咬合平面の回復程度を確認するにあたり，再度 SHILLA II にマウントし再評価を行った．若干の圧下が必要であると思われたが，不足部位は補綴治療にて解決することにし，矯正治療はこの段階で終了した．

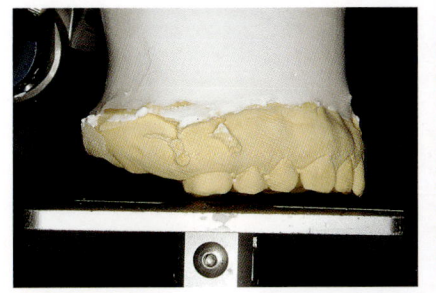

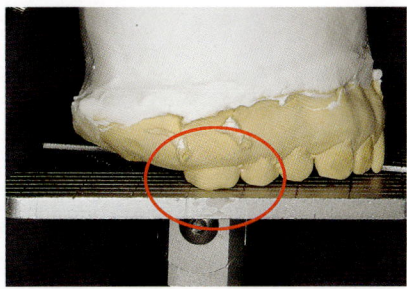

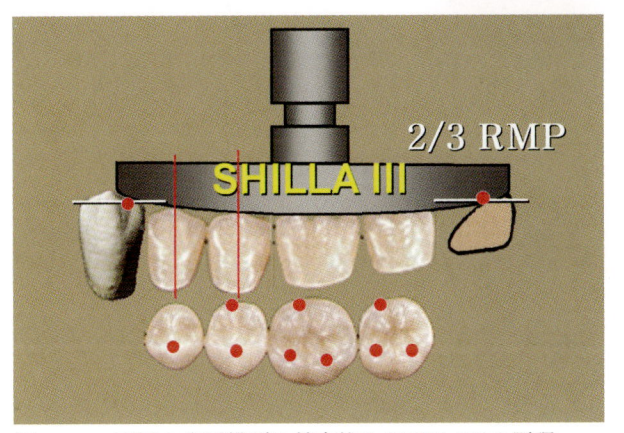

図2-12a　下顎の歯牙排列に効率的な SHILLA III の原理．SHILLA III 盤に歯の cusp tip が位置すれば自然的に curve of Spee や Wilson curve が得られる方式である．

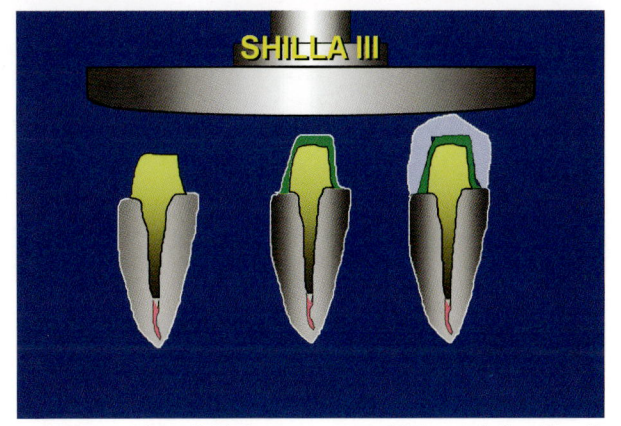

図2-12b　内冠の作製時 SHILLA III を利用する方式の図．外冠をまずワックスアップした後 cut-back し内冠を作製した．

行った．

抜歯してからの期間が長かったため，インプラントの植立予定部位の歯槽骨は非常に薄い状態であった(図2-1)．

下顎右側のインプラント植立後，ただちに同側上顎に SAS(矯正用インプラント[mini-screw])を利用した圧下を行った．多数の歯の力を借りずに特定の歯を一定の方向に圧下させるためには，矯正力を加えることのできる固定源の確保と力のベクトルを考慮しなければならない．従来，圧下は矯正的に困難であるとされてきたが，SAS の矯正治療への導入は圧下も容易にした(図2-2,3)．この患者の場合，第一大臼歯を中心に頬側と舌側に2本ずつの矯正用インプラントを設置した(図2-4)．

下顎のインプラント暫間被覆冠の装着前に，矯正力を最大にかけるため power chain が咬合面を通過するようにして後に上顎臨時歯の頬舌側にフックを形成し，圧下を誘導した(図2-5,6)．

■ STEP 2／左側インプラント植立，MTM

右側インプラントの植立後，約2か月経過時に左側部位にインプラントを植立した(図2-7)．上顎左側部の圧下は，患者の不快感を減少させるため，上顎右側部位のインプラントにプロビジョナルを装着し，咀嚼機能が回復した後に行った(図2-8〜10)．

■ STEP 3／プロビジョナル・レストレーションによる再評価

矯正治療の完了時期を考慮するために咬合平面の回復程度を確認するにあたり，再度 SHILLA II にマウントし再評価を行った．今回は図2-11に示す程度で上顎右側部位の矯正を終了した．いくらか挺出は認められたが，若干の圧下の不足に対しては補綴治療で対処するようにした．

curve of Spee と Wilson curve を付与できるように SHILLA III を利用して排列を行い(図2-12)，下顎の暫間被覆冠を先に作製した後，上顎の暫間被覆冠を作製した．プロビジョナル・レストレーション

Chapter 7
矯正治療

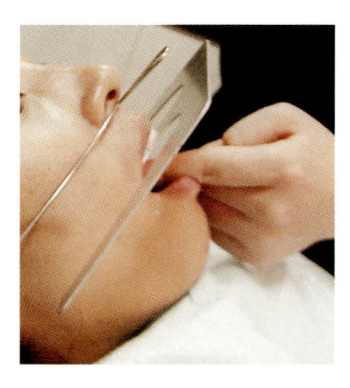

図2-13 最終補綴物作製に備え，咬合平面板を利用し咬合平面の印記を行った．この術式時にエステティック・フェイス・ボウを使用すると，より正確な咬合器上により上顎の咬合平面を咬合器に移すことが可能であると思われる．

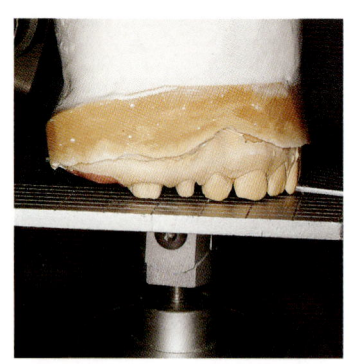

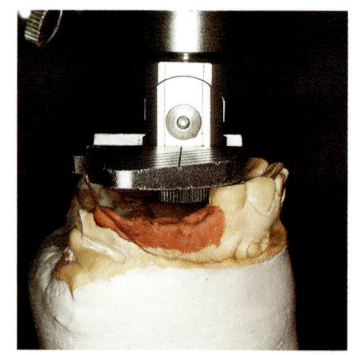

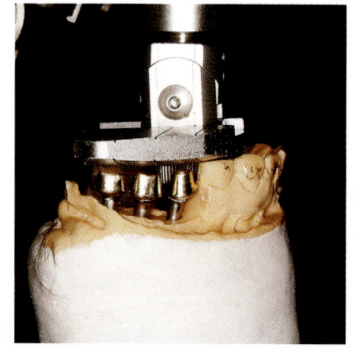

図2-14a〜c 咬合平面板を利用してSHILLA II 上にマウントを行った．上顎歯牙の削除を最小限にするためにSHILLA IIIを利用し下顎の補綴物を先に作製することにした．SHILLA IIIを利用しインプラント内冠を作製した．このような内冠の作製時にも，SHILLA IIIは適切な高さを決定するにあたり非常に有用である．

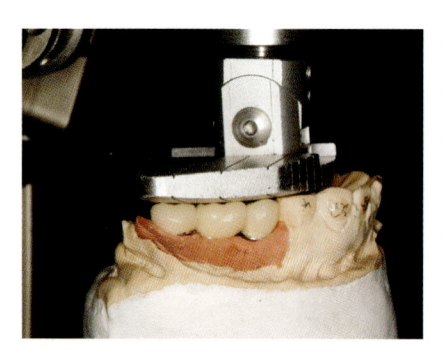

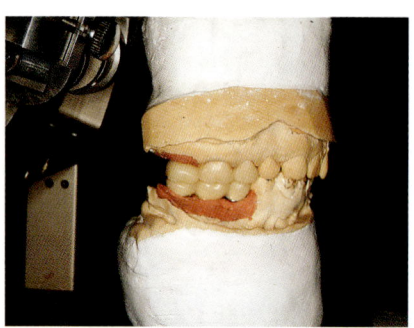

図2-15a | 図2-15b

図2-15a,b 作製されたインプラント内冠上に再びSHILLA IIIを利用し，プロビジョナル・レストレーションを作製した．

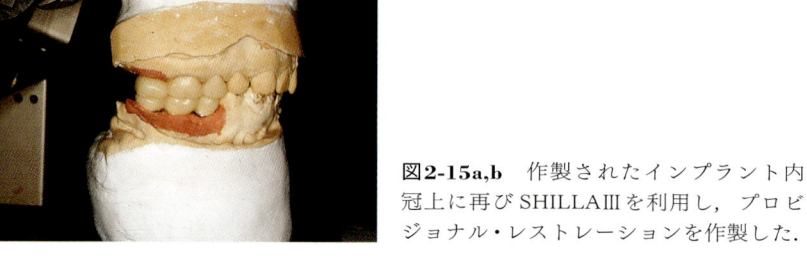

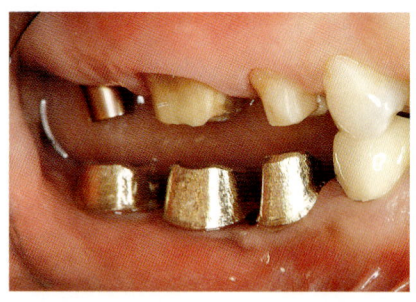

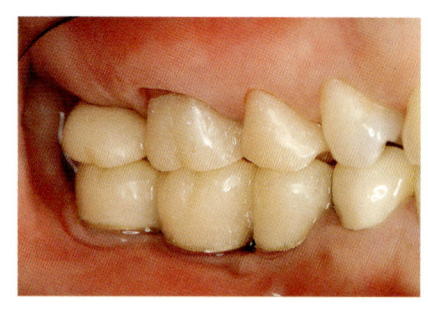

図2-16a | 図2-16b

図2-16a,b 患者の右側面．SHILLA IIIを利用し作製した内冠とプロビジョナル・レストレーションを患者の口腔内に装着した写真．

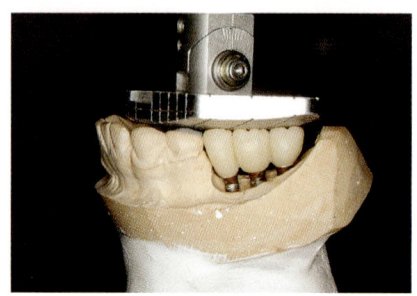

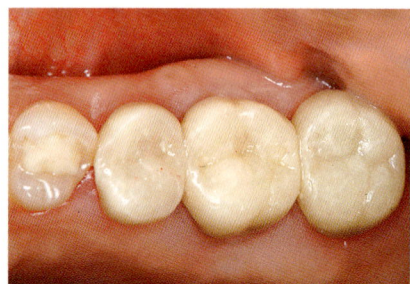

図2-16c〜e 患者の左側面．咬合器上からSHILLA IIIを利用し作製された内冠とプロビジョナルを患者の口腔内に装着した写真．

368　　　　　　　　　　　　　　　　　　　　　　　　　　　　　　　SHILLA SYSTEMの概念とその臨床活用

CASE 7-2：過多な挺出を伴う症例の矯正治療における SHILLA SYSTEM の活用

STEP 4 最終補綴物作製

図2-17a	図2-17b
図2-17c	図2-17d	図2-17e
図2-17f	図2-17g	図2-17h

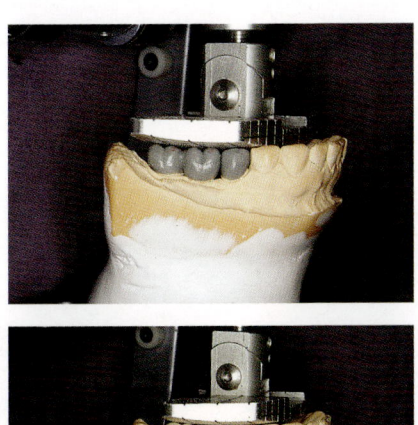

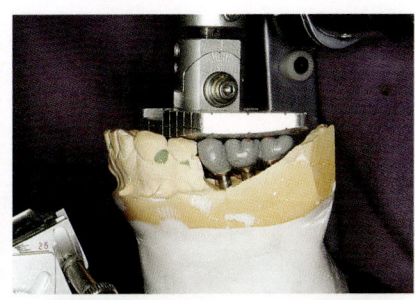

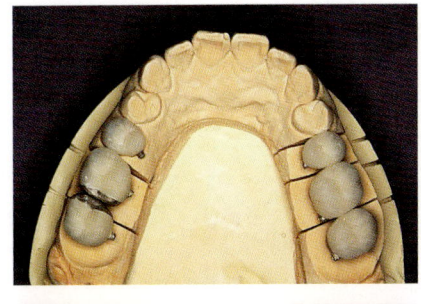

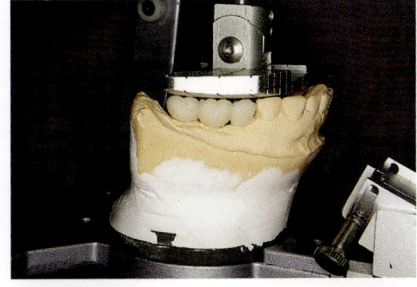

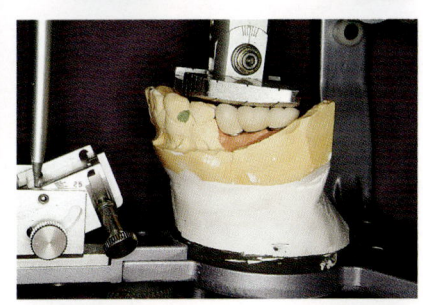

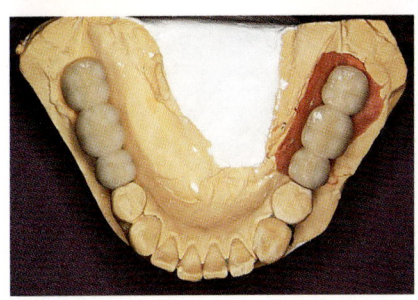

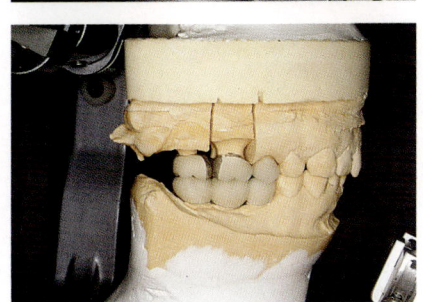

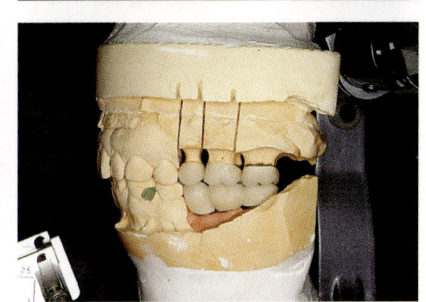

図2-17a〜h　最終補綴物に移行するにあたり，SHILLA Ⅲ に合わせて上下顎補綴物を作製する過程．

で患者の咀嚼状態や咬合関係などを再評価した（図2-13〜16）．その結果，機能上の異常がないことを確認したため，最終補綴物の準備に移った．

■ STEP 4／最終補綴物作製

プロビジョナル・レストレーションの状態において咬合平面が決定されているので，上顎を基準として下顎歯牙のワックス・アップを行った．その後再び SHILLA Ⅲ 上で確認し補綴物を作製し，装着した（図2-17, 18）．

■ GOAL／メインテナンス

最終補綴物装着後，患者の残存歯には深いポケットは見られず，歯周管理にも問題なく咬合状態も安定していると診断されたため，メインテナンスに移ることにした．その際，CASE 7-1 同様に患者用の案内文と歯科保管用メインテナンス・チャートを作成し，患者に渡しホーム・ケアに役立ててもらうこととした．

メインテナンス初期の1年間は咬合の観察のため1か月，3か月，6か月単位にてリコールすることにした．長期的には6か月に1回程度のリコールを予定している．

[まとめ]

全顎的な矯正治療に対する患者の合意が得られなかったため，上顎臼歯部における矯正治療は圧下のみしか行えなかった．そのため下顎前方部に空隙を残すことになり，Class 2 の咬合関係で治療が終了されたことに惜しさが残る．しかし義歯を外せるよ

Chapter 7
矯正治療

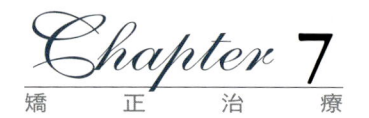

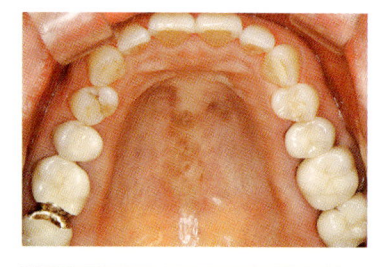

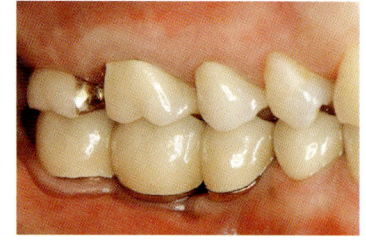

[術後]

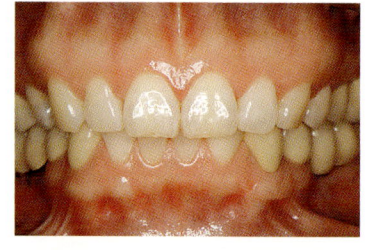

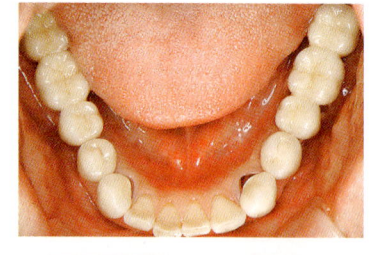

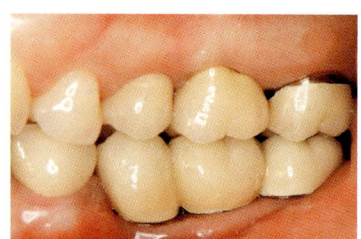

図2-18a〜e　最終補綴物装着後の口腔内写真.

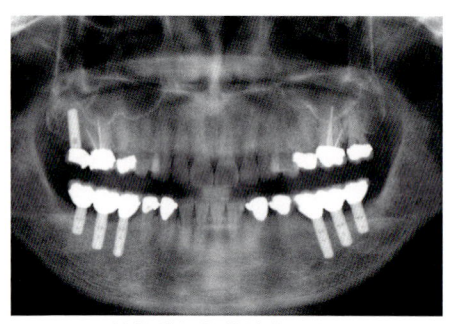

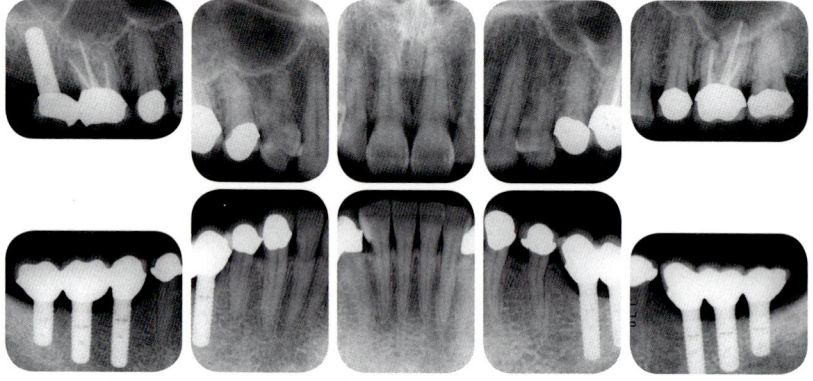

図2-18f　最終補綴物装着後のパノラマエックス線写真.

図1-18g　最終補綴物装着後の10枚法エックス線写真.

　うになった患者はより自信を持つようになったように思われる．また，複雑な咬合平面はSASを行ったことにより良好に改善され，長期的な咬合の安定に寄与したと思われる．

　本症例に見られるように，SHILLA SYSTEMは矯正前診断と矯正中の咬合平面改善評価，そして矯正後補綴に至るまで，全過程で利用することができ，臨床過程を容易にしてくれる．本症例のように咬合平面がはなはだしく崩壊した患者のケースにおいては，SHILLA SYSTEMは非常に有用に活用できると思われる．

（日本語訳／髙　修）

参考文献
1. Park hyo-sang: An Anatomical Study using CT Images for Implantation of Micro-implants, Kor J Orthod, 32(6):435-441, 2002.

おわりに

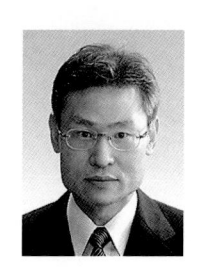

元　永三

　私が阿部晴彦先生と知り合ったのは1986年，今から約20年前に沖縄で勤務医をしている頃であった．那覇市で開業されている宮城正廣先生のグループで阿部先生の長期研修会を行っているところに参加させて頂いたことがきっかけである．本でしか見ることのできなかった先生との出会いだけでなく，阿部先生の総義歯と咬合に対する概念と臨床が私を非常に興奮させたことを今でも鮮明に覚えている．これを機に名古屋での研修会に参加させて頂いたり，一週間泊まりがけで仙台の診療室にお邪魔し，渇いたのどを(臨床で)潤していた当時が懐かしく思われる．

　夜遅くまで(時として明け方まで)尽きることのない私の質問(愚問)に真剣に答えて頂いたり，私からの韓国語講座を受けて頂いたりするなかで，生体の正中矢状面と咬合平面を具現化 visualization する新しい羅針盤＝新羅(昔の韓国の強国)＝SHILLA(韓国語発音)SYSTEM が誕生した．ナソロジーによる理論的な咬合の再構築に試行錯誤していた当時，具現化された客観的なガイドラインとしての SHILLA SYSTEM の概念は，咬合の再構築を行う上で一筋の光明をもたらしたと言っても過言ではない．その後もこの概念を臨床に活用しやすいように，器具の開発や術式のマイナーコレクトを行いながら現在の状態にまで完成して頂いた先生には感謝の一言である．現在では補綴物作製のみならず，インプラント植立や歯周外科そして矯正治療に至るまで幅広く応用できるようになり，多くの阿部晴彦セミナー卒業生の臨床に役立ち，結果が出ていることは非常に喜ばしいことである．

　そこで今回，阿部先生の70歳・古稀を記念して，阿部イズムを臨床に取り入れて実践している多くの先生の中から(紙面の都合上一部の先生にのみではあるが)分野別にその症例を通じて SHILLA SYSTEM の臨床的効果を述べて頂いた．本の構成上，色々な制約のなかで執筆をご依頼した非礼と，より多くの先生方の症例を掲載することができなかったことをこの場を借りてお詫び申し上げます．

　この本の出版をきっかけに，SHILLA SYSTEM の概念が咬合再構築の基本として，色々な分野でより多くの臨床家に受け入れられ，より一層の飛躍発展があることを，阿部先生の弟子として，ファンとして，そして歯科医師として望むものであります．阿部先生の益々のご健勝を祈り，80歳の記念出版を夢見ながらおわりのことばを結びます．

元　永三

使用器材一覧

診査・診断	エイブトレー無歯顎用一式(東京歯材社)
予備印象採得	エイブトレー有歯顎用一式(東京歯材社)
研究模型	50cc カテーテル用ディスポーザブル・シリンジ(テルモ, 東京歯科研究会)
	インク・ペンシル(Eberhard Faber, 東京歯科研究会)
	ハミュラーノッチ・ロケーター(東京歯材社)
	カーバイドカッターKomet-H79SG(Komet)
咬合採得	咬合平面ガイドスパチュラ(東京歯材社)
模型分析	キープ・ポア絆創膏(ニチバン)
咬合器付着	トランスポア絆創膏(3M)
	トレー・マテリアル イボレン(IVOCLAR, 白水貿易)
	エグザ・バイト(GC)
	ブルームース・スーパーファスト(PARKELL, フィード)
	HA ゴシック・アーチ・トレーサー一式(東京歯材社)
	エステティック・フェイス・ボウ一式(ハーマンズ)
	SHILLA I (ハーマンズ)
	SHILLA II (ハーマンズ)
	SHILLA III (ハーマンズ)
	エイブ98型咬合器(ハーマンズ)
	メカニカル切歯指導板(クリエンテス)
スプリント	S-A ブレード臼歯(GC)
テンポラリー・クラウン	H-A ブレード臼歯(山八歯材工業)
人工歯排列	咬合紙(GHM)
	イボミル(IVOCLAR, 白水貿易)
	ラッピング・ペースト(松風)
	酸化アルミナ120ミクロン&グリセリン
	プロテンプ(ESPE, 白水貿易)
	ビューティーピンクワックスEXハード(フィード)
最終印象	リプレースメント・ジグ(ハーマンズ)
	ティッシュコンディショナー(松風)
	デンチャーソフトII(亀水化学)
	トップ・コート(亀水化学)
	インプレガムミディアムボディ(3M)
重合操作	重合器 イボカップ・システム一式(IVOCLAR, 白水貿易)
完成義歯の装着	PIP(MIZZY, サン・デンタル)

[器材および学術実習会問いあわせ先]
クリエンテス(担当:松川義雄) TEL:03-3441-5801

[監著者略歴]

阿部　晴彦（あべ・はるひこ）

1936年　宮城県仙台市に出生
1961年　日本大学歯学部卒業
1967年　南カリフォルニア大学歯学部大学院課程修了

1961年　日本大学歯学部補綴学教室助手
1968年　岩手医科大学歯学部非常勤講師
1973年　阿部晴彦総義歯研究所・歯科診療所開設
1990年　広島大学歯学部非常勤講師

元日本補綴歯科学会認定・指導医
日本顎咬合学会認定・指導医
日本顎咬合学会評議員
日本顎咬合学会マスター
日本臨床歯内療法学会認定・指導医

〈主な著書〉
1983年　『総義歯に強くなる本』クインテッセンス出版
1990年　『コンプリート・デンチャーの臨床』クインテッセンス出版
1999年　『機能・審美的な咀嚼器構築の臨床』クインテッセンス出版

SHILLA SYSTEM の概念とその臨床活用

2006年6月10日　第1版第1刷発行

監 著 者　　阿部　晴彦
編 著 者　　元　永三／大澤　一茂／上川　明久
発 行 人　　佐々木　一高
発 行 所　　クインテッセンス出版株式会社
　　　　　　東京都文京区本郷3丁目2番6号　〒113-0033
　　　　　　クイントハウスビル　電話(03)5842-2270(代表)
　　　　　　　　　　　　　　　　(03)5842-2272(営業部)
　　　　　　　　　　　　　　　　(03)5842-2279(書籍編集部)
　　　　　　web page address　　http://www.quint-j.co.jp/

印刷・製本　サン美術印刷株式会社

©2006　クインテッセンス出版株式会社　　禁無断転載・複写
Printed in Japan　　　　　　　　　　　落丁本・乱丁本はお取り替えします
　　　　　　　　　　　　　　　　　ISBN4-87417-909-6　C3047

定価はケースに表示してあります